SISTER CALLISTA ROY　THE ROY ADAPTATION MODEL　THIRD EDITION

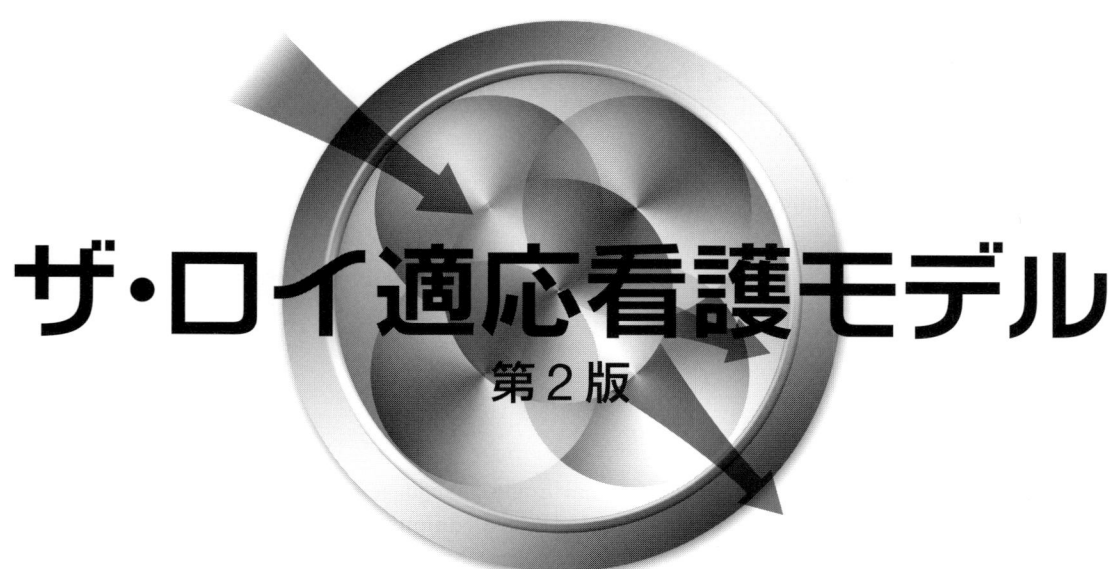

ザ・ロイ適応看護モデル
第2版

著＝シスター・カリスタ・ロイ
監訳＝松木　光子　大阪大学名誉教授，日本赤十字北海道看護大学名誉学長・名誉教授

訳＝松木　光子　大阪大学名誉教授，日本赤十字北海道看護大学名誉学長・名誉教授
　　影山セツ子　前・常葉大学教授・健康科学部看護学科
　　大島　弓子　豊橋創造大学教授・保健医療学部看護学科
　　小田　正枝　前・徳島文理大学教授・保健福祉学部看護学科
　　依田　和美　前・大阪府立看護大学医療技術短期大学部教授
　　江本　リナ　日本赤十字看護大学教授・看護学部看護学科
　　江本　愛子　三育学院短期大学名誉教授
　　休波　茂子　亀田医療大学教授・看護学部看護学科
　　松尾ミヨ子　四天王寺大学大学院教授・看護学研究科
　　沼田　靖子　市立釧路総合病院看護師，がん看護専門看護師
　　西片久美子　日本赤十字北海道看護大学特任教授・看護学部看護学科
　　本郷久美子　三育学院大学名誉教授
　　宮林　郁子　清泉女学院大学教授・看護学部看護学科
　　津波古澄子　京都看護大学教授・看護学部看護学科
　　日高　艶子　聖マリア学院大学教授・看護学部看護学科
　　（翻訳順）

医学書院

●原著者
Sister Callista Roy, PhD, RN, FAAN
Professor and Nurse Theorist
Connell School of Nursing
Boston College
Chestnut Hill, Massachusetts

Authorized translation edition of the original English language edition
Sister Callista Roy: The Roy Adaptation Model, 3rd edition
Copyright ⓒ 2009 by Pearson Education, Inc., Upper Saddle River, New Jersey 07458
ⓒ Second Japanese edition 2010 by Igaku-Shoin, Ltd., Tokyo

Printed and bound in Japan

ザ・ロイ適応看護モデル

発　行	2002 年 4 月 15 日　第 1 版第 1 刷
	2009 年 11 月 1 日　第 1 版第 10 刷
	2010 年 2 月 15 日　第 2 版第 1 刷
	2023 年 7 月 15 日　第 2 版第 11 刷

原著者　シスター・カリスタ・ロイ
監　訳　松木光子（まつきみつこ）
発行者　株式会社　医学書院
　　　　代表取締役　金原　俊
　　　　〒113-8719　東京都文京区本郷 1-28-23
　　　　電話　03-3817-5600（社内案内）
印刷・製本　アイワード

本書の複製権・翻訳権・上映権・譲渡権・貸与権・公衆送信権（送信可能化権を含む）は株式会社医学書院が保有します．

ISBN978-4-260-00973-7

本書を無断で複製する行為（複写，スキャン，デジタルデータ化など）は，「私的使用のための複製」など著作権法上の限られた例外を除き禁じられています．大学，病院，診療所，企業などにおいて，業務上使用する目的（診療，研究活動を含む）で上記の行為を行うことは，その使用範囲が内部的であっても，私的使用には該当せず，違法です．また私的使用に該当する場合であっても，代行業者等の第三者に依頼して上記の行為を行うことは違法となります．

JCOPY　〈出版者著作権管理機構　委託出版物〉

本書の無断複製は著作権法上での例外を除き禁じられています．複製される場合は，そのつど事前に，出版者著作権管理機構（電話 03-5244-5088，FAX 03-5244-5089，info@jcopy.or.jp）の許諾を得てください．

執筆協力

　本書のこれまでの版（1976，1984，1991，1999）の著者の方々に，ロイ適応モデルの基本概念の多くの開発に貢献してくださったこと，またカリフォルニア州ロサンゼルス市のマウント・セントメアリー・カレッジでの看護教育へのこのモデルの優れた適用の基礎を与えてくださったこと（このことは，現在世界中に知られている）に対して，ここにとくに感謝の意を表したい．

- カリフォルニア州ロサンゼルス市のマウント・セントメアリー・カレッジの教員の方々

Sue Ann Brown	Sonja Liggett
Marjorie Buck	Sister Theresa Marie McIntier
Zona Chalifoux	Nancy Malaznik
Joan Seo Cho	Kathleen Anschutz Nuwayhid
Edda Coughran	Nancy Zewen Perley
Marjorie Clowry Dobratz	Brooke Randell
Marie Driever	Marsha Milton Roberson
Sheila Driscoll	Marsha Keiko Sato
Jeannine R. Dunn	Ann Macaluso Schofield
Janet Dunning	Jane Servonsky
Edythe Ellison	Mary Sloper
Barbara Gruendemann	Nancy Taylor
Joan Hansen	Mary Poush Tedrow
C. Margaret Henderson	Catherine Rivera Thompson
Mary Hicks	Sharon Vairo
Mary Howard	Joyce Van Landingham
Karen Jensen	

- マウント・セントメアリー・カレッジの卒業生

Lorraine Ann Marshall	Cecilia Martinez
Sally Valentine	

- シスター・カリスタ・ロイの同僚

Joanne Gray	Donna Romyn

- 私の同僚であり，ロイ適応モデルについての3冊の書籍の共著者で，ロイ適応モデル学会（Roy Adaptation Association）の終身名誉会員

　　Heather Andrews

- 本書の第3版（原書）の理論家の部分の研究員と助手の方々

　　Ruthann Looper
　　Marguarite Tierney, CSJ

第3版（原書）の執筆協力

第6章と第7章：
　Heather Vallent, MS, RN
　Nursing Clinical Instructor
　Connell School of Nursing
　Boston College
　Chestnut Hill, Massachusetts

第9章と第13章：
　Patti Underwood, MS, RN
　PhD Student
　Connell School of Nursing
　Boston College
　Chestnut Hill, Massachusetts

第15章：
　Barbara Bellesi, MFA
　Formerly Editorial Assistant
　Boston College
　Chestnut Hill, Massachusetts

第17章：
　Mary Margaret Segraves, PhD, APRN
　School Health Nurse
　Cambridge Department of Public Health
　Cambridge, Massachusetts

第20章：
　Heather Andrews, PhD
　Hearing Chair and Commissioner, Appeals Commission for Alberta Workers'
　　Compensation
　Edmonton, Alberta, Canada

第21章：
　Pamela Senesac, PhD, RN
　Assistant Professor and Associate Director, Graduate Programs in Nursing
　Massachusetts General Hospital Institute of Health Professions
　Boston, Massachusetts

Carolyn Padovano, PhD, RN
Director, SNOMED Terminology Solutions

Kathleen Connerly, MS, RN
Vice President Patient Care Services
St. Joseph Regional Medical Center
Lewiston, Idaho

Susanna Ristau, RN
Program Director, Patient Care Services
St. Joseph Regional Medical Center
Lewiston, Idaho

Coralee Lindberg, RN, BSN
Director Medical/Surgical Departments
St. Joseph Regional Medical Center
Lewiston, Idaho

Mary McFarland, PhD, RN
Dean and Professor of Professional Studies
Gonzaga University
Spokane, Washington

校 閲

Mary Baumberger-Henry, RN, DNSc
Associate Professor
Widener University
Chester, Pennsylvania

Mary Bliesmer, DNSc, APRN, BC
Professor and Chair
School of Nursing
Minnesota State University
Mankato, Minnesota

Diane Breckenridge, PhD, RN
Associate Professor
School of Nursing and Health Sciences
La Salle University
Philadelphia, Pennsylvania

Catherine Dearman, RN, PhD
Professor and Chair Maternal Child Health
College of Nursing
Springhill Campus
University of South Alabama
Mobile, Alabama

Pauline M. Green PhD, CNE, RN
Professor
Howard University Division of Nursing
Washington, DC

Joyce Knestrick, PhD, RN, CRNP, FAANP
Associate Professor
Wheeling Jesuit University
Wheeling, West Virginia

Hernani L. Ledesma Jr., PTA, RN, MHA, MSN
Instructor
Mount St. Mary's College
Los Angeles, California

Rebecca Otten, EdD, RN
Assistant Professor
California State University
Fullerton, California

Barbara Ponder, MS, RN, APNP, CCNS
Assistant Professor
Marian College of Fond du Lac
Fond du Lac, Wisconsin

Pamela R. Santarlasci RN, MSN, CRNP, PhD (c)
Assistant Professor of Nursing
Delaware County Community College
Media, Pennsylvania

Marsha Sato, EdD, MN, RN
Associate Professor and Director of Master of Science in Nursing Program
Mount St. Mary's College
Los Angeles, California

Kim Webb, RN, MN
Nursing Chair
Northern Oklahoma College
Tonkawa, Oklahoma

監訳者まえがき

　この度，シスター・カリスタ・ロイの決定版ともいえる The Roy Adaptation Model の第3版を日本版『ザ・ロイ適応看護モデル』第2版として出版する運びとなった。わが国においてもロイ適応看護モデルは教育と看護実践の場でよく活用されているので，多くの看護者諸姉妹兄弟には待望されているものと思う。

　振り返れば，ロイ適応看護モデルの最初のテキストである Introduction to Nursing: An adaptation model（Prentice-Hall, 1976）の出版以来，すでに30有余年の年月が過ぎ去った。これより早い最初の論文は，Nursing Outlook 誌（1970）に掲載された"Adaptation: A conceptual framework for nursing"（「適応：看護の概念的枠組み」）であった。以来40年以上，多くの人の参加を得て適用，検証，論評，討議，推敲，修正，追加を繰り返し，今日に至っている。したがって，本書はこの長期にわたって検討された今日の「ロイモデル」の集大成といえよう。

　筆者は，最初の前出テキストの邦訳（松木光子訳：ロイ看護論―適応モデル序説，メヂカルフレンド社，1981）以来，数冊のロイモデルの邦訳にかかわってきた。ロイ適応モデルに関する本書以外の主要なものを2つあげるならば，それはマウント・セントメアリー大学の教員たちによる前出の第2版（Prentice-Hall, 1984）（松木光子監訳：ロイ適応看護モデル序説，原著第2版，へるす出版，1993）と，その年の American Journal of Nursing 誌の Book of the Year 賞に輝いたロイとアンドリュースによる Essentials of the Roy Adaptation Model（Appleton & Lange, 1986）（松木光子監訳，ロイ適応看護論入門，医学書院，1992）であろう。これらを積み上げて，本書が最新のものとしてあるのである。

　ロイ自身は，米国東部ボストンにあるボストン大学コネル看護学部において看護理論家として大学院で研究と教育に従事している。また，ボストン適応看護学会という研究プロジェクトを立ち上げ，研究活動とともに看護理論に関するカンファレンスを毎年開催している。そこでの成果も本書には反映されている。

　本書は，全体的に21世紀を見据えた宇宙と世界化を意識した記述となっている。内容は4部から構成され，第1部は看護モデルそのものの概説である。第2部と3部は，適応様式にしたがって理論とその実践の記述である。本書第1版と比較すると，第1版では適応様式が個人と集団は一緒に記述されていたが，本書2版では個人と集団を分けて，第2部に個人の適応様式を，そして第3部で集団の適応様式にしたがって看護を記述している。終部としての第4部は，ロイ適応看護モデルの適用である。この適用例として，初めて電子カルテ記録に関してわが国の看護者たちの例が取り上げられている。

　総じて，より推敲され，研究や試みが活用されている記述であり，ロイモデル

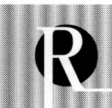

はまだまだ開発が続いていくだろうと感じさせる。

　本書は看護全体を網羅する膨大な内容であるが，ロイモデルの入門書である。看護学生や教員はもとより，臨床と地域を含む実践現場の看護職者，および大学院生たちのよいサポートとなろう。

2010年1月

松木　光子

まえがき

　本書は，シスター・カリスタ・ロイ Sister Callista Roy が開発したロイ適応モデルの看護教育と臨床看護実践，看護研究のための入門書である。本書はロイ適応モデルの第一次資料となるものだが，第3版（日本版では第2版）で新しくなったことは次の点である。①このモデルの基本的な概念はそのまま引き継ぐが，新しく開発されたものについて解説している，②社会・文化的な側面に注目し，このモデルの開発をヘルスケア提供の現在の問題の文脈から考察している，③各適応様式の理論的な基礎を拡大し，明確にしている，④各適応様式の適応過程を「統合（効果的）」，「代償」，「障害（非効果的）」に分けて解説している，⑤集団レベルの適応様式については，それぞれ別の章を設けた，⑥看護過程の各段階での臨床実践とケーススタディの実例を使って，個人と集団への実践の適用の内容を拡大した。

　専門看護実践に欠かせないものとして，とくに看護過程と看護師と患者との関係を導くものとして看護モデルについて書かれた教科書が何冊も発行されている。なかには，看護理論家一人ひとりについて，その考え方の思想的・理論的・概念的な基礎を評価しているものもある。さらには，何人かの看護理論家の仕事を検討し，分析や批評を加えたり，あるいは実践や教育，研究，管理への適用を述べている教科書もある。しかし，40年にわたる概念の開発と実践，教育，研究への適用の結果得られたモデルにもとづく知識を統合し提示するという視点をもった看護モデルの教科書は，本書をおいてほかにない。

　ロイ適応モデルは1970年3月，ロサンゼルスのマウント・セントメアリー・カレッジの看護カリキュラムの基本原理として適用された。このプログラムはロイ適応モデルの開発のための実験室となり，教員と学生，卒業生がロイ博士と協働してモデルの構成要素を開発し，公表した。現在マウント・セントメアリー・カレッジでは，教員と大学がロイ適応モデルの看護教育への非常に優れた適用を行っており，このことは世界中に知られている。さらに教員たちはモデルの改訂に関して重要な情報を提供してくれた人たちと親交を続けており，仲間としての関係を続けている。

　本書は本書の最初の2つの版と，ロイが著者となりマウント・セントメアリー・カレッジの同僚が原稿を寄せた，ロイ適応モデルについての4冊の本を基盤にしている。ロイのモデルについての出版で重要な展開をとげたのは，ロイとヘザー・アンドリュース Heather Andrews 博士の共著により1986年と1991年, 1999年に発行された書によってである。アンドリュース博士はロイ適応モデルを活用している教員としての豊かな知識と経験，そしてカナダの複雑なヘルスケアシステム

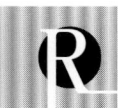

における看護管理者としての視点を持ち込んだ。彼女はこの版では，当初の改訂の計画と集団レベルの関係のある人々の相互依存様式についての新しい内容の執筆で貢献してくれた。

内容と構成の変更

　この第3版をまとめるにあたってはロイ適応モデルの本質的な部分を引き継ぎ，第2版の基本的な内容の大部分を含めてある。しかし，内容と構成に関しては大きな変化がある。

- 適応様式についての各章は，その構成要素と生命・生活過程の統合を理論的基礎としてとり入れ再構成した。自己概念と役割機能，相互依存についての解説は各様式の構成要素を生命・生活過程と関連づけている。
- 適応過程と代償過程，障害過程のほかの2つのレベルは，最新の文献にもとづいて述べている。各レベルの適応の例については新しい内容が加えられている。
- 集団の適応過程についての内容は，集団だけを扱う本書の別の部分へ移した。この新しい章により，この内容が大幅に増え，集団の適応様式の内容が個人レベルでの適応様式の開発とその実践での利用の内容と肩を並べるまでになった。
- 各章の看護過程の内容は各適応様式の理論的内容にもとづいている。関連のある行動と刺激を明らかにすることにより，看護診断や目標，介入，評価についての看護判断が導かれる。適応の肯定的な指標についてのロイの分類に関するものと，北米看護診断協会（North American Nursing Diagnosis Association: NANDA）の仕事に取り入れられている適応上の問題についての表は大幅に改訂した。重要な用語の定義や図，表はそのまま引き継いでいるが，追加した内容については新しいものを加えた。
- この版の大きな特徴は，21世紀に向けてのロイの哲学的・科学的な仮説のより詳しい解説と文化的な仮説を追加したことである。ロイのそれまでの仕事と新しい世紀における宇宙的な知識についてのロイの考えとの統合から引き出されたものとして，仮説について述べている。その目的は，新しい内容を加えると同時に，ロイの知識にもとづいた看護知識の開発の将来とロイのモデルの世界的な内容を見据えることにある。

構成

　本書は，大きく4部に分けられる。第1部はロイ適応モデルを詳しく知るための基礎を提供している。第1章では，看護という専門職と実践のための知識基盤の開発について概説している。そして，看護知識におけるモデルの役割を述べている。第2章はとくにロイ適応モデルに焦点を当てて，看護一般に関する重要な概念を使って，このモデルの構成要素について解説している。第3章では，この

モデルの観点から看護過程について概説している。第4章では，個人と集団に対する4つの適応様式の広い視点が，その開発に使われた理論も含めて提示されている。

第2部は，個人レベルの適応様式と，適応様式についての知識がどのようにして看護ケアの計画の基礎となるのかを述べている。個人の適応様式は，生理的様式，自己概念様式，役割機能様式，相互依存様式の4つである。この各適応様式の理解と看護ケア計画への適用が焦点である。第5章から第13章までは個人の生理的様式を扱っている。生理的様式についての各章は，個人の生理的様式の5つのニードと4つの複雑な過程から構成されている。第14章から第16章までは，それぞれ自己概念様式，役割機能様式，相互依存様式について述べている。この各章では，個人に対する看護ケアの過程を述べている。

第3部には，集団レベルの適応様式の内容を膨らませる新しい章が含まれている。第17章は集団の物理的様式に焦点を当てて，第18章は集団アイデンティティについて述べ，そして第19章と第20章は集団レベルの役割機能様式と相互依存様式を扱っている。実践例では異なるタイプの集団を取り上げている。集団を相手に仕事をしない看護師もいるだろうが，看護師は多くの集団の一員でもあるので，自分に合う内容と実例を見つけることができるだろう。

第4部は1つの章（第21章）で構成されている。ここでは，3つの重要な領域におけるロイのモデルの適用に焦点を当てている。最初に，看護実践での適用ではヘルスケア施設における病棟レベルと施設レベルでのモデルの適用の計画にはさまざまなものがあり，またその範囲もさまざまであることを示している。前の版では，アイダホ州ルイストン市のセントジョゼフ地域医療センター（St. Joseph Regional Medical Center）でのロイ適応モデルを看護実践の基礎として適用する大きな計画が紹介されたが，この版ではこの内容を要約し，実践への適用について少し詳しく述べることにした。ヘルスケアにおける科学技術の進歩の劇的な衝撃に伴い，この章の2つめの大きな節では，看護実践における現代の重要な適用としての電子カルテ（electronic healthcare record: EHR）に焦点を当てている。この章の最後の節では，ロイ適応モデルにもとづく研究について述べている。ロイ適応モデルにもとづいた30年におよぶ研究のレビュー，批評，統合について解説しており，これは英語で発表された218編の研究をもとにしている。次に，研究のレビューを使ってエビデンスにもとづく実践の新しい定義を提案している。

本書は，主としてロイ適応モデルを看護実践や看護教育の基礎として使っている教育施設や教育機関での使用を意図している。本書は初歩レベルの看護学生や新人看護師，教員のための必須の内容を提供する。患者個人や家族，地域，また世界中の関心をもった組織への実践にあたる看護師は，有用な内容を目にすることだろう。修士レベルの学生は提示の仕方がわかりやすく，また内容が書き改められたことで，ロイのモデルの基本と最近の開発をよく知るのに効果的な方法が使われていることに気づくであろう。博士課程の学生や看護研究者は，このモデ

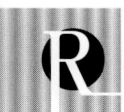

ルの構成要素のなかに重要な研究課題，基本的知識と臨床知識の開発を加えるための基礎を見つけることができよう．ここに述べられたことのエッセンスと引用された文献を見れば，看護独自の実践をはじめとして看護のあらゆる専門領域へのさまざまな適用が示されている．

　本書は看護職やその他のヘルスケア専門職，また一般の人々に対して看護の本質を明確に表現している．看護の本質と看護の独自の視点，役割，またヘルスケアシステムの移行に伴う看護師の役割の意味に焦点を当てることにあらゆる努力が傾けられた．このことが明確になれば，21世紀初頭の個人と社会集団のニーズを満たす効果的なシステムへの移行を促すことができる．

謝　辞

　本書の発行を促してくれた方々，とくに過去および現在の執筆協力のリストに挙げてある方々にはたいへんお世話になった。国内でまた海外で何年にもわたってロイの適応モデルの開発を促してくれた方々には，心からお礼を申し上げたい。臨床の看護師の方々や同僚の教員の方々，またすべての課程の学生の方々からは，この継続的な仕事を刺激する鋭い観察や質問をいただくことができた。

　セントジョゼフ修道会からの寄付金のおかげで，編集面とスタッフの助力を得ることができた。この寄付金の下で私と一緒に仕事をしてくれた Kate Meyers, Barbara Bellesi, Emily Caskey に感謝する。とくに Emily は細々としたことをすぐに覚えてくれて，プロジェクトに熱心に加わってくれたので，最終期限に間に合わせることができた。

　出版社のピアソン・ヘルスサイエンス社のスタッフの方々，とくに編集部長の Pamela Fuller，編集助手の Jennifer Aranda，制作部長の Cathy O'Connell には，制作の進行中に私が本書の内容と構成をできるだけ新しくしようとしたことに対して忍耐強く待ってくれたことを感謝する。

シスター・カリスタ・ロイ

目次

執筆協力	iii
校閲	vi
監訳者まえがき	ix
まえがき	xi
謝辞	xv

第1部　ロイ適応モデルの概要　　1

第1章　知識に立脚する専門職としての看護　　3
1. 看護の特性　　5
2. 看護モデル　　12
3. 要約　　26

第2章　ロイ適応モデルの構成要素　　31
1. ロイ適応モデルの前提　　35
2. 適応システムとしての人間　　40
3. コーピングプロセスとコーピング能力　　51
4. 適応様式　　55
5. 環境　　58
6. 健康　　59
7. 看護の目標　　61
8. 要約　　63

第3章　ロイ適応モデルの看護過程　　69
1. 看護過程　　72
2. 第1段階：行動のアセスメント　　73
3. 第2段階：刺激のアセスメント　　78
4. 第3段階：看護診断　　83
5. 第4段階：目標の設定　　89
6. 第5段階：看護介入　　94
7. 第6段階：評価　　97
8. 要約　　99

第4章　適応様式の概要 ……………………………… 105
1. 4つの適応様式 ……………………………… 108
2. 生理的-物理的様式 ……………………………… 108
3. 自己概念-集団アイデンティティ様式 ……………………………… 115
4. 役割機能様式 ……………………………… 118
5. 相互依存様式 ……………………………… 121
6. 要約 ……………………………… 125

第2部　個人の適応様式 ……………………………… 133

第5章　酸素摂取 ……………………………… 135
1. 酸素摂取の基本的生命・生活過程 ……………………………… 137
2. 酸素摂取の代償適応過程 ……………………………… 139
3. 酸素摂取の障害過程 ……………………………… 140
4. 酸素摂取の看護過程 ……………………………… 143
5. 要約 ……………………………… 153

第6章　栄養 ……………………………… 157
1. 栄養の基本的生命・生活過程 ……………………………… 160
2. 栄養の代償適応過程 ……………………………… 161
3. 栄養の障害過程 ……………………………… 162
4. 栄養の看護過程 ……………………………… 164
5. 要約 ……………………………… 176

第7章　排泄 ……………………………… 181
1. 排泄の基本的生命・生活過程 ……………………………… 183
2. 排泄の代償適応過程 ……………………………… 186
3. 排泄の障害過程 ……………………………… 187
4. 排泄の看護過程 ……………………………… 189
5. 要約 ……………………………… 200

第8章　活動と休息 ……………………………… 205
1. 活動と休息の基本的生命・生活過程 ……………………………… 207
2. 活動と休息の代償適応過程 ……………………………… 213
3. 活動と休息の障害過程 ……………………………… 217
4. 活動と休息の看護過程 ……………………………… 221
5. 要約 ……………………………… 241

第9章　防衛 ……………………………… 245
1. 防衛の基本的生命・生活過程 ……………………………… 248

2. 防衛の代償適応過程 ……………………………… 251
　　3. 防衛の障害過程 …………………………………… 252
　　4. 防衛の看護過程 …………………………………… 255
　　5. 要約 ………………………………………………… 269

第 10 章　感覚 ……………………………………………… 275
　　1. 感覚の基本的生命・生活過程 …………………… 277
　　2. 感覚の代償適応過程 ……………………………… 281
　　3. 感覚の障害過程 …………………………………… 282
　　4. 感覚の看護過程 …………………………………… 288
　　5. 要約 ………………………………………………… 310

第 11 章　体液，電解質，酸・塩基平衡 ………………… 317
　　1. 体液，電解質，酸・塩基平衡の複合的過程 …… 319
　　2. 体液，電解質，酸・塩基平衡の代償適応過程 … 322
　　3. 体液，電解質，酸・塩基平衡の障害過程 ……… 323
　　4. 体液，電解質，酸・塩基平衡の看護過程 ……… 325
　　5. 要約 ………………………………………………… 333

第 12 章　神経機能 ………………………………………… 337
　　1. 神経機能の複合的過程 …………………………… 339
　　2. 認知の過程 ………………………………………… 341
　　3. 意識の過程 ………………………………………… 346
　　4. 神経機能の代償適応過程 ………………………… 348
　　5. 神経機能の障害過程 ……………………………… 349
　　6. 神経機能の看護過程 ……………………………… 352
　　7. 要約 ………………………………………………… 370

第 13 章　内分泌機能 ……………………………………… 377
　　1. 内分泌機能の複合的過程 ………………………… 379
　　2. 内分泌機能の代償適応過程 ……………………… 383
　　3. 内分泌機能の障害過程 …………………………… 385
　　4. 内分泌機能の看護過程 …………………………… 386
　　5. 要約 ………………………………………………… 396

第 14 章　個人の自己概念様式 …………………………… 401
　　1. 個人の自己概念様式 ……………………………… 404
　　2. 個人の自己概念様式の過程 ……………………… 406
　　3. 個人の自己概念様式の代償適応過程 …………… 414
　　4. 個人の自己概念様式の障害過程 ………………… 419
　　5. 個人の自己概念様式の看護過程 ………………… 421

6. 要約 …………………………………………………… 441
第15章　個人の役割機能様式 ………………………………… 449
　　　1. 個人の役割機能様式の過程 ………………………… 452
　　　2. 個人の役割機能様式の代償適応過程 ……………… 458
　　　3. 個人の役割機能様式の障害過程 …………………… 462
　　　4. 個人の役割機能様式の看護過程 …………………… 464
　　　5. 要約 …………………………………………………… 476
第16章　個人の相互依存様式 ………………………………… 481
　　　1. 個人の相互依存様式の過程 ………………………… 483
　　　2. 個人の相互依存様式の代償適応過程 ……………… 490
　　　3. 個人の相互依存様式の障害過程 …………………… 491
　　　4. 個人の相互依存様式の看護過程 …………………… 498
　　　5. 要約 …………………………………………………… 507

第3部　関係のある人々（集団）の適応様式　511

第17章　関係のある人々（集団）の物理的様式 …………… 513
　　　1. 関係のある人々（集団）の物理的様式の過程 …… 516
　　　2. 関係のある人々（集団）の物理的様式の統合過程 … 521
　　　3. 関係のある人々（集団）の物理的様式の代償適応
　　　　 過程 …………………………………………………… 524
　　　4. 関係のある人々（集団）の物理的様式の障害過程 … 526
　　　5. 関係のある人々（集団）の物理的様式の看護過程 … 529
　　　6. 要約 …………………………………………………… 535
第18章　関係のある人々（集団）の集団アイデンティティ
　　　　様式 …………………………………………………… 539
　　　1. 関係のある人々（集団）の集団アイデンティティ
　　　　 様式 …………………………………………………… 542
　　　2. 関係のある人々（集団）の集団アイデンティティ
　　　　 様式の代償適応過程 ………………………………… 548
　　　3. 関係のある人々（集団）の集団アイデンティティ
　　　　 様式の障害過程 ……………………………………… 552
　　　4. 関係のある人々（集団）の集団アイデンティティ
　　　　 様式の看護過程 ……………………………………… 556
　　　5. 要約 …………………………………………………… 567

第19章　関係のある人々（集団）の役割機能様式 573
　1．関係のある人々（集団）の役割機能様式の過程 576
　2．関係のある人々（集団）の役割機能様式の代償適応過程 589
　3．関係のある人々（集団）の役割機能様式の障害過程 592
　4．関係のある人々（集団）の役割機能様式の看護過程 597
　5．要約 603

第20章　関係のある人々（集団）の相互依存様式 607
　1．関係のある人々（集団）の相互依存様式の過程 609
　2．関係のある人々（集団）の相互依存様式の統合過程 613
　3．関係のある人々（集団）の相互依存様式の代償適応過程 616
　4．関係のある人々（集団）の相互依存様式の障害過程 617
　5．関係のある人々（集団）の相互依存様式の看護過程 619
　6．要約 628

第4部　ロイ適応モデルの適用　633

第21章　ロイ適応モデルの適用 635
　1．実践での適用 638
　2．電子カルテ（EHR） 648
　3．看護研究におけるロイ適応モデル 657
　4．残された問題と将来の方向 663

索引 671

SISTER CALLISTA ROY
THE ROY ADAPTATION MODEL
THIRD EDITION

第1部

ロイ適応モデルの概要

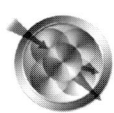

　ロイ適応モデルは看護の概念を記述したもののなかで，現在，もっとも高度に開発され，広く使われているものの1つと考えられている。このモデルが本格的に開発されるようになったのは1960年代末であり，それ以来，合衆国と世界中の看護師の助力により，ロイはその基本概念を明確化し，洗練させ，拡大することができた。このテキストにこのモデルを提示するにあたっては，この継続中の仕事と21世紀のグローバルコミュニティへの課題を好機として利用している。第1部では看護モデルの主要概念，つまりケアの受け手や環境，健康，看護の目標，看護活動について紹介し，その後，本書全体にわたって詳細に検討していくことにする。

　本書の第1部では，ロイ適応モデルについて詳細にみていくための基礎を提供する。第1章では看護専門職と実践のための知識基盤の開発を紹介するが，さらに看護知識における看護モデルの役割についても紹介する。第2章では，とくにロイ適応モデルに焦点を当てて，一般的な看護の主要概念に沿ってこのモデルの構成要素について説明する。第3章では，このモデルによる看護過程の概要を説明する。第4章では，個人と集団の両方の4つの適応様式について，その概要を説明する。第1部は第2部の導入であり，第2部では，個人レベルの適応様式と，その様式の知識がいかに看護ケア計画の基礎となるかを述べる。

SISTER CALLISTA ROY
THE ROY ADAPTATION MODEL
THIRD EDITION

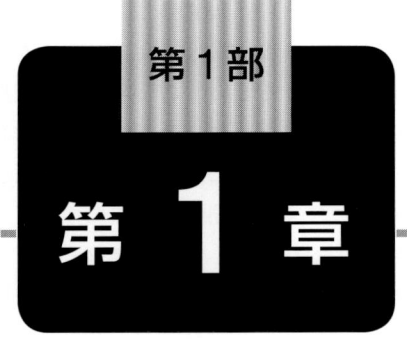

第1部

第1章

知識に立脚する専門職としての看護

第1部 ロイ適応モデルの概要

　看護は，社会のヘルスケアのニーズを充足する専門職である。すべての専門職は，2つの特性をもっている。その1つは，専門職は社会の善に貢献するということであり，もう1つは，専門職は社会のニーズを充足するために専門的知識を利用できるよう教育を受けるということである。健康や安寧は個人や家族，国，そして地球規模の地域の重要なニーズである。この章は，知識に立脚するヘルスケア専門職としての看護の特性に焦点を当てる。看護専門職の実践の基礎となる知識の種類を明らかにし，知識開発の方法について述べる。看護実践の概念モデルは看護知識を開発するための1つのアプローチであり，いくつかの看護モデルを取り上げて解説していく。この章は，ロイ適応モデルについてのさらに深い研究の背景となるものである。

▌学習目標

1) 専門職の2つの特性を指摘することができる。
2) 看護が社会に果たす貢献を述べることができる。
3) 21世紀の看護の特性を2つ挙げることができる。
4) 看護師が人々に対してもっている哲学的前提を述べることができる。
5) 看護科学の知識開発について3つのアプローチを挙げることができる。
6) 看護の概念モデルの必須要素を指摘することができる。
7) 概念モデルの開発者とその概念モデルの要素を挙げることができる。

▌重要概念の定義

環境 (environment)：看護領域において人々とその健康に影響することすべてである。物理的環境や，自分以外の人，そして地球とその生命，有限ではあるが資源などを含む。

看護 (nursing)：人間の生命・生活過程と生命・生活パターンに焦点を当てて，個人や家族，集団，そして地球規模の社会の健康増進を重視するヘルスケア専門職。

看護の概念モデル (conceptual model for nursing)：個人，環境，健康，看護の目標，看護活動などの看護の必須要素を規定し，その関連を説明する一群の概念やイメージ。

健康 (health)：一般に人の全体的安寧。全体性と人間としての統合性を維持することに帰着する，人々とその環境に関する調節パターンをいう。

専門職 (profession)：社会的善のために専門的知識を使う学問分野。

哲学的前提 (philosophic assumption)：看護の知識と実践の基礎となる価値観と信念。

ホリスティック (holistic)：人間の行動パターンにおける身体的過程や思考過程，

感覚過程の統合した表現に関する哲学的前提。
モデル（model）：直接観察できないものを視覚化するのに使われる記述またはアナロジー。

1 看護の特性

　看護は健康と安寧のために社会のニーズに貢献するよう専門的知識を利用するヘルスケア専門職である。すべての専門職は，社会の多くのニーズを充足するために発達してきた。法律の専門職は，正義と市民の秩序を保つことをめざす。また聖職者は，霊的・精神的なニーズの充足と宗教の教義と実践を説くよう期待されている。社会のニーズのなかで，健康と安寧は基本である。健康と安寧なくして，人は満足のいく生産的な人生を生きることはできない。健康が損なわれたりヘルスケアのニーズが十分に満たされないと，人間の可能性は限られたものになってしまうであろう。社会の人々が，その人間としての可能性を十分に活用しなければ，その社会自体が危機に陥るであろう。

　専門職のなかには，健康と安寧に寄与するよう発達してきているものがいくつかある。例えば医学は，病気と傷害を治すために出現した。薬学は，薬の調製を準備し，調剤するために発達した。理学療法は温熱やマッサージ，筋力トレーニングを使って病気や傷害を治療する。それでは，看護が責務を負うニーズとは何であろうか。看護は，人々とその環境との相互作用の生命・生活のパターンと過程についての知識を開発してきた。それは，個人や家族，集団，そして全体としての社会の健康と生命・生活過程の最大限の可能性を促進するためである。そこでの特別なニードは，人々が自分の健康を管理できるよう援助するために人々を理解することである。この焦点は，この章全体にわたって当てられている。

　それでは，例題をみてみよう。子どもに耳痛があるため，若い母親が医師に診てもらいにやってきたと仮定しよう。医師は近くのドラッグストアで薬剤師が出すことのできる薬の処方を書く。しかし，母親はその処方を守らない。この母子と，おそらくその地域の健康促進には，母親と子ども，そしてこの2人の環境に何が起きているかのさらに広い理解が必要である。広い知識基盤をもつ看護師が，この状況で探求すると思われる分野の少なくとも3つについて，あなたは考えがおよぶことと思う。これまでの歴史をみると看護が責務を負ってきたのは，病気や傷害を負った男性や女性，また子どもたちであった。戦時やそのほか疫病の流行，飢饉など危機状態のときには，まさに看護がその責務を果たしてきた。看護は発展するにつれて，専門職としてアートと科学の両方を組み込んできた。現代社会の複雑なニーズを満たすためには，知識と技術（スキル），そして知識を使う感受性が必要である。とくに21世紀の健康ニーズを充足するためには，人々とそ

第1部　ロイ適応モデルの概要

の環境，健康についての広い教育と理解が必要である。

　私たちは，この地球上に住む人々の場と，世界の変化によって健康がどのような影響を受けるのかを理解する必要がある。かつて看護の歴史のなかでは，さまざまな専門職が発達しても，「弁護士の代わりに看護師を教育すれば，公共の福祉のためにはより安全だろう」という考えが思想家の心に浮かぶことはないといわれていた（Robinson, 1946, ix）。現代の看護は，クリミヤ戦争とその後のイギリスでのフローレンス・ナイチンゲール Florence Nightingale の努力に注目し，そこに直観的なひらめきや一般的原理を見いだし，社会における看護の位置を確認しようとしている。

a．21世紀の看護の特性

　新しい世紀の看護を説明するために，私たちのルーツに目を向けてみよう。ナイチンゲールは，病める人々に善をなすよう専心した。彼女は，イギリスのヴィクトリア朝時代の特権階級の出身であったが，自分の周囲の人たちのニーズ，とくに病める貧しい子どもたちのニーズに心を動かされた。ナイチンゲールは，19世紀の彼女と同じ階級の女性がしたような，家族に支えられて安全と安楽な生涯を生きること以上のものをしようと決心したのだった。祖国が東ヨーロッパに戦争に行ったとき，傷害や病気の兵士に看護をするため自分と一緒に戦地へ赴く女性を組織した。このほか，また別の機会に同じように看護を提供した，勇気ある人々もいた。合衆国でもフランスでも，市民戦争のときには，とくに宗教集団に所属していた女性が戦地へ赴き，看護を提供した。しかしナイチンゲールは，広範なヘルスケアの仕事に加えて，看護の本質と自分の社会の健康を改善する活動の本質に関する著作を遺産として残した。

　ナイチンゲールは，大きな影響をおよぼした著作のなかで，看護は薬剤を投与したり罨法を施すこと以上のものであることを強調した。看護は患者の自然治癒過程を助けるために，環境を正しく活用して健康を促進することをめざす，というのである。ナイチンゲールによれば，看護に欠かせないものは新鮮な空気と光，暖かさ，清潔，静けさ，食事の正しい選択と摂取である。彼女は，母親や教師，看護師に生命の法則，つまり「健康である」ためにはどうすればよいかの理解を教育することを強く唱導した（Nightingale, 1859, p.7）。ナイチンゲールは，看護は英国国民の健康を改善する重要な手段であると宣言した。彼女が設立した看護学校では，看護師に健康の理解と，健康促進と自然治癒過程にエネルギーを提供することの双方に環境を活用する方法を教育した。ナイチンゲールの看護教育への活動は北米に伝わり，1873年に設立されたニューヨークのベルビュー訓練学校（Bellevue Training School），ニューヘブンのコネチカット訓練学校（Connecticut Training School），ボストン訓練学校（Boston Training School）の3校に受け継がれた（Donahue, 1996）。

20世紀の最後の20年には，看護師による著作は，ナイチンゲールが強調した看護の特性を豊かに拡張した。また，この数十年の間に，ヘルスケアの変化によって大きな課題が生じている。その変化のなかには，科学と科学技術の新しい開発から起こったものがある。また，経済と政治にもとづく変化もある。科学技術により，過去に比べていっそう，疾病の診断と治療が可能になっている。しかし合衆国社会においては，すべての人に対するヘルスケアの支払い方法がまだ見いだされていない。倫理と社会の開発が科学に遅れをとっている。健康に関連する社会ニーズは複雑な環境を含んでいるのである。

　21世紀における看護知識の開発は，人々とその健康ニーズの理解の進歩に立脚している。それはまた，ヘルスケア供給に関する未解決の問題を考慮に入れている。さらに，実践知識の開発の方法を拡大することによって，知識は前進していく。看護師には，健康と健康回復についての技術的な知識とスキルが必要である。しかし，看護師は医師助手の手順や機能よりもさらに多くのことを知る必要がある。また，看護師は環境の変化のなかで人々が自分自身の健康を促進させたり，病気のエピソードに対処できるよう援助する方法を知る必要がある。

b．看護の知識の焦点

　看護はヘルスケア専門職として専門分化した知識を使用する。看護師の間ではかなり以前から，人々や家庭，環境，健康に対するホリスティックな考え方（ホーリズム）については臨床の知識に焦点をおく必要が認識されている（Allan & Hall, 1988）。今日の看護は，このそれぞれを取り入れた強力な知識基盤をもっている。この章で看護モデルを例として挙げた部分とロイ適応モデルの解説の部分をみれば，ここに焦点がおかれていることがわかると思う。

　看護の社会的な参画の目標は，それぞれの環境にある個々人の生命・生活過程に焦点を当てることによって健康に貢献することである。この目標は，専門分化した看護知識の開発につながったし，また，30年前のドナルドソン Donaldson とクロウリー Crowley（1978）による，大きな影響をおよぼした論説にみてとれる。この2人は，次のように看護の一般性を明らかにしている。

1) 生命・生活過程，安寧，人間の適切な機能，病気や健康を治める原理や法に関心を注ぐ。
2) 危機的な生命状況における環境との相互作用において人間行動のパターンに関心を注ぐ。
3) 健康状態の肯定的な変化の過程に関心を注ぐ。

　看護の領域に必要な知識の輪郭を描くには，人（または看護ケアの受け手），環境，健康の3つの主要概念の理解に焦点を当てることが有益である。

　看護の主な焦点は人間である。看護師は，個人としての人や，家族のような集団，社会を形成する地域社会の健康にかかわる。知識には，科学的事実や原理と

第1部　ロイ適応モデルの概要

同時に価値観や信念も含まれる。看護が抱く価値観や信念は，哲学的前提（philosophic assumption）という。

　人に関する主要な哲学的前提は，次のようなものである。
1) 人は1人ひとり価値ある存在であり，したがって尊敬とケアを受ける価値がある。
2) 人は自分の生活や生命に影響をおよぼす意思決定に責任がある。
3) 人は全体的存在である。すなわち，その人の身体的プロセスや思考プロセス，感情のプロセスの機能が一体となって，統合的な人間行動パターンが表出される。
4) 人は地球環境内の他者と相互依存的に働いて社会をつくる。

　看護師は人を理解するために，まずその人の価値観に強くかかわりあう。しかし，このような信念を知るだけでは十分ではない。看護師はまた，全体的（ホリスティック）な人間科学に関する知識をもっている。この知識は生物行動学の知識であり，細胞と生理的身体システムからなる生命システムとしての人間の理解を含む。人に関する看護の知識は，人が自分の健康に影響を与えるためにどのような全体的な行動をとるかに焦点を当てる。この章の後で述べるように，看護の概念モデルは看護知識の焦点としての人に関する理解と知識を高めてくれる。ロイ適応モデルの最近の開発は，とくに個々人の哲学的前提と各様式における生命・生活過程の記述に焦点を当てている。

　看護師は，それぞれの生命・生活状況にある人々を知るために，患者との関係づくりを学ぶ必要がある。この関係の1つの局面は，ケアリングとして文献に記述されてきた。レイニンガー Leininger とマクファーランド McFarland（2002），ワトソン Watson（2005）は，看護の本質の中心としてケアリングを記述している。レイニンガーは長年におよぶ異文化看護の研究の結果，あらゆる文化におけるケアリングの一般性と表現の多様性の両方を確認した。ワトソンは，自らがケアリングと看護の神聖科学と呼ぶものについて10のケア要因を開発した。北欧の国々では，ケアリングは看護の強力な基盤となっている。

　看護は環境と相互作用を行う人間に関心を寄せるので，看護の知識内容の2つめの分野は環境に関することである。産業保健師は，ナイチンゲールが「環境を広い概念としてとらえているが，そのなかには，クリミヤ戦争中のイギリス兵士の健康への社会や経済，政治の力の影響の認識が含まれている」ことを知っている（Salazar & Primoto, 1994, p.317）。看護の領域における環境は，人とその健康に影響するすべてのものとされている。とくに環境は，温かいか寒いか，心地良いか不快かなどその人を物理的に取り囲むものや，支持的か無関心かなどその人が生活のなかで接する人たちのことをいう。また，現在の考え方では，環境には地球とその資源（生命を与えてくれるが有限）を含めている。ヘルスケアの提供者の間では，地球上の人間とその他の生命の未来と同時に，地球の生態系と健康との関係への注目が高まっている。Box 1-1 は，環境と地球への懸念のイメージをあり

Box 1-1　生態系と健康との関係の例

> （ケースレポート）
> 　患者は高齢の女性で，地域の人たちに親しまれている。この人が重大な問題をいくつも抱えて診療所へやって来る。夜間の発汗と発熱がこの数年，悪化している。息苦しさもあり，検査の結果では誤嚥性肺炎にかかっているようである。脱毛症があり，ところどころ円形に脱毛がみられる。消化管の組織は数種の細菌に侵されており，絶えず下痢をしている。皮膚には皮膚炎が広がっており，裂け目や炎症，くぼみ，擦り傷，剥脱，ひび割れがみられる。このような表皮剝離は，この数年，その数が急激に増した，小さいが働きの活発な有機体のために起こっており，以前に患者の皮膚に広く分布していた別の有機体にとって変わり，それを排除さえしている。
>
> **解釈**：患者は地球である。夜間の発汗と発熱の症状は地球の温暖化である。呼吸器疾患は大気汚染を示す。脱毛は森林破壊を示す。下痢は生物多様性の喪失を示す。皮膚炎は人口過剰を示す。
> **鑑別診断**：地球規模の環境の変化
>
> ---
>
> Rosenblatt, Roger A. "Ecological change and the future of the human species: Can physicians make a difference? (REFLECTIONS)." *Annals of Family Medicine* 3.2 (March-April 2005): 173. 許可を得て改変

ありと示している。

　ナイチンゲールが近代看護の基本的な思想のなかで記しているように，看護師は健康の法則や「健全な存在（healthy existence）」になるためにすべきことを知ることが重要である。一般に健康の概念は人の全体的安寧をいう。看護の知識の一部である健康の法則とは，人とその環境のなかにみられる規則的パターンのことであり，それがその人の全体性と統合性の維持をもたらす。人の統合性は，看護師の人のとらえ方，すなわち，人には価値があり，自分の生活に責任を負い，一貫した考え方や感じ方，生き方をしており，自分の世界とそのなかの他者と調和していることと定義することができる。したがって，看護の知識には健康の理解が含まれる。

　看護の知識の内容は，人と，健康であろうと病気であろうと，人は環境とどのように相互作用をして安寧と人間としての統合性を高めるのかに焦点を当てている。例えば，看護師は幼児の母親がどうしたら子どもの耳痛を管理できるか，発達上の課題を抱えている青年がどうしたら機能を最大限に発揮できるか，またアルツハイマー病患者がどうしたらできるだけ長く意思決定の権利を保持できるかに関心を寄せる。看護の知識は，ある環境におかれたときの人間の行動パターンや，人生の多様な危機的時期に目を向ける。人生には，その人にとってとくに大切な時期がある。例えば青年期などのように予測可能な変化が徐々に訪れるときや，あるいは突然の傷害や病気のような予期しない突然の変化が起こるときである。看護師は，赤ちゃんが産まれた場合，発達していく家族を扱う。また，愛する人が例えば脳卒中のような身体障害を伴う病気にかかった後家族のもとへ帰るとき，家族の人たちが自分自身と家庭の準備をどうするか観察する。

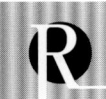

　最後に看護の知識は，人々が健康を促進するために環境との相互作用において肯定的変化をもたらすことができる方法を扱う。ある因子が人の健康をどのようにして脅かすかを単に学習するだけではない。例えば，高脂肪の食事は心臓病のリスクを高めることを私たちは知っている。看護の知識は健康を促進する過程のすべての側面にかかわっている。心疾患に関連した食事の例では，看護の知識は人の生命・生活過程の理解にまで広がる。すなわち，それにはその人にもっとも効果的な学習過程と同時に，食習慣の形成やそのもととなるニーズや態度の変化の過程が含まれる。さらに，看護の知識は地域の経済的切迫や企業の市場戦略，ファストフード産業の市場戦略などの社会過程も考慮する。また，看護の知識は公共の場で売られている食品の政府規制や，食べ物を選ぶ個人の自由についての議論など政治的な問題にも目を向ける。

　人々が自分の健康を促進できるよう援助するために，看護の知識には臨床推論が含まれている。ナイチンゲール（1859）は，観察の重要性について説得ある論議をしており，そのなかでこの看護の思考プロセスに触れている。すなわち，看護師は「確実で綿密な，そして素早い観察者でなければならない，そして繊細で慎みのある女性でなければならない」と記している（Nightingale, 1859, p.71）。

　看護の臨床判断モデルをひき出した人たちが何人かいる。ゴードン Gordon ら（1994）によるモデルでは，臨床推論を3つのタイプに分けている。すなわち，診断，倫理，治療についての診断推論である。このほか，臨床判断において直感と分析的推論がどのように使われるかを記述した人たちもいる（Lamond & Thompson, 2000）。

　ヘルスケアの基準を変更することと健康に影響をおよぼすものに対応することを積極的に進めることは，看護師が人々の健康を促進するための，もう1つの方法である。エイケン Aiken（1992）は，1980年代の合衆国の看護師たちが，国や州，地域の公衆政策の生き舞台で足場を得て，そして看護専門職能の責務の向上とヘルスケアを改善する媒体としての公共政策に対して1990年代にはかつてないほど楽観的になったと書いている。

　レイノー Lynaugh（1992）は，社会と看護の関係の歴史を調べたところ，看護職はかつてに比べて今日のほうが実際的でものごとに立ち向かおうとする意識があり，差別意識は低く愛他精神が低いと述べている。この意味では，看護職はまとまりが強まり，より大きな社会からの孤立が弱まったといえよう。

　健康を促進するための看護活動の1つの例として，1991年から2004年の間，私的な資金援助を受けた全国的なプログラムのなかでリーダーとしての役割を果たした看護師たちがいる。『すべての子どもに予防接種を受けさせる運動』（All Kids Count Childhood Immunization Initiative）のリーダーは看護師が務めている。このプログラムの目的は，予防接種の監視と追跡のシステムを確立することにある。ほかの地方や州，連邦の予防接種の努力と組み合わされば，このシステムは就学前の子どもたちの予防接種率を高め，ワクチンによる予防が可能な疾患による病

気や障害，死亡の発生率を低くすることができよう。この運動は単独の問題を取り上げているが，それが扱うのは小児保健に対する公的・私的な責任にまたがる複雑なものである。この運動は，予防接種登録と追跡システムを開発する国の施策を決定するうえで1つの役割を果たした (Isaacs & Knickman, 1997)。

住民レベルと地球レベルの両方でヘルスプロモーションを構想して研究している看護師がいる。バターフィールド Butterfield (2000) は，住民レベルで出現する健康問題の社会的・経済的・環境的な原因を考慮するよう看護師に促している。例えばバターフィールドら (Hill, Butterfield, & Larson, 2006) は，子どもがラドンガスを吸入することのリスクに対する農村部の両親の認識を調べている。またペリー Perry とグレゴリー Gregory (2007) は，世界規模の生態系に対する関心と同時に，異文化理解と世界規模の社会正義を支持する倫理的な枠組みに焦点を当てている。ペリー (2005) は，環境正義の立法化への看護の証言の影響を調査している。

このようにみてくると，21世紀の看護の特徴は看護の豊かな遺産と学問的な業績，そして現代看護の臨床実践にもとづいて要約することができる。看護は人々の生命・生活の過程とパターンに焦点を当てるヘルスケア専門職である。ケアリングは，患者との関係における看護のかかわりの重要な側面である。その重点は，健康と，人と環境との相互作用がどのように健康を促進するかにおかれている。専門職看護の実践には臨床推論の技能が必要である。看護は専門職として，個人や家族，集団，また地球規模の社会の健康と最大限の生命・生活の可能性を促進することにかかわっている。

c. 看護における知識開発

前に述べたように，専門職は社会的善のために，その知識を活用する，知識に立脚した学問である。21世紀の要望に伴って，看護師はその知識開発の方法を拡大しつつある。看護の知識には人間と環境，そして健康に関連した哲学的前提と科学的原理が含まれる。哲学的前提や科学的原理は看護の実践もしている学者たちによって開発される。フローレンス・ナイチンゲールは，戦争と戦争の環境の影響を受けた兵士のケアのなかで考えたことや観察したことを文章として書きとめることによって，看護学を最初に開発した人物である。著作にみられるように，看護師の間で見解が一致したことで，人間についての共通した価値観や信念となっている。人間や看護，看護理論，そして看護実践との結びつきについての合意を得るための看護知識に関する会議の参加者によって，価値観にもとづく論文の一例が開発されている (Roy & Jones, 2007)。

看護科学は看護の学者と看護の実践者によっても開発されていく。しかし，科学的原理の開発には，共通の理解を超えた科学的アプローチや実証的な証拠が必要である。今日の看護師は，エビデンス（根拠）にもとづく実践と呼ばれる運動の

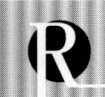

なかで実践への研究の活用を促している（Melnyk & Fineout-Overholt, 2005）。エビデンスは経験的知識にもとづくものもあれば，個人的な知や倫理的な知，審美的な知，社会・政治的な知など別の知の方法にもとづくものもある（Chinn & Kramer, 2004）。科学の目的は，ものごとの関係を観察し，分類し，調査して理解を導き，自然現象に対処する能力を得ることにある。現象は，看護の領域の研究対象である。

科学的アプローチは基本的に，現象や対象をある視点から観察し分類する。次に現象と現象の関係，すなわち，ある対象の部分と部分の関係を明らかにし，その相互作用の一般理論や一般原理を記述し，検証する。このようにして，生物学では，肉眼では見えないウイルスなど非常に小さなものから人間のような複雑なものまで，生物がその多様な特性によって階層的に分類される。生物学者は生体を研究するにあたって，さまざまな種類の活動パターン，例えば消化や生殖などのパターンを確認した。生物学の分野では，こうして全生物の遺伝物質の複写や複製についての一般原理を提示しているのである。

看護の科学的知識の開発において，看護師は健康を促進するために環境と相互作用する人の過程を観察し分類する。さまざまな概念と過程との関係を明らかにし，その相互作用についての一般理論や，看護師はその相互作用にどのように影響を与えることができるかを記述し検証する。人々が自分自身の安寧を促進することをめざす全体論的過程についての知識が増すにつれて，看護師は人々の健康状態のレベルに顕著な影響を与えることができると信じている。

看護師が看護の科学の知識を開発するのに用いる方法には3つの方法がある。すなわち，看護の概念モデルの開発，理論構築，そして新しい理論を検証し開発する研究である。

理論には範囲の広いものがあり，これは大理論と呼ばれている。また中範囲の理論もあり，これは具体的なプロセスを説明するものであるが，役割移行の理論のように多くの臨床状況に適用できる理論である。本書では第1のレベル，とくにロイ適応モデルに焦点を当てて検討する。モデルの概念をもとに，多くの理論が開発される。看護の概念モデルには，生命・生活過程の研究とそれが健康状態にどう影響するかに関して，それぞれ独特な焦点がある。

2 看護モデル

モデルとは，もっとも単純に定義すれば，直接には観察することができないものを視覚化するのに使われる記述や類似と定義することができる。科学者は宇宙旅行の問題を研究する際に，銀河系のモデルや宇宙船のモデルを使用する。モデルの部分部分は，銀河系や宇宙船の実際の特徴を示している。しかし，このよう

な表象は抽象的な形である。このようなモデルは，発泡スチロールや接着剤を使って，表象するものをある縮小尺度にして作ることができるし，あるいは数学の公式を使ってさらに抽象化して，コンピューターのスクリーン上に点や線で動きを示したり，概念と概念同士の関係を表す文章を言葉として示すことができる。

看護モデルと関連のある科学的知識の体系は，社会に対する専門職能サービス提供の基礎となる。すなわち，環境のなかにいる人の生命・生活過程に焦点を当てることによって健康に貢献することができる。どのようなモデルでも，それが示そうとするものの主要部分からなっているが，それとまったく同様に，看護モデルも看護の主要部分や主要要素から成り立っている。看護の概念モデルとは，看護の必須要素を明らかにし関連づけるさまざまな概念またはイメージと定義することができる。看護実践のモデルの必須要素，すなわちモデルに含まれる概念は以下のものである。

1) 看護ケアを受ける人または集団についての記述
2) 環境の意味の明記
3) 健康の定義
4) 看護の広い目標の表明
5) 看護の目標を達成する活動の記述

モデルにはこのような概念についての説明があり，通常，概念同士が互いにどのような関係にあるのかが示されている。フローレンス・ナイチンゲール（1820〜1910）の時代から今日に至るまでの看護師の著作を分析してみると，看護の主要概念がさまざまな形で提示されていることがわかる。30もの看護モデルを確認した著者がいる。

その多くは合衆国のものであるが，英国や北欧の国々のものもある（Marriner Tomey & Alligood, 2006; Pearson, Vaughan, & FitzGerald, 2005）。モデルは大理論とか概念枠組みと呼ばれることがある。最近の教科書では，看護モデルや臨床研究からひき出された多くの中範囲理論が紹介されている（Peterson & Bedrow, 2004; Smith & Liehr, 2003）。この章では例として7つのモデルを取り上げて説明する。この部分を読んでから，その分野の文献にさらに当たってみるのがよいだろう。以下，代表的な理論家の人間と環境，健康に対する考え方と看護の目標，方法論を紹介するが，表1-1にはそれを簡単にまとめて示してある。

a. 看護の理論家とその看護モデルの例

ヒルデガード・ペプロウ　Hildegard Peplau

ヒルデガード・ペプロウは，看護モデルの開発に大きな影響を与えた。精神科看護に従事した経験から，ペプロウは1952年に『人間関係の看護論』（*Interpersonal Relations in Nursing*）という書名で自分のモデルの要素を提示した。ペプロウの業績は，精神科看護の教育に影響を与えただけでなく，看護モデルの焦点

第1部 ロイ適応モデルの概要

表1-1 看護モデルの例

	人間	環境	健康	看護の目標と看護活動
ペプロウ	・満足と対人関係の安定性，接触を追求して発達していく存在	・文化的・社会的文脈	・建設的・生産的な個人や地域社会の生活に向かって人格やその他の前向きの人間過程が前進的に動くことを表す言語的象徴	・4つの段階をもつ重要な治療的人間関係を通じて人格やその他の人間過程を開発
オレム	・普遍的・発達的・健康逸脱セルフケア要件をもち，セルフケア能力が異なる個人	・セルフケア要件と基礎的条件因子に関係する物理的・化学的・生物学的・社会的条件	・治療的な性質の継続的セルフケアを必要とする発達した人間の構造や身体的・精神的機能の健全さや全体性を特徴とする人間の状態	・患者が自分自身と依存的他者のセルフケア要件を充足できるよう援助する。患者が治療的セルフケアを達成し，ケア要件を実施・管理でき，自立的セルフケアに向かえるよう援助する。
ロジャーズ	・部分の知識では予見できない全体に特有なパターンや構成，特徴や行動によって確認される，統合的な多次元の負のエントロピー特性をもつエネルギーの場	・パターンと構成，人間の場との統合によって確認される単純化しにくい多次元のエネルギーの場	・相互に高め合い，そして生命の可能性を最大に表現するエネルギー交換の周期的なパターン	・主として非侵襲的な形のパターン化の方向づけや再方向づけによって人間と環境のエネルギーの場の統合性を強化する。
ロイ	・4つの適応様式(生理的・物理的，自己概念・集団アイデンティティ，役割機能，相互依存)への適応を維持するために活動する認知器・調節器システムをもつ適応システム	・個人と集団の発達や行動を取り囲み，影響をおよぼすあらゆる条件や状況，影響。人間や地球資源の相互性をとくに考慮する。	・人と環境の相互性を反映する統合された，全体としての人間であり，またそうなるためのプロセス	・4つの適応様式で個人と集団の適応を促進するために，健康や生命の質，尊厳をもつ死への貢献。行動と適応能力に影響をおよぼす因子のアセスメントと，その能力の拡張や環境との相互作用を高めるように介入する。

(つづく)

を人間のニードから看護師-患者関係を含むものへと移行させたという点において重大な影響を与えた。看護の定義には現在でもペプロウの影響がおよんでおり，さらにペプロウは看護業務の本質と範囲に関する画期的な政策声明を提出したアメリカ看護師協会の看護業務部会の専門委員を務めていた (American Nurses Association, 1982)。

　ペプロウは，看護ケアの受け手である人間を「発達する人格」とみて人に注目した。臨床の仕事から得た注意深い観察と思慮深い洞察が，この看護モデルの概念

表 1-1 （つづき）

	人間	環境	健康	看護の目標と看護活動
ニューマン	・1つの統合体の過程として構成と解体の変化の程度によって拡張したり動いたりする意識	・すべてのものの基盤や基礎となる隠された秩序，すなわち見ることができない多次元のパターンと，全体的パターンの仮の発現として周期的に起こる開かれた秩序や実体	・意識の拡張，全体のパターン，疾病と非疾病の両方を含む。人間と環境の基本的パターンを示すものと考えられる。	・個人的変化や共同の意識形成を経たパターン認識と意識の拡張
レイニンガー	・個々人の思考や意思決定，パターン化された行為を導く価値観や信念，規範，生活様式を学び，分かち合い，伝える文化的コンテクストにいる人間	・特定の物理的・生態学的・社会政治的・文化的な場において人間の表現，解釈，社会的相互作用に意味を与える事象，状況，および具体的経験の総体のコンテクスト	・文化的に定義され，価値づけられ，慣習化された安寧の状態。それは文化的に表現された有用でパターン化された生活様式のなかで日常的役割行動を実施する個人や集団の能力を反映する。	・個人や集団が文化的ケアの保持や維持，調整や取り引き，および再パターン化や再構成を使って安寧を維持し，回復するのを援助し，支持し，促進し，能力を与えるためにヒューマンケアの現象と活動に焦点を当てる。
ボイキンとシェーンホファ	・存在の人間様式は生活ケアリングと成長ケアリングである。人はどのような瞬間においても完全であり全体である。	・育てる関係，関係に対する責任と可能性の社会的コンテクスト	・自分自身を生き抜く。信念と行動の一致を示し，生命・生活の意味を生き抜く。	・ケアリングは看護の目標であると同時に看護の活動である。看護の状況は看護師と看護される人との間のケアリングの生きた経験であり，そのなかで両者が強化される。看護の状況には直接の誘いや看護に対する要望，相互のケアリングと看護の対応が含まれる。

の基礎をなしている。さらに，精神分析の理論家であるハリー・スタック・サリバン Harry Stack Sullivan の業績（1953）の研究が，人間の理解や幼児期や小児期の発達時期に起こる力動的相互作用の記述の予備知識となった。人は生理的欲求や対人関係の安定，対人接触に満足を見いだそうとする。この過程で，欲求や不安，孤独などの緊張状態が生じる。ペプロウによれば，このような緊張状態のもつエネルギーは肯定的方向へ変容させることができるという。

ペプロウは，環境の概念を定義したり記述してはいない。しかし彼女の著作には，文化的・社会的文脈を含め環境に関する一般的な考えをみてとることができる。とくに，人格を決定するのは幼児の生物学的体質とその文化の力である。

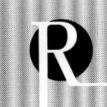

ペプロウにとって，健康は「人格とその他の前向きな人間の過程を創造的で生産的な個人・地域社会の生活に向けて前進させること」を意味する言葉の象徴である。彼女の著作は，健康や環境について詳細に記述するのではなく，人間へのアプローチとして人格の発達と看護を重視している。

　ペプロウの人間観にもとづいて，看護固有の目標を簡単にいえば「人格とその他の前向きな人間の過程を創造的で建設的・生産的な個人・地域社会の生活に向けて前進させること」ということができる。またペプロウは，看護師は人間という有機体のもつ自然な前向きの傾向を助長するべきだと述べている。看護師は前進することをめざす教育的道具であり，成熟させる力である。看護学の発展に対するペプロウの最大の功績は，対人関係の過程を看護で使う方法として記述したことにある。看護師は患者との治療的相互作用を通して，その人の社会的状況を改善していく。ペプロウはこの過程を，看護師とその人という異なった役割が関与する一連の段階であると述べている。

　まず，方向づけの段階は，その人がどのような問題を抱え，どの程度の援助ニードをもっているかを知ることである。同一化の段階は，その人が看護師の働きかけに反応し，帰属と同一化の感覚を得る時期である。開拓利用の段階は，その人が看護師を同一化するようになり，看護師の対人関係技能などの提供されるサービスを十分に利用しようとするころに生じる。問題解決の段階では古いつながりや依存的状態から解放され，自立を取り戻す準備をするようになるので，一般にはこの段階が最終の段階である。ペプロウが強調しているのは，段階とその段階での看護師と患者の役割が自然な流れとなり，そしてその人が前進したり後戻りしたりするのに伴って，共に流れたり，行ったり来たりする傾向があるということである。段階の間を揺れ動いている間に，看護師は教師や情報提供者，カウンセラー，代理人などの多様な役割をとることができる。看護の対人関係活動として，ペプロウはさらに観察とコミュニケーション，記録の技能を強調した。

ドロセア・オレム　Dorothea Orem

　1950年代の後半には，ドロセア・オレムも主要な看護モデルを開発していた。オレムが初期につくりあげたセルフケアの枠組みは，看護実践の経験から生まれた。オレムは，合衆国保健教育福祉省にコンサルタントとして従事していたときの実務看護師のカリキュラム指針を開発した (Orem, 1959)。このプロジェクトは，オレムが看護についての内容を記述する直接の動機となった。その後オレムは，この看護モデルの基本概念をさらに記述するため，看護学者からなるいくつかの作業グループと共同研究を行っている。セルフケアモデルについての主要なテキストである『オレム看護論―看護実践における基本概念』(*Nursing: Concepts of Practice*) は1971年に発行され，現在，第6版まで改訂されている。オレムは，科学とアートとしての看護の独自の領域と境界を明らかにすることによって看護の知識に貢献した。オレムのモデルは，看護教育と看護の実践，そし

て研究に広く使用されている。セルフケア研究所が合衆国に設立されている。また，『国際オレム看護科学学術学会』が1991年に設立されている。

　オレムは，人間はセルフケアエージェンシー（self-care agency）であるとしている。セルフケアエージェンシーというのは，セルフケアを行うための人間の力である。この力はケアの継続的要件を充足するための複雑な獲得的能力である。セルフケアエージェンシーは生命過程を調整し，人間の構造や機能，および人間発達の統合性を維持したり促進し，そして安寧を促す。セルフケア要件には次のものがある。

1）一般的要件：ライフサイクルのあらゆる段階のあらゆる人に適用でき，生命過程や人間の構造と機能の統合性に関連するもの
2）発達的要件：人間の発達過程やライフサイクルの多様な段階で生じる条件と出来事に関連するもの
3）健康逸脱要件：疾病，傷害，身体欠損，機能障害，および診断と治療に利用される医学的治療手段に関連するもの

　オレムの概念モデルで使われている環境の定義は，「セルフケア要件や基本的条件を構成する因子に関係する物理的，化学的，生物的，そして社会的条件」である。社会的条件には家族や文化，地域がある。健康に関するオレムの定義は，人間についての概念に由来する。この枠組みでは，健康は「発達した人間の構造や身体的・精神的健全さや全体性を特徴とする人の状態」をいう。健康は個人と集団の状態であり，自己について省察する能力や，自分の経験に対して象徴を使う能力，そして他者と意思を伝えあう能力が含まれる。健康のためには，治療的な性質をもったセルフケアが必要である。

　オレムのモデルの主要概念は，看護システムの理論である。この理論は，看護に特有な目標と活動を示している。これには，看護師の配慮深い，一連の順序だった実践行為が含まれるが，患者の行動と協調することもある。このモデルの目標は，患者の治療的セルフケア要件の要素を知って，それを満たし，患者のセルフケアエージェンシーの働きや発達を保護し調整することにある。オレムによれば，看護行為は意図性と診断，処方と調節の概念を使用する。看護システムには，人のセルフケアエージェンシー，すなわちセルフケア要件を満たす能力にもとづく3つのタイプがある。

　全代償看護システムは患者の治療的セルフケアに対処し，患者のセルフケア実施不能を補い，患者を支え保護する。部分代償システムでは，看護師はセルフケアの処置の一部を実施し，患者も一部を実施する。看護師は必要に応じて患者を援助し，患者は看護師のケアと援助を受け入れる。看護行為の第3のタイプは支持的・教育的システムであり，このシステムでは，患者はセルフケアをやりとげ，看護師はセルフケアエージェンシーの働きと発達を調整する。オレムのモデルにもとづく患者ケアの結果としての成果は，その人が自立し，一般的セルフケア要件や発達的セルフケア要件，そして治療的セルフケア要件を管理できるようにな

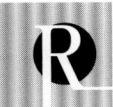

ることである。

マーサ・ロジャーズ　Martha Rogers

　マーサ・ロジャーズは，1950年代後期と1960年代初期に顕著となった看護の本質を明らかにする必要性をめぐる学問的議論にかかわった。ロジャーズ（1961）はその著書『看護教育の革命』（*Educational Revolution in Nursing*）のなかで，看護の目標は人間の最大可能な健康を実現することと述べている。1970年には，『ロジャーズ看護論』（*An Introduction to the Theoretical Basis of Nursing*）という著書のなかで，看護の本質に関する議論を発展させている。その後ロジャーズ（1980）は，「統合体としての人間」（unitary human beings）の科学として看護の基礎を提示した。ロジャーズはその生涯の最後の20年余りのうちに，著作（Rogers, 1990a, 1992）や講演（Rogers, 1987, 1990b）のなかで初期のテーマを拡大し，さらに確固とした概念システムや看護の将来の展望という遺産を残した（Rogers, 1994）。

　ロジャーズの主な業績は，人間に対して革命的な概念を示したことである。今でこそ人間は全体的存在であるという考え方が普通になっているが，ロジャーズが人を「統合的な，4次元的な負のエントロピー特性をもったエネルギーの場」と記述するのに必要とした考え方の転換の広がりを理解することは，当事は容易なことではなかった。ロジャーズによれば，他の科学が人間のさまざまな部分や部分に付属するものを研究するのに対して，看護は人間全体を統合的な視点をもって真に対応する唯一の知的専門職である。しかし彼女は，ほかの基礎的学問を学んできた看護師にとっては，人間を部分ではなく統合体のパターンから考えることが難しいことを知った。それでも，ロジャーズは統合体としての人間の考え方と統合体のパターンを正しく反映していない全体論の概念を明らかにすることを精力的に主張した。ロジャーズの概念構造のなかには，統合体としての4次元の人間の特性が記述されている。人間のエネルギーの場は，生命の非線形のらせん軸に沿ってリズミカルに広がっている。このイメージは，「スリンキー」（訳注：日本では「レインボースプリング」とか「トムボーイ」などの商品名で売られている）という，よく知られているコイルのおもちゃを使ってロジャーズの概念的システムを示すことにつながった。

　環境はロジャーズの理論構成の主要概念なので，ロジャーズは環境については詳細に議論を展開している。人間が統合体であるのと同様に，ロジャーズは環境を単純化が不可能な，汎次元のエネルギーの場とみている。このエネルギーの場も独特なパターンと構成をもっており，そしてとくに人間の場と統合する。彼女は人と環境との間には境界がないことを強調しており，このことが看護の概念の考え方の転換点となった（Newman, 1994）。ロジャーズにとって，人と環境の場は宇宙と共存するものである。

　ロジャーズは，健康を生命・生活過程の表現と記述した。健康の絶対的規範は

なく，人間と環境の場のパターン表現で高い価値があるものは，社会に「ウェルネス」と呼ばれるが，一方低い価値のものは「病気」と呼ばれるという考え方をもち続けた。しかし，ロジャーズが自分の研究を公表する際に頻繁に使用した用語集のなかでは，健康についてとくに定義づけをしていない。ロジャーズが1970年代後期と1980年代初期に開催された看護診断全国会議の看護理論家集団の一員であったとき，その集団はロジャーズの統合体としての人間存在の科学を取り入れた，次のような健康の定義を提示した。すなわち，健康とは「エネルギー交換の周期的パターンであり，生命・生活過程の潜在能力を相互に高めあい，最大限に表現する」(Kim & Moritz, 1982, p.246)。ロジャーズの統合体としての人間・環境の場の概念は，健康と疾病を2つに分ける二分法の考え方を新しい総合的な考え方へと転換することを主張していることを知っておくことが重要である。この考えは，後に別の理論家であるマーガレット・ニューマン Margaret Newman (1994)によって拡大されていった。

ロジャーズによれば，看護の目標は健康を促進することであり，具体的にいうならば，統合的な人間・環境のエネルギーの場を強化することである。彼女は，人間・環境のエネルギーの場が多様な出現の仕方をすることに気づいた。看護活動はパターン表現の評価から始まる (Barrett, 1988)。つまり，看護師は感覚や思考，感情，知識，想像，記憶，内省的洞察，直観による理解，そして繰り返しみられるテーマや問題などを通して，適切なパターン情報を知るようになる。コウリング Cowling (1998) は統合体の枠組みを活用して，全体としてのケースの特徴への対処の仕方を記述した。人間の全体性を反映する実際の現れ方について，そのケース固有の相互関連性という文脈でデータを考慮している。

ロジャーズはその後の議論で，看護の科学には新しい介入が必要であり，その多くの新しい活動は非侵襲的なものであると述べている。非侵襲的な看護活動の例には，治療的タッチやイメージ想起法，瞑想，リラクセーション，無条件の愛，希望やユーモアを示す態度，そして音声や色彩，動きの活用などがある (Rogers, Doyle, Racolin, & Walsh, 1990)。1986年には，統合体としての人間の科学の開発を強化するためにロジャーズ学派の会が設立された。

シスター・カリスタ・ロイ　Sister Callista Roy

シスター・カリスタ・ロイは，1963年から1966年の間ドロシー・ジョンソン Dorothy E. Johnson の下で大学院生として学んでいたころに，看護モデルに関する研究に取り組んだ。このモデルに関して彼女が最初に発表したのは1970年の論文 (Roy, 1970) で，同年にこのモデルはロサンゼルスのマウント・セントメアリー・カレッジ大学の学士課程のカリキュラムの基礎として採用された。このモデルの主要概念については，後の章で詳しく述べる。ここでの目的は，基礎的要素について概説し，例として選んだほかの主要看護モデルと比較して考えられるようになることである。

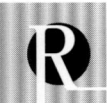

ロイは，人間は適応システムであると述べている。どんなタイプのシステムでも同様だが，人間はその人の統合性を維持するように活動する内的なプロセスをもっている。このプロセスは調節器サブシステムと認知器サブシステムに分類される。調節器とは，体が環境の変化に対処できるようにする化学的反応や神経学的反応，内分泌反応などの生理的プロセスに関係するものである。例えば，車がカーブをはみ出して横断歩道に向かって走ってきたときのように，突然の脅威に遭遇するような場合には副腎ホルモンの分泌が増し，急激にエネルギーがつくられて対処できる。

　認知器サブシステムは，環境の変化に認知的・情緒的に対処する心理的プロセスである。接近してくる車をよける場合，認知器は恐怖の感情を処理するように働く。その状況の知覚も処理される。このような状況を経ることで人の知覚は進歩し，どこをどのように横切れば安全であるかについての新たな判断を獲得することになる。認知器活動と調節器活動はどちらも，具体的には4つの機能，すなわち生理的・物理的機能，自己概念と集団アイデンティティ，役割機能，相互依存という形で現れる。認知器活動と調節器活動の効果に関して，この4つにカテゴリー化することを適応様式と呼ぶ。個人と集団の適応様式や対処過程もロイのモデルに記述されている。

　ロイのモデルは，環境を「個人や集団の発達や行動を取り囲み，影響を与えるあらゆる条件，状況，影響因子」と考えている。進化する宇宙のなかの存在という人間の位置づけの視点からすると，環境は相互作用，フィードバック，成長，および衰退の複雑なパターンをもつ人間の生物物理学的コミュニティであり，周期的で長期におよぶリズムを構成している。人と環境との相互作用は，適応システムとしての個人と集団に対するインプットと考えている。このインプットには内的因子と外的因子の双方がある。ロイは生理心理学者のヘルソン Helson (1964) の研究を用いて，この因子をさらに焦点刺激，関連刺激，残存刺激に分類している。刺激としてとくに考慮する必要があるのは，人の対処能力を表す適応レベルである。この能力のレベルが変化すると適応行動に内的な影響をおよぼす。

　ロイの健康の概念は，適応の概念と関連がある。人間は環境と相互に作用し，成長・発達する適応システムであるとしている。健康は人と環境との適応的な相互作用の反映である。適応的な反応は，統合を促進する。ロイのモデルによれば，健康は「人間と環境の相互性を反映するような形の全体的・統合的な存在あるいはそのようになるプロセスまたはそのような状態」と定義される。

　看護の目標についてのロイの考え方は，ロイ看護モデルの第1の主要概念として記述されるべきものであった。ロイはこの理論の研究を開始するにあたって，まず健康を促進する看護独自の機能を明らかにしようとした。健康の促進という目標を掲げているヘルスケア職がたくさんあるので，看護独自の目標を明らかにすることが重要であった。ロイは小児科のスタッフ看護師として勤務していたときに，生理的・心理的な大きな変化に対して子どもがたくましい柔軟さをもって

反応することに気づいた。それでも、このような肯定的な対処状況を支持し、促進するには看護介入が必要であった。そこで看護の機能や目標を述べるのに、適応、すなわち肯定的な対処の概念を用いることを考えたのである。この初期の考えにもとづいて、ロイは看護の目標を「4つの適応様式における個人と集団の適応を促進し、それによって健康と生命・生活の質、尊厳ある死に貢献すること」という記述に発展させた。

　ロイ適応モデルによれば、看護活動は適応に影響する行動と因子をアセスメントし、適応能力を促進し環境の相互作用を高める介入を行うことである。ロイの適応についての考え方と、このモデルの他の主要概念については、第2章で詳しく述べることにする。

マーガレット・ニューマン　Margaret Newman

　マーガレット・ニューマンは、健康の概念を意識の拡張ととらえている。この考え方は彼女の個人的体験に由来しているが、環境との相互作用にある人間の統合性に関するロジャーズの主張の影響を受けていることはニューマン自身が認めている（Newman, 1994）。ニューマンがこのような看護の概念を初めて発表したのは、1978年にニューヨークで開催された看護理論学会でのことである。臨床での研究や博士課程での教授活動、そして臨床実践への協力が統合されて、30年間に発行された主要な著作のなかで探求されている考え方へと発展していった。

　健康の定義はニューマンの理論的業績の主な焦点であるので、人間や環境、看護の目標や看護活動の定義は彼女の健康に関する論議から推察されている。人間は意識のパターンであるとされている。また意識は環境と相互作用する能力を準備するシステムの情報と定義されている。ニューマン（1994）は、人間システムの情報処理能力には思考や感情だけでなく、神経系や内分泌系、免疫系、遺伝情報などに埋め込まれた情報もすべて含まれることに気づいた。人間のパターンは拡張し、生命はより高度な意識のレベルの方向に進展していく。それと同時に、秩序と混乱を補足する力が働いており、それが揺らぎの場を維持している。この揺らぎによって周期的な移行が可能になり、それが人間をより高度の機能状態へと移行させる。構成と解体は同じ統合のプロセスである。ニューマンは人についての定義に家族とコミュニティを含めた。

　ニューマンは、拡張する意識のもとになっている理論を理解するには、隠された秩序と開かれた秩序に関するボーム Bohm（1980）の類推が役立つとしている。この言葉の意味がわかれば、看護の領域のこの概念化における環境の意味を示すことができると思われる。隠された秩序は、すべてのものごとの基盤または基礎となる多次元のパターンと記述されている。一方、開かれた秩序は、隠された秩序のなかに存在する全体パターンの仮の表現として周期的に起こる実体である。環境は、あらゆる存在のパターンの基礎である。ロジャーズの研究におけるのと同様、人間のパターンは隠された秩序にも根差しているので、人間と環境を分離

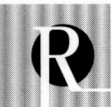

することはできないとする。ニューマン（1994）は，意識は宇宙において同じ時空に広がっており，あらゆるものごとの源泉であると仮定している。

　ニューマンは，健康は意識の拡張であると定義した。そして，健康を全体のパターンとしてみることを強調した。全体というのは，人間の環境との相互作用のパターンのことである。ニューマンは，疾病は体に侵入してくる体外的な存在ではなく，人間と環境との相互作用から生じるパターンの表現であるとした。この見方からすると，健康は人間と環境全体のパターンであり，疾病と疾病でない状態を含むことになる。疾病はパターンが発現したものであり，事実，疾病はその人のエネルギーの流れの一般的なパターンを予測する方法の1つである。人間も，個々の疾病と分けて考えることはできない。人間は，他者と絶えず相互作用を行い進化していく開放的エネルギーシステムである。健康は，家族や地域社会と相互作用する人間・環境パターンのより大きな全体である。

　ニューマンは，介入が特定の結果を生むことをめざすという仮説に疑問を抱いた。特定の解決を心にもって介入するということは，意識の拡張のパターンがどのような形をとるか看護師が知っていることを仮定している。特定の目標設定や活動は問題ではない。むしろニューマン（1994）は，看護専門職者が「混沌としたときにしばしば，クライエントと協力関係をとり，信頼関係を築いて相互の目標を設定し，関係を発展していく過程において両者がより高度な意識に到達することを信じられる」よう方向づけた（p.97）。解体の時期や解体が起こったときは，パターン認識の機会，すなわち意識の進化の転換点を教えてくれる。人間には，自分のパターンがわかるようにしてくれる理解力がある。その理解が意識の進化につながり，行動の自由の獲得にもつながる。介入へのニューマンのアプローチについては，多くの適用例が記されている（Picard & Jones, 2005）。

　ニューマン（1999）は，自分以外の人の相互作用のパターンのリズムにうまく合わせることの重要性について述べている。人々が病気や問題をはらむ出来事を切り抜けるよう援助するには，不規則なパターンを認識することが不可欠である。混沌状態にあるときには，リズムを感じとるのは難しいので，新しいリズムが現れたときには，看護師はあいまいさと不確かさに対する耐容力を身につける必要がある。看護師は自分自身のパターンをよく知って自分の変化を経験しておくべきであり，そのことによって，それと同じ過程を踏む他者のパートナーとなることができる。

マデリン・レイニンガー　Madeleine Leininger

　マデリン・レイニンガーは看護師であると同時に文化人類学者でもあり，看護学と看護専門職の中心にヒューマンケアを位置づけている。1950年代半ばに小児精神看護に従事していたころ，レイニンガーは，スタッフも現代の精神力動理論でも扱っていなかった文化的因子に関する問題があることを観察した。レイニンガーはマーガレット・ミード Margaret Mead とこの問題について討議し，これを

博士課程での集中的な研究と文化人類学と社会人類学のフィールド研究で探求した。レイニンガーは1950年代と1960年代にわたって，看護と文化人類学に共通する知識領域について著作を著した。レイニンガーはその洞察と学問的な探求をもとに異文化看護学の領域を開発し，1974年には全国学会を設立，1978年には最初のテキストを出版した。レイニンガーは，大学院教育や合衆国の多くの学問的施設において研究方法や研究資源の開発の主導的な役割を果たしている。

　レイニンガーは，1985年と1988年にこれらの考えを正式の看護理論として専門雑誌に発表した。1991年の『レイニンガー看護論―文化ケアの多様性と普遍性』（Culture Care: Diversity and Universality: A Theory of Nursing）というテキストの扉に，レイニンガーは1950年から1991年までの著作や講演からの引用を載せている。それは，この40年間，彼女が世界の看護師たちに看護の本質であり焦点であるケアについて考えてもらおうと挑戦してきたことを示すためであった。その後の著作としては，いずれもマクファーランドとの共著であるが，『異文化看護―概念，研究，理論と実践』（Transcultural Nursing: Concepts, Research, Theory and Practice, 2002）と『文化ケアの多様性と普遍性―世界規模の看護理論』（Culture Care Diversity & Universality: A Worldwide Theory of Nursing, 2005）がある。看護の中心概念としてケアに焦点を当てる看護理論家はほかにもいるが，そのなかではベナー Benner とルーベル Wrubel (1989)，ワトソン Watson (1985) がよく知られている。しかし，早くからこの仕事を手がけたことと開発の深さにおいてレイニンガーが卓越していることが，彼女の理論を例に選んだ理由である。

　レイニンガーにとって，人間は個々人の考え方や意思決定，行動のパターンをつくりだす価値観や信念，規範や生活様式を学び，分かちあい，伝えてきた文化的コンテクストにある人である。このような経験が，人の考え方や意思決定，行動をパターン化したものにさせる。個人や集団を援助し，支持し，能力を強化したり，あるいはほかの人や集団に対しては安寧や健康を維持したり，人間としての条件や生活様式を高めたり，病気や障害，または死に対処できるようになる生活様式を文化ケアと呼んでいる。ヒューマンケアは普遍的現象であり，人間の誕生，成長，生存，そして平和な死にケアリングの行為や過程は欠かせないものである。文化ケアには多様性と普遍性の両方が含まれる。多様性とは，社会集団内や社会集団同士の間の意味や価値観，生活様式やケアのシンボルの変動や相違のことをいう。普遍性とは，多くの文化を通してみられる一般的な，類似した，あるいは優勢な一定のケア生活様式やケアのシンボルのことである。

　レイニンガーの看護の文化ケア理論では，環境とは事象や状況，および具体的経験の総体のコンテクストであり，それは物理的・生態学的・社会政治的・文化的な場における人間の表現・解釈・社会的相互作用に意味を与えるものである。レイニンガーは，理論の次元の違いを表すために日の出モデルを使っている。日の出の太陽の上半分に，文化や社会の構造の次元が描かれている。その中央には文化的価値と生活様式が位置しており，その周辺に技術的，宗教・哲学的，親族

的・社会的，政治的・法律的，経済的，そして教育的要因が位置している。

これに関連してレイニンガー (1991) が使用した健康の定義は次のとおりである。すなわち，健康とは「文化的に形成され，定義され，価値づけられ，個人や集団が実践する安寧や回復の状態であり，それによって個人や集団は日常生活のなかで機能できるものである」。健康状態の改善や障害や死の状況に対処するために，民族的，民間または土着のケアシステムと専門的ケアシステムが用いられる。

看護の目標はレイニンガーによれば，「個人や集団が文化的に意味のある有益なやり方で安寧や健康を維持し，回復できるよう援助し，支持し，促進し，能力を強化するために，また障害や死に対処できるよう援助するために，ヒューマンケアの現象と活動に焦点を当てること」とされている。人々にサービスを提供するためにこのモデルを用いる看護師は，次の3つの活動を使用する。すなわち，文化ケアの保持や維持，文化ケアの調整や取り引き，そして文化ケアの再パターン化や再構成である。看護ケアの決定と行為は，文化的集団から学んだ民族的ケア知識と研究から得られた専門的知識の両方にもとづいている。日の出モデルの構成要素によって看護の文化的ケアの多様性と普遍性の理論を使用する際には，看護師は成果として健康や安寧をもたらすケアを記述したり，説明する多様な影響を統一的な全体像として心に保持している。

ボイキンとシェーンホファ　Boykin and Schoenhofer

アニー・ボイキンとサビナ・シェーンホファによるケアリングについてのその後の仕事は，理論家がケアリングカリキュラムを改訂していたころに始まった。この2人は，手段としてではなく目的として，また道具としてではなく看護の目的としてケアリングに焦点を当てた。そして，『ケアリングとしての看護—実践変革のモデル』(*Nursing as Caring: A Model for Transforming Practice*) を1993年に出版した。ボイキンとシェーンホファは，パターソン Patterson とズデラード Zderad (1988) が開発したヒューマニスティックナーシングの実存主義的現象学の理論の影響を受けていた。このことは，彼らの人間の概念と看護行為の概念にみてとれる。彼らのモデルの言語のなかには，ローチ Roach の6つのC，すなわち関与 (commitment)，信頼 (confidence)，良心 (conscience)，有能 (competence)，同情 (compassion)，態度 (comportment) にもとづいたものがいくつかある (Roach, 1987, 2002)。メイヤロフ Mayeroff (1971) のケアリングの構成要素は，ボイキンとシェーンホファの考え方に不可欠である。その構成要素には，知ること，リズムを変えること，忍耐，誠実さ，信頼，謙虚さ，希望，勇気などがある。上に挙げた理論家は，ケアリングに焦点を当てて研究をする学者コミュニティのメンバーであり，お互いの思考に影響しあう関係にあった。看護管理にこのモデルが実際に使われたことが，このモデルの大きな貢献の1つである。現在もフロリダで継続して研究が行われているが，その中身は，このモデルの価値と成果の再構成を検証することである。

このモデルでは，人の人間存在様式はケアリングである。人とは，ケアリングを生き，ケアリングの下で成長する人である。人であるということはケアリングを生きることであり，このプロセスを通して存在と可能性を十分に知ることができる。ボイキンとシェーンホファは，人はどのような瞬間にあっても完全であり全体であると考えている。そして，不足や欠損，不十分さ，衰えには言及しない。全体としての人に出会わなければ，看護師はその人に出会えたとはいえない。その人の1つひとつの行為がケアリングなのではない。その人自身がケアリングの可能性をもっており，また事実ケアリングであるという信念を看護師は受け入れるべきであると，彼らは提案している。看護師はケアリング人として自分や他者を知ることにかかわっている。そして，それぞれの人がケアリングの下で生き成長し，対人関係に積極的にかかわるという人間の全体性に価値を見いだし祝福している。ケアリングは生涯におよぶプロセスであり，瞬間瞬間を生き絶えず広がるものと考えられている。

ほかのモデルと同様，環境と健康のモデルの概念は人についての信念から引き出される。ボイキンとシェーンホファは環境について定義していないが，個性を高めるためにお互いに育てあう関係に加わることの重要性に注目している。したがって，社会環境をもっとも重要なものと考えている。さらに，ケアリングは，関係についての責任と可能性の文脈の下で生きることであると記している。これと同様に，健康については触れていないが，個性とは自分自身を生き抜き，信念と行動の一致を身をもって示し，生きることの意味を生き抜くことであると述べている。このようなケアリングとしての看護の見方からすると，看護の目標と活動はどちらもケアリングの下で生き成長する人を育てることであるといえる。ボイキンとシェーンホファは，ケアの成果を看護の関係のなかで経験する価値の面からとらえている。予測可能な，そしてエビデンスにもとづく成果はケアリング看護の下で経験する価値とは相容れない。

ボイキンとシェーンホファは，看護の状況を記すことで看護の概念に豊かさを加えている。看護の状況は看護師と看護を受ける人との生きたケアリング体験であり，そこではこの両者が高められる。ケアリング体験には，看護関係を生きることを選んだ複数の人の価値観や意図，行為の表現がある。看護状況の重要な部分は，直接の誘いや看護に対する要望，相互のケアリングや看護の対応である。

直接の誘いでは，看護師は関係を開き，看護を受ける人を誘い，その瞬間でいちばん重要なことを分かちあう。直接の誘いは看護師と看護を受ける人の意図をつなぎあわせ導くのに力を発揮する。看護に対する要望は，育つことへの要望である。看護師は，意図的な姿勢をもち誠実な態度を示すことで，看護への要望に対して胸を開く。この誘いはかけがえのないその人のなかに生まれる。この人は，ケアリングを生きており，ケアリングのなかで成長することに希望を抱いている。したがって，その希望を予測することはできない。

「相互のケアリング」という語句は，ケアリング人としての他者を知る意図を

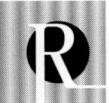

もって他者の世界へ入ろうとしている看護師を指している。2人の人が出会うことにより，相互のケアリングという現象が生じ，それぞれの個性が育てられる。看護師は，ケアリングを生き，ケアリングのなかで成長しながら，その人のそばにいることと意図性を通して他者を知る。行為が一方向だけに向いている場合は，看護は起こらない。他者をケアリングとして知ることにより，看護に対する要望が明らかになり，対応を形づくることができる。知ることのなかでお互いにこの対応を形づくることができれば，その瞬間において真に意味のあるものとなる。行為はケアリングの養育の具体的な表現であり，ケアリングを生き，ケアリングのなかで成長している他者を支え高めることができる。このモデルでは，ストーリーを語ることは実践活動であると同時に，ひとかたまりの知識でもある。

3 要約

　看護は，人間の生命・生活パターンに焦点を当て，全体としての個人，家族，集団，社会の健康の促進を強調するヘルスケア専門職である。看護の知識は，人間の価値への強いかかわりにもとづいており，人々が環境とどのように相互作用をするか，そして健康に影響をおよぼすためにどのように全人的な活動をするかを理解することに努める。フローレンス・ナイチンゲールの時代以来，看護師の著者たちは人，環境，健康，および看護の目標と活動など看護学に関連した概念や知識を開発してきている。

　この章は，ペプロウ，オレム，ロジャーズ，ロイ，ニューマン，レイニンガー，そしてボイキンとシェーンホファの著作に示されている看護モデルを実例として示した。看護の概念モデルは看護の知識を開発する方法の1つである。この知識は研究で検証され，看護教育で教えられ，そして看護実践を導くために利用される。本書のこの後の部分は，ロイ適応看護モデルとそれにもとづく知識や実践における活用に焦点を当てていく。

　　　　　　　　　　　　　　　　　　　　　　　　　（訳＝松木　光子）

応用問題

1. 「健康」の概念は，あなたにとって個人的に何を意味するか。健康に関するあなたの理解や信念を表す語句を書いて，次にこの章に取り上げられている理論家を1人選んで，その定義とあなたの定義を比較しなさい。

2. あなたがよく知っている4つのヘルスケア専門職の実践領域を比較する表を作成しなさい。役割の責任や重複についてどれか重なる分野があるか。ヘルスケアに対して

看護はどのような貢献をするか述べなさい。

3. この章では7人の看護理論家の視点から「人間」すなわち看護ケアの受け手について記述している。あなたの「人間」についての認識からもっとも近いと思える見解を1つ選びなさい。その理論家のどのようなところがあなたの考えと一致するのかを述べなさい。

理解度の評価

[問題]

1. 専門職の特徴を2つ挙げなさい。
    (a)
    (b)

2. 次の文章のうち看護専門職の社会的責任をもっともよく表しているのはどれか。
    (a) 病気を体験している人のケア
    (b) 健康を促進するための人々の生命・生活過程とパターンの理解
    (c) 個人と家族の精神・社会的健康
    (d) 健康促進と疾病予防

3. 21世紀の看護の特徴を2つ挙げなさい。
    (a) その人の生命・生活の過程とパターン
    (b) 個人や家族，集団，そして地球規模の社会の健康を促進し，生命・生活の可能性を最大限に発揮する。

4. 看護師が人々に対してもっている哲学的前提を記しなさい。

5. 看護科学の知識開発に対する3つの活動を挙げなさい。
    (a)
    (b)
    (c)

6. 看護概念モデルの5つの必須要素は次のうちどれか。
    (a) 健康
    (b) 病態生理学
    (c) 環境
    (d) 看護活動
    (e) 看護目標
    (f) 健康促進
    (g) 人

7. 看護モデルの特定要素とそれを開発した看護理論家の名前とを結びつけなさい。

　　　　 (a) 統合体としての人間　　　　1. ニューマン
　　　　 (b) 適応としての健康　　　　　2. ボイキンとシェーンホファ
　　　　 (c) 同一化の段階をもつ看護過程　3. ロジャーズ
　　　　 (d) セルフケア要件　　　　　　4. レイニンガー
　　　　 (e) ケアリングを生きることと　 5. オレム
　　　　　　 ケアリングを成長させること 6. ロイ
　　　　 (f) 意識の拡張としての健康　　 7. ペプロウ
　　　　 (g) 文化ケアとしての看護

[解答]

1. (a) 社会の善に貢献するよう開発された。
　 (b) 特別の社会的ニードを充足する専門的知識
2. d
3. b
4. 次のうちのいずれか。
　 (a) 人はそれぞれ価値がある。したがって尊厳をもち，尊敬されケアを受ける価値がある。
　 (b) 人はそれぞれ，自分の生命・生活に影響をおよぼす意思決定を下す責任がある。
　 (c) 人は全体的である。すなわち，人の体や思考，感情のプロセスは人間行動パターンを統合する表現の下で，一体となって機能する。
　 (d) 人は地球環境のなかで社会をつくるために他者と相互依存的に機能する。
5. (a) 看護モデルの開発　　(b) 理論構築　　(c) 研究開発と理論検証
6. a, c, d, e, g
7. (a) 3, (b) 6, (c) 7, (d) 5, (e) 2, (f) 1, (g) 4

●文献

Aiken, L. (1992). Charting nursing's future. In L. Aiken & C. Fagin (Eds.), *Charting nursing's future: Agenda for the 1990s* (pp.3-12). Philadelphia: Lippincott.

Allan, J., & Hall, B. (1988). Challenging the focus on technology: A critique of the medical model in a changing health care system. *Advances in Nursing Science, 10*(3), 22-34.

[*1] American Nurses Association, (1982). *Nursing: A social policy statement*. Kansas city, MO: American Nurses Association.

Barrett, E. A. (1988). Using Rogers' science of unitary human beings in nursing practice. *Nursing Science Quarterly, 1*, 50-51.

Bohm, D. (1980). *Wholeness and the implicate order*. London: Routledge & Kegan Paul.

Boykin, A., & Schoenhofer, S. (1993). *Nursing as caring: A model for transforming practice*. New York: National League for Nursing Press.

Butterfield, P. G. (2002). Upstream reflections on environmental health: An abbreviated history and framework for action. *Advances in Nursing Science, 25*(1), 32-49.

Chinn, P. L., & Kramer M. (2004). *Integrated knowledge development in nursing* (6th ed.). St. Louis, MO: Mosby.

Cowling, W. R. (1998). Unitary case inquiry. *Nursing Science Quarterly, 11*, 139-141.

Donahue, M. P. (1996). *Nursing, the finest art: An illustrated history* (2nd ed.). St. Louis, MO: Mosby.

Donaldson, S. K., & Crowley, D. (1978). The discipline of nursing. *Nursing Outlook, 26*, 113-120.

Gordon, M., Murphy, C., Candee, D., & Hiltunen, E. (1994). Clinical judgement: An integrated model. *Advances in Nursing Science, 16*(4), 55-70.

Helson, H. (1964). *Adaptation level theory*. New York: Harper & Row.

Hill, W. G., Butterfield, P., & Larsson, L. S. (2006). Rural parents' perceptions of risks associated with their children's exposure to radon. *Public Health Nursing, 23*(5), 392-399.

Isaacs, S. L., & Knickman, J. R. (Eds.). (1997). *To improve health and health care 1997: The Robert Wood Johnson Foundation anthology*. San Francisco: Jossey-Bass.

Kim, M., & Moritz, D. (1982). *Classification of nursing diagnosis: Proceedings of the third and fourth national conferences*. New York: McGraw-Hill.

Lamond, D., & Thompson, C. (2000). Intuition and analysis in decision making and choice. *Journal of Clinical Scholarship, 32*(4), 411-414.

Leininger, M. (1978). *Transcultural nursing: Concepts, theory, and practices*. New York: Wiley.

Leininger, M. (1985). Transcultural care diversity and universality: A theory of nursing. *Nursing and Health Care, 6*, 209-212.

Leininger, M. (1988). Leininger's theory of nursing: Cultural care diversity and universality. *Nursing Science Quarterly, 1*(4), 152-160.

*2 Leininger, M. (1991). *Culture, care, diversity and universality: A theory of nursing*. New York: National League for Nursing.

Leininger, M., & McFarland, M. (2002). *Transcultural nursing: Concepts, research, theory and practice*. New York: McGraw Hill.

Leininger, M., & McFarland, M. (2005). *Culture care diversity & universality: A worldwide theory of nursing*. Sudbury, MA: Jones and Bartlett.

Lynaugh, J. (1992). Nursing's history: Looking backward and seeing forward. In L. Aiken & C. Fagin (Eds.), *Charting nursing's future: Agenda for the 1990s* (pp.435-447). Philadelphia: Lippincott.

*3 Marriner Tomey, A., & Alligood, M. (2006). *Nursing theorists and their work* (6th ed.). St. Louis, MO: Mosby.

*4 Mayeroff, M. (1971). *On caring*. New York: Harper Collins.

Melnyk, B., & Fineout-Overholt, E. (2005). *Evidence-based practice in nursing & healthcare: A guide to best practice*. Philadelphia: Lippincott Williams & Wilkins.

*5 Newman, M. (1994). *Health as expanding consciousness* (2nd ed.). New York: National League for Nursing.

Newman, M. (1999). The rhythm of relating in a paradigm of wholeness. Image: *Journal of Nursing Scholarship, 31*(3), 227-230.

*6 Nightingale, F. (1859). *Notes on nursing: What it is and what it is not* (facsimile edition). Philadelphia: Lippincott.

Orem, D. E. (1959). *Guides for developing curricula for the education of practical nurses*. Washington, DC: U. S. Dept of Health, Education and Welfare, Office of Education, U. S. Govt. Printing Office.

*7 Orem, D. E. (1971). *Nursing: Concepts of practice*. New York: McGraw-Hill.

Orem, D. E. (1980). *Nursing: Concepts of practice* (2nd ed.). New York: McGraw-Hill.

*8 Orem, D. E. (1985). *Nursing: Concepts of practice* (3rd ed.). New York: McGraw-Hill.

*9 Orem, D. E. (1991). *Nursing: Concepts of practice* (4th ed.). St. Louis, MO: Mosby Yearbook.

Orem, D. E. (1995). *Nursing: Concepts of practice* (5th ed.). St. Louis, MO: Mosby Yearbook.

*10 Patterson, J. G., & Zderad, L. T. (1988). *Humanistic nursing*. New York: National League for Nursing Press.

Pearson, A., Vaughan, B., & FitzGerald, M. (2005). *Nursing models for practice*. Edinburgh, Scotland: Butterworth-Heinemann.

*11 Peplau, H. (1952). *Interpersonal relations in nursing*. New York: Putnam.

Perry, D. (2005). Transcendent pluralism and the influence of nursing testimony on environmental justice legislation. *Policy, Politics & Nursing Practice, 6*(1), 60-71.

Perry, D., & Gregory, K. (2007). Global application of the cosmic imperative for nursing knowledge development. In C. Roy & D. Jones (Eds.), *Nursing knowledge development and clinical practice*. New York: Springer.

Peterson, S. J., & Bedrow, T. S. (Eds.). (2004). *Middle range theories: Application to nursing

  research. Philadelphia: Lippincott Williams & Wilkins.
Roach, M. S. (1987). *Caring, the human mode of being*. Ottawa, Ontario, Canada: CHA Press.
Roach, M. S. (2002). *Caring, the human mode of being* (2nd revised ed.). Ottawa, Ontario, Canada: CHA Press.
Robinson, V. (1946). *White caps: The story of nursing*. Philadelphia: J. B. Lippincott.
Rogers, M. (1961). *Educational revolution in nursing*. New York: Macmillan.
[*12] Rogers, M. (1970). *An introduction to the theoretical basis of nursing*. Philadelphia: Davis.
[*13] Rogers, M. (1980). Nursing: A science of unitary man. In J. Riehl & C. Roy (Eds.), *Conceptual models for nursing practice* (pp.329-337). New York: Appleton-Century-Crofts.
Rogers, M. (1987). *Rogers' framework*. Paper presented at Nurse Theorist conference, Pittsburgh, PA.
Rogers, M. (1990a). Nursing: Science of unitary, irreducible, human beings: Update 1990. In E. A. Barrett (Ed.), *Visions of Rogers' science-based nursing* (pp.105-113). New York: National League for Nursing.
Rogers, M. (1990b). Space-age paradigm for new frontiers in nursing. In M. E. Parker (Ed.), *Nursing theories in practice* (pp.105-113). New York: National League for Nursing.
Rogers, M. (1992). Nursing science and the space age. *Nursing Science Quarterly, 5*, 27-34.
Rogers, M. (1994). The science of unitary human beings: Current perspectives. *Nursing Science Quarterly, 7*, 33-35.
Rogers, M., Doyle, M., Racolin, A., & Walsh, P. (1990). A conversation with Martha Rogers on nursing in space. In E. A. Barrett (Ed.), *Visions of Rogers' science-based nursing* (pp.375-386). New York: National League for Nursing.
Rosenblatt, R. A. (2005). Ecological change and the future of the human species: Can physicians make a difference? (REFLECTIONS). *Annals of Family Medicine 3*(2), 173.
Roy, C. (1970). Adaptation: A conceptual framework for nursing. *Nursing Outlook, 18*, 42-45.
Roy, C. (1997). *Knowledge as universal cosmic imperative. Proceedings of nursing knowledge impact conference 1996* (pp.95-118). Chestnut Hill, MA: Boston College Press.
Roy, C., & Jones, D. (Eds.). (2007). *Nursing knowledge development and clinical practice*. New York: Springer.
Smith, M. J., Liehr, P. (2003). *Middle range theory for nursing*. New York: Springer.
Sullivan, H. (1953). *The independent theory of psychiatry*. New York: Norton.
[*14] Watson, J. (1985). *Nursing: Human science and human care: A theory of nursing*. Norwalk, CT: Appleton-Century-Crofts.
Watson, J. (2005). *Caring science as sacred science*. Philadelphia: Davis.

●邦訳のある文献

1) 小玉香津子訳：看護―ANAの社会政策声明，小玉香津子訳『看護はいま―ANAの社会政策声明』所収，日本看護協会出版会，1998．
2) 稲岡文昭監訳：レイニンガー看護論―文化ケアの多様性と普遍性，医学書院，1995．
3) 都留伸子監訳：看護理論家とその業績，第3版，医学書院，2004（原書第5版）．
4) 田村　真・向野宣之訳：ケアの本質―生きることの意味，ゆみる出版，1987．
5) 手島　恵訳：マーガレット・ニューマン看護論―拡張する意識としての健康，医学書院，1995．
6) 助川尚子訳：ナイティンゲール　看護覚え書―決定版，医学書院，1998．
7) 小野寺杜紀訳：オレム看護論―看護実践における基本概念，医学書院，1979．
8) 小野寺杜紀訳：オレム看護論―看護実践における基本概念，第2版，医学書院，1988．
9) 小野寺杜紀訳：オレム看護論―看護実践における基本概念，第3版，医学書院，1995．
10) 長谷川浩・川野雅資訳：ヒューマニスティックナーシング，医学書院，1983．
11) 稲田八重子・他訳：人間関係の看護論，医学書院，1973．
12) 樋口康子・中西睦子訳：ロジャーズ看護論，医学書院，1979．
13) 小野寺杜紀訳：看護―単一人間の科学，兼松百合子・小島操子監修『看護モデル―その解説と応用』所収，日本看護協会出版会，1985．
14) 稲岡文昭・稲岡光子訳：ワトソン看護論―人間科学とヒューマンケア，医学書院，1992．

SISTER CALLISTA ROY
THE ROY ADAPTATION MODEL
THIRD EDITION

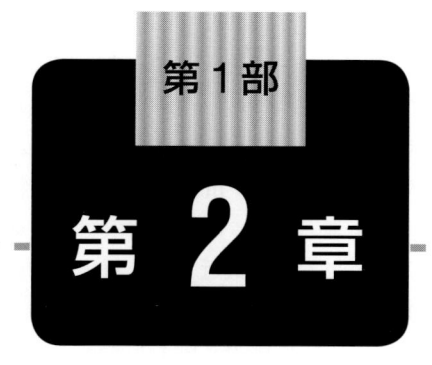

第1部

第2章

ロイ適応モデルの構成要素

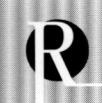

第1部　ロイ適応モデルの概要

　ロイ適応モデルが最初に公に記述されたのは，シスター・カリスタ・ロイ Sister Callista Roy がカリフォルニア大学ロサンゼルス校看護学部の大学院生のときであった。このモデルのルーツは，ロイ自身の個人的・専門的背景からたどることができる。ロイは，ヒューマニズムの一般原理と，ロイが独自の意味を与えた2つの用語，すなわちヴェリティヴィティ（人間存在の有意味性：veritivity はロイの造語）と宇宙的統一性（cosmic unity）の考え方を特徴とする哲学的・文化的前提に立っている。ロイ適応モデルの科学的根拠は，システム理論と適応理論，21世紀の課題にもとづいており，最近では，将来に向けて適応の概念を定義しなおすことで，科学的前提の拡大が図られている。

　ドロシー・ジョンソン Dorothy E. Johnson の指導の下で，ロイは看護を定義することの重要性を確信するようになった。またロイは，人文科学や自然科学，社会科学の勉学の影響を受けており，さらに臨床での小児看護の実践を通して，人間の体や心の回復力に関する経験を培った。そして，看護に関する自分の考えを明らかにし，それをさらに研究によって探求する方法を探し始めた。彼女がロイ適応モデルに関する最初の論文を発表したのは 1970 年であった（Roy, 1970）。その当時，ロイは小さな文科系の大学の看護学士課程の教員をしており，そこでこのモデルを看護カリキュラムの基礎として応用する機会を得た。その後10年間にわたって，マウント・セントメアリー・カレッジでは 1500 人以上の教授陣や学生が，看護のためのロイ適応モデルの基本概念の明確化，精緻化，発展のために尽力した。1980 年代になると，ロイは博士号取得後，脳神経看護学の研究に打ち込み，1990 年代には，ボストン大学の教授として，また看護理論家として，現代の看護知識の動向に焦点を当てるとともに，さらに適応を促進するうえでの看護の役割の理解と精神性（霊性：spirituality）とを統合する研究を引き続き行っている。21 世紀の最初の 10 年は，哲学，実践のための知識，そして地球上の関心事を精力的に取り扱ってきた。

　この章では，ロイ適応看護モデルの主要概念について概観する。すなわちロイ適応モデルが長年にわたって開発してきた哲学的・科学的・文化的な前提とともに全人的な適応システムとしての人間について述べる。

学習目標

1) ロイ適応モデルの基本となっているそもそもの哲学的前提と科学的前提，文化的前提を指摘することができる。
2) 適応システムとしての人間に関してロイが用いている重要な用語を示すことができる。
3) 適応的反応と非効果的反応の違いが言える。
4) 3種類の刺激の違いがわかる。

5) ロイ適応モデルで使われている適応レベルの定義がわかり，その3つの適応レベルを指摘することができる。
6) 個人にかかわる状況で，調節器の働きによる活動と認知器の働きによる活動を示す行動を指摘することができる。
7) 集団にかかわる状況で，安定器の働きによる活動と変革器の働きによる活動を示す行動を見分けることができる。
8) ロイ適応モデルにもとづく健康の定義が言える。
9) ロイ適応モデルにもとづく看護の目標が言える。

重要概念の定義

安定器サブシステム（stabilizer subsystem）：システムの維持に関する集団のサブシステムで，参加者（構成員）が社会システムの目的を達成するための機構や価値観，日常の活動などの確立に関係する。

ヴェリティヴィティ（veritivity）：人間存在の普遍的な有意味性を肯定する人間性の原理（訳注：veritivity はロイの造語で，「真実性」とか「真理主義」とも訳されている）。

宇宙的統一性（cosmic unity）：人間と地球は共通のパターンを有し，互いに統合的な関係にあるという原理に力点をおく現実の哲学的視点。

環境（environment）：適応システムとしての人間を取り囲み，その発達や行動に影響を与えるすべての条件や状況，影響力のこと。とくに人間と地球資源に関することが考察の対象となる。

看護の目標（goal of nursing）：4つの適応様式のそれぞれにおいて適応を促進すること。

関連刺激（contextual stimuli）：焦点刺激以外のすべての刺激であり，焦点刺激による影響を強める。

健康（health）：統合された全体としての状態，およびそのような状態に向かうプロセス。

行動（behavior）：特定の状況の下での内的および外的な行為や反応。

残存刺激（residual stimulus）：人間システムの内部あるいは外部にある環境要因で，現在の状況ではその影響が不明確なもの。

刺激（stimulus）：反応を起こさせるもの。もっと一般的には，人間システムと環境との相互作用が行われる点をいう。

システム（system）：ある目的のために，いくつかの部分が結合して1つにまとまったもので，各部分は相互作用しながら全体として機能する。

障害過程（compromised process）：適応レベルの1つで，生命・生活過程の不十分な統合と代償によって生じる。適応上の問題の1つである。

焦点刺激（focal stimulus）：システムとしての人間がもっとも直接的に直面する

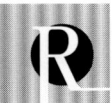

内的な刺激や外的な刺激。

生命・生活過程の統合 (integrated life process)：適応レベルの1つで，このレベルでは人間としてのニーズを満たすために生命・生活過程の構造や機能が全体として働く。

前提 (assumptions)：理論家が看護の概念モデルを発展させるうえで基礎となる根拠としたり，真実であると想定される信念，価値，知識。

代償過程 (compensatory process)：適応レベルの1つで，このレベルでは生命・生活過程の統合に立ち向かうために認知器と調節器の働きが活性化する。

コーピングプロセス（対処課程）(coping process)：環境の変化に対する反応で，先天的なものと後天的なものがある。

調節器サブシステム (regulator subsystem)：個人としての人間の主要なコーピングプロセスで，神経系や化学物質の働き，内分泌系の働きが関与する。

適応 (adaptation)：個人としてまた集団としてものを考え，感じている人間が，人間と環境との統合を作り出すために自覚的な意識と選択を用いるプロセスとその成果。

適応反応 (adaptive response)：システムとしての人間の目標である統合性を促進する反応。

適応レベル (adaptation level)：適応レベルとは，生命・生活過程の状況を統合，代償，障害の3つのレベルで説明したものである。

人間適応システム (human adaptive system)：適応システムとしての人間システムは，ある目的のために統一体として機能する部分からなる全体と説明することができる。人間システムには，個人としての人間と，家族，組織，地域社会，また全体としての社会など集団としての人間が含まれる。

認知器サブシステム (cognator subsystem)：個人としての人間の主要なコーピングプロセスで，知覚と情報処理，学習，判断，感情という4つの認知・情動チャンネルを通して行われる。

非効果的な反応 (ineffective responses)：人間システムの目標である統合性の達成に貢献しない反応。

ヒューマニズム (humanism)：哲学や心理学において幅広くみられる思潮で，人間や人間の経験の主観的側面はものごとの理解や価値判断に欠かせないものととらえる (Roy, 1988)。

変革器サブシステム (innovator subsystem)：集団としての人間の内的なサブシステムで，変化や成長のための構造やプロセスが含まれる。

1 ロイ適応モデルの前提

看護モデルは看護の概念を説明したものだが，これは哲学的前提と科学的原理にもとづいている。どのような領域においても知識の開発は，その時代の哲学思想や科学思想を反映し，その方向へ進展する。したがって，看護の理論家も，自分の学問の基礎となる信念や価値，知識を明確にして，その考え方の発展に貢献している。ロイ適応モデルにおける適応の概念は，ロイが長年にわたって開発してきた科学的前提と哲学的前提のうえに成り立っている。

ロイ適応モデルの科学的前提は，最初はベルタランフィ Ludwig von Bertalanffy (1968) の一般システム理論とヘルソン Harry Helson (1964) の適応レベル理論の影響を受け，その後は創造された宇宙の統一性と意義を含むものとなった (Young, 1986)。一方，ロイ適応モデルが基本としている哲学的前提は，ヒューマニズムとヴェリティヴィティ（人間存在の有意味性）の原理に関連するものとして，早くからロイが独自に規定したものである。この哲学的前提はさらに開発が進み，他者や世界，そして神と人との相互関係に焦点が当てられるに至っている。ロイ適応モデルの主要な概念が開発され拡大してきた様子は，ロイの科学的・哲学的背景と幅広い経験による影響が大きいことを示している。ロイ適応モデル開発の初期の20年の基礎となった前提は，そのもととなった科学思想や哲学思想のなかにみてとることができる。表2-1には，その前提を示してある。

21世紀における看護を視野に入れて，ロイ (1997a) は，適応を定義し直し，またそのモデルの基本となっている前提を見直した。ロイ適応モデルの目標は，適応を通して生命・生活過程を促進するということである。ロイは，適応とは，個

表2-1 ロイ適応モデルの基本となる前提

科学的前提	
システム理論	適応レベル理論
全体性 (holism) 相互依存 コントロールプロセス 情報のフィードバック 生命体システムの複雑性	適応としての行動 刺激と適応レベルの機能としての適応 個別でダイナミックな適応レベル 肯定的で活動的な反応のプロセス
哲学的前提	
ヒューマニズム	ヴェリティヴィティ (veritivity)
創造性 目的性 全体性 (holism) 対人関係のプロセス	人間存在の有意味性 目的の単一性 活動性，創造性 人生の価値と意味

Box 2-1　ロイ適応モデルの構成要素の発展

初期の展開	現在の用法
適応 ・環境の変化に対する適切な反応	・個人として集団としてものを考え，感じる人間が，人間と環境の統合をつくり出すために意識的な自覚と選択を用いるプロセスとその成果
人間 ・変化する環境と絶えず相互作用をする生物・精神・社会的存在 ・先天的かつ後天的な適応メカニズムを活用する。	・部分からなる全体として説明された適応システム ・ある目的のために統一体として機能する。 ・個人としての人間と，家族，組織，地域社会，あるいは全体としての社会などの集団としての人間を含む。
環境 ・焦点刺激：人間が直接的に直面する内的・外的な刺激 ・関連刺激：焦点刺激に影響を与える状況に存在するすべての刺激 ・残存刺激：現在の状況ではその影響が不明確なもの	・個人あるいは集団の発達や行動を取り囲み影響を与えているすべての条件，状況，および影響力のことで，とくに焦点刺激・関連刺激・残存刺激を含む人間と地球資源の相互関係を考慮する。
健康 ・人間の生活における必然的な次元 ・健康・疾病連続体として説明される。	・統合された全体としての状態，およびそのような状態に向かうプロセス
看護の目標 ・4つの適応様式において適応を促進すること	・個人あるいは集団の適応能力に影響を与える行動と要因を評価し，環境との相互作用を強化するために介入することによって，4つの適応様式における適応を促進することであり，それによって人間の健康，生活の質，あるいは尊厳ある死に貢献すること

人としてまた集団としてものを考え，感じている人間が，人間と環境の統合を作り出すために意識的な自覚と選択を使うプロセスとその成果であると定義した。Box 2-1 は，ロイ適応モデルの構成要素を示したものである。適応概念の最新版は，現代社会における哲学的・科学的前提に文化的な前提を加えてさらに発展的に進化した。

a. 哲学的前提

哲学とは，①解明によって意味を見いだすこと，②信念，価値，目標を併せもつことを意味する。哲学的な枠組みは，個人の認識，注意，理解の仕方に影響をおよぼす。ロイ（1976）はそのモデルに関する本の初版で，ロイ適応モデルの基盤

となるヒューマニスティックな価値について述べている。ヒューマニズムは哲学や心理学において幅広くみられる思潮であり，個人や人間が経験する主観的側面はものごとの理解や価値判断に欠かせないものとみている。ヒューマニズムにおいては，人間は，①個人としてあるいは集団として創造的な力を共有する，②単に因果関係の一環としてではなく目的をもって行動している，③固有の全体性をもっている，④統合性を維持し，人間関係のニーズを実現するために努力する，と考えられている。ロイは完全な相対性に代わるものを探し求め，1988年にヴェリティヴィティの概念を紹介した。ヴェリティヴィティはロイの造語で，ラテン語のベリタス（veritas）にもとづいている。ロイはヴェリティヴィティという言葉によって，すべての認識の根本は1つであるという見解を示した。ロイの適応モデルでは，ヴェリティヴィティは，人間が普遍的な目的をもった存在であることを肯定する人間性の原理である。ヴェリティヴィティは，社会における人間を，①人間存在の有意味性，②人類の目的の単一性，③普遍的な善を実現するための活動性と創造性，④人生の価値や意味，という4つの文脈との関係においてとらえる。

　最近の研究で，ロイは21世紀を変遷，変換および霊的ビジョンの時としてとらえている。ロイに影響を与えた哲学における変化は，現代の経験主義，ポストモダニズムおよび意味や目的に対する人間的欲求の重要性の高まりであった。客観的な科学は，研究対象の背景の有意性を認め（Weiss, 1995），ポストモダニズムは，知識として主張できることの社会的，文化的，および経済的影響など複数の影響を認めた（Rodgers, 2005）。さらに，この動きは，現実は多様な意味があるのに確固とした真実がありうるかどうかという疑問を提起した。

　この不確実性と相対性への対応は，人々がますます増大する脅威に常に直面している時代には重要なことと思われた。世界は，身近な犯罪や家庭内の虐待と同時に，地域紛争やグローバルなテロリズムなどの事件の増大によって暴力的になっている。ロイは，知識の統合的な描写に焦点を当て（Roy, 2007a），ヴェリティヴィティという考え方を強調し，幅広い世界観を提示した。

　ロイは（1997），現実の哲学的な見方を得るために多様な文化の豊かさと宇宙の起源への研究を参考にした。彼女はこの立場を宇宙的統一体（cosmic unity）と呼び，それは人々と世界は共通のパターンと一体化した関係をもつという理念を強調する。スイム Swimme とベリー Berry（1992）は，統一性，多様性および主観性としての地球のパターンを強調した。彼らは，存在の仕方について，統一体のなかで互いに関係しつながっている状態と説明し，「根源の粒子が外部へ急に現れたその瞬間に，そのすべてが宇宙全体のなかであらゆる他のものとつながっていた。宇宙の将来において，それらは決して分離の局面には達しないであろう」（p.77）。と述べている。宇宙における各銀河の運命は，その他すべての銀河の運命と結合している。私たちは私たちの宇宙と1つであり，各々が互いに1つのものでもある。なおも，宇宙の生物は互いに異なって進化してきている。私たちは，山々や

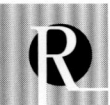

草原，繊細な花や巨大な木，大洋やオタマジャクシの池などという自然の美しさをもっている。地球の多様性は，人々の多様性を理解するのを助けてくれる。それぞれの実在物の自己表現が宇宙全体を作っている。ロイはこのパターンを同一性と呼ぶ。このように，宇宙全体あるいは共同体は各個人の独自の人間性から突然生み出され，そして各個人の可能性のすべてが社会に貢献する。

目的のある宇宙を信じることは，ロイ適応モデルの哲学的前提を理解するための基本でもある。ある科学者（Young, 1986）は，宇宙における意味や目的性の否定を再表明する主流の科学思想の皮肉を指摘し，同時に，目的があり秩序のある宇宙の方向を指し示していると思える宇宙論や地質学，および生命の研究からさらに注目すべき事実が生じていることを指摘した。別の著者は，宇宙の進化的な進歩は秩序ある斬新さのますますもっと強烈な形，すなわち，宇宙の美と価値を高める方向の宇宙的な目標（または目的）を示唆していることに注目した（Haught, 1993）。

多くの不朽の宗教的伝統は，世界は秩序が保たれ善良であること，神は卓越した存在で目的をもっており，そして世界は神に依存していることを断言する。ユダヤ教，キリスト教およびイスラム教におけるアブラハム的伝統は，すべてが神から生まれ神に戻るという創造主である神を信じる。すべての人々が創造された宇宙の目的性を共有する。創造の目的に対する信仰は個人の自由を否定せず，むしろ強調する。

ロイは，個人は共通の運命において結ばれた立場に立ち，互いに世界および神の象徴との相互関係のなかに意味を見いだすという信念をもち，人間の統一性と多様性を含む共通性を強調する。人類共通の目的と運命は，彼らの人格および共通の人間性の神聖な深さにおける人間の尊厳について深い洞察を提供する。看護は，人間を物理的・社会的環境と共存する存在として考える。看護学者は，価値観に基礎をおく立場を取り，人間に対する信頼と希望にもとづいて，人々の幸福に参画する専門知識を開発する（Roy, 1997）。

ヴェリティヴィティという理念に含まれる社会における人間存在に関する信念は，表2-2に示した哲学的前提に要約される。

b. 科学的前提

ロイ適応モデルの基本となっている科学的前提は，システム理論と適応レベル理論である。ロイの適応モデルの基本となっている概念が明確になるのに伴って，モデルの基礎にある科学的前提の理解もさらに深まってきた。

ロイ適応モデルの科学的基礎となっているシステム理論の貢献は，人間が適応システムとして規定されていることからも明らかである。ロイは，適応システムとしての人間は，相互に依存している各部分が，ある目的のために統合に向かって機能するものとみている。そして，システムとしての人間が機能するには調節

表2-2　21世紀に向けてのロイ適応モデルの前提

哲学的前提

- 人間は世界および神との相互関係をもつ。
- 人間がもっている意味は宇宙の最終地点の収束に根づいている。
- 神は森羅万象のなかに身近なものとして存在し，創造物の共通の目的である。
- 人間は気づき，悟り，信仰という人間の創造の力を活用する。
- 人間は宇宙を継承させ，維持させ，変容させる過程に対して責任をもつ。

科学的前提

- 物質やエネルギーのシステムは，複雑な自己組織の高いレベルまで進歩向上する。
- 意識と意味は人と環境の統合によって成立する。
- 自分自身と環境に対する認識は，思考と感情に根づいている。
- 人間はその意思決定によって創造的過程の統合に対して責任をもつ。
- 思考と感情は人間の行動の成立の媒介となる。
- システムの相互関係には，受容，防護，相互依存の促進が含まれる。
- 人間と地球は共通のパターンをもち，補完的な関係にある。
- 人間と環境の変容は人間の意識のなかでつくられる。
- 人間と環境の意味の統合は適応を生じる。

文化的前提

- 特定の文化のなかでの経験は，ロイ適応モデルの各要素の表現に影響をおよぼすであろう。
- ある文化のなかには，その文化にとって重要で，より広い範囲でロイ適応モデルの構成要素のいくつかあるいはすべてに影響する概念がある。
- ロイ適応モデルの構成要素の文化的な表現は看護アセスメントなどの実践活動に変化をもたらすことがある。
- ロイ適応モデルの構成要素が文化的な枠組みのなかで発展するとき，教育と研究への影響は独自の文化の経験と異なることがある。

機構が欠かせない。また，インプット（刺激）やアウトプット（行動）に関するシステム理論の概念も，このモデルの主要な概念の形成に預かっている。しかし生命・生活システムは，非線形で多面的な複雑な現象とみなされている。生命・生活システムのプロセスでは，単一の刺激が単一の反応をひき起こすとは考えられていない。生命・生活システム，とくに人間の適応システムには複雑な相互作用が伴う。

　ヘルソンの適応レベル理論（Helson, 1964）は，ロイの適応概念と，環境に適応して変化を創り出す能力をもつ適応システムとしての人間の考え方の原型となっている。環境の変化に肯定的に反応する能力は，人間の適応レベルの機能である。この適応レベルとは，おかれた状況からの要請や人間の内的な資源によって影響を受けて変動している点である。本書では，適応のレベルを統合，代償，障害の3つに分けている。ロイ（1977）は彼女の世界観の観点から，表2-2に示した科学的前提のなかに，システム理論と適応理論の考え方を広げて結合させた。システ

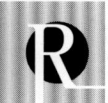

ム理論の考え方や用語は，構造と組織，複雑さにおいて進歩するものとする宇宙観と合致する。その強調点は，それ自身を維持するために作動しているシステムというよりは，創造的な宇宙における人間存在の目的性ということに移行する。宗教と科学の統合に関する文献は増えており，ロイはさらに，科学は創造主や人間存在の有意味性を否定していないことを強調している（Smith-Moran, 2001）。

c. 文化的前提

　ロイは，1980年に世界旅行を始め，実際に5大陸のおよそ30か国を訪問した。彼女は，新しい知識を求め看護実践を改善する方法を探究する熱心な看護師から刺激を受けた。また彼女と生活を共にした多くの文化的背景をもつ人々によってもたらされた充実感も感じていた。ロイは，適応モデルの考え方は文化的なニーズに応じて調整ができるということを主張したが，そのような調整に関する特定のガイドラインはなかった。

　2007年に，ロイ適応協会の2人の委員が文化的調整に関する問題を話し合うためにロイと会った。また，マーサ・ベラスコ＝ウェッセル Martha Velasco-Whetsell とケビル・フレデリクソン Keville Frederickson も，他の国々，とくに中南米の看護師と広範な交流をもった。彼らは，他の国々の看護師がロイ看護モデルの概念のなかに自分たちの経験に合わないものがあると落胆していることに懸念を示した。彼らの考察は，不安の概念などを分析する文化的結合のプロセス（culture-bound process）に関する異文化間研究にもとづいている（Frederickson, Acuna, Whetsell, & Tallier, 2005）。ロイは，その国の文化に合った方法によってロイ適応モデルが発展するために，表2-2の文化的前提を提示した。

　3つの基本的前提は，個人あるいは集団という適応システムとしての人間，環境，健康，看護の目標というロイ適応モデルの主要な概念の基礎であり具体的な説明の根拠である。

2 適応システムとしての人間

　看護学の視点からみれば，人間は看護活動の中心である。適応システムとしての人間の考え方から，看護師が個人，家族，集団，組織，地域社会，そして自らがその一部である社会と関係をもち，相互作用するというあり方の理論的枠組みが生まれてくる。

　ロイは，人間を全体的適応システムと規定している。"全体的（holistic）"という言葉は，このモデルの基本原理である哲学的前提に由来するもので，人間は，意味のある人間の行動表現を統一して全体として機能するという考え方である。

したがって，人間は部分の総和以上のものということになる。人々は多様性を示しながらも統一性を表す。これと同様に，人間と地球の間にも違いがあるが，すべては共通の運命の下に一体化される。適応（adaptation）という言葉は，このモデルの基本となっている科学的前提に不可欠な概念である。人間の適応システムは，その人の意識や意味づけにもとづく思考や感情の能力をもっており，それによって環境の変化に効果的に順応し，また逆に環境に対して影響を与える。人間と地球は関係性や意味づけに関して共通のパターンをもち相互に関係しあう。

適応システムとしての人間を理解するには，"システム"という言葉の意味をつかんでおくことが重要である。広義には，システムとはある目的に向かって全体として機能するために，いくつかの部分が結合して1つのまとまりになったもので，各部分の相互依存によって機能する。システムは，このように全体とそれに関係する各部分をもつということに加えて，インプットやアウトプット，そしてコントロールやフィードバックのプロセスの経験とみることができる。このダイナミックで多面的な相互作用を簡略に説明したものが図2-1である。

ロイは適応システムとしての人間を説明するために，一般システム理論を応用した。図2-2をみればわかるように，適応システムとしての人間のインプットには刺激という言葉が使われており，刺激とは反応をひき起こすものと定義されている。刺激は人間システムと環境が相互作用をする点で，人間の外部環境から生じるもの（外的刺激）と人間の内部環境から生じるもの（内的刺激）とがある。一定

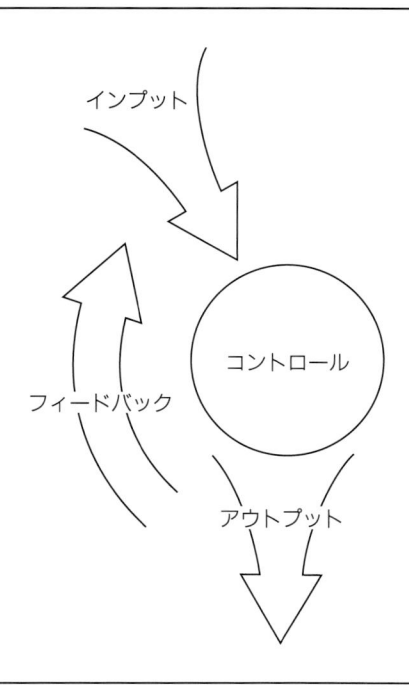

図2-1　単純なシステム

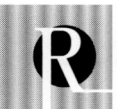

量の刺激がたまってくると，内的なインプットである適応レベルがつくられる。

適応レベルとは人間の生命・生活過程（life process）の状況を表すもので，統合，代償，障害の3つのレベルに分けられている。適応レベルは，ある状況において人間システムが肯定的に反応する能力に影響を与える。人間の行動（アウトプット）は，インプットである刺激や個人あるいは集団としての適応レベルと相関関係にある。人間と環境は絶えず変化しつつあるので，この適応レベルが変化するということが重要である。統合した生命・生活過程が代償過程に変化し，それによって適応状態への回復が喚起されることもある。代償過程が適切でない場合は，障害過程が生じる結果となる。

ロイ適応モデルでは，コーピングの主要なプロセスに関して，個人に適用するものには調節器サブシステムと認知器サブシステム，集団に適用するものには安定器サブシステムと変革器サブシステムという言葉を使っている。この調節器と認知器，そして安定器と変革器は，個人や集団の生命・生活過程の統合を維持するために働く。生命・生活過程が統合か代償，あるいは障害にあるかは人間の行動に現れる。時間を追っていくと，基本的な生命・生活過程の行動はいくつかのパターンを繰り返すので，それが特定の個人や集団の指標であることがわかる。

人間システムのアウトプットとしての行動は，適応反応と非効果的反応の形をとる。これらの反応がシステムへのフィードバックあるいは新たなインプットとして働き，それによって人間は刺激に対処するためにより一層の努力をするかしないかを決めることができる。適応システムとしての人間がいま以上に深く探究

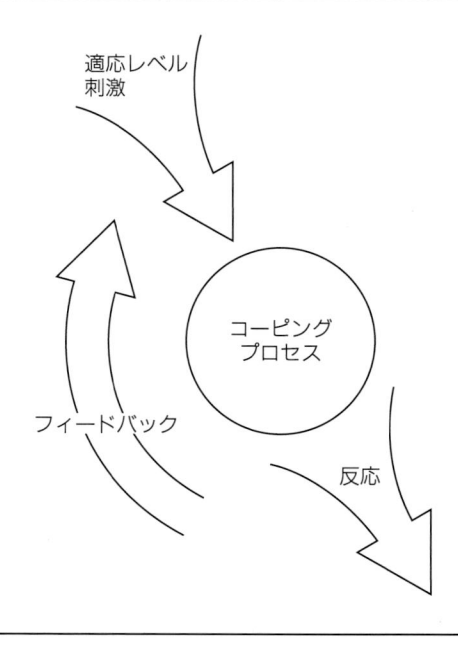

図2-2　適応システムとしての人間

されれば，人間システムのさまざまな側面はすべてが相互に関係していて，ある一面で起こることは他に対しても影響をおよぼすということが明らかになっていくであろう。同様に，適応システムを別の観点からみてみると，個人や集団の異なった側面に注目することができるようになる。万華鏡を思い浮かべてみると，鏡を回転させる度に，各部分がどのように位置を変えて異なった形を映し出すのかを理解することができる。これと同じような理解をもたらすイメージとしては，このほかコンピューターがつくり出すレーザーライトショーのレーザー光の変化がある。レーザー光の形は大きくなったり小さくなったりし，また縦に一直線になったり円を描いたりもする。そしてその間，色は複雑に変化し，光は近づいたり遠のいたりあちこちに出現する。人間は常に統合された全体である。しかし時によっては，見る人によってある角度のほうがよく見えるということもある。

　システムとしての人間は，内部の世界と外部の世界において，世界の影響を受けると同時に，世界に影響をおよぼすことが知られている。この世界は，広義には環境（内的環境と外的環境）と呼ばれている。ロイ適応モデルによれば，環境は焦点刺激，関連刺激，残存刺激の3つに分類されている。適応レベルは，どんな時点においても重要な内的な刺激となる。適応レベルは，個人や集団の適応を理解する知識を開発するために，統合，代償，障害の3つのレベルに分けられている。この適応レベルの違いが，環境の変化に対処する能力に大きな影響を与える。人間の反応は環境とその時点での適応レベルにもとづいて生じるものであり，適応的行動あるいは非効果的行動として観察される。

　人間は決して孤立した状態で行動するのではなく，環境の影響を受け，また環境に対して影響を与えていることは，看護師ならばすぐにわかるであろう。環境には，物質的なものと社会的なものの両方がある。人間と世界，また人間同士の絶え間ない相互関係を理解することは，看護の実践において重要なことである。

a．刺激

　ロイ適応モデルは，環境を構成する刺激を3種類に分類している（Roy, 1984b）。この3つの刺激の名称とそのもとになっている考え方は，生理心理学者のハリー・ヘルソン（1964）の研究にもとづいている。この分類法は，これまでに何千人もの看護師によって活用され，それによって看護の枠組みにおけるその意味づけが明らかになってきている。

　焦点刺激とは，人間がもっとも直接的に出会う内的・外的な刺激で，その人の意識にもっとも現れやすい事物や事象である。例えば，人は背後に大きな物音を聞くとすぐさま後ろを振り返るし，また耳鳴りの音に悩まされることもある。このようなとき，人間はその刺激に注意を集中し，それに対処するためにエネルギーを使う。そして例に挙げたような身体内部や外部の音の場合，それをどのように処理するかを判断するために原因を探ろうとする。これが家族の場合，家族のだ

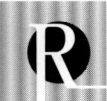

れかが暴力的な行為をすると，家族のほかの者の注意をひきつけ，それに対処するためのエネルギーと行動をひき出す。2001年の合衆国でのテロリストの攻撃は，合衆国の焦点刺激となり，合衆国中の人々はこの事件を強烈に受け止め，犠牲者を支援するために結束した。

環境は絶え間なく変化しているので，焦点刺激となる刺激はそう多くはない。すなわち，焦点刺激が人々の注意を集めることはないのである。私たちは普通，天気が特別に良いとか悪い，あるいは何か特別な変化がなければ，天候に注意を払うことはない。これと同じように，環境の肯定的な変化や否定的な変化が焦点刺激となり，人間はそれに遭遇すると，何らかの反応を示す必要に迫られるのである。

ロイ適応モデルを使って看護師が患者を観察してみると，その患者にとって焦点刺激になりうる刺激がいくつもあることに気づく。例えば手術を受けた患者の場合，痛みはその患者が注意とエネルギーを集中させる焦点刺激になりうる。また入院中の子どもにとっては，家から離れていることが焦点刺激になりうる。看護師が脳卒中発作の回復期にある高齢者の在宅ケアをしているときには，その患者はもっぱら再発作の恐れに注意を集中していることは明らかである。

同様に，ある地域で汚染された水道水が供給されても，汚染物質による影響で何人かの人が重い病気になるまでは，住民の注意をひかないかもしれないが，結核の発生は地域全体の焦点刺激になる。

関連刺激とは，焦点刺激の影響に関係する状況にみられる焦点刺激以外のすべての刺激である。つまり関連刺激とは，人間の内部や外部に存在するすべての環境要因であるが，その人の注意やエネルギーが集中して注がれるものではない。関連刺激は，人間が焦点刺激にどのように対処できるかに影響をおよぼす。

天候に対する私たちの一般的な経験によれば，暑いとか寒いなどの反応をひき起こさせるのは温度だけではない。高温に多湿が加わると耐え難い暑さになるし，低温に冷風が加わると厳しい寒さになる。人間の注意の多くは焦点刺激に注がれるが，関連刺激もその状況に影響をおよぼすものとして受け取られる。

患者は焦点刺激となりうる多くの環境の変化を受けているが，その状況には多くの関連刺激を伴っている。痛みのある人は，痛みの原因がよくわからないときほど痛みに苦しめられるし，痛みが予期できて，しかも一時的なものであることがわかっている場合には，痛みを我慢することができる。小さな女の子が家族から離れていても耐えられるのは，自分のおもちゃが手元にあったり，両親が戻ってくることがわかっているからである。脳卒中の再発作を恐れている人は，自分自身の発作の記憶や脳卒中発作によるきょうだいの死の記憶により恐怖がいっそう強まる。また経済的資源が豊富な地域は，経済的な強みのない地域に比べて，悲惨な状況に容易に対処できるであろう。以上の例にあるように，関連刺激はシステムとしての人間の内部にも外部にも存在し，それは肯定的な要因にも否定的な要因にもなりうるのである。

残存刺激とは，人間の内部あるいは外部に存在する環境要因であるが，現在の状況ではその影響が明らかでないものをいう。その要因の影響には当事者自身が気づいていないこともあるし，影響をおよぼしていることが第三者にもわからないことがある。例えば，嵐のなかで恐怖を感じている人の場合，自分が子どものころ嵐のなかで道に迷ったことを忘れているかもしれない。また，その人が非常に怖がっているのに気づいた友人が，その人が過去に何か良くない経験をしたかもしれないと直感することもあるだろう。しかし恐怖の原因について説明する際には，その人がそれまでにその経験について話したことがないので，本人以外はただ可能性として推測するしかない。

　クレッツマン Kretzmann とマクナイト McKnight (1993) の研究にもあるように，地域社会とその発展に関する最近の研究は，社会的に不利な立場にある集団への社会援助のあり方によっては，地域の問題をいっそう悪化させる要因（刺激）になるうることを示唆している。以前から行われている"起こってくるニーズに単に対応していくやり方"は，地域の可能性や活力を無視するという残存刺激となって，援助を目的とするプログラムが失敗に終わることもあるだろう。こうして残存刺激が生じて地域に影響をおよぼすが，その影響はあとにならなければわからない。

　ある看護状況において人間に影響を与えているものが何かを見ていく際には，影響を及ぼす可能性のある刺激を考えてみることが看護師には有益である。こうすると，その状況をさらに詳しく説明できる。例えば家を離れている子どもの反応を観察する場合，看護師はその子にとって両親から離れるのは初めての経験かもしれないと考える。看護師は残存刺激のカテゴリーを活用して，自分が観察した行動に影響を与えているものが何かについて一般的な知識を当てはめるという作業をすることがよくある。そして次に，その状況とそれにかかわった人たちを十分に理解したときに，その刺激が焦点刺激なのか関連刺激なのか，あるいはその患者には当てはまらないものなのかを判断する。残存刺激のカテゴリーを活用すれば，影響が明確でない刺激や自分の直感的な印象を位置づける場所が得られる。

　看護師は，焦点刺激や関連刺激，残存刺激が急激に変化することを知っておく必要がある。人と環境との相互作用は絶え間なく変化するので，ある刺激の重要性も変化する。ある時点で焦点刺激であったものがやがて関連刺激となり，そして関連刺激の影響が薄れて，残存刺激すなわち起こる可能性があるという程度のものになってしまうこともある。テレビで全国の天気予報を見ている人を例にとって考えると，普段その人は他の地方の天気予報はあまり気にしないかもしれないが，近々その地方を旅行するとしたら，その人はその地方の天気予報に注意を集中するであろう。このように，刺激の重要性が，刺激に対してその人の注目をひき寄せるのである。人間の経験に影響を与える刺激の変化を理解するときには，先に述べた万華鏡の形の変化やレーザーライトショーによるイメージが思い

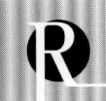

浮かぶことだろう。

　適応モデルは重要な刺激として人間の対処能力を強調している。この刺激の理解は，コーピングと適応過程に関する中範囲理論の開発によって進められており，いくつかの研究はこの開発途上の理論にもとづいてきた。この取り組みによって，個人と地域社会双方の「能力に焦点を当てた開発」(capacity-focused development)の概念に関する情報提供が期待される。私たちは「ニーズや不足，問題」に焦点を当てる方法から脱却して，適応を促進させるための対処能力の肯定的な刺激(positive stimulus，訳者注：「強み」)を扱うかもしれない。本書では随所にわたって，3種類の刺激についての例を挙げており，ロイ適応モデルにしたがって看護を提供することの重要性について説明している。

b. 適応レベル

　焦点刺激，関連刺激，残存刺激に共通する重要な内的インプットとして，適応レベルがある。適応レベルという言葉は，適応システムとしての人間の生命・生活過程の状況を示す言葉である。適応レベルは，統合，代償，障害の3つのレベルに分類できる。ロイ適応モデルは，刺激としての適応レベルを常に明らかにしているが，本書の1999年版(Roy & Andrews, 1999)までその概念は定義も説明も簡単なものでしかなかった。各々の適応様式(第2部と第3部を参照)の基本的な生命・生活過程についての知識を開発していくなかで，今ではこのモデルの基本的な生命・生活過程には統合，代償，障害の3つのレベルがあることを明らかにしている。最初の適応レベルは統合と呼ばれている。統合とは，人間としてのニーズを満たすために生命・生活過程の構造と機能が全体として働くことである。例えば，傷のない皮膚には感染源から生体を守るための非特異的な防御作用がある。このように適応の統合レベルでは，個人や集団のための刺激が生じている。それは，各適応様式の構成要素のなかで説明される統合過程を観察することによってアセスメントが行われる。

　2番目の適応レベルは代償で，このレベルでは統合過程に向かって認知器と調節器(集団では安定器と変革器)の働きが活性化する。適応の代償レベルの例に発熱がある。発熱は回復力を高めるために，菌の増殖を防ぎ新陳代謝を活発にする。各適応様式について述べるなかで，看護師がアセスメントする代償過程の例を紹介する。

　3番目の適応レベルは障害である。統合の過程と代償の過程が不十分であると適応に問題が生じる。そのような問題が生じると，その人が障害の適応レベルにあるということが看護師の目にとまる。皮膚の統合性の乱れと感染は，生体の防御という基本的な生命・生活過程の障害の例である。障害の過程の例と看護師がそれらをどのように識別するかに関しては，適応様式の各章のなかで個人と集団の両方について説明する。

生命・生活過程については，各々の適応様式との関連からさらに詳しく述べることにする。適応レベルは，生命・生活過程が統合か代償か，障害のどのプロセスにあるかを確認することによって示される。適応レベルが変化すると，それが刺激となって，状況に対して肯定的に反応する個人や集団の能力に影響をおよぼす。適応レベルのアセスメントは刺激のアセスメントの一部である。第3章では看護過程について述べるが，そのなかで，全体としての人間に影響を与える障害の過程はアセスメントの結果でもあり，それは看護診断としてラベルが付けられることを述べる。このことは，看護師には万華鏡やレーザー光線の変化のパターンと同様に，異なった観点から人間の経験をみることが求められるという，このモデルの特徴を示している。

　ヘルソン（1964）は，適応レベルという言葉を専門用語として初めて使った人物である。人間が状況に対処する能力は，状況からの要請と現在の内的な状況の2つの側面から生じる。ヘルソンの研究の1つに，被験者にさまざまな重さの鉛を持ち上げてもらい，その重さを予測してもらうという研究がある。それぞれの鉛の重さに対する被験者の反応は，鉛の実際の重さと，また別の状況要因，例えば直前に持ち上げた鉛の重さや重い物を持ち上げる肉体的鍛錬がどれだけあるかなどの影響を受ける。したがって人間が肯定的に反応する能力は，3種類の刺激とその人の生命・生活過程に関連する現在の状況によって決まる。焦点刺激がもっとも効果が大きいと判断されるのは，焦点刺激をみれば，現在の適応レベルを見極めるのにどの生命・生活過程がいちばん関係が強いかがわかるからである。また関連する多くの関連刺激やいくつかの残存刺激も考えられる。内的な対処能力の状態は適応レベルで表されるが，これは環境において重要な要因となる。

　適応レベルの概念は，ヘルソンの説明を超えてさらに発展し，看護の知識を明確にした。適応レベルの考え方から，人間は環境との関係において受け身の存在ではないということがわかる。人間と環境は相互に絶え間なく作用しあっている。人や集団はほとんどの日々を統合した生命・生活過程によって維持している。ロイ適応モデルによれば，認知器と調節器（集団の場合は変革器と安定器）は，ある状況から別の状況へと適応レベルを変えていくための内的なサブシステムである。新しい経験に対処する能力が不足している場合，人間は新しい状況に関する情報や学習に積極的に取り組もうとする。例えば家を新築する場合，年齢の若い人は短期返済のローンを組むことがある。このように，人間は自ら適応レベルを変化させている。学習によって代償過程をつくりだし，新しい適応レベルに達成する。このような学習がなければ，この若者の適応レベルは障害され，借金を背負って破産してしまうこともありうる。

　同様に，人間は外的な環境を変化させることができる。例えば，従業員の最大の関心事が雇用主の非現実的な要求にある場合，彼らは雇用主の期待を変えるために積極的な行動に出るだろう。このように人間は，環境に対して目的をもって相互作用し適応レベルを調節するダイナミックな適応過程に積極的に参加する。

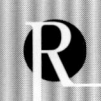

適応レベルを臨床の視点で考える場合，環境の変化に対処する能力は人によってさまざまであることに留意する必要がある。生命・生活過程が統合されている人もいれば，代償レベルにある人，また障害レベルにある人もいる。このように適応レベルによって，内的・外的な環境に対する対処能力や強みも違ってくる。人間はどのようなときでも基本的には内的・外的な環境の影響に反応する。適応レベルにより，内的環境の重要な要因が明らかになる。これまで述べてきたように，現在の内的な状態は，その人や集団の過去の経験の影響を受けている。これは，その人がそのことをほとんど，あるいはまったく意識していないことでも起こる。看護師は，ほとんど耐え難いような状況をも乗り越えた人を見て深い感銘を受けることがよくある。出生時に障害をもった子どもの両親や家族の多くは，愛情と気遣い，そして子どもにふさわしい計画をもってそれに対処する。この反応は，その人たちが困難な状況と達成した新しい適応レベルに対して与えたすべての影響と関係している。

　したがって，適応レベルは生命・生活過程の状態を焦点刺激，関連刺激，残存刺激として示している。適応レベルとその他のあらゆる刺激によって人間の対処範囲が決まってくる。肯定的な生活経験は，生活の変化に対する幅広い対処能力を与えてくれる。状況が変化すると，その対処能力の範囲が狭くなる。例えば，配偶者のいない親は家族や家庭を維持するために幅広い対処能力を用いて一生懸命働き，友人や同僚の手本になるかもしれない。しかし自分が1人で家計を支え，自分が家族のなかでただ1人の親であることを自覚しているとすると，たとえ短期の入院しか必要としない病気であっても，それに対処するのは非常に困難なことだと思うだろう。看護師は，調節器と認知器の機能（あるいは安定器と変革器の機能）を使うように人々を援助し，統合と代償という適応レベルの働きを促進することによって，人々の生命・生活過程を支援するという重要な役割をもっている。

　看護師は，看護の対象である患者，家族，集団，地域社会，そして共に働いている同僚の対処能力とその限界をよく知っている。また，自分自身が疲労していたり少し不安があるときには，自分の適応レベルがわずかではあるが変動するのを感じる。さらに看護師自身よく知っていることであるが，ニーズの高い人のケアを行う場合には，彼らの身体的・情緒的ニーズに応じるために，看護師はすべての資源を捜し求め，時には外部にある資源を活用することも必要となる。看護師はこのような状況に対して，その経験を回避するのではなく，自分自身の新たな成長，内的資源の増大，適応レベルの拡大の機会としてとらえることができる。

c．行動

　これまで述べたように，刺激と適応レベルは人間の適応システムへのインプットとして作用する。簡単に言えば，このインプットのプロセスがコントロールプ

ロセスを経て，その結果，行動が生じるのである。第1章で述べたように，看護の知識は特定のニーズまたは病理学上のものよりも幅広い方法で健康と関連する人間に焦点を当てる。ロイ適応モデルは，人間の経験や反応を観察する独自の方法を提案している。このモデルでは，反応は問題やニーズ，障害に限定されない。その人の潜在能力や長所，知識，技能，実施能力，意欲や思い入れなど適応システムのすべての反応を含んでいる。このような反応を行動と呼んでいる。

行動（behavior）は，広義には特定の環境の下での内的・外的な行為や反応であると定義される。大きな物音がしたため音のする方向に歩いた場合，その人は外的な反応をしていることになる。同時に，その人の心拍数が増加するのは内的な反応といえる。

組織などの人間システムも行動を示す。財政上の制限や人口に対してベッド数が多すぎるというような他の環境要因に対する反応として，多くの病院は規模を縮小したり他の組織と合併するなどの対策をとることができる。このような変化が起こった場合，不安や葛藤，混乱などの行動が組織体に浸透する傾向がある。

個人であれ集団であれ，その行動は観察できるし，時には測定したり，主観的に報告することもできる。アメリカ看護師協会による『社会政策声明』（2003）には，看護師は患者や集団の主観的な体験を理解することにより得られた知識を客観的なデータと統合すると書かれている。例えば，看護師は患者が病室を出入りするのを見ることができるし，モニターで心拍数を測定できるし，また患者が動揺したときの感情を伝えることもある。別の例で言えば，ある組織の"雰囲気"は，従業員同士の相互関係をみれば観察できるし，満足度調査で推定することもできる。また，提供されているサービスの質をみても明らかになる。

人間の適応システムをみていくと，アウトプットである行動を通して適応システムとしての人間が環境との相互作用にどれほどうまく適応しているかを知ることができる。この観察は，看護アセスメントと看護介入には欠かせない重要なものである。行動の看護アセスメントについては第3章で詳しく説明する。また，『ロイ適応モデルにもとづく看護アセスメントツール』（Cho, 1998. 邦訳は医学書院刊）を参考にしてほしい。

重要なことは，その行動が適応的なものか，あるいは非効果的なものかということである。一般に行動が効果的であることの判断は，個人やグループ，集団などその行動にかかわった人たちの協力があってはじめて得られる。その判断は，個々人によって，また個々の状況や環境によって異なるが，ロイ適応モデルは適応行動についての看護判断のための広範な指針を提供してくれる。

適応反応とは，適応の目標という観点から人間の統合性を促進するような反応である。すなわち生存，成長，生殖，成熟，そして人間と環境の変容である。体液が不足したときに水を飲むという行動は，生存に直接寄与する適応反応である。同様に新しい教育体験を求めることは，成長や成熟，そしてより高いレベルの適応に寄与する。生殖は子どもをもって世代を継承することだが，創造的な仕事を

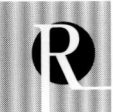

したり道徳的な人格を磨くことで時間的・空間的に自分自身を広げるということも含んでいる。

　例えば社会的な観点からみると、アメリカ原住民の祖父は子どもにその部族の価値観を教え込むことによって、孫たちの生活のなかで生き続ける。ある人の個人的な貢献は、個人にも伝えられるし、さらに社会全体を通しても伝承することができる。詩人や芸術家が残した文化遺産は、生殖に関連する彼ら自身の適応反応であると考えることができる。

　個人として、また家族、集団、組織体、地域社会、また社会全体としての人間システムは、環境の変化を感知し、新しい環境の要求を受け入れ機能していくという形で適応していく必要がある。状況や発達段階によっては、システムの遮断がふさわしい反応になることもある。死は各個人が直面する現実である。

　このように、適応反応は適応の目標を促進させ人間の統合性を高める。同時に人間の適応はより広く社会に影響をおよぼす。21世紀に向けてのロイによる適応の定義（Roy, 1997）によれば、新しい知識は複雑な自己組織体というより高いレベルに関して開発されるという。すなわち、意識と意味づけ、創造過程の統合、人間と地球のあり方の共通のパターン、多様性と必然性、宇宙の収束と変容、そして気づき、悟り、信仰など人間の創造力についての知識である。

　一方、非効果的な反応とは統合を促進せず、また適応の目標や人間と地球との統合にも寄与しないものをいう。すなわち非効果的な反応は、目前の状況でも、また長期間続く場合でも、人間システムの生存や成長、生殖、成熟、また人と環境の変容を脅かす。1日分の食事を拒むことは生存に対する深刻な脅威にはならないが、何週間もの断食は深刻な脅威であり、生存に対する非効果的な反応である。病院などの組織が環境の変化に対応できない場合は、閉鎖に追い込まれたり、あるいは別の組織に再編成される結果になることがある。

　そこで反応が効果的なものかどうかを判断する場合、適応の一般的な目標と人間システムからみた適応という言葉の広い知識に照らしてその行動の効果を調べるが、同時にその人の個人的な目標についても十分に配慮する必要がある。例えば個人的なレベルでは、死の権利について多くの論議がある。疾病の段階によっては、その人にとって生存が最高の目標ではないこともある。その人はむしろ、医療の介入から自由になって、人生の最終の発達段階すなわち死への準備にとりかかることを選ぶかもしれない。ある著者（Dobratz, 1984, 2004, 2005）は、ロイ適応モデルによるこの発達段階は生命の終結の段階であると述べている。自己の遺産としての生殖と人間性の成熟という目標は、この時期により顕著となる。この人生の最終段階に人生経験のすべてが結集するので、人間の統合性はこの時点で最大となる。21世紀に向けての哲学的前提の言葉を使えば、人は創造物の共通の目的である神と最終地点を目指して努力するのである。このような状況における非効果的反応は、その人自身の適応目標に貢献しない。

　また別の例が家族の状況である。うまく機能していない家庭生活では、ある段

階で，とくに，その反応が他の家族メンバーの適応を促進するならば，家族メンバーが違った方向に進むことを考えるのが適切な場合がある。虐待によって子どもの統合を脅かす親の状況は，そのような例であろう。

　適応反応と非効果的反応を見極めるための一般的なガイドラインに加えて，コーピングプロセス（個人では認知器と調節器の働き，また集団では安定器と変革器の働き）を理解することにより，さらに多くのガイドラインを得ることができる。一般的に個人の適応困難の徴候は，調節器の活動が顕著になり，認知器の働きが非効果的になることで観察できる。例えば，脈拍が速く筋肉も緊張しているのに，とくに心配ごとはないと言う人もいる。このような場合に看護師は，何らかの脅威に対してその人の体は自動的に反応していても，その人の認知・情動の機能は状況に効果的に対応していないことに気づくであろう。悩みごとはないと言っているその人の応答は，脅威への対処としては非効果的な反応なのである。他の人々は脅威を識別できても，対処方法をもつということにおいて非効果的なのである。

　集団における適応困難の徴候は，安定器の活動が顕著になり，変革器の機能が非効果的になることで観察できる。マルファーズMalphurs (1993) は，この現象を教会の衰退を例に使って説明している。彼は，多くの教会に活気がなくなっているのは教会メンバーが現状維持を貫き，適応と変化を必要としている環境要因に答えることを拒否しているためであり，再生の試みが強固に拒まれていることを示唆している。この教会の集団は，安定器の活動が顕著で，変革器は効果的に機能していないことを示している。

　適応行動と非効果的な行動に対するアセスメントとロイ適応モデルの基本概念をすでに確立されている原理とどのように結びつけて使用するかについては，第3章で詳しく述べる。

3 コーピングプロセスとコーピング能力

　ロイ適応モデルは，適応システムとしての人間に単純なシステムの制御（コントロール）プロセスの考え方を応用することによって，人間の複雑な物理的・精神的な力動をコーピングプロセスとして概念化している。大まかに分類すると，このプロセスは個人に関するものが調節器と認知器で，集団に関するものが安定器と変革器である。

　コーピングプロセスとは，環境の変化との先天的・後天的な相互作用（環境の変化に反応し環境に影響を与える）と定義されている。先天的なコーピングプロセスは遺伝的に決定されるもので，その種には共通なものである。これは一般に自動的なプロセスと考えられており，人間はそのことについて意識的に考えること

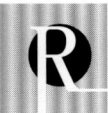

はない。先天的なコーピングプロセスの例としては，ヘモグロビンの濃縮能が挙げられる。酸素濃度の低い高地へ移動すると，血中のヘモグロビン濃度が徐々に上昇し，赤血球は体の各器官へ十分な酸素を供給できるようになる。この反応は自動的で無意識に起こるものであり，かつ先天的なものである。

　後天的なコーピングプロセスは，学習などの方策を通して発達する。人間は人生において色々な経験に遭遇することによって，特定の刺激に対する習慣的な反応を習得する。子どもは学校に行くために起こす母親の呼びかけに対する適切な反応をすぐに覚える。母親の声（刺激）は，子どもが起きて学校に行くための準備をするための一連の行動（反応）を結果として生じさせるという後天的なコーピングプロセスを作動させる。この反応は意図的かつ意識的であり，後天的なものである。

a. 認知器・調節器サブシステム

　適応システムとしての個人を考慮して，ロイ適応モデルは先天的・後天的なコーピングプロセスをさらに調節器と認知器という2つの主要なサブシステムに分類した。調節器サブシステムは基本的な適応プロセスであり，神経・化学・内分泌系の対処経路を通じて反応する。感覚器を通じて入る内的・外的環境からの刺激は，神経系にインプットとして作用して体液や電解質，そして酸・塩基平衡や内分泌系に影響を与える。この情報が一定の形で自動的に経路に入り，自動的かつ無意識的な反応が生じる。同時に調節器サブシステムへのインプットは知覚を形成する働きをする。

　調節器サブシステムの活動の例として，分娩中の妊婦を挙げることができる。出産の過程で化学的・神経的な内的刺激は内分泌系や中枢神経系に作用して子宮の収縮と子宮頸部の開大などの身体的反応を起こし，児の娩出を容易にする。分娩中に投与される薬剤（例えば子宮収縮剤）などの外的刺激も調節器サブシステムの活動に作用して，結果として身体的反応をひき起こす。

　調節器サブシステムはどの面も相互に関連しているので，ある特定のプロセスで1つのシステムだけが活動しているというように，システムを孤立したものとして考えることはできない。先の分娩中の妊婦の例でいえば，化学的なプロセスと神経的なプロセスの両方が関係している。このような複雑な相互作用は，人間の全体的・統合的な特性を裏づけている。

　個人としての人間に関する2番目の主なコーピングプロセスは，認知器サブシステムと呼ばれる。このサブシステムは認知・情報処理，学習，判断，情動という4つの認知・情動の経路を通して反応する。認知・情報処理には選択的注意，コードづけ，記憶などの活動が含まれる。この認知器の詳細については第12章で詳しく述べる。学習には模倣，強化，洞察が含まれ，判断プロセスには問題解決や意思決定などの働きが含まれる。また，人間は不安の緩和を求めたり愛情のこ

もった評価や接触を得るために防衛という反応を用いるが，これは情動を通して行われる。

　4つの認知・情動経路すべてを示すものとして，車を運転している人の例を挙げる。学習（模倣，強化，洞察）は，車を運転するために必要な技術を習得することである。ギア変換が必要なときには，さまざまなギアの比率を洞察して正確なギア変換を行う必要がある。認知・情報処理のプロセスによって"道路交通法"とその応用が取り扱われ，判断プロセスが継続して働く。このプロセスは別のときにもっと効果的に行われることがある。他のドライバーが突然車線に割り込んできたときには情動が行動に表れる。

　調節器サブシステムと同様に，社会的，物理的，生理的な要因を含む内的・外的刺激が認知器サブシステムのインプットとして働く。この情報は前述した4つのチャンネルを通して処理され，反応が起こる。

　再びドライバーの例で，前方の信号がちょうど黄色に変わった場合を考えてみる。ドライバーは約束の時間にすでに10分遅れてしまっている（内的・外的刺激）ため，判断プロセスを通じて黄色の信号でも停止せずに車を走らせる決心をする。この場合の反応としては，たぶんアクセルを少し強く踏み込むことになるであろう。

b．コーピング能力

　認知器と4つの適応様式という大理論の概念にもとづき，ロイはコーピングと適応プロセスに関する中範囲理論を開発してきた。理論の発展過程は4つの適応様式のすべてにおいて多次元的であり，情報処理のレベルにおいて階層的であるというコーピングの考え方を取り込んだ。帰納的かつ演繹的な調査がコーピング・ストラテジーを特定するために用いられた。診断学的な検査のために最近入院した人たちが，各適応様式において調節器と認知器を活用しながらどのように対処したかに関する面接調査を受けた。また神経学的な問題をもつ患者が，インプット，コントロール，アウトプットという情報処理のストラテジーについて観察された。さらにコーピングおよび適応プロセスを測定する計器が開発され試された（Roy, 2007b）。建設的なコーピング能力の主要な要素は，問題に焦点を当てる間に自分自身と他人を資源として活用することであった。コーピング能力の低い人の対応はより固定したもので，より多くの身体的反応がみられた。ある研究者は，心臓病の患者に対して看護介入を行うに当たって，コーピング能力がどのように変化するかを測定するツールを用いた（Gonzalez, 2007）。

c．安定器・変革器による制御プロセス

　制御プロセスは個人の機能に欠かせない重要なものであるが，それと同様に制

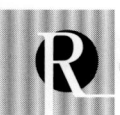

御プロセスは人間の社会システムの機能にも必ず備わっている。ロイ（Roy & Anway, 1989）は，個人の場合の調節器サブシステムと認知器サブシステムに相当するものとして，集団については制御メカニズムを安定器サブシステムと変革器サブシステムに分類している。

　この観点からすると，集団は安定と変化という2つのもっとも重要な目標をもつとされ，その1つは安定に関する目標であり，もう1つは変化に関する目標である。したがって，安定器という用語はシステムの維持を目的とする機構とプロセスを指す言葉として使われる。適応している人間が，神経・化学・内分泌系の作用によって恒常性や平衡，成長の可能性を維持する活動のプロセスに携わるように，適応システムとしての集団には方略があり，安定化のために活動するプロセスに携わる。安定器サブシステムは，既成の機構や価値観，日常生活に関係し，それによって関係者がその集団の主要な目的を達成し社会共通の目的に貢献する。例えば家族のなかでは，家族のだれかが賃金を得るために働き，他の者は子どもの養育や教育に主な責任を果たしている。家族のなかには価値観があり，それによって環境への対応の仕方や，お互いや社会に対する日々の責任の果たし方が影響される。これと同様のことが地域集団や組織体，社会全体などの社会集団に対してもいえる。

　集団としての人間に関連してロイが規定した2番目の制御プロセスは，変革器サブシステムである。このサブシステムは，人間の社会システムにおける変化や成長のための構造とプロセスに関係する。個人の認知器が環境の変化に反応するために認知・情動経路をもつように，集団は変革や変化に対する同様の情報処理プロセスと人間的なプロセスをもつ。変革器の力動は，可能性のレベルをより高いものに変えるために認知・情動の方略に影響を与える。方略には長期的方略と短期的方略の両方がある。例えば組織においては，方略の実行計画の作成や"シンクタンク"，チームづくりの活動，そして社会機能が変革器の方略となる。集団の変革器サブシステムがしっかりしていてうまく作動しているときは人間と環境が変化するだけでなく，その集団において新たな目標が設定され，さらに成長や成熟が達成される。セネサック Senesac（2004）は，実践の場で看護師とともに働き組織の変革を行うためにこれらの概念を使った。

　上に紹介した例は，説明をわかりやすくするために少し単純化したものである。ロイとロバーツ Roberts（1981）は，調節器サブシステムと認知器サブシステムとの相互作用を概念化するためにとりうる方法を提示している。個人システムと集団システムという2つの次元のそれぞれの内部の関係や相互の関係は複雑であり，このことからも適応システムとしての人間が全体性をもっていることがわかる。

4 適応様式

　調節器・認知器サブシステムと安定器・変革器サブシステムに特有なプロセスを明確にすることはできるが，これらのシステムの働きを直接観察することはできない。観察できるのは，生じた反応だけである。制御プロセスの結果としての行動は，アセスメントの枠組みとしてロイ（1984）が開発した個人の4つの適応様式の形で観察できる。この4つの適応様式は，当初は個人としての人間システムを対象に開発されたが，その後，集団としての人間システムも対象とするものへと拡張された。これらは現在，生理的-物理的様式，自己概念-集団アイデンティティ様式，役割機能様式，相互依存様式と呼ばれている。環境に対する反応および環境との相互作用が生じ，かつ適応が観察されるのは，この4つの適応様式を通じてである。4つの適応様式の詳細については第2部と第3部で述べるが，ここでは各々の定義を紹介しておく。

　人間の身体的な側面に関する行動の種類は，個人および集団のための生理的-物理的様式（physiologic-physical mode）と名づけられた。ロイ適応モデルにおける適応様式の生理的側面は，個人としての人間が環境に対して，身体的存在としてどのように相互作用するかに関連するものである。この適応様式の行動は，人体を構成する細胞，組織，器官，系統のすべての生理的な活動を示す。個人の生理的様式は9つの構成要素をもつ。すなわち，①酸素摂取，②栄養，③排泄，④活動と休息，⑤防衛という5つの基本的ニードと，さらに①感覚，②体液と電解質および酸・塩基平衡，③神経機能，④内分泌機能という4つの複雑な生理的機能に関係するプロセスである（注：①〜⑤および①〜④の番号は訳者による）。生理的様式の基本となるニードは身体的統合である。

　集団のなかの人間に対しては，最初の適応様式を指す場合は"物理的"という言葉を使うのが適切である。集団レベルでは，この適応様式は集団としての人間適応システムが，基本的な活動資源である関係者や施設，財源に適応として現れる状態である。集団の物理的様式に関連する基本的ニードは，資源の適切さ，すなわち物理的資源の必要性の変化に対する適応によって達成される。

　生理的要素や物理的要素のいくつかの質や強さが時間の経過とともに変動することは予想できるが，機能の非効果的な状態や機能の障害が長期化すると，個人や集団に劇的で否定的な結果をもたらすことがある。例えば，ある地域社会がその地域内にある企業の廃棄物による河川の汚染を黙認し続けると，その地域の人々の健康に影響をおよぼすことになる。その汚染物質の影響が住民に直ちには現れないであろうが，次第にかすかな徴候として出現し，ついにははっきりとした疾病として現れるであろう。

　人間の個人的な側面に関する行動の分類には，自己概念-集団アイデンティティ様式という言葉が使われている。個人を対象にした自己概念様式の基盤となって

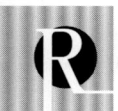

いる基本的ニードは，精神的・霊的統合であるとされている。すなわち，自分は何者であるかを知り，統合感をもって生きようとするニードである。自己概念とは，ある時点において人間が自分自身について抱いている感情や信念の合成されたものであると定義されている。自己概念は，その人自身の知覚や他者の知覚によって形成されるので，その人の行動を導く。自己概念様式の構成要素は，身体感覚やボディイメージを含む身体的自己と，自己一貫性や自己理想，道徳的・倫理的・霊的自己で構成される人格的自己である。

集団アイデンティティとは，集団に関連する2番目の適応様式に用いられる用語である。この集団の適応様式の基盤となっているニードは，アイデンティティの統合である。この適応様式は対人関係，集団の自己像，社会環境，文化，集団の責務の共有から構成される。

病棟の看護師はそこでの仕事に必要な身体的能力をもつ存在としての自己概念をもち，さらにケアを提供する専門家でありたいという自分自身への期待にこたえていることに満足を感じている。看護ケア病棟などの社会システムには，それに付随した文化があることを指摘できる。そこには看護師や管理者，そして看護ケア集団の一部を占めるその他のスタッフを取り囲む社会的環境がある。集団は価値観を共有し互いに期待する。したがって自己概念-集団アイデンティティ様式は，適応システムとしての看護師個人や看護ケア病棟の適応行動や非効果的な行動を示している。

人間の役割に関する行動の分類では，個人の場合も集団の場合も役割機能様式という言葉を使っている。個人という視点からみると，役割機能様式は個人が社会のなかで占める役割に焦点を当てている。社会の機能単位としての役割は，ある立場の人が他の立場の人に対してとる行動についての一連の期待である。役割機能様式の基盤となるニードは社会的統合であるとされている。社会的統合とは，他者とのかかわりのなかで自分がどのような存在であるかを知り，行動することができるようになるニードである。

集団における役割は，社会システムの目標が実際に達成されるための媒体であり，集団の構造基盤に結びつく活動である。役割はその集団の使命，すなわち集団に関係する任務や機能の達成に寄与するようにつくられている。役割様式は管理者やスタッフの機能，情報管理，意思決定や秩序維持のシステムなどが含まれる。集団の役割機能様式の基本的ニードは役割の明確化である。役割の明確化とは，期待されている任務を理解し，その任務の遂行に取り組むことで，集団の共通の目標を達成することである。

個人や集団の相互依存関係に関連する行動の分類は，相互依存様式と名づけられている。相互依存様式はロイが提示した最後の適応様式である。この適応様式は個人を対象にする場合，愛情や尊敬，価値観のやりとりに関する相互作用に焦点を当てている。この適応様式の基本となるニードは関係性の統合である。関係性の統合とは養育的な関係における安心感である。この様式は集団の場合，その

集団が機能している社会的状況に関連がある。集団のための様式の統合には，関係性や発達，資源の妥当性が含まれる。

　個人の場合の相互依存様式では，2つの関係が焦点となる。すなわち，重要他者（その人にとってもっとも重要な人物）とサポートシステム（相互依存ニードを満たしてくれる他者）との相互作用に焦点を当てる。一方，集団の場合は状況と構造基盤，メンバーの機能が構成要素となる。

　個人や集団の行動は，4つの適応様式から観察することができる。適応様式は，適応システムとしての人間の内部での，調節器と認知器また安定器と変革器による活動を示している。適応様式については，後の章でその基礎理論や看護過程のアセスメントやその他の段階のガイドラインも含めて別々に説明する。しかし何回も述べているように，個人や集団は丸ごと全体としてみるべきものであり，部分に細分化してはならないということを看護師は心にとめておくべきである。この4つの適応様式は図2-3に示したように4つの円が重なりあったものとして描くことができる。この図の中央の円はコーピングプロセスを示している。図のなかで生理的-物理的様式は，ほかの3つの適応様式と重なっており相互関係があることを示している。生理的-物理的様式の行動は，ほかの適応様式の1つあるいはすべてに影響を与えたり，刺激として作用することがある。例えば，ある人が自分の上肢を使えなくなったとすると，そのことは自己概念や役割機能の調整に変化をもたらす。さらに，ある1つの刺激が複数の適応様式に影響を与えることもあるし，特定の行動が複数の適応様式における適応を示すこともある。4つの適応様式間のこのような複雑な関係は，適応システムとしての人間の全体的な特性をさらによく表している。

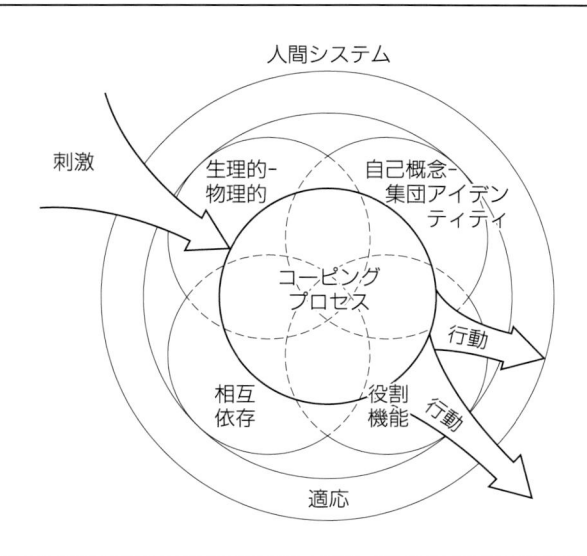

図2-3　人間の適応システム

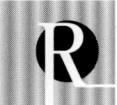

5 環境

　環境は看護モデルの2つめの重要概念で，適応システムとしての人間の内部の世界と周辺の世界と理解されている。ロイ適応モデルによれば，人間は環境の変化と相互作用して適応反応を起こすとされている。人間にとって生活は決して常に同じものではない。生活は絶えず変化し，新しい課題を突き付けてくる。人間はこのような状況の変化に対して，新しい反応を示す能力をもっている。環境の変化に伴い，人間は成長・発達し，各自の人生の意味を変える機会を絶えずもっている。生活状況の変化に対する肯定的な反応の一例として，致命的な心臓発作を経験した後に，生活のなかで優先すべきことの順序を考え直す患者の場合を考えてみよう。この人は自分の生活スタイルを変えることにより，自分や家族にとってより満足できる生き方をすることができる。例えば，仕事に費やす時間を減らして，妻や子どもたちと一緒に過ごす時間を多くするなどのことがある。

　集団の観点から別の例について考えてみよう。国立医学研究所（Institute of Medicine, 2003）は，『不公平な治療―医療における人種的および民族的格差に直面して』というタイトルの報告書を発表した。医療が提供される環境についてサービスの場から人種的偏見の可能性まで広範におよぶ多くの疑問が提起された。その結果は，研究を推進し改善のための勧告を行う調査の増加として現れている。1つの建設的な成果として，『ヘルシーピープル2010の中間展望』（Midcourse Review of Healthy People 2010, 2007, p.22）によると，健康のリスクについての相談と健康の質を供給する人たちの情報伝達技能がヒスパニック系ではない黒人において改善したと報告された。

　環境を説明するに際してロイは，生理心理学者であるヘルソン（1964）の研究を引用している。ヘルソンは，適応とは変化の程度とその人の適応レベルの関数であると述べている。前に説明したように，3種類の刺激がまとまって適応レベルができあがる。この適応レベルは生命・生活過程の統合，代償，障害というその人の内部環境の一部である。直接その人に直面している刺激は焦点刺激と呼ばれ，現在の状況に影響している他のすべての刺激は関連刺激と名づけられている。そして残存刺激とは，適応レベルに影響しているかもしれないがその影響が確証されていないものである。

　このように環境には，適応システムとしての人間の発達と行動を取り囲みかつ変化を与えるあらゆる条件，状況，影響が含まれる。そして，とくに人間と地球資源が考察の対象となる。進化する宇宙という観点から，人間と環境の相互作用に関する広い見解にふさわしい環境についての定義には，このほか複雑なパターンの相互作用，フィードバック，成長，衰退，周期的・長期的なリズムをもつ生物・物理的地域社会としての環境がある（Swimme & Berry, 1992）。

6 健康

　過去何十年もの間，専門家や一般の人々によって健康についての探求が行われてきているが，この概念が複雑であることが次第に明らかになってきている。文献をみても健康のとらえ方が一致しているものはみられないし，最近になってようやく健康に対する認識を扱った研究が公表され手に入るようになった。しかし，複雑な健康についての理解は今後も進んでいくということは，一般に認められている。

　これまで，健康とは健康と疾病との連続体の一方の端に位置するものととらえられてきたが，今では健康に対するこの考え方は，あまりに単純で非現実的であると考えられている。というのは，この考え方は健康（wellness）と病気の併存という現実と矛盾するし，逆境にもかかわらず人生の苦難にうまく対処している慢性疾患患者や末期患者を除外しているからである。

　"健康とは病気がないこと"という健康の定義は，生物学に重きをおいた西洋の生物医学的な考え方である。この立場では，疾病の診断と治療は広くいえばヘルスケアと同じ意味になる。しかしこの考え方は，個々人やその家族，友人が理解している文化的，社会的，心理的な健康の構成概念に対する考察を除外している。さらに，健康増進の重要なアプローチであるヘルスプロモーションや，効果的な健康治療として補完療法を用いることを重視していない。

　一般の人々やヘルスケアの専門家に受け入れられている健康の考え方がいくつかある。一般によく知られている健康の考え方は，WHO（世界保健機関）が公表し（United Nations, 1968），1986年のオタワ憲章で再確認された「健康とは，身体的，精神的，ならびに社会的に完全に良好な状態であり，単に病気や虚弱でないということではない」（World Health Organization et al., 1986）という定義である。フィッツジェラルド Fitzgerald は，「私たちは今，病気や老化そして死は不自然なもので，それらのすべてが治せるものであると信じているかのように振る舞っている。だから私たちは，どこまでも知識を求めれば（または多額の投資をすれば），病気や死は予防できたり，直すことができると思っている」と述べ，広く行きわたったこの定義の受け入れに懸念を示している（Fitzgerald, 1994, p.197）。イリッチ Illich, は，健康とは死や病気，不幸，ストレスなど避けられないことから逃れることではなく，適切な方法でそれらに対処する能力であると主張している（Illich, 1994）が，フィッツジェラルドは健康に対するこの考え方を支持した。

　ペンダー Pender は，健康とは「環境との構造的な統合と調和を維持するために，必要に応じて調整を行い，同時に目的を目指す行動と適切なセルフケア，他者との十分な相互関係を通して先天的・後天的な人間の可能性を実現することである」と定義している（Pender, 1987, p.27）。ペンダーらは，ヘルスプロモーションのための看護理論を開発した（Pender et al., 2002）。アメリカ看護師協会は，『看

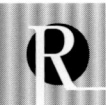

護の社会政策声明』(1995) のなかで，健康と病気は人間の経験であるが，病気であるということは健康を排除するものでもないし，健康状態がどんなに良くても病気を予防できるものでもないと述べている。

　健康は状況に左右されるということは，多くの人が記している。例えばワトソン Watson は，健康は個人個人が定義する現象であると述べている (Watson, 1985) し，ソレル Sorrell とスミス Smith は，ナバホ族の健康に対するとらえ方を取り上げ，"個人の身体的，社会的，霊的状態と身体的，社会的，霊的環境との調和と均衡が保たれるという全体論的状態である" (Sorrell & Smith, 1993, p.336) としている。フライバック Fryback は，末期疾患や慢性疾患の患者の観点から健康についての考え方を述べている (Fryback, 1993)。上に挙げた健康の考え方は，どれも健康を定義する際の状況因子の重要性を強調している。

　「ヘルシーピープル2010」は，すべてのアメリカ市民の健康増進を推進するための展望を示す主要な構想である。科学者，医療関係者，および市民からもたらされる情報に関する国家的なプロセスを通じて，プロジェクトは健康の質の向上と健康寿命の延伸および健康格差の是正という2つの包括的目標を明らかにした。合衆国保健社会福祉省 (U. S. Department of Health and Human Services) は28の重点課題について具体的な目標を設定した。その重点課題には，関節炎と骨粗しょう症，慢性的な腰痛，癌，慢性腎炎，身体障害と二次的な障害，教育および地域密着型プログラム，健康的な環境，家族計画，そして安全な食物に対する質の高いヘルスケアサービスなどの利用方法が含まれる。国家的な目標の達成状況は，2005年1月に，10年間の中間におけるデータの傾向を見直し，その時点で入手可能な新しい科学的根拠にもとづいて評価が行われた。

　データの限界はあるものの，「ヘルシーピープル2010」の中間展望によるデータの追跡調査から，507におよぶ目的・目標の70％が達成目標に向かって進捗していることが明らかになった。全世代の人たちが健康の質を向上させ健康寿命を延伸させるという全体的な目標に関連して，ある測定方法を用いた調査員らは，平均余命が延び続けていることを見いだした。しかし，性別，人種，民族による顕著な差異は残されたままである。例えば，男性の健康寿命は女性より低く，黒人の男女は白人男女と同じ健康寿命を生きていない。同様に，健康格差の是正という2つ目の目標もまちまちの結果を示している。大多数の人口比率が改善している一方で，格差における系統立った減少の兆候はほとんどみられない。いくつかの目標でみられた減少は，例えば14の目標で人種的・民族的な格差が，15の目標で男女間の格差が増加によって相殺された。

　ロイ適応モデルが提示している健康の考え方を理解するには，この章の前半で説明した適応システムとしての人間と環境の概念を理解する必要がある。また，この健康の考え方を理解するには，このモデルの基礎になっている科学的・哲学的前提も理解する必要がある。理論的な視点からこのモデルについてさらに深く考察し，このモデルを実践にさらに活用していけば，健康の概念を明快に説明す

ることができるだろう。

　この章の前半で，人間は環境の変化に応じて絶え間なく成長・発達している適応システムであると説明したが，適応システムとしての人間の健康はこのような相互作用，すなわち適応を反映したものである。

　適応とは生存，成長，生殖，成熟，そして人と環境の変化を促進する人間の肯定的反応であることは，すでに述べたとおりである。適応反応とは，これらの目標に関して全体性に至る健全で損なわれない状態である統合性を活用して，統合性や全体性を促進することである。健康は，人間の目標や存在の意義の視点から考察される。人生におけるこの目標の達成は，統合された全体的存在になることである。したがってロイ適応モデルにおける健康とは，統合された全体としての人間であること，あるいはそうなりつつある状態やそのプロセスであると定義され，統合性の不足は健康が十分でないということを意味する。

　次の2つの状況を考えてみよう。最初の事例は，事故により四肢麻痺をきたした29歳の女性の例である。車椅子による移動という制限や医療器具に助けられての生活にもかかわらず，彼女は妻として，作家として，画家として豊かで意義のある人生を送っている。生きることに対する彼女の姿勢は，彼女と接するすべての人たちを勇気づけてくれる。

　2番めは20歳の男子学生の例である。彼は，大学での1年間の生活を通して徐々に麻薬に頼るようになってきている。最初はストレスの多い試験期間だけ薬を使用していたが，今では薬の助けがなければ，1日1日を過ごすことができないようになっている。成績は下がりつつあり，退学を考えはじめている。

　統合された全体になるという目標に対する適応の反映として健康を考えると，最初の女性は健康であることを示している。この女性には，良い適応状態を表す統合がみられる。一方，男子学生は環境の変化に対して非効果的な反応を示しており，介入の必要性があることは明らかである。

7 看護の目標

　一般的に言えば，看護の目標は個人ならびに社会の健康を増進するというヘルスケア全体の目標に貢献することにある。アメリカ看護師協会による看護の目的は，改訂された専門職としての看護の定義のなかに述べられている。

> 看護とは，健康の保持・増進そして向上を目指し，疾病や損傷を予防し，診断や治療に伴う苦痛や反応の緩和，および個人・家族・地域住民のケアを擁護することである（p.6）。

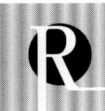

さらにこの文書では、看護実践の知識基盤は人間としての経験や生涯にわたるその人の反応に関連すると述べている。看護師は、個人、家族、社会、そして地域住民とともに多くの課題に取り組む。これらの課題には、健康と安全の促進、看護およびセルフケアプロセス、身体的・情緒的・精神的な安定と不安、苦痛、生理的・病態生理学的な適応プロセス、そして誕生、成長と発展、健康、不健康、疾病、死という経験に関連した感情などがある。したがって、看護実践は生涯に及ぶ人間の健康状態の理解、および環境と個人の相互作用に基礎をおく。

ロイ適応モデルによると、看護は専門職として、人間の成長と幸福を可能な限り促進するために人間と環境の相互作用に焦点を当てる。第3章で詳しく述べるが、ロイ適応モデルにおける看護活動には、適応に影響をおよぼす行動と刺激のアセスメントが含まれる。看護判断はこのアセスメントを基礎にし、介入はこれらの刺激にうまく対処するための計画である。看護の目標は適応を促進することである。

初めての出産で病院に入院してきた妊婦の場合を考えてみよう。出産後の母親に対する看護は、母親が新しい役割に適応できるよう援助することを目指す。目標は栄養や排泄、感染予防などの身体的な事柄に加えて、子どもを養育する母親としての能力、援助が必要なときに応じられるサポートシステム、適応期間を通じての自己概念の統合に関係したものになるであろう。このケースの場合、看護の目標は適応のあらゆる面において新しい母親を援助することである。看護師は母親の適応レベルと対処能力を確認して、困難な点を明らかにし、母親の適応を促進するために必要な介入を行う。このようにして新生児の統合も適切に保たれる。

より高いレベルの看護実践においては、看護師は家族や組織、地域社会、社会全体という集団に対するケアの提供に携わる。この場合も、看護活動には集団の適応に影響をおよぼす集団の行動と刺激のアセスメントが含まれる。看護判断はこのアセスメントにもとづいて行われ、介入はこれらの刺激を操作するための計画である。繰り返すが、この場合も看護の目標は適応を促進することである。

この目標のもう1つの例として、病院の職員のために働いている看護師を挙げることができる。注射針による針刺し事故の発生が増加していることが判明した場合、この看護師は職員と協力して、この傾向に影響をおよぼしている要因を明らかにしようとするであろう。この場合の介入は、問題をひき起こしている事柄への取り組みに焦点を当てることである。

ロイは、看護の目標は4つの適応様式の各々における適応を促進することであって、それによってその人の健康や生活の質、あるいは尊厳ある死に貢献することである、と定義している。しかし身体的、精神的、社会的に完全に良好な状態、いわゆる最高の健康状態は、すべての人に実現可能であるとは限らない。健康な場合にも病気の場合にも適応を促進させ、人間と環境の相互作用を高め健康を促進させることが、看護師の役割である。このモデルの前提を保ちつづけるた

めに，看護師は相互依存の受容と保護，そして育成を通してシステムの作用を高め，人と環境の変容を促進させることを目指すのである。

8 要約

　この章で述べたことを要約すると，ロイ適応モデルでは，人間を個人の側面と集団の側面から，適応システムと定義している。そしてコーピングプロセスは，4つの適応様式に関して適応を維持するように作用する。適応システムとしての人間の概念を図2-3に示した。内的・外的な環境からの刺激がコーピングプロセス（個人の場合は調節器と認知器，集団の場合は安定器と変革器）を活性化させ，次いで個人および集団に対して，生理的-物理的様式，自己概念-集団アイデンティティ様式，役割機能様式，相互依存様式に関する行動を起こさせる。この反応は適応的なもの，すなわち人間の統合や全体性を促進するものもあれば（適応の円のなかにある矢印で示されている），あるいは非効果的で人間の目標に寄与しないものもある（適応の円を突き抜けている矢印）。わかりやすく説明するために，それぞれの適応システムを別のものとしてとらえ各々の側面を提示する必要があったが，このモデルではシステムとしての人間は各々の面が相互に関連し，他者の影響を受けるという全体論的機能をもつという考え方が基本になっている。

　ロイ適応モデルでは，健康とは統合された全体としての状態，あるいはそのようになるプロセスである。また健康とは適応の状態を反映するもの，すなわち適応システムとしての人間と環境の相互作用であり，看護師はこの適応を促進するための援助を行う。看護の目標は4つの適応様式のそれぞれにおいて適応を促進させることである。看護師は適応を促進させることによって，人間の健康や生活の質あるいは尊厳ある死に貢献する。

　ロイ適応モデルの基礎となる科学的・哲学的・文化的前提は，システム理論，適応レベル理論，ヒューマニズム，ヴェリティヴィティ（人間存在の有意味性），宇宙的統合，多様性である。これらの基本的前提の影響は，このモデルの主要な概念がより深く探求されることによってますます明らかになっていくであろう。

（訳＝影山セツ子）

応用問題

1. ロイ適応モデルの前提を復習し，あなたの考えにもっとも近いと思うものを明らかにし，さらに，それが自分の考えに近いかどうかについて自分の意見を整理するために

前もって調べる必要があるものを明確にしなさい。

2. 交通渋滞の時間帯に，交差点でちょうど信号が黄色に変わった場面をイメージしなさい。そしてそのとき，あなたがどのような行動をとるべきかの判断に影響をおよぼす焦点刺激，関連刺激，残存刺激を示しなさい。

3. 資格試験のような大切な試験を受けるというあなたの体験から，(a) あなたの適応レベルあるいは対処能力を広げるための焦点刺激，関連刺激，残存刺激と，(b) それを狭める焦点刺激，関連刺激，残存刺激をそれぞれ2つ挙げなさい。

4. 1分前のあなた自身の行動を振り返り，(a) 観察できる反応，(b) 測定できる反応，(c) 主観的に報告できる反応を各々2つずつ挙げなさい。

5. この章で示された内容に対する理解を深めるために，適応的と考えられる行動と非効果的と考えられる行動をそれぞれ2つ挙げなさい。適応反応の例は"重要な概念にアンダーラインを引く"などであり，非効果的反応の例は"空想にふける"などである。

6. あなたの健康観を簡潔に記し，ロイ適応モデルの健康の定義と比較しなさい。

7. 集団に対して提供されるヘルスケアに関係する看護活動の例をいくつか示しなさい。企業で働く看護師はその一例である。

理解度の評価

[問題]

1. A欄に示されているそれぞれの前提と関連のある適切な科学的・哲学的・文化的な考え方をB欄から選んで下線上に記入しなさい（重複解答可）。

　　　　　　　　　　—A欄—　　　　　　　　　　　　　　—B欄—
　_____ (a) 人間は本来，全体性を有する。　　　1. システム理論
　_____ (b) コーピングプロセスは人間の機能の中心で　2. 文化特有の表現
　　　　　　　ある。　　　　　　　　　　　　　　　　3. ヴェリティヴィティ
　_____ (c) 人間は目的をもって行動する。　　　4. 宇宙的統合
　_____ (d) 人類には単一の目的がある。
　_____ (e) 文化に重要な概念
　_____ (f) 人間と地球は共通のパターンと欠くことの
　　　　　　　できない関係をもっている。

2. 次の文章の空欄を埋めなさい。
　　人間のシステムにおける入力は，_____と_____と呼ばれる。コントロールあるいは_____は中心的な機能であり，その活動はシステムのフィードバックとして，さらに入力として働く_____によって示される。

3. 次の説明に対して，それが適応反応を表している場合は（A）を，非効果的反応を表している場合は（I）を＿＿＿＿に記入しなさい。
   (a) ＿＿＿＿統合性の崩壊
   (b) ＿＿＿＿生存，成長，生殖，成熟，変容に寄与しない。
   (c) ＿＿＿＿統合性を促進する。
   (d) ＿＿＿＿人間のシステムの目標に貢献する。

4. 次の状況において，焦点刺激（F），関連刺激（C），残存刺激（R）に該当するものを，下記の（a），（b），（c）から選んで，下線上に各々の頭文字を記しなさい。
   状況：4歳の子どもがギプスの巻き替えを受けている。その子は先天的な障害を治療するために，生後6か月から左足首にギプスを装着していた。彼はギプスカッターを見た瞬間，母親を求めて金切り声をあげて泣き出した。以前にこの処置をしたスタッフは，子どもを抑えつけ，できるだけ速やかに処置を行わなければならなかった。
   (a) ＿＿＿＿過去のギプス除去の経験
   (b) ＿＿＿＿ギプスカッターが視野に入ったこと
   (c) ＿＿＿＿ギプスカッターの以前の経験

5. 次の文章のなかで"適応レベル"に該当するものはどれか。
   (a) 生命・生活過程の状況として表される。
   (b) 人間の健康な状態を指す。
   (c) 人間が肯定的に反応するための能力に影響する。
   (d) 統合，代償，障害として表される。

6. 次の状況の下線を引いた行動を，調節器の働きを示すものと，認知器の働きを示すものに分類しなさい。
   ある若い女性が，春のさわやかな空気を胸いっぱいに吸いながら道路を静かに運転していたとき，突然車の前方に子どもが飛び出してきた。彼女は子どもをはねないように急ブレーキを踏み，車を左側にカーブさせた。衝突しそうになったのも気づかずに子どもが走り去ったとき，彼女は驚きで猛烈に胸がどきどきして，体は震え，声も出なかった。

7. 集団に関係する次の状況の下線を引いた行動を，安定器の働きを示すものと，変革器の働きを示すものに分類しなさい。
   妊産婦危機センターは最近スタッフの指導者の交替があり，新しい方針をつくるために力を入れた。そしてすべてのスタッフに対して終日の研修が行われる予定である。長年の従業員であるカレンは，仲間が一緒に座れるようにテーブルと椅子を確保するために早めに来ることを約束していた。彼女と友人は計画する活動に丸一日を費やすという決定に批判的である。このセンターは何年間も同じようなやり方でうまく機能している。"このような戦略的な計画は時間の浪費である"。

8. ロイ適応モデルにおける，健康に関する次の説明文の空欄に適切な語句を入れなさい。
   健康とは，＿＿＿＿された＿＿＿＿である＿＿＿＿，あるいはそのようになりつつ

ある_____である。

9. 次の文章のなかで，ロイ適応モデルにおける看護の目標に該当するものはどれか。
   (a) 社会における個人および集団の健康を達成すること
   (b) 人間と環境の相互作用を高めること
   (c) 適応を促進すること
   (d) すべての人が完全に身体的，精神的，社会的に良好であるよう促進すること

[解答]

1. (a) 1，(b) 1，(c) 1，3，(d) 3，4，(e) 2，(f) 4
2. 刺激，適応レベル，コーピングプロセス，反応または行動
3. (a) I，(b) I，(c) A，(d) A
4. (a) C，(b) F，(c) R
5. a，c，d
6. 調節器の働きを示す行動：・胸がどきどきする。
                     ・体が震える。
   認知器の働きを示す行動：・道路を静かに運転している。
                     ・急ブレーキを踏む。
                     ・左側にカーブさせる。
7. 安定器の働きを示す行動：・仲間が一緒に座れるようにする。
                     ・計画する活動に丸一日費やすことに批判的である。
                     ・何年間も同じようなやり方でうまく機能している。
   変革器の働きを示す行動：・指導者の交替
                     ・新しい方針をつくる。
                     ・終日の研修をする。
                     ・戦略的な計画
8. 統合，全体，状態，プロセス
9. b，c

●文献

[*1] American Nurses Association. (1995). *Nursing's social policy statement*. Kansas City, MO: American Nurses Association.

American Nurses Association. (2003). *Nursing's social policy statement*. Washington, DC: American Nurses Association.

[*2] Cho, J. (1998). *Nursing manual: Assessment tool according to the Roy Adaptation Model*. Glendale, CA: Polaris Publishing.

[*3] Dobratz, M. C. (1984). Life closure. In C. Roy (Ed.), *Introduction to nursing: An adaptation model* (2nd ed., pp.497-518). Englewood Cliffs, NJ: Prentice Hall.

Dobratz, M. C. (2004). Life closing spirituality and the philosophic assumptions of the Roy adaptation model. *Nursing Science Quarterly, 17*(4), 335-338.

Dobratz, M. C. (2005). A comparative study of life-closing spirituality in home hospice patients. *Research and Theory for Nursing Practice, 19*(3), 243-256.

Fitzgerald, F. T. (1994). The tyranny of health. *New England Journal of Medicine, 331*, 196-198.

Frederickson, K., Acuna, V. R., Whetsell, M., & Tallier, P. (2005). Cross-cultural analysis for conceptual understanding: English and Spanish perspectives. *Nursing Science Quarterly, 18*(4),

286-292.

Fryback, P. B. (1993). Health for people with a terminal diagnosis. *Nursing Science Quarterly, 6*(3), 147-159.

Gonzalez, Y. M. (2007). *Efficacy of two interventions based on the theory of coping and adaptation processing*. Paper presented at 8th Annual Roy Adaptation Association Conference, Los Angeles.

Haught, J. F. (1993). *The promise of nature: Ecology and cosmic purpose*. New York: Paulist Press.

Helson, H. (1964). *Adaptation level theory*. New York: Harper & Row.

Illich, I. (1974). Medical nemesis. *Lancet, 1*(7863), 918-921.

Institute of Medicine, Committee on Understanding and Eliminating Racial and Ethnic Disparities in Health Care. Washington, DC: National Academies Press, 2003.

[*4] Johnson, M., Mass, M., & Moorhead, S. (2000). *Nursing outcome classification* (NOC; 2nd ed.). St. Louis, MO: Mosby.

Kretzmann, J. P., & McKnight, J. L. (1993). *Building communities from the inside out*. Evanston, IL: Center for Urban Affairs and Policy Research, Northwestern University.

Malphurs, A. (1993). *Pouring new wine into old wineskins: How to change a church without destroying it*. Grand Rapids, MI: Baker Books.

[*5] McCloskey, J. C., & Bulechek, G. M. (Eds.). (1992). *Nursing Interventions Classification* (NIC). St. Louis, MO: Mosby Year Book.

[*6] Pender, N. (1987). *Health promotion in nursing practice* (2nd ed.). Norwalk, CT: Appleton & Lange.

Pender, N. J., Murdaugh, C. L., & Parsons, M. A. (2002). *Health promotion in nursing practice* (4th ed.). Upper Saddle River, NJ: Prentice-Hall.

Rodgers, B. L. (2005). *Developing nursing knowledge: Philosophical traditions and influences*. Philadelphia: Lippincott Williams & Wilkins.

Roy, C. (1970). Adaptation: A conceptual framework for nursing. *Nursing Outlook, 18*, 42-45.

[*7] Roy, C. (1976). *Introduction to nursing: An adaptation model*. Englewood Cliffs, NJ: Prentice Hall.

[*8] Roy, C. (1984). *Introduction to nursing: An adaptation model* (2nd ed.). Englewood Cliffs, NJ: Prentice Hall.

Roy, C. (1988). An explication of the philosophical assumptions of the Roy Adaptation Model. *Nursing Science Quarterly, 1*(1), 26-34.

Roy, C. (1990). Theorist's response to "Strengthening the Roy Adaptation Model through conceptual clarification." *Nursing Science Quarterly, 3*(2), 64-66.

Roy, C. (1997). Future of the Roy model: Challenge to redefine adaptation. *Nursing Science Quarterly, 10*(1), 42-48.

Roy, C. (2007a). Knowledge as universal cosmic imperative. In C. Roy & D. A. Jones (Eds.), *Nursing Knowledge Development and Clinical Practice* (pp.145-161). New York: Springer.

Roy, C. (2007b). *Coping and Adaptation Processing Scale* (CAPS). Boston: Boston College.

[*9] Roy, C., & Andrews, H. A. (1999). *The Roy Adaptation Model* (2nd ed.). Stamford, CT: Appleton & Lange.

Roy, C., & Anway, J. (1989). Roy's Adaptation Model: Theories and propositions for administration. In B. Henry, C. Arndt, M. DeVincenti, & A. Marriner-Tomey (Eds.), *Dimensions and issues of nursing administration*. St. Louis, MO: Mosby.

Roy, C., & Roberts, S. (1981). *Theory construction in nursing: An adaptation model*. Englewood Cliffs, NJ: Prentice Hall.

Smith-Moran, B. (Ed.). (2001). *The Journal of Faith and Science Exchange* (Vol.5). Newton Centre, MA: The Boston Theological Institute.

Sorrell, M. S., & Smith, B. A. (1993). Navajo beliefs: Implications for health professionals. *Journal of Health Education, 24*(6), 336-338.

Swimme, B., & Berry, T. (1992). *The universe story*. San Francisco: Harper.

U. S. Department of Health and Human Services (HHS). *Healthy People 2010: Midcourse Review, Section 1. Health of the nation*. More information available at: http://www.healthypeople.gov/data/midcourse/default.htm; accessed May 21, 2008.

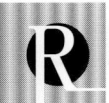

*¹⁰ von Bertalanffy, L. (1968). *General systems theory*. New York: Braziller.
Watson, J. (1985). *The philosophy and science of caring*. Boulder: Colorado Associated University Press.
Watson, J. (2005). *Caring science as sacred science*. Philadelphia: Davis.
Weiss, S. (1995). Contemporary empiricism. In A. Omery, C. E. Kasper, & G. G. Page (Eds.). *In Search of Nursing Science* (pp.13-26). Thousand Oaks, CA: Sage.
Wilkinson, J. (2000). *Nursing Diagnosis Handbook with NIC interventions and NOC outcomes* (7th ed.). Upper Saddle River, NJ: Prentice-Hall.
World Health Organization, Health and Welfare Canada, Canadian Public Health Association. (1986). *Ottawa charter for health promotion*. Ottawa, Canada: WHO, HWC, CPHA.
*¹¹ Young, L. B. (1986). *The unfinished universe*. New York: Simon & Schuster.

●邦訳のある文献

1) 小玉香津子訳：看護はいま―ANAの社会政策声明（1995），小玉香津子訳『看護はいま―ANAの社会政策声明』所収，日本看護協会出版会，1998．
2) 野呂レナルド・柴田理恵訳：ロイ適応モデルにもとづく看護アセスメントツール，医学書院，2002．
3) 片岡万里訳：人生の終焉，松木光子監訳『ロイ適応看護モデル序説　邦訳第2版』所収，へるす出版，1995．
4) 藤村龍子・江本愛子監訳：看護成果分類（NOC），第2版，医学書院，2003．
5) 中木高夫・黒田裕子監訳：看護介入分類（NIC），原著第4版，南江堂，2006．
6) 小西恵美子監訳：ペンダー　ヘルスプロモーション看護論，日本看護協会出版会，1997（原書第3版）．
7) 松木光子監訳：ロイ看護論―適応モデル序説，メヂカルフレンド社，1981．
8) 松木光子監訳：ロイ適応看護モデル序説　邦訳第2版，へるす出版，1995．
9) 松木光子監訳：ロイ適応看護論入門，医学書院，1992．
10) 長野　敬・太田邦昌訳：一般システム理論，みすず書房，1973．
11) 相川隆行訳：未完の宇宙―形態の進化と発展，地人書館，1991．

●補足文献

Roy, C. (1983). Roy Adaptation Model and application to the expectant family and the family in primary care. In J. Clements & F. Roberts (Eds.), *Family health: A theoretical approach to nursing care* (pp.255-278, 298-303, 375-378). New York: Wiley.
Roy, C. (1984). *The Roy Adaptation Model in nursing: Applications in community health nursing*. Paper presented at the eighth annual Community Nursing Conference, Chapel Hill, NC.
Roy, Sr. C., & Corliss, C. (1993). The Roy Adaptation Model: Theoretical update and knowledge for practice. In Parker, M. Parker (Ed.), *Patterns of nursing theories in practice* (pp.215-229). New York: National League for Nursing.
Senesac, P. (2004). *The Roy Adaptation Model: An Action Research Approach to a Pain Management Organizational Change Project*. PhD Dissertation, Boston College, Chestnut Hill, MA.

SISTER CALLISTA ROY
THE ROY ADAPTATION MODEL
THIRD EDITION

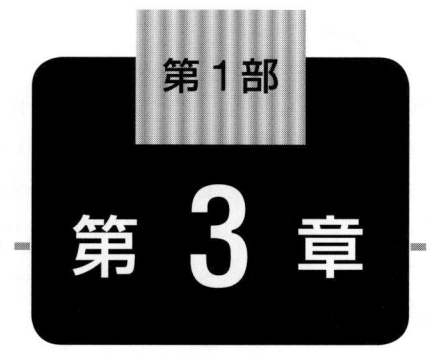

第1部

第 3 章

ロイ適応モデルの看護過程

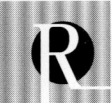

看護の目標は，ヘルスケアの全般的な目的，すなわち個人と社会の健康を増進するという目的に寄与することである。この目標を達成するために，看護師は患者と全面的かつ積極的にかかわり（American Nurses Association: ANA, 2003），また他の分野の専門職者と協力してヘルスケア計画の作成に携わる。ヘルスケア職は，それぞれその分野独自の実践領域をもっているが，他の職種と重なりあい相互に依存しあう領域で役割を果たしてもいる。変化の著しいヘルスケアシステムのなかにあって，看護実践の範囲は流動的であり常に変化していることを，看護師は認識している。また看護実践の範囲は，社会のニーズの変化や看護の理論的・学術的な知識の増大に応じる柔軟な境界をもっている（ANA, 2003, p.8）。看護を他の医療専門分野と区別しているのは，看護師の視点からみた人々についての知識と，看護の社会的責任にかかわる看護過程である。

　看護の定義に関する多くの議論は，以前から唱えられている「健康と病気に対する人間の反応の診断および治療」という看護のとらえ方にもとづいている（ANA, 1995, p.6 の引用より）。しかし最近の定義は，特定の健康問題に限定せずに，健康と病気に対する人間の経験と反応を強調している（ANA, 2003）。

　前に述べたように，ANA の資料は，看護師は個人や家族，コミュニティ，そして集団と相対し，健康と安全の向上や，健康と疾患の意味の発見を含む多くの問題点に視点をおいた，生涯を通しての人間の経験と応答を対象とした看護実践のための知識の基盤を示している。

　ロイ適応モデルは，この人間の経験と反応をとらえる独自の視点を提示している。このモデルでは，人間の反応は問題やニード，不足（障害）に限定していない。それどころかこのモデルには，潜在的能力や長所，知識，技能，実際的能力，そして現実へのかかわり（コミットメント）などを含め人間適応システムのすべての反応が含まれている。このような反応を行動（behavior）と呼んでいる。

　看護ケアの受け手は，個人としての人間と，家族・集団・組織・地域社会・全体としての社会などの集合体，そしてグローバルなコミュニティとしての人間である。看護は，看護過程という問題解決アプローチ，すなわちデータの収集，能力とニードの特定，目標の設定，介入（看護ケアの選択と実施），および実施したケアの成果の評価からなるアプローチを通して行われる。

　看護の理論的視点は，それぞれの看護モデルの根幹をなす信念や価値観，そして概念に深く根ざすかたちで看護の知識と看護の目標と活動を表明している。ロイ適応モデルの根幹をなすのは，科学的・哲学的・文化的前提と，生命・生活過程をもつ適応システムとしての人間の考え方である。

　ロイ Roy が記述した看護過程は，適応システムとしての人間のとらえ方と直接つながっている。この看護過程では，人や環境，文化に対する価値や信念がもっとも重要なものととらえられている。

　ロイ適応モデルの看護過程では，次の6つの段階が明らかにされている。
1) 行動のアセスメント

2) 刺激のアセスメント
3) 看護診断
4) 目標の設定
5) 介入（ケアの選択と実施）
6) 評価

　この章では，この6つの段階を，ロイの適応システムとしての人間の考え方，そして適応を促進する看護の目標と関連づけて考察していく。

▌学習目標

1) ある状況の下で個人や集団が示す行動を特定することができる。
2) 評価基準を用いて，ある行動が適応行動かそれとも非効果的行動かを評価することができる。
3) ある状況の下で，指定された行動に影響を与えている刺激を特定することができる。
4) 指定された刺激を焦点刺激，関連刺激，残存刺激のいずれかに分類することができる。
5) ある状況の下で，刺激に対する適応レベルが統合的か，代償的か，それとも障害をきたしているかを明らかにすることができる。
6) ある状況の下で看護診断を行うことができる。
7) アセスメントデータと看護診断をもとに目標をもれなく設定することができる。
8) ある状況の下で，特定の刺激を適切に変化させるのに役立つ行動を示すことができる。
9) ある看護診断にもとづく看護介入として，調節器の働きと認知器の働きを強化するアプローチを示すことができる。
10) 設定した目標をもとに，看護介入が効果的であったことを示す証拠を提示することができる。

▌重要概念の定義

介入（intervention）：刺激を変化させたり，適応プロセスを強化することによって適応を促進するために選択される看護の働きかけ。

看護過程（nursing process）：データを収集し，適応システムとしての人間や集団の能力とニードを特定し，看護ケアのためのアプローチを選択して実施し，提供したケアの成果を評価する問題解決プロセス。

看護診断（nursing diagnosis）：個人や集団の適応状況を伝える記述をもたらす判断のプロセス。

関連刺激（contextual stimuli）：状況に影響を与える焦点刺激以外のすべての内的・外的刺激。焦点刺激がきっかけとなって起こった行動に寄与する。

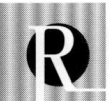

規範（norms）：行動の有効性について判断を下す際に用いられる一般的に受け入れられたガイドラインおよび期待。
行動（behavior）：ある状況の下での行為あるいは反応。
残存刺激（residual stimuli）：個人や集団の行動に不確定の影響をおよぼす刺激。その影響が確認できない場合がある。また現時点では確認されていない場合もある。
焦点刺激（focal stimuli）：個人や集団の適応システムにもっとも直接的に影響をおよぼす内的・外的刺激。
直観（intuition）：深い思考を経ずして，直ちにそれが何かを知る過程。
適応行動（adaptive behavior）：生存，成長，生殖，成熟，および人間と環境の変革という目標に向けての人間適応システムの統合性を促す反応。
適応（上の）問題（adaptation problem）：適応に関して幅広い領域でみられる望ましくない状態。肯定的な適応の指標からみて困難な問題をいう。
非効果的行動（ineffective behavior）：生存，成長，生殖，成熟，および人間と環境の変革という目標に向けての人間適応システムの統合性を破壊する，あるいは統合性に役立たない反応。
評価（evaluation）：人間適応システムの行動に対する看護介入の有効性の判断。
目標の設定（goal setting）：提供される看護ケアによって達成される行動成果の明確な記述。

1 看護過程

　前の章では，適応システムとしての個人や集団の記述に焦点をおいた。この章では，ロイ適応モデルに示されている看護過程について述べる。過程の段階のおおまかな様子を知るためには，看護過程に存在する3つの基本的特性を理解することが重要である。すなわち，全体性，直観的・主観的な過程の重要性，そして個人の独自性である。

　第1に，看護過程のステップは，わかりやすくするために別々に名称が付けられ，論じられてきたが，この過程は連続的であり，同時にも起こる。例えば，看護師は1つの適応モデルで行動を評価することができ，その一方で他のステップで介入を実行することができる。このアプローチは，ロイの人間の適応システムの概念化が示す過程と同じである。しかし，適応システムの異なった部分を個別にとらえることが重要であり，人間のシステムは全体として機能することに注意を払うべきである。個々の部分は他の部分と関連しており，互いに影響しあう。万華鏡やレーザー光線を用いたショーのイメージは，個人全体，あるいは看護過程全体を象徴しており，両者は同一時間における異なった地点での異なった展望

としてみることができる。

　看護過程の第2の基礎となる特徴は，客観的な臨床にもとづく根拠とともに，直観的な過程と洞察を利用することである。直観とは，深い思考を経ずして，直ちにそれが何かを知る過程を指す。患者を知ることは看護師の患者とのつながりの成果である。このような関係は，命にかかわる重篤な場合や健康増進の計画を重ねることから生まれてくる。客観的な過程と主観的な過程の融合は，看護師は「正確で綿密で敏速な観察者でなくてはならない。そして細やかで豊かな感性をもつ女性であるべきである」というナイチンゲールの記述に反映されている（Nightingale, 1859, p.71）。看護師は非常に優れた認知能力と行動能力，技術的能力のほかに，同情や思いやり，対人関係のスキルを示す。

　看護過程の第3の基礎となる特徴は，自身の生命に関する個人の権利であり，彼らにとって最良の選択をすることである。看護師は，個人の独自性の価値を知っている。すなわち，個人は自分自身，そして将来について知らされた選択に関して選ぶ権利を有するという信念である。看護過程を実践するうえで，看護師は人間性の自覚，意味，同じ運命をもった存在として高い敬意を払う。これらの信念は，ケアを受ける個人やグループ，その他のケア提供者，また，看護師自身により保持されている。看護師は健康に関する自分自身の目標を設定し，自分の価値観を反映したケアを探し出すための患者の権利を高める。いくつかの看護研究では，患者が自分の意見をもとに自分のケア計画を立てることを援助する方法に焦点を当てたものがある。これと同様に，専門職としての権利を主張するには，看護師はヘルスケアシステム全体が社会のニーズをどれだけ満たしているかに目を向ける責任があることを認識する必要がある（Grace, 2001）。

2　第1段階：行動のアセスメント

　ロイ適応モデルに述べられている看護過程の最初の段階は，行動のアセスメントである。適応システムとしての人間が，健康状態の変化にどのように対処し，適応するかを示す指標が行動である。したがって，看護過程の第1段階は，人間適応システムの行動と現在の適応状態に関するデータを収集することである。図3-1（84ページに掲載）は，人間適応システムに関する記述のなかでロイが示している看護過程の各段階を図示したものである。

　ロイ適応モデルでは，人間存在は個人の場合でも，また集団の場合でも全体的（ホリスティック）で適応的なシステムと考えられている。内的・外的環境からの刺激というかたちでのインプットがコーピングプロセス（対処過程）を活性化し，それによって4つの適応様式で適応が維持される。その結果が行動反応であり，これは適応行動あるいは非効果的行動のいずれかである。適応行動とは，生存，

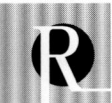

成長，生殖，成熟，および人間と環境の変革という目標に向けて人間適応システムの統合を促す反応である。非効果的行動とは，そのような統合を破壊する反応や統合に役立たない反応である。

人間適応システムの反応が，看護過程の第1段階，すなわち行動のアセスメントの焦点である。行動は，ある状況下での行為あるいは反応と定義されている。行動には，観察可能なものと観察不可能なものがある。ふつう「胃痙攣」の名で呼ばれているような現象に人が感じる不安は，はたからは観察できないことがある。このような観察不能の行動については，患者が訴えるか，またはほかの何らかの方法で明らかにする必要がある。これに対して，観察可能な行動は他者でも識別できる。恐怖に怯えた子どもが発する悲鳴は観察可能な行動である。

通常，大半の人間適応システムは，内的・外的環境で生じる変化に対して効果的に対処している。しかし，例えば病気のときや人生の転換期のように，個人のコーピング能力に負荷がかかる場合がある。そのような場合に個人が直面する刺激や変化に対しては，通常のその人の適応能力以上のものが必要となる。適応レベルは低下し，基本的生命・生活過程は代償的になるか，または障害される。看護師が主として個人や集団に接するのは，このようなときなのである。

看護場面で第1の関心事となるのは，ある特定の行動，すなわち人間適応システムのコーピングプロセスに負荷をもたらす環境変化の結果として，さらに適応反応が必要になるような行動である。看護を行うにあたって重要なことは，そのような行動についてアセスメントを行い，評価基準に照らしてそれらが統合性の維持にどれだけ役立っているかを評価し，さらにはコーピングプロセスの強さと負荷を明らかにする方法を理解していることである。

看護過程の各段階を通じて，看護師は高度の技術と対人関係のスキル，直観を駆使してアセスメントを行い，身体的ケアや精神的サポート，先を見越した指導，健康教育，そしてカウンセリングなどの介入を開始する。

a．行動データの収集

行動のアセスメントでは，各適応様式における個人や集団の反応を系統的に考察する。第2章で指摘したように，個人および集合体としての人間適応システムの4つの適応様式は，コーピングプロセスを示すコーピング法の分類である。適応様式には，生理的-物理的様式，自己概念-集団アイデンティティ様式，役割機能様式，そして相互依存様式がある。反応が発現したり，観察可能な行動と観察不能な行動が生じるのは，この4つの主要カテゴリーを通してである。

必ずしもすべての行動が他者の目で見て直接わかるわけではない。観察不能な行動については，個人や集団が訴えるか，またはほかの何らかの方法で明らかにする必要がある。観察可能な行動は通常，見たり，聞いたり，測定したりすることができる。したがって，各適応様式で行動のアセスメントを行う際には，観察

や洞察，測定，インタビューの技能を用いて行動データを収集する。本書では，この行動のアセスメントの方法については，簡単に触れるにとどめる。これを上手に使えるようになるには，アセスメントの原理についての知識と実践が必要である。

観察技能を実際に使う際には，個人や集団の行動に関するデータを感覚（五感）を用いて収集する。個人の場合なら，皮膚のチアノーゼの有無を視診し，微弱な脈拍を触診し，嗅覚で体臭を調べ，胸部音の異常を聴診する。観察は洞察と直観と同時に行われる。患者の不快については，たとえ患者が否定していて不快そうにみえなくても，「直観」という一種の感覚を使って察知できることがある。一方，小児虐待が疑われる家族の場合には，外傷を示唆するあざ（観察可能な行動）が子どもの腕にみられないか，などの身体的指標を観察する。

行動反応が測定可能な場合は，その測定値を既存の評価基準と比較する。看護師は血圧を測定したり，尿検査を行ったり，あるいは患者に視力表を読ませたりする。家族の場合は，質問紙などを使って分析して，子どもが受けている可能性のある虐待行動をさらに明らかにすることができる。測定値は行動データとなる。

看護師は，インタビュー技能を用いて傾聴と意図的質問を行い，行動データを収集する。例えば患者が痛みを訴えた場合，それは看護師が痛みの性質について質問すべきときだというシグナルとなる（第10章で詳しく考察する）。患者の言語的応答は，看護師が把握して記録しておくべき行動データである。看護師が地域社会のアセスメントを行う場合，インタビューはその人間適応システム（地域社会）の能力とニードについて理解を深めるのに役立つ道具となる。その能力とニードが，人間適応システムとしての地域社会の行動データである。

看護師と患者，家族，そしてほかのヘルスケア職との効果的なコミュニケーションは，行動のアセスメントでも，また看護過程全体を通しても重要である。医療コミュニケーションやパートナーシップ強化の学習のための看護の教科書は数多い（Antai-Otong, 2007）。そこでは必ず，言語の相違の枠を超えて文化的な意味が考慮に入れられている。問題解決のアプローチよりも思いやりの心（ケアリング）を重視するほうが優先度が高いかもしれないが，一般的にはこの両者は同時に行われる。感覚の鋭い看護師ならば，患者の気持ちや懸念に目を向けるべきときがわかるものである。型どおりのデータ収集の手を緩めて，目の前の効果的なコミュニケーションと思いやりの心（ケアリング）を大切にすることが，すべての看護行為の有効性を高めるのに役立つ（Boykin & Schoenhofer, 1993; Leininger & McFarland, 2002; and Watson, 2005）。

行動に関するデータの収集プロセスは，系統的でなければならない。個々の適応様式で収集すべき具体的な行動データについては後の章で説明する。また，『ロイ適応モデルにもとづく看護アセスメントツール』（Cho, 1998）を参照してほしい。初回アセスメントでは，看護師と患者との関係をふまえ，巧みな観察と感性，正確な測定，および意図的インタビューを用いてデータを収集する。次に，その

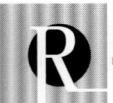

行動が適応行動か，それとも非効果的行動かについて最初の看護判断を下す。この判断を行ううえで役立つ評価基準が作成されている。

b. 行動に関する仮の判断

　第2章で述べたように，適応反応とは，生存，成長，生殖，成熟，および人間と環境の変革という目標に向けての人間適応システムの統合や全体性を促す反応である。非効果的反応とは，このような目標に向けての統合を破壊する反応や統合に役立たない反応である。

　個人や集団の個別的な適応目標について考えてみよう。第2章で，死の準備という発達の最終段階にある人の例を示した。この時点では，その人の最優先の目標は生存を図ることではなく，自己と相互依存関係との統合を図ることである。

　適応反応であると考えられることの範囲は幅広いが，正常値を使って行動の有効性を判定することもある。例えば，多数の人々から得たデータをもとに各年齢層の平均体重と平均身長を示す表が作成されているし，また私たちは脈拍や血圧，体温の正常範囲を知っている。さらに規範，すなわち期待や一般的に受け入れられたガイドラインが明らかにされている場合もある。ある行動が一般的に受け入れられた規範やガイドライン，あるいは期待と合わない場合，その行動は非効果的と考えられる。例えば，母親になったばかりの女性が赤ん坊に対してどのような態度をとるかについては，いくつかの一般的な期待がある。この期待には文化的規範が影響を与えているし，看護研究の結果も影響を与えている。ある文化集団では，赤ん坊の養育は地域社会全体の責任とされる。カナダのフッター派の人々は，赤ん坊を自分たちの集団の子どもとして扱う。赤ん坊の祖母が新しい母親の教育に非常に大きな役割を果たすが，その集団を構成するすべてのメンバーが子どもの養育と教育に一定の責任を負っている。北米の文化では通常，子どもの身体的ケアと愛育の役割は主として母親が担うことが多い。

　ロイは，規範が存在しない状況での適応困難の一般的指標を挙げている。個人の場合でいえば，そのような指標は調節器活動の亢進と認知器活動の低下である。調節器活動の亢進の徴候には次のようなものがある。

1) 脈拍または血圧の上昇
2) 緊張
3) 興奮
4) 食欲減退
5) 血清コレステロールの増加

　また認知器活動の低下の徴候には次のようなものがある。

1) 予測と情報処理の困難
2) 非効果的な学習
3) 判断力の低下

4) 不適切な情動

　集合体としての人間適応システムでも，これと同様の適応困難の指標がみられる。この場合は，安定器活動の亢進と変革器活動の低下である。状況によっては，家族メンバーの死がそのような行動をもたらすことがある。安定器活動の亢進は，非生産的な活動のレベルの上昇，家族の一員の死を認め受容することの拒否，そして変化が必要なのに変化を始められないことで示される。変革器活動の低下の徴候としては，死因などの環境要因の評価の不能や，家族内の役割の変化に対する判断力の低下，そして埋葬の準備の遅れなどの不十分な反応などがある。このような行動にはエネルギーを必要とする。このような行動が起こらなかったら，そのエネルギーはほかの刺激に対してもっと効果的に使えたはずである。さらにこのような行動は，人間適応システムの十全な潜在能力を制限し，最終的には統合を脅かすに至る。

　その行動が適応行動か，それとも非効果的行動かを最初に判定するときには，ケアの対象者を常にケアのプロセスに参加させることが大切である。人間適応システムを理解するということのなかには，個々人がもつ限りない能力と責任を評価することが含まれる。看護師は，その実践でもっとも重要なのは人間と環境の統合的関係の受容，保護，および育成であると考える。人間のコーピング能力は，個人の幸福のために，また地球とそのすべての生き物の幸福をつくり出し促進するために用いられる。看護過程の全段階において，医療にかかわる観察や計画にケアの受け手を参加させることが重要であると，看護師は確信している。

　行動の有効性に対するケアの受け手の認識は，その行動が適応行動であるか，それとも非効果的行動であるかを判定するうえできわめて重要である。例えば看護師が，患者は夜間8時間よく眠ったと観察し，その睡眠は患者の休息のニードを満たす適応行動であると判断したとしよう。しかし，前夜の睡眠について尋ねたところ，患者は「2時間しか眠っていません。よく眠れませんでした」と答えた。看護師は自分が観察したことを患者に確かめることで，一度は適応行動とした判断を非効果的行動との判断に変更した。

　適応行動か，それとも非効果的行動かに関する仮のアセスメントを通して，看護師は注意を向けるべき行動の優先順位を設定することができる。もっとも注意を向けなければならないのは，人間適応システムの統合を損ない，適応の促進を妨げる行動である。しかしそれと同時に，適応行動を明らかにし，維持し，強化することの重要性も認識しておく必要がある。

　次の例を考えてみよう。リバーサイドと呼ばれる地区では，人々の小さないさかいが頻繁に起こることが大きな問題になっており，司法当局による介入の必要性がますます高まっている。この地域社会を1つの全体としてみた場合に問題となる行動は，住民同士のいさかいの数の増加である。アセスメントでは，この行動は非効果的であり，地域社会のアイデンティティの統合を妨げるものとされる。地域住民は，集団のアイデンティティを効果的かつ効率的に維持・強化し，目標

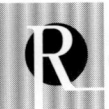

達成に向けて進むような仕方で互いにかかわりあうことができない。

　このようにして看護師は，個人や集団が内的・外的環境の変化に効果的に対処しているかどうかの指標を得ることによって，看護過程の次の段階，すなわち刺激のアセスメントでの優先順位を設定することができる。

3 第2段階：刺激のアセスメント

　第2章で考察したように，個人や集団のコーピング能力にストレスをもたらすのは，内的・外的刺激の変化である。システムの行動は，コーピング活動がその変化に効果的に対処できているかどうかを示している。看護過程の第1段階のアセスメントは行動のアセスメントであり，その行動が適応行動かそれとも非効果的行動かを仮に判定することであるが，それに対して看護過程の第2段階のアセスメントでは，第1段階のアセスメントにもとづいて，その行動に影響を与えている内的・外的刺激を明らかにする。

　刺激のアセスメントで用いられる技能は，行動のアセスメントで用いられる技能と同じである。すなわち，感性豊かな鋭い観察と直観，正確な測定，および洞察力のあるインタビューである。看護師にとっては，統合を脅かす行動が第1の関心事である。その行動に関する優先順位を設定するために，看護師は患者とその状況に関与する他の人々と協力して，反応に影響を与えている焦点刺激と関連刺激，残存刺激を明らかにする。さらに看護師は，その適応レベルに特異的な刺激，とくに適応行動や非効果的行動に影響をおよぼす代償的生命・生活過程や生命・生活過程の障害も明らかにする。代償的生命・生活過程と生命・生活過程の障害の例は，適応様式に関する章で紹介する。ロイらは，このほかにも各適応様式の行動に影響を与える刺激をいくつか示している。この刺激はよくみられるもので，状況によって焦点刺激や関連刺激，あるいは残存刺激になりうる。このような刺激を Box 3-1 に示す。

a. 焦点刺激，関連刺激，および残存刺激の特定

　刺激は，反応をひき起こすものと定義されている。刺激には内的なものと外的なものとがあり，人間適応システムの発達と行動を取り巻いたり，変化させているすべての条件，状況，そして影響が含まれる。すべての内的・外的刺激を包括する言葉が環境である。

　刺激のアセスメントは，第1段階でのアセスメントで明らかになった行動と対比させて行う。統合を脅かす行動，つまり非効果的行動が看護師にとって第1の関心事である。看護の目標は適応を促進させることにあるので，非効果的行動が

Box 3-1　適応に影響する刺激でよくみられるもの

文化：社会経済状態，人種，信念システム 家族/集団の構成員：構造と課題 発達段階：年齢，性，課題，遺伝，遺伝的要素，集団の寿命，展望 適応様式の統合性：生理的様式（病気を含む），物理的様式（基本的操作資源を含む），自己概念-集団アイデンティティ様式，役割機能様式，相互依存様式 適応レベル：統合的な過程，代償過程，障害過程 認知器・変革器の有効性：知覚，知識，技能 環境要因：内的・外的環境の変化，医学的管理，薬物・アルコール・たばこの使用，政治的・経済的安定

関心事となるのである．看護師は，非効果的行動を適応行動に変えるために援助を行うが，適応行動自体も重要であって，その維持・強化も図る必要がある．刺激はこの目標を達成するための鍵となる．刺激の変化によって，個人や集団のコーピング能力は試される．多くの場合，刺激を変化させることによって，より効果的に刺激に対処することができる．これについては，看護過程の後続の段階のところで，詳しく説明する．一方，効果的な対処が難しい場合には，看護師は調節器・認知器活動や安定器・変革器活動の知識を駆使して，コーピングプロセスがより直接的に適応を促進することで対処できるようにする．

　刺激のアセスメントを行う際に，看護師は鋭い観察と測定，そしてインタビュー技能を用いる．優先順位の高い行動に影響をおよぼす刺激が明らかになったら，それを焦点刺激，関連刺激，残存刺激に分類する．第1段階のアセスメントや看護過程の各段階と同様，その状況に関与する人々と話し合い，観察した内容を確認することが非常に重要である．

　焦点刺激は，個人や集団にもっとも直接的に影響をおよぼす内的・外的刺激と定義されている．焦点刺激のアセスメントに際して看護師は，明らかになった行動のもっとも直接的な原因を探す．例として，運動プログラムの開始について指示を仰ごうとしている人を考えてみよう．この場合の焦点刺激は，最近心臓疾患のリスク評価に関する情報を得たことである．データがハイリスクであることを示しているという情報は，刺激，すなわちその人が対処するための環境の変化となる．各適応様式の行動の焦点刺激となるものが明らかにされている．このような焦点刺激については，それぞれの適応様式について具体的に論じた章で説明するが，『ロイ適応モデルにもとづく看護アセスメントツール』（Cho, 1998）のなかでも要約されている．

　1つの適応様式や適応システムのなかでの行動が，別の適応様式や適応システムのなかでは焦点刺激となりうることを知っておくことが重要である．例えば，最終試験が心配なあまり，ある十代の女子学生が勉強中過食に陥り，その結果太ってしまったとしよう．生理的行動であるこの体重増加は，スリムでありたいという自他の期待を充足できなくなって自己尊重の念の低下を招くという点で，自己概念様式にとっては焦点刺激となる．

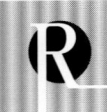

集団の場合をみるために，存続の危機に立たされている組織の例を考えてみよう。その脅威に抵抗しようとして，この組織はさまざまな問題に関して訴訟を起こす。この相互依存行動は，組織の財政的資源を相当に圧迫することになり，事実上組織の存続をさらに危険にさらす別の重圧になりうるという点で，その物理的様式にとっての刺激となる。

　また適応システムは全体的な存在であるから，1つの焦点刺激が複数の適応様式に影響を与えるということが起こりうる。一肢の喪失は，患者の生理的様式に影響を与えるばかりでなく，自己概念様式，役割機能様式，そして相互依存様式をも破壊することがある。患者の可動性がおかされるばかりでなく，自己イメージや役割遂行能力，また他人との相互関係までもが損なわれる。

　集団の場合，組織の役割にかかわる法律の制定は，その物理的様式，すなわち人，物理的設備，財政状況，資金源などの事業資源の需要に重大な影響を与えるであろう。集団の自己イメージ，社会的環境，そして文化を含む集団アイデンティティ様式が影響を受けることになり，またその相互依存様式，例えば組織間の関係，集団の基本構造なども変化を被ることになる。

　関連刺激は，その状況でみられる焦点刺激以外のすべての内的・外的刺激と定義されている。関連刺激は，焦点刺激によってひき起こされた行動を助長する。ここで再び，心臓疾患のリスクについての情報を得た人を考えてみよう。関連刺激の1つとして，この人は，ほとんどがデスクワークであることを必要とする新しい仕事について以来，身体的なエネルギーの減少に気づいているということである。この認識は，心臓疾患のハイリスク状態にあることについての知識に影響する。関連刺激は，その状況に付せられる意味と結びついていることがよくあるので重要である。心筋梗塞などの既往歴のある家族をもち，なおかつ，心臓疾患のリスクに直面している人は，そのような経験をもたない人と比較すると，全く異なった応答を示す。

　残存刺激も，アセスメントを行うべき行動に影響を与える。残存刺激は，個人や集団の適応システムの行動に不確定な影響をおよぼす刺激と定義されている。その効果は確認されないか，あるいは確認できない。ロイは刺激の確認が可能となる2つの方法を明らかにしている。第1に，その刺激に効果があるかどうかを直接本人に確認することである。第2に，確認するための理論的知識や経験的知識をもつことである。残存刺激は，ひとたび確認されれば，関連刺激または焦点刺激となる。このように呼び名を変えることができるのは，焦点刺激や関連刺激と同じように，状況のなかでその存在が確認されたからである。残存刺激が状況に影響を与えていることが明らかになった以上，もはやそれは可能性の段階の影響刺激とはいえない。人間適応システムの行動への影響が確認されたからである。心臓疾患のリスクが高いことに対する懸念に対処している人に影響をおよぼす残存刺激は，心臓疾患に関連した生涯を通しての健康習慣である。その人がダイエットや運動などの良い習慣を日常的な自己管理に取り入れていないことが確認でき

れば，その刺激は焦点刺激とみなせる。蓋然的な影響因子は，人間の研究と知識を通じて明らかにすることができる。しかしロイはその哲学的・文化的前提の上に立って，人間適応システムにはまだわからないことがいくつもあるとしている。

先に万華鏡とレーザーライトを例に用いて説明したように，環境の変化によって刺激の重要性が変化することがあるという事実に注意を払う必要がある。ある時点で関連刺激であったものが，別の時点では焦点刺激になることがある。例えば，この人が心筋梗塞のリスクが高いことを学んだ時点での心配は，新しい情報を得たことである。この焦点刺激は，この人が運動によりエネルギーレベルを増加することに集中すれば，後に関連因子となる。前述のリバーサイド地区の例では，いさかいがまだ小さい間に問題を解決する技能を地域住民の多くが持ち合わせていなかったことが確認された。その結果，早期のうちならば容易に解決できたであろう多くの問題が，手つかずのまま放置されたため重大な問題になった。したがってこの場合の刺激には，地域の参加者の能力や技能のレベルがかかわっているが，これは物理的様式の資源の適切さに関係する要因である。

b. よくみられる影響刺激

第2章で考察したように，環境とは人間適応システムの発達と行動に影響を与えるすべての内的・外的刺激であると考えられる。環境内での影響がよく知られていることから，すべての適応様式における行動に影響を与える刺激がいくつか明らかにされている。Box 3-1 に，このようなよくみられる影響刺激をまとめて示す。

サトウ Sato (1984) は，人間の適応に影響を与える刺激のうち，まず第1に考慮すべきものとして，文化，家族，そして発達段階を挙げている。文化は社会経済状態や民族，信念システムを含むものとされている。社会経済状態は，人間の適応システムの生活様式や，人間の適応システムが依拠する物的資源の指標となる。社会経済状態が異なれば，刺激も当然異なる。例えば，多数の住民が栄養失調に苦しむ貧困社会に影響をおよぼす刺激は，中産階級の家庭の十代の子どもが栄養失調になるような状況に影響をおよぼす刺激とはまったく異なる。

民族には，言語や慣習，哲学，そしてそれらに付随する価値観が含まれる。民族的背景が健康習慣や病気に対する反応に影響をおよぼすことがある。ソレル Sorrel とスミス Smith (1993) は，ナバホ族の信仰と，それが健康習慣におよぼす影響について調査している。例えば，医療処置や治療については家族と協議して同意を得る必要がある。痛みに対する反応では，民族性が刺激となることが知られている。一般に，痛み体験は普遍的なものと考えられるが，痛みに対する知覚と行動は文化的信念と慣習の影響を受ける。痛みに関する行動はそれぞれの文化のなかで教えられ，社会化されるので，痛み体験の表現は，文化集団によって多かれ少なかれ異なることになる。

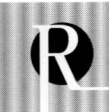

文化の構成要素の1つとしての信念システムには，信仰や慣習，哲学が含まれ，人間適応システムの生活のあらゆる側面に影響をおよぼしていると考えられる。信念システムは，重要なサポートシステムとして健康習慣や適応に特有の影響を与える。例えば，死に対する態度は，信念システムとそれが実践されている度合いに大きな影響を受ける。宗教と霊的なものについての考え方は，人の奥深い信念に影響をおよぼすと考えられる。カトリック教徒にとっては，教会員として活発に活動していなくても，死の差し迫った状況では司祭に来てもらうことが大切なこととなる。

よくみられる影響刺激には，このほか家族や集団とそれに付随する構造と課題がある。単親の家族と，核家族や拡大家族とでは刺激は異なる。また，子育ての初期段階にある家族と子どもが成長して家を離れた家族とでは，義務と責任が異なる。近年，個人の家族歴の一部である遺伝的要因に関する知識が増加している。この遺伝情報は両親から受け継がれる。個人のすべての遺伝情報を指す言葉は「表現型」(phenotype)である。遺伝的要因は，いかなる影響も認識される前から，なんらかの環境，時には他の生物を必要とする影響因子なので，刺激とみなすことができる。看護師は，人々が人類遺伝学に関する情報を理解し活用することを手助けする遺伝カウンセラーとして専門的な役割を開発してきた。看護師は，患者，家族，また，将来的に健康に作用をおよぼす遺伝的要因を抱える両親を支える。適応に影響する関連刺激のアセスメントでは，人間適応システムの発達段階に関係する要因を考慮することが重要である。エリクソンErikson (1963) が明らかにした古典的な発達段階と発達課題の理論がもとになって，年齢や性などの要因が個人の行動，とくに役割機能様式に関連する行動に影響を与えることが明らかにされている。集団のなかにいる人間の大きな関心事は，その集団の存続である。家族と集団は，個人の場合とほぼ同じ発達の推移をたどり，その過程で遭遇する問題はその家族や集団の発達の段階と結びついていることが多い。

人間適応システムの各側面の相互関係の重要性は，いくら強調してもしすぎることはない。すでに述べたように，レーザーライトの像が光そのものと見えることもあれば，コンピュータープログラマーがつくり出した光ともみなされることもあるが，このように，アセスメントをしている刺激がほかの適応様式や適応システムの行動のこともあることを知っておくことが重要である。したがって，機能領域における統合性の欠如はすべて，別の領域に対する刺激として働くことになる。看護師が出会うのは病気治療の過程にある人が多いので，生理的様式での適応を考えるにあたって重要なのは，病気の有無である。この生理的様式における統合性の欠如は，ほかの適応様式では行動の刺激として働き，同様に，物理的様式における統合性の欠如はその集団に影響を与える。

第2章で，適応レベルはどの時点においても重要な内的刺激であることを指摘した。個人および集団の適応レベルは，統合的な生命・生活過程，代償過程，あるいは生命・生活過程の障害として記述することができる。ロイ適応モデルでは，

常に刺激の適応レベルが明らかにされる。しかし，初期に発行されたものでは，この概念の定義と記述は簡単なものでしかない。適応様式の各構成要素の基本的生命・生活過程に関する知識については後続の章で考察するが，これらの過程が統合，代償，障害の3つのレベルでどのように異なっているかがこの考察によって明らかになろう。

人間適応システムの相互関連性を証明するもう1つの刺激は，後天的コーピングプロセス，つまり個人でいえば認知器，集団でいえば変革器と直接関連がある。コーピングプロセスでは，このサブシステムの機能の有効性が問題である。コーピングプロセスの刺激に固有なのは，環境刺激に対処するうえで役立つ知識や知覚，技能である。栄養不良の患者を例に考えてみよう。バランスの良い食事とはどのような栄養素で構成されるかを患者が理解していない場合，栄養面の健康に関する適応行動に必要な知識が欠けていることになり，したがって，認知器サブシステムは効果的に働くことができない。知識の欠如は，適応レベルに影響をおよぼす刺激である。前述の地域住民の例は，変革器コーピングプロセスに関するこの考え方を具体的に示している。

最後にもう1つ挙げる必要があるのは，環境に関する刺激である。環境の変化は，そのシステムの適応状態に深い影響をおよぼすことがある。環境の変化は感覚に影響をおよぼしやすく，これには温度の変化や騒音の変化，普段と異なる食事などの刺激が含まれる。見知らぬ人の存在や親しい人々の不在は，環境変化の1つとみなすことができる。同様に，環境に関する刺激として薬物，アルコール，喫煙があり，これらの常用はその人の内的環境に明らかな影響をもたらす。集団の適応システムでは，政治的・経済的安定が適応に影響する重要な刺激である。

これまでに明らかにされている，よくみられる刺激が適応に与える影響については，個人や集団が逆に環境に与える影響についてと同様，さらに研究を行う必要がある。この章では，個人や集団の適応に影響を与える刺激を明らかにすることを試みてきた。しかし，これですべての刺激が網羅されたわけではない。個々の状況のアセスメントを行えば，このほかにも多くの刺激が明らかになるであろう。しかし，ここで記述した刺激には，人間適応システムの行動に影響を与える刺激をそれぞれの適応様式と関連づけてアセスメントする際にまず第1に考慮しなければならない重要な刺激が含まれている。このようなアセスメントは，人間適応システムにとっての世界の状況と意味を看護師が広く理解するのにも役立つ。

4 第3段階：看護診断

看護過程は問題解決のプロセスなので，行動データを収集し，解釈する必要がある。看護過程のこれまでの段階で収集されたデータは，人間適応システムにつ

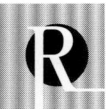

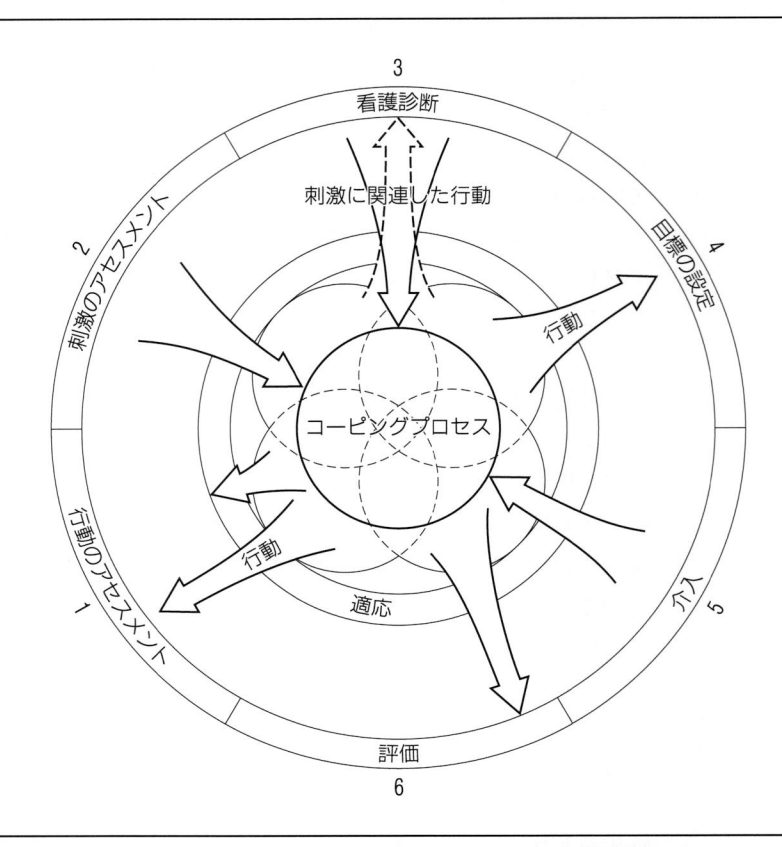

図3-1 人間適応システムに関するロイの記述に示されている看護過程

いて観察したり，測定したり，あるいは主観的に報告された行動の記述というかたちをとる。またデータには，これらの行動に影響を与えている（あるいは与える可能性のある）焦点刺激，関連刺激，および残存刺激についての記述が含まれる。看護過程の第3段階は，このようなデータを解釈する記述の作成であり，その記述こそが看護診断である。ロイ適応モデルに図示された看護過程を図3-1に示す。看護診断は，人間適応システムに関する解釈的記述にほかならない。この解釈は，第1段階のアセスメントで評価した行動と，第2段階のアセスメントで評価した行動に影響をおよぼす刺激とを合わせて考察することによって完了する。

　ロイ適応モデルでは，看護診断とは個人や集団の適応状態を伝える記述をもたらす判断のプロセスと定義されている。このモデルの枠組みのなかで看護診断を確定する場合，ロイは，観察された行動と合わせて，もっとも関連性の高い影響刺激をも示す記述を作成することが望ましいとしている。次のような生理的適応問題に関するアセスメントデータを考えてみよう。患者の脈拍は速くて弱く，呼吸は速くて浅く，血圧は初め高く，次第に低くなる。皮膚は冷たく湿潤して蒼白で，患者は興奮したり錯乱をきたしやすい状態にある。これらの行動はすべて血

液循環の不足，ひいては体組織への酸素供給の不足を示唆している。この状態は，血液量の不足や感染，あるいはストレスを伴う心身の出来事などのさまざまな原因や刺激によって起こる。

　このようなデータを看護診断のなかに組み込むことによって，看護師は「切開創からの出血により血圧 90/60」というように記述することができる。これは，観察された問題に対する1つの看護診断を示している。このように記述することで，看護診断が看護介入のための具体的な指標となる。この章で後述するように，看護介入は直接刺激に対して行われることが多い。

　看護診断の概念は，看護師が集団に対して看護ケアを行う状況でも適用できる。新生児のいる単親家族を例に考えてみよう。母親はまだ若く，出生前ケアを受けるすべを知らない。彼女は出産の準備についてほとんど無知であり，持ち物も乏しい。家族という視点からすると，この不足の多くは，物理的様式での困難を示している。この状況に関する看護診断は，「不十分な出生前ケアによる出産の準備に関する知識の欠如」となろう。ロイ適応モデルによる看護診断では，このような表現を用いることが，看護過程の目標の設定の段階を容易にするために重要である。

a．看護診断と臨床分類との関連

　看護診断は，何よりもまず看護師によるクリティカルな思考や判断のプロセスである。このプロセスから，患者の状況に関する記述が生まれる。この35年の間，個人や家族，地域住民の健康状態を看護の視点から記述するための診断カテゴリーの開発に努力が注がれてきた。このカテゴリーは，看護過程のアセスメントの段階で観察された患者の状態について看護師が推論を重ね結論を導き出すプロセスに取って代わるものではない。むしろ，これまで開発されてきた分類システムや系統化は，看護師の臨床判断を伝達するのに役立つ共通の言語をもたらすことによって看護診断のプロセスを助けるという具体的な目的をもっている。看護実践の領域における関心事に名前を付けるという努力は，今も続けられている。多くのテキストや医療施設では現在，NANDA インターナショナル (NANDA-I) の診断分類システムが用いられている (NANDA-International, 2007)。

　看護介入と看護成果については，別の分類が開発されている。看護介入分類 (NIC) は最初にアイオワ大学の教員 (McCloskey & Bulechek, 1992) によって発表され，そして定期的に更新されている。2番目のグループが看護成果分類 (Wilkinson, 2000) に取り組んだ。NANDA と NIC，NOC は看護実践における分類の活用を調整していくために共に取り組んだ。

　ある著者は，承認された NANDA-I の診断を現行の NOC と NIC の研究をベースとした成果と介入にリンクさせたハンドブックを開発している (Wilkinson, 2000)。これは，看護師と看護学生が，患者に対して個別化されたケア計画を提供

できるようになることを目的としている。看護領域での標準化された専門用語とコンピューター化されたヘルスケアの記録を促すために，個々の診断がリストとして記載されている。次に予想される成果が続く。これらは，看護師が影響をおよぼすことのできる成果である。個々の診断に対応する看護介入は，NICプロジェクトに由来する。このほかにも看護活動がNIC言語で挙げられている。リンクは研究者のチームにより用いられて何度も手直しされたことが基盤となっている。その過程には，看護実践と研究のエキスパートの判断が含まれている。一例を挙げてみよう。不安の定義が提示され，看護師はそれに対する診断指標，関連因子，そしていくつかの診断と共に使用にあたっての注意が記されている。NOCの成果では，攻撃性のコントロール，不安のコントロール，衝動的行動のコントロール，自傷行為の自制，社会的相互作用の技法などが挙げられている。このそれぞれの定義が簡潔に記されている。目標とそれに対する評価基準の例が示されている。優先すべきNICの介入として不安軽減が挙げられており，これは予期される危険の明らかでない原因源に関連した心配，恐れ，予感，または不快を最小に抑えることと記されている。看護活動には「アセスメント」，「患者／家族教育」，「共同活動」という見出しが付けられている。「その他」と題された最終の項目では，考えていることや感じていることを言葉に出すとか，不安を表出する，そして不安を軽減させるために患者が受け入れることのできる別の治療法を示すなど，患者に有用な示唆が挙げられている。

　NANDA-I，NIC，NOCのシステムの構築に関与した人々は，看護領域の専門用語を電子化されたヘルスケアの記録として使用するために国家レベルでの努力を傾けている（第21章でさらに詳しく述べる）。NANDA-Iの分類システムは広く用いられており，また1973年から1983年まではロイ自身がその開発に携わっていたので，本書におけるロイ適応モデルにもとづく臨床分類でも，この分類システムが随所で用いられることになろう。

　ロイ適応モデルに記述されている看護の目標，すなわち肯定的な生命・生活過程を強化し，適応を促進するという目標をふまえて，ロイ（1988）は4つの適応様式それぞれについて肯定的な適応の指標の類型分類の有用性を明らかにしている。表3-1は個人の場合の，また表3-2は集団の場合の類型分類である。

　適応（上の）問題は，適応に関して幅広い領域でみられる望ましくない状態と定義されているが，これは肯定的な適応の指標からの逸脱を指す用語でもある。表3-3に個人の適応上の問題を，表3-4に集団の適応上の問題を示した。この類型分類によって，ニードや問題をひき起こす状況のほかに，適応システムとしての個人や集団の潜在的能力や実際的能力，技能も考察することができる。

　表3-3に列挙した，一般的な適応上の問題の類型分類から術後患者の例における行動アセスメント情報を1つにまとめ，これに「ショック」という診断名を付すことができる。ショックは生理的様式とくに患者の酸素摂取のニードではよくみられる適応問題である。一般的な適応上の問題の類型分類を用いた看護診断は，

表 3-1 個人の肯定的な適応の指標の類型分類

生理的様式	
酸素摂取	・安定した換気の過程 ・安定したガス交換のパターン ・良好なガス運搬 ・適切な代償過程
栄養	・安定した消化過程 ・需要に見合った適切な栄養パターン ・食事摂取法の変調はあっても代謝およびその他の栄養ニードは充足
排泄	・排便過程の効果的なホメオスタシス ・安定した排便パターン ・効果的な尿生成の過程 ・安定した排尿パターン ・排泄の変調に対する効果的なコーピング方略
活動と休息	・可動性の統合的過程 ・不活動状態にある間の代償運動過程の適切な獲得 ・効果的な活動と休息のパターン ・効果的な睡眠のパターン ・睡眠状態の変調に対する効果的な環境の変化
防衛	・損傷のない皮膚 ・効果的な治癒反応 ・皮膚統合性と免疫学的状態の変化に対する適切な二次的防衛 ・効果的な免疫過程 ・効果的な体温調節
感覚	・感覚の効果的過程 ・感覚入力と情報の効果的な統合 ・入力の知覚と解釈，理解の安定したパターン ・感覚の変調に対する効果的なコーピング方略
体液，電解質，および酸・塩基平衡	・安定した水分バランスの過程 ・体液中の電解質の安定性 ・酸・塩基平衡 ・効果的な化学的緩衝作用の調節
神経機能	・覚醒と注意，感覚と知覚，コーディング・概念形成・記憶・言語，計画・運動反応の効果的な過程 ・思考と感情の統合的な過程 ・神経系の発達，加齢，および変調の柔軟性と機能的有効性
内分泌機能	・代謝過程と身体過程の効果的なホルモン調節 ・生殖機能発達の効果的なホルモン調節 ・クローズドループの負のフィードバック・ホルモン系の安定したパターン ・周期的ホルモンリズムの安定したパターン ・ストレスに対する効果的なコーピング方略

(つづく)

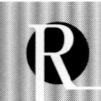

表 3-1　個人の肯定的な適応の指標の類型分類（つづき）

自己概念様式

- 肯定的なボディイメージ
- 効果的な性機能
- 身体的成長を伴う精神的な統合性
- 身体的変化に対する適切な代償
- 喪失に対する効果的なコーピング方略
- 効果的な人生終焉の過程
- 安定した自己一貫性のパターン
- 効果的な自己理想の統合
- 効果的な道徳的・倫理的・霊的成長の過程
- 機能的な自己尊重の念
- 自己への脅威に対する効果的なコーピング方略

役割機能様式

- 役割の明確化
- 効果的な役割の移行
- 道具的・表出的役割行動の統合
- 第1次・第2次・第3次役割の統合
- 効果的な役割遂行のパターン
- 役割変化に対する効果的なコーピングプロセス
- 役割遂行の責務
- 効果的な集団役割の統合
- 安定した役割習得のパターン

相互依存様式

- 適切な愛情
- 安定した愛情や尊敬の念，価値観のやりとりのパターン
- 効果的な自立と依存のパターン
- 別離と孤独に対する効果的なコーピング

- 対人関係における学びと成熟の適切な発達
- 効果的な関係と対話
- 成長を促進するケアと配慮をもたらす看護能力
- 安全な関係
- 適切な情緒と発達をなしとげるための適切な重要他者とサポートシステム

　この例では「切開創からの出血によるショック」となろう。NANDA-I の分類で関連する診断名は，「体液量不足」および「組織循環の変調」である。
　既存の診断名を用いて看護診断を記述する方法は，看護実践場面で遭遇する複雑な状況においてはきわめて有用である。これらの看護診断名は，多面的な臨床状況を表しており，特定の徴候と症状，可能な原因もしくは病因 (Carpenito-Moyet, 2004)，および看護介入の計画に際して用いることのできる科学的看護知識を指し示すものであるということを知っておくことが重要である。看護診断分類は，ほかの看護師や医療提供者（これには医療の財政にかかわる政府機関や民間保険会社も含まれる）と情報交換を行ううえで有用かつ手っとり早い方法である。

表3-2 集団の肯定的な適応の指標の類型分類

物理的様式

- 十分な財政的資源
- メンバーの能力
- 物理的施設の利用可能性
- 適切な構成人員
- 構成人員の適切な知識と技能
- 安定したメンバー構成
- 十分な物理的施設
- 物理的ニーズの変化に対応した効果的な構造と過程
- 将来展望を見越した構成人員，物理的施設，財政的資源の効率的な計画立案

集団アイデンティティ様式

- 効果的な対人関係
- 支持的な環境と文化
- 最終目標と価値の共有
- 予測の共有
- 他者の立場になっての自己表現
- 行動の価値
- 理解とサポート
- リーダーシップの共有
- 建設的な士気
- 役割の柔軟さ
- 危機状況にあるときの団結

役割―機能様式

- 役割の明確化
- 役割の期待に対する社会化の効果的な過程
- 集団の最終目標を達成するための予測の構築
- 反復する役割の効果的な過程
- 労働配分における高度の相互依存
- 役割を統合するための効果的な過程
- 相補的な役割と関連する役割における各個人の責務と期待の調整
- 集団のニーズを満たすためのすべての役割を実行するうえでの柔軟さ
- 役割を発達させるための十分な指導・教育

相互依存様式

- 適切な関係
- 適切な発達
- 適切な資源

5 第4段階：目標の設定

　看護師は個人や集団の行動やその行動に影響を与えている刺激についてアセスメントを行い，そのアセスメント情報をもとに看護診断を下した後，目標を設定する。目標の設定とは，看護ケアによって達成される行動成果の明確な記述と定義されている。

表 3-3　個人の一般的な適応上の問題の類型分類

生理的様式	
酸素摂取	・低酸素症 ・ショック ・換気障害 ・不十分なガス交換 ・不十分なガス運搬 ・組織灌流の変調 ・酸素必要量の変化に対する代償過程の機能不全
栄養	・標準体重より20〜25％の増または減 ・需要を上回る/または下回る栄養摂取 ・食欲不振 ・悪心，嘔吐 ・食事摂取の変調に対する非効果的なコーピング方略
排泄	・下痢 ・便失禁 ・便秘 ・尿失禁 ・尿閉 ・膨満 ・排泄の変調に対する非効果的なコーピング方略
活動と休息	・不動状態 ・活動耐性の低下 ・活動と休息の非効果的なパターン ・可動性，歩行および/または協調運動の制限 ・廃用症候群 ・睡眠遮断 ・睡眠パターン混乱の危険性
防衛	・皮膚統合性の障害 ・褥瘡 ・掻痒 ・創傷治癒の遅延 ・感染 ・アレルギー反応に対する非効果的コーピングの潜在的危険性 ・免疫状態の変化に対する非効果的なコーピング ・非効果的な体温調節 ・発熱 ・低体温
感覚	・第1次感覚の障害 ・損傷の潜在的危険性 ・セルフケア能力の喪失 ・スティグマ ・感覚の単調感または歪み ・感覚過負荷または感覚剥奪 ・コミュニケーションの障害の潜在的危険性 ・急性の痛み ・慢性の痛み ・知覚障害 ・感覚障害に対する非効果的なコーピング方略

(つづく)

表 3-3　（つづき）

生理的様式	
体液と電解質	・脱水 ・浮腫 ・細胞内水分貯留 ・ショック ・高カルシウム血症または低カルシウム血症，カリウム血症またはナトリウム血症 ・酸・塩基平衡の異常 ・pH の変化に対する非効果的な緩衝作用
神経機能	・意識レベルの低下 ・認知処理の障害 ・記憶喪失 ・行動と気分の不安定性 ・認知障害に対する非効果的な代償過程 ・二次的脳障害の潜在的危険性
内分泌機能	・非効果的なホルモン調節 ・非効果的な生殖機能の発達 ・ホルモン系ループの不安定性 ・体内の周期的リズムの不安定性 ・ストレス
自己概念様式	・ボディイメージの障害 ・性機能不全 ・レイプ外傷症候群 ・未解決の喪失 ・不安 ・無力感 ・罪悪感 ・自己尊重の低下
役割機能様式	・非効果的な役割の移行 ・役割距離の遷延 ・役割葛藤：役割間および役割内 ・役割失敗 ・役割の不明確化
相互依存様式	・非効果的な互恵のパターン ・自立と依存の非効果的なパターン ・非効果的な会話 ・関係の信頼性欠如 ・感情と関係性のニーズに対する不十分な重要他者とサポートシステム ・分離不安 ・疎外 ・非効果的な関係の発達

　看護介入の一般的な目標は，先に定義したように，適応行動を維持・強化し，非効果的行動を適応行動に変えることである。個人や集団の行動がこの一般的記述の焦点であり，したがって特定の目標を設定する場合も，焦点となるのは個人や集団の行動である。
　第 1 段階と第 2 段階のアセスメントでは，行動とそれに影響を与えている刺激を明らかにし，記録する。この情報は看護診断というかたちでまとめられる。看

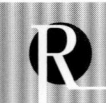

表 3-4　集団の一般的な適応上の問題の類型分類

物理的様式

- 不適切な財政資源
- 能力不足
- 不適切な物理的施設
- 人員不足
- 家族，組織，コミュニティ，国に対する負債
- ホームレス
- 健康の不均衡
- 広域の飢え
- 不適切な飲料水
- 災害に対する非効果的な対応

集団アイデンティティ様式

- 非比効果的な対人関係
- 価値観の葛藤
- 抑圧的な文化
- 低い士気
- 外部集団のステレオタイプ化
- 虐待的な関係

役割-機能様式

- 役割の混乱
- 役割の期待に対する不適切な社会化
- 集団におけるなんらかの役割の失敗
- 役割の責任における非効果的な授受
- 集団の最終目標の不達成に対する責任の不均衡
- 役割内葛藤
- ケア提供役割あるいはその他の役割の緊張
- 集団の拡大しつつあるニーズに対する不適切な役割発達

相互依存様式

- 孤立
- 非効率的な発達
- 不適切な資源
- 堕落
- 攻撃

護過程の第4段階である目標の設定は，適応を促進する看護ケアの行動成果を記述する段階である。図3-1に目標の設定と看護過程の他の段階との関連を示した。

術後に切開創からの出血によって血圧低下をきたした患者の例を思い出してみよう。看護診断は「切開創からの出血により血圧 90/60」であった。この患者の目標は次のように記述することができよう。「患者の血圧測定値は，30分以内に，100/70 から 130/80 の間で安定する」。これが適応を促進する行動成果を明示する短期目標である。

また，長期的な目標を設定することもできる。この患者の場合の長期目標としては，「患者は3週間以内に仕事に復帰する」などがあろう。

その目標を長期目標と呼ぶか，それとも短期目標と呼ぶかは状況による。ある種の問題，とくに生死にかかわる問題では，短期目標は分刻みで設定され，長期目標でも日単位で設定されることがある。また，自己概念，集団アイデンティティ，役割機能などにかかわる状況では，短期目標は週単位，長期目標は月単位で設定されることがある。地域看護の場合は，目標の時間枠はさらに長いものになる。地域住民が不適応の状況を脱するのには1年ないしそれ以上かかることもある。
　目標の記述には，観察すべき行動だけでなく，期待される変化（観察，測定，あるいは主観的報告によって確認される）と，その目標を達成する時間枠が示されていなければならない。次の例を考えてみよう。
1) 患者の血圧は，30分以内（時間枠）に，100/70から130/80の間（期待される変化）で安定する（行動）。
2) 患者は，3週間以内（時間枠）に，仕事に復帰（期待される変化）する（行動）。
3) 新たに母親となった人は，2日以内（時間枠）に，新生児をケアする（行動）ための著しい能力を示す（期待される変化）。
4) 1年以内（時間枠）に，法律関係者がいさかいの解決（行動）に必要とされる割合は25％に減少（期待される変化）する。

　この目標にはいずれも，上の3つの要素が含まれていることに注目してほしい。この3つの要素は，目標が達成されたかどうかを評価するうえで重要である。
　この例では，目標は非効果的な行動に焦点を当てて，それを適応行動に変えることにある。しかし，適応行動に焦点を当てて，それを維持・強化することも同様に重要である。次の状況を考えてみよう。手術を受けるために新たに入院してきた5歳の子どもは，新しいルームメイトとすぐ仲良くなったが，母親が病室を去る時間になると急に泣き出して，母親にしがみついた。この場合，目標の焦点はルームメイトと仲良くするという適応行動に当てられることになる。目標は，「母親が去った後5分以内に，子どもは相互的活動への参加というかたちでルームメイトと楽しく遊ぶ。このことは，その子どもがほかの子どもたちと語を交わすことで証明される」となる。
　前述の地域住民の状況では，多くのメンバーが学習活動と自発的プログラムに積極的に参加しようとしている。これは，いさかいに関する問題の解決を図るために強化できる物理的様式（人的資源）の適応行動である。
　その状況におかれると，人はできるだけ行動目標の設定に積極的にかかわろうとする。このことによって，看護師は目標の背後にある理論的根拠を明らかにする機会が得られ，一方，参加者は個人であれ集団であれ，目標を提示し，またほかの目標が現実的かどうかを評価する機会が得られる。目標の設定に積極的に関与する人は，その目標の達成に参画する傾向が高い。次の目標を考えてみよう。「手術後1時間以内に，患者はベッドのそばに支えなく5分間立つことができる」。手術室から戻った患者は，一般にできるだけ早期に体を動かすことが大切であるとされている。この目標の設定に関与した患者は，その理論的根拠を理解してい

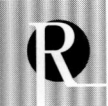

るので，痛みがあり，まだ眠いにもかかわらず「もうベッドから起き上がる時間ですよ」と促されて目を覚ます患者よりも，目標を達成しようとして努力する可能性が高い。

　行動目標は適応の目標，すなわち生存，成長，生殖，成熟，人間と環境の変革を目指すものである。このように，看護師は人々が人間としての能力を十分に発揮できるように努力するのを助ける。

6 第5段階：看護介入

　適応を促進する行動に関して目標を設定したら，次には個人や集団がその目標を達成するのを援助するにはどうすればよいかを判断する。これが看護過程の第5の段階であり，ロイ適応モデルでは介入として記述されている。介入（ケアの選択と実施）とは，刺激を変化させたり，適応プロセスを強化することによって適応を促進するために選択される看護アプローチと定義されている。

a. 刺激とコーピングプロセスへの介入

　人間適応システムに関するロイの記述では，内的・外的環境からの刺激がコーピングプロセスを活性化して行動を生み出すとされている。非効果的行動がみられるということは，コーピングプロセスが，それらに影響を与えている刺激に効果的に適応できていないことの証拠である。したがって介入の焦点は，刺激とコーピングプロセスの両方にあることになる。看護過程の最初の3つの段階は，行動とそれに関連する刺激のアセスメント，そしてその情報の分析とそれにもとづく看護診断であった。その次の段階が目標の設定であり，これは明らかになった問題領域に対する看護ケアの望ましい行動成果の記述である。この目標をどのようにして達成するかが，介入の段階の焦点である。目標の設定の焦点が人間適応システムの行動におかれるのに対し，介入の焦点は行動に影響をおよぼしている刺激，あるいはその刺激に対処する能力である。図3-1に，ロイ適応モデルからみた介入の段階を示す。

　第2章で明らかにしたように，変化に積極的に適応したり反応する人間適応システムの能力は，焦点刺激と適応レベルに左右される。焦点刺激とは変化が起こる度合いであり，適応レベルは生命・生活過程のさまざまに変化する状態である。状況のなかで積極的に反応する個人や集団の能力に影響を与えるのは，内的刺激である。適応を促進するために，焦点刺激やその他の刺激を操作することができる。刺激の操作には，変化させる，増加させる，減少させる，除去する，あるいは維持するなどがある。刺激を変化させることで，人間適応システムのコーピン

グ能力は刺激に積極的に反応できるようになる。その結果が適応行動にほかならない。患者を最初にベッドから起き上がらせるとき，看護師は患者に単にそれを指示するだけでなく刺激を積極的に与える。例えば，立ち上がる前にベッドの端に座るよう具体的に指示を与え，それと同時に患者を心身両面でサポートするのである。

　看護師は，調節器・安定器システムとしての個人や集団についても，次第に多くの知識を身につけるようになった。また，思考と感情をもつ人間が，認知器・変革器システムを通じていかに個人や集団の健康の促進を図っているかについても，より正しく理解するようになった。このような知識や理解をもとに，看護師は個々人のコーピングプロセスに見合った看護介入を計画できるようになってきた。初めてベッドから起き上がる患者の例にもう一度戻ってみると，看護師は患者の知覚を変化させることによって認知器に働きかけることができる。適切な説明がなければ，患者は術後1時間でベッドのそばに立つことを求められて，痛みと不快を覚えることになるだろう。看護師は，術後の離床の望ましい効果を説明することによって患者のこの知覚を変化させ，その動作が治癒と回復に有効であることを知覚させることができる。

b．実行可能なアプローチの見極めと分析

　看護介入を見つけるためにとりうるアプローチを見極めるには，どの刺激を変化させるかの選択が必要である。ロイは看護過程の第5段階を記述するにあたって，マクドナルド McDonald とハームズ Harms (1966) が最初に提唱した看護判断の方法を採用した。この方法では，実行可能なアプローチをリストアップし，そのなかから目標を達成できる確率がもっとも高いアプローチを選択する。この方法をロイ適応モデルに適用するにあたっては，行動に影響を与えている刺激をリストアップし，それに関連するコーピングプロセスを明らかにする。次に，個々の刺激を変化させたり，あるいはコーピングプロセスを活性化させることで起こる結果と，それが実際に起こる確率とを明らかにする。その結果得られる成果が望ましいものであるか，それとも望ましくないものであるかを判断するが，これはそれにかかわる個人や集団と協力して行う。

　病院の環境では眠ることができない患者の例を考えてみよう。この不眠に影響する刺激が第2段階のアセスメントで明らかにされている。
・騒音の大きさ（焦点刺激）
・寝心地の悪いベッド（関連刺激）
・空腹（関連刺激）
　このような因子に対する看護判断の方法の適用を**表 3-5** に示す。
　騒音の大きさという刺激を変化させる一番目のアプローチは，望ましくない結果を生じる確率が低く，望ましい目標を達成できる確率がもっとも高い。一方，

表 3-5　アプローチの選択に適用される看護判断の方法

アプローチの選択肢	結果	確率	価値
・騒音の大きさを変える	・睡眠を促進する。	高い	望ましい
	・睡眠を阻害する。	低い	望ましくない
・ベッドの寝心地を変える	・睡眠を促進する。	高い	望ましい
	・睡眠を阻害する。	低い	望ましくない
	・血流を妨げる。	低い	望ましくない
・空腹を変える	・睡眠を促進する。	中等度	望ましい
	・睡眠を阻害する。	中等度	望ましくない
	・早朝の手術の計画を妨げる。	高い	望ましくない

表 3-6　地域住民の状況に適用される看護判断の方法

アプローチの選択肢	結果	確率	価値
・法律関係者を増やす	・いさかいを処理する人的資源を増やす。	低い	望ましくない
	・コストを増やす。	低い	望ましくない
・地域調停プログラムを導入する	・いさかいを初期の段階で処理する。	高い	望ましい
	・地域住民の能力の開発を図る。	高い	望ましい
・いさかいに優先順位をつけ，もっとも深刻なものから解決を図る	・未解決のいさかいの数を増加させる。	高い	望ましくない

　3番目のアプローチは，望ましい結果を達成できる確率は中等度であるが，手術の計画を妨げるという望ましくない結果の確率が高い。
　できるだけ，焦点刺激を看護介入の焦点にすべきである。しかし，これが不可能な場合は，適応レベルを変えるために関連刺激やコーピングメカニズムを考慮の対象とする。いくつかの方法を併用するのが適切な場合もある。例えば，末期疾患プロセスという焦点刺激によって生じる激しい痛みをきたした患者がいるとしよう。この場合，疾患そのものの治療は不可能であり，むしろ関連刺激によって患者が痛みに対処し，より安楽でいられるようにする努力が必要である。個人的サポートシステムは増強もしくは維持すべき刺激の1つである。痛みの管理にかかわるこのほかの因子については，調節器と認知器を介入させる方略を含め，第10章で説明する。
　前述のいさかいの解決という問題をもつ地域住民の例では，第2段階のアセスメントにおいて，次の刺激が問題に関与していることが明らかになった。
・法律関係者以外にいさかいの解決にあたれる人的資源がない（関連刺激）
・いさかいの解決方法に精通している人が集団のなかにいない（関連刺激）
・住民同士の間に積極的な相互作用がない（関連刺激）
　この状況に適用される看護判断の方法を表3-6に示す。この分析からは，地域調停プログラムを導入するのが，望ましい結果をもたらす確率がもっとも高い方法，つまり地域住民の適応を促進する方法であることがわかる。

c. 選択したアプローチの実施

　看護介入への適切なアプローチを選択したら，看護師は，その状況に関与する人々と協力して，刺激を変化させ，かつ適切なコーピング能力を強化する手段を決定し，それにとりかかる。騒音の大きさを変えることが不眠の患者に対する最良のアプローチであると判断したら，看護師はそれを実施する方法を決定しなければならない。病室のドアを閉めるのもよいかもしれない。ナースステーションでの話し合いの声の高さを下げることもできる。騒々しい同室患者から引き離すことも必要であろう。

　地域調停プログラムを導入するにあたって，看護師はほかの機関や地域住民の代表者と協力して，ボランティアの調停者を集め訓練する計画と方法を開発する。また，このプログラムを実行に移すうえで必要なインフラづくりにも取り組まなければならない。場合によっては，ささいないさかいについてはボランティア調停プログラムが処理にあたるという条件の範囲で法的機関が調停の役割を担うこともある。

　広い視野に立ってみると，看護師は看護介入に対する責任を認識しておく必要がある。ANAの社会政策声明では，「看護師は，看護実践の専門家としてとる行動に対して，また看護ケアの提供に際して助力してくれる他者に看護師が委任した行動に対して法的責任がある」と述べている（ANA, 2003, p.13）。看護介入を開始するか，または終了したときは，看護師はその有効性の評価にとりかかる。

7 第6段階：評価

　ロイ適応モデルで記述された看護過程の最後の段階は評価である。評価とは，個人や集団の行動に対する看護介入の有効性の判断である。看護過程の第4段階で設定した目標は達成されたか否かを判断するために，看護師は介入が行われた後の行動をアセスメントする。最初のアセスメントの段階と同様，緻密な観察と測定，そしてインタビューの技能が用いられる。個人や集団の行動が設定した目標と合致していれば，その看護介入は有効であったと判断される。

a. 目標の反映としての評価

　ロイ適応モデルによる看護過程をここまで理解した読者には明らかなように，コーピングプロセスが人間適応システムに影響をおよぼしている刺激にどれだけ有効に適応できているかを具体的に示すのが，行動である。看護介入は，刺激を変化させて，効果的に反応するコーピングメカニズムの能力を強化することを目

指して，つまりはコーピングメカニズムの活性化を目指して行われる。看護過程の第4段階で設定される目標の焦点は行動にあり，適応行動を維持・強化することと，非効果的な行動を適応行動に変えることが目的である。看護介入がこの目標からみて有効であったかどうかを評価するために，看護師はその状況に関与する人と協力して，もう一度行動に目を向けなければならない。行動目標は達成されたであろうか。この評価が看護過程の第6番目の，そして最後の段階である。評価の段階と，それに先行する段階およびロイによる人間適応システムの記述との関係を図3-1に示す。

b. 評価で用いられる技能

看護過程の最初のアセスメントの段階におけるのと同様，看護介入の有効性を評価する際にも，看護師は観察と測定，インタビューの技能を用いる。先に挙げた，術後に出血をきたした患者の例を考えてみよう。血圧の低下（測定），多量の血液のドレッシングへの付着（観察），そして意識レベルの低下（質問を通しての観察）が，非効果的行動として明らかになった。これらの行動に対する目標は，血圧の安定化と止血，そして意識の回復である。これらの目標との関連で看護介入の有効性を評価するために，看護師は患者の血圧を測定し，新しいドレッシングに付着した血液量を調べ，意識レベルを判定するために既成のフォーマット（第12章を参照）を使用するが，この技能はいずれも初回アセスメントですでに用いられたものである。

いさかいの解決という問題を抱えた地域住民の例では，法律関係者が対人間のいさかいにどの程度介入することが必要とされるかが目標で設定される。この目標の達成度の評価には，法律関係者が介入した回数と，プログラム開始1年後の変化の判定が含まれる。もちろん，有効性の測定に用いることのできる定量的方法は，このほかにもあるにちがいない。いさかいの解決にボランティアの調停者の立ち会いを受けた人を調査すれば，集団の構成員の相互作用能力の向上にそのプログラムがどれだけ有効であったかを実質的に測定できよう。

c. 看護過程の継続性

看護介入が効果的であったと判断されるためには，個人や集団の行動が設定した目標を達成している必要がある。目標が達成されていない場合，看護師はなぜ行動に期待する変化が生じなかったのかを明らかにしなければならない。設定した目標が個人や集団にとって非現実的であったり受容困難なものであった可能性がある。また，アセスメントデータが不正確であったり不完全であった可能性もある。さらには，選択した看護介入は別の方法で実施すべきだったかもしれない。看護師は看護過程の第1段階に戻り，非効果的状態が依然として続いている行動

を詳細に観察し，また患者その他の人々と協力して，さらに状況の理解に努めなければならない。

　術後患者の例で，患者の血圧は安定し，出血も止まったが，意識レベルには変化がみられないと看護師が評価したとしよう。この場合，血圧の安定と止血の維持は依然として重要であるが，看護師は患者の意識レベルに焦点を当て，再び看護過程の段階をたどり，意識レベルの低下という非効果的行動の改善に用いることのできる別のアプローチを示す刺激を明らかにしようとするだろう。

　論議をわかりやすくするために，これまで看護過程の各段階を切り離して別々に説明してきたが，実際には連続したプロセスであることを知っておくことが重要である。事実，多くの段階が同時に起こる。看護師は，ある適応様式に関しては行動のアセスメントを行い，別の適応様式に関しては看護介入を行うことがある。また，ある適応様式に関しては行動と刺激のアセスメントを同時に行い，別の適応様式に関しては目標の設定にかかることもある。

8 要約

　この章では，ロイ適応モデルに記述されている6段階の看護過程を紹介した。看護師は，個人や集団の行動と，その行動に影響を与えている刺激についてアセスメントを行い，看護診断を下す。次に，行動成果を示す目標を設定し，さらには刺激をコントロールしてコーピングメカニズムを強化するための看護介入を計画し実施する。評価は，適応システムの行動にかかわる看護介入の有効性の判断である。

　看護過程の各段階は，ロイ適応モデルに記述されている人間適応システムの前提や概念と密接に関連している。看護過程のすべての段階で患者その他の人々と密接に協力することの重要性が強調されている。看護師が人間適応システムの適応を効果的に援助できるかどうかは，看護師がその状況と，人々と協力することの有効性をどれだけ理解しているかにかかっている。　　　　（訳＝大島　弓子）

応用問題

1. この章を読み終えたら，本書の読者としてのあなたに適用できる行動目標を挙げなさい。それは，この章で得られた知識を用いるものでなければならない。
2. あなたは学生で，試験不合格の通知を受けたところだとしよう。成績不良に影響をおよぼした刺激（焦点刺激，関連刺激）をいくつか挙げなさい。その刺激，もしくはあなたのコーピングメカニズムにかかわる問題に対する実行可能なアプローチを挙げ，分

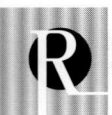

析しなさい。下の表をガイドラインとして用いて，もっとも成功の確率の高いアプローチを選びなさい。

アプローチの選択肢	結果	確率	価値

3. 患者のアセスメントに際して，あなたは熟考ではなく，あるいは熟考と一緒に直観を用いたと考えたときの状況について説明しなさい。
4. 先週，あなたは自分の普段の食事について看護過程を適用し，1日栄養所要量がすべて含まれた栄養的にバランスのとれた食事をただちにとり始めるという目標を設定したとしよう。この目標に照らして過去24時間のあなたの食事を評価し，あなたの観察が目標と合致したかどうか，あるいは目標達成の効果がなかったかどうかを示しなさい。このあなた自身の状況に看護過程の全段階を適用しなさい。

理解度の評価

[問題]

1. 下記の状況で子どもが示す行動に下線を引きなさい。
　母親は，5歳になる息子がほかの子どもたちとの遊びに積極的に加わらないことに気づいた。息子にその理由を尋ねると，彼は気分が悪く喉が痛いと答えた。母親は息子の顔がほてっており，熱があることに気づいた。喉をのぞいて見ると，ひどく赤くなって，両側が突出するように腫れていた。

2. この章で紹介した評価基準を用いて，下線の引かれた行動が適応行動（A）か，それとも非効果的行動（I）かを示し，そのように判断した理由を示しなさい。
　(a) ＿＿＿＿ 身長150 cm，体重30 kg の女性。
　(b) ＿＿＿＿ 看護師が測定した患者の血圧値は125/75であった。
　(c) ＿＿＿＿ 患者は看護師に，簡単な手順について3回説明を求めた。
　(d) ＿＿＿＿ 家族の食習慣のアセスメントに際して看護師は，その家族が食事の計画を立てず，まったくばらばらの時間に食事をとり，献立のなかに事実上果物と野菜が含まれていないことに気づいた。
　(d) ＿＿＿＿ 小学校のほぼ半数の子どもが，かぜの症状をもって帰宅した。

3. 下記の状況で，食事を拒んだ患者の行動に影響を与えている刺激を明らかにしなさい。
　減塩食を処方された80歳の患者が，初めて食塩を含まない食事を口にすることになった。彼女は看護師に，そんなまずい食事をするくらいなら飢えたほうがましだと言って，減塩食にはまったく箸をつけなかった。

4. 下記の状況で学生の行動に影響をおよぼしている刺激を同定し，それらを焦点刺激，関連刺激，残存刺激に分類しなさい。

大切な試験の準備をしていた学生は，ある科目に非常に難しい問題があって不安になり，試験の前日，徹夜で勉強をした。試験の解答を書いているうちに，彼女は，質問に注意を集中できず，自分が勉強してきたことを思い起こせなくなってしまった。答案を提出するとき，彼女は先生にこう言った。「この試験はとても難しくて，だめだったようです」。後に，彼女は自分の評価が正しかったことを知った。

5. 下記の状況で，下線を施した部分の行動と刺激に関する看護診断を記述しなさい。すべての行動と刺激について記述する必要はない。

　55歳の女性が，脳卒中の結果，右半身の機能を失った。現在，日常生活活動を自立して行えることを目的としたリハビリのプログラムを実施中である。彼女はこのプログラムに対して意欲を失っているように見え，重役秘書という地位を失ってしまったので，再び元気になるための努力をする理由が見あたらないと言う。彼女は独りで生活しているので，自分では何もやりくりできないと感じている。

6. 下記のそれぞれのアセスメント情報と看護診断をもとに目標を設定しなさい。

行動	刺激	看護診断
a. 16歳の少女，身長170 cm，体重40 kg ・朝食はとらず，昼食はキャンディだけと述べる。 ・倦怠感がある。 ・やつれて，顔が青ざめている。	・カロリーと栄養の摂取不足 ・いつも時間がない。 ・仲間も昼食をとらない。 ・両親は働いており，自分で食事を作らなければならない。 ・正しい栄養の原理を理解していない。	・摂取不足と知識の欠如による栄養失調
b. 高齢の男性患者 ・ひきこもり ・コミュニケーション不良 ・何ごとも自分で行うことを拒む。 ・「私が死のうと生きようと，だれも気にしない」と言う。 ・「私は決してここを出て行かない」と言う。	・長期入院 ・病院は家からも家族からも遠い。 ・親族は息子が1人いるだけで，たまにしか見舞いに来ない。	・サポートシステムの欠如による孤独

7. 都会の高等学校に務めるスクールナースが，生徒の間にみられる10代の妊娠の問題について，管理スタッフや親たちから相談を受けた。下の表は，看護師が多くの女性徒との話し合いで得た情報を，看護過程の第1段階から第4段階にまとめて示したものである。看護過程の第5段階へと進み，特定の目標を達成するための介入の方法を述べなさい。

行動	刺激	看護診断	目標
・多くの女子高生の間での妊娠率の増加 ・「妊娠するつもりはなかった」とだれもが言う。 ・「衝動にかられただけで，先のことは考えなかった」と多くの生徒が言う。 ・「相手が性行為を望んだ」と話す生徒もいる。 ・生徒の両親は性的行動を心配している。	・10代の妊娠に伴う結果と合併症についての知識の欠如 ・性的行動についての意思決定の際によりどころとなる情報の欠如 ・避妊についての知識の欠如 ・両親による性教育の欠如	・性的行動に関する知識の欠如，意思決定に先立つ思慮の欠如による予期せぬ妊娠 ・性的行動とその起こりうる結果に関する不適切な知識	・生徒の妊娠率が6か月の間に減少する。 ・1か月の間にその学校の全生徒が，性的行動とその結果についての知識を十分に身につけたと自信をもって述べる。

8. 下記の目標の記述について，看護介入が効果的であったことを示す個人や集団の行動は何かを同定しなさい。
(a) 1週間以内に，患者は自分の手を完全に使えるようになり，全関節可動域を動かす能力を回復したことを示す。
(b) 6か月以内に，病院のスタッフの80%がB型肝炎の予防接種を受ける。
(c) 1か月以内に，家族は1週間の栄養摂取を記録し，1日栄養所要量をすべて摂取していることを示す。

[解答]

1. 5歳，遊びに積極的に加わらない，気分が悪く喉が痛いと答えた，顔がほてっている，熱がある，（喉が）ひどく赤くなって，両側が突出するように腫れていた。

2. (a) I：正常では身長150 cmの人はもっと体重がある。
   (b) A：血圧値125/75は正常の範囲である。
   (c) I：患者の学習行動は不適応と考えられる。
   (d) I：家族はバランスのとれた食事をとっておらず，栄養所要量が満たされていない。
   (e) I：全校生徒の健康状態は，その半数に問題があることを示している。

3. 患者の食事の拒否に影響をおよぼしている刺激：食事のまずさ，減塩食とする理由についての説明不足，加齢に伴う味覚の減退

4. 集中と想起が困難だった（焦点刺激）。徹夜した（関連刺激）。難しい問題があった（関連刺激）。不安があった（関連刺激）。大切な試験だった（関連刺激）。

5. 看護診断の記述の例：
   ・「患者は，リハビリへの意欲を失っているように見え，職を失った以上努力する理由が見あたらないと言い，自分は依存状態になると感じている」。これは刺激に関連した行動についての記述である。

・「脳卒中による身体機能の喪失」。患者は脳卒中の結果，右半身の機能を失った。彼女は仕事またはセルフケアを行うことが身体的にもはや不可能である。「喪失」は身体的自己概念にかかわる，よくみられる問題である。

6. 目標の設定の例：
    (a) 患者は，1か月で2kgの体重の増加を示す。
        ・患者は，1週間以内に，1日栄養所要量のすべてを含む栄養価の高い食事を規則的に摂取するようになる。
        ・患者の外見は，6か月以内に改善して，体重が増加し，血色が良くなる。
        ・患者は，1週間以内に，よりエネルギーを回復し，疲れを感じなくなり，元気になったと述べる。
    (b) 患者は翌日から開始される作業療法に積極的に毎日参加し，ほかの患者やスタッフとも話し合うようになる。
    ・2日以内に患者は，ひげを自分で剃る，歯を自分で磨くなど，いくつかのセルフケアの課題を実行するようになる。
    ・2週間以内に患者は，別のケア施設への転院の可能性を尋ねるなど，将来へ向けて楽観的な態度を示し始める。

7. 介入の例：
    ・生徒とのコンサルテーションのなかで，その知識の欠如を補う情報プログラムを作成する。
    ・性的行動の結果と責任を具体的に示すいくつかのシナリオを作成することにより，生徒の意思決定のプロセスを強化する。
8. いずれの事例でも，目標の記述のなかで明らかになった人間適応システムの行動が，設定された時間枠の範囲で達成されていれば，看護介入は効果的であったと判断される。

●文献

[*1] American Nurses Association. (1995). *Nursing's social policy statement*. Kansas City, MO: American Nurses Association.

American Nurses Association. (2003). *Nursing's social policy statement*. Washington, DC: American Nurses Association.

Antai-Otong, D. (2007). *Nurse-client communication: A life span approach*. Sudbury, MA: Jones and Bartlett Publishers.

Boykin, A., & Schoenhofer, S. (1993). *Nursing as caring: A model for transformation practice*. New York: National League for Nursing Press.

[*2] Carpenito-Moyet, L. J. (2004). *Nursing diagnosis: Application to clinical practice*. Philadelphia: Lippincott Williams & Wilkins.

[*3] Cho, J. (1998). *Nursing manual: Assessment tool according to the Roy Adaptation Model*. Glendale, CA: Polaris Publishing.

DeMarco, R. F., Miller, K., Patsdaughter, C., Grindel, C., & Chisholm, M. (1998). From silencing the self to action: Experiences of women living with HIV/AIDS. *Women's Health Care International, 19*(6), 539-552.

[*4] Erikson, E. H. (1963). *Childhood and society* (2nd ed.). New York: Norton.

Grace, P. J. (2001). Professional Advocacy: Widening the scope of accountability. *Nursing

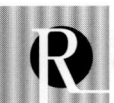

Philosophy, 2(2), 151-162.

*5 Johnson, M., Mass, M., & Moorhead, S. (2000). *Nursing outcome classification* (NOC; 2nd ed.). St. Louis, MO: Mosby.

Leininger, M., & McFarland, M. (2002). *Transcultural nursing: Concepts, research, theory and practice*. New York: McGraw Hill.

*6 McCloskey, J. C., & Bulechek, G. M. (Eds.). (1992). *Nursing Interventions Classification* (NIC). St. Louis, MO: Mosby Year Book.

McDonald, F. J., & Harms, M. (1966). Theoretical model for an experimental curriculum. *Nursing Outlook, 14*(8), 48-51.

*6 NANDA International. (2007). *Nursing diagnoses: Definitions and classifications, 2007-2008*. Philadelphia: NANDA-I.

*8 Nightingale, F. (1859). *Notes on nursing: What it is and what it is not* (facsimile edition). Philadelphia: Lippincott.

*9 Sato, M. K. (1984). Major factors influencing adaptation. In C. Roy, (Ed.), *Introduction to nursing: An adaptation model* (2nd ed., pp. 64-87). Englewood Cliffs, NJ: Prentice Hall.

Sorrel M. S., & Smith, B. A. (1993). Navajo beliefs: Implications for health professionals. *Journal of Health Education, 24*(6), 336-338.

Watson, J. (2005). *Caring science as sacred science*. Philadelphia: Davis.

Wilkinson, J. (2000). *Nursing diagnosis handbook with NIC interventions and NOC outcomes* (7th ed.). Upper Saddle River, NJ: Prentice-Hall.

●邦訳のある文献

1) 小玉香津子訳：看護はいま―ANAの社会政策声明(1995)，小玉香津子訳『看護はいま―ANAの社会政策声明』所収，日本看護協会出版会，1998．
2) 新道幸恵監訳：カルペニート　看護診断マニュアル，第4版，医学書院，2008（原書第12版）．
3) 野呂レナルド・柴田理恵訳：ロイ適応モデルにもとづく看護アセスメントツール，医学書院，2002．
4) 仁科弥生訳：幼児期と社会1・2，みすず書房，1977，1980．
5) 藤村龍子・江本愛子監訳：看護成果分類(NOC)，第2版，医学書院，2003．
6) 中木高夫・黒田裕子監訳：看護介入分類(NIC)，原著第4版，南江堂，2006．
7) 日本看護診断学会監訳，中木高夫訳：NASNDA-I 看護診断―定義と分類 2007-2008，医学書院，2007．
8) 助川尚子訳：ナイティンゲール　看護覚え書　決定版，医学書院，1998．
9) 砥綿とも子訳：主要な適応の因子，松木光子監訳『ロイ適応看護モデル序説　原著第2版・邦訳第2版』所収，51-69，へるす出版，1995．

SISTER CALLISTA ROY
THE ROY ADAPTATION MODEL
THIRD EDITION

第1部

第4章

適応様式の概要

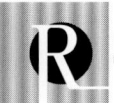

人間や個人，集団を適応システムであるとするロイRoyの記述には，コーピングプロセス（対処過程）が観察できる4つの主要なカテゴリーが含まれている。このカテゴリーには4つの適応様式，すなわち生理的-物理的様式，自己概念-集団アイデンティティ様式，役割機能様式，相互依存様式という名称がつけられている。この4つの主要なカテゴリーとの関連において人間の行動が観察される。第2部では，この個人の4つの適応様式を探求し，第3部では集団の適応様式を検討する。個人と集団の様式にはどちらも，統合のプロセス，代償のプロセス，そして障害のプロセスがある。このプロセスについての知識は，アセスメントやケア計画の基礎となる。生理的ニードと生理的プロセスをまず最初に紹介し，そのあとでほかの様式を紹介するのは，単純なものから複雑なものへ，具体的なものから抽象的なものへ，個別的なものから集合的なものへと論を進めることを意図してのことである。生理的様式について十分理解することが，より複雑な看護実践場面へのこの適応モデルの応用を理解するための基礎となるのである。

▌学習目標

1) 個人と集団の両方の4つの適応様式の基本的ニードを示すことができる。
2) それぞれの適応様式の理論的基礎について例を挙げることができる。
3) 生理的統合に不可欠な5つの基本的ニードとそれに関連する生命・生活過程を明らかにすることができる。
4) 調節器活動を仲介し，生理的機能を統合するのに役立つ4つの複合的な生理的過程について説明することができる。
5) 集団の人間システムに適用される物理的様式にかかわる概念の基礎的応用を実際に行ってみせることができる。

▌重要概念の定義

アイデンティティの統合（identity integrity）：集団アイデンティティ様式の基本的ニード。つまり正直さと健全さ，集団との完全な一体化を意味し，アイデンティティと目標を共有しあうプロセスを伴う。

関係的統合（relational integrity）：相互依存様式の基礎にあるニード。愛情，発達，資源へのニードの面から達成される全体性。

行動科学の知識（behavioral knowledge）：人間が物理的世界では生理的存在であり，また同時に宇宙的世界では人類としての経験をもって思考し感じることのできる存在であることをバランスよく理解するために必要な看護の基本的知識。

個人的自己（personal self）：自分の性格や期待，価値観，価値についてのその人自身の評価。

財政的資源（fiscal resources）：集団の適応システムの経済的能力を指す物理的様式の構成要素。

サポートシステム（support system）：相互依存のニードの充足に寄与する他者。

参加者（participant）：集団の適応システムに関与する人やその構成員を指す物理的様式の構成要素。

自己概念（self-concept）：内的知覚と他者の反応の知覚によって形成される，ある時点での自分に対して抱く信念と感情の合成体。

社会的統合（social integrity）：役割機能様式（個人）の基本的ニード。個人が他者との関係で自分がどのような存在であるかを知り，行動することができるようにするニード。

重要他者（significant others）：個人にとってもっとも重要な人々。

身体的自己（physical self）：自分の身体的属性，機能，セクシュアリティ，健康-疾病状態，外見を含む身体的存在についてのその人自身の評価。

精神的・霊的統合（psychic and spiritual integrity）：個人のレベルでの自己概念様式の基本的ニード。つまり，宇宙のなかで一体感や意味，目的性をもって存在できるために，あるいは存在するために，自分が何者であるかを知ろうとするニード。

生理学（physiology）：生物の機能と活動に含まれる物理的・化学的現象についての知識を取り扱う科学．

生理的統合（physiologic integrity）：生理的様式の基礎にあるニード，つまり生理的ニードの変化に適応することで達成される生理的全体性。

生理的様式（physiologic mode）：人間が，生物としての機能と活動に含まれる物理的・化学的プロセスを明らかにする4つの適応様式の1つ。

操作的統合（operating integrity）：物理的適応様式の基礎にあるニード。資源需要の操作の変化に適応することによって達成される全体性であり，参加者や物理的設備，財政的資源が含まれる。

能力（capacities）：集団の適応システムに関与する参加者がその状況にもたらす知識，技能，才能，参画（コミットメント），他者との関係などの資源。

物理的設備（physical facilities）：集団の適応システムの継続的操作と効果的適応に必要な資金的・物質的能力を指す物理的様式の構成要素。

物理的様式（physical mode）：集団の適応システムが，基本的操作資源に関するニードについて適応を明らかにする仕方。

プロセス（過程）（process）：1つの段階から次の段階へと進む一連の活動や変化。

役割（role）：社会の機能単位。それぞれの役割は，ほかの役割との関係で存在する。

役割の明確化（role clarity）：役割機能様式（集団の場合）にかかわる基本的ニード。期待される課題を理解し，それに取り組むことによって，集団が共通の目標を達成できるようにするニード。

1 4つの適応様式

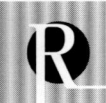

ロイ適応モデルに記述されている適応様式は，人間システムが環境からの刺激に反応する仕方に関するものである．本書では，適応様式は個人レベルと集団レベルの両方について学習する．コーピング活動の結果生じる個人や集団の行動についてはロイ Roy がアセスメントと看護ケア計画の枠組みとして用いるために開発した 4 つのカテゴリー，つまり適応様式で観察することができる．4 つの適応様式とは以下のとおりである．
1) 生理的様式（集団の場合は物理的様式）
2) 自己概念様式（集団の場合は集団アイデンティティ様式）
3) 役割機能様式（個人と集団の両方に用いる）
4) 相互依存様式（個人と集団の両方に用いる）

以下の節では，上の 4 つの様式の概要を説明する．この章からはケーススタディを紹介するが，そこでは看護ケア計画に適応様式を利用している．またほかの章でも，家族のなかの個人と集団としての家族の適応様式の例を紹介している．

2 生理的-物理的様式

適応システムの身体的側面にかかわる行動は，個人に関するものが生理的様式，集団や集合的なものに関するものが物理的様式と名づけられている．これらの様式はそれぞれ，さらに詳しく構築されていて，個人や集団の身体的（物理的）観点からみた適応の有効性についてアセスメントを行う際に役立つようになっている．第 5 章から第 13 章では個人の生理的様式について述べ，第 17 章では集団の物理的様式について述べる．

a. 生理的様式

生理的様式は，生物の機能と活動に含まれる物理的・化学的プロセスにかかわるものである．生理的行動を理解するには，人体の解剖学と生理学の知識が必要であり，また疾病プロセスの基礎にある病態生理の知識も必要である．看護師は生理的適応の代償過程と生命・生活の障害を察知するために，体の正常なプロセスに関して十分な知識を身につけていなければならない．

生理的様式の基礎にあるニードが，生理的統合である．統合とは，ニードの変化に適応することで達成される全体性の度合いと定義されている．人間の生理的ニードが満たされたとき，生理的統合は達成されたことになる．

この様式における行動とは，人体を構成するすべての細胞や組織，臓器，器官系の生理的活動の発現である。どの適応様式についてもいえることであるが，刺激がコーピングプロセスを活性化し，適応行動と非効果的行動を生じさせる。この場合のコーピングプロセスは生理的機能にかかわるものであり，その結果生じる反応は生理的行動である。コーピングプロセスがそれに影響をおよぼす刺激に対応できたかどうかを示すのが，人間の生理的行動である。

　生理的統合にかかわる生理的様式では，5つのニードが明らかにされている。すなわち酸素摂取（化），栄養，排泄，活動と休息，そして防衛である。それぞれの生理的ニードには，いずれも統合過程が含まれる。ここでは，これらのニードとそれに関連する過程について簡単に説明し，その1つひとつについては後続の章で詳しく述べることにする。

1) **酸素摂取（化）**：このニードには，体の酸素需要と換気，ガス交換，ガス輸送という基本的生命・生活過程が含まれる。
2) **栄養**：このニードには，消化（食物の摂取と吸収）と代謝（エネルギーの供給，組織の組成，代謝過程の制御）にかかわる一連の統合過程が含まれる。
3) **排泄**：排泄のニードには，主として腸と腎臓を通じての代謝産物の排出にかかわる生理的過程が含まれる。
4) **活動と休息**：活動と睡眠という基本的生命・生活過程のバランスをとろうとするこのニードにより，体のあらゆる部分の生理的機能が最大限に発揮され，また回復と修復の時期がもたらされる。
5) **防衛（保護）**：防衛のニードには非特異的防衛過程と特異的防衛過程，すなわち免疫の2つの基本的生命・生活過程が含まれる。

　生理的適応について論じる場合に欠かせないものに，感覚，体液，電解質，酸・塩基平衡，神経機能，そして内分泌機能を含む複合的過程がある。

1) **感覚**：見る，聞く，触れる，味わう，においを嗅ぐといった感覚過程によって，人間は環境と相互に作用することができる。痛みの感覚についての考慮も重要である。
2) **体液，電解質，酸・塩基平衡**：体液，電解質，酸・塩基平衡にかかわる複合的な過程が，細胞内機能や細胞外機能，全身機能には必要である。
3) **神経機能**：神経系の経路は，人間のコーピングメカニズムに不可欠な構成要素の1つである。これは身体運動や意識，認知・情意過程を制御し協働させるだけでなく，身体器官の活動を調整する働きももつ。
4) **内分泌機能**：内分泌機能は，ホルモン分泌を通じて，神経機能とともに，身体機能を統合し協働させる働きをする。内分泌活動は，ストレス反応で重要な役割を果たしている。

　以上の4つの複合的な過程は，人間の調節活動を仲介し，多くの生理的機能を包括しているとみることができる。個人についての生理的様式の看護アセスメントの基礎として，このモデルでは以上の9つの構成要素が明らかにされている。

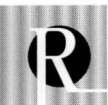

それぞれの構成要素の理論的な理解は，看護ケア計画に行動と刺激のアセスメントとして活用される。

b. 生理的様式の理論的基礎

　生理的様式の理論的背景は，個人の人間システムに関していえば，基礎生命科学，とくに解剖学と生理学，病態生理学，化学にある。さらに，個人の場合でも集団の場合でも，人間のニードの充足は，動機づけのような心理的プロセス，および社会学，人類学，宗教研究，その他の人文科学の概念の影響を受ける。例えば文学からは，生きるという基本的テーマに対処するために登場人物がどのように描かれているかを理解することができる。これらの分野については次のように要約することができる。

解剖学：人体構造の研究としての人体解剖は，生理的様式の構造的基盤となる。

生理学：生理学により，人体の機能と活動に含まれるプロセスについて知識を得ることができる。この知識は，生理学的な適応行動と非効果的行動の判定の基礎となる。

病態生理学：疾病を伴う異常な生理学的変化の研究としての病態生理学は，非効果的な行動反応とそれに影響をおよぼす刺激を明らかにするうえでの理論的根拠となる。

化学：物質の組成や特性，反応を扱う化学の知識は，体液と電解質，酸・塩基平衡の活動に含まれるような人間の体のプロセスを理解するための基礎となる。

心理学：精神と行動の研究は，自己や役割，相互依存に関する心理社会的プロセスと，そのプロセスが疾病への対処とどのように関連しているかを理解するための基礎となる。

社会学：組織化された人間集団の発達や構造，相互作用，集合的行動の研究は，自己や役割，そして相互依存様式とそれが効果的な適応状況と非効果的な適応状況での生理的機能に与える影響に関する看護アセスメントの基礎となる。

人類学：身体特性や環境的・社会的関係，そして文化を含む人種の分布，起源，分類，関係に関する研究から，これらの因子が身体的ニーズの発現や人間の適応様式の統合に与える影響を明らかにする能力を培うことができる。

宗教研究と霊的問題：特定の宗教の研究や霊的問題のアプローチから，人々の信仰と価値観についての洞察が得られる。ニーズの充足の仕方や特定の環境的影響に対する反応を左右する因子を考察することができる。このような多様性は看護ケアを提供するうえで重要である。

人文科学：人間の属性や特質を研究するその他の専門分野の知識により，人々の経験をより効果的に考察することができ，必要な状況に適切に介入することができる。

C. 物理的様式

　集団のなかで相互作用をする人間についての物理的様式は，個人についての生理的様式に対応する。この様式は，集団の適応システムが基本的操作資源に関する適応を明らかにする仕方と定義されている。このような基本的資源には，集団の参加者，物理的設備，経済資源がある。物理的様式にかかわる基本的ニードは操作的統合，すなわちシステムの生き残りと参加者や設備，資源の変化に対する適応に必要なものをもつ全体性である。

　物理的様式の構成要素は参加者と呼ばれるが，これは集団の適応システムに関与する人々を意味する。家族の場合，物理的様式の構成要素には家族の構成員が含まれる。家族を記述する用語としては，核家族（両親と子ども〔1人もしくは複数〕），単親家族（1人の親と子ども〔1人もしくは複数〕），拡大家族（親と子どものほかに親族のいる家族）がある。家族によっては，法律や血縁，その他の関係で結ばれて一緒に生活する成人（子どもがいる場合と，いない場合がある）が含まれることもある。

　集団の場合には，参加者は公式・非公式両方のメンバーが考えられる。組織においては，参加者は，その組織に関与している者，もしくは雇用されている者，あるいはその組織の一員として果たすべき役割をもっている人である。地域の参加者とは，ふつう特定の地域に居住する人々を指すが，人口統計的な地区が必ずしも地域の参加者の決定要因ではない。民族によっては，参加者がいろいろな場所に居住する地域もあるからである。全体としての社会の参加者は，通常その社会的境界のなかに住んでいる。どのようなまとまりの集団であれ，参加者は自らをその集団の一員であると考える人々である。

　ロイ適応モデルでは，個人の適応システムの目標とともに集団の適応システムの目標も明らかにされている。集団が家族，組織，地域，あるいは社会のいずれであっても，効果的な適合反応は目標と関連がある。集団の基本的な目標は，その集団の存続や持続的な成長にある。この目標のなかには信念，価値観，文化的遺産を伝える能力がある。適応にはその集団の理想と目的を達成する自信と成功が含まれている。

　参加者の能力が人間適応システムの主要な資源である。能力の概念に含まれるのは，その集合システム内の個々人の知識，技能，才能，参画，健康である。物理的適応様式の基本的ニードである操作的統合は，参加者が集合体全体を支えるのに必要な能力をもっていなければ，充足させることができない。集団の参加者の能力を明らかにし，改善し向上させることが，適応という目標を達成するための重要な要件である。

　物理的設備は，集団の適応システムの重要な構成要素の1つである。これには，家族のための家屋，集団のための集会場，組織の事務所，国家の領土などが含まれる。また同じように，集団の目的を達成するのに必要な操作資源も含まれる。

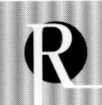

家族の場合でいえば，食料と衣服がこの操作資源の例である。組織の場合は，消耗品と備品が物理的設備を構成する。例えば，学校では教科書やコンピューター，リハビリテーション施設ではベッドシーツや運動用具などが物理的設備である。また，集団の適応システムによっては技術的資源を必要とする場合もあろう。地域には意思伝達システムや道路整備用具，ゴミ処理施設などが必要である。これらの物理的設備はすべて，身体的システムの資源充足のニードを満たすのに寄与する。

　これらの構成要素の多くは，財政状態が十分であることに依拠している。財政状態が十分でない場合には，システムは独自の集合体総体としての統合性を維持できなくなる。家族の場合で考えると，家族員に十分な食料がないと，大人や子どもの健康が損なわれるおそれがある。組織が物品を購入できなければ，その運営の継続は困難になろう。

　資本資源（貯え）も，集団の人間適応システムの財政状態を十分に保つために重要である。資本資源は，集合システムの持続的な統合を支えるために必要となる，重要でかつ特別な購買にかかわるものである。家族の場合でいえば，家族員のための多額の医療費や，家族のための家屋購入の出費などが挙げられる。野球チームの場合には，リーグに参加できるようにするためのユニフォームの購入が挙げられる。組織や地域，社会集団では持続的かつ規則的な運営を図るため，資本資源が重要な要件となることが多い。例えば，病院や大学は組織が大きくなるにつれて，サービス提供のための新たな建物を建てる用地を買収することになる。資金調達が長期にわたって不十分な状態にあると，システム全体の統合が損なわれ，その結果，非効果的行動が発現する。この点については看護過程を物理的様式に応用する際に，さらに詳しく検討することにする。

d．物理的様式の理論的基礎

　物理的様式を理解するには，生理的様式で明らかにした理論的基礎が必要である。人間の行動を心理的に理解すると，人々が集団でどのように行動するかを理解するのに役立つ。上で簡単に述べた社会学や人類学は，集団の行動を理解する理論に寄与している。宗教研究やスピリチュアリティが個人に対する影響を説明できるのと同じように，これらの研究は，集団の行動を理解するのに役立つ。加えて，物理的様式の理論的基礎には，家族研究や組織行動学，経済学，コミュニティ研究，生態学，コスモロジー（宇宙学）が含まれる。これらの追加された領域と集団適応システムへの応用について，以下に簡単に説明する。

家族研究：家族の相互作用の研究には，家族のライフサイクルのステージと現在問題になっていること（例えば家族構造の変化や家庭内暴力）に関する検討が挙げられる。

組織行動学：組織とその環境，戦略，構造に関する研究は，適応システムとして

の集団を理解する基礎となる。

経済学：経済原理の研究は，健康と医療の提供に対する雇用やインフレーション，通貨政策，財政政策の影響についての洞察が得られる。この知識は，個人や集団に影響をおよぼす重大な刺激の理解にもつながる。

コミュニティ研究：コミュニティのダイナミクスに関する研究にはコミュニティ成員の形成，構造，相互作用，集団としての行動が含まれ，適応システムとしての集団を理解するのに有用である。

生態学とコスモロジー（宇宙学）：地球と宇宙の発達段階や未来像に関する研究は，環境や地球資源の保全に懸念をもっている人々が行う決断を理解するのに役立つ。

　上のような学問領域の研究から，4つの適応様式すべてについての理解を深め，知識に立脚する専門職としての看護の研究を理解するのに必要な知識が得られる。同時に，ロイ適応モデルにもとづいて看護をみることで，どのような知識の関連性が高く，どのような知識を構築すべきかがわかる。健康状態のあらゆるステージにある人々との経験から，看護師は，看護ケアにどのような知識が重要であるか判断することができる。これはどの様式にもいえることであるが，生理的-物理的様式について考慮することには，さまざまな関連領域の知識が関係する。この知識を，人間を個人としてあるいは集団のシステムとしてみる看護の概念と，また適応の促進という目標に照らして検討する。看護の知識は生物行動学的なものである。このような知識により，物理的世界のなかでの生理的存在と，宇宙的世界のなかの人間としての経験をもった，思考や感情をもった存在としての人間をバランスよく理解することができる。

　ロイ適応モデルによれば，生理的-物理的様式を理解することは看護過程の基礎である。看護過程を適応モデルに応用することの概要を図3-1（84ページ）のモデルのダイヤグラムによるまとめに示してある。

　重大な健康上の問題点に直面した家族に関係するアセスメントの一例を，Box 4-1に示す。健康への懸念は，適応モデルのすべてに影響をおよぼす。しかしこの例では，物理的様式を中心に検討する。ロイ適応モデルによる看護アセスメントでは，2つの点を検討する。すなわち，行動のアセスメントと，影響する刺激のアセスメントである。この2つのステップは，この例では別々に分けているが，看護アセスメントを目的として家族と関係している間に，看護師は行動と刺激を同時に特定する。

　行動と刺激のアセスメント結果にもとづき，看護師はBox 4-2に示した看護ケア計画を策定した。ここには，家族の物理的様式の問題に関する診断，目標，介入，評価が示してある。ロイ適応モデルにしたがって看護診断を述べる方法については，第3章に示してある。このプロセスでは，観察された行動を，もっとも関連の強い刺激と関連づける。適応様式における行動に適用すると，看護の目標は，適応行動を維持・強化することと，そして効果のない行動を適応力のあるも

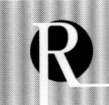

Box 4-1　ローブルス一家のケーススタディ：パートⅠ　物理的様式のアセスメント

交通事故の結果，ローブルス一家は，完全麻痺となり人工呼吸下にある2歳の子どもに生活を合わせている。長期間におよぶ入院の後，この女児の状態は安定し，急性期ケアからほかのケアに移す計画が進められている。

行　動	刺　激
□**家族の能力** ・母親は，人工呼吸を受けている子どものケアに関する知識と技能を習得しており，1日8時間，週に5日間ケアを行うことにしている。 ・父親は，そのような技能を習得したいと言っているが，実際には，そのような技能をもっていることは，まだ示されていない。 ・幼い2人のきょうだいは，ケアにまだ参加できない。 □**物理的施設** ・家の改造を予定している。 ・家族の生活に近いところにある部屋を移動ベッドや設備が収容できるよう改造した。 ・玄関を車椅子で出入りできるよう改造した。	□**文化** ・家族が帰属するエスニックグループでは，家族の絆が極めて強く，家庭内での任務に関して責任感が強い。 ・拡大家族の支援や参加が強く，家庭ケアを受ける小児を進んで支援しようとしている。 □**社会経済的状態** ・家族の収入は，上位1/4にあると考えられる。経済的負担増に耐えられるものと思われる。 □**環境に関する検討** ・家族は広い家に住んでおり，障害児のニーズにこたえられる改築への柔軟性がある。

Box 4-2　ローブルス一家のケーススタディ：看護ケア計画

看護診断	目　標
・家族の関与と能力，十分な経済力による支えをもとに，障害児を家庭での生活に適応させるための計画を策定する。 ・現時点では，母親が唯一，患者のそばにいる介護者であるので，子どもを24時間介護する人物として教育・訓練が不足している。	・退院の1週間前（時間枠），障害児が家庭で生活するための物理的適合（期待する変化）を完了する（行動）・退院の2週間前（時間枠），24時間介護をする（行動）ための計画を策定する（期待する変化）。

介　入	評　価
・スタッフその他の関係機関と共同で十分な看護ケアを行うための実現可能なプランを策定する。 ・例外的状況での健康保険支払いを求める。家族は積極的にケアに関与したいとしており，それ以外では，施設ケアが必要である。 ・拡大家族が参加してくれる可能性を家族と共に検討する。	・病院からの退院時点で，小児を24時間介護する（行動）ための計画を策定する（期待する変化）。 ・目標が達成されなかった場合には，看護師と家族は，再度アセスメントし目標を再検討する。子どもを家庭で介護するのは現実的でなかったかもしれない。支援を得るのにボランティア組織などのほかの支援源があるかもしれない。 ・目標達成に成功すると，小児の直前に迫った退院に対してさらに詳細な計画を策定できるし，家族の支援や家族単位の一体性の達成に対する計画も策定できる。

のへと変化させることである。したがって，目標設定の焦点は，適応システムの振る舞いに当てられる。目標の記述は，第3章で明らかにした3つの項目，すなわち観察すべき行動，期待する変化，そして目標達成のための時間的枠組みからなる。適応を促進する介入は，検討対象となった行動に影響をおよぼす刺激に対処する。看護師は刺激を変化させたり，適応レベルを広げて，認知器や調整器，あるいは安定器と変革器の活動を支える。アプローチ法を選択する際には，考えられる方法をいくつか検討し，患者と看護師双方が合意した目標に到達できる確率がもっとも高いアプローチを選択する。看護過程の最後の段階である評価では，確定している行動目標に照らして行動応答がどの程度であるかアセスメントを行う。目標が達成された場合には，介入は有効である。目標が達成されなかった場合には，目標と介入を再度アセスメントし再検討する必要がある。

3 自己概念−集団アイデンティティ様式

　人間システムの人格的側面にかかわる適応様式は，個人の人間システムについては自己概念様式，集団の人間システムについては集団アイデンティティ様式と呼ばれている。自己概念様式と集団アイデンティティ様式の適応の有効性についてのアセスメントを導くために，個人や集団の自己に対する知識が開発されている。第14章では個人の自己概念様式について，また第18章では集団アイデンティティ様式についてさらに詳しく述べる。

a. 自己概念様式

　自己概念とは，内的知覚と他者の反応の知覚によって形成される，ある時点での自分に対して抱く信念と感情の合成体と定義されている。この自己という合成体の感覚が，人間の行動を導くのに用いられる。

　自己概念様式は，2つの構成要素からなると考えられている。身体的自己には，身体感覚とボディイメージが含まれる。個人的自己は，自己一貫性，自己理想，道徳的・倫理的・霊的自己から構成される。これらの構成要素の例を挙げれば，「私はまるで1週間も眠っていないようにみえる」というのはボディイメージにかかわる行動を示す言葉である。「パワーポイントでの発表で写真の追加の仕方が私にはわかっている」という言葉は自己理想的行動を示している。

　自己概念様式の基礎にある基本的ニードは精神的・霊的統合である。つまり，自分が何者であるかを知り，この宇宙のなかで統一の感覚，意味，目的性をもって存在したいというニードである。精神的・霊的統合こそが健康の基礎となるものである。自己の統合において適応問題が起こると，治癒能力や健康維持に必要

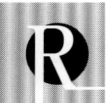

な行動をとる能力が損なわれることがある。患者の自己概念に影響をおよぼしている行動と刺激のアセスメントを行うにあたって，看護師は自己概念様式に関する知識をもっておくことが重要である。

b. 自己概念様式の理論的基礎

　自己概念様式についての記述は，ドリーバー Driever (1976) がまとめ，ロイが詳説した多くの心理学・生物学・社会学の理論と原理にもとづいている。これにより，個人の自己概念にかかわる行動と刺激のアセスメントと看護過程のほかの段階それぞれの指標が得られる。以下に，ロイ適応モデルに記述されている自己概念様式の理論的基礎を明らかにする。ここに挙げる理論家の著書から，ロイ適応モデルの応用に際してこれらの理論を用いるのに必要な知識が得られよう。

- フロイト Freud (1949)，ピアジェ Piaget (1954)，エリクソン Erikson (1963)，ニューガルテン Neugarten (1969, 1979)，コールバーグ Kolberg (1981)，ギリガン Gilligan (1982)：身体的・社会的・認知的・道徳的成熟度にもとづく発達理論。
- マーカス Markus (1977)：認知的一般化を規定する自己シェーマ。自己についての情報を処理するときの指標となる。
- ミード Mead (1934)，サリバン Sullivan (1953)，クーリー Cooley (1964)，ゴフマン Goffman (1959, 1967)：自己感覚の発達・維持の基礎としての社会的相互作用に焦点を当てた象徴的相互作用論。
- ルフト Luft (1984)：他者と関連づけて表現される自己覚知レベルを記述する理論枠組み。双方向マトリックスを使って，「ジョハリの窓」の図という自己覚知のメタファーを作成する。
- レッキー Lecky (1945, 1961)，ロジャーズ Rogers (1951, 1961)，エリオット Elliott (1986)，アントノフスキー Antonovsky (1986)：自己一貫性，自己組織化，統一性にもとづく理論。
- マクマホン McMahon (1993)：全体的人間社会にあって個別的自己であり続けるという希望，エネルギー，持続性，意味，目的，誇りを浮き上がらせるような仕方で，自己と接し続けるという意味を含む「焦点づけ（フォーカシング）」という用語を導入した。
- キャンプシー Campsy (1985)，ジョンソン Johnson (1983)，モンタギュー Montagu (1986)，ジョンソン Johnson とレーヴァンタール Levanthal (1974)，アマン=ガイノッティ Amma-Gainotti (1986)：とくに看護アセスメントと看護介入に役立つよう，身体感覚，セクシュアリティ，コーピングに焦点を当てて論じている。
- フェスティンジャー Festinger (1962)，アンドリュース Andrews (1990)：認知的不協和理論。個人の行動は，自己概念と経験のほかの側面との間で知覚

される不一致をできるだけ軽減しようとする努力を反映する。
- ローゼンバーグ Rosenberg (1965, 1969), ドリーバー Driever (1976), クロッカー Crocker とパーク Park (2003)：自己属性 (特性) についての価値観から生じるものとして，また自己の増殖的側面として記述される自己尊重 (自尊心)。
- キュブラー=ロス Kubler-Ross (1969)，ドブラッツ Dobratz (1984, 2004, 2005)：死と死にゆくことの5段階，人生の終焉のプロセスについて記述した。この理論は，人々が悲哀を通じて成長し，自分の人生の意味の問題について解決を図り，死の現実を受け入れていけるよう援助する際に広く用いられている。

c. 集団アイデンティティ様式

集団アイデンティティ様式は，自己概念様式と似ている。つまり，集団内の人々が環境的フィードバックにもとづいて自分たちをどのように認識しているかを示すものである。集団アイデンティティ様式は，対人関係，集団自己イメージ，社会的環境，文化から構成されている。集団アイデンティティ様式の基礎にある基本的ニードは，アイデンティティ統合と呼ばれている。つまり集団のメンバーが，正直さ，健全さ，集団との完全な一体化をもって相互にかかわりあう能力である。アイデンティティ統合には，アイデンティティと目標を共有しあうプロセスが含まれる。

学校のような社会システムの場合は，1つの合同文化と呼ぶことができる。そこには教師と生徒が体験する社会的環境があり，学校集団を構成する人々によって示される集団アイデンティティがある。したがって集団アイデンティティ様式は，社会組織としての学校の適応行動や非効果的行動を反映しうるものである。

d. 集団アイデンティティ様式の理論的基礎

- レヴィン Lewin (1948)：小集団相互作用の理論。
- キンバリー Kimberly (1997)：集団のプロセスと構造について記述し，好みや魅力，規範と価値観，そして効果的な目標追求と良好な作業関係との関係性としての凝集性について記述する。
- ラビー Rabbie とロデウィクス Lodewijkvs (1996)：集団の目標指向行動は，外部環境の認知と社会システムに対する認知的・情緒的・動機づけ的・規範的な理解の共有の関数である。要求と距離，外的社会環境，リーダーシップ，責任を含む集団を研究するための行動相互作用モデル。
- ゾーハー Zohar (1990)，スウィム Swimme とベリー Berry (1992)：創造的自己，意識と相関する全体を統一する人間の能力。人間が環境と相互作用する

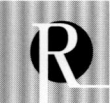

ときに双方が変化し，統合と相互変換が可能になることも示される。
- シンガー Singer（2002）：自分自身を世界のコミュニティメンバーと考え始める。
- ハンナ Hanna（2004, 2005）：ロイ適応モデルとその哲学的前提の研究にもとづいて，道徳的苦悩の定義を改訂した。
- チン Chinn（1995）：女性集団での経験にもとづき，変容のプロセスが5つのキーワード（PEACE），すなわち練習（praxis），能力賦与（empowerment），自覚（awareness），コンセンサス（consensus），進化（evolvement）で説明される。
- ペリー Perry（2004, 2005）：人の尊厳に根ざした社会的意識の進展を支え，理解と正義につながる超越的多元主義（transcendent pluralism）の枠組みを構築した。
- スタンガー Stanger とランゲ Lange（1994）：集団内と集団外の認識に至る社会的アイデンティティ理論。
- サティア Satir（1991）：行動パターンは家族の世代を通じて伝達される。

ここでは，自己概念と集団アイデンティティの理論的基礎を紹介した。精神的・霊的統合とアイデンティティ統合を求めて努力する適応システムとしての個人と集団を理解するうえで，これらがどのように役立つかを述べる。学習と経験を積むことによって，この知識をさらに発展させることができることがわかるであろう。こうして看護師は，現代の医療システムにおいて要求される複雑さのレベルが増す状況下で，ロイ適応モデルを用いた看護の実践ができるようになるであろう。

4 役割機能様式

人間の役割にかかわる行動のカテゴリーは，個人の場合でも，また集団や集合体の場合でも，役割機能様式と名づけられている。役割機能様式の知識は，他者との関係に果たす役割に対する人間の適応の有効性をアセスメントする場合の指標となるよう，より細部にわたって開発されている。

a. 個人の役割機能様式

個人という視点からみると，役割機能様式は個人が社会のなかで果たす役割に焦点を当てている。社会の機能単位としての役割は，ある位置を占める個人がほかの位置を占める他者に対してどのように行動すべきかについての期待と定義されている。役割機能様式の基礎にある基本的ニードは社会的統合と呼ばれ，これ

は個人が他者との関係において自分がどのような存在であるかを知り，行動することができるようにするニードである。役割集合とは，個人が占める位置の複合体である。

ロイ適応モデルでは，役割集合を一次的・二次的・三次的役割として分類する方法が用いられている。それぞれの役割に関連して道具的行動と表出的行動とがある。道具的行動は目標指向的であり，表出的行動は感情と関連がある。母親の役割を例に，それぞれの行動を具体的に示してみると，乳児の身体的ニードに対してケアを行うことは道具的行動であり，乳児を抱き抱えたり添い寝することは表出的行動である。個人がこのような役割期待をどのように充足させるかが，役割熟練（マスタリー）度の指標となる。行動のアセスメントを行うことで，役割機能に関する社会的適応の指標を得ることができる。

b．集団の役割機能様式

集団内での役割は，集合的システムの目標を実際にどのようにして達成するかにあり，集団や集合的下部構造にかかわる行動の構成要素である。役割は，集団の使命や課題，集団の機能の達成に役立つよう設計されている。役割機能様式には，経営者と労働者の機能，情報の管理，意思決定と秩序維持のためのシステムなどがある。集団レベルでの役割機能様式にかかわる基本的ニードは，役割の明確化と名づけられており，これは期待される課題を理解し，それに取り組むことによって，集団が共通の目標を達成できるようにするニードである。

ビジネスにおいては，管理機能が意思決定プロセスや業績評価システムなどの役割サブシステムを構成している。家庭においては，そのような機能に相当する役割は，収入を得ること，居住場所を確保すること，そして子どもを育てることである。相互に関連する役割が，その集団のメンバー全員の全体的役割集合であり，集団のための役割機能様式を構成する。

c．役割機能様式の理論的基礎

役割機能様式の記述は，社会学，心理学，経営学，グローバル化社会，社会正義，看護学の多くの専門的な理論や原理にもとづいている。このような理論や原理によって，役割機能様式にかかわる行動と刺激のアセスメントの指標が得られ，また実際に看護過程のほかの段階の指標も得られる。ロイ適応モデルに記述されている個人と集団の役割機能様式の基盤となっている主な理論家とその重要な理論的概念を下に挙げる。

- パーソンズ Parsons とシルズ Shils (1951)，パターソン Patterson (1996)：役割に対する古典的な構造的アプローチ。役割要件，役割にかかわる道具的行動と表出的行動の同定。構造的なものと機能的なものを考察する。

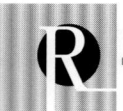

- ミード Mead (1934)，ブルーマー Blumer：役割に対する相互作用的アプローチ。人間は状況を「見たまま」に定義し，その知覚にもとづいて行動する。
- バントン Banton (1965)，エリクソン Erikson (1963)：一次的・二次的・三次的役割の記述。年齢に応じた発達段階と社会的期待。
- ターナー Turner (1979)：3つの観点からみた役割取得。役割の内容および外的妥当性の検証について記述。
- マートン Merton (1957)：役割集合の統合について6つのプロセスを明らかにしている。
- イーグリー Eagly (1987)：性別が社会，とくに職業におよぼす影響について取り扱う社会役割理論の考え方。
- ブレーム Brehm とカッシン kassin (1996)：生データの観察，行動分析，および他者の性格づけに関与する社会的認識について記述。ある種のグループの人々はある種の性格をもつという信念からステレオタイプな見方が形成され，このような信念が個人に対する判断に影響をおよぼす。
- メレイス Meleis (1975)，Meleis ら (2000)：役割の移行には，新たな知識を取り込み，人の行動を変化させ，自己に対する自分の定義を変える必要がある。ロールモデリングを看護介入として記述。移行経験の複雑さについての中範囲理論。
- Roy (1967)，クラーク Clarke とストラウス Strauss (1992)：役割移行における介入として役割手がかり (role cue) を記述し検証した。役割補完 (role supplementation) には，明確化，役割取得，ロールモデリング，役割試演 (role rehearsal) がある。
- マークース Marquis とヒューストン Huston (2006)：ロールモデル，プリセプター，メンターによる役割期待の明確化。
- ランバート Lambert とランバート Lambert (2001)：プリセプターと一緒に活動することで，学生は役割について観察し，知識を取得することができる。役割要求 (role demand) を満たすための動機づけを高める環境のなかで活動し，そのような雰囲気にひたる。
- ヴァンス Vance (1977, 1982)，プレスソルト Prestholdt (1990)：メンターは，モデルやガイド，教師，チューター，コーチ，親友，予見力のある理想主義者などの多くの役割を担う。メンタリングは密接な対人関係のなかで積極的に関与する，長期におよぶ成人の発達プロセスであるとみる。
- グレイ Gray (2003)：新しい立場の下で果たす一連の相互交換的役割 (reciprocating role) について記述した。
- ワーチェル Worchel (1996)：集団を継続的に観察して6つの発達段階を記述した。これは，看護アセスメントをはじめとする集団の分析に有用である。
- チン Chinn (2008)：Chinn はグループがリーダーシップと責任を順送りすることを推奨している。このアプローチでは，公式構造は最小限に抑えられ，

一方，グループの全員が，構築する非公式構造がどのようなものであれ，参加する機会を均等に与えられる。その目的は，直線的な指示系統をもった旧来の構造を逆転させることにある。古い構造では，ある1人の人あるいはエリートグループが，グループを管理し，リーダーシップや統制をとる。チンらは，それに代わって，グループ主催者（group convener）という役割を記述している。このグループ主催者は，通知を促し，議論を集中させ，このプロセスのリーダーシップをとる。しかし，話している人が，その時のリーダーである。

- ゾーハー Zohar とマーシャル Marshall（1994），ダーバー Derber（2003）：共通の文化や，思考，気分，行動の集合的パターンを基礎にするコミュニティのグローバル化社会について記述した。意味のある社会規範を求めることは，個人主義や集団主義を超えて，自由と曖昧さの両方を創造的に活用することに至る。いかにしてグローバル化を構築するかの挑戦を明示的に組織する新しい運動。企業主導の世界システムに代わるもの。人々は，市場や民主主義，社会正義をグローバルに考えている。合衆国や世界の何千にもおよぶさまざまなグループやコミュニティ間の協力関係を維持するためのネットワークで構築される。

- 「より良き世界のための世界協働の視点 Vision Points of the Global Cooperation for a Better World」（2004）：適切な社会的，人類的，道徳的，およびスピリチュアルな価値を刺激し強化するための協働の倫理にもとづく変革プロセスの視点をグループで作成。人が進歩するには集合的意思が必要との信念にもとづく。

役割機能様式の目標，つまり社会的統合と役割の明確化を理解するための理論的基礎には，構造の面からのアプローチや相互作用の面からのアプローチ，集合的パターンの面からのアプローチなどがある。これらのアプローチは，ロイ適応モデルに述べられている前提と矛盾しない。多様な理論を融合させることにより，役割機能様式について豊かな展望が得られる。ここでも，社会のなかでの役割についての理論と関連づけて専門的研究を続けることが有用であることがわかる。

5 相互依存様式

個人と集団の相互依存関係に関する行動は，相互依存様式と名づけられている。この様式の理論を開発することにより，個人と集団の相互依存の視点から適応の有効性のアセスメントを導くことができる。

相互依存様式は，人々（個人・集団）の密接な関係と，その目的と構造，発達に焦点を当てる。相互依存関係は何らかの目的のために存在しており，そのような

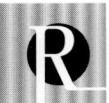

関係を通じて，人々は個人として，あるいは社会に寄与する一員として成長を続けるのである。

相互依存関係には，愛情，尊敬，価値，養育，知識，技能，参画，物的所有，時間，そして才能など，人間が提供すべきすべてのものを他者に与えたり，他者から受ける積極的な意思と能力などがある。相互依存関係をバランスよく保てる人は他者から価値を認められ支えられていることを感じると同時に，他者に対しても同じことを表現できる。このような人は，人間や動物，物質，環境など他者の世界のなかでうまく生きるすべを学んだことになる。個人の場合でも，また集団の場合にも，この適応様式の基本的ニードは関係的統合，つまり関係のなかにあって安全が感じられることである。この基本的ニードは，愛情の適切性，発達の適切性，資源の適切性という3つの構成要素からなる。

a．個人の相互依存様式

個人に適用される際には，2つの関係が相互依存様式の焦点となる。第1の関係は重要他者，つまり個人にとってもっとも重要な人々との関係である。第2の関係は支援システム，つまり相互依存のニードの充足に寄与する他者との関係である。このような関係に特異的なものとして，相互依存行動の2つの主な領域が明らかにされている (Randell, Tedrow, & VanLandingham, 1982)。すなわち，受容的行動と貢献的行動である。この行動は相互依存関係のなかで愛情や尊敬，価値を受ける行動と価値を与える行動である。例えば，子どもにとって重要他者は母親であろう。この相互依存関係において，子どもの側からの受容的行動は，例えば傷ついたときには母親のいたわりを受け入れることであろう。貢献的行動は，学校に出かけるときに母親に抱きついてキスをすることであろう。受容的行動と貢献的行動のアセスメントを行うことで，相互依存様式にかかわる社会的適応についての指標が得られる。

b．集団の相互依存様式

集合体に適用される場合の相互依存様式は，次のような3つの相互に関連した構成要素で記述されてきた。
1) 集合体がそのなかで機能するコンテクスト（内的・外的影響）
2) 集合体の下部構造（手順，プロセス，システム）
3) 参加者となる人々

相互依存様式のコンテクストの下位構成要素には，政治行政システム，法律，資源の利用可能性，司法システム，政府の規制，生態学的問題，一般的な経済状勢，組織間の関係，顧客と供給者の関係などがある。内的コンテクストには，集団の使命，ビジョン，価値観，計画などがある。

下部構造は，集団としての人間システムがそのなかで，またそれによって機能するもので，手順やプロセス，システムから成り立っている。このなかにはメンバーが相互にかかわりあい，コミュニケーションをもち，そして集団の要件を満たしていく方法が含まれる。

　第3の構成要素である人間には，その集団を構成するすべての人々の知識，技能，態度，参画が含まれる。集団が目標をうまく達成するためには，この3つの構成要素が同列に位置し，同等に機能しなければならない。そうでなければ，破滅的な不調和が生じ，適応問題が顕在化してくる。

　1990年代には，多くの病院がほかの医療機関による買収と合併を経験した。医療施設にとっては，相互依存関係を考えるときに3つの構成要素（コンテクスト，下部構造，人間）が重要となる。もちろん経済的要因その他の外的なコンテクスト変数も，このような関係に重要な役割を果たすことはいうまでもない。

C. 相互依存様式の理論的基礎

　相互依存様式の記述は，社会学や心理学，経営学，看護学，行動学の多くの専門的な理論と原理にもとづいている。これらは相互依存様式にかかわる行動と刺激のアセスメントの指標をもたらし，また実際に看護過程のほかの各段階の指標をもたらす。ロイ適応モデルに記述されている相互依存様式の基盤となる主な理論家とその重要な理論的概念を以下に挙げる。

- アンドリュース Andrews（1951），クック Cook，ダヴィッドソン Davidson，シャーマン Schurman，テイラー Taylor，ウェンゼル Wensel（1994）：コンテクスト，下部構造，人間の3つの構成要素からなる相互依存モデル。
- バークマン Berkman（1978）：社会的接触指数の作成。
- コブ Cobb（1976）：相互責務関係のネットワークに関与しているものとして個人を記述。
- エリソン Ellison（1976），コッホ Koch とホーク Haugk（1992）：身体的・非言語的・言語的・受動的な攻撃のタイプを記述。
- エリクソン Erikson（1963），セルマン Selman（1980）：発達の8段階と，それが相互依存関係に対してもつ意味。愛情のニードに関する親交の段階。
- ハビガースト Havighurst（1953）：幼児が成熟した成人になるための発達課題。
- エインズワース Ainsworth（1964），Mead（1971）：ほかの文化の小児を研究した。
- ハウス House とランディス Landis，アンバーソン Umberson（1988），コーエン Cohen（1985），ゴットリーブ Gottlieb（1981）：相互依存と健康の関係。
- ケイン Kane（1988），カプラン Caplan（1974）：相互性，助言とフィードバック，情緒的関与の3つの相互作用要因による家族の社会的サポートの概念モ

デル。

- クラウス Klaus とケネル Kennel (1981)，ボウルビー Bowlby (1969)，マーラー Mahler (1979)，スピッツ Spitz (1945)：情緒的きずなと愛着（アタッチメント），分離の影響に関する理論。
- マズロー Maslow (1979)：個人のニード，生理的ニード，安全のニード，所属のニード，愛情・自己尊重のニードの階層性。
- ランデル Randell，テッドロウ Tedrow，ヴァンランディンガム VanLandingham (1982)：受容的行動と貢献的行動の同定と記述。
- タックマン Tuckman とジェンセン Jensen (1977)：目標達成に向かって効果的になっていく集団のステージ。
- スタンフォード Stanford (1977)：終了と閉鎖のプロセスにおけるグループ行動について記述。
- セルマン Selman とアンドリュース Andrews (1994)：関与のコーディネーションとしての関係性におけるコーディネーションの成功について記述。
- ベナー Benner (1984)：新人から熟練者（エキスパート）に至るまでの看護実践の発達について記述した。
- ダン Dunn (2003)：配偶者やパートナーからの暴力（horizontal violence）について探求した。

個人と集団の行動は，4つの適応様式との関連でみることができる。この適応様式によって，人間適応プロセスにおける認知器・調節器の活動と安定器・変革器の具体的な活動が明らかになる。この4つの適応様式は，教育やアセスメントの目的で別々に切り離して考えられることが多いが，実際には相互に関連しあった

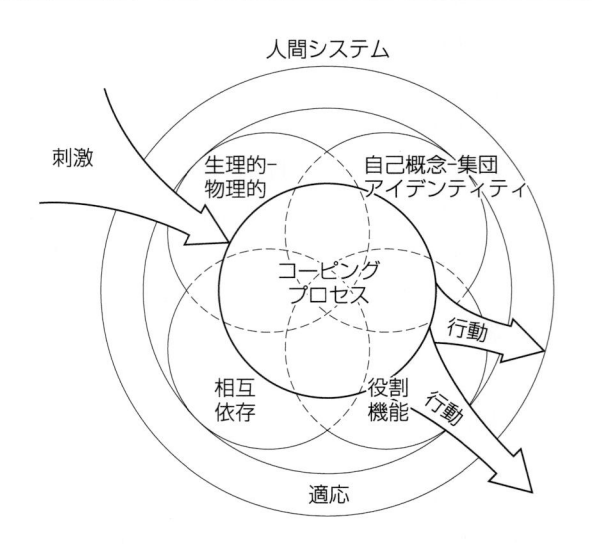

図4-1 人間適応システムの略図

ものであることを銘記しておくべきである。

　図4-1では，4つの適応様式が互いに重なり合った4個の円で描かれている。その中心にある円は，第2章で紹介したコーピングプロセスを表している。相互関連性の例として，図のなかで生理的-物理的様式がほかの3つの適応様式と重なっている点を挙げることができる。生理的-物理的様式における行動は，ほかの1つの適応様式あるいはすべての適応様式に影響をおよぼしたり，刺激となったりする可能性がある。加えて，ある1つの刺激が複数の適応様式に影響をおよぼすことがあり，またある特定の行動が複数の適応様式での適応を示唆することがある。このような適応様式間の複雑な関係は，個人または集団の適応システムとしての人間のホリスティックな特性をよく示している。万華鏡の像やレーザーライトショーのようなものとしてこの多面的相互関係をイメージするとわかりやすく，視点の位置を変えると，見えてくるパターンも変化する。

6 要約

　ロイ適応モデルによると，個人と集団の4つの適応様式を理解することは重要な知識となる。それぞれの適応様式の基本となる理論と評価すべき行動を理解することが，看護の実践，教育，研究にロイ適応モデルを応用する基礎となる。後続の章は，この4つの適応様式についての一般的概観をふまえて，さらに理論と応用の両面においてこれらの様式の理解を深めることを目的としている。

　　　　　　　　　　　　　　　　　　　　　　　　　（訳＝小田　正枝）

応用問題

1. 適応様式を1つ選んで，重要と考えられる行動を示しなさい。これに関連する後続の章で挙げられている行動を見ながら，あなたのリストをチェックしなさい。

2. 個人の身体的アセスメントのための"頭からつま先までのアセスメント"の枠組みとロイの適応モデルの生理的様式に示されているアセスメントとを比較しなさい。とくに共通する点に注意すること。

3. あなたが所属する集団（家庭，組織，コミュニティ）を選び，その物理的様式と個人アイデンティティ様式，役割機能様式，相互依存様式に含まれる行動と刺激を明らかにしなさい。

第1部　ロイ適応モデルの概要

理解度の評価

[問題]

1. B項の適応様式に関連のある基本的ニードをA項から選びなさい。

   [A項] 基本的ニード　　　　　[B項] 適応様式
   (a) 社会的統合　　　　　　1. ＿＿＿＿＿　物理的様式
   (b) 適切な関係　　　　　　2. ＿＿＿＿＿　集団アイデンティティ様式
   (c) 生理的統合　　　　　　3. ＿＿＿＿＿　自己概念様式
   (d) 同一性統合　　　　　　4. ＿＿＿＿＿　相互依存様式
   (e) 精神的・霊的統合　　　5. ＿＿＿＿＿　役割機能様式
   (f) 十分な資源　　　　　　6. ＿＿＿＿＿　生理的様式

2. 生理的様式の理論的基礎となる学問分野を5つ挙げなさい。
   (a) ＿＿＿＿＿＿＿＿
   (b) ＿＿＿＿＿＿＿＿
   (c) ＿＿＿＿＿＿＿＿
   (d) ＿＿＿＿＿＿＿＿
   (e) ＿＿＿＿＿＿＿＿

3. 5つの基本的ニードにかかわる基本的生命・生活過程を示しなさい。
   (a) 酸素摂取（化）（3つ）＿＿＿＿＿＿＿＿＿＿＿＿＿＿＿＿＿＿
   (b) 栄養（2つ）＿＿＿＿＿＿＿＿＿＿＿＿＿＿＿＿＿＿＿＿＿＿
   (c) 排泄（2つ）＿＿＿＿＿＿＿＿＿＿＿＿＿＿＿＿＿＿＿＿＿＿
   (d) 活動と休息（2つ）＿＿＿＿＿＿＿＿＿＿＿＿＿＿＿＿＿＿＿
   (e) 防衛（2つ）＿＿＿＿＿＿＿＿＿＿＿＿＿＿＿＿＿＿＿＿＿＿

4. 調節器活動を仲介し，生理的機能を統合する4つの複合的な生理的過程を示しなさい。
   (a) ＿＿＿＿＿＿＿＿
   (b) ＿＿＿＿＿＿＿＿
   (c) ＿＿＿＿＿＿＿＿
   (d) ＿＿＿＿＿＿＿＿

5. 次の因子を物理的様式の3つの構成要素のいずれかに分類しなさい：
   　　　　　　　　　　　　　　　　参加者（P），設備（F），財政資源（R）
   (a) ＿＿＿＿＿＿＿＿＿＿　知識
   (b) ＿＿＿＿＿＿＿＿＿＿　物理的プラント
   (c) ＿＿＿＿＿＿＿＿＿＿　操作資源
   (d) ＿＿＿＿＿＿＿＿＿＿　金銭資源
   (e) ＿＿＿＿＿＿＿＿＿＿　物理的日用品
   (f) ＿＿＿＿＿＿＿＿＿＿　参画（コミットメント）
   (g) ＿＿＿＿＿＿＿＿＿＿　健康

第4章　適応様式の概要

[解答]
1. （a）5，（b）4，（c）6，（d）2，（e）3，（f）1
2. 次のうちの5つ：解剖学，生理学，病態生理学，化学，心理学，社会学，人類学，宗教研究と精神研究，人文科学
3. （a）酸素摂取（化）　（1）換気，（2）ガス交換，（3）ガス輸送
　　（b）栄養　（1）消化，（2）代謝
　　（c）排泄　（1）腸排泄，（2）腎臓からの排泄
　　（d）活動と休息　（1）運動，（2）睡眠
　　（e）防衛　（1）非特異的防衛プロセス，（2）特異的防衛プロセス
4. （a）感覚，（b）体液，電解質，酸・塩基平衡，（c）神経機能，（d）内分泌機能
5. （a）P，（b）F，（c）F，（d）R，（e）F，（f）P，（g）P

●文献

Ainsworth, M. D. (1964). Patterns of attachment shown by the infant in interaction with his mother. *Merrill Palmer Quarterly, 10*(1), 51-58.

Amman-Gainotti, M. (1986). Sexual socialization during early adolescence: The menarche. *Adolescence, 21*, 703-710.

Andrews, H. A., Cook, L. M., Davidson, J. M., Schurman, D. P., Taylor, E. W., & Wensel, R. H. (Eds.). (1994). *Organizational transformation in health care: A work in progress*. San Francisco: Jossey-Bass.

Andrews, J. D. W. (1990). Interpersonal self-confirmation and challenge in psychotherapy. *Psychotherapy, 27*(4), 485-504.

Antonovsky, A. (1986). The development of a sense of coherence and its impact to stress situations. *The Journal of Social Psychology, 26*(2), 213-225.

Banton, M. (1965). *Roles: An Introduction to the study of social relations*. New York: Basic Books.

[*1] Benner, P. (1984). *From novice to expert: Excellence and power in clinical nursing practice*. Menlo Park, CA: Addison-Wesley.

Berkman, B. (1978). Mental health and the aging: A review of the literature for clinical social workers. *Clinical Social Work Journal, 6*, 230-245.

[*2] Blumer, H. (1969). *Symbolic interactionism: Perspective and method*. Englewood Cliffs, NJ: Prentice Hall.

[*3] Bowlby, J. (1969). *Attachment and loss: Attachment* (Vol.1). New York: Basic Books.

Brehm, S. S., & Kassin, S. M. (1996). *Social Psychology* (3rd ed.). Boston: Houghton Mifflin.

Campsey, J. (1985). The sexual dimension of patient care. *Nursing Forum, 22*(2), 69-71.

Caplan, G. (Ed.). (1974). *Support systems and community mental health*. New York: Behavioral Publications.

Chinn, P. L. (2008). *Peace and power: Creative leadership for building community* (7th ed.). Sudbury, MA: Jones and Bartlett.

Clarke, B. A., & Strauss, S. S. (1992). Nursing role supplementation for adolescent parents: Prescriptive nursing practice. *Journal of Pediatric Nursing, 7*(5), 312-318.

Cobb, S. (1976). Social support as a moderator life stress. *Psychosomatic Medicine, 38*, 300-312.

Cohen, S. S. L. (1985). *Social support and health*. New York: Academic Press.

Cooley, C. H. (1964). *Human nature and the social order*. New York: Schocken.

Crocker, J., & Park, L. E. (2003). Seeking self-esteem: Construction, maintenance, and protection of self-worth. In M. R. Leary & J. P. Tangney (Eds.), *Handbook of self identity* (pp.291-313). New York: The Guilford Press.

Derber, C. (2003). *People before profit: The new globalisation in an age of terror, big money, and economic crisis*. London: Souvenir Press.

第1部　ロイ適応モデルの概要

*4 Dobratz, M. C. (1984). Life closure. In C. Roy (Ed.), *Introduction to nursing: An adaptation model* (2nd ed., pp.497-518). Englewood Cliffs, NJ: Prentice Hall.

Dobratz, M. C. (2004). Life closing spirituality and the philosophic assumptions of the Roy Adaptation Model. *Nursing Science Quarterly, 17*(4), 335-338.

Dobratz, M. C. (2005). A comparative study of lifeclosing spirituality in home hospice patients. *Research and theory for nursing practice, 19*(3), 243-256.

*5 Driever, M. J. (1976). Theory of self-concept. In C. Roy (Ed.), *Introduction to Nursing: An adaptation model* (pp.255-283). Englewood Cliffs, NJ: Prentice Hall.

Dunn, H. (2003). Horizontal violence among nurses in the operating room. *AORN Journal, 78*(6), 977-980, 982, 984-988.

Eagly, A. H. (1987). *Sex differences in social behavior: A social-role interpretation*. Hillsdale, NJ: Erlbaum.

Elliot, G. (1986). Self-esteem and self-consistency: A theoretical and empirical link between two primary motivations. *Social Psychology Quarterly, 49*(3), 207-218.

*6 Ellison, E. (1976). Problem of interdependence: Aggression. In C. Roy (Ed.), *Introduction to nursing: An adaptation model* (pp.330-341). Englewood Cliffs, NJ: Prentice Hall.

*7 Erikson, E. H. (1963). *Childhood and society* (2nd ed.). New York: Norton.

*8 Festinger, L. (1962). *A theory of cognitive dissonance*. Palo Alto, CA: Stanford University Press.

*9 Freud, S. (1949). *An outline of psychoanalysis* (James Strachey, Trans.). New York: W. W. Norton.

*10 Gilligan, C. (1982). *In a different voice: Psychological theory and women's development*. Cambridge, MA: Harvard University Press.

*11 Goffman, E. (1959). *The presentation of self in everyday life*. New York: Anchor.

*12 Goffman, E. (1967). *Interactional ritual*. New York: Anchor.

Gottlieb, B. H. (Ed.). (1981). *Social networks and social support*. Beverly Hills, CA: Sage.

Gray, J. J. (2003). Role transition. In P. S. Yoder-Wise (Ed.), *Leading and Managing in Nursing* (3rd ed.). St. Louis, MO: Mosby.

Hanna, D. (2004). Moral distress: The state of science. *Research and Theory for Nursing Practice, 18*(1), 73-94.

Hanna, D. (2005). The lived experience of moral distress: Nurses who assisted with elective abortions. *Research and Theory for Nursing Practice 19*(1), 95-124.

*13 Havighurst, R. J. (1953). *Human development and education*. New York: Longman.

House, J., Landis, K., & Umberson, D. (1988). Social relationship and health. *Science, 241*, 540-545.

Johnson, D. (1983). *Body*. Boston: Beacon Press.

Johnson, J. E., & Levanthal, H. (1974). Effects of accurate expectations and behavioral instructions on reactions during a noxious medical examination. *Journal of Personality and Social Psychology*, 2, 55-64.

Kane, C. F. (1988). Family social support: Toward a conceptual model. *Advances in Nursing Science, 10*(2), 188-225.

Kimberly, J. C. (1997). *Group processes and structures: A theoretical integration*. Lanham, MD: University Press of America.

*14 Klaus, M. H., & Kennel, J. H. (1981). *Parent-infant bonding* (2nd ed.). St. Louis, MO: Mosby.

Koch, R. N., & Haugk, K. C. (1992). *Speaking the truth in love*. St. Louis: Stephen Ministries.

Kohlberg, L. (1981). *The philosophy of moral development* (Vol.1). San Francisco: Harper & Row.

*15 Kübler-Ross, E. (1969). *On death and dying*. New York: Macmillan.

Lambert, C. E., & Lambert, V. A. (2001). Preceptorial experience. In A. J. Lowenstein & M. J. Bradshaw (Eds.). (2001). *Fuszard's innovative teaching strategies in nursing* (3rd ed.). Gaithersburg, MD: Aspen Publishers, Inc.

*16 Lecky, P. (1969). *Self-consistency: A theory of personality*. New York: Doubleday.

*17 Lewin, K. (1948). *Resolving social conflicts*. New York: Harper & Row.

Luft, J. (1984). *Group Processes: An introduction to group dynamics*. San Francisco: Mayfield Publishing Co.

Luft, J., & Ingram, H. (1963). The Johari window: A graphic model of awareness in interpersonal interactions. In J. Luft (Ed.), *Group Processes* (pp.50-125). Palo Alto, CA: National Press Books.

Mahler, M. S. (1979). *The selected papers of Margaret Mahler: Separation-individuation* (Vol. 2). New York: Jason Aronson.

Markus, H. (1977). Self-schemata and processing information about the self. *Journal of Personality and Social Psychology, 35*(2), 63-78.

Marquis, B. L., & Huston, C. J. (2006). *Leadership roles and management functions in nursing: Theory and application* (5th ed.). Philadelphia: Lippincott Williams & Wilkins.

*18 Maslow, A. H. (1999). *Toward a psychology of being* (3rd ed.). New York: John Wiley & Sons.

McMahon, E. M. (1993). *Beyond the myth of dominance: An alternative to a violent society*. Kansas City, MO: Sheed & Ward.

*19 Mead, G. (1934). *Mind, self, and society*. Chicago: University of Chicago Press.

*20 Mead, M. (1971). *Coming of age in Samoa*. New York: Morrow.

Meleis, A. I. (1975). Role insufficiency and role supplementation: A conceptual framework. *Nursing Research, 24*(4), 264-271.

Meleis, A. I., Sawyer, L. M., Im, E., Hilfinger Messias, D. K., & Schumacher, K (2000). Experiencing transitions: An emerging middle-range theory. *Advances in Nursing Science, 23*(1), 12-28.

*21 Merton, R. K. (1957). *Social theory and social structure*. New York: Free Press.

*22 Montagu, A. (1986). *Touching: The human significance of the skin* (3rd ed.). New York: Harper & Row.

Neugarten, B. (1969). Continuities and discontinuities of psychological issues in adult life. *Human Development, 12*, 121-130.

Neugarten, B. L. (1979). Time, age, and the life cycle. *The American Journal of Psychiatry, 136*(7), 887-894.

*23 Parsons, T., & Shils, E. (Eds.). (1951). *Toward a general theory of action*. Cambridge, MA: Harvard University Press.

Patterson, M. L. (1996). Social behavior and social cognition: A parallel process approach. In J. I. Nye & A. M. Brower (Eds.), *What's social about social cognition? Research on socially shared cognition in small groups* (pp.87-105). Thousand Oaks, CA: Sage Publications.

Perry, D. (2004). Self-transcendence: Lonergan's key to integration of nursing theory, research, and practice. *Nursing Philosophy, 5*(1), 67-74.

Perry, D. (2005). Transcendent pluralism and the influence of nursing testimony on environmental justice legislation. *Policy, Politics & Nursing Practice, 6*(1), 60-71.

Piaget, J. (1954). *The construction of reality in the child* (M. Cook, Trans.). New York: Basic Books.

Prestholdt, C. O. (1990). Modern mentoring: Strategies for developing contemporary nursing leadership. *Nursing Administration Quarterly, 15*(1), 20-27.

Rabbie, J. M., & Lodewijks, H. F. M. (1996). A behavioral interactional model: Toward an integrative theoretical framework for studying intra- and intergroup dynamics. In E. Witte & J. H. Davis (Eds.), *Understanding group behavior: Small group processes and interpersonal relations* (Vol.2, pp.255-294). Mahwah, NJ: Erlbaum.

Randell, B., Tedrow, M., & VanLandingham, J. (1982). *Adaptation nursing: The Roy conceptual model made practical*. St. Louis, MO: Mosby.

Rogers, C. (1951). *Client centered therapy*. Boston: Houghton Mifflin.

*24 Rogers, C. (1961). *On becoming a person*. Boston: Houghton Mifflin.

Rosenberg, M. (1965). *Society and adolescent self-image*. Princeton, NJ: Princeton University Press.

Rosenberg, M. (1979). *Conceiving the self*. New York: Basic Books.

Roy, C. (1967). Role cues and mothers of hospitalized children. *Nursing Research, 16*, 178-182.

Satir, V. (1991). *The Satir model: Family therapy and beyond*. Palo Alto, CA: Science and Behavior Books.

Selman, J. C., & Andrews, H. A. (1994). Effective relationships: Rethinking the fundamentals. In H. A. Andrews, L. M. Cook, J. M. Davidson, D. P. Schurman, E. W. Taylor, & R. T. Wensel (Eds.), *Organizational transformation in health care: A work in progress* (pp.53-69). San

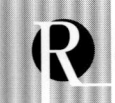

Francisco: Jossey-Bass.

Selman R. L. 1980. *The Growth of Interpersonal Understanding*. Academic Press, Inc: New York.

*25 Singer, P. (2002). *One world: the ethics of globalization* (2nd ed.). New Haven, CT: Yale University.

Spitz, R. A. (1945). Hospitalism: An inquiry into the genesis of psychiatric conditions in early childhood. In O. Fenechel, P. Greenacre, H. Hartmann, E. B. Jackson, E. Kris, L. S. Kubie, B. D. Lewin, M. C. Putnam, & R. A. Spitz (Eds.), *The psychoanalytic study of the child* (pp.53-74). New York: International Universities Press.

Stanford, G. (1977). *Developing effective classroom groups*. New York: Hart.

Stangor, C., & Lange, J. (1994). Mental representations of social groups: Advances in understanding stereotypes and stereotyping. *Advances in Experimental Social Psychology, 26*, 357-416.

*26 Sullivan, H. S. (1953). *The interpersonal theory of psychiatry*. New York: Norton.

Swimme, B., & Berry, T. (1992). *The universe story*. San Francisco: Harper.

Tuckman, B. W., & Jensen, M. A. (1977). Stages of small group revisited. *Group and Organization Studies, 2*(4), 419-427.

Turner, R. H. (1979). Role-taking, role standpoint and reference group behavior. In B. J. Biddle & E. J. Thomas (Eds.), *Role theory: Concepts and research* (pp.151-159). New York: Krieger Publishing.

Vance, C. N. (1982). The mentor connection. *The Journal of Nursing Administration, 12*(4), 7-13.

Vision Points of the Global Cooperation for a Better World. (2004). Retrieved May 22, 2008, from http://www.bkun.org/socdev/wit7.html

Worchel, S. (1996). Emphasizing the social nature of groups in a developmental framework. In J. L. Nye & A. M. Brower (Eds.), *What's social about social cognition? Research on socially shared cognition in small groups* (pp.261-281). Thousand Oaks, CA: Sage Publishing.

*27 Zohar, D. (1990). *The quantum self: Human nature and consciousness defined by the new physics*. New York: Quill/Morrow.

Zohar, D., & Marshall, I. (1994). *The quantum society: Mind, physics, and a new social vision*. New York: Quill/Morrow.

●邦訳のある文献

1) 井部俊子監訳：新訳版　ベナー看護論―初心者から達人へ，医学書院，2005．
2) 後藤将之訳：シンボリック相互作用論，勁草書房，1991．
3) 黒田実郎・他訳：愛着行動―母子関係の理論Ｉ，岩崎学術出版社，1976．
4) 片岡万理訳：人生の終焉，松木光子監訳『ロイ適応看護モデル序説　原著第2版・邦訳第2版』所収，へるす出版，1995．
5) 松木光子訳：自己概念の理論，松木光子監訳『ロイ看護論―適応モデル序説』所収，メヂカルフレンド社，1981．
6) 松木光子訳：相互依存の問題―攻撃，松木光子監訳『ロイ看護論―適応モデル序説』所収，メヂカルフレンド社，1981．
7) 仁科弥生訳：幼児期と社会　1・2，みすず書房，1977，1980．
8) 末永俊郎監訳：認知的不協和の理論，誠信書房，1965．
9) 懸田克躬訳：精神分析学入門，1，2，中央公論社，2001．
10) 生田久美子・並木美智子訳：もうひとつの声―男女の道徳観のちがいと女性のアイデンティティ，川島書店，1986．
11) 石黒　毅訳：行為と演技―日常生活における自己呈示，誠信書房，1974．
12) 広瀬英彦・他訳：儀礼としての相互行為―対面行動の社会学，法政大学出版局，1986．
13) 荘司雅子監訳：人間の発達課題と教育，玉川大学出版部，1995．
14) 竹内　徹・他訳：親と子のきずな，医学書院，1985．
15) 鈴木　晶訳：死ぬ瞬間―死とその過程について，中央公論新社，2001．
16) 友田不二男訳：自己統一の心理学，岩崎書店，1965．
17) 末永俊郎訳：社会的葛藤の解決―グループ・ダイナミックス論文集，1954．
18) 小口忠彦訳：人間性の心理学―モチベーションとパーソナリティ，改訂新版，産業能率大学

出版部，1987．
19) 稲葉三千男・他訳：精神・自我・社会，青木書店，1971．
20) 畑中幸子・山本真鳥訳：サモアの思春期，蒼樹書房，1976．
21) 森　東吾訳：社会理論と社会構造，みすず書房，1962．
22) 佐藤信行・他訳：タッチング―親と子のふれあい，平凡社，1977．
23) 永井道雄・他訳：行為の総合理論をめざして，日本評論新社，1960．
24) 村山正治訳：人間論，ロージァズ全集・12，岩崎学術出版社，1967．
25) 山内友三郎・樫則章監訳：グローバリゼーションの倫理学，昭和堂，2005．
26) 中井久夫・他訳：精神医学は対人関係論である，みすず書房，1991．
27) 中島　健訳：クォンタム・セルフ，青土社，1991．

SISTER CALLISTA ROY
THE ROY ADAPTATION MODEL
THIRD EDITION

第2部

個人の適応様式

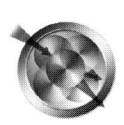

　ロイは人間を適応システムとして記述している。適応は，4つの大きなカテゴリー別に観察することができる。このカテゴリーは，人々が適応する4つの様式とか4つの方法と呼ばれている。この様式は，それぞれ適応の生理的様式，自己概念様式，役割機能様式，相互依存様式と呼ばれている。反応が実行され適応レベルが観察できるのは，この4つの大きなカテゴリーとの関連においてである。第2部では，各様式の基本概念とプロセスの理解と，この理解が看護ケア計画にどのように役立つかに焦点を当てる。各様式の説明では，その統合プロセスと代償プロセス，障害プロセスに触れる。それぞれのプロセスの知識をもつことにより，アセスメントと看護ケア計画の概要の基礎を得ることができる。

　第5章から第13章では，個人の生理的様式に焦点を当てる。生理的様式についての各章は，個人の5つのニードと4つの複合プロセスで構成されている。第14，15，16章では，それぞれ自己概念様式，役割機能様式，相互依存様式について述べる。この3つの章では，個人の看護ケアの実例を示して説明する。生理的なニードとプロセスを初めに提示し，次にその他の様式を提示するのは，単純なものから複雑なものへ，具体的なものから抽象的なものへと移ることを意図したからである。個人レベルの4つの適応様式について十分に述べることにより，第3部で述べる，より複雑な集団に対する看護実践状況への適応モデルの適用を理解する基礎を提供することができる。

第 2 部

個人の適応様式

SISTER CALLISTA ROY
THE ROY ADAPTATION MODEL
THIRD EDITION

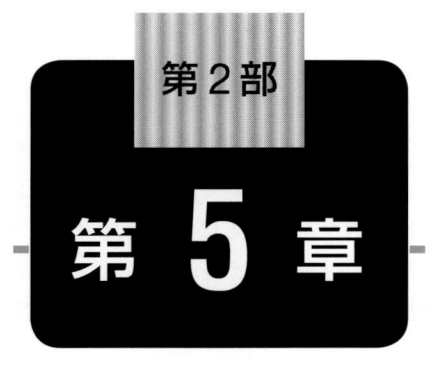

第2部

第 5 章

酸素摂取

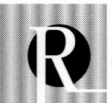

体内への酸素摂取（酸素化）は，ロイ適応モデルにおける5つの生理的ニードの1つである。酸素摂取の3つの基本的生命・生活過程は，換気とガス交換，ガス運搬である。このようなプロセスの生理学を理解することによって，酸素摂取にかかわる適応・不適応を判断する枠組みが得られる。病態生理学の知識は，非効果的な行動を見分けるのに役立つ。この章では，体内への酸素摂取に関係する3つの基本的生命・生活過程について説明し，非効果的な酸素摂取のプロセスを代償する先天的・後天的な適応反応について述べる。さらにプロセスの障害の例について検討し，最後に行動と刺激をアセスメントし，看護診断を行い，目標を設定し，介入を選択し，看護ケアを評価するという酸素摂取のニードについての看護ケア計画のガイドラインについて説明する。

学習目標

1) 体内への酸素摂取のニードにかかわる3つの基本的生命・生活過程について説明することができる。
2) 酸素摂取にかかわる基本的生命・生活過程のそれぞれについて，その代償過程を1つ説明することができる。
3) 酸素摂取にかかわるプロセスの障害の状況を2つ挙げ，説明することができる。
4) 酸素摂取のニードにかかわる基本的生命・生活過程のそれぞれについて，第1段階のアセスメントの重要因子を指摘することができる。
5) 酸素摂取に影響を与える一般的な刺激を列挙することができる。
6) 酸素摂取にかかわる適応上の問題について看護診断を下すことができる。
7) ある状況下で酸素摂取が非効果的な状態にある患者に対して看護目標を設定することができる。
8) 酸素摂取が非効果的な状態にある場合に一般的に行われる看護介入について述べることができる。
9) 酸素摂取ニードを充足するための看護介入の効果を判断する方法を提示することができる。

重要概念の定義

息切れ（shortness of breath）：客観的に観察できる呼吸困難。
1回換気量（tidal volume）：通常の呼吸で肺に出入りする空気の量。
ガス運搬（gas tranport）：肺胞毛細管膜から細胞内ミトコンドリアへの酸素の移動と組織毛細管から肺胞毛細管への炭酸ガスの移動。
ガス交換（gas exchange）：肺胞毛細管膜を通じての拡散による肺胞レベルの酸素

と炭酸ガスの移動。
換気（ventilation）：大気と肺の間で空気を交換する複合的な呼吸のプロセス。
クスマウル呼吸（Kussmaul's respirations）：回数と深さが異常に増加した呼吸。
呼吸困難（dyspnea）：呼吸が苦しいとき起こる不快感覚。
呼吸停止（respiratory arrest）：無呼吸が長時間続く状態。
徐呼吸（bradypnea）：1分間の呼吸数が10回以下。
徐脈（bradycardia）：1分間の脈拍数が60回以下。
体内への酸素摂取（oxygeneration）：細胞への酸素供給を体内で維持するプロセス（換気，ガス交換，ガス運搬）。
樽状胸（barrel chest）：胸郭の前後径が増大し，肋骨の走行が水平となって肋骨下角が正常より広くなる病的状態。
チェーン-ストークス呼吸（Cheyne-Stokes respiration）：呼吸の回数と深さが周期的に増加と減少を繰り返す呼吸パターン。
頻脈（tachycardia）：1分間の脈拍数が100回以上。
頻呼吸（呼吸促迫）（tachypnea）：1分間の呼吸数が24回以上。
不整脈（arrhythmia）：不規則なリズムの脈拍。
脈拍のリズム（pulse rhythm）：心拍と心拍の間の時間的間隔。
無呼吸（apnea）：一時的に呼吸が停止する状態。

1 酸素摂取の基本的生命・生活過程

　酸素摂取とは，細胞への酸素供給を体内で維持するプロセスをいう。人体への酸素供給という基本的生命・生活過程には，肺における換気，肺胞と毛細血管のガス交換，肺から組織へ，また組織から肺へのガス運搬がある。これらのプロセスが有効に機能し，かつ環境内に酸素が十分あれば，体組織に酸素が十分に供給される。すべての体組織の生死は酸素供給が維持されるかどうかにかかっているので，臨床場面ではこのニードが最優先される。

a. 換気のプロセスとアセスメント

　換気とは，大気と肺の間で空気を交換する複合的な呼吸のプロセスである。これは神経系による調節と筋肉活動によって行われる。神経系による調節は，延髄と脳幹の脳橋下部に位置する呼吸中枢によって行われる。すなわち，求心性神経路と遠心性神経路を通じて呼吸中枢にシグナルが伝達されて，呼吸が調整される。さらに，頸動脈小体と大動脈体を含む末梢化学受容体システムが，酸素と炭酸ガスと水素イオン濃度の変化に反応して，呼吸中枢にシグナルを送る。この調節シ

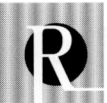

ステムが働くことによって，あらゆる細胞に絶え間なく酸素を供給するという基本的ニードが満たされる。

b. ガス交換のプロセス

　換気により大気中の空気が肺胞に達し，肺胞でガス交換のプロセスが始まる。酸素と炭酸ガスが肺胞毛細血管膜を通して交換される。肺胞レベルで行われるこのガス交換は拡散作用によるものであり，肺胞毛細血管膜の両側のガス分圧によって決まる。酸素量は血中よりも肺胞に多く，炭酸ガス量は肺胞よりも血中に多い。したがって酸素は肺胞毛細血管膜を通して拡散し，血中のヘモグロビン分子のなかに入る。そして血液循環によって体の細胞に運ばれる。炭酸ガスは逆に肺胞毛細血管膜を通して肺胞に拡散し，体から排出される。正常なガス交換が行われるかどうかは，ガスの濃度勾配，肺胞膜の健全さ，そして肺胞の拡散能によって決まる。

c. ガス運搬のプロセス

　酸素は肺胞毛細血管膜を通じて血中に拡散したあと，組織へ送られて吸収される。血液ガスの運搬には，肺胞毛細血管膜から細胞内のミトコンドリアまで酸素を運ぶプロセスと，組織の毛細血管から肺胞毛細血管膜まで炭酸ガスを運ぶプロセスとがある。血液は2つの方法で酸素を運搬する。第1の方法として，酸素の約98％がヘモグロビンと化学的に結合して運ばれる。第2の方法として，残りの2％が溶解酸素として体液に溶けて運ばれる（Sexton, 1990）。正常ではヘモグロビンは酸素に高い親和性を有し，肺から運ばれた酸素を確実に吸収し，組織でそれを放出する。酸素はヘモグロビンによって組織毛細血管に運ばれ，そこで毛細血管壁を通って赤血球から血漿中に移動し，そして間質液中に移動する。この運搬プロセスによって酸素が細胞で利用可能になる。

　一方，組織では炭酸ガスが集められて肺へ戻され，処理される。血液は3つの方法で炭酸ガスを運搬する。すなわち，炭酸水素（重炭酸）塩イオン，血漿溶解炭酸ガス，およびその他のたんぱく化合物，主としてヘモグロビンとして運搬する。炭酸ガスは酸素に比べ20倍も水溶性が高いが，血漿に溶解して肺に運ばれるのは7％だけである（PCO_2）。さらに重要なのは，炭酸ガスを炭酸水素塩イオンに変換するのにヘモグロビンが主要な役割を果たしていることである。いったん生成された炭酸水素塩は，赤血球から血漿中に拡散し，そこでナトリウムと結合して炭酸水素（重炭酸）ナトリウムを生成する。そのため炭酸ガスの70％は炭酸水素ナトリウムの形で肺に運ばれる。残りの23％は，主としてヘモグロビンのたんぱく質と結合した化合物の形で肺に戻される。

2 酸素摂取の代償適応過程

　適応システム（第2章を参照）としてみた場合，人間は変化する環境に先天的・後天的な方法で反応している。ロイRoyは，このような複雑な適応の力動的関係を調節器サブシステムと認知器サブシステムによるコーピングプロセス（対処過程）として説明している。この章では，酸素摂取のニードは換気，ガス交換，ガス運搬というプロセスを通じて充足されると説明した。しかし，酸素摂取のプロセスが不安定であったり不十分な場合は，調節器と認知器による代償過程が活性化される。生理学者のキャノンCanon（1932）は，生理的過程の自動的自己調節活動を"人体の知恵"という言葉を使って説明している。この言葉は調節器サブシステムというロイの概念を学習するときに参考になる。同様に，思考と感情をもつ人間は，認知器を活性化することによって，生理的様式のニード，とくに酸素摂取のニードの充足を図ることができる。したがって調節器と認知器の能力は，人間にとって重要な内的刺激である。これらのサブシステムは代償適応反応をひき起こし，適応という目標を達成するための行動をより効果的なものにする。

　酸素摂取の需要に反応する代償能力には，調節器による自動的な恒常性維持機能と認知器による自発的・行動的な活動の両方が含まれる。看護師が患者の状態の変化を明らかにし，解釈するためには，人体の知恵について十分に理解する必要がある。この理解には生理学や病態生理学の学習が重要である。調節器による代償活動の例を1つ挙げるなら，酸素摂取にかかわる代償適応反応がある。

　気道の開存性を維持するのに役立つ防衛機制の1つは粘液線毛クリアランスである。上下気道を覆っている粘液層が吸気中の粉塵を吸着する。線毛によって粘液が気道の出口に向かって送り出され，粘液にくるまれた異物は咽頭まで運ばれて，飲み込まれたり，吐き出されたりする。粘液による気道クリアランスを助ける自動的代償反応は咳嗽反射である。咳は気道の刺激レセプターが刺激されることによって起こる。これらのレセプターはとくに，塵埃を多く含む空気，有毒な煙霧，異物の誤嚥，粘液の貯留などの化学的・機械的刺激に反応する。咳嗽という複合的行為は，大きな吸気を1回行い，その後に数回意識的に呼気を行って，肺から多量の空気を追い出すことであり，その働きは上気道からの刺激物の除去にある。したがって咳は酸素摂取のニードに対する代償適応反応である。

　酸素摂取のニードに対する認知器による代償反応の1例として，意識的な呼吸補助筋の使用がある。適切な換気は，ポンプ作用によって肺に空気を出入りさせる呼吸筋の機能によっても左右される。慢性閉塞性肺疾患などで酸素摂取のニードが阻害された場合は，患者に乳突筋，肋間筋，腹筋を含む呼吸補助筋を換気のプロセスに動員するよう指導するとよい。下顎筋，顔面筋，殿筋さえも活用可能である（Breslin, Roy, & Robinson, 1992）。同様に，認知器を通じて咳を意識的に行い，自動的調節の代償反応の効果を高めるよう指導することができる。

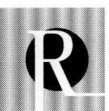

酸素のニードにかかわる環境変化は，とくに病気の場合，その人の適応能力に大きな影響をおよぼす。代償過程でも対処できないほど酸素需要が増大すると，酸素摂取のプロセスの障害が起こる。

3 酸素摂取の障害過程

換気，ガス交換，ガス運搬は相互に関係するので，酸素摂取プロセスの一部または全部に問題があれば，適応上の問題が起こってくる。ここでは酸素摂取プロセスの障害例を2つ挙げる。低酸素症は酸素摂取プロセスの障害のなかでももっとも緊急を要する事態であり，ショックは多くの原因で起こる全身性の症候群であるが，組織灌流の低下をきたすのが一般的な特徴である。

a．低酸素症

低酸素症は，低酸素性低酸素症，貧血性低酸素症，循環性低酸素症，組織毒性低酸素症の4つに分類されている（Berne, 1998）。低酸素性低酸素症は吸入した空気または肺内の空気の酸素分圧が低下した場合，または肺胞膜を通じての酸素の拡散が障害された場合に起こる。原因としては，高い標高，気道閉塞，喘息，肺炎，先天性心血管疾患などが挙げられる。貧血性低酸素症はヘモグロビンの減少により血液の酸素運搬能力が低下した結果起こる。例として貧血や一酸化炭素中毒が挙げられる。

循環性低酸素症は，血液の酸素運搬能力は正常であるが，組織細胞への血液循環が不十分な場合に起こる。この例としては，うっ血性心不全やその他の心拍出量の低下，ショック，動脈の攣縮やその他の局所的動脈閉塞などが挙げられる。組織毒性低酸素症は，細胞の酸素利用能力が障害された場合に起こる。原因にはアルコール，麻薬，シアン化合物のような毒物などがある。

中等度の低酸素症の場合は，一定の期間は代償が可能であるが，急性の低酸素症では代償ができない。酸素は蓄えがきかないので，急に酸素の供給を中断されると，人は即座に低酸素症の症状をきたす。症状は患者によってさまざまであり，また生理的適応能力にも幅がある。しかし，一般に高位の脳ほど，酸素欠乏の影響は速やかに現れる。認知機能が障害されると，患者は錯乱状態を呈し，通常何が起こっているかを感知できない。初期徴候にはバイタルサインの変化も含まれるが，これらの変化は低酸素症に対する心血管系の反応として起こってくる。頻脈となり，呼吸数が多くなり，呼吸の深さが増す。心拍出量が増加するので，収縮期圧がわずかに上昇する。低酸素症が進行すると，頭痛，興奮，過敏症，抑うつ，嗜眠傾向，アパシー，めまい，集中力散漫，視力低下，判断障害，情緒障害，

多幸症，筋協調性の低下，疲労感，昏迷，意識不明などのさまざまな中枢神経系の症状が現れる。低酸素状態が増悪し，代償反応が働かなくなると，血圧と脈拍の両方が急激に低下・減少する。低酸素症にはまた，胃腸系や腎臓系の変化も伴う。これらの変化は，関連組織への低酸素症の直接的結果としても起こりうるし，また低酸素症が神経系におよぼす影響によって間接的にも起こりうる。これらの場合，患者は食欲不振，嘔気，嘔吐，乏尿などをきたす。腎臓は低酸素症に対して非常に鋭敏であり，急性低酸素症の患者の看護アセスメントでは頻回の尿量測定が重要となる。

呼吸困難の患者では情動反応が顕著にみられる。患者は不安になり，過換気による問題を併発することがある。呼吸困難の患者はできれば座位をとろうとし，酸素マスクを使用している場合は息苦しく感じて外そうとすることもある。呼吸は徐々に喘ぐような呼吸となり，恐怖感が増大し，エネルギーの需要が高まる。これにより，すでに過負荷の状態に陥っている呼吸器と心臓にさらに大きな負荷が強いられることになり，低酸素症はますます悪化する。

低酸素症の治療法でもっとも重要なのは，酸素の補給である。酸素療法の目的は室内空気（21%）より高濃度の酸素を患者に与えることである。多種多様な酸素供給方法がある。補助的酸素補給法といわれる低流量法には，経鼻カニューレ，簡易マスク，リザーバー付き部分非呼吸・非再呼吸マスクがある。高流量補給方法では吸入量全体を供給するのに十分な量の酸素を送り込む。これには陽圧下酸素供給と機械的換気法の2種類がある。

低酸素症患者に対する特定の看護ケアは，個々の患者の慎重なアセスメントと医療チームとの協働にもとづいて計画される。しかし，ここでは一般的な介入について述べる。酸素療法の基本的事項としては以下のような事柄が含まれる。

- 呼吸状態，バイタルサイン，治療に対する反応についての注意深い観察
- 感染防止のための無菌法の使用
- 手順に関して患者に十分に説明すること
- 使用器具を熟知し，正しく使用すること

リザーバー型カニューレ，気管カニューレ，間欠式酸素吸入装置など最新の酸素供給方法は，酸素の流量需要を減らすことを目的としている（Traver, Mitchell, & Flodquist-Priestly, 1991）。これらは患者にとっても簡便で安楽な方法であり，経済的でもある。安楽で正しい体のアラインメントを保持することも，低酸素症患者にとって重要である。通常もっとも大きな換気量が得られるのは体を真っすぐ立てた姿勢であるが，時にはオーバーベッドテーブルにもたれて少し前傾する姿勢がよい。落ち着いて，自信に満ちた，支持的な看護師の態度と静かな物理的環境が，呼吸困難で苦しむ患者の苦痛を和らげるのに役立つ。

b. ショック

　ショックは通常，組織灌流の低下に関連して起こり，全身性の低血圧を特徴とする。血圧の低下はさまざまなメカニズムによってひき起こされる。したがって，出血性，敗血症性，心臓性，神経性，低血糖症性，外傷性，アナフィラキシー性を含めたさまざまな形のショックがある。これらの臨床所見や治療については病態生理学や内科学の教科書にゆずり，ここでは一般的な看護アセスメントと看護ケアについて述べる。

　ショック症候群には，高速道路で事故を目撃して気絶したというような単純なものもあり，また臓器出血を起こした事故犠牲者のように医学的に緊急事態となる複雑なものもある。共通の特徴としては，組織灌流の低下または細胞や組織臓器への酸素透過の低下がみられる。一般的な原因は血圧の低下である。血液循環が徐々に悪くなる。患者の行動としては，血圧が低下し，体が緊急事態に対処しようとするため交感神経系の活動が亢進する。ショック状態の患者の皮膚は蒼白で，冷たく，湿潤している。両眼の瞳孔は散大し，外観は不安状態を示す。患者は事故発生の初期には不穏・興奮状態を呈するが，徐々に感情鈍麻となり，錯乱状態となる。一般的症状として口渇がみられるが，ふつう嘔気のため水分はほとんど受けつけない。徐々に尿量の減少をきたし，呼吸は促迫し浅くなる。ショック状態が進むにつれて徐々に肺機能が低下し，脈拍は頻数，微弱となる。初期には血圧，とくに収縮期圧が一時的に上昇するが，その後低下し，脈圧が小さくなる。

　ショックの治療は，体液量の回復，代謝性アシドーシスの改善，心拍出量の増大を目指して行われる。看護師の役割は，患者の外観，バイタルサイン，治療効果やケアの効果を注意深く観察することである。この障害プロセスを理解するには，ショック症候群の3段階が重要である。まず最初の代償の段階では，ショック状態に適応するために多くの生理的反応が起こる。次の代償不全の段階になると，依然としてショック症状は続いており，患者の状態はだんだんと悪化する。そして患者によっては，回復不能の最終段階である不応期に入る。この時点では，さまざまな代償機制も治療も，ともにショック状態の回復に効果がなく，患者の予後は不良である。

　ショック状態の患者には仰臥位が適切であり，神経因性ショックの場合は脚をやや挙上した水平位がよい。体幹より頭部を低くする体位は，腹部の臓器が肺を圧迫して換気を妨げるので望ましくない。呼吸器系への支持的ケアとしては，酸素療法，吸引，人工呼吸，肺理学療法が行われる。心血管系への支持的ケアとしては，患者の必要に合わせて血液または電解質液の静脈内輸液が行われる。心臓のモニターを継続し，不整脈の観察を行うことが大切である。腎・胃腸系への支持的ケアとしては，正確な水分出納量の測定が行われるが，時に血液透析や非経口的栄養法も行われる。看護ケアとしては，ショックの進行を予測し，重篤な進

行性変化が生じる前に処置することが重要である。このためできるだけ早く患者の状態を把握するために，常に状態の変化に警戒していなければならない。

4 酸素摂取の看護過程

　体組織への酸素摂取は，人間の生理的適応にとって最優先のニードである。看護師は，看護過程にそって，換気，ガス交換，ガス運搬という基本的生命・生活過程にかかわる行動と刺激について慎重にアセスメントを行う必要がある。酸素摂取のニードに影響をおよぼす因子のアセスメントでは，代償過程を始動させる調節器と認知器の有効性とともに構造的・機能的影響について考慮しなければならない。第1段階と第2段階の十分なアセスメントにもとづき，看護師は診断を下し，目標を設定し，介入方法を選択し，ケアの評価を行う。

a．行動のアセスメント

　酸素摂取に関する第1段階のアセスメントでは，換気，ガス交換，ガス運搬という酸素摂取プロセスに影響を与える因子に個人がどのように対処しているかについて観察する。

換気

　個人の身体的・心理的統合にとって換気が重要であると考えられるので，看護師は人間の生命・生活過程としての換気についての理解にもとづいて酸素摂取ニードのアセスメントを行う。特定のアセスメント因子により，換気が十分であるか，また換気上の問題がないかを判断する。

換気パターン

　成人の正常な呼吸数は，目覚めた状態で1分間12〜18回である。24回以上を頻呼吸（呼吸促迫）といい，10回以下を徐呼吸という。無呼吸とは一時的に呼吸が停止する状態をいい，呼吸停止とは無呼吸が長時間続く状態であり，死に至る行動である。正常な呼吸リズムは，呼吸サイクルが等間隔であり，呼気相よりも吸気相のほうがわずかに短い。呼吸の深さによって1回換気量が決まる。これは通常の呼吸状態において肺に出入りする空気の量をいう。安静時の1回換気量は，体重70 kgの男性で約500 mLであり，女性はそれより少ない。1回換気量は呼気と吸気時の胸部の動きを観察することによって見当をつけることができる。気道内の気速の測定は，フローボリューム曲線で調べる。1回換気量を直接測定するには，スパイロメーターを使用する。スパイロメトリーは，時には最新の装置とプ

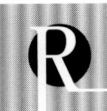

ロトコールを備えた肺機能検査室で行われる。小さな器具を使って家庭で測定できる重要なものの1つは，最大呼気量（PEF）である。これは最大限に息を吸い，その後に強制的に空気を吐き出したときの空気量のことをいう。これを測定することにより，疾病の増悪や気管支拡張薬に対する反応を即座に測定できる。

　換気の調節の変調でもっともよくみられるのは，チェーン-ストークス呼吸とクスマウル呼吸である。チェーン-ストークス呼吸は，呼吸の回数と深さが周期的に増加と減少を繰り返す呼吸パターンである。回数と深さが徐々に増加し，次には減少して，そのあと一時的に無呼吸状態になり，再び同じサイクルを繰り返す。この種の呼吸は，睡眠中の高齢者では正常でもみられることがあるが，臨死患者，重症心不全患者，また麻薬中毒患者などにみられる。クスマウル呼吸とは，呼吸の回数と深さが異常に増加した状態を指す用語であり，糖尿病性ケトアシドーシスのような代謝性アシドーシスの場合にみられる。その他のタイプの周期性呼吸は，その特徴によって，例えば無呼吸と交互に繰り返される過呼吸というように記述される。

　睡眠時無呼吸は，換気調節の変調に伴う症候群の1つである。肥満している人は，咽頭筋の緊張が低下する危険があり，その結果睡眠中に気道閉塞を起こす。このような人は閉塞性の睡眠時無呼吸を起こし，時に危険な低酸素症をきたすことがある。

呼吸音

　もう1つのアセスメントパラメーターは，呼吸音である。呼吸音は気道を空気が流れるときに発生し，聴診器で聴取できる。正常な呼吸音は肺の各部分によって音の高低や強さがさまざまに異なる。肺野の多くで聴こえる音は穏かな低音である。それは空気が細気管支を通って肺胞に流れる音である。異常呼吸音としては，鋭くまたは粗いパチパチ音，ヒュー音またはよく響く（以前「ラ音」と呼ばれていた）喘鳴音，胸膜摩擦音が一般的に言われている。看護師はフィジカルアセスメント（診察）の技術の学習においてさまざまな異常呼吸音を聴き分ける学習をする。

主観的体験

　呼吸について患者は通常，とくに努力しているという感じをもたず，また意識もしない。息切れというのは，客観的に観察可能な呼吸困難の状態を指す用語である。呼吸困難とは，呼吸が苦しいときに起こる不快感覚である。これは患者の訴えによってわかり，患者の日常生活動作を制限する場合が多い。閉塞性呼吸困難のケースでは，聴診器を使わなくても呼吸音を聴取することができる。小児の仮性クループや咽頭気管炎のような気管の閉塞では，吸気時に喘鳴音が聴こえる。異物による閉塞を誤嚥という。喘息のように気管支が重度に収縮した場合は，狭窄した気道を空気が無理に通過するとき高音の"ヒューヒュー"という笛のよう

な喘鳴音が聴こえる。ガスの拡散は目で見たり，聴いたり，触れたりできないので，ガス交換のアセスメントを直接的に行うことはない。しかし，非侵襲的な方法や血液標本からガス交換が正常であるかどうかを調べる多くの方法がある。

酸素濃度

重症患者の動脈血酸素飽和度，動脈血酸素分圧（PaO_2）と炭酸ガス分圧（PCO_2）を非侵襲的に測定するには，パルスオキシメーターや経皮的モニター装置などさまざまな方法がある。ガス交換が正常かどうかは，動脈血ガス濃度から推測できる。血中の酸素と炭酸ガスの濃度が正常であれば，肺胞膜と毛細血管膜を通してのガス交換が適切であることが推測できる。血液ガス濃度は患者から採取した血液標本を検査することによって得られる。ICUでは，看護師が留置動脈カテーテルを使って血液標本を採取することが多い。酸素ガスの交換に問題があるかどうかをみるうえでもっとも重要な臨床検査所見はPaO_2の値である。この値は動脈血中の酸素分圧を示しており，ガス交換に影響する因子の項で述べるようにさまざまな値をとるが，正常値は約95％である。ガス運搬は，主として心拍出量によって左右される。この理由で脈拍，血圧，心音はガス運搬をアセスメントする場合の重要な行動指標である。

脈拍

心尖脈は心尖部で聴取でき，末梢動脈拍は頸部，手首，足などの身体末梢部で測定できる。健康な人では末梢動脈拍と心尖脈の数は等しいと考えられている。正常な成人の脈拍数は1分間に60〜100回である。60回以下を徐脈といい，100回以上を頻脈という。正常範囲から外れた脈拍数が必ずしも病的な状態を示しているとは限らない。運動量が増えたり，また組織の酸素需要が高まると，心拍数は自動的に増加する。恐怖や不安を感じると交感神経が刺激されて，一時的に頻脈になる。

脈拍のリズムは正常では規則的である。つまり心拍と心拍の間の時間的間隔は等しい。脈拍のリズムは整，不整というように記録する。リズムの不整を不整脈または律動異常という。聴診で心尖脈の数が橈骨動脈拍よりも多い場合は，脈拍欠損の存在が考えられ，心室の収縮力が弱いことを示している。末梢動脈拍の触知の有無と強さのアセスメントは，末梢組織の酸素摂取状態を知る重要な指標になる。心血管系に問題をもつ患者や末梢血管系に障害をもつ患者では，末梢動脈拍が触知できなかったり，拍動が弱かったりする。

脈拍の数とリズムのアセスメントに加えて，脈拍の強さについてもアセスメントを行わなければならない。脈拍の強さは1回心拍出量を示し，これは脈拍を触知する場合の触圧をアセスメントすることによって判断する。運動後の脈拍のような充実脈もしくは反跳脈ははっきりと触知できる。強大な脈拍は，発熱を含めさまざまな健康障害の状態でもみられる。弱い糸様脈は触知が難しく，出血のよ

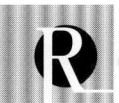

うな健康障害を示唆することがある。適度な圧迫で測定部位に触れることにより，脈拍の圧を明瞭に感じることができ，触圧の強さを多少変えても触れなくなるということはない。

血圧

　血圧値は全身の動脈のなかで血液が波のように干満を繰り返していることを示す。左心室が収縮するときの高い波が収縮期圧で，これが最高血圧として記録される。収縮の間欠期には心臓が休息し，このときの拡張期圧が最小血圧として記録される。健康な成人では正常血圧値は幅広く変動する。一般的な基準値として120/80がよく使われるが，測定した値が適切なのか，それとも不適切なのかを判断するには，その患者の血圧値の正常範囲を熟知していることが大切である。例えば患者の正常範囲が150/86から138/80であるならば，突然106/60に変化した場合，看護師はアセスメントを続行し，治療を要する問題がないかどうかに注意しなければならない。臥位，座位，立位などの姿勢による血圧の変化を知っておくと，アセスメント情報として役立つ。体液量の減少は血圧に変化をきたす可能性があり，ガス運搬の低下を招く。通常，仰臥位から立位に体位を変えても，収縮期圧が15 mmHg以上下がることはなく，拡張期圧が5 mmHg以上下がることはない。収縮期と拡張期の血圧の異常がもっとも一般的にみられるのは高血圧症である。

　ガス運搬に関するさらに重要な情報が，心音の聴取によって得られる。心音聴取の手順に関しては，ビックレイ Bickley とヘケルマン Hoekelman（1999）のフィジカルアセスメントについての文献などを参照してほしい。

診断検査

　看護師はガス交換やガス運搬を直接アセスメントすることはできないが，細胞の酸素摂取の評価はできる。細胞の損傷が明らかな場合は，それは酸素の供給と細胞によるその利用というホメオスタティックな相互関係に変調をきたしていることを示している。酸素の供給は心血管系組織の構造と機能に左右される。このため，侵襲度とリスクの異なるさまざまな検査が行われる。X線検査は心肥大，肺うっ血，心石灰化，体内器具の場所についての情報を提供する。動脈造影法のようなより侵襲性の高い検査は，造影剤を使って透視することにより動脈を明示する。冠動脈造影法は心臓カテーテル法によって行われる。これはもっとも侵襲度の高い検査であるが，もっとも確実な検査である。運動負荷心電図検査は，負荷試験として知られているが，心機能の判断には有効である。看護師はさらに血行動態のモニターはもちろんのこと，心筋血流シンチグラフィ，磁気共鳴画像法（MRI），電子射出コンピューター断層撮影法（EBCT）のような検査法について理解を広めることができる。

生理的指標

　酸素摂取に関する第1段階のアセスメントを終了すると，看護師には生理的様式のそれ以外の構成要素が有用な行動指標になりうることがわかってくる。皮膚，粘膜，爪床はしばしば体を保護する役割をしていると考えられるが，しかし組織灌流が減少すると，これらは蒼白になったりチアノーゼを呈したりする。細胞の酸素摂取が減少すると，交感神経系の反応が刺激され，皮膚は冷たく，湿潤になる。意識レベルの低下は脳内低酸素症の初期徴候である。排泄に関しては，尿量の減少は心拍出量の低下を示唆する。1時間ごとの尿量測定で30 mL以下に尿の生成が減少する場合は非効果的な反応行動の徴候であり，医師への報告と緊急な対処が必要になる。

b．刺激のアセスメント

　アセスメントの第2段階の刺激のアセスメントにおいて，看護師は適応看護過程のアセスメントの第1段階で明らかになった諸行動に影響を与える内的・外的因子に関するデータを集める。これには，換気，ガス交換，ガス運搬に関する刺激が含まれる。他の適応様式の構成要素と同様に，酸素摂取ニードのアセスメントの第2段階では，適応行動と非効果的行動に影響を与える刺激を明らかにする。構造や機能の変化が基本的な呼吸過程に損傷を与え，ガス交換やガス運搬はもちろんのこと，呼吸の数やリズム，深さ，安楽さに影響する。とりわけ疾病や外傷は酸素摂取プロセスに重要な影響を与える刺激である。このほか環境因子も酸素摂取プロセスに影響を与える。

構造と機能の統合性

　換気が効果的に行われるためには，気道の開通性，胸郭の筋骨格系の構造，筋肉の活動，呼吸調節中枢，神経経路が重要である。気道の開存性についてのアセスメントは，看護師の主要な役割である。気道内異物，感染による炎症反応，刺激物，アレルゲン，液体や吐物の誤嚥などの要因が，気道クリアランスを妨げる。

　病気の結果，胸郭や胸部の筋骨格系の奇形や萎縮が起こりうる。脊柱側彎症や肋骨骨折のような胸郭の骨格に関係する問題は，胸郭の拡張を減少させることによって換気に影響を与える。肺気腫にみられるような樽状胸は病的な状態であり，その場合，胸郭の前後径が増大し，肋骨の走行が水平となって，肋骨下角が正常より広くなる。このような外観の変化は，気管支の抵抗が増し呼吸筋を慢性的に酷使することによって空気が封入される結果生じる。

　心臓のポンプ機能を低下させる状態はいかなるものであれ，組織に到達する赤血球数の不足を招くので，酸素摂取の問題をひき起こす。細菌性心内膜炎，心筋梗塞，うっ血性心不全のような心臓の炎症性変化では，心臓のポンプ機能が障害される。一般に出血と脱水症は心拍出量と循環血液量の減少を招く。

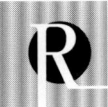

その他の疾患

　肺の病理学的状態が肺胞への血液供給に影響を与える。具体的な例として，肺炎，結核，慢性気管支炎，肺気腫など肺組織の拡張能や弾性に変化をきたす疾患を挙げることができる。肺塞栓症または肺血栓症は，肺胞への血液供給が直接妨げられた状態の例である。さらに，肺胞膜が肥厚し線維化したり，囊胞性線維症でみられるように肺胞に滲出液や分泌液が貯留すると，ガス交換が障害される。換気障害を起こす筋神経系疾患には，筋萎縮症のような骨格筋障害，重症筋無力症やボツリヌス中毒のような神経筋接合部障害，およびギラン-バレー症候群やポリオ，脊髄損傷，テタヌスのような脊髄障害が含まれる。

外傷

　中枢神経系の外傷や出血をひき起こす頭部損傷では，頭蓋内圧が亢進し，その結果脳の呼吸中枢に影響がおよぶことがある。自動車事故による外傷性損傷，銃創や刺傷の結果，横隔膜や胸膜に裂傷が生じると，気胸が起こりうるが，この危険な状態では胸膜腔内に空気が侵入し，肺虚脱を起こす。この状態はまた，ガス交換とガス運搬にも影響をおよぼすので，肺換気と組織灌流がともに妨げられる。

検査結果

　血液検査は酸素摂取に影響を与える諸因子を明らかにする。赤血球数の減少やヘモグロビンの欠乏は血液の酸素運搬能力を低下させる。また，ある環境下では，ヘモグロビンの酸素運搬能力が障害される。アシドーシスや体温の上昇は肺胞レベルでの酸素摂取能力を低下させ，一方，アルカローシスや体温の低下は組織レベルでの酸素の放出を抑制する。

　呼吸器系と心血管系の機能の評価には，多くの診断検査が特異的に用いられる。これに関する検査や所見の詳細については，内科・外科の教科書，臨床検査の教科書を見てほしい。ヘマトクリット値，ヘモグロビン値，赤血球数，動脈血ガス値，胸部 X 線，心電図がもっとも一般的な検査である。ヘマトクリット値，ヘモグロビン値，赤血球数からは，酸素の運搬能力についての情報が得られる。動脈血ガス値や前述の他の非侵襲的方法によって，血中の酸素と炭酸ガスの量を知ることができる。

　X 線検査は肺や胸膜腔の組織についての情報を提供し，異常増殖，炎症，肺内貯留液などを指摘する。血管造影法，気管支鏡検査，肺スキャン，肺動脈造影法，MRI や PET など核医学検査のような特殊検査は，一般 X 線検査では得られない情報を提供する。心電図検査（EKG）は非侵襲的な検査であり，心臓の収縮を刺激する電気刺激をグラフに記録する。胸部と四肢の電極が EKG の機械または遠隔記録装置に連結している。EKG はまた外来患者用装置でモニターできる。EKG では心拍出量に影響を与えるリズムの異常やその他の機能変化がわかる。

環境条件

　酸素摂取に影響を与える基本的な構造，機能的因子に加えて，たばこの煙，アレルゲン，強い刺激性の悪臭などの有害な環境刺激が考えられる。環境刺激はしばしば，これまでに述べてきた多くの疾病の病因の一部となる。これらの刺激とその他のリスク因子は関連刺激と考えられる。急性の酸素不足をひき起こすのではないが，これらは酸素摂取障害を生じさせる一因となる。麻薬や麻酔薬の使用によって，呼吸中枢の抑制が起こる。

　運動，ストレス，標高の変化，温度変化などは，すべて体内の酸素需要を変化させる刺激である。空気中の酸素濃度を低下させる状況もある。人間の外的環境では，これらの刺激の変化が普通にみられる。健康な体は先天的調節反応によってこれらの刺激に適応する。人はまた後天的適応反応を使って酸素摂取のプロセスを促進させることができる。酸素摂取に影響を与える要因のアセスメントでは，代償適応反応を十分に理解することが重要である。行動と刺激のアセスメントは，看護診断という看護過程のステップで挙げられる問題について看護判断を下すための基礎となる。

C．看護診断

　第3章で紹介したように，ロイ適応モデルによれば，看護診断とは看護師が適応システムとしての個人や集団に関する解釈を記述する判断のプロセスである。この記述は第1段階と第2段階のアセスメントで得られたデータを熟考して作成する。看護診断の記述には，もっとも関連のある刺激と観察された行動の要約を含めるとよい。適応を具体的に示し，行動と刺激を要約した看護診断の例として，「ギプス装着側の脚の良好な血液循環による左足指への十分な酸素供給」を挙げることができよう。また，刺激と行動の要約を用いて，適応上の問題を「気道内の多量の分泌物に関連した換気障害」というように記述することもできる。

　看護診断のもう1つの記述法として，既成の分類システムのなかからその臨床状況に対する看護師の判断をもっとも適切に表現している診断名を選ぶ方法がある。ロイ適応モデルには2つの分類リストがある。1つは適応の指標のためのリストであり，もう1つは一般的な適応上の問題リストである。ロイ適応モデルの完全な分類リストは第3章に記載されている。**表5-1**は，酸素摂取の生理的ニードに関するロイ適応モデルの看護診断カテゴリーを，NANDAインターナショナル（NANDA-I）が承認している看護診断名（NANDA International, 2007）との関連で示したものである。

　診断名の活用例を考えてみよう。ジョーンズ夫人は87歳の一人暮らしの女性で，20年来肺気腫を患っている。彼女は長い間勤務に出ており，およそ12年前まではヘビースモーカーであった。そして12年前に禁煙したと言っている。近くの診療所の看護師がジョーンズ夫人の家を訪問し，看護アセスメントを行う。ジョー

第 2 部　個人の適応様式

表 5-1　酸素摂取に関する看護診断カテゴリー

適応の肯定的指標	一般的な適応上の問題	NANDA-I の看護診断名
・安定した換気のプロセス ・安定したガス交換のパターン ・良好なガス運搬 ・適切な代償過程	・低酸素症 ・ショック ・換気障害 ・不十分なガス交換 ・組織灌流の変調 ・不十分なガス運搬 ・酸素ニードの変化に対する代償過程の機能不全	・ガス交換障害 ・活動耐性低下 ・活動耐性低下リスク状態 ・誤嚥リスク状態 ・自発呼吸維持不能 ・人工換気離脱困難反応 ・心拍出量減少 ・窒息リスク状態 ・乳児突然死症候群リスク状態 ・非効果的気道クリアランス ・非効果的呼吸パターン ・非効果的組織循環 ・末梢神経血管性機能障害リスク状態

　ンズ夫人は椅子に座り，テレビ台のほうへ前かがみになっている。呼吸数は 30 回で，口唇が少し蒼白になっている。呼吸困難はないが，呼吸をそのつど意識すると言う。ジョーンズ夫人は看護師が指導した運動を行っている。その 1 つは殿部を持ち上げて，筋肉を使って肺から空気を吐き出す運動である。彼女は，その運動は役に立つと思うが，行うのを忘れてしまうのが心配だと言う。今週彼女は，友達のサリーに運動を忘れないよう注意してくれるように頼んだ。サリーは毎日ジョーンズ夫人の家を訪れ，運動を行ったかどうか尋ねている。看護師は携帯用のスパイロメーターでジョーンズ夫人の換気能力を測定し，2 週間前よりも改善していると報告する。そして看護師は「呼吸運動の結果，酸素摂取ニードに対する代償過程の改善」という看護診断を下す。
　看護診断の記述は看護過程の第 3 段階であり，看護診断の明確な記述により看護過程の第 4 段階の方向が決まる。看護師は，看護診断にもとづいて看護過程の第 4 段階である目標の設定に進むことができる。

d．目標の設定

　ロイ適応モデルによれば，目標の設定とは，看護ケアの結果として患者に期待される行動の具体的な記述である。目標の記述には必ず，焦点となる行動，期待される変化，目標達成のための時間枠が含まれる。目標達成のための時間枠は状況によって変化し，長期目標または短期目標が設定されることもある。
　脚にギプスを装着したばかりの患者の例を考えてみよう。看護診断時にはギプス装着後の足指に十分酸素が供給されていることが明らかにされたが，看護師としてはギプス装着後は局所に腫脹が起こることがよくあることを予期して，装着部の観察を怠らないようにしなければならない。この状況の短期目標は，「ギプス

装着後1時間の間，足指はピンク色で温かい」ということになろう。この目標での行動は「足指がピンク色で温かい」ということであり，期待される変化は，変化がみられないこと，つまり酸素供給が十分に維持されていることであり，それは足指がピンク色で温かいことで確認できる。時間枠は「1時間」ということになる。

「気道内の多量の分泌物に関連する呼吸障害」という診断名の患者のケースでは，目標として焦点が当てられるのは換気障害である。その目標は「10分以内に患者が努力なしで呼吸できるようになる」と表される。患者の呼吸が焦点となる行動であり，「努力なしで」が評価基準であり，時間枠は「10分以内」である。ジョーンズ夫人の事例において，看護師は1週間以内に次の訪問を行うという計画を立てる。「酸素摂取ニードに対する代償過程の改善」という診断に対して，「酸素摂取ニードに対する代償過程が1週間の間に改善する」という目標を設定する。目標の焦点は代償過程であり，評価基準は今週以上に改善していることであり，時間枠は「1週間」である。

酸素摂取についての看護目標は通常，体のあらゆる部分に酸素が十分に供給されることである。この目標は，換気，ガス交換，ガス運搬，および代償適応反応という具体的な目標を明確化することによって使用可能なものになる。酸素摂取に関しては，状態が悪化する前に潜在的問題を発見できるよう患者を観察することが重要である。したがって設定される目標の多くは，すでに起こっている不適応反応に焦点を当てるというよりは，むしろ予防的なものとなろう。看護師は，目標の達成に向けて患者を援助するために看護介入の計画に取り組む。

e. 介入

酸素摂取のプロセスについての知識にもとづいて行われる前述の看護過程の4つの段階は，患者を援助するための看護介入を計画するにあたって具体的な方向性を指し示すためのものである。目標が特定の患者行動に焦点を当てるのに対し，介入はその行動に影響をおよぼしている刺激に対して行われる。刺激の管理には，影響因子を変更したり，増加させたり，減少させたり，除去したり，維持することが含まれる。

換気とガス交換を促進するための看護手段としては，酸素摂取に影響をおよぼす重要な因子である呼吸機能が中心となる。これには深呼吸，咳嗽，肺活量の増大を促す体位，肺膨張用器具の使用，酸素療法，気道分泌物排出の促進，水分の補給，呼吸停止時の適切な肺蘇生法の実施などが含まれる。看護師は器械的換気によるケアに責任をもつことがあり，また気道分泌物を除去するために吸引法を行うこともよくある。

ガス運搬促進のための看護介入としては，適切な体位変換とゆるやかな衣服着用による十分な循環の維持，鉄分の十分な補給，心臓のポンプ機能の効果的促進などが含まれる。

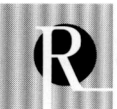

前述のギプスを装着したばかりの患者の例では，足指への酸素供給を妨げる刺激として局所の腫脹が考えられ，その場合，足先への血流が阻止される．看護師はこれを防ぐアプローチを考えて分析し，目標を達成できる可能性のもっとも高いアプローチを選択する．考えられる介入としては，ギプスに切れ目を入れる，枕で脚を挙上する，腫脹を防ぐため脚を氷で冷やすなどがある．氷で冷やす方法はギプスを損なうことがあり，また最初のギプスに切れ目を入れるという方法が予防的措置として用いられることはまれである．したがって看護師は，問題が生じる前に腫脹を軽減するために，枕で脚を挙上するという介入を選択することになろう．酸素摂取が阻害されている状況における看護介入としては，換気，ガス交換，ガス運搬のプロセスを促進するアプローチが含まれる．

　気道分泌物によって換気障害をきたした患者の看護介入では，患者の気道から分泌物を除去することが中心となる．考えられる介入としては，患者の体位変換，体位ドレナージ，咳嗽，気道の吸引などがあり，状況に応じていずれかが選択される．意識レベルに変調をきたした患者では気道の吸引が必要な場合があり，一方，意識が明瞭で指示にしたがうことのできる患者には効果的な咳嗽ができるように援助することが有効である．介入に加えて，看護師は健康に適したライフスタイルをとるよう励ますことにより，呼吸を健康的なものに改善することができる．規則正しい運動，禁煙またはたばこ代用品の使用，間接喫煙の防御，住居の換気を良好に保つこと，有毒ガスを長期にわたって吸入することを避けるなどを指導する．いずれの看護介入を選択した場合でも，目標の達成度を評価する．

f．評価

　酸素摂取にかかわる3つの基本的生命・生活過程（換気，ガス交換，ガス運搬）についての冒頭の説明からも明らかなように，評価のポイントはおおむね呼吸の状態，心血管系の状態，腎臓の状態，精神的状態という4つの行動領域にある．特定の看護介入の効果を評価する場合に重要なことは，目標に挙げた患者の行動が定められた時間枠のなかで変化したかどうかを判断することである．「10分以内に患者は呼吸が楽にできるようになる」という目標を考えてみよう．10分という時間の枠内で呼吸が楽になれば，目標は達成されたことになる．

　1時間の間にギプスを装着した足指の皮膚の色が浅黒くなって，患者がしびれ感を訴えるのを見て，看護師が足指の循環が低下していることに気づいたと仮定しよう．この状況では看護師の迅速な対応が重要であり，すぐに再アセスメントを行い，新たな介入を行う必要がある．

　ジョーンズ夫人と酸素摂取に対する代償過程の改善についての彼女の目標について考えてみると，介入が成功したかどうかは，代償過程および運動の結果彼女が体験している効果によって評価される．スパイロメーターによる換気量の測定がこの場合の評価の指標になる．改善がみられなければ，他のアプローチが必要

かどうかを決定するために目標と介入の両方を評価しなおすことが必要となる。

以上のような諸状況から，看護過程が同時的・継続的なものであることがわかる。教育や学習の目的のために，各段階は別々に切り離して説明されるが，熟練した看護師なら行動と刺激のアセスメントを同時に行い，その一方で患者とともに目標を設定し，介入を行うであろう。個人を1つの全体的システムとしてとらえるロイの概念にもとづいて考えれば，経験を積めば積むほど看護の各段階の相互関連性がはっきりと見えてくるようになる。

5 要約

この章では，ロイ適応モデルを用いて酸素摂取という生理的ニードについて説明した。すなわち，換気，ガス交換，ガス運搬という酸素摂取にかかわる基本的生命・生活過程について概観した。さらに，酸素摂取にかかわる先天的・後天的な代償適応反応について述べ，また低酸素症とショックという2つの例を挙げてプロセスの障害についても具体的に説明した。また，行動と刺激のアセスメントのパラメーターを明らかにした。最後に，看護診断，目標の設定，介入を通じた看護ケア計画のためのガイドラインを示し，看護ケアの評価についても触れた。

(訳＝依田　和美)

応用問題

1. 酸素摂取のアセスメントに役立つツールを作成しなさい。ツールのなかに，換気，ガス交換，ガス運搬に影響をおよぼす重要な行動の指標と刺激が述べられていること。

2. 上記のツールを使って，酸素摂取について患者の状態のアセスメントを行いなさい。あなたの作成したツールが適切かどうかを，フィジカルアセスメント関係の文献に掲載された酸素摂取のアセスメントのガイドラインと比較して検討しなさい。

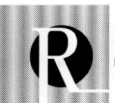

理解度の評価

[質問]

1. B欄のそれぞれの説明に該当する酸素摂取の基本的生命・生活過程をA欄から選び，B欄に記入しなさい。

   [A欄] 基本的生命・生活過程　　[B欄] 説明
   換気 (V)　　　　　　　　　　　(a) _____ ガス濃度勾配によって変化する。
   ガス交換 (GE)　　　　　　　　 (b) _____ 吸気相と呼気相
   ガス運搬 (TG)　　　　　　　　 (c) _____ 細胞内ミトコンドリアへの酸素の移動
   　　　　　　　　　　　　　　　(d) _____ 肺胞毛細血管膜が関係する。
   　　　　　　　　　　　　　　　(e) _____ ガスの拡散
   　　　　　　　　　　　　　　　(f) _____ 肺と大気の間の空気の交換

2. それぞれのアセスメントパラメーターに対してもっとも関係の深い基本的生命・生活過程を選び，_____ に記入しなさい。

   　　換気 (V)，ガス交換 (GE)，ガス運搬 (TG)
   (a) _____ 呼吸音
   (b) _____ 動脈血ガスレベル
   (c) _____ 1回換気量
   (d) _____ 脈拍数
   (e) _____ パルスオキシメーターによる血中ヘモグロビンの酸素飽和度の測定
   (f) _____ 呼吸数
   (g) _____ 脈拍のリズム
   (h) _____ 血圧

3. 酸素摂取にかかわるそれぞれの基本的生命・生活過程に影響を与える因子を2つずつ挙げなさい。
   (a) 換気：_____ と _____
   (b) ガス交換：_____ と _____
   (c) ガス運搬：_____ と _____

4. 酸素摂取に対する代償過程について，(a) 調節器コーピングメカニズムの活動と (b) 認知器コーピングメカニズムの活動を示す例を1つ挙げなさい。
   (a) _____
   (b) _____

5. 酸素摂取のプロセスの障害を示唆する適応上の問題を2つ挙げなさい。
   (a) _____
   (b) _____

6. 状況：ある若者が交通事故の現場から救急部に運ばれてきた。彼は全身蒼白で，皮膚は冷たく湿潤し，両方の瞳孔は散大し，不穏・興奮状態にある。口渇と嘔気を訴えており，脈拍は微弱かつ促迫，血圧は正常値より低く，今も低下しつつある。内臓損傷の疑いで検査が行われ，脾臓破裂の疑いがあるが，確定診断に至っていない。
   (a) この状況の看護診断を記述しなさい。
   (b) 血圧が低下しつつあるという行動に関して，短期目標と長期目標を1つずつ設定しなさい。目標には焦点となる行動，期待される変化，そして時間枠を含めること。

7. 低酸素症に対する一般的看護介入を5つ挙げなさい。
   (a) ＿＿＿＿＿
   (b) ＿＿＿＿＿
   (c) ＿＿＿＿＿
   (d) ＿＿＿＿＿
   (e) ＿＿＿＿＿

8. ショック状態の患者の組織灌流を促進する目的で行われる看護介入の効果を評価する方法として適切なのは次のうちどれですか。
   (a) 心臓の状態
   (b) 腎臓の状態
   (c) 呼吸の状態
   (d) 精神的状態
   (e) 上記のすべて

[解答]
1. (a) GE, (b) V, (c) TG, (d) GE, (e) GE, (f) V
2. (a) V, (b) GE, (c) V, (d) TG, (e) GE, (f) V, (g) TG, (h) TG
3. (a) 例：構造または機能の障害，頭蓋内圧亢進，横隔膜または胸膜の外傷
   (b) 例：空気中の酸素濃度，肺胞へ供給される血液量，肺胞膜の肥厚と表面積
   (c) 例：心機能，循環血液量，出血，脱水
4. (a) 調節器コーピングメカニズムの活動：咳，くしゃみ，あくび，労作時の心拍数増加
   (b) 認知器コーピングメカニズムの活動：ガス交換を促進させるための呼吸補助筋の使用，枕を使って頭部を挙上した体位，高位脊椎損傷の場合は口呼吸
5. (a) 低酸素症　　(b) ショック
6. (a) 看護診断の例：循環血液量減少による組織灌流の変調，または臓器出血の疑いによるショック
   (b) 短期目標の例：5分以内に患者の血圧が安定する。
       長期目標の例：1時間以内に患者の血圧が上昇傾向を示す。
7. (a) 酸素の補給　　　　　　　　　(b) 安楽で解剖学的に適切な姿勢をとる。
   (c) 静かで支持的な物理的環境　　(d) 酸素器具の正しい取り扱い
   (e) 手順についての十分な説明
8. e

●文献

Berne, R. (1998). *Physiology*. St. Louis, MO: Mosby.

Bickley, L. S., & Hoekelman, R. A. (1999). *Bates' guide to physical examination and history taking* (7th ed.). Philadelphia: Lippincott.

Breslin, E., Roy, C., & Robinson, C. (1992). Physiological nursing research in dyspnea: A paradigm shift and a metaparadigm exemplar. *Scholarly Inquiry for Nursing Practice, 6*(2), 81-104.

Burrell, L. O., Gerlach, M. J. M., & Pless, B. S. (1997). *Adult nursing: Acute and community care* (2nd ed.). Stamford, CT: Appleton & Lange.

[*1] Canon, W. (1932). *The wisdom of the body*. New York: Norton.

[*2] NANDA International (2007). *Nursing diagnoses: Definitions & classification, 2007-2008*. Philadelphia: NANDA International.

Sheldon, L. K. (2001). *Oxygenation*. Thorofare, NJ: SLACK Inc..

●邦訳のある文献

1) 舘 鄰・他訳：からだの知恵―この不思議なはたらき，講談社学術文庫，1981．
2) 日本看護診断学会監訳，中木高夫訳：NANDA-I 看護診断―定義と分類 2007-2008，医学書院，2007．

●補足文献

Grimes, J., & Burns, E. (1992). *Health assessment in nursing practice* (3rd ed.). Boston: Jones and Bartlett.

[*1] Marieb, E. N. (2003). *Human anatomy and physiology (7th ed)*. San Francisco: Pearson Benjamin Cummings.

Porth, C. (2005). Pathophysiology: Concepts of altered health states (7th ed.). Philadelphia: Lippincott Williams & Wilkins.

Seidel, H. M., Ball, W., J. Dains, J. W., & Benedict, G. W. (1995). *Mosby's Guide to Physical Examination*. St. Louis, MO: Mosby.

Vander, A., Sherman, R., & Luciano, D. (1998). *Human physiology: The mechanisms of body function* (7th ed.). Boston: WCB McGraw-Hill.

West, J. B. (2005). *Respiratory physiology: The essentials*. Philadelphia: Lippincott Williams & Wilkins.

●邦訳のある文献

1) 林正健二・他訳：人体の構造と機能　第2版，医学書院，2005．

SISTER CALLISTA ROY
THE ROY ADAPTATION MODEL
THIRD EDITION

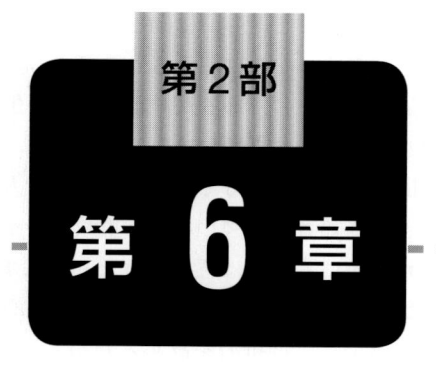

第2部

第 6 章

栄養

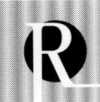

ロイ適応モデルのなかで5つの生理的ニードの1つに挙げられている栄養は，体の機能を維持し，成長を促し，損傷した細胞を修復するために必要な食物を摂取し吸収する一連のプロセスに関するものである。残念ながら，栄養はヘルスケアにおいて見過ごされがちであるが，現代社会は生涯にわたって栄養に関するいくつもの主要な健康問題に直面している。例えば，子どもの肥満の割合が増加していることは聞きおよんでいるであろう。高齢者人口の増加に伴い，栄養ニーズに注目することで高齢者の意図しない体重減少を予防することができることを明らかにした人たちがいることは意味深い (Splett, Roth-Yousey, & Vogelzang, 2003)。これは，「身体機能と健康な組織また体温を維持するため，癒しを向上させるため，また感染への抵抗力を高めるために，十分な栄養摂取は重要である」(Craven & Hirnle, 2007, p.998) という点からも明らかである。このような報告は健康増進を目指す看護師にとって重要な意味をもっている。栄養状態は代謝のすべての段階に影響をおよぼし，またその人の健康全体に重要な働きをもっている。適応と健康を増進させるというホリスティックな役割のなかで，その人の栄養状態や適切な栄養増進を考慮することは，重要な看護活動である。

ロイ適応モデルに述べられているように，栄養という基本的生命・生活過程には消化と代謝が含まれる。この消化・代謝のプロセスの生理学を理解することによって，栄養に関する適応・不適応を見極めるための枠組みが得られる。また，病態生理学とその他の学問の概念は，非効果的行動を明らかにするうえで助けになる。この章では，行動と刺激のアセスメントに必要な指標を明らかにしながら，栄養の2つの基本的生命・生活過程を紹介し，栄養に関連した代償過程とプロセスの障害について説明する。最後に，行動と刺激のアセスメント，看護診断，目標の設定，看護介入の選択，看護ケアの評価に触れ，看護ケア計画に必要なガイドラインについて述べる。

学習目標

1) 栄養のニードに関する2つの基本的生命・生活過程について説明することができる。
2) 栄養のニードに関する基本的生命・生活過程に関与する代償過程を1つ挙げて説明することができる。
3) 栄養のプロセスの障害について2つの状況を挙げ，それについて説明することができる。
4) 栄養のニードに関する基本的生命・生活過程の第1段階のアセスメントに必要なおもな指標を指摘することができる。
5) 栄養のニードに関する基本的生命・生活過程に影響をおよぼす一般的刺激を挙げることができる。

6) 栄養に関する状況のなかで，看護診断を下すことができる。
7) ある状況のなかで，非効果的な栄養状態にある患者の目標を立てることができる。
8) 非効果的な栄養状態に対して一般的に行われる看護介入について説明することができる。
9) 看護介入の効果を判断する方法を提示することができる。

重要概念の定義

栄養（nutrition）：栄養素が摂取・消化され，体組織の維持，成長促進，エネルギー供給のために用いられる一連のプロセス。

嘔吐（vomiting）：強い力が働いて胃内容物が口から吐き出されること。

悪心（nausea）：吐き気を伴う気分の悪さとして報告される不快感覚。

化学的消化（chemical digestion）：食物の複合分子が吸収できるほどの化学分子にまで分解される一連のステップのこと。これは，消化管のさまざまな部位での酵素によって達成される。

機械的消化（mechanical digestion）：化学的消化に備えるため，咀嚼，混合，攪拌によって食物を構成する物質が細かな部分に分解されること。

吸収（absorption）：消化された物質に加え，ビタミン，ミネラル，水分が体細胞へ運搬されるために，粘膜を介して消化管から血行やリンパ行へ移動すること。

空腹（hunger）：食物に対する身体的ニードに関連して生理的にひき起こされる感覚。

口渇（thirst）：水分の不足あるいは必要から生じる水分への欲求または渇いた感覚。

消化（digestion）：食物が体内にとり込まれ，体細胞へ運搬されるために血中またはリンパ中へ吸収される，一連の機械的・化学的なプロセス。

食欲（appetite）：食物と水分への欲求と期待を含む快的感覚。

摂取（ingestion）：食物と水分を消化管にとり込むプロセス。

前進（propulsion）：消化管を介して蠕動運動によって食物が移動すること。

排便（defecation）：大腸内にある物質（便）の排泄。

ボディマス指数（Body Mass Index：BMI）：肥満の指標となるもので，身長に対する体重の指数である。BMIは，体重（ポンド）に705を乗じたものを身長（インチ）の2乗）で割ることによって計算する〔訳注：日本では体重（kg）を身長（m）の2乗で割って計算する〕。

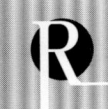

1 栄養の基本的生命・生活過程

　栄養は，人が食べる食物と，それを体がどのように用いるかにかかわるものである。栄養とは，栄養素が摂取・消化され，体組織の維持，成長促進，およびエネルギー供給のために用いられる一連のプロセスであると定義されている。酸素のニードに次いで，栄養は生命と健康の基礎である。この栄養についてみていくために，消化と代謝という2つの重要なプロセスについて明らかにしよう。

　消化と代謝のアセスメントを分けて考えることは難しいが，ここでは説明の便宜上，消化のアセスメントは，摂取される食物と水分の生理的プロセスに関して行われるものであり，一方，代謝のアセスメントは，身体需要からみた栄養素摂取の適切性にかかわる要因について行われるものであるとしよう。

a. 消化のプロセス

　消化は一般的に，食物が体内にとり込まれ，体細胞へ運搬されるために血中またはリンパ中へ吸収される，一連の機械的・化学的なプロセスであると定義することができる。消化器は，体の組織と臓器が必要とする栄養素を体に供給しつづける働きをしている。消化器は，2つのグループに大別することができる。1つは，口，咽頭，食道，胃，小腸，大腸，肛門からなり，胃腸管または消化管と呼ばれるものである。食物は消化管で消化され，消化された物質は吸収され，消化されなかった物質は排泄される。もう1つは，歯，舌，胆嚢，唾液腺，肝臓，膵臓からなる付属消化器である。これらは食物を細かく分解して消化のプロセスを助ける働きをする。

　マリーブ Marieb とヘーン Hoehn（2007，pp.884-885）は，消化を次の5つの主なプロセスで説明している。

1) **摂取**：食物と水分を消化管へとり込むプロセス。通常は口からとり込む。
2) **前進**：随意的な嚥下と，消化管の平滑筋が不随意に波状に収縮し内容物が押し進められる蠕動運動によって，食物が消化管を移動すること。
3) **機械的消化**：化学的消化に備えるため，咀嚼，混合，攪拌によって食物を構成する物質が細かな部分に分解されることをいう。
4) **化学的消化**：食物の複合分子が吸収できるほどの化学分子にまで分解される一連のステップのこと。これは，消化管のさまざまな部位での酵素によって達成される。
5) **吸収**：消化された物質に加え，ビタミン，ミネラル，水分が体細胞へ運搬されるために，粘膜を介して消化管から血行やリンパ行へ移動すること。

b. 代謝のプロセス

代謝のプロセスは，次の3つの生命維持役割に要約することができる。すなわち，①複合物質をより細かなものへ分解すること（databolism），②単純な構造の物質をより大きな構造にすること（anabolism），③細胞内エネルギーを生産するために栄養素を利用することである。代謝のプロセスを通して，これらの役割を達成するために栄養素が合成される。

栄養素とは，体に栄養を供給し，正常な成長，維持，回復を促進させるために用いられる物質である。まず，栄養素は3大栄養素と微量栄養素に分けられる。3大栄養素は炭水化物と脂質，たんぱく質である。微量栄養素にはビタミンとミネラルがある。いくつかの文献によると水分も重要な栄養素と考えられており，水分は私たちが食べる量の約60％を占める。炭水化物，何種類かの脂質とたんぱく質は，化学エネルギー（代謝産物）や電気エネルギー（脳や神経の活動），機械的エネルギー（筋肉活動），そして熱エネルギー（温かさ）に変換される。たんぱく質と，ミネラル・ビタミン・脂肪酸などの栄養素は，細胞構築や損傷した細胞構造の回復，生体の機能にかかわる分子の合成に用いられる。その他の栄養素は身体システムの調整とコントロールに用いられる。

2 栄養の代償適応過程

人間は環境の変化に反応する先天的・後天的な方法をもっており，それは適応システムとして知られている（第2章を参照）。ロイ Roy は，個人についてのこれらの複雑な適応ダイナミクスを，調節器サブシステムと認知器サブシステムのコーピングプロセス（対処過程）として概念化している。この章で先に述べたように，消化と代謝のプロセスを介して栄養のニードは満たされる。しかし，栄養のプロセスが統合されない場合，調節器が代償過程を始動させる。また，思考と感情をもつ人間は，認知器の活動を通してあらゆる生理的ニード，とくに栄養のニードに影響を与えることができる。調節器と認知器の能力は，個人にとっての重要な内的刺激である。

栄養のニードに反応する代償能力には，調節器の不随意的なホメオスタシス機能と，認知器の随意的（あるいは行動的）活動が含まれる。患者の状態の変化を明らかにし，その意味を解釈するために，看護師は「体の知恵」についてできる限り理解する必要がある。そのためには生理学や病理学の学習が重要である。栄養にかかわる代償適応を説明するために，ここでは調節器の代償活動の身体的な例を1つ取りあげることにしよう。

下垂体は空腹中枢と満腹中枢を有し，摂食の生理的調節に携わる主要な臓器で

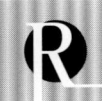

ある。正常に機能している下垂体は内的きっかけの発動をつかさどり，必要なエネルギーを体に供給するため摂食を行うようシグナルを送る。空腹は，体の食物に対するニードにかかわる生理的感覚である。また下垂体は，満腹中枢を介して摂食中止のシグナルも送る。エネルギーのバランスを調節する，このような内的きっかけに反応する健康な人は，正常な体重を維持したり，食欲をコントロールしたりすることができる。

ライフサイクルのなかでも，とくに急速な成長をとげる時期には，体の栄養に対する需要が高まる。とくに妊娠中や授乳中，生後1年目，思春期に入る時期などがそうである。このような時期に食欲を増加させる刺激を与えるのが，調節器メカニズムである。

調節器代償反応の例には，このほか終末期における栄養と水分補給がある。これに関する研究はその性質上限られているものの，このニーズに対する体の代償能力に応じて栄養と水分補給を控えることは人道的であることを示す研究が行われている。ウィンター Winter (2000) による文献レビューでは，この変化に対して体がどのように順応するかが論じられている。体は炭水化物に代わって脂肪をエネルギーとして利用し始め，脳代謝のために貯蔵されているたんぱく質を保存し続ける。そのため，脳はケトンをエネルギーとして利用するようになり，ケトンの利用はアミノ酸代謝の低下を招く。その結果，代謝が低下し空腹感を低下させる。この代償反応は多幸感やウェルビーイングを誘発すると推察されている。

一方，栄養のニードに対する認知器による代償反応の例としては，体のインスリン生成またはインスリンへの反応を含むエネルギーバランスの代謝性障害である糖尿病を挙げることができる。多くの糖尿病患者は，食物摂取や，運動や，インスリン量の調節による効果的な糖尿病管理を学んでいる。ある人にとってはインスリン自己注射が，またある人にとっては食事コントロールが有効であったりする。食事療法が効果的な糖尿病管理の鍵であるといわれており，糖尿病患者は，血糖値や運動必要量の自己評価にもとづいて食事やインスリン量を決定する効果的な技術を習得している。彼らは，認知器のコーピングメカニズム（知覚，情報処理，学習，判断，情動を含む）を介して生理的な障害を代償しているのである。

栄養にかかわるある種の環境変化，とくに疾病状態の場合の変化は，個人の適応能力に多大な影響をおよぼす。つまり代償過程で対応できる以上に栄養の需要が高まり，その結果，栄養のプロセスの障害が起こることになる。

3 栄養の障害過程

消化と代謝はそれぞれ相互依存関係にあるため，栄養のプロセスのいずれか，あるいはすべての障害によって適応上の問題が生じることがある。栄養のプロセ

スの障害の例を2つ次に挙げる。肥満は北米社会では一般的な栄養障害である。疾病予防管理センター（Center for Disease Control：CDC）の国立医療統計センター（National Center for Health Statistics）(2006) の統計によると，合衆国の成人の約66％と子どもの17％は体重過剰または肥満であると考えられている。これは驚くべき数字であり，成人における多くの疾患の罹患率上昇や子どもの2型糖尿病の早期発症，その他の問題につながっている。また，食欲不振もよくみられる問題で，薬物やうつ状態，癌などの要因によって生じる場合もある。摂食障害の神経性食欲不振症は，思春期の女性にとくによくみられる精神疾患である。

a．肥満

肥満は，脂肪の割合が異常に高いことを伴う体重過剰を示す臨床用語である。一般的に，BMIが30を上回る場合に肥満という用語が用いられ，BMIが25を上回る場合は体重過剰と呼ぶ。肥満は現代の北米において，栄養にかかわるもっとも一般的な適応上の問題の1つである。過剰な脂肪の体内蓄積は，体格，身長，年齢に対して望ましいとされる範囲を超えた体重増加をもたらす。

肥満の要因には個別性があるものの，食物摂取量とエネルギー消費量のバランスの崩れがもっとも一般的な原因である。デュデクDudek (2006) は，体重過剰の子どもの増加について次のように述べている。

> その原因には多くの要因があるが，体重過剰と肥満は基本的にカロリーの摂取量と消費量のバランスが悪いことから起こる。合衆国の子どもの平均カロリー摂取量はこの25年間増加しており，1回摂取量も増加した。エネルギーの摂取と消費という側面からみると，あまり運動をしない身体的非活動性が子どもの体重増加の主な要因と考えられている。

体重過剰の子どもは自尊心が低下する場合が多く，社会的孤立を体験したり，また多くの身体的な合併症も発症している。

しかし，体重のコントロールを成功させるための近道はない。手術による肥満治療は長期的な効果がみられているものの，術後のライフスタイルが以前とまったく違ってしまうことを承諾しなければならず，リスクのない手術とはいえない。効果的な体重管理プログラムは個々人に合わせて作成する必要がある。食事と運動が健康的に行われるライフスタイルに焦点を当て，ストレス管理と支持的な対人関係を考慮する必要がある。

体重管理に問題のある人をサポートする看護師の第1の役割は，健康的な食事パターンを教育し奨励することである。多くの場合，食事療法や栄養を専門とする医療専門職者への紹介が必要である。さらに生理学的障害が疑われる場合には，代謝性疾患を専門とする医師への紹介も必要である。

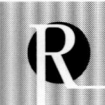

b. 食欲不振症

　合衆国の国立精神保健研究所（National Institute of Mental Health, 2001）は，摂食障害に対する社会の影響が非常に大きいことを確認しており，「ダイエットをして，健康に必要な体重よりもやせることが，近年のファッションのトレンドや食品の販売キャンペーン，またいくつかの活動や職業によって追い立てられている」(p.3) と述べている。残念ながら，自分自身の身体イメージが乏しく，神経性食欲不振症などの摂食障害と診断される人が多い。デュデク（2006）はこの疾患について，次のような真に迫った説明をしている。「神経性食欲不振症の患者は，準飢餓状態と執拗な運動を通して，強迫観念に駆り立てられながらやせている状態を追求している。彼らは執拗に体重と食物にとらわれており，やせ衰えている状態であっても，歪んだ認識によって自分は太っているようにみえてしまう」(p. 402)。

　神経性食欲不振症の診断基準は，成人では BMI が 18 を下回ること，また，子どもでは年齢と性別に相当する BMI より 5% 以上下回ることとなっている。典型的な神経性食欲不振症がみられるのは，多くのことを達成しようとしたり完璧主義であったりする思春期の女性である。食物を消費することがコントロール感を得るための方法になっているのである。体重が危機的に下回っていることで，成長・発達の障害，感染に対する抵抗力の低下，健康状態一般の悪化，体力の低下などを含む深刻な問題が生じることは明らかである。ここに支援が差し伸べられなければ，生命の危機を招く。

　神経性食欲不振症のような重症な心因性疾患の治療には，医師，心理学者，栄養士などの専門職者のチームを必要とする。これにかかわる看護師の役割は，健康的なライフスタイル，バランスのとれた食事，期待と達成に関する現実的な認識について患者を教育し，サポートすることにある。また，処方された治療についての継続的なモニタリングとサポートが必要である。適応の 3 つのレベルでの栄養に関するプロセスを理解することは，看護ケアの計画立案の知識を提供してくれる。

4 栄養の看護過程

　適切な栄養状態は，生理的適応のための第 1 の条件である。看護過程の適用に当たって看護師は，摂取と消化，代謝という基本的生命・生活過程にかかわる行動と刺激について注意深いアセスメントを行う必要がある。栄養のニードに影響をおよぼす要因のアセスメントでは，代償過程を始動させる調節器と認知器の有効性をはじめ，多くのよくみられる影響要因を考慮すべきである。この第 1 段階

と第2段階のアセスメントにもとづいて看護師は看護診断を行い，目標を設定し，看護介入を選択し，ケアを評価する。

a. 行動のアセスメント

　消化のプロセスに関連した行動のアセスメントでは，いくつもの要因を考慮する必要がある。第1段階のアセスメントでは，行動に関する次のカテゴリーについて観察する。食事パターン，栄養プロフィール，味覚と嗅覚，口腔内の状態，食欲と口渇，身長と体重，食物アレルギー，痛み，嚥下障害，適切な臨床検査結果。

食習慣

　まず，24時間以内に摂取した食物と水分の量をすべてリストアップして食事歴を作成する。消化に関しては，摂取した食物の種類，摂取した時間，食事の状況，消化のプロセスへの体の反応などがとくに重要である。これについては後で述べる。

栄養所要量の基準

　デュデク（2006）は次のように述べている。「栄養不足を避けつつ，栄養素中毒や慢性疾患のリスクを高める可能性のある過剰な摂取でもない健康的な食事は，すべての必須栄養素を提供する……」（p.178）。

　推奨する1日栄養所要量の基準として認められているものが，年月をかけて複数の機関で開発されてきた。最適な食事は，体に必要なエネルギーを満たすレベルのカロリーがあるものとされている。また，デュデクは次のように述べている。「栄養学の発展に伴い，栄養素の過剰摂取は慢性疾患を招くことが明らかになってきた。また，単に栄養不足を防ぐといった関心から，最善の健康を得て過剰摂取を防ぐというところに関心を広げるような推奨基準が必要である」（p.178）。健康を増進し，ライフサイクルのすべての段階を通して病気から自分自身の身を守る予防手段を与えてくれるような食物をとるべきである。

　栄養所要量の基準が，その人や家族に受け入れられる必要がある。そのためには，文化的な違いを考慮した献立の確立が必要で，これについては後に述べる。さまざまな食物とその組み合わせによってバランスの良い食事を作ることができるので，文化的な違いを考慮することは，さほど困難ではない。最後に，選択した献立は，人間のさまざまな機能や日常生活動作を最大限発揮するのに必要なエネルギーを供給できるものでなければならない。

　栄養に関する幅広い知識を得て，科学者たちは，適切な栄養摂取を明らかにするさまざまな方法を開発した。合衆国農務省（United States Department of Agriculture：USDA）は2005年に，1人分の量を説明するそれまでの食物ピラミッド

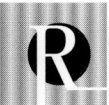

の考えを拡大した。この指針は，次のURLで確認することができる（www.mypyramid.gov.）。この指針には1日の推奨摂取量が示されていて，人々が栄養ニーズを満たすための柔軟な枠組みが示されている。このほか，ハーバード大学保健学部では2001年に栄養ガイドを開発しており，これは現在も栄養に関する多くの出版物に掲載されている。この栄養ガイドは，慢性疾患を減らすことをねらいとしている。食事を計画する際には，個々人が好むものや手に入るもの，また栄養価のある多種多様な食物を選ぶ努力をする必要がある。必須栄養素や食事計画の詳細については栄養学の教科書を参照してほしい。

味覚と嗅覚

　食物に対する味覚や嗅覚は，食物に対するその人の反応に影響を与える。味覚を感じる味蕾の大半は舌に存在し，甘味，酸味，苦味，塩味の4つの基本的な味覚を感じる。味覚受容器は舌咽神経（第Ⅸ中枢神経）と顔面神経（第Ⅶ中枢神経）である。味覚を感じる能力はにおいを感じる能力に大きく依存している。鼻腔の通りがよければ，左右それぞれの鼻孔でコーヒーやシナモンのにおいを嗅ぎ分けることができるはずである。

口腔の状態

　口唇，歯，歯肉，舌を含む口腔の状態を評価することで，栄養上の健康や栄養不足を明らかにすることができる。健康な成人の口唇は滑らかで損傷がない。口唇の皮膚は薄く，その多くの血管構造によって口唇に赤みがもたらされる。口腔粘膜は通常滑らかで，湿潤しており，ピンク色から赤色をしているが，民族的な違いもある。成人の永久歯は32本あるが，歯のぐらつき，欠損，窩洞，磨耗など，咀嚼を減退させるような状態がないかどうか検査する必要がある。入れ歯を使用している場合は，それを取り除いたうえで視診を行う。正常な歯肉は張りがあり，炎症や出血がみられない。また舌はピンク色を呈し，口腔の基底部の表面は起伏があり腹側面は滑らかである。

食欲と口渇

　食欲とは，食物と水分への欲求と期待を含む快的感覚である。食欲は，視覚やにおい，また食物に対する思いなどの刺激の影響を受けることが多い。これは心理的なものであり，記憶や連想によって左右される。「朝，食欲があり，バランスの良い朝食をとっている」というのは適切な食欲行動の例であり，一方，「しっかりと昼食をとったけれども，焼き立てのシナモンパンの香りに誘われて2つも食べてしまったので，今とても気持ち悪い」というのは不適切な食欲行動の例である。

　口渇は，水分の不足あるいは必要から生じる水分への欲求または渇いた感覚である。この渇いた感覚は口腔内や喉の奥で感じられることが多い。口渇は通常，

水分に対する体のニードを知るうえで信頼のおける指標である。正常な成人の場合，体の生理的プロセスに必要な水分を供給するために，毎日平均 1,000～1,500 mL の水またはその他の水分を消費している。水分は，水だけでなく，飲料物や固形食品からも得られ，また，必須栄養素の酸化からも少量ながら得られる。水分バランスの維持についてはさらに第 11 章でも述べる。

身長と体重

代謝プロセスの行動アセスメントでは，看護師は身長と体重を測定し記録する。靴を脱いだ状態で身長を，また可能であれば衣服を脱がせて体重を測定する。

水分バランスのアセスメントでも，毎日の体重測定が役に立つ。この場合，同じ時間に，また同じ計測器で測ることがとくに重要である。体重が減少したり過重になったりした人の場合は，1 回だけ測定するよりは，ある期間測定を続けるほうがよい。

肥満や脂肪過多度を測る正式なものとして，身長に対する体重の割合をみるボディマス指数（Body Mass Index：BMI）がある。BMI は，体重（ポンド）に 705 を乗じたものを身長（インチ）の 2 乗で割ることによって計算する〔訳注：日本では体重（kg）を身長（m）の 2 乗で割って計算する〕。BMI はやせ，標準，体重過多，肥満（訳注：日本ではやせ，普通，肥満傾向，肥満）の 4 つに分類され，それぞれ異なるリスクがある。新生児，小児，思春期の子どもの標準成長曲線が開発され，長い間使用されてきているが，最近では，体重過多の子どもの増加に伴い，BMI は小児に対しても用いられている。

食物アレルギー

看護師は，食物アレルギーや食物過敏性の既往についてアセスメントを行う必要がある。特定の食物や食物グループに対するアレルギー反応は，体の不適切な抗原抗体反応によって生じる。このような問題を生じる食物を特定し，それを摂取したときに起こる行動＝症状（発疹，口唇や顔面の腫脹，胃腸の反応など）に注意する。例えば，ピーナッツアレルギー発症の増加は，学校の食堂をはじめ地域のアイスクリーム店に至るまで合衆国の食文化を変化させた。

痛み

看護師は，食物や水分の摂取に関連する痛みについてアセスメントを行う必要がある。摂取に伴う不快や痛みの訴えを知っておくことで，痛みを行動としてとらえることができる。例えば，香辛料の利いた食物を食べた後に灼熱感や"胸焼け"を訴える人がいる。また，放射線療法によって嚥下痛が生じることがある。言語的・非言語的行動のすべてを記録する。また，痛みの程度，持続期間，痛みの発来（徐々あるいは急激，食前あるいは食後），部位と範囲，痛みの拡散，痛みの要因，頻度，性質（鋭い痛み，鈍痛，焼けるような痛み，圧痛，刺されるような

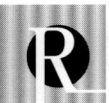

痛み）などからも，痛みを特定することができる。さらに，治療の内容（食事，休息，体位，薬物），増悪因子，随伴症状，その人の痛みに対する態度についてもアセスメントを行う。

食物摂取の変調

　正常に飲食できない場合には，栄養摂取の変調についてアセスメントする必要がある。嚥下障害，すなわち嚥下能力の変調がある場合は，別の方法で栄養を摂取する必要がある。例えば，経鼻チューブあるいは胃瘻チューブによって栄養をとり，嚥下というニードを回避する方法もある。摂取した物とその量を記録する必要がある。輸液や高カロリー輸液を受けている場合，輸液内容と速度を記録する。このような摂取の変調に関しては知識と技術が常に進歩しているので，看護師はこのような状況で看護ケアを提供するために必要な知識と技術を，書物や臨床での継続教育を通して絶えず身につけていくことが求められる。

臨床検査指標

　さまざまな臨床検査値が体の栄養状態の指標となる。血漿たんぱく濃度（アルブミンとプレアルブミン）は，たんぱく質と鉄分の不足の発見に役立つ。24時間尿検査でたんぱく代謝産物を測定した場合，その数値の上昇は過度の体組織破壊が生じていることを示唆する。重要な臨床検査指標には，このほか脂質検査，血算，ヘモグロビン A_{1c} がある。高度な看護業務役割として，看護師は，患者の栄養と代謝の状態を示す行動指標としての臨床検査の処方にかかわることがある。

b．刺激のアセスメント

　刺激のアセスメントでは，栄養に関連した行動に影響する要因を特定する必要がある。栄養プロセスに影響を与える刺激としてよくみられるのは，消化管の解剖学的構造，消化機能，必須栄養素，食物が手に入れられるかどうか，食事摂取状況，そして，体重に関する認識や認知器効果，文化，薬物摂取状況などの食事に関する手がかりである。

構造と機能の統合

　消化器系は，消化管と付属器官から成っている。前に説明したように，消化管すなわち腸は栄養素の消化と吸収を担っている。付属器官として，歯，舌，胆囊，唾液腺などの腺，肝臓，脾臓がある。食物が摂取されると，消化管と付属器官の働きによって一連の生理的・化学的な変化が生じる。このプロセスは細胞レベルでの栄養素の吸収と利用に備える。消化管は神経・化学・内分泌プロセスによって調整されており，ロイ Roy はこれを調節器サブシステムとしている（第2章を参照）。消化・吸収されなかった残留物は体内から排泄される。

消化のプロセスにかかわる構造のフィジカルアセスメント（診察）を通じて，看護師は，消化器系の正常なプロセスに影響をおよぼすような病的状態が存在するかどうかを明らかにしなければならない。そのためには，食物摂取と排泄に関する問診に加えて，口腔，腹部（視診，聴診，打診，触診），肛門の検査が必要である。消化機能に影響を与える疾患の例としては，病理学の教科書にも載っているような食道の閉塞性病変などの状態や吸収不良が挙げられる。また，術後の食事の禁止や，糖尿病などによる食事制限や治療食についてもアセスメントが必要である。

栄養所要量

栄養所要量に影響する要因には，年齢，性別，体格，活動量，体温，食事，人種，気候，妊娠，内分泌機能などがある。例えば乳幼児の場合，代謝率が高く，体表面積が比較的広いため，体重1kg当たりのカロリーは成人よりも多くを必要とする。また非常に寒い気候にさらされた場合，体温維持のために通常以上にカロリーを消費する。乳幼児期，思春期，妊娠中など成長速度が速い時期にも，必要とするカロリー量は増加する。通常女性より体格が大きく，除脂肪体重の割合が大きい男性の場合，女性よりも多くのカロリーを必要とする。しかし，成人初期を境に必要カロリー量は徐々に減少する。高齢者では必要とするカロリー量は少ないが，ほかの栄養素は中年の成人同様に必要である。そのため，必要カロリーに変化をもたらす運動パターンについても，アセスメントを行う必要がある。

食物の入手可能性

看護師は，経済的な問題やその他の資源の問題を含め，その人の食物の入手可能性に配慮する必要がある。看護師は患者と話し合ってアイディアをひき出すことで，経済的に苦しい人の栄養価のある食物の入手方法について援助することができる。例えば，高齢者は店に行くことが困難であったり，食品を買うのに経済的な制限をきたしていることがある。妊婦や幼い子どもを抱える家族のために，政府の基金による食物支援プログラムがある。

食事に関する条件

看護師は，だれが食物を購入し調理しているかを明らかにする。家庭では，食物を購入し調理する人の栄養に関する考え方が，家族全員の食事摂取行動に大きな影響を与える。家族の食事プランが栄養バランスの良いものであるかどうか，また食事に関する社会的価値観やモラルがどのように位置づけられているかを考慮しなければならない。例えば，家族にとって食事が社会的出来事として位置づけられているかどうか，また食事が賞罰に用いられているかどうかを尋ねてみる必要がある。さらに，食事に対する家族や仲間の影響の大きさや，食事に家族や個人が特別な時間をとっているかどうかも明らかにしなければならない。例えば，

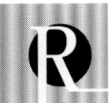

1人で食べているのか，グループで食べているのか，家庭で食べているのか，ファーストフードやレストランで食べているのかなどである。さらに，認知器効果のところで述べたように，異なる種類の食べ物に慣れているということや，選択した食物の栄養面での利点を理解していることを考慮することも重要である。

食事をとるきっかけ

　最後に，食物の摂取や消化のプロセスに影響する要因についてアセスメントを行う際には，どのような内的・外的なきっかけに反応するかを明らかにすることが重要である。健全に機能している下垂体は，十分量の食物を摂取したことを伝えるシグナルである内的きっかけをその人に送る。過食の場合には，看護師は，食事をしているときにその人がどのような外的なきっかけに反応しているのかを明らかにすることで，その人を援助することができる。飽満と空腹をコントロールする内的なきっかけに反応することができない人では，別のきっかけを用いるのが一般的である。日常生活のストレスに対処するために食べ過ぎるなどがその例である。看護師は，個人の飲食行動が，食欲をコントロールする内的なきっかけによってではなく，情動や社会的重圧，習慣，美味や嗜好などによって影響されていないかどうかを明らかにしなければならない。快適な環境や，ストレスや痛みからの解放といった環境からの外的なきっかけも食物摂取に影響をおよぼす。これに加えて，看護師は，体重の増加，減少，維持に対して抱いている個人の望みを明らかにする。このような体重に対する認識は，個人の現在および将来の食行動パターンに影響する手がかりとなる。

認知器効果

　個人の栄養に関する知識と，健康的で栄養価の高い食事を構成する食品についての認識は，重要な刺激である。このような知識と認識は，その人が何を摂取し，何を食べようと望むかに大きな影響をおよぼすので，看護師はそれらについてアセスメントを行う必要がある。個人の知識は，適応した栄養パターンあるいは非効果的な栄養パターンのどちらにも重要な要因となる。看護師は，栄養価の表示を読むことや適切な1回量を考えることに対して援助することができる。患者の栄養に関する知識によっては，食事カウンセリングが必要となる。また看護師は，その人の食事に対する信念を明らかにする必要がある。例えば，宗教，経済，健康，倫理，環境問題などの理由から菜食主義の人々もいる。食事カウンセリングでは，このような信念を考慮する必要がある。

文化

　その人の摂食行動に影響をおよぼす文化的・社会的・宗教的パターンについて問診する必要がある。人は人生の初期から，文化的体験に影響されながら食習慣や嗜好を身につけていく。どのような種類の食物を使ってどのように調理するか

は，文化的パターンによるからである。例えば，パーネル Purnell とポーランカ Paulanka（2003）による2つの文化的見方がある。

ユダヤ教信徒の基本的な食事戒律は，カシュルートに定められており，その求めを満たす食物がカシェルであると考えられている。この戒律は，家畜の屠殺，肉の調理や給仕，肉類と乳製品の混ぜ合わせ，食べてもよい魚類，卵類について定めており，ある食物はとることを禁じている。これによると，豚肉の使用や肉類と乳製品の混ぜ合わせは禁じられ，鰭と鱗のある魚類のみ許されている。正統派ユダヤ教信徒はこれらの戒律を忠実に守り，それほど保守的でない信徒はそれぞれの制限を守っている。

看護師は，その人の好みに着目して，それを理解し観察することが重要である。2つめの例は，日本の古典的な伝統を受け継ぐ人々の食事パターンに関係している。米は3食の主食であり，日本古来の宗教上の象徴的な意味をもつものと考えられている。和食には，このほか牛肉，鶏肉，豚肉，魚介類，その他さまざまな果物と野菜が含まれる。しかし，日本文化での多くの好物には大量の甘みや塩分が含まれている。したがって，栄養ニードに影響する可能性のある要因として文化をアセスメントする必要がある。

薬物

看護師は，食物の摂取や消化のプロセスに影響する薬物を個人が摂取しているかどうかを明らかにする必要がある。例えば，減量に挑戦している人は，食欲を減退させる薬物を服用していることがある。それに対して，体重増加を目指しているときや，食事への興味を失ったときのための，食欲を増進させる薬物もある。また，ビタミンやハーブ，ミネラル補給剤の使用についても明らかにすることが重要である。

C．看護診断

本書ですでに述べたように，行動と刺激に関するアセスメント情報は，看護診断という形で解釈される。看護診断の記述は，第1段階と第2段階のアセスメントで得られたデータを吟味しながら組み立てられる。看護診断の記述には，観察された行動とそれにもっとも関連する刺激の要約を含めるとよい。適応を具体的に示し，行動と刺激を要約する看護診断の例を1つ挙げれば，「身体需要に合ったバランスのよい食事の知識による適切な栄養摂取の証拠」がある。

栄養のニードに関して問題がある場合には，看護過程の後続の段階を方向づけるような問題の本質を看護診断で伝えることが重要である。これは，観察された行動とそれにもっとも関連する刺激を記述するという看護診断本来の構造によって達成できる。

ここで，最近妻を亡くした75歳の高齢者を例に挙げてみよう。彼はこれまで健

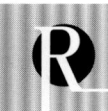

表 6-1　栄養の看護診断カテゴリー

適応の肯定的指標	一般的な適応上の問題	NANDA-I の看護診断名
・安定した消化プロセス ・身体需要に適した栄養パターン ・食事摂取の変調があっても代謝および他の栄養ニードは満たされている。	・悪心，嘔吐 ・身体需要を上回る/または下回る栄養 ・標準体重より 20〜25％の増減 ・食欲不振症 ・食事摂取の変調に対する非効果的なコーピング方略	・栄養摂取消費バランス異常：必要量以下 ・栄養摂取消費バランス異常：必要量以上 ・栄養摂取消費バランス異常リスク状態：必要量以上 ・栄養促進準備状態 ・嚥下障害 ・肝機能障害リスク状態 ・血糖不安定リスク状態 ・効果的母乳栄養 ・口腔粘膜障害 ・誤嚥リスク状態 ・セルフケア不足：食事 ・非効果的乳児哺乳パターン ・非効果的母乳栄養 ・母乳栄養中断

　康であったが，妻の死を機に体重が徐々に減少していった。食事パターンを尋ねたところ，彼は料理をすることはおっくうではないと答えたが，主にシリアルやパンを食べ，肉類や野菜を調理することはなく，隣人が調理した食事をたまに楽しむ程度であった。このような状況を表す看護診断は，次のように考えられる。「必要な栄養素の摂取不足による体重減少」。

　要約された診断名は，看護診断を記述するもう1つの方法である。臨床場面での看護師の判断は，既成の分類システムの記述を用いて表現できる。ロイ適応モデルには2つの分類リストがあり，1つは適応の指標を示すもので，もう1つは繰り返しみられる一般的な適応上の問題を示すものである。このロイ適応モデルの完全な分類リストは第3章に記されている。**表 6-1** に，栄養の生理的ニードに関するロイ適応モデルの看護診断カテゴリーと，NANDA インターナショナル（NANDA-I）が承認している看護診断名（NANDA International, 2007）を示す。

　同一刺激によって1つ以上の様式が影響を受ける場合の行動パターンを要約する診断名は，経験を積んだ看護師にとって非常に有用であることが多い。1つの用語で多くの情報を伝えることができるのである。そのような診断名の例が，食欲の喪失または不足を意味する神経性食欲不振症という用語である。前に述べたように，この疾患の原因となる刺激は，通常非常に複雑で，生理的様式に加えてさまざまな様式に影響を与える。例えば，自己概念様式や相互依存様式がそれである。ある人は，約 37 kg 以下の体重でないと魅力的と感じないかもしれない。また重要他者が，体重が増加する度に否定的なコメントを口にし，このような信念を強化させることもある。この場合の看護診断は，「周囲の人からの圧力と自尊感情の低下による食欲不振症」となる。

栄養の変調に関連したその他の看護診断としては,「新しい職場の近くにあるファーストフードから食事を選んでしまうことによる炭水化物や脂質の摂取増加などの栄養素の変化」が考えられる。この看護診断は,代謝に必要以上の栄養を摂取することで個人が体験すること,あるいはリスクにある状況を明らかにしている。こうした看護診断に関する行動と刺激は個々人によって異なり,これにはあまり体を動かさない生活様式,摂食のための内的・外的きっかけへの不適切な反応といったアセスメント要因が含まれることがある。問題を生じさせる代謝要因と内分泌要因を考慮する必要がある。もし生理的な要因が存在しないならば,ほかの刺激についてアセスメントする必要がある。

「栄養摂取消費バランス異常:必要量以下」という診断名は,経済的な制約のために患者が代謝ニードを満たすだけの栄養を摂取していない状態を表す。この看護診断にかかわる刺激には,生理学的・生物学的・経済的要因に影響されるその患者の摂食の能力または栄養の消化・吸収の能力が含まれよう。性別と年齢に照らしてBMIが18を下回る場合,その人は安全な代謝ニードを満たすだけの栄養を摂取していないといえる。この看護診断にかかわる行動と刺激はさまざまであるが,食物への関心の欠如,食物入手の困難,口腔の有痛性の炎症などのアセスメント要因が考えられよう。

悪心と嘔吐もまた,栄養にかかわる一般的な適応上の問題である。これは同時に起こることが多いが,別々に起こることもある。悪心とは,吐き気を伴う気分の悪さとして報告される不快感覚であり,また嘔吐とは,強い力が働いて胃の内容物が口から吐き出されることである。嘔吐反射は数多くの内的・外的要因の刺激を受けるが,そのなかには,不快な嗅覚・味覚・視覚,激しい痛みなどの感覚,治療に使用される化学物質,放射線療法などが含まれる。適応上の問題にかかわる刺激を明らかにすることは,その問題の解決の重要な糸口となる。

栄養に関する看護診断が確定したら,次に看護師は,明らかにされた問題や,適応が観察されたサポート領域の1つ1つについて個別の目標を設定する。

d. 目標の設定

ロイ適応モデルで述べられている看護過程の第4の段階では,看護師はケアを受ける人と協力して目標を設定する。すなわち看護ケアの結果を明確な行動の形で記述する。目標には,それを達成するための行動,期待される変化,達成までの期間(時間枠)が示されなければならない。状況に合わせて,長期目標または短期目標を設定してもよい。

代謝ニードを上回る栄養を摂取している患者の目標を設定するときは,バランスの良い食事をとりながら1週間に約450〜900gずつ徐々に減量するようにするのが,現実的でしかも健康的である。これを文章に表すと,「患者はこれから4週間,週に約900g減量する」となる。この目標では,患者の体重が行動を表し,

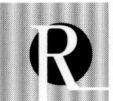

期待される変化は週約900gの減量であり，また期間は4週間である。

前述の身体需要を下回る摂取という栄養の変調をきたしている高齢者を例に，状況に適した目標を設定するとすれば，まず体重の安定を図り，次に徐々に体重を増やすため，バランスの良い高カロリーの食事を摂取する，というものになろう。短期目標は日々の食事に関連し，「今日スミス氏は，エネルギー必要量を満たすため，栄養バランスの良い十分なカロリーを含む夕食を摂取する」と，また長期目標は今後1か月間の状態に触れ，「スミス氏は翌月の今日までには約2.2kg体重が増加し，必要栄養素すべてを含むバランスのとれた食事がとれている」と表現することができるだろう。

悪心や嘔吐などの適応上の問題を抱えている患者の目標は，端的にそれらの行動を減少させるもの，あるいはそれらに対する対処能力を促進させるものでなければならない。前に述べたように，目標は患者の行動に直接かかわり，その人の視線からとらえた行動で表現しなければならない。

看護過程の次の段階は看護介入（実施）である。看護介入は，観察された行動をひき起こした刺激を変化させ，とくに代償過程を強化することである。

e. 介入

適応を促す行動に関して目標が設定されたら，次に看護師は，設定された目標を患者が達成できるよう援助する看護介入を決定する。栄養促進のための看護介入は，刺激，とくにコーピングプロセスに左右される。看護師は，刺激を促進・強化するか，あるいは刺激を変化させたり排除する行動をとることによって，その刺激を管理する。例えば，過食をもたらす刺激がストレスという内的なきっかけへの反応であることが明らかな場合，看護師は，日常のストレスに適応するためのコーピング方略を患者が身につけられるよう援助することができる。また，運動不足が刺激であることが明らかな場合，活動レベルを向上させる働きかけによって援助することができる。あるいは，ウォーキングという新たなストレスへのコーピング方略を学習させることもできるだろう。

もしある人が体重過多という状態を変化させたいのであれば，望ましい減量方法に対して動機づけをもつことが重要である。減量を望む理由の1つに，肥満に伴う多くの慢性疾患を避けるために健康状態を改善したいというものがある。このほか，外見を良くしたいという願望や，減量へ向けての家族や友人からの圧力なども，減量の動機になることがある。

肥満の人に対する外的なきっかけによって生じる食事への反応パターンを変化させるうえで効果をあげてきた介入に，行動変容がある（Berkel, Poston, Reeves, & Forreyt, 2005）。行動変容には，個人の行動を変化させるためのさまざまな方略と，意図した結果に至るための思考プロセスが必要である。摂食行動が不安，退屈，孤独などの情動への反応でないかどうかを明らかにするために，食事の前に

患者に自分の気持ちを具体的に書き出させると有用なことが多い。観察したことを書き記すことで，自分自身をモニタリングする方法となる。次に，摂食に代わるほかの活動を試すよう患者に勧める。そのような行動はストレス管理の方略である。これと同じアプローチの別の方略として，ペースを落とし，摂食を意識した行為にするというものもあり，これは問題解決の方略として助けになる。また行動変容の方略として，目標が達成されたときに，食べもの以外のもの，例えば新しい洋服などで自分自身に褒美を与えるというものもある。

　前述のスミス氏の場合，短期目標はバランスのとれた食事であった。この状況に含まれる刺激に目を向けることによって，スミス氏がこれまで適切な栄養について教えられたことはなく，また料理をしたこともなかったということが明らかになった。そこで，スミス氏と一緒にバランスの良い食事を作るために必要な栄養を検討し，調理方法についても相談した。その結果，スミス氏は，必要な食材のリストを作って店に行き，自分で食事を作ることにした。またスミス氏は隣人に自分の料理を見てもらったり，問題があったら助けてもらったり，一緒に食事をしてもらうようにした。このシナリオでは，認知構築とソーシャルサポートのための行動変容の方略が用いられている。これは，最近妻を亡くしたばかりの男性にとってとくに重要である。

　悪心と嘔吐に対する一般的な看護介入として，可能であれば，問題の原因となっている刺激に焦点を当てるとよい。例えば，不快な強いにおいがあればそれを取り除き，静かな環境を保ち，不意の動作を防ぐようにする。痛みが悪心や嘔吐をひき起こしている場合は，痛み緩和の処置を講じる。悪心や嘔吐に対する保存的治療には，このほか症状が治まるまで食物や水分の摂取を制限する方法がある。氷のかけらを口に含むのは症状軽減に役立ち，また口腔内清拭は気分をリフレッシュするのによい。また，嘔吐中は，頭部を挙上させて側臥位にするのが有効なことがあり，また必要となることがある。これらの看護介入がどれも効果的でない場合は，医師の処方に従って制吐薬の投与が必要となろう。症状が治まり食事を開始できるようになったら，ふつうトーストやソーダクラッカーなど口当たりのよい食物を与えるのがよい。しかし悪心や嘔吐が続く場合は，水分と電解質のバランスを保つため，輸液が行われることになろう。

　栄養計画に関する看護介入には，栄養士や栄養学者などの専門職者の参加が必要となることがある。

f．評価

　看護過程の評価には，あらかじめ目標に掲げた患者の行動に照らして実際の看護介入の効果を判断することが含まれる。実際の患者の行動が記述した目標と一致しているならば，その看護介入は効果があったといえよう。前述の肥満の例では，目標は「これから4週間の間に週に約900 g体重を減少させる」というもので

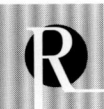

あった。この目標は，患者が4週間の間，毎週約900 g減量することで達成される。したがって，毎週の体重測定によって目標達成度を測ることができる。

　スミス氏の場合，短期的には最初の食事の成功の報告によって，また長期的にはバランスの良い食事をとって体重を安定させ増加させることを継続できる能力の報告によって，評価が達成される。このようなシナリオが実現しないのであれば，別の方法を考えなければならないであろう。目標が達成されない場合には，行動と刺激をもう一度アセスメントしなおし，看護過程に沿って代償的な方略を用いるなど，そのほかの看護介入やアプローチを明らかにする必要がある。

5 要約

　この章は，ロイ適応モデルを栄養という生理的ニードに適用することに焦点を当てた。消化と代謝という基本的生命・生活過程を栄養と関連づけて概観し，あわせて行動と刺激のアセスメントの指標を明らかにした。また，栄養にかかわる先天的・後天的な代償適応過程を具体的に説明し，プロセスの障害として2つの例を紹介した（肥満と食欲不振症）。最後に，行動と刺激のアセスメント，看護診断，目標の設定，看護介入を通じての看護ケア計画のためのガイドラインを検討し，看護ケアの評価について説明した。　　　　　　　　　　（訳＝江本　リナ）

応用問題

1. あなたの24時間の食事歴を記録し，自分自身の食事パターンについてアセスメントを行いなさい。摂取した栄養素の量と質が適切かそれとも不適切かを判断しなさい。

2. あなたの食事パターンにもっとも影響していると思われる要因を挙げなさい。

3. 自分とは異なる文化をもつ人で，良い食習慣と嗜好をもっている人を1人挙げなさい。その人の食物や水分の摂取に影響していると考えられる文化的・社会的・宗教的パターンを特定しなさい。

第6章　栄養

理解度の評価

[問題]

1. 消化という基本的生命・生活過程にかかわる5つの主なプロセスを挙げなさい。
   (a) _____
   (b) _____
   (c) _____
   (d) _____
   (e) _____

2. 次の代償反応の例について，調節器メカニズムにかかわるものに（R）を，認知器メカニズムにかかわるものに（C）を記入しなさい。
   (a) _____ 病気になると，人はしばしば食欲がなくなる。
   (e) _____ 血糖値が非常に低くなると，肝臓は貯蔵していたグリコーゲンを分解し，血中にグルコースを放出する。
   (c) _____ 減量のため，脂肪の摂取を控え，運動パターンを高める。
   (d) _____ カロリー摂取が体の運動量より不足した場合，身体需要を満たすために脂肪や組織のたんぱく質が分解され始める。
   (e) _____ 糖尿病患者は毎日のインスリン量を計算し，必要量を自己注射する。

3. 摂食の変調は，栄養にかかわるプロセスの障害の結果である可能性がある。胃造瘻チューブによって栄養を摂取している患者の場合，摂食の変調を証明するプロセスの障害を2つ挙げなさい。

4. 次に挙げる栄養の基本的生命・生活過程にかかわる行動のカテゴリーをそれぞれ3つ挙げなさい。
   (a) _____
   (b) _____
   (c) _____

5. 次に挙げるのは，第3章で明らかにした一般的な影響要因のリストである。このうち，栄養のニードに関係のある要因を選びなさい。
   (a) 文化
   (b) 家族と周囲の人々
   (c) 発達段階
   (d) 様式とシステムの統合
   (e) 認知器と変革器の効果
   (f) 環境への配慮

[状況]

　　ナンシー・ジェームズは40歳のキャリアウーマンで，出版社で管理職として働いている。彼女は，毎日の通勤に2時間かかり，朝早く出勤し夜遅く帰宅している。また朝食を

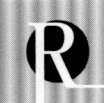

とる時間がほとんどなく，夕食を自分で調理することはめったにない。彼女は商談しながら昼食をとることが多く，夜遅くなるまであまり空腹を感じない。自動販売機が事務所のすぐ近くにあるため，彼女は空腹を感じると，ソーダ飲料やチョコレートバー，チップスなどの菓子類を食べてしまう。ナンシーは，身長は約150.5 cmで体重は約72 kgあるため，少し減量したいと思っている。彼女は，「どうして体重が増えるのかわからない。いつも1食しかしていないのに！」と言っている。

6. 上の状況について看護診断を記述しなさい。

7. 上の状況で減量を目指す目標を設定しなさい。また行動，期待される変化，期間を明らかにしなさい。
   目標：
   行動：
   期待される変化：
   期間：

8. 7で示した目標をナンシーが達成できるようにするための看護介入を2つ挙げなさい。また，これによってどのような刺激が管理されることになりますか。
   看護介入　＿＿＿＿＿＿＿＿＿＿
   　　　　　＿＿＿＿＿＿＿＿＿＿
   刺激　　　＿＿＿＿＿＿＿＿＿＿
   　　　　　＿＿＿＿＿＿＿＿＿＿

9. 目標が達成されたことを証明する行動とはどのようなものですか。

[解答]

1. (a) 摂取　　(b) 前進　　(c) 機械的消化　　(d) 化学的消化　　(e) 吸収

2. (a) R，(b) R，(c) C，(d) R，(e) C

3. 摂食：嚥下することができない可能性もある。食物の移動：食物が食道を通って移動することができない場合もある。

4. 次のうち3つ
   食習慣，栄養状態，味覚と嗅覚，口腔の状態，食欲，身長と体重，食物アレルギー，痛み，食物摂取の変調，検査結果

5. リストに挙げられたすべての要因が栄養のニードにかかわる要因である。

6. 看護診断の例：体が要求する以上の摂食と長時間労働についての認識不足による高カロリー食事パターン

7. 目標の例：4週間以内にナンシーは体重を約 4.5 kg 減らす。
   行動：体重
   期待される変化：約 4.5 kg の減量
   期間：4週間以内

8. 看護介入　　刺激
   摂取量の記録　認知器効果：ナンシーの食事に対する認識に誤りがある。
   1,000 kcal の食事の厳守　カロリー必要量：ナンシーの減量のために必要な摂取量は，彼女のニードに関係している。

9. 4週間以内にナンシーは体重を約 4.5 kg 減らす。

●文献

Berkel, L. A., Poston, W. S. C., Reeves, R. S., & Foreyt, J. P. (2005). Behavioral interventions for obesity. *Journal of the American Dietetic Association, 105* (Supp. 1), S35-S43.

Centers for Disease Control and Prevention, National Center for Health Statistics, Fast Facts A to Z. Available at: http://www.cdc.gov/nchs/fastats/overwt.htm. Accessed May, 2008.

Craven, R. F., & Hirnle, C. J. (2007). *Fundamentals of nursing human health and function* (5th ed.). Philadelphia: Lippincott Williams & Wilkins.

Dudek, S. G. (2006). *Nutrition essentials for nursing practice* (5th ed.). Philadelphia: Lippincott Williams & Wilkins.

Ersek, M. (2003). Artificial nutrition and hydration: Clinical issues. *Journal of Hospice and Palliative Nursing, 5*(4), 221-230.

Kavey, R-E. W., Allada, V., Daniels, S. R., Hayman, L. L., McCrindle, B. W., Newburger, J. W., et al. (2007). Cardiovascular risk reduction in high-risk pediatric patients. *Journal of Cardiovascular Nursing, 22*(3), 218-253.

Marieb, E. N., & Hoehn, K. (2007). *Human anatomy and physiology* (7th ed.). San Francisco: Pearson Benjamin Cummings.

McCance, K. L., & Huether, S. E. (2002). *Patho physiology: The biologic basis for disease in adults & children* (4th ed.). St. Louis, MO: Mosby.

[*1] NANDA International (2007). *Nursing Diagnoses: Definitions and classifications*, 2007-2008. Philadelphia: NANDA-1.

National Institute of Mental Health. (2001). *Eating disorders: Facts about eating disorders and the search for solutions* (NIH Publication No. 01-4901). Bethesda, MD: Author.

Nelms, M., Sucher, K., & Long, S. (2007). *Nutrition therapy and pathophysiology*. Australia: Thomson Brooks/Cole.

Purnell, L. D., & Paulanka, B. J. (2003). *Transcultural health care: A culturally competent approach* (2nd ed.). Philadelphia: F. A. Davis Company.

Splett, P. L., Roth-Yousey, L. L., & Vogelzang, J. L. (2003). Medical nutrition therapy for the prevention and treatment of unintentional weight loss in residential healthcare facilities. *Journal of the American Dietetic Association, 103*(3), 352-362.

Winter, S. M. (2000). Terminal nutrition: Framing the debate for the withdrawal of nutritional support in terminally ill patients. *The American Journal of Medicine, 109*, 723-726.

●邦訳のある文献

1) 日本看護診断学会監訳，中木高夫訳：NANDA-I 看護診断—定義と分類 2007-2008，医学書院，2007．

●補足文献

Harvard School of Public Health. (2007). The Healthy Eating Pyramid. Available from: http://www.hsph.harvard.edu/nutritionsource/pyramids.html

Ignatavicius, D. D., & Workman, M. L. (2006). *Medical-surgical nursing: Critical thinking for collaborative care* (5th ed.). St. Louis, MO: Elsevier Saunders.

National Heart, Lung, and Blood Institute. (2000). *The practical guide: Identification, evaluation, and treatment of overweight and obesity in adults* (NIH Publication No. 00-4084). Bethesda, MD: National Heart, Lung, and Blood Institute.

National Institute of Diabetes and Digestive and Kidney Diseases. (2007). Weight-control Information Network: Statistics related to overweight and obesity. Available from: http://win.niddk.nih.gov/statistics/index.htm

United States Department of Agriculture. (2005). MyPyramid—Getting Started. Available from: http://www.mypyramid.gov

Women, Infants, and Children Program. Available from: http://www.fns.usda.gov/wic

SISTER CALLISTA ROY
THE ROY ADAPTATION MODEL
THIRD EDITION

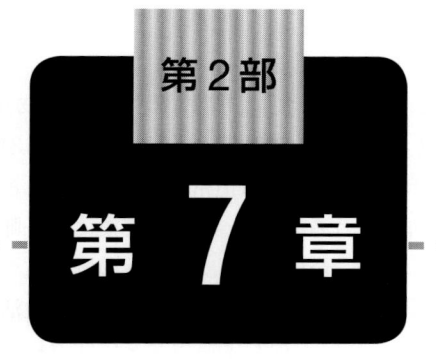

第2部

第7章

排泄

排泄は，適応に欠かせない基本的生命・生活過程である。人間が消化・代謝の働きによって生理的バランスを保ち生存していくためには，栄養の摂取とともに，代謝老廃物の排泄が必要である。スミス Smith とワトソン Watson (2005) が述べているように，栄養素と水，塩類は消化された食物から吸収され，吸収されなかった物質は排泄されるまで消化管内にとどまる (p.13)。このような老廃物が排泄されることで，ホメオスタシス（恒常性）が維持されるのである。老廃物は腸や腎臓，皮膚，肺から排泄される。環境とのガス交換による肺からの排泄については第5章で説明した。また，発汗による皮膚からの排泄については第9章で述べる。

この章では，排便と排尿という基本的生命・生活過程について説明する。さらに，排泄に関する代償過程および生命・生活過程の障害についても考察する。アセスメントのための行動と刺激の特定，看護診断，目標の設定，看護介入の選択，および看護ケアの評価を含む看護ケア計画立案のためのガイドラインを説明する。

学習目標

1) この章で紹介する排泄のニードにかかわる2つの基本的生命・生活過程プロセスについて説明することができる。
2) 排泄のニードに伴う2つの基本的生命・生活過程について，代償過程をそれぞれ1つずつ挙げることができる。
3) 排泄の働きが障害された状況を2つ挙げて，説明することができる。
4) 排泄のニードに伴う重要な第1段階のアセスメントの行動を示すことができる。
5) 排泄に影響を与える第2段階のアセスメントの一般的な刺激を挙げることができる。
6) 排泄にかかわる状況の下で看護診断を作成することができる。
7) ある状況の下で，排泄の障害がみられる患者の目標を設定することができる。
8) 排泄の障害がみられる状況で一般的に行われる看護介入について説明することができる。
9) 看護介入の効果を判定するための方法を示すことができる。

重要概念の定義

下痢（diarrhea）：糞塊が腸管を素早く通過するため，水分や必須栄養素，電解質の吸収が不十分となり，水様便が異常に頻回に排泄される状態。
蠕動（peristalsis）：胃の消化の働きに由来する食物と酵素の混合物を混ぜ合わせ，押し進める腸管の運動。
腸管からの排泄（排便）（intestinal elimination）：消化されなかった物質が肛門か

ら糞便として体外へ排泄されること。
尿失禁（urinary incontinence）：膀胱からの尿の不随意的な排泄。
尿閉（urinary retention）：排尿障害により膀胱内に尿が停留すること。
尿路からの排泄（排尿）（urinary elimination）：体液の純度と恒常性を保つための腎臓による濾過の結果生じる水分老廃物と過剰イオンの排泄。
排尿（micturition）：膀胱を空にするプロセス。
便失禁（bowel incontinence）：便の不随意的な排泄。
便秘（constipation）：腸内の糞塊が非常に硬くて容易に排泄されない状態，あるいは便通の回数があまりに少なくて不快症状が生じる状態。臨床的には，1週間に3回以下の便通と定義されている。
乏尿（oliguria）：水分摂取量からみて少ない尿量。
膨満（flatulence）：胃腸管内のガスや空気によって痛みや腹部の張りが感じられること。
無尿（anuria）：腎臓による尿の生成の完全な抑制。

1 排泄の基本的生命・生活過程

　体からの老廃物の排泄には多くの基本的生命・生活過程が関与するが，この章では腸管からの排泄（排便）と尿路からの排泄（排尿）に焦点を当てる。排便とは，消化されなかった物質が肛門から糞便として体外へ排泄されることである。排尿とは，体液の純度と恒常性を保つための腎臓による濾過の結果生じる水分老廃物と過剰イオンの排泄である。前述のように，排泄のそのほかの働きについては本書のほかの章で説明する。

a. 排便のプロセス

　適切な排便を維持するには，胃腸管が健常に機能する必要がある。第6章で触れたように，水分と電解質，栄養素を供給して生命を維持することが，胃腸管や消化管のもっとも重要な機能である。上部胃腸管の基本構造は，口，食道，胃から構成されている。下部胃腸管は，小腸，すなわち十二指腸，空腸，回腸からなる。大腸は，盲腸のほか，上行結腸，横行結腸，下行結腸，S字結腸，そして直腸と肛門からなる。この器官は3つの機能を果たしている。すなわち，器官を通しての食物の移動，消化液の分泌，そして消化した栄養素や水分，電解質の吸収である。上部胃腸管は食物の摂取と消化を行う。小腸は栄養素の消化と吸収にかかわる。大腸の機能は，主として水分と電解質の吸収と，消化老廃物の肛門からの排泄である。

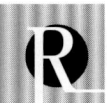

小腸と大腸の運動が，排泄の働きではもっとも重要である。蠕動運動とは，胃における平滑筋の収縮と弛緩を繰り返す動きを示す用語である。蠕動により，胃の消化作用による食物と酵素の混合物（糜粥：キームス。胃液と混じり粥状になって腸管を通過する食物）をさらに混ぜ合わせ，押し進めることができる。蠕動波は，胃に存在する多数の弁とペースメーカー細胞によりもたらされる。小腸では，素早い分節性収縮によって固形食物分子が破砕され，肝臓と膵臓からの消化分泌液と混合される。食物の消化過程は，乳糜が小腸のなかをくねくねと3～6時間移動する間に活発になる（Marieb & Hoehn, 2007, p.919）。

　結腸の近位半分の機能は主に吸収であり，遠位半分の機能は主に貯蔵である。この機能には，混合運動はそれほど必要とされない。したがって結腸では，糜粥はゆっくりと回転し，大腸表面と接することで水分が次第に吸収されて糞塊となっていく。このようにして，1日におよそ1,500 mLの糜粥が大腸に送り込まれるが，そのうち糞便となって排泄されるのはわずか80～150 mLである（Marieb & Hoehn, 2007）。

　小腸と大腸とでは，前進運動は異なっている。大腸では，蠕動波に代わって，主として糞塊形成運動が起こる。この動きは，結腸での反射により引き起こされる，ゆっくりではあるが力強い収縮性の波である。この反射は胃に食べ物が入ることによりひき起こされる。この運動では，まず伸展部位や被刺激部位に収縮が生じ，続いて結腸の長い分節（20 cm以上）がほぼ一体となって収縮する。この動きが結腸内の糞塊を下降させていく。この運動は通常1日に数回しか起こらず，もっともよくみられるのは朝食後最初の1時間の間であり，15分ほど持続する。これに対して，小腸の蠕動波は1日中みられ，とくに胃の蠕動運動と同様，食後に活発になる。

　排便（defecation）とは，糞便を直腸から排出する行動である。肛門からおよそ20 cmくらいのS状結腸と直腸の接合部にある弱い括約筋が，直腸の糞便を空にする働きをしている。正常では，糞塊形成運動でできた糞塊が直腸へ送り込まれると，排便のプロセスが始まる。このプロセスは，脊髄を介しての排便反射と，随意的な括約筋のコントロールとからなる。糞便の排泄のコントロールは，2つの括約筋の強直性収縮による。内肛門括約筋は輪状の平滑筋であり，直接肛門の内側で収縮する。外肛門括約筋は横紋筋であり，内肛門括約筋をそのわずか遠位で取り巻いている。糞便による直腸壁の伸展は，排便反射によりもたらされ，通常は排便が起こる。直腸の神経線維が伸展に刺激されてシグナルを脊髄に伝えると，そのシグナルは反射的に副交感神経系を介して下部胃腸管へと送り戻される。これらのシグナルは，大腸全体を効率よく空にすることのできる強い蠕動波を誘発する。伸展以外に排便反射を促す効果があるものとしては，深呼吸，声門の閉鎖，腹筋や骨盤の収縮などがある。幼児や意識のない患者の場合は，このプロセスで普通排便が起こる。しかし，それ以外の人々の場合には，排便反射があっても，糞便の排泄には随意的な努力が用いられる。

胃腸管には，このほかのいくつかの反射神経系とともに，腸壁内神経系と呼ばれる独自の神経系があり，食道から始まって肛門まで伸びている。この腸壁内神経系はとくに胃腸の運動と分泌をコントロールするが，その活動の度合いは，脳からの副交感神経系と交感神経系双方のシグナルに大きく左右される（第12章参照）。一般に副交感神経系のニューロンは大半の消化器機能の活性化を促すが，交感神経系はその機能を抑制する。交感神経系の強い刺激は，食物の移動を完全に阻止することがある。このような関連性を理解し，また思考力と感情をもつ人間の内部で起こっているこれらのプロセスの関係を理解することは，排泄の問題についてアセスメントを行い，看護ケア計画を立案するうえで有用である。

b．排尿のプロセス

排尿に関与する器官は，腎臓，尿管，膀胱，尿道である。この泌尿器系の機能の1つである体液と電解質のバランスについては第11章でふれる。泌尿器の第2の機能は，体内代謝の最終産物の排出である。この2つの機能が健常に働くことで，体内のホメオスタシスと身体プロセスの調節が維持される。マリーブMariebとヘーンHoehn（2007）が指摘するように，「腎臓の働きは，浄水所が水を浄化して飲める状態に保っているのに似ていて，機能不全を起こし体液が浄化できなくなってはじめて，その価値が認識される（p.998）。腎機能を理解するにはネフロンの機能についての知識が重要である。両側の腎臓を合わせるとネフロンの総数は200万個以上となり，そのそれぞれが尿生成能をもっている。ネフロンは腎臓を通過する血漿から老廃物を除去したり浄化する。

ネフロンの濾過作用によって老廃物の再吸収が防止される。その老廃物，すなわち尿素，クレアチニン，尿酸，尿酸塩などは代謝の最終産物である。水や電解質のような必要な物質は血漿中へと再吸収される。加えてネフロンは体に蓄積しやすい他の物質，すなわちナトリウムイオン，カリウムイオン，塩素イオン，水酸イオンなどの過剰分を血漿から浄化する。ネフロンの濾過作用によって，一部の不要な水分は尿に排出される。腎臓における尿生成の原理と代謝のメカニズムの詳細については，基礎生理学の教科書を参照してほしい。

尿が腎臓に集まると，圧が上昇して尿管の蠕動性収縮を始動させる。尿管は平滑筋からなる小さな管であり，腎臓から膀胱へとつながっている。尿管には交感神経と副交感神経，その他の神経線維が全長にわたって分布している。膀胱は平滑筋でできており，尿を蓄える体部と，そこから伸びる漏斗状をした頸部の2つの主要部分からなる。膀胱頸部の筋肉は内膀胱括約筋と呼ばれ，頸部の尿を空にする働きをしている。頸部を超えて尿道が外膀胱括約筋と呼ばれる筋層を通っているが，これは随意的骨格筋からなる。胃腸管と同様，この随意的括約筋は中枢神経系の支配下にあり，排尿を意識的に抑制するときに用いられる。

排尿（micturition）は，膀胱を空にするプロセスである。この過程は，蓄尿反射

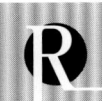

と排尿反射の2つの反射が関与する。蓄尿反射は，以下に述べる排泄過程をもたらす。すなわち，蓄尿により，膀胱が膨張する。すると膀胱壁に存在する受容体が活性化され，その結果，脊髄反射が刺激される。これにより，内括約筋は閉じられ，外括約筋は収縮する。蓄尿反射は，排尿の随意調節をコントロールし，排尿反射をもたらす。この第2番目の反射は，次のような展開につながる。すなわち，膀胱が膨張を続けると，脊髄は脳に，内括約筋を開き始め，外括約筋を弛緩するように信号を送る。排尿反射が膀胱を空にすることができなかったら，少なくとも数分から1時間くらいは神経系が抑制され，その後，次の排尿反射が起こる。膀胱が次第に膨張するにつれ，排尿反射はより頻回に，またより強くなる。最後に尿の量が500 mLを超えると，ついに排尿反射は尿の排泄をもたらす。

2 排泄の代償適応過程

　適応システムとしてみた場合（第2章を参照），人間は環境の変化に反応する方法を先天的・後天的に身につけている。さらにロイは，個人のこのような複合的な適応のダイナミクスを調節器サブシステムと認知器サブシステムのコーピングプロセス（対処過程）として概念化している。この章で述べた基本的生命・生活過程は，腸管からの排泄（排便）と尿路からの排泄（排尿）である。しかし，排泄の働きが統合的に機能しない場合には，調節器と認知器のコントロールメカニズムが代償過程を活性化させることになる。ここでわれわれは，生理的過程の自動的自己調節を「体の知恵」という言葉で説明した生理学者キャノンCanon（1932）に立ち戻ることにしよう。これは，調節器サブシステムというロイの概念を学習する際に有用な言葉である。

　さらに，考えかつ感じる存在である人間は，認知器活動により，排泄を含む生理的様式のいかなるニードにも多くの影響をおよぼすことができる。したがって調節器と認知器の能力は，その人にとって重要な内的刺激である。これらのサブシステムは代償適応反応を始動させるが，それによって，より高いレベルの適応を含めた適応の目標を達成するための行動の有効性が増大する。

　排泄のニードに反応する代償能力は，調節器の自動的なホメオスタシス機能と認知器の随意的・意識的活動からなる。看護師は，患者の状態の変化を明らかにし解釈するために，体の知恵をできるだけ理解する必要がある。これを理解するには生理学と病態生理学の学習が重要である。

　マリーブとヘーン（2007）による調節器の活動についての詳細な説明は，胃腸の健康には線維を多く含む食品が重要であることを強調している。線維を多く含む食品が腸内容物を撹拌し，水分吸収を増加させることによって大便の量は増加する。この働きは，大便が結腸を通過する時間を短くする。増量した大便は結腸の

直径を広げ，脊髄に信号を送る神経線維を刺激し，さらに副交感神経を刺激する。先に述べたように，これらのシグナルは強い蠕動波を引き起こし，大便を効率的に空にする。線維の摂取不足は，この逆の状態をもたらす。

認知器による排泄への代償反応として，人が随意的に排便をコントロールする意識的認知過程がある。幼い子どもにトイレの訓練を行うプロセスは，われわれにとってなじみが深い。排便の訓練を開始する前に，括約筋が完全に発達している必要がある（von Gontard & Neveus, 2006）。よちよち歩きの時期になると，神経系が発達して，子どもは尿と便の両方の排泄をコントロールできるようになる。例えば排便の訓練では，子どもは外肛門括約筋の収縮を抑制して排便することを学び，また，社会的に排便するのが好ましくないときには外肛門括約筋を収縮させて排便を抑制することを学ぶ。括約筋を収縮させたままにすると，数分後には排便反射は消失する。通常，さらに直腸に糞便が送り込まれないと，この反射は回復せず，それには数時間を要する。

疾病や損傷が原因で排泄プロセスをコントロールできなくなった患者には，排便訓練を（しばしば排尿訓練と合わせて）行うことができる。その場合患者は，自分の正常な排泄パターンを理解し，食事中の線維性食物と水分の量を調節し，さらには会陰訓練を行うことによって，排泄の調節を学ぶ（Ash, 2005）。たとえ排泄プロセスを神経的にコントロールする能力を失ったとしても，多くの患者は，認知メカニズムを通じて自らの排泄パターンを調節することができる。

3 排泄の障害過程

排便と排尿，およびその他の体からの老廃物排泄の方法はすべて互いに関連し合っているので，排泄プロセスの一部あるいはすべてが障害されると，適応レベルの変化や適応上の問題が起こりうる。排泄プロセスの障害の具体例として，ここではクローン病と尿閉の症状について述べる。

a. クローン病の症状

クローン病は炎症性腸疾患の1つである。2001年の統計（NIDDK）によれば，合衆国でのクローン病の罹患率は10万人に162人であった。性別に関係なく15～30歳で発症し，さまざまな症状が現れる。クローン病は主に回腸末端や近接結腸にみられるが，胃腸のあらゆる部分でも症状が現れる。ある場合には，この疾病は腎臓，皮膚，関節などにも現れる。クローン病は胃腸の内面の炎症であり，独特の小さな潰瘍，瘻の形成などが特徴であり，通常，下痢や血便，粘液便などの症状が現れる。炎症は正常な腸管であるか，病気をもった腸管であるかにかか

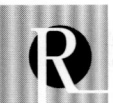

わらず，すべての腸管の内層で発症する可能性がある。

　クローン病の原因はいまだ解明されてはいないが，マークスMarksら（2006）は，自己免疫疾患と遺伝的要因の両者が関係していると考えている。この炎症過程は，慢性的炎症の結果としての白血球の増加から始まり，潰瘍形成，そして最終的には腸の損傷へと進む。患者は，腹部の痛み，下痢，直腸からの出血，養分吸収の低下など，日常生活に大きく影響をおよぼす症状を呈する。クローン病患者は増悪と寛解を繰り返すが，そのパターンは予測がつかず患者を落胆させる。その結果，クローン病の診断には多くの精神的な問題が伴う。クローン病は炎症にもとづくので，症状の抑制とともに，抗炎症薬，免疫増強薬などが治療に使用される。治療の目標には，症状が悪化した際に，腸を休めることがしばしば設定される。しかし，適切な栄養状況を保つことは，回復過程で必須なことである。残念なことに，クローン病患者は何らかの外科手術が必要になることが多い。看護師は，クローン病の患者に最良のケアを提供するため，患者の身体と症状の複雑な状況を理解することが重要である。

b．尿閉

　排尿することができず，その結果，膀胱内に尿が貯留する状態を尿閉という。尿閉は，膀胱筋が正常に収縮しない，あるいは括約筋が弛緩しないために起こる（National Institute of Diabetes and Digestive and Kidney Diseases, 2005）。小児では，神経の損傷や先天的な異常でも起こる。貯留によって排尿がみられない状態と，腎臓での尿生成が完全に抑制される無尿症や，水分摂取に関連して尿生成が減少する乏尿症（尿量減少症）とを見分ける必要がある。尿閉の原因としては，膀胱またはそれより下位の排出路の閉鎖，脊椎麻酔や全身麻酔，筋緊張，不安感，また鎮静薬，アヘン製剤，向精神薬，鎮痙薬などの薬物があり，これらは正常な排尿反射という神経系の機能を妨げる。

　尿閉のアセスメントでは，尿排出の有無のほかに，膀胱の膨満について評価する必要がある。膀胱は，尿で満たされると恥骨結合の上方まで膨張し，正中線からいずれかの側に偏位する。患者は不快と痛みを訴えるが，これには血圧上昇が伴うことがある。自律神経反射異常（あるいは自律神経過反射）による生命を脅かす症状は，脊椎のT6以上に損傷がある人の身体が刺激（よくあるのは膨張した膀胱や直腸の刺激）に対して適切に反応できないときにみられ，重篤な高血圧を招く。意思伝達ができない患者や意識障害のある患者は，不穏状態に陥ることがある。神経機能に障害がある場合，患者は膀胱の膨満を知覚できない。

　尿閉に関する看護活動は，とくに術後患者では，危険の予防と軽減に焦点を当てて行う。方法としては，術後運動，体位変換，十分な余暇，リラクセーション体操，水泳，励ましの言葉，会陰部の温水洗浄などが，排尿を助け，尿閉を防ぐ効果がある。これらの予防的看護処置が奏効しない場合は，その後の合併症を防

ぐため，一時的に導尿カテーテル使用が必要となる。慢性的な尿閉の場合には，原因を究明して適切に治療する必要がある。

4 排泄の看護過程

　排便と排尿は，患者の生理的適応のための最優先すべきニードである。看護過程の適用に際しては，これらの基本的生命・生活過程に関連する行動と刺激について慎重なアセスメントを行う必要がある。排便と排尿に影響を与える因子のアセスメントでは，代償過程を始動させる調節器と認知器の有効性を考慮する。この第1段階と第2段階の十分なアセスメントをもとにして看護診断を下し，目標を設定し，介入を選択し，そしてケアの評価を行う。

a. 排便行動のアセスメント

　患者の排泄パターンに関するデータを収集するにあたっては，患者との関係を良好に保つことが大切である。体からの分泌という話題は個人的な意味合いの強いことなので，看護師は排泄パターンについて質問する場合には，患者のプライバシーを考慮し，自分自身の反応にも注意を払うべきである。排泄の問題を扱う際には，患者のプライバシーを守り，プライバシーが侵害されない環境を確保すべきである。患者の言語レベルやコミュニケーション能力には文化的・教育的な背景が影響しているので，患者と接触する際にはこのことを考慮する。アセスメントの要点は，便の性状，腸音，痛みの有無，検査所見である。

便の性状

　排便のアセスメントでは，次の行動を観察する。すなわち，糞便の量，色，硬さ，回数，におい，努責を観察し，記録する。成人の場合，正常では排泄直後の糞便は軟らかく固形で，色は茶色である。便通は平均的には1日1回あるが，その頻度は個人差がある。

　健康な人でも，排便回数には1日2回から2, 3日に1回くらいまでの幅がある。排便回数が適応的なものどうかを判断する際には，観察した行動にその患者の正常パターンからの変化がみられるかどうかをアセスメントする。ある著者は，「一般的に信じられていることとは異なり，すべての人々が1日に1回排便する必要はない」と述べている（Bisanz, 2007, p.72D）。

　便は，排便反射を最初に感じたとき，格別の努責や不快感を伴わずたやすく排泄されるのが普通である。便に血液や粘液，膿，寄生虫などが混じっているときは記録する。血液が混じっている場合は，注意深く正確に記録することが大切で

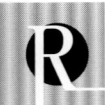

ある。便の表面にみられるか，それとも全体に混ざってみられるかも観察する。月経中の女性では，便の表面に鮮血が付着することがある。正常な便には，摂取した食物に微生物が作用して生じる特有のにおいがある。異常なにおいは臨床的に重要な可能性があるので，すべて記録しなければならない。

腸音

　腸音は小腸と大腸の運動の指標となる。腸音のアセスメントでは，その有無と頻度を記録する。腹部の4区分のすべてを時計回りに聴診する。右下の区分は，小腸が大腸に続く回盲弁がこの部分に存在するため，腸音がもっとも顕著である。聴診器を用いて4区分それぞれの腸音を，5～7cmずつ聴診部位をずらしながら聴取する。聴診部位を変えるときは，聴診器を腹部から完全に離すことが重要である。聴診器を腹部に付けたまま引っ張ると，余計な音が生じたり，不随意的な筋痙攣が起こったり，患者に不快を与えたりすることがあるからである。

　正常な腸音はピッチが速く，通常グル音が1分間に5回以上聴こえる。音が非常に弱いかピッチが遅い場合，あるいは音がまったくしない場合は，腸の運動の低下か消失を示唆する。腸音を診断するときは，少なくともその前に5分間は腹部の聴診を行う。大きな高ピッチの音が立て続けに聴こえる場合は，腸の運動の亢進を示唆する。ガスの通過は，蠕動が起こっていることを示す望ましい指標である。

痛み

　排便に関連した痛みも行動のアセスメントに含まれるが，これについては排便時の不快や痛み，腸の過度の膨満やガス貯留に関する患者の訴えを記録する。すべての言語的・非言語的行動，痛みの部位，程度，持続時間，発来を記録する。排便時の腸の痛みは，痔から悪性腫瘍まで，さまざまな事柄を示している。

検査所見

　生理的適応様式のうちの排便という構成要素の行動アセスメントを終わるにあたり，可能ならば便に関する臨床検査結果をチェックする。腸管出血が疑われるときは，便検体の潜血試験を行うが，消化管出血は視診ではわからない。バクテリア，ウイルス，寄生虫など多くの病原因子は便により調べることができる。*Clostridium difficile* による大腸炎（バクテリアの毒性株の併発による）は，抗生物質の多用により一般化している。治療は難しく，医療施設でも容易に感染が拡大する（Sunenshine & McDonald, 2006）。合衆国では，結腸直腸癌が増加しており，そのため毎年結腸鏡（内視鏡）による検診が増加している。現在，アメリカ消化器病学会は50歳以上のすべての人々に対して結腸鏡検査による受診を勧めている。検査の意義や検査結果をアセスメントする方法は，信頼できる教科書に記載されている。

b. 排尿行動のアセスメント

　腸による排泄のアセスメントと同様に，看護師は排尿についての個人差を認識し，患者個々の快適な排尿のためのプライバシーを提供しなければならない。排尿の第1段階のアセスメントを行う際には，尿の量と性状，回数，尿意切迫，痛み，検査所見を観察する。

尿の量と性状

　1回の尿量と24時間の総尿量を記録する。色，透明度，におい，回数，尿意切迫，排尿のための意識的努力についても記録する。正常では総尿量は，平均的成人で24時間あたり1,000〜2,000 mLである。正常な尿にはウロクロームと呼ばれる黄色色素が存在するため，淡黄色あるいは琥珀色をしている。健康な人の尿の色がかなり薄いかほとんど無色に近いのは，おそらく希釈されて比重が低下しているからであり，色の濃い尿では比重が高くなる。排泄直後の尿は透明であり，それが濁っていたり，沈殿物を含む場合は，病気の存在を示唆する。しかし尿は一定時間放置しておくと，pHが酸性からアルカリ性に変化するため，透明度に変化が起こる。排尿直後の尿のにおいは芳香性であるが，そのまま放置すると，微生物によって尿素が分解されてアンモニア臭が発生する。

排尿の回数と尿意切迫

　排尿の回数，尿意切迫，排尿の開始や中止に意識的努力を要する状態には，多くの因子が関与している。尿閉，失禁，放尿の開始や停止の困難，あるいは尿漏れなどを示す行動に対しては，これらが患者の日常生活や社会生活の活動に与える影響をアセスメントする。一般的に膀胱筋は，尿意を生じることなく，およそ200 mLの尿を貯留するまで膨張することができる。この容量になると，前述の排尿反射のプロセスが始まる。尿道への膀胱の開口部にある括約筋の不随意的・随意的コントロールに伴って，膀胱の伸展受容体が刺激されると，尿が排出される。

痛み

　排尿に関連する痛みはすべてアセスメントが必要である。これには，排尿の前後や排尿中の痛みや灼熱感がある。正常では，排尿に痛みや不快は伴わない。1つの例として，腎臓結石は通常の生活時でもまた排尿時でも鋭い痛みを引き起こす。

検査所見

　臨床検査データは，定期尿検査や特別な尿検査の結果と正常値を比較する場合に，とくに有用である。尿の一般的特徴と検査値については既に述べた。定期尿検査での化学的・顕微鏡的検査では，グルコース，ケトン体，血液，タンパク質，ビリルビン，赤血球，尿中結晶，白血球，上皮細胞である。さらに，代謝廃棄物

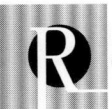

を取り除く腎機能を調べる有用な情報は，血液検査より得られる。血液検査では，尿素窒素，クレアチニン，ナトリウム，塩素，カリウム，二酸化炭素，カルシウム，リン酸，尿酸，そしてpHである。第11章では，体液，電解質，酸・塩基平衡，および検査マニュアルを示してある。

C．排便・排尿の刺激のアセスメント

　刺激のアセスメントでは，看護師は，適応看護過程の第1段階のアセスメントで明らかになった行動に影響を与える因子についてデータを収集する。これには，排泄という統合的プロセスを維持する身体の適応能力，また患者が行動の維持や変化に用いるコーピング方略が含まれる。

　基本的生命過程としての排便と排尿は，腸管からの排泄（排便）に影響を与えるのと同じ種類の多くの刺激によって影響される。具体的には，排便と排尿に対する刺激のアセスメントでは次に挙げる因子を考慮しなければならない。

健常なホメオスタシスのプロセス

　ホメオスタシス（恒常性）は，外的条件と体内の機能の変化に人間が対処するうえで必要な安定した生理学的状態である。腸におけるホメオスタシスのプロセスが健常であることが，排便行動の適応にはなによりも重要である。前に述べたように，食物の消化は，小腸で摂取内容物から栄養素が吸収されて完了する。蠕動波によって腸内容物は回盲弁から大腸に送り込まれ，そこで老廃物から多量の水分と塩分が吸収される。ついで腸内容物は直腸へと送られて排出される。排尿については，腎臓による血液内の廃棄物を除く濾過の恒常的過程を既に述べた。

食事

　食事のタイプと量は，排便に大きな影響をおよぼす。また排尿にもある程度の影響をおよぼす。したがって，患者の毎日の栄養摂取状況を記録し，食事に高残渣食品や，新鮮な果物や野菜などの不消化食物や線維性食物が多く含まれているかどうか，またプルーンやふすまのような正常な便の硬さをもたらす自然な便通効果のある食物，キャベツや豆のような大量の腸内ガスを産生する食物，便の色と硬さに影響を与える食物などが含まれているかどうかを評価する必要がある。例えば，牛乳を多く摂取する乳児の便は薄い色となり，またある種の食物への不耐性は下痢をひき起こす。スイカやレタスなど多くの果物や野菜の水分含量は高く，そのため尿量が増加する。これとは逆に，ナトリウムの含量が高い食べ物を摂取すると，ナトリウムと水のバランスの調整の結果，尿量が減る。アスパラガスなどの摂取は，尿のにおいを変化させる。看護師は，癌のリスクを知るために患者の食事に注意する。研究者は，アルコールを多量に摂取する人には結腸癌が多いことを見いだしている（Su & Arab, 2004）。赤身の肉，動物性脂肪，乳製品

などが多い食事では，男性の前立腺癌が多いことが示されている。これとは逆に，果物や野菜の多量摂取は，多くの癌を防ぐと信じられている。

水分摂取

　排便に影響を与える刺激のアセスメントには水分摂取も含まれる。患者が経口あるいは静注で摂取する水分の量を記録する。尿量は当然，水分摂取量に左右される。皮膚と肺からの不感蒸泄も，尿量と関連させて考慮する。24時間の水分出納量は，多少の誤差はみられるものの，基本的にはほぼ等しい。心不全や腎不全の場合のように健康の維持が困難になったときには，患者の水分出納量を，毎日決まった時刻に体重を測定することによって評価する。水分バランスに関連して，患者の水分と電解質バランスに影響を与える可能性のある状態についてもアセスメントを行う。このほかの経路からの水分喪失の例として，水様便，経鼻胃管によるドレナージ，浣腸，高熱による不感蒸泄などがある。水分摂取が減少すると，水分の低い硬い便となり，便秘のリスクが高くなる。水分，電解質，および酸・塩基バランスについては第11章でさらに詳しく説明する。

周囲の環境

　周囲の環境は，生理的様式のほかの構成要素について同様，この構成要素の適応にも影響を与える。これには，患者が排泄に関してプライバシーを守れるかどうかということが含まれる。多くの人々は，公衆トイレで排泄することはとても恥ずかしくてできないと報告している。彼らはプライバシーが保てる状況が整うまで我慢する。このパターンは徐々に，便秘を含む多くの合併症のリスクを高める (Akpan, Gosney, & Barrett, 2006; Bisanz, 2007; Streeter, 2002)。

　周囲の環境に由来する刺激についてアセスメントを行う際には，部屋の温度や快適さ，トイレや便器・蓄尿器の使用，排尿時に必要な体位などに影響する因子を観察する。例えば，直立位では排尿できない男性患者は，この環境の変化に通常の排尿パターンを適応させることが困難となろう。牽引中でファウラー位に固定された患者は排便するのが困難なことがある。

痛みのある状況

　排便時や排尿時に痛みや不快がみられる患者では，痛みをひき起こす因子と，痛みに対処するために患者が用いるコーピング方略の両方についてアセスメントを行う。看護師は，排泄に影響を与えている痛みの原因を患者と一緒に確認する。看護師は排泄に影響する痛みの原因を1つひとつ確認する。排便時の痛みをもたらす可能性のある要因は，痔，裂肛，多量の腸内ガスによる腹痛などである。尿路感染は，同様に排尿時の痛みのもとであり，排尿の開始を妨げる。患者の痛みに対するコーピング方略に対してもアセスメントを行う。たとえば，痔を伴う場合には坐浴を行い，軟膏や肛門周辺の炎症を起こした皮膚に特別なスキンケアを

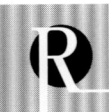

行う。坐浴は尿閉を解消するためにも使用される。看護師は，尿閉や頻尿という行動が排尿のパターンにどのような影響を与えるか，また患者が問題に対してどのように対処するかをアセスメントする。排便・排尿行動を改善する因子と増悪させる因子についても記録する。例えば，笑ったり咳をして腹部に力が入ったとき，またストレスや活動などは尿失禁を増悪させることがある。現時点で患者がどのようなコーピング方略を用いているか，また患者自身がそれを効果的と感じているかどうかについてアセスメントを行う。

排便・排尿習慣

　アセスメントの中心となる因子は，患者の通常の排便・排尿パターンである。通常の排便・排尿パターンを記録し，観察した行動へのその影響を評価し，それらの行動と比較する。看護師は，患者が排泄に対して毎日規則正しいスケジュールや時間を確保しているかアセスメントを行う。現在のパターンに通常のパターンからの変化がみられる場合はとくに重要である。蠕動を維持したり強化する因子，例えば日常生活活動のレベルや運動のパターンについて記録する。蠕動を低下させる因子としては，床上安静，不動状態，麻酔などがある。これらは尿閉もひき起こす。排便を維持するために患者が用いるコーピング方策を明らかにする，これには，温かい飲物の摂取，緩下薬，浣腸，坐薬の使用，また利尿薬の使用などがある。特に神経性大食症や，急激なダイエットなどのリスクの高い者に対しては，彼らが用いる頻度にも注意する。患者が自分の用いている方策を効果的と考えているかどうかを記録することも重要である。

ストレス

　ストレスは，通常の排便・排尿パターンや現在観察される行動の焦点刺激や関連刺激となりうる。したがって，排便や排尿を促進したり妨げたりする身体的・精神的状態についてアセスメントを行う必要がある。排便行動や排泄行動に影響を及ぼす因子として，病気や不安などの身体的・精神的ストレスの徴候を察知することは看護アセスメントの一部である。例えば，心配事やストレスの多い状況下では，膀胱を空にしたばかりなのに尿意を覚えることがある。もう1つ例を挙げれば，排尿時に痛みを体験した患者がその痛みの再発に対して抱く恐怖がある。この場合，患者は筋を緊張させ，そのため排尿を促す会陰筋の弛緩が抑制される。スミスとワトソン (2005) は，排尿痛のある患者は，一般に感情的ストレスを感じたときに症状が悪化すると報告している (p.80)。

家族や文化の見方

　排泄に対する家族の見方や文化の影響は幼児期初期に始まることが多く，排便や排尿のニードや習慣について独特な見方をその人に植えつける。排便や排尿の回数や時間に関して家族や社会が期待する内容は，健康についての信念と関連が

あると考えられる。排便や排尿のアセスメントでは，このような背景因子が重要な情報となるので，これらの見方を関連刺激として明らかにする必要がある。

発達段階

年齢は，患者がアセスメントの場にもたらすもう1つの関連刺激である。患者の年齢は排便に影響をおよぼすので，注意する必要がある。例えば，幼い子どもの場合は，括約筋のコントロールができなかったり，排尿訓練をするには幼すぎることがある。子どもに対してアセスメントを行う際に適切なアセスメントを得るためには，子どもが親しんでいる言語を用いることが非常に重要である（von Gontard & Neveus, 2006）。妊娠中では，大きくなった子宮により骨盤底筋が伸展し，外括約筋が弱くなることにより一時的に失禁をまねく。例えば高齢者の場合，加齢に伴って胃腸管の運動が低下し，心拍出量が減少するため，腎臓への血流量が減少し，ひいては腎機能が低下する。膵臓や胃からのホルモン分泌量が減少すると，小腸の粘膜表面が減少し，結腸粘膜が萎縮する。これらの変化は，初老の人において多くの病理的変化をもたらす。悪性腫瘍，潰瘍形成，憩室疾患などの胃腸障害のリスクの増大は，老人にみられる（Meiner, 2004）。加齢とともに骨盤底筋が弱くなり，支持結合組織が変化するため，膀胱は漏斗形を呈するようになる。この変化は，膀胱壁の易刺激性を助長し，また，伸縮性の低下により膀胱容量を減少させる。したがって高齢者は頻尿や失禁，尿閉，排尿困難などの行動を生じやすい。これらの状態はどれも正常ではないので，さらなるアセスメントを行うべきである。もう1つの例として，頻回に尿意を催すが，排尿の開始と終了に問題のみられる男性患者の場合がある。これは前立腺肥大によると考えられ，最終的には尿閉に至る。また，会陰筋が弛緩した高齢女性は，筋緊張性尿失禁や脱腸を起こすことがある。

疾病

現在患者に疾病や手術処置，外傷などがみられ，それが尿路系や消化管の正常な構造や機能，または調節に影響を与えているかどうかを明らかにする。例えば尿路感染や随意的コントロールの喪失をもたらす中枢神経系の障害，括約筋の損傷，出産による会陰筋の弛緩などがある。調べる必要のある要因としては，このほか前立腺肥大や性感染症をもっているかどうかである。排便に影響を与える疾病の例としては，潰瘍性大腸炎，腸閉塞，そして瘻，瘻孔がある。胃腸や泌尿器系は多くの悪性腫瘍に対して非常に感受性が高い。一般的な病理学の教科書には，より多くの疾病について解説されている。

薬物と治療

排泄に直接影響を及ぼすほかの因子として，薬物と治療，検査がある。看護師は，患者が服用していて，排便や尿の量や色に影響を与える可能性のある薬物を

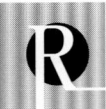

具体的に記録する必要がある。例えば，鉄を摂取すると便が硬くなることがある。また，ある種のビタミンや尿路消毒薬を服用すると尿が濃いオレンジ色を呈することがあり，麻酔薬は便秘を起こし，利尿薬は尿量を増加させ尿の色を薄くする。その他の薬物，とくに抗生物質に対する感受性により下痢をまねき，そして抗生物質はしばしば尿のにおいを変化させる。バリウム浣腸，膀胱鏡，放射線治療など，排泄行動に影響を与える処置や検査を知っておく必要がある。とくに重要なのは尿カテーテルや人工肛門など排泄手段が変わった場合である。

d. 看護診断

　行動とそれに関連する刺激のアセスメントデータを解釈し，それをもとに看護診断を確定する。ロイ適応モデルを用いる訓練を受けた看護師は，看護診断を，もっとも関連のある刺激も合わせて具体的な行動として記述することができる。その例はすでにいくつか紹介した。例えば，高齢者における筋弛緩に関連した尿失禁がそれである。

　ロイは，排便と排尿に関連する肯定的適応の指標の類型分類を開発した（表3-1参照）。この類型分類に含まれるのは，排便プロセスの効果的なホメオスタシス，安定した排便パターン，尿生成の効果的プロセス，安定した排尿パターン，そして排泄の変調に対する効果的なコーピング方略である。第3章では，効果的適応の状況を認識し，それを維持し強化することの重要性を明らかにした。肯定的適応の指標を表す看護診断は，「早期歩行とリラックスした環境による術後の排尿の安定したパターン」となろう。

　ロイ適応モデルのなかで定義されている一般的な適応上の問題には，下痢，便失禁・尿失禁，便秘，尿閉，膨満，そして排泄の変調に対する非効果的なコーピング方略がある。下痢とは，粥状ないし水様の非固形便の頻回の排出を特徴とする，正常な排便習慣の変化をきたした状態と定義されている。下痢の症状を示す患者では，腹部痙攣や直腸出血もみられることがある。正確な原因，例えばクローン病やその他の影響因子を明らかにするために，診断検査や臨床検査が必要となることが多い。

　便失禁および尿失禁とは，便または尿が不随意的に排出する状態をいう。胃や腸に過剰なガスが貯留する状態を膨満（あるいは鼓腸）といい，これには腹部の膨張が伴うことがある。ある種の食物は過剰なガス産生の原因となるので，食事から減らすか，あるいは取り除く必要がある。

　同一の刺激によって複数の様式が影響を受ける場合，既存の看護診断名を使用するのは，経験を積んだ看護師にひとまとまりの行動を伝達するうえで効果的な方法である。例えば，「脊髄損傷による尿失禁」という診断名を見れば，看護師は患者の身体的自己概念，役割機能，相互依存などの様式にも問題が生じていることをただちに察知できるであろう。質・量ともに十分なリハビリテーションの後

表7-1 排泄の看護診断カテゴリー

適応の肯定的指標	一般的な適応上の問題	NANDA-Iの看護診断名
・排便プロセスの効果的なホメオスタシス ・安定した排便パターン ・尿生成の効果的プロセス ・安定した排尿パターン ・排泄の変調に対する効果的コーピング方略	・下痢 ・膨満 ・便失禁 ・便秘 ・尿失禁 ・尿閉 ・排泄の変調に対する非効果的なコーピング方略	・下痢 ・便失禁 ・便秘 ・便秘リスク状態 ・知覚的便秘 ・筋緊張性尿失禁 ・機能性尿失禁 ・反射性尿失禁 ・切迫性尿失禁リスク状態 ・完全尿失禁 ・尿閉 ・排尿障害 ・排尿促進準備状態 ・溢流性尿失禁

では、そのような損傷をもつ患者に対する診断名は、「排泄訓練の成功による、排泄の変調に対する効果的なコーピング方略」となろう。表7-1に、排泄の生理的ニードに対するロイ適応モデルの看護診断カテゴリーを、NANDAインターナショナル（NANDA-I）が承認している看護診断名と関連づけて示す（NANDA International, 2007）。

次の例を考えてみよう。ビアードさんは72歳の男性で、良性前立腺肥大と診断され、経尿道的前立腺切除術が必要となった。術後、フォーリーカテーテルを48時間留置されたが、今は退院に備えて抜去されている。カテーテル抜去後6時間経過したが、患者にはまだ排尿がみられない。彼はこの状況について不安を訴え、またある程度の痛みをきたしている。触診では、膀胱は恥骨結合より上方にふれる。この状況における看護診断は、「尿管浮腫によると思われるカテーテル抜去後の尿閉」となろう。

e. 目標の設定

排泄に関連する適応上の問題について十分なアセスメントを行い、理解したうえで、患者にとっての成果という視点から、患者と協力して目標を設定する必要がある。目標には、焦点となる行動と期待される変化、そして目標達成に要する時間枠を含める。例えば、繊維の摂取不足による便秘という適応上の問題をきたした患者の場合、長期目標は、「2週間以内に、患者は規則的な排便パターンを確立する」となる。最初の短期目標は、「来週中に、患者は繊維を多く含む食品を明らかにする」であろう。この目標を患者が効果的に達成できるようにするには、ケア計画のなかに栄養指導を組み入れる必要がある。これにより、週3回は正常な排便がみられることが期待できる。前述のビアードさんの例では、目標は尿閉と

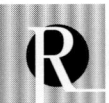

いう行動に焦点を当てたものになろう。短期目標は,「30分以内に,ビアードさんは少なくとも30 mLの尿を排出する」となろう。この目標における行動は尿を排出することであり,期待される変化は一定の量(ゼロではなく30 mL)であり,時間枠は30分以内である。

f. 介入

ロイ適応モデルによれば,看護過程の介入の段階は,特定した刺激を看護師が促進したり強化しようとするのか,それとも変えたり除去しようとするのかによって違ってくる。場合によっては,調節器プロセスと認知器プロセスを介した直接的介入も可能である。ここでは,排泄に関する一般的な適応上の問題に対する介入について論じる。

クローン病の症状の問題点に対しては,一般的な看護介入には,精神的サポートの増加,医療管理,栄養療法があり,さらには外科的管理も含まれるかもしれない(Hall, 2007)。これらの看護介入には,患者と密接にかかわっている看護師と他分野の専門家によるチーム医療が必要である。クローン病患者に対する治療の最終目標は,緩和を引き出し,それを持続することである。大抵の場合,薬物療法が行われ,そしてそれは長期にわたる。したがって,副作用を最小限にし,薬物に対する知識を高めることが,優れた治療を提供するうえでのもっとも重要な事柄である。クローン病患者に対する栄養指導は非常に重要である。ホールHallが述べているように,「適切なカロリーとタンパク質の摂取が重要な,とくに症状が逆行して悪化しているクローン病患者に対しては,食事に関してアドバイスを行う必要がある」(p.18)。診断の時点だけでなく,ケア全体を通して精神的サポートを行うことは,看護ケアの重要な部分である。

クローン病は下痢を伴う特異的な疾病過程である。しかし,多くの患者は下痢を経験はするが,看護ケアから利益を得ることもできる。

便秘の問題に対する一般的介入には,十分な水分補給を確保するための水分摂取量の増加,運動,十分量の残渣を含む食事の提供(これにはジュース,果物,繊維に富む野菜や穀物の摂取が含まれる),水分が必要以上に再吸収されて便が硬く乾燥するのを防ぐための便意へのすばやい反応,などが挙げられる。

患者によっては,朝食後30分というように排便のための時間を設けたり,早朝に温かい飲料や温湯を飲んだりすると,排便の促進に効果を示すことがある。緩下薬を慢性的に使用すると無緊張性大腸症候群をひき起こすことがあるので,健康な排泄習慣を身につけるにあたっては,乱用を避ける必要がある。しかし,それ以外の保存的方法が奏効しない場合には,腸の蠕動と排便を促進するために,緩下薬の適度な使用が指示されることがある。

下痢の患者については,明らかになった原因に対する看護介入を行う。このほか,水様便をひき起こすアレルギー誘発性の食物や薬物の摂取を避ける。アルコー

ル飲料やコーヒーなどの高カフェイン飲料，また砂糖含量の高いパイなどが下痢の原因となることは，多くの人が知っている。

軽度の下痢では，初めの12時間は清澄な水分，例えば水や茶，炭酸飲料，ブイヨン，電解質補給の飲料だけを与えるようにする。酸味の強いジュースや冷たい飲み物，濃縮ジュースは，状態を悪化させることがあるので避ける。次の12時間では，トーストやソーダクラッカー，クリーム抜きのスープなどを与える。便が硬くなり始めたら，このほかの低刺激食品を加えてもよく，徐々に普段の食事に戻していく。

より重度の下痢では，水分と電解質の補給が必要であり，また蠕動を抑制し，腹部痙攣を緩解させる薬物の投与が必要となる。下痢の患者には，リラックスして休息できる環境を整える。局所の炎症と不快を防ぐため，排便のつど肛門周囲を弱刺激性の洗剤と水で洗浄する。

便失禁（肛門括約筋が便の排出をコントロールできない状態）がみられる場合は，排泄訓練プログラムを開始する。排便のための一定の時間をとっておくことが重要である。アッシュAsh（2005）は，脊髄損傷患者に対して腹部マッサージを行い，ついでグリセリン坐剤を挿入するか，または患者によっては手袋をはめて手指を直腸に挿入するなど，排泄管理の異なった因子について考察している。その後，患者に十分な時間を与えて排便をさせる。

失禁の患者は，そのことを恥ずかしく思い，困惑することがある。特別な看護ケアとして支持と理解が必要であり，あわせて皮膚の炎症やにおい，衣服やシーツの汚れをできる限り防ぐ方法が必要である。

ビアードさんのような尿閉の患者の場合，看護介入としては，術後の早期離床，座位または男性では直立位の練習，患者のプライバシーの確保，流水音を聴いたり温湯の中で手をぶらぶらさせる方法の指導，会陰部への温湯の灌水または温水浴による会陰筋の弛緩，リラクセーションに役立つその他のあらゆる方法を考慮する。これらの方法が奏効しないときは，薬物を投与して排尿を促す。最終的には，膀胱カテーテルの使用が必要となろう。

失禁という適応上の問題をひき起こす刺激を明らかにするためには，詳しい診断検査が行われる。筋緊張性尿失禁がみられる場合，患者は過度の緊張や慢性的咳嗽などの状態を避けなければならない。減量や骨盤運動は，膀胱の機能回復に効果がある。ケーゲル運動（会陰筋の収縮と弛緩を交互に繰り返す方法で，筋緊張性尿失禁の治療に用いられる）は，会陰筋を強化する。排尿を中断させるようにして会陰筋を収縮させる方法を患者に指導する。これは1日に少なくとも3回，1回につき10回行わせる。また患者には，排尿を開始したり中断したりする訓練をさせる（NIDDK, 2005）。

十分量の水分摂取，会陰筋強化運動，排尿のための特別な時間的スケジュールなどの膀胱訓練プログラムが必要となろう。1日の水分は十分に間隔をあけて摂取させ，就寝前には摂取を制限して十分な休息がとれるようにする。患者には30

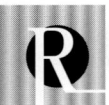

分から2時間の間隔で排尿を行わせ，プログラムが進むにつれて，この時間の間隔を広げていく。便失禁の場合と同様，精神的なストレスを和らげ，できるだけ局所の刺激を防ぐような支持的看護ケアが必要である（失禁の看護に関するさらに詳しい情報は，基礎看護学の教科書や神経疾患看護の教科書，老人看護の教科書を参照してほしい）。

g. 評価

評価の段階では，患者の適応行動との関連で看護介入の有効性を判断する。目標に記された行動を患者が達成したかどうかを明らかにする。患者の行動が目標に記された行動と合っていれば，看護介入は効果的であったことになる。目標が達成されていない場合は，行動と刺激について再度アセスメントを行い，それをもとにもう一度看護診断を行って，代わりとなる介入方法やアプローチを明らかにする。

前に述べた便秘の患者で設定された短期目標の例を考えてみよう。患者は1週間のうちに，患者は例えば朝食や昼食に全粒小麦のトーストを，昼食にりんごを，夕食に豆を食べるなど，摂取することが望ましい繊維質に富んだ食事を考えることができるようになる。その週には朝4回排便があり，便は硬かったが，排出困難はなかった。この時点で，もう1つの短期目標を設定することができよう。すなわち，適切な排便習慣を身につけさせるための関連刺激，つまりより多量の水分摂取，より多くの運動などを加えることができるのである。

ビアードさんの例では，介入が成功したかどうかの評価は，30分以内に排尿できることが焦点になる。彼が少なくとも30 mLの尿を排出することができれば，目標は達成されたことになり，状態を持続監視するために新しい目標が設定される。排尿をすることができない場合は，一時的にカテーテルを挿入するなど別の介入が開始されることになろう。

5 要約

この章では，排泄という生理的ニード，とくに排便と排尿のニードに対するロイ適応モデルの適用について述べた。この基本的生命・生活過程を概観し，排泄に関与する適応代償過程について具体的に説明し，生命・生活過程の障害については2つの例（クローン病と尿閉）を紹介した。最後に，アセスメントのための行動と刺激の特定，看護診断の作成，目標の設定，介入という看護ケア計画の立案のガイドラインを説明し，看護ケアの評価について述べた。

（訳＝大島　弓子）

応用問題

1. 子どもや青年，成人，老人の排便行動についてアセスメントを行いなさい。
   それぞれの年齢層ごとに，年齢という刺激をその排便行動と関連づけること。
2. 尿失禁という適応上の問題に対して患者がコーピング方略を用いることができるようにするための指導計画を作成しなさい。

理解度の評価

[問題]

1. 次の各項目の記述のうち，排便に関するものには (I)，排尿に関するものには (U) を記入しなさい。
   (a) ＿＿＿＿＿ 液体老廃物と過剰イオンの排泄
   (b) ＿＿＿＿＿ 排便反射と括約筋の随意的コントロール
   (c) ＿＿＿＿＿ 体液と電解質のバランスをとる働きをする
   (d) ＿＿＿＿＿ 消化されない物質の排泄
   (e) ＿＿＿＿＿ 体内代謝の最終産物の排泄

2. 次の代償過程は調節器の活動 (R) を表すものか，それとも認知器の活動 (C) を表すものかを示しなさい。
   (a) ＿＿＿＿＿ 線維性食品が不足した食事に反応して起こる結腸の狭窄化
   (b) ＿＿＿＿＿ 排尿の随意的コントロール
   (c) ＿＿＿＿＿ 結腸の輪状筋の強い収縮
   (d) ＿＿＿＿＿ 脊椎損傷後の排便訓練
   (e) ＿＿＿＿＿ 食事と運動による排泄パターンの調節

3. 排泄プロセスの障害の例を1つ挙げて説明しなさい。

4. 排便と排尿に関連する第1段階のアセスメントの行動をそれぞれ3つ挙げなさい。
   (a) ＿＿＿＿＿ (b) ＿＿＿＿＿ (c) ＿＿＿＿＿
   (d) ＿＿＿＿＿ (e) ＿＿＿＿＿ (f) ＿＿＿＿＿

5. 蠕動に影響を与える可能性のある刺激を挙げ，それを腸の運動に関与するプロセスと関連づけて説明しなさい。

6. 術後の患者の排尿に関する看護診断の例を1つ述べなさい。

7. 膨満の増悪に患者が対処できるようにする介入を2つ挙げなさい。
   (a) ＿＿＿＿＿
   (b) ＿＿＿＿＿

8. 実施した看護介入が，患者の排泄のニードに充足するために設定した目標を達成するうえで効果的でなかった場合，看護師はロイ適応モデルにもとづいてどのように看護過程を展開するかを述べなさい。

〈解答〉
1. (a) U, (b) I, (c) U, (d) I, (e) U

2. (a) R, (b) C, (c) R, (d) C, (e) C

3. 排泄パターンの障害の1つに尿閉がある。これは，膀胱に貯留した尿を排出できない状態をいい，原因としては，膀胱出口またはそれより下位の部位の閉鎖，脊椎麻酔や全身麻酔，筋緊張，精神的不安，薬物などがある。

4. 排便に関連する行動：(a) 便の量と性状，(b) 腸音，(c) 痛み
   排尿に関連する行動：(d) 尿の量と性状，(e) 回数と尿意切迫，(f) 痛み

5. 蠕動を維持・増進させる因子としては，患者の日常生活活動量のレベルや運動のパターンがある。蠕動を減少させる因子としては，床上安静，不動状態，麻酔がある。腸の運動には，混合と前進という2つのタイプがある。混合運動は吸収機能を助け，一方，前進運動は老廃物を排泄の方向に移動させる。全身の筋の活動とそれに関連する神経の活動が増大すると，これらの運動が増強されて，排便が促される。

6. 看護診断の例：麻酔に関連する尿閉

7. 次のうちいずれか2つ：豆類，キャベツ，タマネギ，カリフラワー，乳製品など鼓腸の原因となる食物の摂取を減らすか，摂取しない。炭酸飲料を避ける。過量の空気の吸入を避ける。活動レベルを高める。

8. 看護師は看護過程の前の段階へ戻り，アセスメントが正確で完全であったか，診断が適切であったか，目標が現実的であったか，介入が適切であったかを検討する。

●文献

Akpan, A., Gosney, M. A., & Barrett, J. (2006). Privacy for defecation and fecal incontinence in older adults. *Journal of Wound, Ostomy, and Continence Nursing, 33*(5), 536-540.

Ash, D. (2005). Sustaining safe and acceptable bowel care in spinal cord injured patients. *Nursing Standard, 20*(8), 55-64.

Bisanz, A. (2007). Chronic constipation. *American Journal of Nursing, 107*(4), 72B-72H.

[*1] Canon, W. (1932). *The wisdom of the body*. New York: Norton.

Hall, A. (2007). Diagnosis and current management of Crohn's disease. *Gastrointestinal Nursing, 5*(2), 11-20.

Key, T. J., Schatzkin, A., Willet, W. C., Allen, N. E., Spencer, E. A., & Travis, R. C. (2004). Diet, nutrition and the prevention of cancer. *Public Health Nutrition, 7*(1A), 187-200.

Marieb, E. N., & Hoehn, K. (2007). *Human anatomy and physiology* (7th ed.). San Francisco: Pearson Benjamin Cummings.

Marks, D. J. B., Harbord, M. W. N., MacAllister, R., Rahman, F. Z., Young, J., Al-Lazikani, B., et al. (2006). Defective acute inflammation in Crohn's disease: A clinical investigation. *Lancet, 367*, 668-678.

Meiner, S. E. (Ed). (2004). *Care of gastrointestinal problems in the older adult*. New York: Springer Publishing Company, Inc.

[*2] NANDA-International. (2007). *Nursing diagnoses: Definitions and classifications, 2007-2008*. Philadelphia: NANDA-I.

National Institute of Diabetes and Digestive and Kidney Diseases. (2005). *Nerve disease and bladder control* (NIH Publication No.05-4560). Bethesda, MD: The National Digestive Diseases Information Clearinghouse.

National Institute of Diabetes and Digestive and Kidney Diseases. (2006). *Crohn's disease* (NIH Publication No.06-3410). Bethesda, MD: The National Digestive Diseases Information Clearinghouse.

Smith, G., & Watson, R. (2005). *Gastrointestinal nursing*. Oxford: Blackwell Publishing.

Streeter, B. L. (2002). Teenage constipation: A case study. *Gastroenterology Nursing, 25*(6), 253-256.

Su, L. J., & Arab, L. (2004). Alcohol consumption and risk of colon cancer: Evidence from the national health and nutrition examination survey 1 epidemiologic follow-up study. *Nutrition and Cancer, 50*(2), 111-119.

Sunenshine, R. H., & McDonald, L. C. (2006). *Clostridium difficile*-associated disease: New challenges from an established pathogen. *Cleveland Clinic Journal of Medicine, 73*(2), 187-197.

Von Gontard, A., & Neveus, T. (2006). *The management of disorders of bladder and bowel control in childhood*. London: Mac Keith Press.

●邦訳のある文献

1) 舘　鄰・他訳：からだの知恵―この不思議なはたらき，講談社学術文庫，1981．
2) 日本看護診断学会監訳，中木高夫訳：NANDA-I 看護診断―定義と分類 2007-2008，医学書院，2007．

●補足文献

American College of Gastroenterology- www.acg.gi.org

Colwell, J. C., Goldberg, M. T., & Carmel, J. E. (2004). *Fecal & urinary diversions: Management principles*. St. Louis, MO: Mosby.

Cotter, V. T., & Strumpf, N. E. (2002). *Advanced practice nursing with older adults: Clinical guidelines*. New York: McGraw-Hill.

Ignatavicius, D. D., & Workman, M. L. (2006). *Medical-surgical nursing: Critical thinking for collaborative care* (5th ed.). St. Louis, MO: Elsevier Saunders.

Jarvis, C. (2004). *Physical examination & health assessment* (4th ed.). St. Louis, MO: Saunders.

McCance, K. L., & Huether, S. E. (2002). *Pathophysiology: The biologic basis for disease in adults and children* (4th ed.). St. Louis, MO: Elsevier Saunders.

National Institute of Diabetes and Digestive and Kidney Diseases- www.niddk.nih.gov

NIDDK stastitics-http://digestive.niddk.nih.gov/statistics

Porth, C. (2005). Pathophysiology: Concepts of altered health status. Philadelphia: Lippincott.

SISTER CALLISTA ROY
THE ROY ADAPTATION MODEL
THIRD EDITION

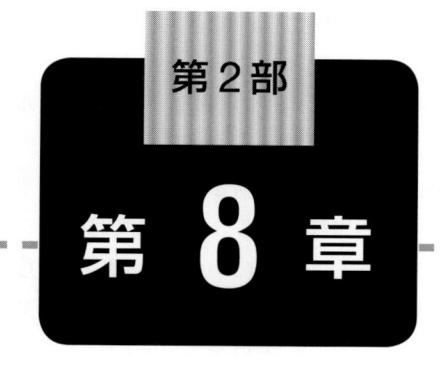

第2部

第 8 章

活動と休息

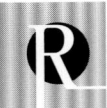

活動と休息は，生理的様式の基本的ニードである。人間は活動を通じて，環境のなかで日常生活を送ることができ，また自己の独自性を発揮することができる。また活動は身体構造に物理的ストレスを与え，それが正常な成長と発達を促す。一方，休息は生命・生活過程の回復，整復，エネルギー更新，効率化などのための時間となる。

可動性（運動）と睡眠は，活動と休息のバランスを適切に維持するために機能する基本的生命・生活過程である。この章では，この２つの生命・生活過程に焦点を当てて，この基本的ニードにかかわる適応と健康を維持するための先天的・後天的な代償方略について説明する。活動と休息のプロセスの障害については例を挙げて説明するが，とくに焦点を当てるのは不動状態と睡眠遮断の影響である。活動と休息のニーズにかかわる看護計画立案の基礎として，本章では，この２つの生命・生活過程についての基礎知識に裏づけられた行動と刺激のアセスメントについて説明する。最後に看護診断，目標の設定，看護介入の選択，そしてケアの評価のガイドラインを述べる。この章でとくに強調しているのは，活動と休息に関する適応上の問題を予防し，生理的様式のこの構成要素（＝活動と休息）における健康を促進するという全体的目標である。

▌学習目標

1) 活動と休息にかかわる基本的生命・生活過程について述べることができる。
2) 活動と休息のニードに関係する代償過程を１つ挙げて説明することができる。
3) 活動と休息のプロセスの障害を２つ挙げて説明することができる。
4) 活動と休息のニードに対する第１段階のアセスメントの行動を示すことができる。
5) 活動と休息に影響を与える第２段階のアセスメントの一般的な刺激を列挙することができる。
6) 活動と休息に関する事例について看護診断を作成することができる。
7) 非効果的な活動と休息がみられる事例について目標を設定することができる。
8) 非効果的な活動と休息に対して一般的に用いられる看護介入について述べることができる。
9) 看護介入の有効性を判断するための方法を提示することができる。

▌重要概念の定義

活動（activity）：日常生活活動を行う，自己と他者を損傷から守るなど，種々の目的に役立つ身体運動。

活動耐性低下（activity intolerance）：必要な日常活動や望ましい日常活動を遂行

するだけの身体的・精神的エネルギーが不足した状態。
可動性（mobility）：自分で動いたり人に動かされる活動のための基本的生命・生活過程。
休息（rest）：エネルギー需要が最小限となるような活動の変化。もっと一般的には，心身をリフレッシュさせるくつろぎをいう。
姿勢（posture）：一定の体位における身体各部の解剖学的配列。
睡眠（sleep）：休息のための基本的生命・生活過程であり，これからの活動に備えてエネルギーの回復をはかるため，体のほとんどの生理的活動が低下する。
睡眠時無呼吸（sleep apnea）：睡眠中の周期的な呼吸停止。
睡眠パターン混乱（disturbed sleep pattern）：不十分な睡眠の量と断片的な睡眠を含む休息のプロセスの障害。
（大脳）辺縁系（limbic system）：視床下部を通じて神経内分泌系や自律神経系をコントロールすることによって基本的な生物的動因や情動反応を支配する大脳の構造。
非辺縁構造（nonlimbic structures）：感覚皮質，運動皮質，およびその連合系。
不使用性後遺症（disuse consequences）：長期の身体的不活動の結果生じる主要な身体機能の変化。
不使用性シンドローム（disuse syndrome）：身体的活動の制限，とくに医学的制限の結果生じうる否定的影響。
歩行（gait）：歩く様子のことで，ある場所から別の場所へ移動する基本的な手段。
リハビリテーション（rehabilitation）：人が可能な範囲で最大限まで身体的・精神的・心理的・社会的・職業的能力を回復させる活動的でダイナミックなプロセス。
レクリエーション（recreation）：ほかの活動に向けて心身の疲労回復をはかる活動の変化。

1 活動と休息の基本的生命・生活過程

　活動と休息はともに，人間が生存していくために欠かせない，重要なものである。これに関係する基本的生命・生活過程が可動性と睡眠である。活動とは，日常生活活動を行ったり，自己と他者を損傷から守るなど，種々の目的に役立つ身体運動である。可動性は，自分で動いたり人に動かされる活動のための基本的生命・生活過程である。レクリエーションとは，ほかの活動に向けて心身の疲労回復をはかる活動の変化である。一方，休息とは，エネルギー需要が最小限となるような活動の変化である。もっと一般的には，心身をリフレッシュさせるくつろぎをいう。休息中，エネルギーは保存され蓄えられる。睡眠は休息のための基本的生命・生活過程であり，これからの活動に備えてエネルギーの回復をはかるた

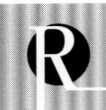

め，体のほとんどの生理的活動が低下する。身体活動に関する問題のリスクを抱える人口の増加に伴い，看護においても可動性のプロセスに多くの関心が集まっている。それは，人口に占める高齢者や慢性疾患患者，あるいは重症者の割合が増加しているからである。同時に社会では，睡眠や休息を妨げるストレスにさらされる日常生活を送っている人々の数が増加している。活動と休息のニードを充足することが困難な人々が増加する社会にあって，今日，看護師はこれらのニードを充足すための援助，とくに効果的な可動性と睡眠のプロセスを促進するための援助を行うことが重要になっている。

a. 可動性のプロセス

可動性とは，自分で動いたり，人に動かされる活動のための基本的生命・生活過程である。動くとは，場所や位置を変えることである。正常な運動をつかさどる身体構造は，随意的・自律的な神経筋系と骨格系である。体容積の約50％は筋肉，25％は骨格と結合組織からできている (Burrell, Gerlach, & Pless, 1997)。

筋肉は，骨付着部に緊張が加わることによって機能し，骨はてことして働く。神経学的インプットを受けると，骨と筋肉は一体となって移動と活動を起こす。可動性には，神経筋系の健常な機能のほかに，動く意欲と自由に制限なく動くことのできる環境が関係していることを，何人かの看護師が記述している (Bronstein, 2001)。

大脳の機能には，(大脳)辺縁系と非辺縁構造が関係する（図8-1）。(大脳)辺縁系は，第12章で述べるように，視床下部を通じて神経内分泌系と自律神経系をコントロールすることによって基本的生物的動因と情動的行動を支配する。運動のニードは，脳の感覚運動野によって生成され，影響を受ける。非辺縁構造は感覚皮質，運動皮質，およびその連合系で構成される。

運動をコントロールする神経は，その基底部からより複雑な運動へと進化している。最上位の指令中枢は大脳皮質の連合野にあり，知覚と運動計画や運動方略の全体をつかさどる。このプロセスの1つとして辺縁系は，身体ニードの知覚に何が関係しているかを指し示す。中間位の指令中枢では，この方略が運動プログラムや運動戦術に変換される。このレベルを構成するのが，感覚運動皮質，小脳，基底核，脳幹である。この運動プログラムは，体の平衡や運動の方向や強度，速度と相関し，また関節の機械的硬直，すなわち関節が動くか一定の位置に保持されるかにも相関する。日常生活における自然の運動にはいくつかの関節が関与するが，その運動は1つの関節のみに影響する単純な運動の連続から成り立っている。最下位の指令中枢は脊髄にあり，指令を筋活動に変換する。また脊髄は，伸展反射によって運動を調節する（これに関連する感覚・神経プロセスについては，さらに第10章と第12章で説明するが，基礎解剖学・生理学の教科書にも述べられている）。これらすべての構造の協働作用の結果が運動活性 (motor activity) で

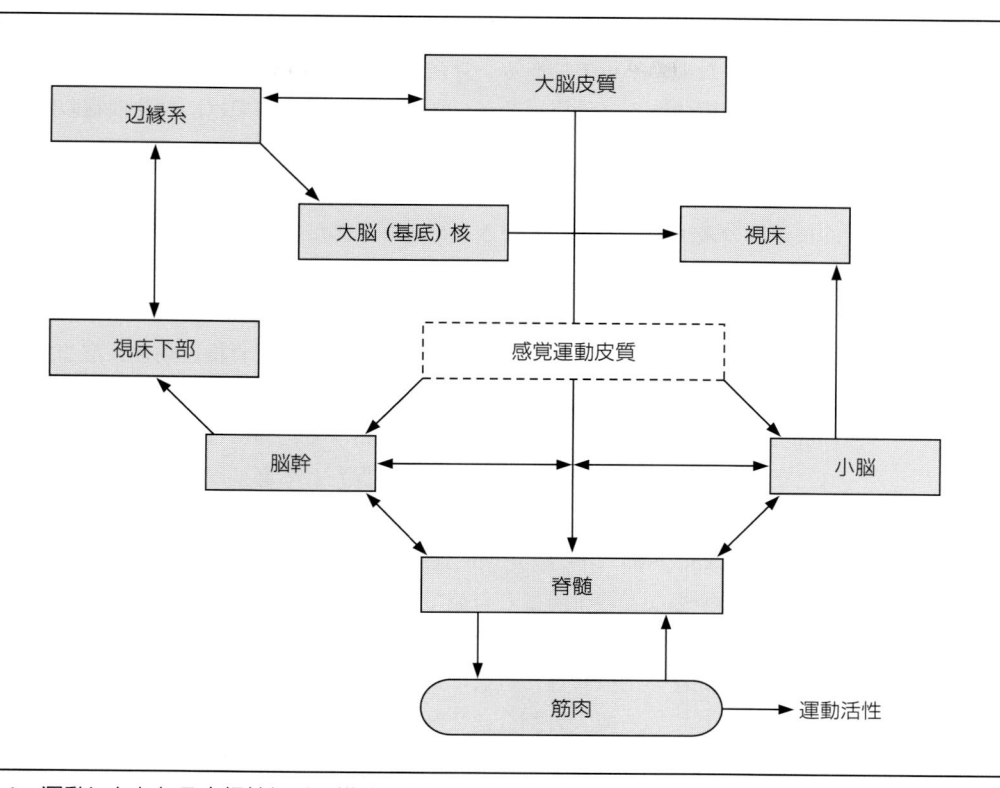

図 8-1　運動にかかわる中枢神経系の構造

ある。
　以上のプロセスはきわめて複雑に統合されているので，人間の運動をロボットで復元しようとする試みは実っていない。ロボットに情緒表現を教えようとする研究者らの試みもまた，課題が残されている。一般向けの科学雑誌のある記事は，次のように述べている（Dworetzky, 1987）。

　　なるほど映画製作会社が，本物のロボットの代わりに，いまだにロボットスーツに身を包んだ人間を使っているのも驚くに当たらない。今日の商業ロボットは，人間のように全身のバランスをとって歩行するのではなく，車輪のついたテーブルのように脚をほとんど固定させたまま移動するのである。ロボットは平衡をとり，重心を移動させて，上手に物を持ち上げたり，押したりすることはできない。そこでロボットは，よろめかずに仕事ができるためには，工学技術を満載したフォークリフトにならざるをえない。

　このようなロボットの運動は，探査ローバーのソジャーナーとフェニックスが火星探検という途方もない使命を遂行し，その技術的成功を多くのメディアがこぞって伝えたとき，世界中に明らかにされた。

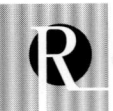

人間にとって，身体運動によって起こるストレスは，すべての重要な身体機能を維持するために不可欠である。骨格自体，絶えず改造を繰り返しているダイナミックな組織である。骨格にストレスがかかるところでは，骨芽細胞の働きが活性化して骨形成が増加する。しかし，ストレスのかからない骨組織では，破骨細胞の働きが活性化して骨吸収が起こる。したがって筋骨格系は，運動などで規則的に適度のストレスがかかるときにのみ，骨強度と筋張力を維持することができるのである。

　また身体運動は，心血管循環や適切な肺の拡張とその分泌物の移動を刺激することによって，正常な酸素供給プロセスを促進する。骨格運動は正常な排尿を促し，また食物の適切な消化に欠かせない胃の働きを刺激し，さらには排便にも積極的に影響をおよぼす。正常な代謝率を維持するためには，適度の身体的ストレスによって同化作用と異化作用との平衡が保たれる必要がある。

　ある著者は，運動が人々にとってとくに老人の安寧に重要な役割を果たすと述べている（Anderson, 2007）。定期的運動は退屈させないばかりか，骨粗しょう症，糖尿病，心疾患などの予防にも有益である。身体的活動は圧迫性潰瘍，関節炎，うつ病，肥満，心理社会面の健康管理，さらに関節運動，不眠，消化，便秘や大部分の肺の問題の治療管理に有益である。しかし合衆国において規則的に十分な運動を継続している成人の割合は23％に過ぎない。成人の70～75％は余暇活動あるいは定期的な運動をあまりしていない（USDHHS, 2000）。「ヘルシーピープル2010」（Healthy People 2010）に掲げられた達成目標は，座りがちなライフスタイルからの転換である。

　人間にとって運動を計画し，実行することがもつ意味を，ある神経学者は，何年もの間事実上不動状態にあった患者が脳炎で誘発されたパーキンソン様症状に対して新しい治療を受けた後，突然動けるようになった例を挙げて説明している。サックス Sacks（1983）は広く読まれた著書のなかで，このような患者のうちに彼が見た事実を「覚醒」と呼び，人間存在にとって体のすべての感覚・運動器官を介して刺激と情報が絶えず入力されていることが決定的に重要であると述べている。彼はさらに端的に，こうも言っている。「われわれは活動していなければならない。さもなくば生存できない。活動と実在とは１つであり同じものである」。

b. 睡眠のプロセス

　休息のニードは活動のニードと同様に重要であり，睡眠は休息を得るための重要な生命・生活過程である。休息とは，一般的にはエネルギー需要が最小限となるような活動の変化を意味する。休息は睡眠の前奏曲である。しかし休息は，もっと広義には，心身をリフレッシュさせるくつろぎであるとも考えられる。この後者の意味では，休息は単に体の不活動状態であると定義することはできない。休息には身体的不快や不安などの心理的ストレスからの解放をもたらすくつろぎが

ある。注意すべきことは，休息は個人的な事柄であるという事実である。何がくつろぎやエネルギーの回復をもたらすかは，人によって異なる。ある人にとっては，昼休みに散歩するというような活動の変化が休息になるかもしれない。休暇やその他のレクリエーションも，休息をもたらす。人によっては，何もしないこと，例えば冬に室内の暖炉のそばでぼんやり座っていたり，春に窓から雨滴がしたたり落ちるのを眺めたり，または海辺でぼんやりとしているときが一番の休息になることもあろう。

　休息の間は生理的プロセスが低下して，エネルギーの回復を可能にする。生理学的には，心拍数の回復は休息の初期にもっとも大きい。したがって，1回の長い休息よりは，短い休憩を何回かに分けてとるほうがより効果的であると考えられる。調査によれば，職員が仕事の合い間に短時間の休憩をとれるように，昼寝の規定を取り入れている事務所が多いという。ある企業の調査研究では，労働時間の15％を休憩に当てることにより，重い労働負荷のかかる仕事にむらなく振り向けることのできる時間が20〜30％増加することが示唆されている。

　ほとんどの休息は，睡眠という基本的生命・生活過程を通して達成され，平均すると人間は一生の1/3を睡眠に費やしている。行動学的にみると，環境刺激に反応する能力が低下したとき，休息は睡眠に変わる。しかしこの部分的無意識状態では，人は刺激により容易に覚醒する。睡眠は，いくつかの段階からなる律動的かつ積極的な生命・生活過程である。睡眠は，生理学的には脳波（EEG）の出現頻度と振幅により，5つの段階と主な2つの型に分けることができる。典型的な7〜8時間の夜間睡眠中，急速な眼球運動を伴わないノンレム（NREM）睡眠と，急速な眼球運動を伴うレム（REM）睡眠が交互に出現する。睡眠の発生やタイミング，そして段階の持続を含むこの睡眠周期の繰り返しのパターンは，睡眠の構造と呼ばれている。

　一般的に夜間の睡眠は，消燈20分以内に始まる。その後にうとうとする段階（第1期）が続き，この段階は夜間を通じて間欠的に，とくに新たな睡眠周期が始まる度に起こる。最初の30〜45分間の睡眠周期の間に，人は4つのノンレム睡眠段階を通過する。これは徐波睡眠で終わる。睡眠が深まると脳波の出現頻度は減少し，振幅が増加する。約90分のうちに第4期の睡眠に達すると，およそ90分以内に脳波パターンが突然変化する。波形が不規則となり，まるで各睡眠段階を後戻りするかのようであるが，ついにアルファ波が現れ，これがレム睡眠の起点となる。EEGでは，レム睡眠は覚醒状態と非常によく似ているが，繰り返し起こる速い眼球運動を伴うのが特徴である。このような動きは閉じた眼瞼の上からも観察できる。レム睡眠に伴う身体的変化はほかにもみられる。

　すでに述べたように，夜間の睡眠周期は典型的にはレム睡眠とノンレム睡眠が交互に出現し，時に部分的覚醒が起こる。各レム睡眠の後，眠りは再び第4段階に戻る。レム睡眠はおよそ90分ごとに出現する。各々のレム睡眠時間は次第に延長し，最初のレム期は5〜10分であるが，最後のものは20〜50分程度持続する。

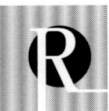

ほとんどの夢はレム睡眠中に出現するため，もっとも長い夢は覚醒直前に現れる。特定の神経伝達物質のコントロールも含め，脳幹のメカニズムにより睡眠の段階は調節されているのである。例えば，網様活性体は覚醒状態を維持する働きをするが，同時にいくつかの睡眠段階，とくに夢睡眠を調節している。脳下垂体は睡眠周期のタイミングをコントロールする。ホルモンの一種であるメラトニンは睡眠・覚醒周期をセットする。セロトニンは徐波睡眠のために脳を整える。以上のような夜間の周期に加えて日中も交互に起こる睡眠・覚醒の周期の変化は，自然界の概日（24時間）リズムを反映している。

睡眠中の人の生理は，覚醒時とはかなり異なる。心血管系や呼吸器系，消化器系がもっとも影響を受ける。このほかにも，脳血流，代謝，体温調節，内分泌・腎機能にも変化が起こる。このような影響は，睡眠の段階によっても，また睡眠の特徴によっても異なる。例えば，覚醒が消失するとともに皮質の支配が失われ，代謝のコントロールが優勢になるため，呼吸の神経支配が変化する。その結果，速い呼吸や不規則な呼吸などの正常な変化，いびきや閉塞性無呼吸などの異常な反応が起こりうる。

第1期では，心拍数，体温，呼吸，基礎代謝率などの重要な身体機能の活性が低下する。第3期に始まる深い睡眠の段階では，基礎代謝率は10〜20％程度低下する。これは，体温と心拍数，血圧の低下で明らかになる。筋緊張も低下する。皮膚は紅潮して温かくなり，軽度の発汗を伴うことがある。血圧は，第3期と第4期には低下する。第4期には，成長ホルモンが放出されて，コルチコステロイドの濃度が低下する。これらの変化がたんぱく合成を促し，生物学的な構造と機能の回復と整復を助けると思われる。

レム睡眠の間はほとんどの骨格筋の緊張が低下し，活動は抑制される。この一時的麻痺様状態は，夢のなかの視覚的イメージを追って体が実際に動くのを防止しているのかもしれない（Marieb & Hoehn, 2007）。

レム睡眠の間は血圧と心拍数の変動の幅が広くなるが，これはおそらく心拍出量の低下などほかの変化によるものと考えられる。この段階では，広範ではあるが一過性の体の生理機能の活性の亢進がみられる。これは，著明ではあるが短期的な皮膚血管の収縮，尿量減少，またカテコラミンの血中濃度の上昇によるものと思われる。体温，心拍数，血圧はすべて，その人の覚醒時のレベル以上に上昇することがある。脳血流の増加は，脳の働きが増大していることを示す。この段階で起こされると，多くの人は鮮明な夢を見ていたと報告する。狭心痛，胃痛，喘息などの夜間発作は，この段階で起こりうる。レム睡眠は各睡眠周期に含まれるが，睡眠の終期，すなわち正常覚醒に近づいた段階ではレム睡眠が多く，したがって午前5時ないし6時ごろが発作のもっとも起こりやすい時間帯である。

したがって睡眠の研究者は，ノンレム睡眠は同化の状態であり，主として生理的回復を促す働きをすると仮定している。この仮説は，睡眠遮断から回復するときにノンレム睡眠がレム睡眠に先立って起こるという事実に裏づけられている。

しかし現在，睡眠の相とメカニズムについては多くのことがわかっているが，その機能，つまり翌日の活動のためにリフレッシュするにはどうしたらよいかについては，まだよくわかっていない。

ウィケンズ Wickens (2000) は，なぜ睡眠が必要なのかの議論のなかで，あらゆる種の動物は睡眠しなければならないという事実を端的に説明している。そして，バンドウイルカが呼吸するため絶えず水面から顔を出して呼吸をする例を挙げている。つまり，これらの動物は一度に片方の脳半球が眠る。脳の両半球は交互に眠るため，脳半球は常に行動を指令することができる。このような睡眠が生命維持のニードを満たしているのである。

2 活動と休息の代償適応過程

可動性，および睡眠と休息のプロセスに関する知識のなかから，活動と休息に対する多くの代償方略が生まれる。代償方略には先天的なものと後天的なものがあり，また両者が結合したものがある。先天的な反応と後天的な反応を結合させることは，看護師にとって，患者の適応を促進するための重要なアプローチである。この2つの代償方略を結合させた例に，運動におけるフィードバックの使用，また休息と睡眠促進のための後天的リラクセーション反応（弛緩反応）がある。

a. 運動におけるフィードバックの使用

前述の運動に対する階層的な指令系統は，屑篭に紙を投げ入れるなどの単純な動作から，自分で食べるなどのきわめて複雑な動作までを可能にする。前者の例では，人は弾道制御システムを使う。運動に先立ち，屑篭に紙を投げ入れるという目標の達成に必要な正しい筋収縮パターンをつくり出すために，一連の精緻な運動指令が出される。紙がいったん手から離れれば，その飛行の軌道を感覚フィードバックによって修正できないことは明らかである。この例では，人はまず望ましい結果を設定し，それを，種々の行動の運動プログラムのライブラリーを検索してつくった適切な指令パターンに翻訳する。これらの指令が体の筋肉に作用して実際の結果を生み出す。もしプログラムが正しければ，実際の結果は望ましい結果と同じものになる。すなわち紙は屑篭のなかへ投げ入れられる。

しかし，このタイプの運動は，多くの人間の動作に有効なわけではない。なぜなら人間は，無数の運動プログラムを描けるわけではないからである。また，騒音や予測できない状況が常に存在する。生体システムは，空調装置から洩れる微風の音などの騒音にも対処する必要がある。また，運動負荷の性質や，体温，疲労の程度，利用できるエネルギーの量など多数の内的因子について，あらかじめ

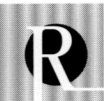

複雑な計算をしなければならない。これを行うのが，フィードバック制御システムである。これらのシステムは，適応システムとしての人間を説明するのに用いられる適応レベルと同じ一般的原理にもとづいて作働する。

運動制御システムの場合，このフィードバックを使えることが，システムの機能を大いに向上させている。単純なフィードバック制御システムは，まず望ましい結果を設定し，それを実際の結果と絶えず比較する。この比較は，感覚情報フィードバックによって行われ，両者の偏差が誤差測定値である。誤差，つまり望ましい結果と実際の結果との偏差が小さければ小さいほど，その人は目標の達成に成功したことになる。誤差信号は，望ましい結果と実際の結果の偏差を小さくするための運動指令を出させるために使われる。修正指令の計算は，弾道システムで必要となる計算よりもはるかに簡単なプロセスである。

人間の運動フィードバック制御システムには，そのほかに学習という能力が加わる。この機能が加わることによって，システムは誘導システムと弾道システムの一種の妥協システムとなる。望ましい結果が，蓄えられたプログラムによって適切な出力指令パターンに変換されるという点では，主要前進経路は弾道システムの場合と同じである。このシステムで新しいのは，実際の結果を望ましい結果と比較して誤差信号を出すというかたちで，実際の結果についてもフィードバックが行われる点である。しかしこの誤差信号は，運動の最中に直接指令を出すのに用いられるのではなく，運動プログラムのパラメータを修正するのに用いられる。このシステムは経験によって学び，将来の運動活性の成功に向けて誤ったプログラムを変更する。

この行動は，複雑な動作の遂行を学習する人間運動システムの際立った特徴である。初めて標的に向かって投げ矢を投げる人は，それに先立ってまずボールを投げたり，椅子から玩具を床の一点に投げるなどの練習をするだろう。何回も練習するうちに，投げる度に得られるフィードバックが誤差を減らすのに用いられ，しだいに投げ矢遊びの正しいプログラムができあがる。

運動フィードバック制御システムのもう1つの積極的な特徴は，動作（投げ矢など）の間に使えるだけの速さで実際の結果についてのフィードバックを得るのが困難な場合に，実際の結果がわかる前に，内的フィードバックを使って特定の運動指令の結果を予測することが可能だという点である。手と腕の機械的性質についての一般的な感覚的知識と，どのような負荷が存在するかについての情報から，人は，特定のパターンの運動指令に呼応してどんな体位を手と腕がとればよいかを推測することができる。この推測は完全に脳のなかで行われる。それは，実際の運動からのフィードバックが末梢感覚運動系を通じて戻ってくるのに先立って得ることができる。内部フイードバック制御システムにおいては，望ましい結果は，実際の結果ではなく予測された結果と比較される。予測は，体の機械的性質の神経モデルに運動指令を送ることによってもたらされ，それは起こりうる結果を予測するのに用いられる。ここでも，実際の結果は予測された結果と比

較される。誤差はモデル自体を修正するのに用いられ，したがって予測の正確度を高める。運動技能を学習するとは，体の行動を予測することを学ぶということにほかならないのである。可動性をより効果的なものにするためにフィードバックを用いるこの代償方略は，リハビリテーションにおいてとくに重要である。

b. 後天的リラクセーション反応

　生活のストレスと心配が安眠を妨げることはよく知られている。リラクセーション反応は，休息と睡眠を促す先天的・自律的反応を補強する後天的代償プロセスである。この反応の場合，人は覚醒しているが，交感神経系の覚醒反応が低下するため身体プロセスが緩徐になり，人はくつろぎを感じる。

　リラクセーション反応については，ベンソン Benson (1975) らによって幅広い研究が行われている。これは，心疾患や癌など重篤な健康状態に対する補完的治療法として用いられている。リラクセーション反応を導き出すのには多くの方法がある。1988 年，ベンソンらはニューイングランド・ディアコネス病院とハーバード医学校の構内に「心身医学研究所」(Mind/Body Medical Institute) を創設した。この恵まれた環境で，彼らは以下のようなリラクセーション反応をひき出す方法を編み出した。今日，「ベンソン-ヘンリー心身医学研究所」(Benson-Henry Institute for Mind Body Medicine) のウェブサイトには，以下のプロセスが掲載されている。

　　ステップ 1：あなたの信念に深く根ざしている言葉または短い語句を 1 つ挙げてください。特定の信仰をもたない場合は，「一体」とか「平和」，「愛」でもよいです。信仰の祈りの言葉を使いたい人，例えばクリスチャンであれば詩篇 23 編の「主は私の牧者」でもよいでしょう。ユダヤ人であれば「シャローム (平安あれ)」でもよいでしょう。
　　ステップ 2：安楽な姿勢で静かに座りましょう。
　　ステップ 3：目をつぶりましょう。
　　ステップ 4：楽にして筋肉の緊張を緩めましょう。
　　ステップ 5：ゆっくりと自然な呼吸をしましょう。唱えたい言葉を，息を吐きながら，心のなかで唱えましょう。
　　ステップ 6：初めから終わりまで受動的な態度でいましょう。うまくできているかどうか気にしないように。ほかの思いが心に浮かんできたら，気にせずに「おやまあ」と心のなかで言い，元に戻りましょう。
　　ステップ 7：10～20 分続けましょう。時計を見るために目を開けてもよいですが，ベルは鳴らさないようししましょう。終了するときは，1 分間ほど目を閉じたまま静かに座り，ゆっくりと目を開きましょう。その後 1～2 分は立ち上がらないこと。

ステップ8：以上を，毎日1回〜2回続けましょう。

　看護師がさまざまな臨床の場で使える別の簡便な方法として漸進的筋弛緩法がある。この漸進的筋弛緩法は，1920年代に合衆国の生理学者エドモンド・ジェイコブソン Edmund Jacobson により初めて導入された。この方法の有効性を裏づける理論的根拠は，筋肉が弛緩しているときにはストレス反応は起こりえないという事実にある。漸進的筋弛緩法を指導する目的は，直接ストレスや病気に働きかけることよりも，患者に自己制御感を与え，ストレスの影響を最小限に抑えることにある。

　リラクセーション反応の効果は，①見知らぬ環境，ストレスや痛みを伴う状況などから生じる不安を軽減する，②鎮痛薬の効果を高め，患者を痛みから解放する，③保護のための筋緊張を防ぎ，疲労を和らげる，④不安や恐怖から生じる浅呼吸に代えてリラックスした呼吸を増やす，⑤うたた寝と同じくらい有効で安眠の準備となる休息期間をもたらす，⑥心拍数，血圧，呼吸を下げる，⑦内分泌系と免疫系の効果を高める，などがある（Dossey, Guzzetta, & Kenner, 1992）。

　漸進的筋弛緩法を指導する際には，次の4つの基本的な要素を心にとめておかなければならない。

- 静かな環境：騒音や気が散るような物をできる限り除く。
- 安楽な体位：過度の筋緊張が生じない座位または横臥位。
- 筋の動きに精神を集中させる：論理的な外部指向の思考から心をそらせるため。
- 筋肉は緊張させた後には弛緩するという原理を利用する。

　漸進的筋弛緩法は，筋群の緊張と弛緩を繰り返すことと，くつろぎ感に意識を集中することからなる。患者とこの方法について話し合った後，看護師は，まず患者を安楽な体位にし，ゆっくりと呼吸することにだけ意識を集中するよう指示して，リラクセーション反応を生じさせる。1つの筋群ごとに5〜7秒間緊張させ，次に完全に弛緩させる。その後約10秒間，温感，うずく感じ，軽くなった感じなどの筋肉の弛緩感に意識を集中させる。

　次の筋群を順々に緊張させるのが有効であることがわかっている。

1) 両手，両腕，両肩。両手のこぶしをしっかりと握りしめ，両腕をやや高めに広げて，両肩を後ろにしっかりと引く。
2) 顔面。頭髪の生え際に向かって眉を上げ，下顎を突き出す。
3) 顔面。両眼を固く閉じ，鼻にしわを寄せ，唇をすぼめる。
4) 首。右側の耳を右肩に寄せ，次に左側の耳を左肩に寄せる。
5) 両肩，胸部，腹部。両肩を後ろに引いて胸を張り，腹部を引き込める。
6) 体幹，下肢，足。両側の殿部を少し上げながら締めつけ，両脚を伸展させて，爪先を上に向ける。

　この順序で指導し，同時にその効果を観察する。看護師は自分でも漸進的筋弛

緩法を練習し，同僚にも教えるとよい。リラクセーション反応が習得できたことを示すしるしには次のようなものがある。①呼吸の変化。すなわち呼吸が徐々にゆっくりと深くなり，リラクセーションが深まると，やや浅くなって呼吸音が聞かれる，②目ばたき，③顎の緊張が和らぎ，時には唇が開いてやや顎が下がるほどになる，④腕の力の消失。これは手首をもって腕をそっと挙上しても，何ら抵抗がみられないことでわかる。加えて，腕は，同じ重さの物体を動かすのと同じくらいたやすく動かすことができる（Dossey et al., 1992）。

いったんリラクセーション反応を覚えさせたら，看護師はそれを休息と睡眠の補助として1日2回20分ずつ行うよう指導するとよい。ゆっくり時間をかけて弛緩の感覚を感じとることがこの運動では重要であり，これに筋を緊張させる時間の約2倍をかける。別の筋群の運動に移るときは，そのつど楽に呼吸をするよう指示する。この筋弛緩運動には簡便な形式のものがいくつもあり，どのようなストレス状況においても繰り返すことができるし，また就眠時にも行うことができる。

3 活動と休息の障害過程

健康なときにも病気のときにも，活動と休息のニードが充足できず，適応のための代償過程が適切に機能しない場合が多くある。その結果，可動性と睡眠のプロセスが障害されることになる。

活動と休息にかかわるプロセスが障害されると，適応上の問題が起こる。ここでは，活動と休息に関する適応プロセスの具体的な障害の例を2つ挙げて説明する。不使用性シンドロームは，身体的活動の制限，とくに医学的制限の結果生じる否定的影響を指して用いられる用語である。睡眠パターン混乱とは，休息のニードに関連して一般的に起こるプロセスの障害である。

a. 不使用性シンドローム

身体的不動状態で大きな問題となるのは，不使用性シンドロームである。北米看護診断協会は，「不使用性シンドロームリスク状態」を，指示による，または不可避的な不活動状態の結果，身体各系統に機能低下をきたす危険性のある状態と定義している（NANDA International, 2007）。不活動状態をもたらす原因には，多くの神経筋系，骨格系，その他の問題がある。骨折の場合は，骨折や周囲軟組織にさらに損傷がおよぶのを防止するため，術前処置として一定時期，骨折骨のアラインメントの固定が必要となることがある。また術後も，整復された骨折部位の治癒を促進するため固定が必要である。

急性心不全の患者の場合は，床上安静がもっとも重要な治療の1つである。この処置は，当面重要でない身体的活動によって酸素とエネルギーが消費されるのを防ぎ，心筋損傷部への負荷を最小限に抑えるためのものである。

　高熱の患者を床上安静とするのも同じ原理による。体温が1度上昇すると，基礎代謝率あるいは必要なエネルギーは7%増大する。すでにストレスを受けている体がさらなる疲労をきたすのを防ぐため，床上安静を用いるのである。同時に，不使用性シンドロームが起こる可能性を考えて，不動状態の危険に注意しなければならない。

　身体的不活動状態から起こる結果の具体的な例を表8-1に示した。最初の2つの欄には，主な身体機能と基礎にある変化（長期の身体的不活動状態によって生じる）を挙げた。これらの変化の行動的結果，つまり不使用性後遺症については，3つめの欄に要約した。

　不活動状態によって生じる変化は，さらに活動と休息の生理的ニードに関する適応にも影響を与える。例えば，筋束，筋緊張，筋力の低下は筋萎縮を示唆するが，これらは不使用性シンドロームの一部である。そして萎縮した筋肉は，身体的活動を低下させる。とくに老人は，不動状態になると不使用性シンドロームをきたしやすい。

　ロイ適応モデルの視点からみると，身体的不活動状態はその人のすべての側面に影響を与える。看護師は，ほかの適応様式に関する知識を用いることで，不動状態や通常のパターンで他者や環境と相互作用がもてない状態が，その人の自己概念や役割機能，相互依存に大きな影響を与えることを認識することができる（第14〜16章を参照）。ほかの様式への影響は，感覚・知覚プロセス，とくに不安，ボディイメージの混乱，自己中心的傾向などを通じて起こる。4つの適応様式すべてが不活動状態という刺激によって影響を受けるのである。不使用性シンドロームという用語は，とくに治療上必要な身体活動制限によって起こりうる否定的影響を意味する。また，この用語はとくにロイ適応モデルのような個別の看護モデルの視点や，この概念に関する科学的研究の知識からみた場合，これらの影響を含めることのできる幅広い診断用語であることがわかる。

b. 睡眠パターン混乱

　成人の半数以上は生涯の何らかの時期に睡眠困難を体験していると考えられる。保健医療施設では，ほかの症状に高い優先順位がおかれるため，睡眠の問題は見過ごされることが多い。しかし不適切な睡眠は，不慮の事故の危険を高めたり，仕事の効率を低下させたり，社会的関係を困難にしたり，健康問題を悪化させたりする。患者が睡眠障害について相談をもちかける相手は多くの場合，看護師である。この問題の注意深いアセスメントは，患者が必要とする援助を与えるうえで役立つであろう。

表 8-1 不活動状態による続発症―不使用性シンドローム

身体機能	基礎にある変化	不使用性続発症	予防的看護介入
筋骨格系	・筋肉：筋肉が使われないことによる筋肉の自己分解 ・骨：骨に重力の刺激がないことによる骨破壊が進み，その結果，尿中のカルシウム排泄量が増加する。 ・関節：柔軟性の低下，コラーゲン網状組織の増加。その結果，線維形成が起こり，筋線維は萎縮する。 ・神経：神経線維の長時間の圧迫による脱神経および循環の低下	・衰弱と耐久性低下を伴う筋萎縮 ・骨粗しょう症，病的骨折を起こしやすい。 ・関節可動性の不可逆的喪失を伴う関節拘縮 ・麻痺，尖足，手関節の屈曲	・筋力増強運動：等張性運動，等尺性運動，抵抗運動 ・骨に重力の刺激を与える身体的運動：立つ，歩く，押す，引く。 ・関節可動域運動：自動運動，介助運動，他動運動 ・頻回の体位変換，フットボード（足底板）の使用
循環器系	・心臓に過度の循環血液が貯留することによる心過負荷 ・中心血圧を維持する調節機能の喪失（正常では，臥位から座位への体位変換に伴って脾臓や末梢の血管が収縮して中心血液量を維持する） ・身体運動時の筋収縮によるポンプ作用の欠如によって生じる静脈還流の低下 ・受傷後や手術後の身体的不活動状態によって生じる凝固亢進	・体調不全による活動耐性低下 ・起立性低血圧，めまい，立位時の失神 ・局所の下垂部浮腫（とくに下肢） ・血栓形成による肺塞栓	・頻回の体位変換（可能ならば，座位・立位） ・循環を促進するための筋肉運動 ・弾性ストッキングの使用
呼吸器系	・腕の胸部圧迫と横隔膜が下がらないことによる肺拡張能の低下 ・気道分泌物の貯留と肺循環の低下による感染	・低換気症 ・沈下性肺炎	・胸部がもっとも拡張する体位 ・頻回の体位変換，深呼吸，咳嗽運動
代謝	・異化作用の亢進の結果，腸管や尿管からの窒素排泄量が増加する。食欲不振によるたんぱく質摂取量の不足	・負の窒素バランスによる組織修復の遅延	・食事によるたんぱく質の十分な摂取
排泄	・臥位のために重力がかからず排尿しにくいことや固有受容器の機能の低下による尿の停滞 ・尿中カルシウム排泄量の増加	・尿閉，尿路感染 ・腎結石症	・頻回に排尿を促す，適切な排泄設備，安楽な体位をとらせる（排尿を促す適切な体位：男性は立位，女性は座位）。 ・尿の pH を酸性に維持するためクランベリージュースなど十分な水分摂取
皮膚	・日常の清潔行動ができないこと，長期間におよぶ皮膚組織の圧迫による血液循環の低下	・褥瘡と 2 次感染に伴う潰瘍形成	・頻回の体位変換，褥瘡好発部位の保護（枕・当て物の使用），骨突起部の頻回のマッサージ
感覚・知覚	・環境刺激の減少による感覚刺激の減少，臥位による知覚軸の変化，自らの環境操作不能	・不安，失見当識，固有受容器の機能の低下，ボディイメージの変化，倦怠感，自己中心的傾向	・有効な刺激を与えるための環境上の工夫（カレンダー・ラジオ・テレビ・壁掛け時計） ・他者との意味ある会話の機会をつくる。 ・家族や友人との面会は非常に重要である。

出典：Cho, J. S. (1984). Activity and Rest. In S. C. Roy, *Introduction to nursing: An adaptation model* (pp.141-143). Englewood Cliffs, NJ: Prentice Hall.

第 2 部　個人の適応様式

　睡眠障害の概念モデルは，2002 年に「看護睡眠カリキュラム専門委員会」によって作成された（図 8-2）。このモデルは睡眠不足と睡眠障害の相違を明らかにしている。単なる睡眠不足には，遅い就寝や早朝の起床から時差や交代勤務まで，種々の原因がある。これに対し睡眠障害の関連要因は呼吸の問題，疼痛，苦痛などの健康問題である。このモデルは，睡眠パターン混乱がその人の生理的，認知的，情緒的，そして社会的側面にも重大な影響をおよぼすことを示している。

睡眠障害の概念モデル

睡眠剥奪
- □睡眠不足の原因：
  - ・遅い就床時間
  - ・早すぎる覚醒時間
  - ・睡眠衛生環境の劣化
  - ・過重な役割／責任：介護役割
- □日周リズムの不一致：
  - ・時差
  - ・交代勤務
  - ・昼夜逆転
- □発達段階に応じた適応：
  - ・乳児期／小児期
  - ・青年期／思春期
  - ・妊娠／産後
  - ・老化

睡眠崩壊
- □断片的睡眠の原因：
  - ・呼吸障害
  - ・下肢の動き
  - ・逆流性食道
  - ・睡眠時随伴症
  - ・不快な環境刺激
  - ・カフェイン／刺激物
  - ・医原性の内科・外科治療の影響
  - ・物質乱用／離脱症状
  - ・アルコール／中枢神経抑制薬
  - ・暴力／PTSD
  - ・覚せい剤／ストレス／不安
- □健康問題：
  - ・心疾患，腎疾患（夜間頻尿）
  - ・肺疾患（喘息／COPD）
  - ・神経・内分泌疾患（糖尿病，月経，妊娠，閉経期）
  - ・胃腸疾患
  - ・栄養失調，肥満
  - ・不動状態
  - ・疼痛／不快感

健康におよぼす有害な影響

生理的：
- ・免疫機能の変化
- ・代謝・内分泌機能の変化
  （ストレス反応，メタボリックシンドローム，脂質異常症，インスリン抵抗性）
- ・併存疾患（高血圧症，抑うつ，創傷治癒障害）

認知・行動的：
- ・日中の仕事の障害
- ・疲労
- ・事故／誤りのリスク増加
- ・日中の過度の眠気
- ・短期記憶力の障害
- ・問題解決・対処障害

情緒的：
- ・気分変動
- ・モチベーション低下
- ・周囲との交流障害
- ・家族との交流障害
- ・仕事の遂行力／生産性の障害
- ・ヘルスケア利用の増加

図 8-2　睡眠障害の概念モデル

Lee, K. A. Nursing Sleep Curriculum Task Force. In Lee, K. A. (2003). Impaired sleep. In: Carrieri-Kohlman, V., Lindsay, A. M., & West, C. M. (Eds.). (2003). *Pathophysiological phenomena in nursing* (3rd ed.). Philadelphia: WB Saunders.(pp.363-385). 許可を得て掲載

睡眠障害の危険因子は，大きく環境因子，個人因子，そして発達因子の3つに分けることができる（Lee, 2003）。予測外の騒音や光などの環境因子は，睡眠寸断（睡眠中頻回の覚醒）を起こしかねない。これは睡眠維持障害性不眠として知られている。睡眠障害をひき起こす要因には，このほか頻尿，下痢，嘔気・嘔吐がある。個人因子としては生理的・心理的ストレス因子，すなわち栄養失調，個人的危機状況，身体活動の不足あるいは過剰，疾病がある。このほか，治療薬である催眠薬が原因となることもある。発達的危機因子とは，幼少時から積み重ねられたストレッサーに対する不健康なライフスタイルや，発見されなかったナルコレプシー，あるいは睡眠相後退症候群がある。このほか睡眠障害を倍加させる因子として，個人の生活習慣も挙げられる。例えば，就眠前にカフェイン含有飲料を飲む，あるいは，寝つくためにアルコール飲料をとるなどである。また，眠るわけでもなく性行為をするわけでもないのに，ベッドに寝そべってテレビを観る習慣も指摘されている。

　看護師は，その人が良い睡眠習慣を身につけ，睡眠パターン混乱を防ぐのを援助することができる。適切な就寝時間と環境，そして心配事を遠ざけること。これはすべて，良い睡眠習慣を促すものである。テイラー Taylor ら（2001）は，患者が良い睡眠習慣を身につけるために，看護師が役割モデルとなることができると述べている。しかし，睡眠不足の看護師の振る舞いを見ている患者には，良い睡眠習慣を築くことは難しいであろう。看護師はひたすら患者のウェルビーイングを考えるだけでなく，自分自身のライフスタイルにも注意を払う，良い健康教育者でなければならない。看護師は，睡眠の健康原則を自分自身の習慣に取り入れことができるであろう。

4 活動と休息の看護過程

　活動と休息のニードの充足は，その人の生理的適応にとってはもとより，ほかの適応様式の統合にとっても重要である。可動性と睡眠のプロセスとそれに関連する代償過程と障害過程についての知識をもとに，活動と休息のニードに関する全人的な第1段階と第2段階のアセスメントを行うことができる。看護ケアのニードについての判断にもとづく看護過程の次の段階は看護診断である。したがって，アセスメントと診断は患者目標の設定，介入の選択，ケアの成果の評価に用いられる。

a. 可動性にかかわる行動のアセスメント

　可動性が人間の身体的・精神的統合に対してもつ重要性をふまえたうえで，看

第 2 部　個人の適応様式

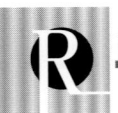

　護師は人間の生命・生活過程としての可動性の知識にもとづいて活動のニードのアセスメントを行う。個々のアセスメント要因を調べて，可動性のレベルの適切度を判断し，不動状態をもたらす危険の有無を明らかにする。アセスメントのカテゴリーには，主として次の 2 つがある。第 1 のカテゴリーは，その人が日常行っている身体的活動の頻度，強度，そして持続時間である。第 2 のカテゴリーはその人の運動機能の状態であり，それは筋肉と関節の可動性，姿勢と歩行，協調運動によって左右される。

身体的活動

　フィットネス（良好な体調）に身体的活動が有用なことは，1950 年代にアイゼンハワー大統領がこのニードに注意を喚起して以来，広く認識されるようになってきた。定期的な運動は，「ヘルシーピープル 2010」に記されているように，今後も合衆国の国家的健康目標の 1 つであり続ける（USDHHS, 2000）。冠動脈疾患による死者数の減少にも，ある程度の改善のあとがみられる。中程度の運動あるいは激しい身体活動を規則的に実施している人の数も増加してきた。職場のフィットネス・プログラムの数は目標を突破した。しかし，加齢とともに座りがちな生活をする傾向の増加がみられる。大部分の国民，とくに女性や子ども，低所得者，少数民族では，まだ規則的な運動が十分行われていないことを最近の研究は示している。

　患者の日常の身体的活動パターンについて情報を収集することは，不十分な活動による悪影響を防ぎ，健康，フィットネス，安寧を促進するためのケアを計画する際に重要である。身体的活動の頻度，強度，持続時間について観察し，話し合い，記録することによって，看護師はその人の全体的な身体的状態と関連づけて活動レベルの適切性を判断することができる。

運動機能

　運動機能をアセスメントすることによって，患者がどのようなタイプの身体的活動を行うことができるかを判定し，また運動不足にはどういう影響があるかを明らかにすることができる。

機能のアセスメント：身体機能の能力とは，入浴，衣服着脱，食事，歩行など，日常生活活動に関する能力のことである。自立した生活に必要なスキルには，このほか電話の使用，買い物，調理，基本的なハウスキーピングなどがある。リハビリテーション看護師，医師，療法士などが使用できる測定尺度の種類は多いが，FIM（機能的自立度評価法）は成果測定尺度として全米で使用されていると，イグナタヴィシウス Ignatavicius とワークマン Workman（2002）は述べている。FIM は，その人の特定の障害に焦点を当てるものではなく，実施可能な行動を量的に評価するものである。アセスメントの対象となる機能としてはセルフケア，括約筋コントロール，可動性と移動，コミュニケーション，そして認知が含まれ

表 8-2　筋力レベル

程度	強度
5	通常の抵抗力と重力に対して全関節可動域に制限はみられない。
4	中等度の抵抗力と重力に対して全関節可動域に制限はみられない。
3	重力に対してのみ全関節可動域に制限はみられない。
2	重力を除けば全関節可動域に制限はみられない。
1	筋収縮はわずかに触れるが，運動はみられない。
0	筋収縮はまったくみられないか，または触れない。四肢の麻痺

ている。FIMはリハビリテーション領域においてとくに有用なツールであるが，救急ケアや在宅ケアでも使用できるよう改良されている。

筋束と筋緊張：物を持ち上げる，押す，引っ張るなどの自動運動にはすべて，筋の収縮が必要である。筋束（大きさ）と筋緊張（硬さ）は，筋肉の中央部をつかんで硬さや柔軟性，膨らみを触れることによってアセスメントすることができる。高齢者では主要筋の形と輪郭が縮小し，また小児では筋肉はより柔らかく筋束が小さいと考えられる。

筋力：筋力は，年齢と鍛錬によって大きな差がある。筋力検査には，被験者に特定の筋肉を使って動くよう指示する方法，抵抗力を用いる方法，ある道具を被験者に動かないようしっかりもたせ検者がそれを動かそうとする方法などがある。例えば，肘の屈折・伸展を調べるときは，被験者に検者の手を引っ張らせたり，押させたりする。筋力レベルについては，一般的に0（筋収縮はみられないか，または触れない）から5（正常な筋力）までの尺度が用いられている。表8-2に，一般的に用いられている筋力レベルを示す。通常，筋力レベル3以下は筋力の障害を示唆する。

関節可動性：関節可動性は，個々の関節可動域について自動的・他動的関節可動域運動を行って評価する。関節可動域とは，関節を動かすことのできる方向と程度のことである。可動域は関節によって異なる。例えば，足関節では屈曲がおよそ50度，伸展がおよそ20度であり，股関節では屈曲がおよそ135度，伸展がおよそ28度，外転がおよそ50度，内転と回旋がおよそ30度である（図8-3）。加齢に伴ってある程度の関節可動性の制限が起こる。可動性が良好であれば，骨は自由かつ円滑に，痛みを伴うことなく動く。

姿勢：特定の体位をとったときの身体各部の解剖学的な配列を姿勢という。正しい姿勢は，体の安全を保つ要因の1つである。活動中に筋肉や関節が不適切なアラインメントにあると，損傷や変形が起こりやすくなるからである。正しい姿勢とは，体重のバランスが良く，運動機能が最良の状態となるような体のアラインメントである。直立位といえば，頭部，肩，骨盤が正しい位置関係にあり，両腕が肩からゆったり下がり，爪先がまっすぐ前方を向いて足が適切な位置にあるのが，正しい姿勢である（図8-4）。その人が好んでとる姿勢は，有意な行動指標となる。なぜなら，正しい姿勢からの逸脱は何らかの障害の存在を示唆するからで

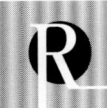

ある。例えば，閉塞性肺疾患患者は前かがみで腕を伸ばした姿勢をとりやすい。

歩行：歩行とは歩く様子のことで，ある場所から別の場所へ移動する基本的な手段である。看護師は，その人が容易に，安楽に，自信をもって，バランス良く，そして対称性を保って歩行できるかどうかをアセスメントする。跛行や痛み，不快，転倒の恐怖，バランスの欠如，体の両側での動きの違い，あるいは異常な動きはみられないだろうか。歩行の変化は筋骨格部分に不当なストレスを与え，やがて奇形が生じるもとになる。例えば，松葉杖歩行をしている患者の場合，その動きが正常な歩行とは異なるため，やがて下肢の衰弱を招くことがある。正しい姿勢で適切に歩行することが，安全かつ最大限のレベルでの可動性を可能にする。

運動協調性：運動協調性を良好に保つには，神経機能と筋骨格機能が正常に働く必要があり，その人の活動状態，とくにセルフケア活動はこの協調性の影響を受ける。協調性は，一側の足をすばやく他側の膝にのせ，ただちに足指まで滑らせる動作，あるいは指を素早く検者の指から自分の鼻までもっていく動作を行わせる方法で検査することができる。6歳程度の子どもでも，この動作を容易に行うこ

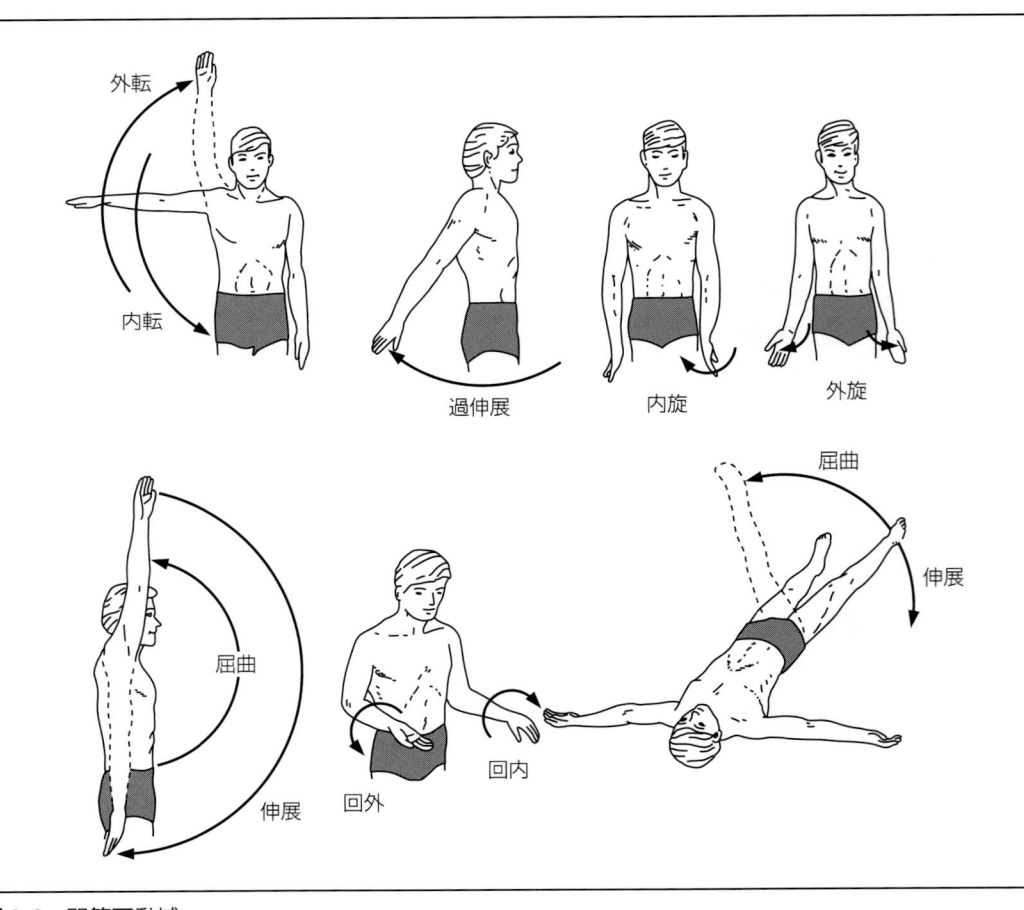

図8-3　関節可動域

とができる。さらに詳しい運動機能のアセスメントについては，フィジカルアセスメントの教科書を参照してほしい。

b. 休息にかかわる行動のアセスメント

　睡眠と休息は，人間の身体的・精神的統合にとって重要である。睡眠と休息のニードが十分充足されているか否かについての行動的観察と，この分野に関する基礎知識は，看護ケア計画の基礎である。看護師は，これらのニードにかかわるプロセスについての知識をもとに具体的なアセスメント行動を調べる。睡眠と休息に関しては，次の行動のアセスメントが必要である。①毎日の休息の量と質，②睡眠パターン，そして③睡眠遮断の徴候。

毎日の休息の量と質

　休息に関連した行動は，単純に1日の休憩時間を観察し記録することによってアセスメントすることができる。夜間の睡眠のほかに日中の休憩時間が必要かどうかは，そのときの患者の身体的・心理的条件によって決まる。しかし，ほとんどの入院患者にとって，慎重に計画された休憩時間は全体的ケアの必要な部分であろう。ベッドで休息をとっているときに頻回に寝返りを打ったり，手を頻回に動かしたりするのは，不穏状態の徴候である。精神的ストレスをきたした患者の場合，単に身体的活動をさせないというだけでは効果的な休息を与えることができない。活動不耐の患者は，次のような行動を1つあるいはいくつか示すことが

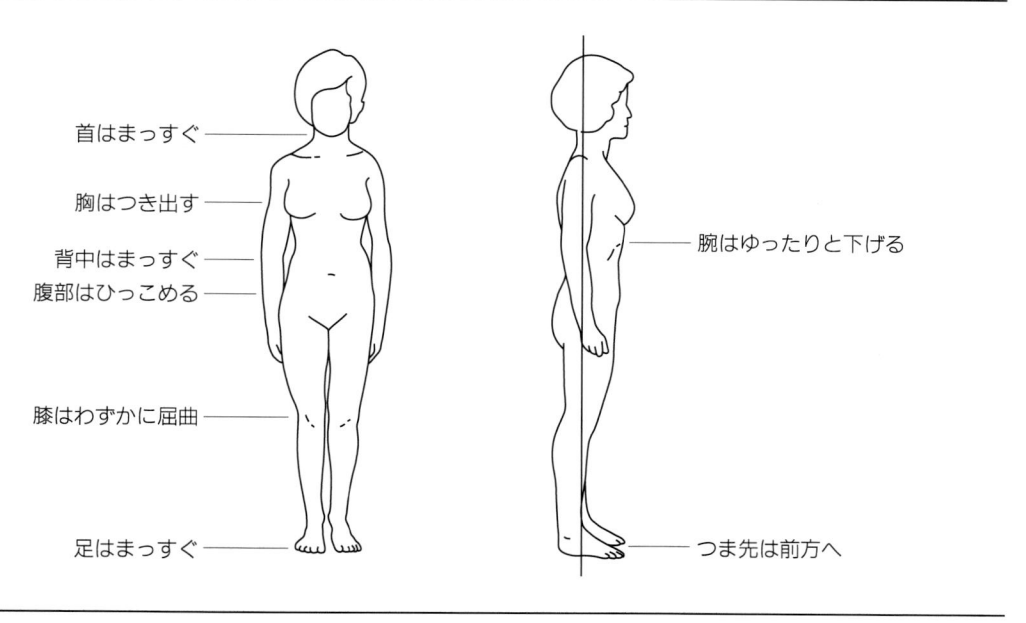

図8-4　正しい立位

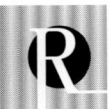

ある。①労作時の不快，②活動遂行の困難，③疲労の訴え。「よく休めた」あるいは「疲れた」という本人による評価は，もっとも重要な指標（行動）である。

睡眠パターン

　睡眠パターンについては，寝つくまでの時間，睡眠中の不穏状態，各睡眠期間中の覚醒回数，早期覚醒，日中の眠気などについての観察や報告を記録することによってアセスメントを行うことができる。その人の通常の睡眠パターンと最近起こった変化を関連づけて理解することが，アセスメントでは重要である。

　毎日の詳細な睡眠歴には，以下の領域に関する質問を含める。すなわち，就床時刻の乱れ，日中の強度の眠気，夜間覚醒，睡眠の規則性と持続性，睡眠中の呼吸の乱れである。その人が自分の2週間分の睡眠について日記や睡眠日誌を記録できるよう，記入用紙の見本を渡しておくとよい。

睡眠遮断の徴候

　睡眠遮断の行動的指標には，赤く充血した眼，腫れたまぶた，目の回りのくま，頻繁なあくびなどがある。人間はほかの動物と違って，睡眠の開始を意図的に遅らせることができる。これまでもっとも長い睡眠延期の記録は約10日である（Friedman, 1993）。睡眠が人間の生理的・心理的統合に与える影響に関する研究が，睡眠遮断の期間の後に起こる行動変化を観察し記録することによって行われている。これらの研究は，不眠は脳の機能に変化を起こし，体の生化学的プロセスに変調をもたらす，という事実を明らかにした。不眠は生理的な疲労や神経筋協調運動の低下をひき起こすだけでなく，広範な易刺激性，集中力低下，失見当識，錯乱などの精神障害の徴候ともなる。これらの影響の重篤度は，睡眠遮断の程度と時間，その患者の既往状態に左右される。睡眠遮断を示すと考えられる行動には，このほか職場，学校，家庭などでの役割遂行の減退，易興奮性・不穏・失見当の増強，無関心，軽度の手指震顫，無表情，誤った発音や言葉を伴う重苦しい話し方などがある。睡眠が十分とれていると言うその人自身の自覚は，ほかの観察データと関係なくアセスメントすべき重要な行動データである。

　臨床的に睡眠と休息をより広範に評価するためのアセスメントツールが開発されている。今日，睡眠障害クリニックをもつ大型医療施設が増えており，患者はそこに紹介されれば，各種の睡眠臨床検査を受けることによって正確な睡眠障害の診断を受けることができる。

c. 活動と休息にかかわる刺激のアセスメント

　活動と休息のニードのアセスメントと並んで，看護師は，それらのニードに影響をおよぼしている刺激と，そのニードがどのように充足されているかについてアセスメントを行う。刺激となりうるカテゴリーのなかには，活動と休息の両方

に関連するものがあり，また，このどちらか一方に，より重要な刺激もある。そのような刺激のカテゴリーとしては，身体的状態，現在の心理的状態，環境，個人の活動習慣がある。これらの要因が一体となって作用するので，患者に影響を与える刺激のパターンとしてアセスメントを行う。

身体的状態
　活動のニードからすると，筋骨格系の構造と機能の障害は，患者に影響をおよぼすもっとも重要な焦点刺激となる身体的状態である。このような障害は，筋や骨への直接的な損傷によっても起こるし，中枢神経系の疾患によっても起こる。基礎にある原因がどのようなものであれ，筋骨格系の機能障害はただちに運動機能に影響をおよぼす。骨折は機能の喪失によるばかりでなく不快と痛みによっても，避けがたい活動制限をもたらす。患者は，その病気の性質や重症度にもよるが，随意的にか，あるいは治療上の制限によって身体可動性の制限を余儀なくされる。床上安静は回復と整復のために欠くことのできない治療の1つである。床上安静の患者の看護ケア計画における特別な留意点については，この章で後述する。

　休息と睡眠は，そのとき体験している身体的ストレスの影響も受ける。病気の重症度は休息と睡眠に影響を与えるので，アセスメントが必要である。病気が重症になればなるほど，休息と睡眠の時間も多く必要になる。毎日の身体的活動のレベルについてもアセスメントを行う。激しい身体的活動が深い睡眠サイクルを引き延ばす傾向があるのに対して，身体的活動の不足は，深い睡眠の不足で起こる睡眠不充足感を生じさせる。身体的な不快と痛みも，休息と睡眠のレベルを低下させる一般的な原因である。日付変更線を超えてジェット機で旅行をしたり，時間帯が変わる勤務をしたりすると，睡眠・覚醒周期のリズムに変調が起こりうる。

心理的状態
　ある時点やある状況下での心理的状態は，活動と休息の両方に影響をおよぼす。また活動には，動こうとする動機づけが関与することは先に述べた。動機づけは心理的なものであり，これには活動とそれが健康に有益であることについての知識が関与する。産褥病棟の初産婦が離床してシャワーをしないという状況では，誤った情報がその不活動状態の焦点刺激である。さらにアセスメントを行うと，その産婦には，出産後数日間は寝ていなければならないと教えられたという文化的背景があることがわかるかもしれない。抑うつ患者は身体的活動をほとんどしなくなる傾向がある。緊張型統合失調症の患者では，この状態が極端なかたちで現れる。カタトニーの患者は，身体的・生理学的な機能障害は何もみられないときでも，体を動かすことができない。

　毎日の生活体験の分類や整理は睡眠中に脳内で行われていると考えられ，その

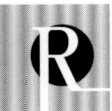

ため心理的ストレスを抱えた人では休息と睡眠のニードが増大する。しかし，ストレスや心配による皮質の活動の増大は，正常な睡眠パターンを妨げることがあり，その人は睡眠のニードが満たされなかったと感じる。心理的ストレスを抱えた人は，夢で覚醒し，長時間ベッドに寝ていた後でさえ休息と睡眠が充足されないと訴えることが珍しくない。

環境

身体的活動には，自由で制約のない環境が必要である。活動に適した環境とは，広さがあり，身体的・個人的援助が十分得られる環境である。環境温度や周囲の状況が適切でないと，患者は活動を制限されてしまうだろう。例えば，心筋梗塞発作後の患者に対して，毎日散歩をするよう勧めても，屋内運動場がなく厳しい冬の寒さに身をさらすことになったり，周辺に安全に散歩のできる場所がないのであれば，効果がないだろう。プライバシーの欠如も焦点刺激や関連刺激となりうる。せわしない理学療法棟のマットやプールでの体操を嫌がる患者もいるかもしれない。ベビーサークルのなかで育った子どもは，身体的活動の範囲が限られ，そのことがやがて子どもの正常な成長と発達に影響をおよぼすことがある。

周囲の環境

周囲の環境は，休息と睡眠に影響する。人間は平均すると睡眠に一生の1/3の時間を費やす。そのため，個々人は周囲の環境に合わせて独自の睡眠の習慣やパターンを形成する。これらの個人的パターンが長年の間に儀式のような習慣となる。通常の睡眠習慣にしたがうことができない場合，あるいは就寝にまつわる行動スケジュールが変化した場合，その人は容易に寝つけなくなることが珍しくない。慣れない環境や不適切な環境も，睡眠を妨げる。不快な騒音，照明，臭気，室温などが妨害因子となりうる。集中治療室で48時間にわたって患者の脳波を調べた初期の研究においても，慣れない環境が睡眠の妨害因子の1つと考えられた。これらの患者の夜間睡眠時間は，全睡眠時間の50～60％を占めるにすぎなかった。残りの40～50％は日中の時間であった。また，患者の全睡眠時間は，家庭での通常の睡眠時間よりも短かった (Hilton, 1976)。

正常な睡眠時間は，さらに外的因子によっても調節される。すなわち，日の出・日没・1日の長さ，環境温度，身体的活動と休息，食事の時間と種類，そして朝を知らせる交通や農場の動物などの騒音の増加などである。

個人的習慣

どんな動機づけあるいは状態でも，それが長期におよべば，その人の個人的活動習慣に影響を生じることになる。習慣，すなわち習わしになった行動パターンは，一定の状況において強い影響を生じうる。例えば，あるヘルスケア従事者が，毎日エアロビクス運動を行う習慣があると，仕事や休日旅行のために家を離れた

ときでも，なんとかしてその運動を優先して行おうとするだろう。活動レベルの点で望ましくない習慣に打ち勝てるよう援助することは，看護師にとって重要な健康増進の役割である。

合衆国では，運動の効用に関する大衆教育が実施されているにもかかわらず，座りがちなライフスタイルがすべての米国人の間に蔓延している。文化圏におけるこのような習慣は，以下の状況によるものである。すなわち　①交通手段の発達：ただし動くのは機械，②職場や家庭におけるコンピューター使用時間の増加，③学校，大学，コミュニティにおける体育教育：運動場，公園，レクリエーション施設，放課後スポーツプログラムや必要物品の経済的資源の不足，④子どものテレビ視聴時間やビデオゲームにかける時間の増加，などが挙げられる(USDHHS, 1995)。

薬物とアルコールの使用の習慣は，睡眠と休息に対する刺激として作用する。薬物により鎮静状態にある人や大量のアルコールを摂取した人は，身体的にも心理的にも身体的活動を行える状態にはない。反面，活動レベルの変化は睡眠の質に影響する。アルコール飲料，バルビタールやオピオイドなどの薬物は，一時的には睡眠や休息を促す効果があるが，長期的にみればレム睡眠を抑制して睡眠遮断をもたらす。これらの物質は習慣性があり患者に耐性を生じるので，長期間使用するうちに効果がなくなる。

発達段階

活動と睡眠のもう1つの関連刺激には年齢がある。セルフケア行動に必要な精神運動技能を習得するためには，その発達段階の成熟度が達成されていなければならない。同様に人が老いるとき，自立した生活はその人の身体活動能力にかかっている。これには，生活の自立，支援，長期ケアの各レベルに対応した生活共同体を例に挙げることができる。

一般に若年者は，青年期に達するまではより長時間眠る。各年齢層ごとの1日平均睡眠時間を要約すると，新生児期が22時間，乳児期が14〜16時間，幼児期・前学童期が10〜12時間，学童期が8〜10時間，青年期・成人期・老年期が7〜8時間である。最近の研究では，老年期の男女は睡眠第1期に何度も短い覚醒を繰り返したり，正常な夜間睡眠中に覚醒することが明らかにされている。10代の青少年は，仕事や学校，あるいは種々の社会活動をこなしているため，睡眠剥奪のリスクが高いと言える。

d．看護診断

第3章で述べたように，行動と刺激に関する看護アセスメントデータは，解釈されたのち，看護診断として記述される。この記述には，観察された一群の行動とそれにもっとも関連のある影響刺激が含まれる。適切な活動に関する看護診断

表8-3　活動と休息の看護診断カテゴリー

適応の肯定的指標	一般的な適応上の問題	NANDA-Iの看護診断名
・可動性の統合過程 ・不活動状態の間に代償運動過程を適切に動員すること ・効果的な活動と休息のパターン ・睡眠の効果的なパターン ・睡眠状態の変調に対する効果的な環境の変化	・不動状態 ・活動耐性低下 ・可動性，歩行の制限および／または協調運動の制限 ・不使用性シンドローム ・非効果的な活動と休息のパターン ・睡眠剝奪 ・睡眠パターン混乱リスク状態	・移乗能力障害 ・エネルギーフィールド混乱 ・気分転換活動不足 ・車椅子移動障害 ・坐位中心ライフスタイル ・術後回復遅延 ・床上移動障害 ・消耗性疲労 ・身体可動性障害 ・睡眠促進準備状態 ・睡眠剝奪 ・睡眠パターン混乱 ・不使用性シンドロームリスク状態 ・歩行障害

は，「健康に対するフィットネスの効果について知識をもち，規則的に運動プログラムを実行していることにより，四肢の主要筋群の筋緊張は良好，筋力は4+」と記述することができる。

活動と休息のニードに関して問題がある場合には，看護診断は，看護過程の次の段階の指標となるようなかたちでその問題の本質を伝えるものでなければならない。このコミュニケーションの明確化は，ロイ適応モデルが提唱する看護診断の記述方法，つまり観察された行動とそれにもっとも関連のある影響刺激の記述を用いることによって促進される。

例えば外来で，ある若い専門職の女性を診察し，その女性が「体調が良くないので風邪をひいたのだと思う」と訴えたとしよう。活動と休息のニードのアセスメントを行った看護師は，次のようなデータを記録する。

　　　患者は入眠が困難で，夜間頻回に目が覚めると言う。眼は充血し，眼瞼が腫れていて，眼の下にくまがある。彼女はよく眠れない理由はわかっていると言い，職場での昇進に伴う責任について心配していると述べる。

診断は，次のように記述することができる。「最近の仕事上の責任の変化による睡眠パターン混乱。眼は睡眠遮断の症状を示す」。

もう1つの看護診断の記述方法として，既存の分類システムのなかから，その臨床状況についての看護師の判断をもっともよく表している看護診断名を選んで用いる方法がある。先にロイ適応モデルについて説明したときに，2つの分類リストを挙げた。1つは適応の指標のリストであり，もう1つは一般的な適応上の問題のリストである（第3章を参照）。表8-3は，活動と休息のニードという生理的適応様式についてのロイ適応モデルの看護診断カテゴリーを，NANDAインターナ

ショナル（NANDA-I）が承認した看護診断名（NANDA International, 2007）と対比させて示したものである。

　経験を積んだ看護師にとって看護診断名は，同一の刺激によって複数の適応様式が影響を受けている場合の行動パターンを伝達するのに便利である。次の例を考えてみよう。28歳の男性が自動車事故に遭い，四肢麻痺（随意的な筋コントロールと下肢の感覚の喪失）をきたした。彼は車椅子でのセルフケアを学ぶために，理学療法と作業療法を積極的に受けた。患者が入院した24時間ケア棟の看護師は，運動プロセスの知識を用いて次のような診断を行った。「長期の不動状態と麻痺に関連した不使用性シンドロームリスク状態」。前述のように，不動状態は，体の生理的ニードに対してはもとより，その人の自分自身についての感情や社会的役割の遂行能力に対しても大きな影響を与える。「不使用性シンドローム」という看護診断名を用いた看護診断は，この複雑な相互関係を伝達することができる。

　活動耐性低下は，NANDAでは，必要な，または望ましい日常生活活動に耐えるあるいはそれを遂行するだけの生理的または心理的なエネルギーが不足した状態，と定義されている。この診断名は，不安，急性・慢性の痛み，衰弱と疲労，運動の少ないライフスタイル，体調不全，酸素の需要と供給の不均衡をもたらす病気（例えば不整脈，呼吸器や循環器の問題）などの因子と関連づけることができる。この状態は，疲労と衰弱，活動によって起こる心拍数や血圧値の異常，労作時の不快や呼吸困難などの訴えによって診断することができる。

　睡眠時無呼吸とは，睡眠中の周期的な呼吸停止の状態をいう。これには神経系，呼吸器系，心血管系も関係している。なぜなら，睡眠時無呼吸によって頻回の覚醒や易刺激性，日中眠気が起こるからである。したがって睡眠時無呼吸は，社会にとっても，その人自身にとっても危険な睡眠障害であると言ってよい（日中の居眠りでは，自動車事故が起こりうる）。看護師は，即時の診断と治療を必要とする人々を明らかにするうえで有用な役割を果たすことができる。多くの場合，問題が最初に明らかになるのは，配偶者や家族，あるいは親しい人が患者の不規則で大きないびきを訴えることによる。肥満した男性では，組織の脂肪沈着が口腔咽頭の内腔を狭め，上気道での換気を低下させることがあるため，とくにこの問題が起こりやすい。

　活動と休息のニードについて注意深いアセスメントを行い，看護診断を作成したら，次に看護過程の第4の段階，すなわち目標の設定に取りかかる。

e．目標の設定

　ロイ適応モデルを用いる場合，目標の設定とは看護ケアの結果としてその人に生じる明確な成果を記述することである。前に述べたように，目標の完全な記述には，焦点となる行動，患者と看護師が共に期待する変化，目標達成のための時間枠が含まれる。状況によっては，長期目標や短期目標を設定することもある。

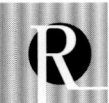

「健康に対するフィットネスの効果について知識をもち，規則的に運動プログラムを実行していることにより，四肢の主要筋群の筋緊張は良好，筋力は4＋」と診断された患者の例について考えてみよう。この患者は交通事故による骨盤骨折のため突然入院をしてきた。この新たな不動状態に対する適切な目標は，「上肢の筋緊張が良好なレベルに維持され，筋力は4週間の急性期ケアの間に4＋から5＋に増強する」というものであろう。この目標には，リハビリ期間中，松葉杖で体重を支えるため上肢を使う必要性が考慮されている。

最近仕事上の責任が変化したことから，睡眠パターンが不良になったことを訴え，眼に睡眠遮断の症状がみられる女性患者の場合，短期目標は「来週の早い時期に患者は，もっとも心配の種になっている大きな責任を2つ書き出して明らかにし，またもっとも心を悩ませている心配事について，いくつかの代替的な対処法を考える」となろう。

生理的様式のうちの活動と休息という構成要素における一般的な目的は，正常な成長と発達，回復，整復，エネルギーの再生と生命・生活過程の活性化のために，十分な活動と休息を促すことである。この目標ではバランスがとれていることが重要で，活動は活動のニードと，また休息は休息のニードとバランスがとれていなければならない。このような活動と休息のニードの充足を妨げる状況はまちまちなので，看護師は個々の状況に応じて個別的に目標を設定する必要がある。例えば，休息のニードが睡眠の時間と質においては十分に充足されているとしても，その患者にはエネルギーのレベルを超える身体的ストレスが続いているとすれば，このエネルギーのバランスという点から休息の質と量を高める目標を立てることが必要になる。同様に，前述の心疾患の患者や高熱の患者の例では休息のニードは増大するので，より多くの休息を与えてこのニードのバランスをとることが，看護ケアの目標の1つとなる。看護師が患者と出会うのは，患者が活動と休息に影響をおよぼすような変化をきたした時期であることが多い。したがって，その結果，活動と休息のバランスの崩壊が起こることのないよう，予防のための目標を立てることが看護師の役割となる。

運動と睡眠のプロセスについての知識および患者の個別的な目標にもとづいて，看護師は適切な看護介入を計画する。

f．活動と可動性に対する看護介入

看護過程のそれまでの段階によって，介入の段階は方向づけられる。目標の焦点は，患者の状況を行動面から記述することにある。介入が目指すのは，それらの行動の状況（コンテクスト），すなわち焦点刺激，関連刺激，残存刺激，および調節器プロセスと認知器プロセスを用いた個人のコーピング能力である。個人とその能力に対するこれらの行動の複合的な影響を理解することが，肯定的適応に向けて患者が自らの体験に対処できるよう援助するにあたっての基礎となる。

適切な活動を促すために用いられる看護の方法には，①身体的フィットネスの維持に必要な身体的活動を促進するための健康教育，②不必要に運動を制限する不快や制約の除去，③運動に対する神経支配を再建するための適宜のフィードバック，④身体固定が必要な患者に対する注意深い予防措置の計画，が含まれる。個人および地域全体の健康増進に重要な意味をもつ2つの介入について詳しく説明する。

健康教育

身体的フィットネスに必要な運動を促進するための健康教育には，知識と動機づけという2つの因子が含まれる。運動が健康に良いことは認識していても，北米の多くの人々は，毎日の生活に身体的活動を十分取り入れていない。

不動状態が全身の系統と4つの適応様式を損なうのとは逆に，身体的活動はその人の全体に望ましい効果をもたらす。運動の積極的効果は，心血管系，呼吸器系，筋骨格系，そして代謝，栄養，排便にも現れる。加えて運動は，自尊感情，知的活動，社会的・情動的状態にも有益である。冠動脈疾患の予防に定期的な身体的活動が有効であることが証明されている。同様に，定期的な運動は，高血圧や成人発症型糖尿病，ある種の癌，骨粗しょう症などの慢性疾患や，うつ病のような精神的健康の変化にもある程度の予防効果があることが実証されている。

看護師は，次の5つの評価基準を用いて，活動のニードに関する身体的フィットネスについてアセスメントを行う方法を指導することができる。すなわち，心血管系の持久力，筋力と筋持久力，関節の柔軟性，体重と体格，運動遂行技能である。看護師は患者が自分のニードを理解し，問題の解決をはかり，自分がおかれた社会的状況のなかで健康なライフスタイルをつくり出すよう援助する必要がある。以下の運動に関する勧告が，合衆国疾病管理・予防センターとアメリカスポーツ医学会から出されている。

1) 週のほぼ毎日，合計30分間，中等度の運動を行わなければならない。1度に30分続けて行う必要はなく，1日の合計が30分になればよい。散歩，庭仕事，ダンス，階段歩き（エレベーターに乗らずに）などの身体的活動を毎日の生活のなかに取り込むとよい。また，これをテニス，水泳，サイクリングなどの運動やレクリエーションで満たしてもよい。
2) 運動をしていない人は，まず最初は毎日ほんの数分間でも日常生活のなかに運動を取り入れ，やがてその時間が1日30分になるよう目標を立てるとよい。関節の柔軟性や筋力強化運動も含めなければならない。

予防的手段

不動状態にある人々のための予防的手段は，在宅や長期療養施設の高齢者や身体障害者のケアはもとより，入院患者のケアにおいても重要なので，ここで詳しく説明する。不使用性シンドロームに対する介入には，一般的方法と個別的方法

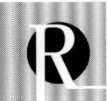

とがある。一般的方法には，正常な運動機能の維持を促進する予防的手段が含まれる。運動を促すことによって，その人の日常生活上の課題の遂行を容易にし，また体内の生理機能の保持に欠かせない身体的ストレスを体に与えることができる。

予防的看護介入を計画する際には，どのような性質の医学的制限がどの程度あるかを考慮しなければならない。前に述べたように，時には一定期間，絶対安静あるいは運動制限が医師により指示される。その場合，看護師は焦点刺激，すなわち医師の指示による身体的不活動状態を管理することはできない。しかし，その他の要因については，適切に計画された予防的手段を通じて管理することができるので，それによって，一時的に患者を不動状態におくという目的を損なうことなく，不使用性シンドロームを予防し，不動状態の弊害を最小限に抑えることができる。これと同様の状況は，対麻痺のような神経筋骨格系の病変により可動性が制限されたときにも起こる。

一般的な予防的看護介入には，次の4つの主な原則が含まれる。①正しい身体アラインメントの保持，②頻回の体位変換，③関節可動性の保持，④筋力の強化。これらの予防的看護介入については，表8-1の4番目の欄に要約してある。

正しい身体アラインメント

前にも述べたように，正しい身体アラインメントとは，身体各部が解剖学的に機能的な位置にあり，体重がバランス良く分散されて，体が安定した状態にあることである。正しい直立位は図8-4に示した。すべての体位に正しい身体アラインメントがある。例えば仰臥位では，直立位と同じように，体は完全に伸展した状態になる。不良なアラインメントや姿勢では，筋肉，靱帯，関節に不要なストレスがかかる。不良な身体アラインメントが習慣になったり長期化すると，頸部の屈曲・拘縮，尖足などの不可逆的な障害が生じる。これらの障害は，長期間寝たきりの患者でもしばしば生じる。

体位変換

不使用性シンドロームは，長期間の不動状態が直接の原因となって起こる。体位変換は，このような結果をもたらす主な刺激を管理するもう1つの方法である。患者では仰臥位がもっとも一般的な体位である。ある種の患者，例えば麻痺患者や意識のない患者などでは自発的に体が動かせないため，この静止位が長期間続くことになる。頻回の体位変換と正しい身体アラインメントの保持は，圧迫部位の神経損傷，関節拘縮，褥瘡，直立位で中心血圧を維持する調節メカニズムの喪失などを防ぐのに役立つ。

可動性の制限の範囲内で，腹臥位を含め種々の体位をとることができる。頻回の体位変換は，体重圧を軽減して全身の血液循環を促進するばかりでなく，気道から粘稠分泌物の除去を促す。努めて座位をとらせるようにすると，体位性血圧

調節メカニズムが維持され，したがって体位性低血圧の症状の出現を予防する効果がある。

　患者によっては，椅子に座ることも大変な労作になる。確かにベッドから起き上がって椅子に移ることさえ患者と看護師双方にとって非常な労力を要することがある。しかし看護師は，医師の指示の範囲内でこのような運動を行うことには測り知れない効果があることを知っている。この椅子に移るという運動だけでも，十分に不使用性シンドロームを予防する効果がある。

関節可動性の保持

　関節の可動性を維持するためには，自動運動または他動運動を行わなければならない。自動関節可動域運動（ROM）では，患者は自力で全関節可動域の運動を行う（図8-3を参照）。非常に衰弱した患者や部分的に麻痺のある患者では，他動（または介助）関節可動域運動が必要である。関節可動域運動の場合は，まず患者が自力で可能なところまで関節を動かし，その後看護師が全関節可動域運動を介助する。ただし，麻痺の患者や意識のない患者では，看護師が初めから全関節可動域運動を介助する必要がある。他動関節可動域運動を行う場合，その四肢はずっと支えて，筋や靱帯に損傷をきたさないようにしなければならない。他動運動では，自動運動と違い，筋肉は収縮しない。したがって筋力増強の効果はないが，関節拘縮の予防の効果がある。関節可動域運動は，痛みや抵抗が生じる点を超えて行ってはならない。

筋力の強化

　いくつかのタイプの運動が筋力強化に効果がある。筋力増強運動の主な目的は，筋萎縮や筋力低下を予防することであるが，この運動はほかの組織にも物理的ストレスを与えるので，全身の血液循環を促進し，骨粗しょう症を予防するという点でも効果がある。

　物体を持ち上げる，動かすなどの自動身体運動はすべて等張性運動である。等張性運動では筋収縮時に筋線維が短縮し，関節が動く。一方，これとは対照的に，関節を動かすことなく筋の張力を維持するために行われるのが等尺性運動である。セッティング運動は等尺性運動の1つである。この運動は，ある筋群を意識的に10秒間収縮させて固くし，その後弛緩させると簡単に行うことができ，腹筋や殿筋，大腿四頭筋の筋力強化に効果がある。しかし，この運動を行うときは，ある程度の注意が必要である。筋収縮中は咽頭蓋が閉じて空気が胸腔内に取り込まれるため，胸腔内圧が上昇する。この現象はヴァルサルヴァ操作と呼ばれているが，心臓に障害のある患者では，これによって心停止が起こることがある。この望ましくない反応が起こるのは，胸腔内圧の上昇によって正常な静脈還流が妨げられ，その結果，心拍出量と冠循環が減少するからである。この種の運動を行うときは，必ず筋収縮中の呼気の方法を患者に指導しておかなければならない。

抵抗運動も，筋力強化のための運動である。この運動は固定した物体を押したり引いたりすることによって行う。その結果，静脈系にポンプ作用が生じるため，この運動は筋力の強化ばかりでなく静脈還流の刺激にも効果がある。例えば，足でフットボード（足底板）を押すというような簡単な運動が腓腹筋や大腿四頭筋の強化に効果があり，またトラピーズバーを引っ張る運動が上腕と肩の筋肉の強化に効果がある。これらの運動を実施するための詳しい手順については，基礎看護技術の教科書を参照してほしい。さらに看護師は，理学療法士や作業療法士などこの分野の専門家を含めた医療チームのほかのメンバーと協働しなければならない。

リハビリテーション

　看護師は，リハビリテーション（すなわち全体的存在としての患者にかかわり，とくに活動のニードに焦点を当てる介入）にも携わる。リハビリテーションとは，人が身体的・精神的・心理的・社会的・職業的能力を可能な限り回復させる積極的かつダイナミックなプロセスである。その基本的前提は，生活のなかでの個人の尊厳と全体性，すなわち可能な限りの自立と自己達成を維持できるようにすることである。アメリカリハビリテーション看護師協会は，その業務を，患者が最善の適応を通じて生活の主流に復帰し，それによってその環境内で最大限機能できるようにすること，と定義している。心臓，呼吸器，神経筋系の問題に対するリハビリテーションプログラムは，一般的に行われている。それに比べ，癌のリハビリテーションプログラムはそれほど一般的ではないが，ベック Beck（2003）はこのプログラムをさらに発展させる必要があることを指摘した。なぜなら，癌と診断された患者数が増加しており，その生存率も高まっているからである。1人ひとりのリハビリテーション目標は，障害者として就職したり再就職することから，セルフケアに必要な能力を身につけることまで，さまざまに異なるであろう。軽度の頭部外傷や軽度の脳卒中ならば，以前の能力を回復することが可能である。しかし，重度の頭部外傷や麻痺を伴う脊髄損傷や脳卒中の場合は，完全な機能回復は期待できず，永久的な障害が残る可能性が大きい。この場合，その人と家族は，その状態を受容し，それに適応し，代償方法を見つけて最大限に機能できるようになるために援助を必要とする。

　機能障害予防のために計画される看護ケアには，スキンケア，良肢位とアラインメントの保持，頻回の体位変換，関節可動域運動などがある。

　看護師は，日常生活活動をできる限り自立して行うよう患者を励ますことによって，健常な技能と機能の維持を助ける。運動機能，とくに可動性の回復を目指す運動プログラムには，看護師の参加がきわめて重要である。運動機能の予防・維持・回復のための計画についての詳細は，リハビリテーションの教科書を参照してほしい。

　リハビリテーションプログラムでは，多くのヘルスケア従事者が患者と家族に

協力する。しかし毎日，患者と接する時間がいちばん多い看護師は，リハビリテーション活動から最大限の成果が得られるようにスケジュールを調整することのできる立場にある。患者は，歩行練習などのきつい運動に対しては，多くのエネルギーと意欲を必要とする。効果的な運動の学習に際しては，可動性のプロセス，また代償過程としてのフィードバックについての看護知識が，リハビリテーションのプロセス全体を通じて有用であろう。例えばこの知識は，一側の機能をおかす神経筋障害をもつ患者に用いることができる。この状態は，脳の一側に生じた卒中の結果，他側の身体部分の運動支配が障害されるものである。患者は，自立して食事ができるよう作業療法を受けているとしよう。夕食の介助をしていた看護師は，運動機能再学習のためのフィードバックが必要であることに気づいて，患者にトレイをよく見るように指示し，患者の手がトレイの上の食物に届いたときには，言葉でその合図をする。ある種の脳損傷後には誤示動作がよくみられるが，そのための運動プログラムをしっかり指導することによって，この状態は克服することができる。

活動のニードに対する看護介入の事例

　活動のニードを充足するための看護介入計画について，自動車事故による骨盤骨折で突然入院した患者を例に具体的に説明しよう。この患者には，次の2つの看護診断が下される。
1) 健康に対するフィットネスの効果について知識をもち，規則的に運動プログラムを実行していることにより，四肢の主要筋群の筋緊張は良好，筋力は4＋。
2) 突然の治療的不動状態と62歳という年齢に関連した不使用性後遺症の危険性。

　多くの長期目標と短期目標が設定されるが，そのいずれにも，目標到達のために管理が可能な刺激を同定する看護介入が含まれる。

　第1の目標に対して，看護師は一連の看護介入を計画する。患者には，入院後できるだけ早期にセルフケア活動を開始させる。入浴，整髪，髭剃り，ベッド上での化粧などの簡単な活動が，引っ張る，体重をかけるなどの自動運動を可能にする。この自動運動は筋力強化に有効であり，また全身の血液循環を刺激し，関節可動性を促す。

　まず看護師は，病院で行う運動は患者の普段の運動パターンとは違うかもしれないが，現時点ではこの運動のほうが重要であることを患者に説明する。次に，運動とその具体的な目的について説明し，患者の健康についての知識や規則的な運動習慣の長所を認める。そして患者に参加してもらって上肢の筋強化運動のスケジュールを作成するが，これには，トラピーズバーをつかんで腰を上げる運動も含まれる。このようにして運動の時間と回数を徐々に増やしていく。固定した物体を押したり引っ張ったりする運動が重要なので，オーバーベッドテーブルを固定するなどの工夫をするとよい。

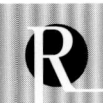

運動プログラムを効果的に続けるために，①患者の知識や実行している習慣，②強化すべき筋肉の計画的使用，③運動を完全に行えるための道具の用意，④プログラムを妨げない環境（例えば矛盾した治療スケジュール），などにとくに注意する。この患者の場合は，筋力強化記録表を作る。プログラムの初期には，ある程度の筋力低下が避けられないことを患者と看護師は心得ておかなければならない。しかし長期的な目標を常に念頭においておくことは有用である。たとえその目標が達成できなくても，筋力強化プログラムが設定されていなかったり，あるいは慎重に実行されていない場合に比べ，次のリハビリテーション段階に入る準備がよく整っていると感じられることは，患者にとっても看護師にとっても励みとなる。

g. 休息と睡眠に対する看護介入

先に明らかにした主な刺激を管理することによって適切な休息と睡眠を促す一般的方法には，次のものがある。すなわち，①身体的安楽を図る，②心理的ストレスを軽減する，③毎日の身体的活動スケジュールを作成する，④静かな環境を整える，そして⑤睡眠薬やアルコールを管理して使用する。

身体的安楽

身体的な痛みと不快は，休息と睡眠を妨げるもっとも一般的な原因である。したがって身体的安楽を図ることが睡眠剥奪の緩解の方法となる。衛生状態を良好に保つことにより，身体的安楽を促し，休息と睡眠の質が改善する。温湯の入浴は，くつろぎをもたらす効果がある。香辛料は人によっては睡眠を妨げることがあるので，その可能性を，空腹感の有無とあわせて患者と話し合い，適切に対処する。ゆっくりした背部マッサージは体を安楽にし，睡眠を促す効果がある。

前に述べたように，単に体を不活動状態におくのでは，良好な休息は得られない。痛みを緩和し安楽を促すために，鎮痛薬が指示されることがある。この場合，適切なタイミングで鎮痛薬を投与することが大切である。痛みのある患者に対して，看護師は長期的な薬物依存を懸念する余裕はない（第10章を参照）。しかし，薬物の選択は慎重に行って，患者がレム睡眠遮断という後遺症をきたさないようにしなければならない。

心理的ストレスの軽減

休息と睡眠には心理的ストレスの軽減が必要であろう。そこで，患者に不安や恐怖，フラストレーションを表出する機会を与えるとよい。病院のなかでは，何が起こっているのかが知らされなかったり，わからないことが患者に無力感を生じさせることがあり，それが不安をひき起こす（第14章を参照）。不正確な理解が，不必要な不安の原因となることもある。看護師は，患者が状況についてどの

ように理解しているか，そしてそれがその患者にとってどのような意味をもつかをチェックできる立場にある。したがって，患者の苦痛を示唆するような，休息と睡眠を妨げている微妙な顕在的・潜在的行動に敏感でなければならない。看護師は，その人の視点に立って，休息と睡眠を妨げている焦点刺激や関連刺激に適切に対処できるよう援助するとよい。

　入院患者や在宅患者にとって，眠れないという不安が心理的ストレスとなり，それが睡眠を妨げる焦点刺激となることがある。研究者は，眠ろうとすることにあまりにとらわれすぎると，かえって問題を増悪させると指摘している。どうしても眠りにつくことができないと，不安やフラストレーション，憤りの感情が起こり，それがさらに興奮と緊張の引き金となる。このような状態に対しては，次のような実際的な看護介入方法が提唱されている。①眠くなったときにだけベッドに入る。そして性行為と睡眠のためだけにベッドを使う（ベッドで本を読んだりテレビを見たりしない）。②20分経っても眠りにつけないときは，眠くなるまでほかの部屋で過ごす。時計を壁のほうへ向けるのも役に立つことがある。③夜間に目が冴えてしまったときも同様に，起床して再び眠くなってからベッドに戻る。④毎日同じ時間に起床し，昼寝をしないのも効果的である。こうすれば，やがてベッドに入れば速やかに眠れるようになる。

身体的活動
　前に述べたように，身体運動はノンレム睡眠を誘発する。したがって，運動制限の範囲内で十分な量の身体的活動を毎日のスケジュールのなかに取り入れる必要がある。ただし，激しい身体的活動や精神的興奮をひき起こす出来事は睡眠を妨げることが多いので，就寝前には避ける。睡眠周期が正しく起こるようあらゆるケアを心がけて，患者がレム睡眠遮断をきたすことのないようにしなければならない。治療やその他の処置はできるだけ同じ時間帯にまとめて行うようにして，睡眠を妨げる回数を最小限にとどめる。各睡眠周期は90分程度であるから，2時間以上の間隔を空けて処置の時間を計画すれば，各睡眠周期を完全に経過させることができる。夜遅く大量の飲食物を摂取すると，胃腸や膀胱が刺激されて必要以上に頻回の覚醒が起こることになる。利尿効果のある薬物は就寝前には投与しない。健康な人の場合，中等度の運動を習慣的に行うと，睡眠を長くかつ深くする効果がある。

静かな環境
　静かな環境を整えるには，その人の就眠時の習慣を考慮する必要がある。環境からすべての種類の有害刺激を除去する。室温，照明，騒音，悪臭をチェックする。不快な騒音を除去できないときは，心地良い音楽でまぎらわせるようにするとよい。安眠に必要な静寂の程度は人によって異なり，完全な静寂を必要とする人もあれば，いくらか環境音があることを好む人もいる。病院では個室が増えて

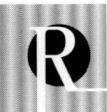

きているので，その人に合った環境を整えることが可能になってきた。慣れない環境が睡眠に与える影響は，通常3〜4日以上は続かない。このことを心得ておくと，入院時の睡眠パターンの変化に対する不安をコントロールできるよう患者を援助することができる。

ICUなどの特殊病棟では，その設備・器具や治療活動のため静かな環境を確保するのが困難なことがあるが，できるだけ患者が休息と睡眠がとれる環境をつくるよう努める必要がある。患者に対して，夜間を通じて持続的に状態を見守っていることを伝えて安心感を与えるとよい。このような病棟では，上記のように活動のスケジュールを慎重に立てることがとくに重要である。しかし，多くの病棟の物理的配置から，1人の患者に行うケアが別の患者に影響を与えるということが起こりうる。時には患者にとってもっともわずらわしいのがスタッフの話し声だということがあるが，これは看護師が容易に管理することのできる刺激である。

催眠薬

最後に，催眠薬は，限られた状況において注意深く用いなければならない。なぜなら，催眠薬は必ずしも高い質の睡眠と休息をもたらすものでないことが明らかにされているからである。これはアルコールについても言えることで，とくに睡眠のために習慣的に用いている場合には慎重な管理が必要である。看護師は，これらの物質は短期的にのみ有効であって，安眠あるいはレム睡眠をかえって抑制しやすいことを説明し，その使用をできるだけ制限するよう指導しなければならない。また，睡眠を促す代わりの方法を患者が見つけられるよう援助しなければならない。

以上，活動と休息のニードをもつ人々を援助するために個別的に計画された看護介入が必要となる範囲，さまざまな場，および状況について述べた。次に，これらの介入の有効性についての注意深い評価が必要である。

h. 評価

どの適応様式についても言えることであるが，活動と休息に対する生理的ニードについても，看護過程の評価の段階のもとになるのは行動のアセスメントである。前に挙げた例では，仕事上の責任の変化が原因で睡眠パターンに変調をきたしたと訴え，眼に睡眠剥奪の症状を示した患者が，1週間後に再度外来を訪れたときにも，前と同じ行動がみられた。すなわち患者は，入眠困難と夜間の頻回の覚醒を訴え，両眼の発赤，眼瞼の腫脹，眼の下のくまを生じ，熟睡感がないと報告した。またこの患者は，職場での昇進に伴う仕事上の責任について心配が続いているとも述べた。患者の言葉によると，心配とフラストレーションのもとになった仕事上の大きな責任を2つ書き出して明らかにし，それに取り組む方略を立てることが困難だったため，これらの心配がさらにいっそう大きくなったという。

患者は睡眠障害についても不安を強め，眠ろうとして苦しんでおり，まずこの問題に対処するという短期目標も達成できないのではないかと心配している。看護師は，おそらく持続する睡眠障害に由来すると思われる，不明瞭でやや混乱した思考に気づいた（第12章を参照）。問題の行動に変化がみられず，それどころか問題悪化を示唆する行動の徴候が増大したことを懸念した看護師は，とりあえず患者に中等度の自動運動を日中行い，就眠時にリラクセーション運動を行うよう具体的に指導し，また短期的に催眠薬を処方してもらうことにした。それで多少は睡眠がとれるだろうから3日後の午前の予約時間にもう一度外来を訪れるよう患者に伝え，その時点で問題への対処について一緒に話し合うことにした。もっとも心配している2つの大きな仕事上の責任を書き出して明らかにし，それに取り組む方略を立てるという目標にはその時点でもう一度挑戦することになろうし，問題解決プロセスの用い方についても指導することになろう。この例は，非効果的な看護介入の評価および追加する行動のアセスメントにもとづいて看護介入計画の修正が行われた場合を示している。

5 要約

この章では，ロイ適応モデルの視点から活動と休息のニードについて説明した。可動性と睡眠のプロセスを含むこのニードの理論的基礎についても紹介した。これに関連する代償適応過程を明らかにし，あわせてプロセスの障害の例を示した。看護過程の各段階については，看護診断，目標の設定，看護介入，看護ケアの有効性の評価に関して行動と刺激の例を挙げて具体的に説明した。

（訳＝江本　愛子）

応用問題

1. 先週のある1日にあなたが行った身体的活動の量に影響を与えた要因（焦点刺激と関連刺激）を挙げなさい。

2. 休息と睡眠のアセスメントで用いることのできるツールを作成しなさい。ツールには，通常のパターンと現在の状態とを記入できるように工夫しなさい。

3. そのツールを用いて，25歳未満の人と60歳以上の人の休息と睡眠のニードについてアセスメントを行いなさい。

理解度の評価

[問題]

1. 活動にかかわる基本的生命・生活過程は (a) ＿＿＿＿＿ であり，休息にかかわる基本的生命・生活過程は (b) ＿＿＿＿＿ である。この2つの概念について述べなさい。

2. この章には述べられていない活動と休息のニードに関する代償過程を1つ挙げて説明しなさい。

[状況]

リューさんは，73歳の未亡人である。彼女には入院中訪ねてくれる親しい友人や親戚はいない。現在，彼女は左大腿骨骨折の手術を待機中で，完全な床上安静を指示されている。もし予防のための適切な看護介入を計画しなければ，リューさんはおそらく非常に重篤な廃用後遺症をきたすであろう。

3. リューさんの次の身体機能のうち，3つに起こりうる廃用後遺症を挙げなさい。
   代謝系，筋骨格系，循環器系，呼吸器系，排泄，皮膚，感覚・知覚

4. 次の第1段階のアセスメント項目について，活動のニードに関するものに (A)，休息に関するものに (R)，その両方であればに (B) の記号を空欄に記入しなさい。
   (a) ＿＿＿＿＿ 24時間の活動パターン　　(b) ＿＿＿＿＿ 状態についての自己報告
   (c) ＿＿＿＿＿ 筋束と筋緊張　　　　　　(d) ＿＿＿＿＿ 関節可動性
   (e) ＿＿＿＿＿ ライフスタイル　　　　　(f) ＿＿＿＿＿ 歩行
   (g) ＿＿＿＿＿ 易刺激性と不穏状態

5. 活動と休息に影響を与える関連刺激をそれぞれ3つ挙げなさい。

6. リューさんの看護診断を書きなさい。

7. リューさんの長期目標と短期目標を作成しなさい。

8. 整復と回復は休息と睡眠中に起こるという知識をふまえて，あなたはリューさんの睡眠の質を改善しようとする。それを達成するための主な看護介入を少なくとも2つ挙げなさい。

9. あなたが作成した目標をリューさんが達成したことを示す行動にはどのようなものがありますか。

[解答]

1. (a) 可動性：自分で動いたり，人に動かされるというプロセス。
   (b) 睡眠：これからの活動に備えてエネルギーの回復を図るため，体のほとんどの生理的活動が低下する状態。

2. 例：
    - 例えばドライブ中のように眠らないで覚醒していることが重要なときがある。コーヒーを飲む，大きな音で音楽を聴く，あるいは会話をすることが眠りを避けるのに役立つことがある。度々車を止めて覚醒していることを確かめることが大切である。
    - 同じ言葉を反復すること（例えば「羊が○匹」と数える）が，頭を空っぽにして眠りを誘うのに役立つことがある。
    - 例えば手術の直接介助をする看護師や長時間の演奏をする聖歌隊員のように，立ちつくして動くことができない人では，足の指先を動かし続けることで下肢の循環を保つことができる。
3. 代謝系：負の窒素バランス
    筋骨格系：骨粗しょう症，関節拘縮，脱神経
    循環器系：起立性低血圧，下垂部浮腫，血栓形成
    呼吸器系：低換気
    排泄：尿閉，腎結石，便秘
    皮膚：褥瘡
    感覚・知覚：失見当識，錯乱，不安
4. （a）B，（b）B，（c）A，（d）A，（e）B，（f）A，（g）R
5. 活動：身体的状態，心理的状態，周囲の環境，個人的習慣。
    休息：身体的ストレス，環境因子，年齢，心理的状態，催眠薬やアルコールなどの物質の使用。
6. 看護診断　例：完全な床上安静に伴う活動制限に関連した不使用後遺症
7. ・短期目標の例：術前にリューさんは，健常な筋群の関節可動域運動を積極的に行う。
    ・長期目標の例：術後3時間以内にリューさんは椅子に10分間座る。または，術後5日以内にリューさんは，家庭で必要時に介助があれば退院できるだけの可動性を回復する。
8. 次のいずれか2つ。
    - 身体的安楽を維持し，痛みが生じないようにする。
    - 深い睡眠を誘発するために十分な量の身体的活動を維持する。
    - 全睡眠周期が起こるようにするため，夜間の睡眠中断は最小限にとどめる。
    - レム睡眠のニードを高める心理的ストレスを和らげる。
9. 例：
    - リューさんは，健常な筋群の関節可動域運動を実際に行って見せ，また規則的に行っていると報告する。
    - リューさんは，術後早期の運動の重要性を理解し，術後3時間以内に椅子に10分間座る。
    - リューさんは，自分の可動性に自信をもち，家庭で必要な介助が受けられ，5日以内に退院する。

●文献

Anderson, M. A. (2007). Activity, rest, and sleep as criteria for health. In M. A. Anderson (Ed.),

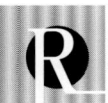

Caring for older adults holistically (4th ed., pp.120-132). Philadelphia: F. A. Davis.

Beck, L. A. (2003). Cancer rehabilitation: Does it make a difference? *Rehabilitation Nursing, 28*(2), 42-47.

Benson, H. (1975). The Relaxation Response. New York: William Morrow and Company.

Benson-Henry Institute for Mind Body Medicine. (2006). *Elicit the relaxation response.* Retrieved from http://www.mbmi.org/basics/whatis_rresponse_elicitation.asp

Bronstein, K. S. (2001). Human mobility: An overview. In C. Stewart-Amidei & J. A. Kunkel (Eds.), *AANN's Neuroscience Nursing: Human responses to neurologic dysfunction* (2nd ed., pp.407-424). Philadelphia: W. B. Saunders

Burrell, L. O., Gerlach, M. J. M., & Pless, B. S. (1997). *Adult nursing: Acute and community care* (2nd ed.). Stamford,CT: Appleton & Lange.

Dossey, B., Buzzetta, C., & Kenner, C. (1992). *Critical care nursing: Body-mind-spirit.* Philadelphia: Lippincott.

Dworetzky, T. D. (1987, October). The willowy six-footer that bends at the waist. *Discover,* 18.

Friedman, D. (1993). Sleep disorders. In B. Long, W. Phipps, & V. Cassmeyer (Eds.), *Medical-surgical nursing: A nursing process approach* (pp.228-243). St. Louis, MO: Mosby.

Hilton, J. (1976). Quantity and quality of patients' sleep: Disturbing factors in respiratory intensive care unit. *Journal of Advanced Nursing, 1,* 453-468.

Ignatavicius, D., & Workman, L. (2002). Medical-surgical nursing: Critical thinking for collaborative care. (4th ed.) Philadelphia: W. B. Saunders Company.

Lee, K. A. (2003). Impaired sleep. In V. Carrieri-Kohlman, A. M. Lindsey, & C. M. West (Eds.), *Pathophysiological phenomena in nursing: Human responses to illness* (3rd ed.). St. Louis, MO: Saunders.

Marieb, E. N., & Hoehn, K. (2007). *Human anatomy and physiology* (9th ed.). San Francisco: Pearson Benjamin Cummings.

[*1] NANDA-International. (2007). *Nursing diagnoses: Definitions and classifications, 2007-2008.* Philadelphia: NANDA-I.

[*2] Sacks, O. (1983). *Awakenings.* NewYork: Dutton.

Taylor, C., Lillis, C., & LeMone, P. (2001). *Fundamentals of nursing: The art and science of nursing care* (4th ed.). Philadelphia: Lippincott.

U. S. Department of Health and Human Services. (1995). *Healthy people 2000: Mid-course review and 1995 revisions.* Washington, DC: Public Health Service.

U. S. Department of Health and Human Services. (2000, Jan.). *Healthy people 2010: Vol.1 and 2* (Conference Edition). Washington. DC: Centers for Disease Control and Prevention, President's Council on Physical Fitness and Sports.

Wickens, A. (2000). *Foundations of psychology.* Harlow, England: Pearson Education Limited.

●邦訳のある文献

1) 日本看護診断学会監訳：NANDA-I 看護診断―定義と分類 2007-2008，医学書院，2007．

2) 春日井晶子訳：レナードの朝，早川書房，2000．

●補足文献

Smith-Temple, J., & Johnson, J. Y. (2002). *Nurses' guide to clinical procedures* (4th ed.) Philadelphia: Lippincott.

SISTER CALLISTA ROY
THE ROY ADAPTATION MODEL
THIRD EDITION

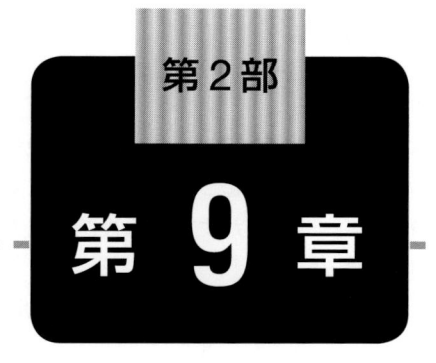

第2部

第 9 章

防衛

防衛（保護）は，ロイ適応看護モデルの個人の生理的様式のなかで5番目に挙げられている基本的ニードである。この様式には重要な適応過程が含まれている。防御の生命・生活過程により，体には非特異的な防御過程と特異的な防御過程がある。非特異的な防御には，皮膚のバリア（障壁）と細胞による防御，化学的防御があるが，体の特異的過程を構成しているのは免疫機能である。これらの複雑な過程が一体となって，病気を起こす物質の侵入に対して防衛ラインを設けることによって，防衛のニードを満たす重要な役割を果たしている。この病気に対する防衛が適応を促進する。

　この章では，防衛（特異的防御過程と非特異的防御過程）に関連する基本的生命・生活過程について述べる。さらに，防衛の障害過程と代償過程にある事例について述べる。最後に，行動と刺激のアセスメント，看護診断，目標の設定，看護ケアの評価を含む看護ケア計画のガイドラインを示す。

学習目標

1) この章の防衛のニードにかかわる2つの基本的生命・生活過程について述べることができる。
2) 防衛の2つの基本的生命・生活過程に関連した1つの代償過程について述べることができる。
3) 防衛の障害過程の2つの状況を挙げて，説明することができる。
4) 防衛のニードにかかわる基本的生命・生活過程に必要な第1段階のアセスメント因子（行動）を明らかにすることができる。
5) 第2段階のアセスメントにおいて，防衛に影響をおよぼす一般的な刺激を挙げることができる。
6) 防衛にかかわる状況の下で看護診断を下すことができる。
7) ある状況の下で，個人の非効果的な防衛に関連した看護目標を挙げることができる。
8) 非効果的な防衛の状況の下で一般的に実施される看護介入を説明することができる。
9) 看護介入の効果を判定する方策を示すことができる。

重要概念の定義

インターフェロン（interferons）：まだウイルスに感染していない細胞を防衛したり，感染した細胞内での増殖を防ぐために，ウイルスに感染した細胞から放出される抗微生物化学物質。

炎症反応（inflammatory response）：生体の二次防御ライン；細胞が傷ついたと

きに起こる。炎症性物質が血管を拡張し，毛細血管の透過性を亢進させる。さらに好中球や単球が傷害部位に遊走する。

抗菌物質（antimicrobial chemicals）：インターフェロン，補体，尿などの非特異的防御物質。

抗原（antigens）：免疫系の引き金となる，たんぱく質，核酸，分子量の大きい炭水化物，一部の脂質などの物質。

抗体媒介性免疫（antibody-mediated immunity）：生体の体液内に存在する抗体の働きによる特異的防御過程。

細胞媒介性免疫（cell-mediated immunity）：リンパ球とマクロファージが関与する特異的防御過程。

食細胞（phagocytes）：機械的なバリアを通過して生体内に侵入してきた病原体を取り込み消化する防御細胞（非特異的）。

褥瘡（pressure ulcers）：皮膚組織が圧迫され，圧迫が軽減されないために生じる損傷。

特異的防御過程（specific defense processes）：特異的な抗原を標的にする防御過程。

ナチュラルキラー細胞（natural killer cells）：癌細胞やウイルスに感染した細胞を標的にして破壊する。

膿汁（pus）：死んだ細胞や死につつある細胞，生きている病原体や死んだ病原体の混合物。炎症反応の産物であることが多い。

発熱（fever）：体温が異常に高くなり，微生物の増殖を妨げ，代謝を亢進させることで，修復過程を促進させる。

非特異的防御過程（nonspecific defense processes）：病原体が生体に侵入してくるのを妨げ，生体内での細菌の増殖を抑えて，免疫機能を強化する生体のバリアと細胞および化学物質による防御である。

皮膚のバリア（surface membrane barriers）：損傷を受けていない皮膚や粘膜。生体における一次防御ラインである。

補体（complement）：異物である細胞に破壊的な病変をひき起こし，炎症反応を増強する20種類以上のたんぱく質の総称。

免疫（immunity）：病気を起こす物質に対する体の抵抗能力。能動免疫は抗原と遭遇することによって生じる。受動免疫はほかの人や動物のドナーから得た抗体による短命の免疫であり，免疫学的な記憶は成立しない。

免疫系（immune system）：異物（抗原）を認識して不活性化または除去するために働く機能的システム（Marieb & Hoehn, 2007, p.379）。

免疫能（immunocompetent）：特定の抗原に反応するリンパ球の能力。

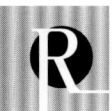

1 防衛の基本的生命・生活過程

防衛の生理学的なニーズは，特異的な防御過程と非特異的な防御過程の2つの基礎的な生命・生活過程から成り立っている。この2つの防御組織機能は同時に，細菌やウイルス，移植組織，異常細胞などの「異質な」物質から体を守るためにはたらく。

a. 非特異的防御：先天免疫の働き

先天免疫には非特異的な免疫反応がかかわっており，さまざまな病原体を標的としている。この機能は，解剖学的機制と生理学的機制，食細胞による機制，そして炎症性の機制の4つの防衛機制からなっている。これらが一体となって病気の広がりを防ぎ，適応のための免疫反応を働かせる（Goldby, Kindst, & Osborne, 2000）。この機能には皮膚のバリアと細胞による防御，化学的な防御がある。皮膚のバリアには皮膚と粘膜がかかわっている。細胞による防御と化学的な防御には食細胞やナチュラルキラー細胞，炎症反応，抗菌物質，発熱がかかわっている。マリーブ Marieb とヘーン Hoehn (2007) によれば，先天免疫は「体への微生物の侵入と増殖を防ぎ，防衛の二番手である特異的防御機能の負荷を軽減する」という (p.373)。

解剖学的バリア

損傷のない皮膚と粘膜からなる解剖学的バリアは，体の一次防御ラインである。傷のない健康な皮膚は，病原菌やその他の有害な物質に対してバリアを形成する。皮膚の2つの層である表皮と真皮は，ともに体を病原体から守っている。表皮は皮膚の外側の層をつくり，弾力性のある不溶解性たんぱくであるケラチンからなっている (Marieb & Hoehn, 2007)。ケラチンは防衛にとって重要であり，酸やアルカリ，細菌性酵素に抵抗して，これらが体内に侵入するのを防ぐ。真皮には血管や脂肪線，汗腺があり，これらが有害な物質に対して，さらに防衛している。防衛に関与する物質には，このほか皮脂がある。皮脂は脂肪線から分泌される油性物質である。皮脂には殺菌性の化学物質が含まれており，皮膚の pH を3〜5の間に保っている。上皮表面が酸性に保たれることにより，微生物の増殖を防ぎ，体の防衛をさらに促進する。また皮膚は，機械的・化学的・細菌学的な損傷，紫外線照射や熱による影響，乾燥から深部組織を守るために機能する。

皮膚の汗腺は，体の熱放散と熱保持を助け，発汗のプロセスを通して尿素と尿酸の排出を促す。さらに，爪は足と手の指先を保護し，髪と毛小嚢も小さいながらも防衛機能を果たしている。

また粘膜は，解剖学的防御の2つめの構成要素であり，生体に対する微生物の

機械的バリアとして機能する。消化器系と呼吸器系で産生される粘液によって多くの微生物が捕捉される。鼻毛は，微生物を捕捉することで，その侵入を防ぎ，また下気道の線毛の働きによって粉塵や細菌を含んだ粘液が上気道に排出される。胃の粘膜，腟の粘膜，唾液，涙液は微生物を破壊し，細菌や真菌の増殖を抑制する。

生理的バリア

体内には多くの生理的バリアがあり，病原体に対してさらに防衛している。生理的バリアには，体温，胃液のpH，そしてさまざまな化学伝達物質がある（Goldsby, Kindt, & Osborne, 2000）。体温が正常なときは病原体の成長を妨げる。さらに，胃酸は強い酸性であるため，多くの病原体の生存を防いでいる。先天免疫系の第3の生理的要素には，先天免疫の化学プロセスにかかわる，さまざまな溶解性のたんぱくがある。これには，リゾチーム，インターフェロン，そして補体系がある（Goldsby, Kindt, & Osborne, 2000）。リゾチームは酵素で，細菌の細胞壁に付着して病原体による侵入と破壊を防ぐ。インターフェロンはたんぱく質であり，ウイルスに感染した細胞から放出され，免疫反応による適応を刺激し，感染していない組織を保護する能力がある（Marieb & Hoehn, 2007）。先天免疫反応を促進するたんぱくとして，このほかに補体がある。補体には20種類の血漿たんぱくがあり，異質細胞内で破壊的な病変をひき起こし，炎症性反応を強める（Marieb & Hoehn, 2007）。

食細胞バリア

食細胞は先天免疫反応の重要な部分を占めており，マクロファージと好中球の両方を含んでいる。食細胞は病原体を貪食し，貪食後の物質を分解する。そして最終的には，分解したものを食細胞から放出する（Goldsby, Kindt, & Osborne, 2000）。食細胞は，マクロファージすなわち好中球が非自己を認識すると活動を始める。体が健康な細胞を破壊しないようにするため，食細胞は非自己の物質と自己の物質を識別している。これは，非自己の物質の3つの特徴，すなわち粗面（大まかな表面），たんぱく被膜の欠如，抗体／補体システムの存在を認識することで行われる（Guyton & Hall, 2000）。好酸球も同様に，食作用を利用して体から異物を取り除く。好酸球は寄生虫を殺菌するが，その貪食作用は弱い（Guyton & Hall, 2000）。

炎症反応によるバリア

炎症反応は，細胞が傷つけられたときに始まる。細胞が傷害されるとヒスタミンやブラジキニンなどの炎症性物質が放出され，血管を拡張し，毛細血管の透過性を亢進し，好中球や単球を血管外へ遊走させる。炎症の4つの徴候は，発赤，発熱，腫脹，疼痛である。マリーブとヘーン（2007）によると，炎症反応は「①傷

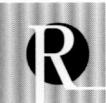

害物質が近くの組織に広がるのを防ぎ，②細胞の破片や病原菌を処理し，③回復のための土台を準備する」(p.376)。炎症反応の産物として，死んだ細胞や死につつある細胞，また生きている病原体や死んだ病原体の混合物である膿汁などがある。

b．特異的防御：免疫の適応反応

　二次防御ラインは，体の特異的な防御プロセス"免疫系"である。マリーブとヘーン（2007）は免疫系について，「異物（抗原）を認識し，それらを不活化し破壊する機能的なシステム」(p.379)と述べている。免疫系の活動は，特異的な抗原を"標的"として向けられる。そして異物を認識して，それに対して組織的にねらいを定めて攻撃して，広範囲にわたる多様な抗原や異常な体細胞から体を守っている。

　免疫反応には4つの重要な側面があることが明らかになっている。すなわち，抗原の特異性，多様性，記憶，そして自己と非自己の識別である（Goldsby, Kindt, & Osborne, 2000, p.10）。抗原の特異性は，免疫の適応システムにより，特定の異物を認識し攻撃できることを示している。第2に，免疫の適応システムには多様性があり，さまざまな分子を特定し，さまざまな異物を識別することができる。免疫反応の第3の側面は，免疫の記憶をもっていることであり，以前に遭遇した病原体を識別し，再度接触した場合には，より強い強化された免疫反応を示すことができる。最後に，免疫系は自己と非自己を識別することができる。自己分子と非自己分子を認識・識別し，非自己と特定した分子だけを攻撃することができる。この4つの特徴により，異分子の認識，先天免疫と特定の免疫の両方の適合反応の開始，将来の反応のための分子の記憶，そして潜在的な破壊からの自己分子の防衛が可能になり，健康全般にかかわる防衛がうまくいく結果となる。

　適応免疫は特異免疫ともいわれるが，Bリンパ球とTリンパ球という2つのリンパ球から成り立っており，2つのタイプの免疫反応をつくりだしている（Goldsby, Kindt, & Osborne, 2000）。B細胞リンパ球は骨髄から分泌され，十分に成熟してから放出されるが，一方，T細胞リンパ球は骨髄で生産され，その後成熟のために胸腺に移動する。成熟するにつれて，細胞は免疫応答性をもつようになる。すなわち，異物に対して応答する能力をもつようになる。このことは，遺伝子が特定の異物に対して抵抗を示す判断をしていると理解されている。B細胞リンパ球は抗体媒介免疫をつくり，一方，Tリンパ球は細胞媒介免疫をつくる。

　抗体媒介免疫にはB細胞と抗体がかかわっている。抗体は糖たんぱくであり，抗原における特定のエピトープ（抗原決定基）を識別し，抗原の除去を促進する（Goldsby, Kindt, & Osborne, 2000）。免疫反応のきっかけとなる分子である抗原は，抗原媒介免疫として活動を始める。抗原は，抗原提示細胞（APC）を介してB細胞に伝えられるが，異種たんぱくや酸性核，多くの複合炭水化物，また脂質を

含んでいる。抗原は，B細胞からの免疫反応をひき起こす。2つのタイプのB細胞が抗原に対して反応する。抗体を分泌する形質細胞と記憶細胞である。形質細胞から分泌された抗体は特定の抗原を識別し，その抗原と結合し，異種抗原の破壊と体内からの除去を促進する。続いて記憶細胞は膜結合抗体を生産し，体に再度抗原が提示された場合には，抗体に対して即座の応答を促進するように働く。抗体媒介免疫は自然に獲得されることもあれば，人工的に獲得することもある。また，能動的なこともあれば，受動的なこともある。自然に獲得される能動免疫は病原体との接触や感染を通して獲得されるが，一方，人工的に獲得する能動免疫は死んだ病原体や不活性化された病原体の接種によって生成される。受動免疫は，出生前に胎盤を通して，あるいは出産後に母乳を通して母親の抗体が子どもに伝わったときに，自然に獲得される。受動免疫は，特定の抗原に結合する能力のある抗体をもつ免疫血清（ガンマグロブリン）の注射によって獲得される。

　細胞媒介免疫をもつT細胞リンパ球は，B細胞リンパ球とは異なる方法で異物を破壊する。しかし，この両者は協同的な関係性があり，体の異物を破壊するために同時に働く。Tヘルパー細胞とT傷害性細胞はB細胞と一体になって，異分子を特定し破壊する。Tヘルパー細胞は異種抗原を識別し，サイトカイン分泌を始めて強い免疫反応を促進する（Goldsby, Kindt, & Osborne, 2000）。また傷害性T細胞は，分子を死滅させることで異種抗原に応答する。傷害性T細胞とヘルパーT細胞は，T細胞受容体（TCR）と主要組織適合性複合体（MHC）という別の分子によって抗原を認識する。これは，MHCによるTヘルパー細胞への抗原提示という異なる提示である（Goldsby, Kindt, & Osborne, 2000）。抗原として識別され，提示のいかんにかかわりなく，抗原は異物として認識され，続いて破壊される。

　この章では，防衛のニードに関する非特異的防衛と特異的防衛の過程の情報を概説として示す。このような重要な人間のプロセスについてのより詳細な情報は，解剖学と生理学の資料を参照してほしい。しかし，今の時点では，防衛に関連して生じる代償適応過程と障害過程についてみていくことにする。看護師はこのような過程を理解して，適切な計画と看護介入を決定し，患者が最善の適応と機能を実現できるようにしなければならない。

2　防衛の代償適応過程

　この章ですでに述べたように，防衛のニードは，適応的（特異的）防御過程と先天的（非特異的）防御過程を通して満たされる。しかし，防衛の過程が安定していないか，あるいは十分でない場合は，代償の過程が生じる。

　人間を適応システム（第2章を参照）として考えると，人は環境の変化に反応するために先天的・後天的な方法を獲得している。さらに，ロイRoyはこれを調節

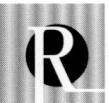

器サブシステムと認知器サブシステムの対処機制としての統合の適応ダイナミクスを概念化している。さらに，考えたり，感じることのできる人間は，認知器の活性化によって，生理的様式のどの適応レベルにおいても反応する。調節器サブシステムと認知器サブシステムは，適応の目標達成に有効な行動を拡大するための代償過程の反応を与える。適応レベルは，内的刺激として統合されるか代償されるか，あるいは障害されるかのいずれかである。

　防衛に対する代償の適応は，特異的・非特異的防御過程のすべてを含んでいる。すなわち，疾病をひき起こす物質の侵略に対する防御ラインである。しかし，防衛システムは障害の状況のもとで強化される。次の例は，炎症性反応が増強する徴候を示している。細胞が傷つけられた場合に，炎症反応が起こる。炎症の徴候は，発赤，発熱，腫脹，そして疼痛の4つである。代償的適応レベルの例には，このほか学習による代償がある。例えば，食物と飲料水の衛生管理の良くない国を旅行している人に関係するものがある。衛生管理の良くない国を旅行する人は，汚染が考えられる食物を注意深く調べ，ボトル水や飲料水として処理された信頼性のある水を手に入れることが重要であることを学習している。

　予防接種のプログラムの開発と実施は，代償の適応レベルをすべての人に与えるという点において，組織的・全体的な計画の一例である。前に述べたように，免疫機能を助けることで伝染病に対する防御を生みだすことができることを，科学者は学んできた。事実，予防接種計画を通して多くの伝染病を根絶してきた。個人と地域のための予防接種計画とそのプロセスは，代償の適応を促進する獲得（認知器）活動とみることができる。

3 防衛の障害過程

　適応レベルが不完全，または非代償的な場合，障害が適応上の問題をもたらす。適応上の問題は，防衛のどのような障害過程によっても生じる。防衛のニードについては8つの障害が明らかにされている。皮膚統合性の破綻，褥瘡，搔痒，創治癒の遅延や感染，アレルギー反応，免疫状態の変化に対する非効果的コーピング，非効果的な体温調節などがある。防衛の障害過程の具体例として，褥瘡と重度のアレルギー反応，免疫状態の変化に伴う非効果的コーピングについてみてみよう。

a. 褥瘡

　褥瘡は，体の下になっている部位に長時間の圧迫が加わることによって起こる組織の傷害である。入院患者のおよそ9％に，またケアホーム入所者の23％に褥

瘡が生じていると推測されている（Agency for Health Care Policy and Research, 1994）。ピーパー Pieper（2002）によると，褥瘡の発生には，圧迫や剪断力，摩擦，湿潤，栄養不足，組織への酸素の欠乏などさまざまな要因が関係している。仙骨部や坐骨結節，転子部の骨突起，踵骨などの部位の長期におよぶ局所圧迫により組織壊死が起こり，それが潰瘍になる。褥瘡諮問委員会（National Pressure Ulcer Advisory Panel：NPUAP）の深度分類が示しているように，褥瘡では広範囲の組織損傷が起こる。ステージⅠでは損傷がなく皮膚に軽度の発赤がある。ステージⅡでは表皮や真皮の一部が欠損する。ステージⅢでは皮膚の全層組織が欠損し，組織損傷が深くなるが筋膜まではおよばない。ステージⅣでは全層組織が欠損し，筋肉や骨，支持組織が広範に損傷する（Doughty et al., 2006）。組織の損傷により，患者にはさらなるヘルスケア上の問題が生じ，皮膚の防衛能力が低下し，障害したシステムに，さらにストレスが加わる。また，褥瘡に新たな治療が必要となり，コストが増すため，ヘルスケアシステムにとっても新たな負担が加わる。医療政策・研究機関（Agency for Health Care Policy and Research：AHCPR）では，褥瘡は入院期間を延長させ，ヘルスケアのコストを増大させ，そして患者の生活の質を低下させるため，適切なアセスメントと看護介入の必要があるとしている（Agostini, Baker, & Boagardus, 2001）。予防方法については，この章の後で述べる。

b．アレルギー過敏反応

　場合によっては，免疫システムが異種抗原に対して大きな反応を示し，炎症と組織損傷を起こして過敏症を生じることがある（Porth, 2005）。ポース Porth が報告しているように（2005, p.412），過敏症には4つのタイプがある。Ⅰ型の過敏症は肥満細胞の大量放出の結果生じ，IgE 抗体によってひき出される即時型の過敏症である。この型の過敏症は「アレルギー反応」と呼ばれることが多い。気管支喘息と食物アレルギーはⅠ型の過敏症の例である。Ⅱ型の過敏症には体液性免疫反応がかかわっており，組織が直接的に損傷を受けたり破壊されたりする。輸血反応と薬物反応はⅡ型の過敏症の例である。Ⅲ型過敏症では，免疫複合体と呼ばれる凝集抗体が生じ，それが補体反応と好中球増加を起こし，続いて炎症が生じる。組織損傷と血管炎が起こり，全身エリテマトーデス（SLE）と急性糸球体腎炎などの自己免疫性疾患にみられる損傷が起こる。Ⅳ型は4つめの過敏症であり，T細胞が媒介する。T細胞はサイトカインを産生し，さらに広範な免疫反応をひき起こし組織を損傷する。接触性皮膚炎と過敏性肺炎は，Ⅳ型の過敏症の例である。

　看護師は，過敏症の結果，免疫反応に変調が起こることを知っておく必要がある。免疫反応が正常であれば健康は良い結果をもたらすが，その一方，過度の免疫反応は患者の健康を妨げることになる。過敏症は患者の健康を大きく損なうことになる。さらに，過敏症は最近，多くみられるようになっている。疾病管理・

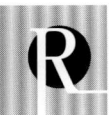

予防センター（Centers for Disease Control：CDC）の報告では，1980〜1996年の間に，小児喘息は4.3％増加したとしている。また，小児喘息は合衆国で小児科への入院の第3位であったとしている（CDC, 2007）。さらに，刺激性接触皮膚炎は，職業上の皮膚炎として非常に一般的に発生している（National Institute for Occupational Safety and Health：NIOSH, 2007）。過敏反応による害の発生と強度が増加しているため，看護師は免疫反応の障害を理解し，適切な看護介入を査定し，計画し，提供して，過敏症における免疫反応を最小限に抑える必要があることを示している。

C. 免疫不全

　免疫状態の変化に対する非効果的コーピングは，とくに免疫不全疾患で明白である。1つあるいはいくつかの免疫系メカニズムが障害されると，微生物による感染やその他の抗原に対する防衛が不十分になる。このような障害は，第1に免疫系が十分に発達していない場合と，第2に環境要因や感染で起こる免疫系の抑制による場合がある。免疫不全疾患にはX連鎖性低ガンマグロブリン血症とディジョージ症候群，重度の複合免疫不全症（SCID）があるが，二次的な障害にはホジキン症と後天性免疫不全症候群（エイズ，AIDS）がある（Porth, 2005）。

　1990年代と21世紀初期において，とくに深刻なことは後天性免疫不全症候群（AIDS）であり，合衆国の保健福祉省長官（Secretary of Health and Human Services）は，エイズは"20世紀の疫病"であると述べている（Marieb & Hoehn, 2007, p.366）。2006年の時点で，世界中で3950万人の子どもと大人がHIV／エイズをかかえて生きている（UNAIDS, 2006）。マリーブとヘーン（2007）は次のように述べている。

　　　エイズは，著しい体重減少，寝汗，リンパ節腫脹，まれなタイプの肺炎を含む頻回な感染や悪性のカポジ肉腫，皮膚の紫斑が現れる血管の癌に似た状態を示す。エイズ患者のなかには，言語が不明瞭になったり著しい認知症症状が現れた患者もいた。エイズの経過は残酷であり，最終的に著しい衰弱の状態で死亡するか，あるいは癌や感染が悪化して死亡するかのいずれかである。

　最近の研究の進歩，例えば，プロテアーゼ阻害薬やワクチンなどの薬物療法の進歩によって，HIV感染者やエイズ患者の健康状態の改善や生命予後の延長がみられている。しかし，抗ウイルス療法の有効性が明らかにされても，病気のもつ複雑さは変わらず増大している。HIV感染と疾病の進行についての新しい情報をもとに，NIH（国立予防衛生研究所）のエイズ研究部では，臨床でのHIV感染の治療指針を明らかにするために，委員会を発足させた。この委員会はHIV感染者の

治療のガイドラインの科学的根拠を示すために，11の原則を提案した。研究成果にもとづく治療が行われるようにするため，この原則はヘルスケア提供者に広く推奨されている（National Institutes of Health, 1998）。

4 防衛の看護過程

防衛は人の生理的な適応にもっとも優先すべき必要条件である。看護師は，看護過程を行う際に，基本的な生命・生活過程に関連する特異的・非特異的な防御過程の行動と刺激のアセスメントを注意深く行う。防衛のニードに影響している要因のアセスメントでは，代償過程の確認を行う前に，調節器と認知器が効果的に働いているか考察しなければならない。この第1段階と第2段階のアセスメントにもとづいて看護診断を作成し，さらに目標の設定，介入の選択，評価を行う。

a. 先天的免疫についての行動のアセスメント

先天的免疫に関連した第1段階のアセスメントにより，形態的・生理的バリアや食細胞バリア，炎症性バリアに影響をおよぼす要因に対してその人がどのように対処しようとしているかを知ることができる。観察された行動が適応行動か非効果的行動かを判断するには，解剖学や生理学，病態生理学の基本的な知識が必要になる。生理的様式のこのほかの構成要素のアセスメントと同様に，観察，測定，面接の技法を使って先天的な免疫機構のアセスメントを行う。

病歴

看護師は，最初に先天的な免疫機構に関連したその人の既往歴，家族歴，そしてライフスタイルを含んだ心理・社会的な背景を理解しなければならない。

皮膚

皮膚の視診はアセスメントの最初の段階で確認される重要な側面である。皮膚のアセスメントには皮膚の色の状態も含まれる。例えば，紅斑（皮膚の赤み），チアノーゼ（黒ずんだ青色），黄疸（皮膚の黄み），蒼白（顔，結膜，粘膜の青白さ）などは，皮膚の状態に対して用いられる専門用語である。普通の皮膚色からの変化がみられたときは，どんなときでも記録する。ある特定の習慣をもつ地域の人種グループによって外皮の外観が異なるということの知識をもっておく必要がある。

皮膚の最初のアセスメントとして，皮膚の色，病変の有無と分布，外形，配置，そして病変が一次的なものかどうか（原因となる要因の直接的な結果かどうか），

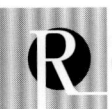

または二次的なものであるかどうか（主要な病変の変化に起因しているか）について確認する必要がある。病変の検査と確認は，適切な看護介入と皮膚の治癒を確実に行うためにとくに重要である。一次的な病変として斑や丘疹，結節，膨疹があるが，観察から与薬管理まで広範囲の看護介入が必要である（Bickley, 2000）。二次的な病変として潰瘍，裂，びらんがあり，新たな看護介入が必要になる可能性がある。適切な処置が施されなかった場合，皮膚と体の防衛システムに長期におよぶ損傷を起こすことがある（Bates, 2000）。

3つめに確認すべきことは，血管に富んでいる皮膚の状態である。毛細血管の拡張から脈管系の病変が確認できる。生まれつきもっているあざ・母斑・傷跡についてはその部位や大きさを観察し，また傷跡がみられる場合はその理由を確認しなければならない。

皮膚の触診により皮膚温，湿潤の有無，きめの細かさ，可動性，弾力性や皮膚の厚みに関するより重要な情報を得ることができる。正常な皮膚は暖かい。また，肌はなめらかで柔らかい。正常な皮膚は，皮膚を持ち上げた後で手を離すと速やかにもとの状態に戻る（皮膚の弾力性）。

外陰部ヘルペスなどの性感染症に関連した皮膚病変の場合，最近発病率が高くなっており，公衆衛生上意味合いが大きいため，看護師にとって重要である。ヘルペスの初期症状は水疱や膿疱であり，潰瘍に進展する。これは，女性の腟・頸管，男性の外生殖器などにみられる皮膚病変である。

手術創に伴う痛みと皮膚の状態

切開創による手術後の痛みと皮膚の状態を注意深くアセスメントする。外科的治療を受ける人は，切開創に続く次の防衛反応として，痛みの体験をすることが予測される。痛みの持続時間は術式とその人の痛みの耐性によって異なる。痛みの有無は，泣き叫ぶ，苦痛な表情をしている，緊張しているなどの患者の様子と，さらに患者の訴えを観察することにより明らかになる。患者の痛みを記す際には，痛みの性質，部位，持続時間についても確認しなければならない。患者には術後，効果的な疼痛管理を受ける権利があることを看護師は認識しておく必要がある。痛みに関しては10章で詳しく説明する。

縫合糸や接着テープが定着しているかどうか，ドレナージの有無について皮膚の色の状態を観察して，手術部位の皮膚の統合性をアセスメントする。排膿が確認されたら，その色や量，臭いを注意深く観察しなければならない。食細胞性による免疫反応と体液性の免疫反応が保護機能として働き，その結果，排膿や臭気が生じる。紅斑や浮腫，疼痛の増強，39℃以上の体温などの症状はすべて記録する。このような症状は感染を示していることがあるため，報告する必要がある。即日の手術と外科患者の早期の退院の場合は，創部の治癒の判断の仕方について家族と患者に教育する。

毛と爪

　毛の診査では，髪の毛の分布，量，感触，頭皮の状態を明らかにする。健康な頭皮はなめらかで，適度な湿気があり，きれいである。毛嚢胞，ふけ，痂皮の存在は，正常ではない非効果的な行動である。

　毛の分布をアセスメントする場合，多くの正常な変化があることを知っておかなければならない。詳しくアセスメントを行う必要があるのは，全体的または部分的に毛のない場合や毛質が変わっている場合，女性にしては毛の多すぎる場合，通常ならばあるべきところに毛がみられない場合など，さまざまな場合がある。毛の清潔度についても観察する。適応行動は毛髪，四肢，体幹，陰部，顔などの体毛の分布状態，密度が正常で，きれいな毛である。

　爪は，その人の健康状態をアセスメントするうえで有用であり，十分な観察が必要である。爪の色や形状，厚さ，爪床への密着度，病変の有無を観察する。正常な爪は透明で，先端は透明な白色である。爪が柔らかいか，堅いか，壊れやすいか，剥離しているか，くぼんでいるか，裂けているかどうかについて，患者に確認しながら観察する。また，爪の色はどのような状態か，爪の表面に隆起がないか，傷害や病的状態を表すボー線があるかどうか観察する。ばち状指は酸素化の減少を示しているため，心肺機能の重要な指標となる。

発汗と体温

　汗腺は感情的ストレスに対する反応として，また体温を調節するために汗を分泌する。汗腺は手掌と足底を除く体表全体に存在する。汗腺には，漏出分泌腺（エクリン腺）と離出分泌腺（アポクリン腺）の2種類がある（Bickley, 2000）。漏出分泌線は全身に分布しており，主に体温調節のために働く。一方，離出分泌線は感情的ストレスに対する反応として汗を分泌し，主に腋窩部と生殖器にある。体の発汗の部位，量，色を観察する。発汗の適応行動は，かび臭いにおいや塩分を含んだにおい，あるいは酸っぱいにおいである。皮膚の細菌生成物の分解により生じた不快な発汗の場合，「悪臭のある」においとなる。

　体温の測定は，先天的免疫プロセスの構成要素である発熱の重要な指標となる。研究により発熱の効果についての新しい情報が明らかになるにつれて，発熱の定義は変わり続けている。とはいえ，発熱は一般に，通常の体温からの1℃以上の上昇と考えられている（Thompson, 2005）。発熱は免疫システムへの脅威に対する反応であり，好中球の移動の亢進やインターロイキン1の分泌の増加，Tリンパ球の増殖など免疫システムの活動を刺激する（Thompson, 2005）。発熱は内因性・外因性の発熱物質により起こり，またプロスタグランジン E_2 の放出をひき起こす。続いてプロスタグランジン E_2 は，視床下部の受容体と結びついて設定値を高め，悪寒と血管収縮を起こし，その結果発熱が起こる（Kunert, 2008）。発熱は自然に消退するもので，体温調節機能は正常な状態にある。これは，体温調節機能が正常ではなくなる高体温とは対照的である。高体温では，過剰な熱産生や熱放出の障

害，過度の環境熱などにより体温調節中枢が侵され，熱射病や熱中症が起こり，看護介入が必要になることがある（Kunert, 2005）。これとは対照的に，低体温は，体温が正常より低いことを指すのに使われる。

粘膜

粘膜のアセスメントの最初の段階では，口・眼・鼻粘膜，腟粘膜の状態，痛みや不快について，その人の訴えや徴候をアセスメントする。粘膜の色，分泌物の増加や減少の有無，浮腫，病変について観察を行う。口腔のアセスメントでは，口内炎，舌苔，歯垢，むし歯，口腔内の乾燥の有無について行う。

消化器系

前に述べたように，胃壁細胞は塩酸を産生し，酸性環境を維持する。この酸性環境により，さまざまな微生物に対する防衛が得られ，食物の消化の初期段階が促進される。経鼻胃チューブを挿入するときには，胃液のpHのアセスメントが欠かせない。胃液のpHは通常3である。しかし，さまざまな内的・外的刺激によりpHは変化する。例えば，ストレスはpHを下げるし，ヒスタミン拮抗薬の制酸薬はpHを上昇させる。

炎症反応

炎症は刺激に反応して起こるが，急性と慢性がある。急性反応は損傷に対する初期の反応であり，免疫システムの全面的な反応は起こっていない。急性反応は損傷の範囲を小さくする。急性反応には，血管と細胞の両方がかかわっている。血管性の段階では，毛細血管の透過性と血管拡張が亢進する。細胞性の段階では，炎症媒介物質（ヒスタミン，血漿プロテアーゼ，サイトカイン）と炎症性の白血球（好中球，顆粒球，肥満細胞）が集まってくる（Porth, 2000）。血管性反応と細胞性反応の結果，白血球の遊走，貪食能力をもった食細胞，オプソニン化（貪食細胞の食作用の促進），細胞内殺菌が生じる（Porth, 2000）。急性の炎症反応の結果，よく知られている4つの炎症症状が起こる。すなわち，発赤，熱感，腫脹，そして疼痛である。慢性の炎症反応は長期におよび，持続的な炎症が起こる。慢性の反応は数週間から数か月続き，マクロファージとリンパ球がかかわっている。また，瘢痕組織の形成という結果に終わることが多い（Porth, 2000）。患者の炎症反応のアセスメントは必須であり，炎症の部位や外観，分泌物の有無について注意深く記録する必要がある。

検査所見

血液，尿，分泌物の検査は，人の体のなかで進行している微細な防御活動の重要な情報となる。細菌，血漿たんぱく，異種細胞や分子の存在は，細胞性および化学的防御過程と関連する行動に影響をおよぼす特異的な要因を示している。

b. 適応的（特異的）免疫システム行動のアセスメント

免疫反応の徴候

　看護師は，免疫反応が起こっていることを示す徴候をみるため患者を観察する。微熱は，ウイルスによる初期の攻撃と傷害細胞によるインターフェロンの放出を示していることが多い。次に，局所のリンパ節の腫脹が起こり，それが局所の炎症性徴候や全身の炎症性反応，不快感，鈍痛や疼痛，さらには嘔気，嘔吐，下痢へと進行する。

免疫の状態

　伝染性の疾患に関するアセスメントでは，いくつかの領域の行動が対象となる。その人が，どの伝染病にかかったことがあるか，またどの伝染病の予防接種を行ったかを明らかにすることが重要である。白血病や後天性免疫不全（エイズ，AIDS）などの慢性の退行性の疾患では，免疫学的防衛が障害されている。さらに，臓器移植のレシピエントは免疫抑制薬の投与が必要であり，これにより免疫学的防衛が非常に低下している。体の免疫反応が機能しないか，または欠如していると，ケアが必要となる合併症が生じてくる。このような合併症をもつ人は，防衛のニードに関連した非効果的な行動をいくつも示すことを予期しておく必要がある。例えば，肺炎による症状は，体内に感染の過程が生じていることの根拠となる。

検査

　免疫反応の臨床上の所見は，血液検査，免疫グロブリン，血清補体の検査データで明らかにされる。防衛のニードと関連した行動が確認されたら，その行動が適応行動か非効果的行動であるか評価する。この評価を導くために，一般的な生理学上の機能，一般的な正常値，そしてその人にとって「正常」とは何か，適応的であるか，本人の報告に関連した知識を用いる。患者とその家族と相談のうえで，適応行動か非効果的行動かの仮の判断を行う。優先すべきことは，非効果的行動であり，次の段階でそれに関連した刺激を明らかにする。

c. 刺激のアセスメント

　第2段階の刺激のアセスメントでは，適応過程の最初の段階で確認された行動に影響をおよぼす内的・外的刺激についてのデータを集める。また，その人が行動を維持したり，変化させたりするために用いる対処（コーピング）機制だけではなく，組織と機能を維持し，防衛の構成要素を調節する体の適応能力のアセスメントも行う。

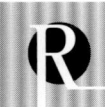

環境要因

　先天的な免疫機制に影響をおよぼす刺激の多くは，環境から生じる。ロイ適応モデルによれば，環境は「適応システムとしての人間を取り囲み，その発達や行動に影響を与えるすべての条件や状況，影響力であり，とくに人間と地球資源について考慮する」と定義されている (p.46)。したがって，環境刺激には，太陽や酸素などの自然界の要素が含まれる。しかし，医薬品やその他の介入のような自然でない刺激も含まれる。環境刺激は先天的免疫システム全体に影響をおよぼすことから，適切な看護介入を決定し患者が機能を最大限に促進するために，環境刺激を評価する必要がある。環境は，さまざまなレベルで皮膚に影響をおよぼす。極端な温度は皮膚の色や統合性に影響する。皮膚は寒冷という環境刺激によって乾燥状態になる。一方，日光にあたるとやけどすることがある。このほかの環境刺激も皮膚に変調を起こす。ツタウルシ，尿，便，石けん，また一部の薬物は，皮膚を刺激し，発疹をひき起こす原因となる。化学的・機械的刺激は，外皮や，細胞および化学的防御における皮膚の統合を損なう可能性がある。

　第2に，日光を過度に浴びるのは環境刺激の1つで，皮膚に否定的な影響を与え，皮膚の統合性を壊し，体への害の原因となる。皮膚癌は過度の日光曝露に関連しており，合衆国でもっともよくみられる癌の1つである (Bickley, 2000)。日光への過度の曝露は，皮膚細胞のDNAを変化させ，異常で忌まわしい細胞の成長，すなわち癌の原因となる。基底細胞癌，扁平上皮（細胞）癌，悪性黒色腫の3つのタイプの癌がある。このほかのリスク因子として黒色腫の家族歴，白い肌，異常なほくろ，免疫抑制がある (Bickley, 2000)。リスク因子は皮膚の統合性に影響をおよぼし，ひいては体の防衛に影響をおよぼすおそれがあるため，新たな刺激としてすべてのリスク因子を検討する必要がある。

　患者の体位と酸素化も，皮膚の統合性に影響をおよぼす刺激である。長時間，同じ体位で座ったり横になっていると褥瘡発生のリスクが増大する。そして皮膚の統合性に大きな影響をおよぼし，防衛に必要不可欠な皮膚の能力を抑制する。さらに，低酸素状態や血液灌流の低下による酸素の欠乏も皮膚の統合性に変化を起こす。十分な酸素化が行わないと皮膚組織が死滅し，皮膚が壊死し状態が悪化する。瘢痕は損傷や外科手術の結果生じることが多い。

　瘢痕をひき起こす原因によって，看護師が直接関与すべき問題か，そうでない問題かがわかる場合が多い。皮膚のピアスは，最近多くの人々に受け入れられるようになっている。皮膚の統合性を妨害する要因としてこの習慣をアセスメントする必要がある。環境因子は，体温と発汗などの先天的免疫システムのこのほかのプロセスに影響をおよぼす。例えば，発汗に影響する環境刺激には，部屋の温度や循環する空気の量，湿度がある。発汗に影響する因子には，衣服の厚さや個人衛生の仕方，例えば入浴の頻度や石けんと防臭剤の使用がある。運動や活動の増加とストレスの多い状況や不安をひき起こす状況も，発汗の増加と体温の上昇を起こす。粘膜も環境刺激の影響を受ける。でんぷんや精糖を多く含む食品は，

口腔内の歯垢の量を増やし，むし歯を増やし，歯肉炎の原因となる。このような刺激が患者の粘膜に影響をおよぼしていないか調べ，教育を提供して，歯肉のさらなる悪化を防ぐ必要がある。

　薬物も先天的免疫プロセスに影響をおよぼし，効果的・非効果的免疫反応に対する重大な刺激をひき起こす。例えば，免疫抑制薬やステロイド薬は免疫反応を抑制し，病原体の侵入に対する反応を十分に活性化するプロセスを阻止することはよく知られている。さらに，歯肉の肥厚は免疫抑制薬の副作用であり，粘膜の防衛能力を低下させる。前にも述べたように，抗ヒスタミン薬や胃腸薬は，胃壁からの塩酸の分泌を妨げ，胃環境のpHを高め，胃腸の防衛の役割を抑制する。先天的免疫反応に変化をきたす薬物があることは確かである。したがって，1人ひとりの患者の薬物歴を詳しく調べ，薬物が患者の先天的免疫反応にどのように影響しているか，また，患者の防衛過程が効果的に機能しているかを判定することが必要不可欠である。

各様式の統合

　生理的様式，自己概念様式，役割様式，相互依存様式以外の構成要素の崩壊は，体の生理的過程における変化による先天的免疫反応として現れる。全身の体温の上昇は甲状腺機能亢進などの疾患と関連した新陳代謝の増加を示しているか，または発熱，激しい運動，あるいは日焼けによる場合もある。皮膚の局部の熱感は，損傷や感染の徴候を示している可能性がある。皮膚温が正常より低い場合は，ショックや動脈疾患を示すことがある。皮膚は加齢とともに乾燥し薄くなってくる。皮膚の乾燥は脱水や粘液水腫，慢性腎疾患などの生理的な状態と関連している。

　正常な皮膚組織はなめらかで柔らかいが，局所的な刺激，外傷，全身状態の影響を受ける。皮膚の可動性は，浮腫や組織の線維化が起こる自己免疫疾患である強皮症のような病的状態では低下する。皮膚の弾力性は脱水や老化によって影響を受ける。また，皮膚の厚さは疾患の状態や頻繁な注射によっても影響を受ける。

　毛と爪の状態の変化は，ホルモンバランスの不均衡，内分泌疾患，薬の副作用の徴候を示す。白髪は一般的に老化と関連するが，神経障害の結果，局所的に生じる場合がある。爪の変化は，傷害や疾患によることを示している。ばち状指は，呼吸・循環器系の疾患と関連する。ストレスが要因となって，皮膚掻痒症，蕁麻疹，乾癬，皮膚炎，挫創などの皮膚の不調が起こることがある。

　栄養状態は，皮膚，毛，爪のすべてに影響をおよぼす。皮膚が蒼白に見えるときは，食事性の鉄欠乏性貧血の場合に多く，脱毛は栄養障害によることが多い。心理的に不安な状態は発疹，掻痒，ニキビ（挫創）など皮膚の状態に影響をおよぼす。

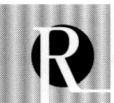

認知器の効果

　認知器の機能の１つに，日常生活における個人の判断の仕方がある。これは非常に重要な対処過程であるが，これが効果的に機能すれば，清潔行動をきちんと実践することで皮膚と粘膜の状態に影響をおよぼすことができる。

　感染を防止するために，皮膚を清潔で乾燥した状態に保つことが重要である。効果的な口腔内衛生を行うことにより，健康な口腔内粘膜と歯牙を維持することができる。バランスのとれた食事と十分な水分の摂取は健康全般，とくにより良い健康状態と皮膚・粘膜の状態を保つために必要である。日光の刺激から皮膚を守ることが重要であることの認識が高まってきている。化学的・物理的作用のある物質への曝露も考慮すべき重要なことである。以上のことは，認知器の活用について判断をする際の要因となる。

発達段階

　老化も皮膚の変化に影響をおよぼす要因の１つである。幼児は皮膚構造が機能的に未熟なため，皮膚を損傷しやすい。また幼児は皮膚の浸透性が非常に高いため，容易に脱水を起こしやすい。稗粒種と頭部皮膚炎は，胎児期後期や幼児期早期の皮脂腺の機能亢進に対する防衛行動である。新生児では，寒いときに震えたり，熱いときに発汗するという体温調節機能が未熟であり，より不安定となる。

　青年期では，皮脂腺は極めて活動的となり，増大する。皮膚の状態として，ニキビ（挫創）が多くみられるようになる。高齢者では，皮膚の統合性のための行動は老化の影響を受ける。皮膚の色素沈着は，メラノサイトの分布が不均等のため，まだらになる。真皮内の血管の減少や，水和作用の減弱によって，皮膚の弾力性は低下し，皮膚は非常に弱くなる。皮下脂肪の減少によって，しわが出るようになる。毛は鼻と耳で多くなり，頭髪は灰白色となって薄くなる。爪は堅くもろくなる。これらの皮膚の老化を防止するためにケアを行う。危険因子への不必要な曝露に対する防衛，安全，栄養摂取は，皮膚を傷害から守るための重要な役割を果たす。

d. 特異的防御過程における刺激のアセスメント

　免疫系の特異的防御過程に影響を与える刺激の多くは，各様式の統合性の様式や発達段階，環境，調節器の効果に関係する。

各様式の統合性

　バレル Burrell（1992，p.164）によると，ストレスがあると，人は身近な環境内の微生物に対する抵抗力が弱まるという。栄養状態は細胞媒介性免疫に影響をおよぼし，また栄養失調やたんぱく質の不足は胸腺その他のリンパ組織の萎縮をひき起こす。

発達段階

　非特異的防御過程と同様に，免疫機能すなわち特異的防衛機制も老化の影響を受ける。高齢者は感染を起こしやすく，また重症化しやすい。これは効果的な免疫反応を起こす能力の低下が原因と考えられる。老化とともにリンパ球のT細胞とB細胞の生産機能が低下する。さらに，乳幼児の免疫システムは未熟である。胎児は妊娠中，胎盤を通して母親から抗原を受ける。しかし，さまざまな異種抗原に曝露して反応を起こすまでは，免疫システムは成熟することはない。母親は，授乳を通して幼児の免疫システムを補うことができる。母乳には多くの抗体が含まれるため，母乳で育てられている幼児は，母乳で育てられていない幼児よりも病気に対する防衛力が強い(Hanson & Korotkonva, 2002)。

環境要因

　環境要因には，たばこ，アルコール，その他の薬物の使用がある。たばこの煙はT細胞の形成を抑制し，アルコールはリンパ球を破壊する。抗生物質，細胞傷害性の薬物，非ステロイド性抗炎症薬は免疫反応を抑制する。副腎皮質ステロイドはTリンパ球を融解し，リンパ球や食細胞のたんぱく合成を阻害する。放射能はリンパ球を殺し，さらにリンパ球を補助する細胞数を減らすため免疫機能に影響を及ぼす。胸腺やリンパ節，脾臓の外科的切除は免疫機能を重度に低下させる。

認知器の効果

　防衛に関する適応を妨げる要因として，その人の認識，知識，技能がある。免疫機能をよりよく維持していくには十分な栄養摂取が必要である。レーマン Lehmann (1991)によると，たんぱく質とカロリーの摂取不足による栄養不良は，免疫抑制をひき起こす原因の1つである。栄養不良はT細胞やB細胞，マクロファージの働きに影響をおよぼす。総たんぱく質量の不足は，抗体反応の減弱，T細胞数の減少をひき起こし，非効果的な食細胞の活動をもたらす。精神神経免疫学の分野の研究では，感情，態度などの心理的要因と神経系・免疫系の働きとの関係について調査が行われている(Santrock, 2006)。情動と免疫機能は関連があることが，すでに証明されている。例えば，抑うつは免疫機能を抑制し，そして不利に作用していくことが考えられている。

　病気の早期発見と予防に対する知識は認知器の効果と関連がある。健康の増進と病気の予防は，世界のヘルスケアシステムの大きな焦点となっている。過去に多くの生命を奪った伝染病を防止していくためには，予防接種の計画が必要である。例えば，インフルエンザの予防接種は，インフルエンザに罹患した人を介して感染することを防止するのに有効な方法である。

　性感染症の伝播，診断，治療についての知識は，ますます重要になっている。多くの地域では，感染が広がってしまったこの健康問題の予防と防止について一般の人々を教育するプログラムが設けられている。

一般の人々の教育は，性感染症の早期発見と防止の点で重要である。看護師は防衛のニードに関連する病気の予防と健康増進に対する一般の人々の理解度と習慣をアセスメントすることが重要である。

e. 看護診断

　行動と刺激に関連するアセスメント情報は看護診断の形式で解釈される。診断の表現は，第1段階と第2段階のアセスメントのデータを考察し系統的に述べる。診断には，観察した行動と，それにもっとも影響をおよぼしている刺激が含まれていなければならない。

　防衛のニードに関連した効果的適応の指標は，「栄養のある食品や清潔習慣により，皮膚に傷害や傷がみられない」，「39℃の外気温による十分な発汗」というような看護診断の表現で明らかにする。後者の場合，発汗は高温の外部環境に対する体の適応反応である。

　看護診断の表現には，既存の分類システムから臨床の看護判断によって確認された要約ラベルを用いる方法もある。ロイのモデルには2つの分類モデルがあり，1つは適応の指標であり，もう1つは通常多くみられる適応上の問題である。ロイのモデルの分類は第3章で述べている。表9-1に，防衛の生理的ニードに必要な看護診断カテゴリーモデルと，NANDA インターナショナル（NANDA-I）が承認した看護診断との関連について示した（NANDA-International, 2007）。

　防衛の構成要素のなかでよくみられる適応上の問題には，褥瘡と掻痒がある。褥瘡の多くは高齢者，または不動状態にある高齢者に組織循環の障害の結果として生じる（不動状態に関連する問題は第8章で述べている）。この適応上の問題に関連した看護診断は，「浮腫，紅斑，痂皮がなく，縁に損傷がない，2.5cm×5cmの大きさの，左外側足関節の長期間の圧迫と不動状態に関連した褥瘡」となろう。褥瘡の問題に関連した肯定的な適応の指標は，感染がなく皮膚の統合性が保たれていることである。

　皮膚の障害に関連した安楽の変調の1つに「掻痒」がある。掻痒の焦点刺激は，全身性疾患や妊娠によって生じた皮膚の状態の変化である。その他の影響因子として，アレルギー反応（免疫反応），局所的病変，皮膚の乾燥，情緒の混乱などがある。関連刺激から掻痒をみると，1日のうちで活動量が少なくなる夜間に増強することが多く，暖かい環境などのささいな刺激で掻痒は増強する。この適応上の問題を反映する看護診断は，「ツタウルシへの接触に関連した掻痒」である。

　看護診断を作成したら，看護過程の次の段階として，看護目標を設定する。非効果的行動や焦点刺激に関連した優先度の高い看護診断は，適応行動の維持の重要性が認められても最初の段階で考察する必要がある。

表 9-1　防衛の看護診断カテゴリー

適応の肯定的指標	一般的な適応上の問題	NANDA-Iの看護診断名
・損傷のない皮膚 ・効果的な治癒反応 ・皮膚の統合性と免疫状態の変化に対する適切な二次的な防衛 ・効果的な免疫機能 ・効果的な体温調節	・損傷された皮膚 ・褥瘡 ・掻痒 ・創傷治癒の遅延 ・感染 ・アレルギー反応に対する非効果的なコーピングの可能性 ・免疫状態の変化に対する非効果的なコーピング ・非効果的な体温調節機能 ・発熱 ・低体温	・汚染 ・汚染リスク状態 ・感染リスク状態 ・口腔粘膜障害 ・高体温 ・自己傷害 ・自己傷害リスク状態 ・自殺リスク状態 ・歯生障害 ・周手術期体位性身体損傷リスク状態 ・身体外傷リスク状態 ・組織統合性障害 ・体温平衡異常リスク状態 ・対自己暴力リスク状態 ・対他者暴力リスク状態 ・中毒リスク状態 ・低体温 ・転倒リスク状態 ・非効果的体温調節機能 ・非効果的抵抗力 ・皮膚統合性障害 ・免疫促進準備状態 ・ラテックスアレルギー反応 ・ラテックスアレルギー反応リスク状態

f．目標設定

　ロイ適応モデルの項でも述べたが，看護過程の4番目の段階では，ケアを受ける患者と協力して，患者に対するケアの行動上の成果として，目標が設定される。目標には，行動と予測する変化，目標達成の期限が含まれていなければならない。目標が長期目標になるか短期目標になるかは，その状況による。

　「浮腫，紅斑，痂皮がなく，辺縁に損傷がない，2.5 cm×5 cmの大きさの，左外側足関節の長期間の圧迫と不動状態に関連した褥瘡」という看護診断では，適切な目標の場合，褥瘡に焦点が絞られる。短期目標は「3週間以内に左外踝の褥瘡が直径2.5 cmから1.2 cmに縮小する」となる。この目標においては，行動は褥瘡のサイズに関連して起こると予測される褥創の治癒，期限は3週間以内，期待される変化は褥瘡の縮小である。

　また別の目標設定の例で，効果的適応の維持に焦点を当てることの重要性について述べる。術後の創状態に関連する状況として，皮膚の統合性の崩壊は，感染という非効果的適応に至る可能性がある。看護診断は，その患者に腹部手術による治療中の創部があるということを示す。目標は創の状態に焦点を当て，「2日以内に切開創に感染がなく正常な治癒の状態で回復する」である。よって，行動は感

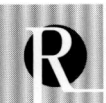

染のない切開創，期限は2日以内，そして期待される変化は，感染がなく正常な治癒の状態，創部の回復である。

　皮膚の統合性が崩壊した状況に関する目標が明らかにされても，体の防衛機能の保護を目指す目標をひき出すことも重要である。この状況には防衛に関係する多くの健康増進や予防の目標がある。若い黒人女性のためのHIV予防を目的としたプログラムが，『女性の声・女性の生』という映画を制作した看護師たちにより開発されている（Norris & DeMarco, 2005）。この看護研究者たちは，若い女性のHIVの予防戦略を開発するために，地域における高齢の黒人女性に働きかけたのである。その結果，女性たちが自分の物語を率直に語っているHIV予防の映画ができあがった。この映画は，地域社会における予防プログラムの基本となっている。この先駆的な仕事についての集団の目標は，「3年以内に，15歳から30歳の女性のHIV感染の新しいケースが，2007年のレベルから50％減少する」となる。ここでの達成期限は3年であり，測定する集団の行動は，「15歳から30歳の女性のHIV感染の新しいケース」であり，そして期待する変化は50％の減少である。

　防衛のニードには，多くの疾病予防・健康増進の目標がある。地域社会で働く看護師は，幼児が特定の年齢までに獲得しなければならない免疫状態について目標を設定するだろう。例えば，「4歳で，幼年期に罹患しやすい伝染病に対する能動免疫を獲得する」という目的に関連した行動は「免疫」である。

　行動の目標を設定したら，患者が目標を達成できるよう援助するために看護介入の段階に進む。

g. 介入

　適応を促進するための行動に対して目標を設定したら，その人の目標達成を助けるために介入を決定する。防衛を促進するための看護介入は，刺激によって異なる。刺激を促進させたり強化することで，また刺激を変化させたり取り除く行動をとることで刺激を管理する。加えて，調節器と認知器のプロセスに焦点を当てて看護介入を行うことによって適応レベルの内的刺激に影響をおよぼすことができる。

　褥瘡に関する状況では，不動状態にある患者に対して頻回に体位変換を行うことにより，骨の突出部にかかる圧を少なくすることができるため，血液循環が良好になる。別の視点あるいは別の状況の場合を考えてみると，体の内的防衛反応は，地域活動の免疫プログラムを通して促進される。多くの健康増進プログラムは，疾病の早期発見を促すことにより，自分自身の健康の維持や増進を助けるように構想されている。このような例はどれも，その人の防衛プロセスを障害する刺激を管理する試みと考えることができる。

　無菌操作に関する看護介入の多くは，微生物の侵入を防止し体の炎症や感染の反応を最小限に抑えることに向けられる。例えば，手術直前に行う皮膚消毒は，

創部への微生物の侵入を避けるために行う。

　看護介入は，防衛に関連する適応上の問題の寄与因子に向けられる。搔痒を軽減させるための看護介入として，精神をゆったりと落ち着かせる入浴，爪の手入れ，かかずに皮膚を強く押すなどがある。限局した搔痒に対しては冷湿布が行われる。また，室温調節やテレビを見るなどの気分転換を目的とした看護介入の方法もある。

　皮膚の色を定期的に観察して，限局した赤っぽい皮膚や青っぽい皮膚，まだら状に変色している皮膚に注意する。これらの徴候はその部位の循環血液量の減少を示していることが多いため，その皮膚の周囲をマッサージすることによって，その部位の血液循環量を良好にする効果がある。褥瘡の例にみるように，皮膚の統合性が崩壊したら，ほかの介入方法を検討する必要がある。

　下に示すのは褥瘡がある患者のケアに応用できる看護介入である。ここでも，これらの介入は第2段階のアセスメントで確認された刺激に対して向けられる。

1) 栄養状態を明らかにする。患者の栄養状態が悪い場合，十分な食事の摂取と栄養補給が必要である。栄養状態の悪化が確認されたらビタミンやミネラルの補給が必要である。
2) 組織への負荷（圧迫，摩擦や組織へのねじれ）を避ける。潰瘍の形成を予防するために体位変換を行い，適切な体位の工夫を行う。体圧を分散させるマットレスや上掛け，2時間ごとの体位変換を容易にするベッドを使用する。
3) 標準的マットレスやフォームラバー製のもの，ウォーターベッド，空気の量を変えられるもの，空気もれの少ないもの，空気流動のマットレスなどの支持面があるが，費用と入手の可能性を考慮して選ぶとよい。
4) 褥瘡に対するケアは，創面切除や創の消毒，ドレッシング，その他の治療がある。壊死組織の創面切除は癒合が生じる前に行う。湿らせたガーゼを頻回に取り替えるのは，酵素による壊死組織除去のためである。
5) 創の処置はやさしく行う。防腐剤は細胞傷害性があり，治癒過程に影響を及ぼすため，その使用は避ける。一般に生理食塩水が使われる。
6) ドレッシング材は創部を保護し，組織にやさしく，水分を保つものを使う。
7) 細菌繁殖と感染を管理する。そのため局部への抗生物質の投与が必要である。
8) 患者教育を行うことにより，患者を治癒過程のパートナーにすることができる。患者に説明する情報としては，リスク因子，病気の成り立ち，治癒過程と栄養の原理，製品の選択，治癒のアセスメントが必要である。

　看護介入は褥瘡の予防に対して向けられなければならない。褥瘡をひき起こすリスクのある患者を確認することで予防につながる。スパークス Sparks (1993) は，褥瘡のリスクを識別するものとして，摩擦，セルフケアの依存，ベッドや椅子に強いられた制限という3つの因子を明らかにした。皮膚の湿潤状態を緩和するために患者とベッドをいつもきれいにし，常に乾燥させておく必要がある。また摩擦の刺激を少なくするためには，体位変換の際に，シーツを引っ張るだけで

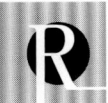

なく，患者を少し持ち上げ，そのままの状態でシーツを引っ張り，しわを伸ばすように行う。食事の面では，高たんぱく・高ビタミンの食事が褥瘡部位の組織の修復に必要である。また，皮膚にローションを用いると，皮膚が柔らかくなり，皮膚の統合性を保つのに効果的である。

　防衛は適応上の問題を防ぐための適応行動の継続に焦点を当てた看護介入であり，生理的様式の構成要素の1つである。したがって，介入の多くはもともと予防や防衛の働きがある。看護師は，生体に侵入した微生物による感染を最小限にするために，意識的に援助を行っている。例えば，性感染症である外陰部ヘルペスに対しては，防衛の機能予防の形で実施できることが多い。看護師は，指導や教育プログラムを通して感染防止を行っていく立場にある。したがって性感染症やその治療に関して最新の知識を得ることが重要である。

　防衛と予防の看護介入は，とくにエイズの増大に対して重要である。看護においては，エイズの広がりの予防と増加している終末期の入院患者のケアについての看護の方策がもっとも重要であり，これは実践のすべての状況で看護の役割と広く密接な関係をもっている。ロジャーズ Rogers (1989, p.254) は，「このエイズの流行を防ぐためのただ1つの方法は予防である」と指摘している。この看護介入は，看護師が自分自身や患者，ほかのスタッフに対して，疾病の予防と防護方法を考慮することである。疾病管理・予防センター（CDC）が提案した標準予防策は，感染防止のための重要なアプローチであり，それは，多くの施設のすべての患者のための，空気感染，血液感染，疫学的に重要な病原体に対して用いられる防止対策である。

　援助によって患者が行動目標を達成できたかどうか，その介入の成功に関しては，評価を通して明らかにされる。これがロイによる看護過程の6番目の段階である。

h. 評価

　評価は，その人の行動と事前に設定した目標が一致しているかどうか，看護介入の効果を判定する。看護過程の4段階で設定した目標が達成されたかを明らかにするために，介入を行った後に患者の行動をアセスメントする。最初のアセスメントの段階同様，観察，測定，面接の技法を用いる。看護介入を行った結果，患者の行動が事前に設定した目標と同じであれば，その介入は効果があったとみなすことができる。

　褥瘡に関する目標を振り返ってみると，この場合の目標は創部の直径が3週間以内に 2.5 cm から 1.2 cm になることであった。もし，設定された看護介入が褥瘡の治癒過程を助けていたら，創部のサイズが減少していることを確認できるだろう。もし，何の変化もみられなければ，もう一度，看護過程の前の段階に戻らなければならない。設定した目標が非現実的であったか，すべての刺激が明らか

になっていなかったか，あるいは，目標を達成するのに適した別の介入方法があることが考えられる。

防衛の構成要素の期待される成果は，特異的・非特異的防御過程の統合性の維持である。患者の皮膚は，掻痒のような不快から解放された損傷のない状態でなければならない。スキンケアとそれが防衛にとって重要であることを患者が認識してくれることが望ましい。掻痒の問題に関連した効果的適応の指標には，不快が軽減したことの表明や，皮膚に擦傷や掻傷のないことがある。褥瘡の問題に関連した効果的適応の指標には，感染がなく，皮膚の統合性が維持されることである。

看護介入の有効性が確認できたら，看護過程の最初の段階に戻って，非効果的な行動がないか綿密に観察してみる。看護過程は常に動いており，同時に進行しているということを認識することが重要である。各段階を別なものとして考えておくことも必要であるが，各段階が互いに関連をもち，影響しあっていることを知っておかなければならない。

5 要約

この章では，防衛の生理的ニードに対するロイ適応モデルの応用に焦点を当てた。基本的な生命・生活過程，つまり，防衛に関する特異的・非特異的な生体の防御過程の概略を説明した。防衛に関連した代償的適応反応の先天的なものと後天的なものの実例として，2つの障害過程（褥瘡と免疫状態の非効果的対処の変化）について述べた。最後に，行動と刺激のアセスメントのための因子の確認から始まって，看護診断の作成と目標の設定，看護介入までの看護計画のガイドライン，そして看護ケアの評価について述べた。特異的・非特異的な防御過程を促進・維持し，患者の防衛のニードを満たすために，その人の全体的な統合性を援助していく必要がある。

（訳＝休波　茂子）

応用問題

1. 防衛のニードに関連した適応を指導された健康な成人として，積極的に関与している活動を明らかにしなさい。

2. 多発性硬化症が進行した結果，ナーシングホームに入所することになり，車椅子での生活が強いられた場合，防衛に関する適応維持の援助に必要な看護介入は何か。

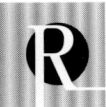

3. エイズの友人のために，自分の家でホスピスケアをしてあげたいと希望する友人がいる。その友人が自分自身と家族を守るためにどんなアドバイスをしたらよいか述べなさい。

理解度の評価

[問題]

1. 次の防衛の構成要素について，非特異的防御過程に関連のあるもの (N) と特異的防御過程に関連のあるもの (S) とに分類しなさい。
    (a) 抗原   (b) 食細胞   (c) 粘膜
    (d) リンパ球   (e) 皮膚   (f) ナチュラルキラー細胞
    (g) マクロファージ (h) 炎症反応   (i) 発熱

2. 次の代償適応レベルについて，調節器を示すものには (R) を，認知器を示すものには (C) を書き入れなさい。
    (a) _____ 切開創に伴う創治癒過程
    (b) _____ ヘルスケアワーカーによって行われる標準的予防策
    (c) _____ 咳嗽時の口の覆い
    (d) _____ 虫刺されによる組織の腫脹
    (e) _____ 寒気の徴候
    (f) _____ 術前の皮膚消毒

3. 防衛の適応障害で非特異的防御過程に関連のあるものを (a) に，特異的防御過程に関連のあるものを (b) に，名前を挙げて記述しなさい。
    a._____
    b._____

4. 手術部位の行動のアセスメントで注意して評価すべきこととして次のどの要素が重要となるか。
    (a) 創傷辺縁の大きさ   (b) 創傷部位の温度   (c) 創傷の皮膚の色
    (d) 浸出液の有無   (e) 創部の痛み

5. 発達段階は防衛の行動に影響をおよぼす重要な刺激であるが，次の行動と関係する発達段階について，幼児に関するものには (I) を，青年に関するものには (A) を，高齢者に関するものには (O) を書き入れなさい。
    (a) _____ 不均一な皮膚の着色
    (b) _____ 表皮のむらのある色素沈着
    (c) _____ 爪の硬化・もろさ
    (d) _____ 皮脂腺の活性と大きさの増大

(e) _____ 不安定な体温調節

[状況]

多発性硬化症の45歳の女性は，病気が進行したため，施設に入所した。片側の上肢に麻痺があり活動が制限されていた。上肢・下肢には拘縮が生じており，そのため適切な体位変換が必要であった。彼女はどんなささいな日常生活活動も自力でできない状態にあり，また排尿コントロールのために尿路カテーテルが間欠的に挿入されていた。仙骨部には，十分な援助が行われていないため，皮膚破壊の危険を伴う発赤が出現していた。

6. 皮膚の統合性の崩壊にとくに注意点して，防衛のニードに焦点を当てて看護診断を立てなさい。

7. 「仙骨部の発赤」の行動に関する目標を設定しなさい。目標には期待される変化，期限，関連する行動を含めること。

8. 仙骨部の皮膚の発赤というこの状況で，その行動をひき起こす刺激に焦点を当てた看護介入を考えなさい。下記に確認したそれぞれの刺激に対して，その問題を解決するための看護介入を提案しなさい。

〔刺激〕   〔看護介入〕
(a) 仰臥位のために持続する仙骨部の圧迫 _____
(b) 車椅子に移動する際の皮膚の摩擦   _____
(c) 失禁に対するカテーテルの挿入   _____
(d) 身体必要量以下の栄養状態   _____

9. 次の行動のうち目標達成に対して効果的な看護介入はどれか挙げなさい。
   (a) 仙骨部の皮膚の破壊
   (b) 発赤部位の大きさの増大
   (c) 仙骨部の発赤の消失
   (d) 患者の痛みや苦痛についての表現

[解答]

1. (a) S, (b) N, (c) N, (d) S, (e) N, (f) N, (g) S, (h) N, (i) N
2. (a) R, (b) C, (c) C, (d) R, (e) R, (f) C
3. (a) 熱傷（皮膚の統合性の崩壊）は，皮膚が熱や摩擦，化学薬品によってダメージを受けた状態である。これは体表のバリアの崩壊の結果である。
   (b) 不適合輸血反応（アレルギー反応の非効果的対処）は，免疫系が個体の血液型と適合していない血液を輸血されて，その血液に対して攻撃を行っている状態である。
4. 看護診断の例として，「不動状態による皮膚の圧迫に関連した皮膚統合性障害：褥瘡」がある。
5. a, c, d, e
6. (a) O, (b) I, (c) O, (d) A, (e) I
7. 目標の例：「2日以内に，仙骨部の皮膚が発赤や刺激から解放される」

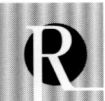

8. (a) その部位への圧迫による苦痛を緩和するケアと2時間ごとの体位変換を行う。
   (b) その部位への摩擦を避けるために体位変換の援助を行う。
   (c) 皮膚を清潔に保ち，常に乾燥した状態におき，できる限り空気に触れさせる。
   (d) 栄養士に相談し，栄養素に富む食事内容と十分な食事摂取量を保証する。
9. (C)

●文献

Agency for Health Care Policy and Research. (1994). *Quick reference guide for clinicians: Pressure ulcer treatment.* U. S. Department of Health and Human Services. Washington, DC: (AHCPR Publication No.95-1653).

Agostini J., Baker D., & Bogardus S. (2001). Prevention of pressure ulcers in older people. Shojania, K., Duncan, B., McDonald, K., & Wachter, R. AHRQ Publication No.01-E058. 2001. Evidence Report/Technology Assessment No.43, Making healthcare safer: A critical analysis of patient safety practices. pp.301-106.

*1 Bickley, L. S. (2000). *Bates' guide to physical examination and history taking* (8th ed.). Philadelphia: Lippincott Williams & Wilkins.

Burrell, L. O. (1992). *Adult nursing in hospital and community settings.* Norwalk, CT: Appleton & Lange.

Centers for Disease Control and Prevention. (2007). Asthma's impact on children and adolescents, *Environmental Hazards and Health Effects.* Retrieved January 9, 2008, from http://www.cdc.gov/asthma/children.htm.

Doughty, D. Ramundo, J., Bonham, P., Beitz, J., Erwin-Toth, P., Anderson R., & Rolstad, B. S. (2006). Issues and challenges in staging of pressure ulcers. *Journal of Wound, Ostomy, and Continence Nurses Society, 33,* 125-132.

Goldsby, R. A., Kindt, T. J., & Osborne, B. A. (Eds.). (2000). *Immunology* (4th ed.). New york: W. H. Freeman and Company.

*2 Guyton, A. C., & Hall, J. E. (Eds.). (2000). *Textbook of medical physiology.* Philadelphia: W. B. Saunders Company.

Hanson, L. and Korotkonva, M. (2002). Breastfeeding may boost baby's own immune system. *Pediatric Infectious Disease Journal,* 21. pp.816-821.

Interagency Coalition on AIDS. (1996/97). New international network calls for urgent action on children and AIDS. *Canadian AIDS News, IX*(3), 2.

Kunert, M. (2008). Stress and adaptation. In C. M. Porth (Ed.), *Pathophysiology* (3rd ed.) (pp. 187-200). Philadelphia: Lippincott Williams & Wilkins.

Lehmann, S. (1991). Immune function and nutrition: The clinical role of the intravenous nurse. *Journal of Intravenous Nursing, 14*(6), 406-420.

Lehne, R. (2007). *Pharmacology for nursing care.* Philadelphia: W. B. Saunders Company.

Marieb, E. N. & Hoehn, K. (2007). *Human anatomy and physiology* (7th ed.). San Francisco: Pearson Benjamin Cummings.

*3 NANDA International (2007). *Nursing diagnoses: Definitions & classification, 2007-2008.* Philadelphia: NANDA-I.

National Institutes of Health.(1998). Report of the NIH panel to define principles of therapy of HIV infection. *Annals of Internal Medicine, 128,* 1057-1078.

National Institute for Occupational Safety and Health. (2007). Allergic and irritant dermatitis: Additional information. Retrieved January 9, 2007, from http://www2a.cdc.gov/nora/NaddinfoAllergy.html.

Norris, A. E., & DeMarco, R. (2005). The experience of African American women living with HIV creating a prevention film for teens. *Journal of the Association of Nurses in AIDS Care, 16*(2), 32-39.

Pieper, B. (2000). Mechanical forces: Pressure, shear, and friction. In R. A. Bryant (Ed.), *Acute and chronic wounds: Nursing management* (pp.221-264). St. Louis, MO: Mosby.

Porth, C. M. (Ed.). (2000). *Pathophysiology* (7th ed.), Philadelphia: Lippincott Williams & Wilkins.

Porth, C. (2005). Essentials of Pathophysiology: Concepts of Altered Health States (2nd ed.) Philadelphia: Lippincott Williams & Wilkins.

Rogers, B. (1989). AIDS and ethics in the workplace. *Nursing Outlook, 37*(6), 254-256.

Santrock, J. W. (2006). Life-span development. (11th ed.) Dubuque, IA: Brown.

Sparks, S. M. (1993). Clinical validation of pressure ulcer risk factors. *Ostomy Wound-Management, 39*(4), 40-41, 43-46, 48.

Thompson H. J. (2005). Fever: A concept analysis, *Journal of Advanced Nursing, 51*(5), 484-492.

UNAIDS. (2006). Global summary of the AIDS epidemic: December 2006, *UNAIDS/WHO AIDS Epidemic Update 2006*. Retrieved January 2, 2007, from http://data.unaids.org/pub/EpiReport/2006/02-Global_Summary_2006_EpiUpdate_eng.pdf.

West, K., & Cohen, M. (1997). Standard precautions-a new approach to reducing infection transmission in the hospital setting. *Journal of Intravenous Nursing, 20*(6 Suppl.), 7-10.

●邦訳のある文献

1) 福井次矢・井部俊子日本語版監修，徳田安春・他訳：ベイツ診察法，メディカルサイエンスインターナショナル，2008．
2) 早川弘一監訳：ガイトン臨床生理学，医学書院，1999（原書第9版）．
3) 日本看護診断学会監訳：NANDA-I 看護診断―定義と分類 2007-2008，医学書院，2007．

SISTER CALLISTA ROY
THE ROY ADAPTATION MODEL
THIRD EDITION

第2部

第10章

感覚

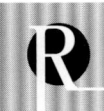

感覚は，適応に重要な役割を果たす。感覚は，人間が環境の変化と相互作用をもつうえで必要な入力（インプット）を得るための経路である。第12章で紹介する統合的な認知的情報処理のモデルは，直接的な感覚体験が処理されるべき焦点刺激であることを示している。感覚とその結果としての知覚は，個々の人間とその人がおかれた状況（コンテクスト），つまり環境，文化，その他の背後にある体験に大きな影響を受ける。ほかの様式での適応と同様に，ロイ適応モデルではこれらの影響因子が関連刺激であり残存刺激である。一方，人間の生命機能は，感覚機能が健全であるかどうか，一時的・永久的な感覚障害によってもたらされる事態に適応できるかどうかにかかっている。

この章では，視覚，聴覚，触覚という第1次感覚に関する生命・生活過程を明らかにする。感覚プロセスにかかわる代償適応方略と生命・生活過程の障害の例を紹介する。とくに焦点を当てるのは，痛みと過活動（活動亢進）という感覚体験の障害であり，これは看護師が臨床の場で頻繁に出会うものである。看護過程については，感覚に関する適応の促進との関連で説明する。

学習目標

1) この章で紹介するような，人間が情報を受け取り交換する複合的プロセスに関与する3つの第1次感覚について述べることができる。
2) 個々の第1次感覚の代償過程についてそれぞれ1つ述べることができる。
3) 第1次感覚のプロセスが障害された状況を2つ挙げ，それについて説明することができる。
4) 個々の第1次感覚について，第1段階のアセスメント行動を明らかにすることができる。
5) 第1次感覚に影響を与える，第2段階のアセスメントの一般的な刺激を挙げることができる。
6) 第1次感覚にかかわる特定の状況について看護診断を行うことができる。
7) 特定の状況下で第1次感覚に関する適応上の問題をもつ個人について，目標を設定することができる。
8) 第1次感覚に関する適応上の問題がみられる状況で一般的に実施される看護介入を述べることができる。
9) 看護介入の効果を判断するアプローチを提示することができる。

重要概念の定義

痛み（pain）：患者が痛みであると訴えるものは痛みであると受けとめ，患者が痛みを感じていると訴えるときには痛みが起こっていると受けとめるべき，有害刺

激についての生物行動学的・主観的・個人的体験である。急性の痛みは持続期間が短く，特定可能な原因があり，その原因によって持続時間が予測できる。慢性の痛みは頑固に持続し，その持続時間は予測が困難である。

運動感覚（kinesthesia）：筋肉と関節の機械的な変化から起こる位置覚で，静止した四肢の位置覚と四肢の運動覚の両方をいう。

過活動（活動亢進）（hyperactivity）：多動性，注意持続困難，注意散漫（転導性），衝動抑制力低下など一群の行動に与えられた一般的用語であり，また注意欠陥障害，運動過剰症，微細脳機能障害などの用語も用いられる。

感覚（sensation）：エネルギー（光，音，熱，機械的振動，圧など）が神経活動に変換されるプロセスであり，その結果知覚が生じる。

苦痛（suffering）：身体的困難や心理的困難，またはその両方が持続する状態であり，その人の統合性の喪失または喪失の脅威を伴う重度の苦しみの状態。

検出器（detectors）：環境のある種の構成要素の有無を探る働きをする感覚受容器。

視覚（vision）：眼の周縁構造や視神経伝導路，後頭葉に位置する大脳皮質の視覚野が関与する複合的プロセスで，それによって光エネルギーが検出され，伝達され，解釈される。

触覚（feeling）：体性感覚系が関与する複合的プロセスで，それによって触覚と圧覚，位置覚，暑さと寒さ，痛みが検出され，伝達され，解釈される。

知覚（perception）：感覚刺激の解釈であり，その意識的な理解である。

聴覚（hearing）：耳の周縁構造，聴覚神経伝導路，脳の聴覚野が関与する複合的プロセスで，それによって音波が検出され，伝達され，解釈される。

変換器（transducers）：環境の構成要素の1つにかかわるエネルギーの一部をサンプルとして集め，そのエネルギーを，情報を含む電気信号に変換する感覚受容器。

1 感覚の基本的生命・生活過程

　感覚とは，光，音，熱，機械的振動，圧などのエネルギーが神経活動に変換されて知覚となるプロセスである。感覚のきわだった特徴は，直接的反応をひき起こすことができる点，またその記憶を分単位や週単位，また年単位にわたって脳内に蓄え，将来のある時点でのその人の反応を判定するのに役立ちうる点にある。感覚で体験する事柄は，ほとんどの神経系の活動を起こす（Guyton & Hall, 2006）。感覚のプロセスを神経学にもとづいてとらえると，このプロセスを理解するうえでいくつかの共通する原則があることがわかる。これらはコルブ Kolb とウィショウ Whishaw（1996）によって明らかにされており，次のように簡単な要

約ができる。

1) 受容器は細胞の重要な特殊部分で、感覚エネルギーを神経活動に変換し、エネルギーの限られた帯に反応するように設計されている。
2) 受容領域は受容器が反応する環境の特殊な部分で、空間に感覚による事柄を配置している。
3) 受容器は迅速にまたはゆっくりと適応を進める。つまり感覚が素早く消えるようなときには、受容器は急速に適応する。
4) 局在化と検出は受容器の密度と重複度によって決まる。
5) 3つまたは4つの神経中継器は一定の順序でつながり、受容器細胞から大脳皮質までの情報を得る。
6) すべての感覚システムからの活動電位のコード化に関与し、その情報を神経、ついで脳と脊髄の経路に沿って運ぶ情報伝達。
7) 複合的な伝導路、例えば色の知覚や動く対象の追跡のための目から大脳視覚皮質への種々の伝導路などを含む感覚サブシステム。
8) 各々の感覚領域は大脳皮質に複数回描かれ、感覚領域にとって主要分野とみなされるものもある。

感覚は桁外れの数の環境因子を減らし、神経系の1つの共通言語に影響を与える。このことは、数年前に研究者によって、個人が高度に複雑化した世界に対処することを可能にする最初の重要なステップと指摘された（Meiss & Tanner, 1982）。人間の体には非常に多様な感覚受容器があり、その受容器に絶えず刺激が送られている。感覚受容器は、検出器と変換器の両方の機能をもつ。これらは、環境に何かがあるかないかを検出する。ついで変換器として、特定の事象にかかわるエネルギーの一部をサンプルとして集め、そのエネルギーを音の強度などの情報を含む電気信号に変換する。

感覚は、中枢神経系が関与するもう1つの複合的プロセスである知覚を生み出す。知覚は、ロイ適応モデルでは認知器サブシステムのプロセスとされ（第2章を参照）、感覚刺激の解釈であり、意識的な理解であると定義されている。感覚は、受容器とそれにつながる伝導路、および対応する皮質感覚野の活動の結果であるとされる。それに対して知覚は、感覚皮質の最初のシナプスを超えた皮質内の細胞の活動の結果である。ロイ適応モデルの視点と情報処理に関する看護の視点（Roy, 2001）からすると、直接的感覚体験は、教育や経験といった因子と結びついて知覚に変換されると考えられる。つまり、焦点刺激は関連刺激と残存刺激に照らして処理される。知覚には、感覚がとらえたものに意味を与える働きがある。例えば、自分の家が道路工事中の高速道路の近くに位置していることを知っていれば、その人は削岩機で速射される騒音に対して脅威を感じるような意味づけをしないはずである。前に述べたように、先行する感覚体験は、現在の感覚体験を解釈するためのものとして蓄えられると考えることができる。

視覚、聴覚、触覚という第1次感覚は、人が、他者との関係などを含む生命・

生活活動に必要な情報を受け取り，交換するプロセスである。感覚ネットワークは，視覚，聴覚，触覚（体表面の），またはその他の種類の受容器に作用する刺激によって，ほとんどの神経活動を始動させる。

a. 視覚のプロセス

　視覚系について述べるにあたって，ウィケンズ Wickens (2000) は，視覚系は人類にとって，環境の形とパターンについて詳細な情報を提供してくれる高度に洗練されたシステムであると述べている。光のなかで変化を探知する視覚の能力は私たちのもっとも重要な感覚といえるかもしれない。視覚は，眼の周縁構造と視神経伝導路，後頭葉の大脳皮質の視覚野が関与する複合的なプロセスである。いくつかの視覚神経線維は中脳，視床下部のほうへ視覚領域を伸ばす分枝を出している。網膜が視覚受容器である。光は眼に入り，角膜でわずかに屈折する。ついでレンズによってさらに屈折し，眼の後部の受容器上で像が焦点を結ぶ。人間の網膜は，光受容器細胞をもっている。

　光エネルギーを活動電位に変換する機能のある杆（状）体はほの暗い光に感度がよく，夜間視に用いられる。錐（状）体は白昼視と色覚に用いられる。錐（状）体は，日中の明るい光と色覚を変換する。杆（状）体は，紫色の視覚色素であるロドプシンを含んでいる。錐（状）体は3つの光色素をもっている。光色素は，光をとらえ化学的な活動を起こす。神経節細胞（3番目のタイプの網膜内細胞）の軸索は，網膜を離れて視神経を形成する。両眼の内側半分から出た軸索は，視交差で交わり，対側の後頭葉で終わる。分岐した伝導路が形成され，主たる皮質領域では視覚のために，二次的領域では眼の反射活動のために機能している。実にさまざまな視覚野の部分が脳のさまざまな部位にみられるのはこのためである。したがって，例えば脳出血による脳損傷後には，その損傷部位に応じてさまざまな視覚障害が起こりうる。脳出血で左側の脳がおかされた場合，右側視野では物が見えなくなることがある。

　視覚をつかさどる脳細胞がどのように働くかを理解するために，研究者は微小電極を用いて，局所麻酔下でネコとサルの細胞の活動を記録してきた。視覚刺激は，それらの動物の視野のなかに置かれたスクリーン上に与えられる。研究の結果は，細胞には2つの差異がみられることを示唆している (Kolb & Whishaw, 1996)。受容野（反応する細胞の領域）は，皮質のレベルが進むにつれて大きくなっていくと考えられ，したがって大脳のレベルが高位になるほど複雑度が増す。第2に，視覚系のいくつかの異なるレベルの細胞が，それぞれ異なる性質の視覚刺激に反応する。例えば，対象の隅の部分に反応する細胞と，動く対象に反応する細胞がある。

b. 聴覚のプロセス

　聴覚は，音波が検出され，伝導され，解釈される複合的なプロセスと定義されている。音波は気圧の変化からなっている。耳に関する解剖学的知識は，耳が音波を活動電位に変換するプロセスを理解するための基礎となる。外耳は圧の波をとらえ，それらを外耳道に偏向させる。圧の波はわずかに増幅され，鼓膜に伝えられる。鼓膜は，音波によって刺激され振動する。この振動は，中耳の3つの小骨を経て内耳の液体へと伝わる。その小骨の1つのあぶみ骨が，音波のリズムで液体を前後に動かし，その液体の動きが薄い膜である基底膜を共鳴させる。聴覚受容器の運動をひき起こすのは，この基底膜の運動である。この受容器はコルチ器官の有毛細胞であり，その細胞膜電位が変化し，その結果神経活動が起こる。音のさまざまな周波数は，基底膜とコルチ器官を有する螺旋形をした蝸牛を通ってコードに変換される。

　有毛細胞の軸索は，蝸牛を出て，第8脳神経である聴覚神経の主要部分を形成する。下部脳幹の髄質レベルに突入したあとシナプスが形成され，2つの異なる伝導路が現れる。その1つは，一次聴覚皮質に入り，もう1つは二次聴覚野に入る。脳の両側にそれぞれ1つ蝸牛がみられるのは，この伝導路が視覚伝導路とは異なることを示している。聴覚皮質については，視覚皮質や体性感覚皮質ほどは明らかになっていない。一般に，マップされている各下位神経野では，低音がより後方で，また高音はより前方で感知されるように思われる。聴覚系では単一のニューロンが音の周波数または高さを感知しており，音のさまざまな周波数ごとにそれをもっとも敏感に感知するニューロンは異なる。皮質より下位の細胞は，中枢神経系よりも上位にある細胞に比べ，より広い幅の周波数を感知する。

c. 触覚のプロセス

　触覚は，体性感覚系からの感覚が検出され，伝達され，解釈される複合的なプロセスを指す一般的な用語である。体性感覚系には，体からの情報を受け取る神経系のメカニズムが含まれる。それは，次のような下位様式からなる複合的な神経系である。

1) 触覚と圧覚。身体組織の機械的動きによって起こる。
2) 位置覚もしくは運動覚。筋肉と関節の機械的変化から生じ，静止した四肢の位置覚と四肢の運動覚の両方を含む。
3) 温度覚（温熱と寒冷）。皮膚温の変化にかかわる神経放電を示す。
4) 痛覚。主として組織を損なう有害な刺激によってひき起こされる。

　触覚は少なくとも20個の異なるタイプの受容器細胞をもち，その各々が異なるタイプのエネルギーを変換する。

　体性感覚伝導路は複雑であるが，これをわかりやすく説明するために，ここで

は2つの下位システムを考えてみよう。1つは細かい触覚，圧覚，運動覚のための下位システムであり，もう1つは痛覚と温度覚のための下位システムである（Kolb & Whishaw, 1996）。最初のシステムは受容器を出て脊髄後索を上向し，下部脳幹にシナプスを作る神経線維である。これらの線維は，交差して視床に至り，そこから投射線維束が皮質のいくつかの領域に伸びる。

　第2の下位システムは，これとは異なるパターンをもつ。痛覚と温度覚をつかさどるこれらの線維は，受容器を出て脊髄の後角でシナプスを作る。これらの線維細胞は交差して脊髄の他側へ向かい，新たな神経路を形成する。この神経路は視床の2つの領域で終わるが，最終的にはほかの感覚系の場合と同じように，投射線維束が皮質のさまざまな領域に伸びる。

　多くの研究者の研究結果によれば，少なくとも5つの基本的な感覚，すなわち，軽い皮膚への触覚，皮下筋膜への深い圧覚，関節運動覚，痛覚，そして温度覚が，体性感覚系で感知される。視床の特異的細胞は，1つの様式の刺激にのみ反応する。皮質のレベルでは，特異的刺激物質への反応もみられるが，ある細胞は狭い領域にのみ反応するので，皮膚上の刺激部位を特定することができる。また，皮膚表面の細胞でさえもっと複雑な特性を備えており，例えば手の細胞のように，刺激の動きと正確な方向に反応する細胞もある。このような特性のおかげで，形や3次元を触知することができる。

2 感覚の代償適応過程

　ロイ適応モデルによれば，代償適応過程は，調節器サブシステムと認知器サブシステムを介して活性化される。感覚プロセスでは，代償適応過程の例が多くみられる。視覚にかかわる先天的な調節器プロセスの例として，明順応と暗順応がある。映画館のような暗所へ入ったり，日没後に照明なしに外を歩くときなど，眼が闇に慣れるまでに時間を要するというのは，だれもが経験的に知っていることである。

　暗い所にいた後に明るい光のなかに出て行くと，より急速に明順応が起こる。明順応では，人は視覚の効果を低下させる不快な明るさを感じる。杆（状）体と錐（状）体という眼の構造がともに明順応と暗順応に関与する。ほの暗いなかで，明るい光が視覚システムに入ると杆（状）体系は本質的に機能を停止するという代償が起こる。錐（状）体と網膜ニューロンは1分程度のなかで急速に順応する。過剰な興奮の後，それらは視覚の通常の鋭敏さに減感される。視覚的に暗い環境に順応するとき，人はバランスを崩したり，効果的に動き回るのが難しくなることがある。

　暗い環境におかれると，最初の7分間で錐体に未確定の変化が生じ，これによっ

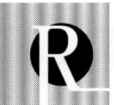

て視力が少し増加する．ついで，速度はもっと緩徐であるが，量的には大きい杆体の順応が起こる．ほの暗い暗さのなかで20分たつと，十分な量のロドプシンが錐（状）体に戻る．瞳孔が拡大する反射による変化によって，よりたくさんの光が取り入れられ，暗順応が働く．

暗順応は，調節器の先天的な代償過程と合わせて，後天的学習行動を用いることによって維持できる．人は暗い所では，バランスをとるため壁に片方の手を当て前方をさぐる．暗闇での視覚の鋭敏さが必要なときに，暗順応が維持される．例えば蛍光透視鏡を見るときには，明所に戻る際は赤色の眼鏡（ゴーグル）を装着する．そのスペクトルの赤い部分の波長が，杆体への刺激をごくわずかな程度に抑え，錐体視覚を持続可能にする．そのため，暗順応の全体のプロセスを繰り返すのに20分間待つ必要がなくなる．

3 感覚の障害過程

感覚プロセスのいずれに障害が生じた場合にも，適応上の問題が起こりうる．発症が多いことと，ケアプランにおける看護の役割の重要性から，感覚に関係する2つの障害過程の例を選択した．ここでは過活動と痛みについて述べる．子ども全体の3〜5％が注意欠陥／多動性障害（ADHD）といわれる状態であり，アメリカ合衆国の子どもの200万人に相当すると予測されている．家族は子どもが感覚のインプットを効果的に統合し，環境の情報に適切に反応を調整するという援助の難題に直面している．さらに感覚の障害過程には，疼痛の適応上の問題がある．看護師は疼痛に悩む人々に出会うことが多い．通常，人がどのような医療のケアを求めるかは不快の程度によって異なる．疼痛は次第に理解されるようになってきたが，どのような科学の進歩も，疼痛という経験を排除するに至っていない．さらには多くの治療法の選択肢はあるが，疼痛治療には医療上の重大な問題が残されている．

a. 過活動（活動亢進）

一般に過活動という用語は，現在特定の意味と診断基準をもつ，あるまとまりをもつ行動に用いられる．国際疾病分類（International Classification of Diseases）とDSM-5の両方が，症状の領域の分類をしており，不注意，過活動，衝動性がみられる場合，注意欠陥／多動性障害（ADHD）または多動性障害（HKD）とされる．運動性の過活動はふつう思春期には治まるという専門家もいるが，異常は通常，子どもの時期に診断され，成人になるまで持続することがある．

乳幼児や小児では，ふつう活動レベルに差異がみられる．小児看護の教科書で

は，その子どもが本当に過活動なのか，それとも単に非常に活発であるにすぎないのかを医学的に鑑別する必要性が強調されている。乳幼児の活動レベルには，穏やかにゆっくり行動する子どもから，穏やかな時期と非常に活動的な時期がみられる子ども，さらには絶えず多動状態にある子どもまで，顕著な差異がみられる。もっとも活動的な乳幼児では，穏やかな乳幼児に比べ動作が300倍にも達することがある。ロウランド Rowland（2005）は，過活動を伴うまたは伴わない注意欠陥障害（ADD）は乳幼児にみられ，睡眠欲求の減少，その後の睡眠導入困難や早期覚醒，夜間の頻回覚醒によって特徴づけられると述べている。さらに過活動な乳幼児は身をくねらせ，そわそわすることもある。抱くのが難しく，ベビーベッドやベビーサークルに置かれることに抵抗し，休むことも少なく，静かに座っていることができない。

　子どもにとっては，行動は衝動的なもので，制御できないようである。子どもが注意できる時間は短く，静かに座っていることや規律を守ることは難しいといえる。そわそわしたり，過剰に走り回るときは注意する必要があるだろう。睡眠困難や学習困難は行動パターンの一部である。行動パターンの影響は，両親やきょうだいに気づかれることが多く，彼らは子どもが果てしないエネルギーで，せわしなく激しく動くことにどう対処するか困難を感じる。異常の子どもは，遊ぶわけでもなく，次のおもちゃから次のおもちゃへと向かうことからわかるように，落ち着かない。学校では，このような子どもは座席を離れ，教室のなかを歩き回る。しゃべりすぎる傾向もある。ある著者（Rowland, 2005）の指摘によると，このような子どもは，衝動的で，支離滅裂であり，忘れやすく，時には感情的に不安定なこともある。ADHDの子どものほとんどは，知能は正常であるが，彼らの著しい注意散漫さが，学習を妨げるのかもしれない。このような神経行動学上のパターンの影響を受ける子どもは，全体的にみても部分的にみても，4対1で，男児のほうが女児より数が多い。

　最近の研究は，遺伝学的因子がADHDに強くかかわっていると述べている。他の状況同様に，遺伝的，環境的な相互作用が考慮されねばならない。遺伝子は環境の作用に対する個人の反応を修正するように働くのかもしれない。環境のストレッサーには，胎児期のアルコール，喫煙，薬や違法薬物，低出生体重，鉛被曝，子どもネグレクトが含まれる（Taylor, 2007）。ADHDは現在，脳の構造と機能の繊細な変化に関係していることが知られている。実際に，診断は，心理学的または生物学的マーカーではなく，病歴や観察にもとづいて行われる。カーソン Carsonら（2007）は，子どもの状態の変化は，遺伝や環境に由来しており，注意や衝動の統御を調整する脳の構造と機能を変化させることにかかわるであろうADHDの症状に結びつくと述べている。前頭前皮質の機能障害とする1つの仮説がある。神経化学的理論は，モノアミンの神経伝達物質経路に焦点を当ててきた。

　成人や動物にEEGやPETを用いた研究では，視覚刺激を処理する準備が整うことで，脳の視覚野のニューロンの活動が抑制されることが明らかにされている。

刺激が，例えばスクリーン上に矢の形で現れると，脳の視覚野の電気活動が増幅される。この事実は，正常な人の場合，標的に対して準備するという行動が感覚系を抑制することを示唆する。したがって，注意欠陥障害は，部分的には，子どもの注意への準備のメカニズムにおける問題から生じると考えられる。もしそうだとすると，その子どもは，適切な刺激をうまく増幅させることができず，その結果それらの刺激では注意を散らす刺激に対抗できなくなる。抑制のメカニズムが機能せず，重要な信号が増幅されないために，障害をもつ子どもの注意散漫は増大する。このような子どもは，重要な感覚的キュー（刺激）から注意をそらすことになりやすい (Posner & Raichle, 1994)。この障害が子どもの成長，とくに学力や社会性に影響をおよぼしている場合，家族は子どもの行動に対処するうえでサポートや具体的な援助を必要とすることが多い。

疾病予防管理センター（CDC：Center for Disease Control and Prevention, 2007）は，子どもが時に面倒にかかわったり，面倒を起こしたりするのは普通のことであると述べている。しかし，子どもがADHDであるかどうかを判定するには，いくつかのステップからなるプロセスを要する。異常の診断には単独の検査はなく，そのプロセスの1つのステップでは，聴覚や視覚検査などの医学検査をする。これは，類似症状を有する他の問題を排除するために行う。2つめのステップでは，ADHDの症状を評価し，両親や教師，時には子ども自身から，その子どもの病歴を取るために，チェックリストを用いる。CDCは，親や医師が関心があれば，子どもを小児心理学者や発達に応じた治療をする発達小児科医などの専門家に診てもらうことを推奨している。また3歳以下の子どものための初期治療施設や3歳以上の子どものための公立学校のある地区もある。CDCはナショナル・リソース・センター（National Resource Center）を後援し，www.help4adhd.orgで，子どもと成人双方に情報を提供している。その目的は，できる限り早期に援助を得ることで，子どもそれぞれが，十全な潜在能力に達することができるように支援することである。

b. 痛み

痛みは，特定の感覚受容器への入力に関与するものであるが，この現象は看護実践のもっとも重要な領域の1つであるため，特別な考察が必要である。疾病と治療の双方から生じる痛みにさらされている患者と絶えず対面しなければならないことが，看護師にとってストレスとなる可能性がある。しかし，新米の看護師は，安楽をもたらし，苦痛を軽減する能力こそが看護の1つの基本的責任であることを速やかに理解する。また経験を積んだ看護師は，この責任をけっして忘れることなく，そのキャリアを通して，安楽をもたらす能力を高めようと努力する。

マッカフェリMcCafferyらによる著述 (1979, 1997; McCaffery & Beebe; 1989: McCaffery & Robinson, 2002) は，人の経験として，痛みを綿密に，現実的に理

解しようとするときに影響をおよぼしてきた。基本的に痛みとは，有害刺激についての感覚的・情緒的・生物行動学的・主観的・個人的体験であり，患者が痛みを感じると訴えるものは痛みであると受けとめ，痛みがあると訴えるときには痛みがあると受けとめるべきものである（McCaffery, 1979）。この定義は，痛みが個人的で主観的な性質のものであることをよく示している。別のよく用いられる定義は，痛みは「実際の，または潜在的な組織損傷に関連する，もしくはそのような損傷に関して述べられる，好ましくない感覚的で感情的な経験」（International Association for the Study of Pain, 1979）である。

　研究による重要なエビデンスが，痛みの経験を理解するうえで新たな視点を開いた。痛みに関係するトピックスについて学習を継続している読者は，マッカフェリの独創的研究やマッカフェリと他の専門家による最近の著書をみるとよい。

　もっとも単純には，痛みは，組織損傷の実際の原因や原因となるおそれのあることをその人に知らせる防衛機制として機能する。一例を挙げれば，熱いオーブンに触れ，慌てて手を引っ込めるという動作がある。この例は，特定の感覚受容器から感覚要素が神経活動へ変換され，ついで脊髄を介して伝達され，そして最後に脳の特異的中枢によって痛み刺激として解釈されることを具体的に示している。しかし痛みは，その複雑な生物行動学的性質とそれが起こる状況の困難さのため，その代償機能を失い，感覚プロセスの障害となることがよくある。看護師は，適応の目的が達成された後も長く続く痛みに患者が対処できるよう援助しなければならない。

　痛みのゲートコントロール理論は，痛み研究の焦点を変えた（Melzack & Wall, 1965, 1970, 1980）。末梢的因子から中枢神経系のメカニズムへの変更も，痛みの治療にその概念が用いられてきたので，実際に広く注目された。この理論には，末梢神経系と中枢神経系の両方が関与している。しかし，インプットにフィルターをかけ，選択し，調整するシステムとしては，脳が重要である。高位の中枢神経系のプロセスは，脊髄のゲートコントロールシステムに働きかけるために，抑制の伝達を下行させる。神経の柔軟性についての概念が，この理論に追加された（Turk & Melzack, 2001）。この概念は，神経系はすべてがハードウェアではなく，むしろ，神経系は他のインプットと相互作用し，神経系自体の構造と機能を，時間をかけて修正することができるという考えを用いている（第12章を参照）。このモデルは完全ではないが，痛みの生物行動科学的性質や痛みの経験に影響する関連因子を理解するのに役立つ。

　痛みの処理は，他の感覚的処理として起こり，受容器，変換，伝達，調節，知覚に関与する。有害刺激（痛み）を伝達する受容器を侵害受容器という。これらの神経末端部は，未分化神経終末すなわち自由神経終末であり，体のほぼすべての組織でみられる。侵害受容器は，温度刺激，化学刺激，機械的刺激に反応する。例えば，圧迫は機械的刺激の1つである。その反応は，サイトカインや神経ペプチドのような化学的媒介物の放出による。ある種の神経伝達物質，例えばブラジ

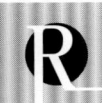

キニン，ヒスタミン，セロトニン，P物質などが，神経終末を過敏にし，痛みの伝達を促進するうえで重要な働きをすると考えられている（Thorpe, 1990）。変換，つまりインパルスの発生は，A-デルタ神経線維とC神経線維によって起こる。皮膚にはA-デルタ有髄神経線維（速い伝導速度），これよりは大きなC無髄神経線維（遅い伝導速度），そしてさらに大きなA神経線維が広範に分布し，例えば鋭い刃物で指を切ったときなどに痛みを局在化する働きをもっている。神経線維のこの組み合わせは，最初に刺すような鋭い痛みが感じられ，やや遅れてズキズキするというような，多様な痛みが感じられる理由を説明する。これとは対照的に，臓器にはA-デルタ神経線維と大きなA神経線維が乏しいので，腹腔内の痛みを局在化するのは難しい。伝達は，中枢神経系に中継される電気化学的インパルスのプロセスである。種々のタイプの神経線維と特定の脊髄路が痛みの感覚を中継する複雑なネットワークを形成する。そのプロセスを通して，複雑な生物化学的反応が起こる。神経伝達物質は痛み受容器からのインパルスの伝達を増やしたり減らしたりできる。急性の痛みと慢性の痛みには，異なる受容器と異なる神経伝達物質が存在するかもしれない（Puntillo, Miaskowski, & Summer, 2003）。

　痛みの主な処理領域，つまり痛みのゲートは，脊髄後角にあるとされている。脊髄灰白質の中心部分に神経細胞のいくつものグループが層をなして存在し，各グループの神経が痛み感覚のメッセージを中継するうえで異なる機能をもっている。例えばラミナV（V層）と呼ばれるグループは，脊髄後角から，脊髄の対側にあって感覚を視床に伝える上行路へと侵害受容刺激を伝達するうえで中心的役割を担う領域とされている。この特異的脊髄上行路はA-デルタ神経線維でできており，シナプスは2つしかない。この経路による痛み感覚は，鋭く，局在が明確で，伝達速度が速い。もう1つの上行路は脊髄後角に発して，視床と大脳辺縁系にインパルスを伝達する。これは，上述の上行路に接して走行するが，多くのシナプスをもち，主にC神経線維からなる点が異なっている。したがって，この経路による神経インパルスの伝達は，速度がより遅く，より広範である。もう1つ別の経路である脊髄後索も脊髄後角に始まるが，これは背側性に上行し，延髄に至るまで交差することはなく，視床でシナプスを形成する。この後索によって受容される感覚は，とくに損傷の部位の局在化に役立つ。

　脊髄上行路は，さまざまな痛み感覚を視床に伝え，視床からは別のニューロンが大脳皮質にインパルスを送る。痛みの中心的メカニズムには，視床，辺縁系，網様体という脳構造が関与している。視床は中継点であるが，また，感覚を知覚に変換するうえでも重要な役割を果たしていると考えられる。脊髄上行路と辺縁系の相互作用が，痛みを体験している人に痛みへの恐怖，不安，注意をひき起こすもとになっている可能性がある。このシステムのなかで海馬と扁桃が短期記憶を長期記憶に変換するための構造であると考えられるが，このことは痛みの管理において重要な因子である。網様体，とくに網様体賦活系（RAS）は，不安と注意散漫を含む人間の覚醒レベルに影響を与える。さらに，記憶と学習に果たす大脳

皮質の役割が，痛み管理の目的には重要である。

　痛みについてはさまざまなカテゴリーが認知されているが，ここでは，ほかの3つの適応様式，すなわち自己概念様式，役割機能様式，相互依存様式に影響を与える生理的プロセスとして感じられる痛みに焦点を当てることにする。痛みの生理的プロセスには急性のものと慢性のものがあり，それによってアセスメントと看護介入の方法は異なる。急性の痛みは持続期間が短く，特定可能な原因があり，その原因に応じた経過をとる。急性の痛みは，治癒が進むにしたがって消えるが，疾病や損傷をその人に知らせるという有用な働きをする。痛みの症状は，ヘルスケアの提供者が問題の性質を判断するときにも役立つことがある。短期的な痛みも多くの治療法と診断処置を必要とすることがあるが，おそらくそのもっとも一般的な例が，術後の創部痛であろう。

　慢性の痛みは持続的にみられるものであり，その期間を予測するのは難しい。一次医療を受診する患者のおよそ10％から20％が，主訴として慢性の痛みを訴えている（Marcus, 2005）。時には3か月以上持続する痛みが慢性の痛みと呼ばれる。しかし看護師は，恣意的な時間枠よりも，慢性の痛みの特徴に注意すべきである。慢性の痛みは何かの目的に役立つということはなく，直接対処できるような特定可能な原因がみられる場合もあれば，みられない場合もある。頑固に持続する慢性の痛みは，患者を絶えず苦しめ，患者の痛みの管理にあたる看護師にとっても困難な挑戦課題となる。慢性の痛みを訴える患者はまた，心理的な悩みや障害，時にはそれから起こる関係を築くことの困難さを経験している。

　痛み体験に関連して用いられるいくつかの一般的な用語，すなわち痛みのレベルとか痛覚閾値，痛覚耐性，苦痛などを理解しておくと，看護実践に役立つ。しかし，マッカフェリ（1979）による痛みの主観的定義や，全人的で個別的な看護ケアという前提に立つなら，このような用語を正確に用いて，痛みについての個人の体験や解釈に否定的な判断を加えないようにすることが重要である。

　痛みのレベルとは，さまざまな刺激によってさまざまな量や程度の痛みがひき起こされることを意味する。例えば，小範囲の熱傷組織は広範囲の熱傷ほど痛みを伴わないし，また術創は常に不快なものだが，呼吸や咳で痛みが増強する胸部の術創に比べると，腹部の術創の痛みのレベルはそれほど高くない。痛覚閾値とは，痛みの感覚または触覚をひき起こす刺激の強さのレベルをいう。同じ程度の有害刺激を与えても，痛み体験の開始の知覚は人によって異なる。

　最後に，痛覚耐性とは，人が一定時間耐えることのできる痛みの量である。2人の人が同じ閾値の痛みを体験したとしても，痛覚耐性が高いほうの人は，その痛みに大きく注意を奪われることなく，より速やかにそれを全体の感覚のなかに組み入れてしまうだろう。さらに同じ1人の人でも，状況によって痛覚耐性が異なってくることがある。その良い例が，強度の頭痛のある患者が「たいていの痛みには我慢できますが，母が卵巣癌で亡くなったせいか，腹部の痛みには我慢ができません」と看護師に告げる場合である。苦痛は，生理的，心理的，またはその両方に

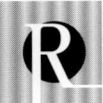

おける困難な状態への耐性にかかわるものである。苦痛は，個人の統合性の喪失または喪失の脅威に伴って生じる重度の苦しみの状態と定義されてきた（Cassell, 1989）。痛みと苦痛は，人間の体験において同じものではないが，互いに関連のある場合が多い。専門家は，苦痛を伴う痛みには，人間関係，経済，職業上の問題のほか，多くの因子が含まれ，これらは痛み知覚の解釈やその結果としての反応に関連している，と述べている（Turk & Melzack, 2001）。痛みは個人的な性質のものなので，これをさまざまな人々の間で比較したり，痛み刺激への期待される反応について個人的基準を用いるのは，患者を不公正に扱っていることになろう。看護師はむしろ，痛みの複雑性や痛みに関する個々人の体験について学習を深める方向を目指すべきだろう。

4 感覚の看護過程

　感覚機能の喪失はどのようなものでも，その人に大きな影響をおよぼす。つまり，生理的様式におけるこの構成要素の変化は，すべての適応様式に影響をおよぼすのである。しかし，ロイ適応モデルが明確に強調しているように，人間は内的変化と外的変化の両方に適応する大きな能力をもっている。看護師は，感覚が世界を知覚し，世界と相互作用をもつプロセスと，それに関連する代償過程の障害について理解する努力をしなければならない。これらの知識をふまえることで，感覚適応のアセスメントを十分に行い，適応促進のためのケア計画を立てることができるのであり，ひいては，一時的または永久的な感覚喪失をきたした患者が可能な限り高い適応レベルを達成し維持できるよう援助することができるのである。

　感覚喪失は，その患者自身に影響をおよぼすだけでなく，ヘルスケア従事者も含めた他者によるその患者の見方をも変えてしまうことがある。例えば，法的盲の患者がしばしば報告するのは，目の見える人に伴われていると，店員，ウエイターやウエイトレス，その他の人々が直接話しかけてくれることが滅多にないということである。病院では，難聴の患者は，病院スタッフの質問に適切とされる答え方をしない場合，混乱とか見当識障害のレッテルを貼られることがある。看護師がその患者の感覚制限を認め，その喪失を代償する工夫をすれば，この混乱はすぐに解消する。

　看護過程の適用は，感覚障害に対する患者の適応と克服，環境との統合を促進するために，看護師がアセスメントを行い，適切なケア計画を立てる形式化された方法である。感覚という複合的なプロセスに対処する場合，看護師は，ほかの適応様式の構成要素の場合と同じように，行動と刺激の注意深いアセスメントを行い，それにもとづいて看護診断，目標の設定と介入方法の選択をする。評価は，

行動を再アセスメントし，それを設定した目標と比較することによって行う。

a. 視覚のプロセスにかかわる行動のアセスメント

　視覚に関する行動のアセスメントでは，観察と測定の両方を用いるフィジカルアセスメント（診察）の技能が必要である。さらに看護師は，敏感なインタビューの能力と直感，洞察力をもつ必要がある。

　看護師は，学童対象の視覚スクリーニングテストなどの基礎的なアセスメントを実施することがある。これらのアセスメントは，例えばナースプラクティショナーが飛行パイロットを対象に年1回の身体検査で視野検査を行うような場合には，より精密で完全なものとなる。

機能検査

　眼の外的・機能的な検査には，眼窩のなかで眼球を動かす能力，また光に対する瞳孔の反応と調節がある。視力とは，像を微小細部にわたって形成する眼の能力をいう。視力は，遠方視力（もしくは遠見視力）と近方視力（もしくは近見視力）の両方で測定される。遠方視力はスネレン視力表を用いて検査することができ，その場合は十分な明るさのある所でさまざまな大きさの文字や物体を同定するよう被験者に求める。視力は一側の眼ごとに測定し，その間，他側の眼は不透明のカードで覆っておく。期待される反応は，視力表を読むように指示されたとき，20フィート（約6m）の距離で20番目のラインの文字を同定できることである。正常視力は20/20と表記される。近方視力の検査カードは，正常視力の人が14インチ（約35cm）離れた所で読めるように作られている。

　法的盲は，通常，視力の良いほうの眼で眼鏡で矯正した場合の視力が20/200と20/400の間のものをいう。このレベルの視力でも読書は可能であるが，強い眼鏡が必要であり，読書の速度と持続力は限定される。おおまかな見当識と可動性はふつう問題ないが，交通信号の識別が困難である。近盲（near blindness）とは，4フィート（約122cm）の距離なら図形の数が数えられる状態をいう。視覚は理想的条件が整った状況下でのみ信頼でき，視覚補助具は使用できない。全盲は完全に光覚を失った状態で，患者は全面的に他の感覚に依存しなければならない（Burrell, Gerlach, & Pless, 1997）。

　ふつう中心視（覚）の明瞭さがとくに重要とされる。しかし，周辺視（覚）や色覚の喪失も，患者の生活能力を奪うことがある。視野計は，周辺視覚を検査するために用いられる測定用具であり，これによって，眼を動かさずにどれだけ遠くまで周辺を見ることができるかがわかる。この検査は，遠方周辺から内に向かって動く視標に視覚を固定させて行われる。この検査は，壁の360度の表面に光を当てる電気的な方法によっても実施できる。また，紐にチョーク片を取り付けて動く視標にし，被験者が視覚ラインのなかにそれを最初に見たと報告する点にし

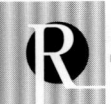

るしをつける方法もある。正常では，4つの視覚区画の各々で視標が見えると報告する。色覚検査では，色のついた図形を認識できるか，または彩色の斑点の背景の上に重ねられた図形または数字を認識できるかで測定する。この図形や数は，色を見分ける能力をもつ人だけが識別できる。視覚に問題があることに気づいている人，20/30以上の視覚喪失がみられる人（自覚のあるなしにかかわらず），視野欠損のある人，または色覚検査で異常のみられる人は，眼科医による診察が必要である（Burrell, Gerlach, & Pless, 1997）。

内部検査

眼の構造の内部検査は，いくつかの方法で行われる。眼圧計（トノメーター）は眼内圧の測定に用いられ，正常値は11〜22 mmHgである。眼の内部は，瞳孔を通して細い光線を眼内に照射する検眼鏡で観察することができる。屈折検査は，網膜に焦点を合わせることのできるレンズと角膜の能力を確かめるものである。看護アセスメントで眼疾患があることが明らかになったときは，医師による診察が必要である。

b. 聴覚のプロセスにかかわる行動のアセスメント

聴覚処理の程度と種類，個人の聴力喪失の有無を判定するためには，聴力困難の注意深い病歴聴取，構造の正常性を確かめる検査，聴力検査を行う。「あなたの声が低いので，言われている意味がわかりません」とか「もぐもぐ言っているように聞こえます。声の大きさは十分ですが，何を言われているかわかりません」というように応答する場合は，聴覚に障害があることを示唆する。

聴力喪失のスクリーニングには，耳鏡を用いて，個人が通常会話の周波数で純音を聴き取ることができるかどうかを評価する。純音を聴き取ることが困難であれば，聴力図の検査に紹介しなければならない。この検査は，音を作り調整する特殊装置を用いてオーディオロジスト（audiologist）によって行われる。聴覚脳幹誘発反応（ABR），中枢聴覚路のある部位での反応を記録する非侵襲的方法である（Porth, 2005）。聴覚脳幹誘発反応（ABR）は聴覚神経伝導路から起こる電気的反応を測定するものである。この検査では頭皮に電極が装着され，イヤホンを通して速い速度で一連のカチカチ音が送られる。刺激後に電極で検出される電気的活動はコンピューターに送られ，進行中の神経活動から聴覚反応が抽出される。この聴覚反応は，EEGやEKGの場合と同じように，紙面に転写され，そこに生じた波形が調べられる。これらの検査は，聴覚閾値を特定したり，蝸牛性病変と後迷路性病変を鑑別するのに便利である。

どのような聴覚スクリーニング検査を選択するかは，その人の年齢による。子どものあらゆる聴覚喪失は発達，とくに言語と学習に主に影響する。新生児の聴力喪失の程度は，おおよそ1000人につき1人から4人とされる。合衆国の多くの

州が，スクリーニング事業による初期の発見を主張し，要求している。実施される検査は，誘発耳音響放射（EOAE）または聴覚脳幹誘発反応（ABR）である。両方の検査は，侵襲がなく，実施が容易で，一般に5分もかからない。また両方の検査ではカチッという音や特定音への反応を測定する。聴力喪失が新生児や低年齢の子どもで発見される場合，完全な発達的，言語的評価が必要とされる（Porth, 2005）。加齢とともに，人には退行性の聴力喪失がみられる。75歳以上人口の約40％が影響を受け，65歳から75歳の間では23％におよんでいる。よくみられる問題ではあるが，多くの高齢者は聴力喪失の適切なアセスメントを受けていない。喪失を判断するために，さまざまな周波数で聴力図の検査が行われる。最初に，高周波数が影響を受ける。

　聴覚機能に関しては，このほかに2つの検査がある。リンネ試験は，音の骨伝導と空気伝導を比べるのに用いられる。音叉で作られた音響は，ふつう空気伝導では骨伝導に比べほぼ2倍長く聞こえる。ウェーバー試験は，両耳の聴力を比較するものである。この検査では，音叉で作られた音響は，両側の耳で同じ大きさで聞こえる。

　検査で明らかになる行動に加え，不完全な会話や注意力欠如，無反応，緊張した顔の表情，社会からひきこもる傾向など聴覚の障害を示唆するその他の行動にも気をつけなければならない。

c．触覚にかかわる行動のアセスメント

　体性感覚処理のアセスメントには，多くの側面がある。これらは，前述の5つの基本的な感覚にかかわるものであり，アセスメントは感覚の健常性と対称性について行う。

感覚

　軽い触覚は，綿棒を皮膚に触れて検査を行う。被験者に眼を閉じてもらい，いつ，どこを触れられているかを答えさせる。関節の動きは，検査者が指を上下に動かしてその指の位置を被験者に答えさせて調べる。痛覚は，ピン先をチクリと刺して調べるが，安全ピンの丸い先端で代用することもある。その刺激が鋭いか鈍いかを答えさせる。温度覚の検査には，温湯と冷水を満たした2本のチューブを用いる。被験者が答える温度変化に応じて，検査者は，感覚欠損がみられる部位には身体図の上に斜線を記入する（熱感には一方の側への斜線，冷感には他方の側への斜線を用いる）。

対称性

　刺激を知覚する能力は，視覚，聴覚，触覚のそれぞれで感覚処理についてのアセスメントが必要な基本的行動である。ビックレイ Bickley とシラージ Szilagi

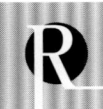

(2007) は，触覚と感覚の処理のアセスメントに関して，いくつかの一般的な提言を行っている。その第1は，体の両側の感覚の対称性を比較することである。痛覚，温度覚，触覚を四肢の遠位と近位で比較する。手指と足趾の振動覚と位置覚が正常であれば，より近位の領域でも正常であると予測することができる。検査者は，ほとんどの主要末梢神経が網羅できるようにし，また患者が1つの決まったパターンの繰り返しの検査にのみ反応することのないようにするため，刺激をさまざまな部位で与え，また検査のペースをさまざまに変えて実施する。感覚欠損や感覚過敏の部位が見つかったときは，検査者はその境界を詳細に身体図に記入する必要がある。触覚のアセスメントについてのさらに詳しい情報は，フィジカルアセスメントや一般臨床看護の教科書を参照してほしい。

d. 痛みにかかわる行動のアセスメント

痛みのアセスメントは，看護活動においてその重要性を築いたという点で注目に値するものである。痛みの現象は複雑で，それ自体多様な形で発現するが，そのアセスメントにはいくつか基本的なガイドラインを用いることができる。腹痛を訴える10歳の子どもの治療にあたる学校保健師，回復室で患者に対応する病院看護師，関節リウマチや末期癌の患者を訪問する訪問看護師など，働いている場にかかわりなく，ある特定の情報が適応を促進するための計画を立てるときに役に立つ。米国疼痛学会（American Pain Society）会長は，基調講演で"痛みは5番目のバイタルサイン"とすることを薦めた（Campbell, 1995）。その目的は，医療職種間の痛みのアセスメントについての認識を高めることであった。感覚一般についてのアセスメントの場合と同じように，患者の痛み体験とそれに影響を与える因子について行動的記述を行う。

ラポール

まず最初に痛みのアセスメントでは，痛みのことを本当にわかるのは患者本人だけであることを認識したうえで，患者とのラポールを築き，痛みに関する患者の訴えに信頼をおく。患者の訴えを優しい配慮のもとに受け入れる。患者の話を遮ることなく傾聴し，アイコンタクトや身体的接触（タッチング）などの非言語コミュニケーションを用いる。聴取した情報をこちらから繰り返したり，確認することで，患者に看護師が関心を寄せていることを伝えることになり，正確なアセスメントを行ううえで助けとなる。

痛みの記述

痛みのアセスメントの次の段階は，痛みの記述，すなわち部位，性状，強さ，発来，持続時間の記述である。骨折とか深部切傷のような明らかな問題があってそこから生じる痛みのように，その部位が明白な場合もあるが，時に看護師は痛

みの訴えの原因がわかっていると思い違いすることがある。例えば，椎弓切除術を受けた65歳の高齢者が苦痛を訴え，顔をゆがめていたとする。看護師は，患者が手術創部に痛みをきたしていると考え，処方されていた強力な鎮痛薬の筋肉内注射を行った。注射後に患者から，「この程度の頭痛のときには，家ではアスピリンを飲んでいました」という言葉があった。

　また患者が，同時に複数の場所に痛みを訴えることもよくある。看護師は，アセスメントの度に痛みの原因を確かめることが重要である。それぞれの痛みがどの部位にあるのかを，できるだけはっきりと指し示してもらうようにするとよい。胃の痛みを訴える患者が，左季肋部を指し示すかもしれない。頭痛が，部位を探っていくと，実は頸部痛であることがわかることもある。さらには，予期される部位にみられる痛みでさえ，新たに生じている問題を示唆することがある。骨折患者がギプス内の痛みの増悪を訴えるとき，その正確な部位を注意深く質問をしていくと，ギプス下で進行している感染が発見できることがある。

　看護師は，患者に言葉でその痛みを説明するよう求めることで，痛みの性状についてのアセスメントができる。痛みを表現する言葉としてよく用いられるのは，鋭い，鈍い，刺すような，差し込むような，うずく，食い込むような，焼けるような，ズキズキする，圧されるような，重い，「熱湯に触れるような感じ」，「強く圧迫されている感じ」などである。看護師は，患者が痛みをうまく表現できないときにのみ，言葉を投げかけ，常にその選択は患者にしてもらう。「あなたはそれを鋭い痛みと言いたいのですか，それとも鈍い痛みと言いたいのですか」というように。既往の疾患や痛みのエピソード（徴候や症状）を参考にしたり，それらと比較することも大切である。「前回救急室に行ったときの痛みとよく似ています」とか「イタリア料理を食べ過ぎた後にもこのような不快感がありました」とか，「ずっと胃の痛みには苦しんできましたけれど，今度の痛みはかなりひどいです」というようなコメントについては，十分なアセスメントを行った後もフォローすべきで，その患者の痛み体験が急性のものか慢性のものかを明らかにするのに役立つ。

　また痛みの強さも，患者の視点から記述する。痛み体験がどの程度の強さかを，例えば軽度，中等度，重度などの表現で患者に述べてもらう。さらには，0をまったく痛みのない状態，10を極度に強い痛みとする0から10までの数値のスケールを用いることもできる。スケールを使うことの利点は，患者にとって一般に理解しやすく，また看護師にとっては痛みの軽減や増悪を判断することのできる個別的な痛みの測定が可能になることである。また，いったん説明を受けて理解できれば，患者は現在の痛みがスケール上のどの評点にあたるかを示すことで，看護師の質問に答えやすくなる。例えば，一側上肢に複雑骨折をきたした患者が，その痛みをスケール上の評点7にあたると述べたとしよう。鎮痛薬投与後，看護師が痛みの緩和の看護介入の効果について再びアセスメントを行うとき，患者は，ただスケール上の評点が2に変わったことを示せばよい。子ども用の痛みスケー

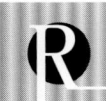

ルとして，さまざまな表情をした顔の図を用いるものがある。看護師は，子どもに，どの顔が痛みがないために幸せそうに見え，またどの顔がさまざまな痛みのためにつらそう，または悲しそうに見えるかを教え，自分が体験している痛みをもっともうまく示している顔を選ぶよう求める。

同様の方法は，コミュニケーションに障害のある成人にも用いることができる。

しかし，フェイススケールを使って説明するには，言語能力と認識能力を必要とする。最近の看護研究は，自己報告のできない人，例えば認識障害や重症疾患の人の痛みのアセスメント方法に焦点を当てている。医療の認定組織は2000年に痛み管理の基準を発行した。ほとんどの施設が通常ケアの一環として，痛みの強度をランクづけするための方針と手順を考案した。マッカフェリとパセロ Pasero (2005) は，適切に使用されるならば，痛み行動のスケールと痛み行動のチェックリストが有用であることを明らかにした。しかし，これらは痛みの強度についての患者の報告とは一致しないことを知っておく必要がある。自己報告できない患者のために，米国疼痛管理看護学会（American Society for Pain Management in Nursing）のポジションペーパーで，マッカフェリとパセロが提案を行った（Herr et al., 2006）。その提案は，高度の認知症，乳幼児や言語能力習得前の幼児，気管内挿管をされている人または意識がないと分類される人に対するものである。それぞれが，①自己報告を試みる，②痛みの考えられる原因を詳細に記録する，③患者の行動を観察する，④代理の報告を活用する，⑤鎮痛薬試験を試みる，といった共通点をもっている。

痛みの発来と持続時間のアセスメントも重要である。これはとくに，痛みが急性のものか慢性のものかを判断する初期アセスメントにおいて重要であるが，不快の訴えがあるときにはいつでも，そこから情報を引き出すことができる。「いつ痛みに気づき始めましたか」というように質問するだけで，患者は自分の感じている不快を，ベッドでの体位，特定の食事または薬物の摂取などと関連づけてとらえることができるようになることがある。発来と持続時間によって明らかになる1つの側面はその痛みの恒常性（頑固さ）であり，それを一番よく判断できるのは間違いなく患者自身である。重症の下痢と体液・電解質アンバランスの治療を受けている患者が，静脈注射部位周辺の痛みを訴えた。看護師にはそれらしい問題が認められなかったが，その痛みは持続的なものかどうかを尋ねたときに，疑問は解消した。その不快は最後に輸液ボトルを掛け変えたときに始まり，腕を少し屈曲させると消えることがわかった。看護師は，最後に掛けたボトルではそれまでより高流量のカリウムが輸液されており，それが痛みをひき起こしていることを察知した。腕を屈曲させると輸液速度が落ちるため，痛みが緩和されたのである。看護師は静脈注射をやり直すという方法ではなく，医師の許可を受けたうえで輸液速度を落とすという方法を用いることによって，患者の安楽を維持することができた。

増悪因子

　痛みの記述を終えた後の次のアセスメント段階では，増悪因子と軽減因子を明らかにする。増悪因子とは痛みをさらに悪化させる因子であり，一方，軽減因子とは痛みを和らげる因子である。患者は，痛みを悪化させるような活動や体位，温度，1日のうちの時間帯などを明らかにできることがある。痛みの軽減因子を明らかにするにあたっては，患者が過去にどのような軽減の方法を用いてきたか，またそれがどれだけ効果があったかを尋ねるとよい。

その他の生理的変化の徴候

　次に，患者が痛みがあると指摘する部位を検査する。検査では，発熱，発赤，腫脹，圧痛，異常体位などのその他の徴候，または局所の刺激をひき起こしているおそれのある因子を調べる。例えば，ふくらはぎに痛みを訴える術後患者の場合，検査でさらにほかの徴候が見つかることがある。発赤，硬結，圧痛などが認められるときは，血栓静脈炎の可能性があるので，医師に報告して，診断を受けさせなければならない。

行動変化の徴候

　痛み体験のアセスメントの次の段階では，看護師は痛みに対する行動反応を記述する。急性の痛みでは，患者は，不穏状態，のたうち回る，身体部分の摩擦，小刻み歩行，筋緊張，渋面，怯え動作などを示したり，そのほか苦悶の表情を浮かべたりすることがある。急性の痛みへの生理的反応には，心拍，呼吸数，血圧の上昇などがある。慢性の痛みでみられるのは，行動上の反応としては疲労の表情，仮面様表情，口数の減少，睡眠や休息の増加，注意散漫などがある。慢性の痛みを示す患者では，バイタルサインの変化はあまりみられない。慢性の痛みに長い間耐えてきた患者は，たとえ重度の痛みであっても，それに自分を慣らすことができ，したがって表面的にはあまり反応を示さないことがある。慢性の痛みには抑うつを伴うことが多く，そのため患者はエネルギーの喪失をきたしやすい。その結果，患者は無力感におちいり，痛みを表出したり言語化することを避け，「そんなことしても無駄だ」という態度をとるようになる。時には，明らかな痛みの部位が見当たらないことがある。例えば，ある種の膵臓疾患では痛みは慢性的に起こるが，非常に重度の痛みをきたしているときでさえ，患者はテレビを見たり，電話で普通に会話したりすることがある。

　急性または慢性の痛みをもつ患者は，不安を生じやすい。しかし，不安の表出は，痛みに対するほかの行動反応と同様，患者によってさまざまである。痛みのアセスメントでもう1つ重要な点は，急性または慢性の痛みをもつ患者のなかには，看護師には彼らの状況やニードが十分にわかっていると考え，痛みに関する情報を積極的には提供しない人がいることである。実際，痛みに関して質問する看護師がいる一方で，何も質問しない看護師もいるとすれば，患者は困惑するで

あろう。腎臓結石で入院したある患者は，夜勤看護師だけが，安楽のレベルについて頻回にチェックするので，痛みは午後遅くから夜間にかけてのみ起こるのが望ましい状態だと考えた。また，看護師が気づかって質問しても，実際に痛みを感じているとき以外は詳しい説明をしない患者もいる。アセスメントに際して看護師は，痛み体験というものは個々人によってさまざまであり，それを表出する方法も個々人によって非常に異なることをよく理解しておかなければならない。看護師自身の行動反応もまた，患者の痛みの表出に影響を与える。

焦点刺激の確認

痛み体験のアセスメントの最終段階では，看護師の判断と患者の抱いている印象を比較し，両者が痛みの原因に関して同一意見をもっているかどうかを確かめる。この焦点刺激の確認に関しては本書のなかですでに述べたが，このプロセスについて次に例を挙げよう。看護師が患者に「今日は少し気分が悪そうですね。昨夜十分に休めなかったからですか」と尋ね，それに対して患者は「それもありますが，ついさっき，ガーゼやドレーンが全部取り除かれたので，それからなんだか落ち着かなくてね」と応える。これはまた，どうすれば痛みを緩和できると患者が考えているかを調べる機会でもある。看護師は痛みが主観的体験であることを銘記し，痛みのことが本当にわかるのは患者本人だけであることを認識するだけでなく，安楽をもたらすための処置が本当に効果的であったかどうかを語れるのも，患者だけであることを心得ていなければならない。

痛みがあるときは，食事，動作，歩行，睡眠，コミュニケーション，性機能など，正常な生理的機能や人間活動や相互作用の多くの側面が損なわれる。したがって痛みは，適応のレベルを低下させ，ほかの生理的様式の構成要素や適応様式にも影響を与える。観察される行動はこれらの様式のいずれでもみられるが，看護診断はあくまで痛みに焦点を当てて行う。どの様式が障害された場合も看護の目標と管理は，痛みの軽減におかれる。

e. 感覚にかかわる刺激のアセスメント

看護のアセスメントには，フィジカルアセスメント技術と面接法を用いる。感覚のプロセスに影響する因子をアセスメントするには面接でのいくつかの質問が役に立つ。これは刺激を明らかにするための第2段階のアセスメントである。この章の冒頭部分で，感覚体験は個人の全体的な生活経験を背景にして知覚となるという事実を強調した。ロイ適応モデルの各様式についていえることであるが，看護師は，行動のアセスメントに加え，感覚の適応に関係する背景や全体的な生活経験を注意深く観察する必要がある。すべての感覚プロセスに対する焦点刺激，関連刺激，残存刺激のアセスメントのガイドラインが，6つの基本的な質問として要約されており（表10-1），これを用いて看護師は，患者の生活経験についてアセ

表 10-1　感覚障害にかかわる刺激の看護アセスメントのための質問

1. 感覚障害は一時的なものか，それとも永久的なものか。
2. 障害は最近生じたものか，それとも以前から続いているものか。
3. 複数の障害がみられるか。
4. その人は，機能の喪失をどのようにとらえているか。
5. その人は，現在の環境におかれることでどのような影響を受けているか。
6. その人の知識レベルはどれくらいか，知識を必要としているか，指導を受けるための準備はできているか。

スメントを行うことができる。この章では，視覚，聴覚，触覚の障害のアセスメントのなかでこの質問について述べる。

一時的障害と永久的障害

患者の適応に影響を与える重要な因子の1つは，その障害が一時的なものか，それとも永久的なものかということ，または現時点ではその判断ができるものかどうかということである。例えばある看護師が，病院の神経科病棟に新しく入院してきた3人の患者のアセスメントを行うことになったとしよう。患者は3人とも右腕と右手に麻痺と感覚欠損がある。これらの患者の医療記録を調べ，面接を行ったうえで，看護師は，第1段階と第2段階のアセスメント（第3章を参照）によって彼らのうちの1人はおそらく状況の改善が可能であると判断する。その患者は，上肢の感覚欠損の治癒に役立つ可能性が高いと思われる脳腫瘍手術のための精密検査を受ける目的で入院してきた。2人目の患者は，5年前のスカイダイビングの事故で感覚欠損をきたし，その欠損は永久的なものに思われる。3人目の患者は，2日前に脳血管発作を起こし，現時点では右上下肢の感覚が戻るかどうか確かではない。アセスメントデータにこのような情報が取り入れられていないと，これらの患者に対して看護過程の残りの段階を実施するのが難しいことは明らかである。

最近起こった障害と長期間持続している障害

2番目の質問は，最初の質問と密接につながっており，アセスメントの基本となるものである。その障害は，最近のものか，それとも長く持続しているものか。80歳の老人が，若いときから左耳では何も聞くことができないとさりげなく語るとき，看護師は，この情報を，スキューバダイビング器具の故障で一時的に意識を喪失した後に現れた突然の聴力喪失を訴える別の患者の情報とは意味が異なるものとしてとらえるであろう。

複数の障害

3番目の質問は，複数の障害が存在するかどうかを問うものである。糖尿病患者は，両足の錯感覚（触覚の欠損）に適応するすべを学んでいるが，しかし同時に著明な視力喪失を招く網膜変性をきたしていることがある。

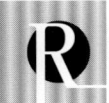

機能喪失に対する患者の受けとめ方

　アセスメント全体を通じて看護師は，患者が機能喪失をどのように受けとめているかという4番目の質問に関する情報を収集する。主要な感覚に関係する古い障害や新しい障害に対する患者の反応は非常にさまざまであり，それはその患者独自のすべての関連刺激と残存刺激にもとづいている。例えば音楽家にとっては，聴力喪失につながることはどんなにわずかな危険でもきわめて重大な脅威となりうるが，ジェット機の周りで働く人にとっては，それは職業上やむをえないこととして冷静に受けとめられるであろう。看護師は，新たに生じた喪失についてその人がどのように感じているかをアセスメントし，また長期の能力欠損にどのように対処しているかを理解しようとする。視力障害者は，視力喪失について，絶えず怒りを抱いているだろうか，それともやむなく諦めているだろうか，あるいは事実として受容しているだろうか。例えば，視力を失った後長年を経過していても適応レベルに達するのに多大の援助を要する患者もあれば，可能なかぎり適応するという課題に直面していることを認識する段階にある患者もいる。

現在の環境の影響

　看護師は，5番目の質問を，すべての看護場面に直接関係があるものとして扱う。その人は，家庭や職場，学校，診療所，病院など現在の環境によって，またある場所から別の場所への移動によってどのような影響を受けているだろうか。このような場での居心地はきわめて重要な要因であるが，それにもまして基本的なのが安全という要因である。看護師は，安全を脅かす問題を念頭におき，感覚の喪失の有無について注意深くアセスメントを行う。視覚や聴覚，触覚の障害がどの程度あり，それがどのような危険を患者にもたらしているのだろうか。色素性網膜炎の学童は，明るい日の光のなかでスポーツをしても安全だろうか，それともマット運動とか水泳などの屋内スポーツを選ぶほうがよいだろうか。入院している難聴の患者は，自分以外の名前を呼ばれたときですら，微笑んだりうなずいたりすることがないだろうか。白内障の患者は，長期ケア施設のなかで障害物の周りを安全に歩くだけの視力があるだろうか。看護師は，ロイ適応モデルによる看護は，身体的な自立を育み，励ますものであるということを速やかに学習する。しかし，感覚プロセスのアセスメントを遂行できるか否かは，患者に有害な結果をもたらす可能性のある状況を看護師が鋭敏に察知できるかどうかにかかっている。とくに，入院したり通院が必要な場合の新しい環境と病気のストレスは，患者の状況を変化させ，ふだん適切に適応できている人でも安全のレベルを低下させることがある。

知識のレベルと必要性，指導へのレディネス

　6番目のアセスメントの質問は，ほかの5つの質問から当然導き出されるものであり，看護師がアセスメントを終結するうえで役立つものである。その人の知

識のレベル，必要とされる知識，そして指導への準備（レディネス）が質問される。長期的な目的，例えばコンタクトレンズの正しい挿入の仕方，または新たに緑内障を診断された患者にとっての毎日の正しい点眼の仕方などについて指導が必要だろうか。一側の眼に包帯を巻いている間の安全措置などの短期的な目的のための具体的情報が必要だろうか。1人の看護師が指導を行うのが適切だろうか。それとも，チャートやケアプラン，ホームケアのフローチャートなどに記録して，複数の看護師が情報を教え，実施した学習を強化し，学習へのニードを再アセスメントできるようにすべきだろうか。患者の重要他者も健康教育に参加させるべきだろうか。患者はどの程度学ぶことができ，またどの感覚を用いて応答できるだろうか。ほぼ失明状態の患者には指導教材のフィルムはほとんど役立たないし，補聴器を使い始めたばかりの患者は小グループによるディスカッションからはほとんど得るところがない。

　以上のようなことの検討によって得られたデータから，看護師は，どの要因が患者にもっとも直接的に影響を与え，何が焦点刺激であり何が関連刺激であるか，またどの要因が感覚プロセスの適応とその機能の変調にもっとも関係があるかを明らかにすることができる。最後に看護師は，状況に積極的に反応する患者の能力に影響を与えている可能性があるが，看護師にも患者にもまだ確認されていないがゆえに，さらなるアセスメントを必要とするような刺激をも記録することができる。

　基本的には，感覚変調の問題の多くは医学的問題であり，基礎にある神経伝導路の多くの障害に対する医学的治療を必要とするものである。神経病理学の理解は，臨床実践で看護師が広範な知識基盤を活用する方法の1つである。すべての感覚に関する患者の行動と状況に対する看護師の全体的アセスメントによってその患者の生活体験についての理解が得られ，それをもとに看護診断が導き出され，看護ケアプランが実施される。

f. 看護診断

　感覚という生理的様式の構成要素における看護診断は，この本の各章で述べられている看護診断と同じ方法で実施される。行動と刺激に関する看護アセスメントのデータは，看護診断の記述のなかで解釈される。ロイ適応モデルにしたがって看護診断を記述する場合，看護師は1つの方法として，一群の観察した行動と，それともっとも関連のある刺激を明らかにする。幼稚園に通い始めたばかりの5歳の男児の看護診断を例に挙げてみよう。「子どもは，教室で席についていることができず，休み時間には絶え間なく走り回り，指示に従わず，時には眠り込むことがある。この行動は注意欠陥障害という医学診断に関連しており，また母子家庭で母親が働いているため養育に一貫性が欠けることも関連する可能性がある」。

　看護診断を記述するもう1つの方法は，既存の看護診断分類リストから診断名

表 10-2　感覚に関する看護診断カテゴリー

適応の肯定的指標	一般的な適応上の問題	NANDA-Iの看護診断名
・感覚の効果的プロセス ・感覚入力と情報の効果的統合 ・知覚の安定したパターン，すなわち入力の解釈と理解 ・感覚の変調に対する効果的なコーピング方略	・第1次感覚の障害 ・損傷の可能性 ・セルフケア能力の喪失 ・スティグマ ・感覚過負荷と感覚剥奪 ・感覚の単調感または歪み ・歪んだコミュニケーションの可能性 ・痛み（急性，慢性） ・知覚障害 ・感覚障害に対する非効果的なコーピング方略	・安楽促進準備状態 ・感覚知覚混乱 ・急性疼痛 ・言語的コミュニケーション障害 ・コミュニケーション促進準備状態 ・身体損傷リスク状態 ・ストレス過剰負荷 ・慢性疼痛

を特定することである。看護師は診断名を用いることで，問題の要点がもっとも明確にわかるような仕方で，臨床状況に関する判断をほかのスタッフに伝えることができる。

第3章で，ロイ適応モデルにもとづく2つの分類リスト，肯定的適応と一般的にみられる適応上の問題のリストを紹介した。表 10-2 は，感覚についてのロイ適応モデルにもとづく診断カテゴリーを，NANDAインターナショナル（NANDA-I）が承認した診断名と関連づけて示したものである（NANDA International, 2007）。NANDA-Iのリストでは，感覚に関するもっとも一般的な診断名は，「感覚知覚混乱（視覚，聴覚，運動感覚，触覚，嗅覚について具体的に記述する）」である。実際の臨床状況では，各診断名ごとに，関連する刺激の記述を加えるようにすると，より明確な記述ができる。例えば，ある学童については，「視覚混乱。最近野球ボールの直撃で網膜が損傷され，一側の眼が突然，永久的に視力喪失したことによる」という診断が可能であろう。一方，過活動の子どもの肯定的適応については，「統合的感覚入力の効果の増大。母親，教師，祖母が用いる抑制法についての一貫した計画による」という診断が可能であろう。

経験を積んだ看護師は，同じ刺激によって複数の様式が影響される場合，ロイ適応モデルにもとづいて，1つの行動パターンを要約する一般的用語を使って看護診断を行う。例えば，「同日の手術での過負荷による感覚混乱」というのがその例である。

感覚入力（インプット），つまり感覚器によって受容されるすべての刺激は，量の点でも，また予測可能性の点でもまちまちである。有意味な感覚的キュー（刺激）の持続的入力が，人間の適応行動には必要である。感覚刺激の絶対的減少（感覚剥奪）または極度の増加（感覚過負荷）という連続体上の両端のいずれかで人が感覚的キューを受けるとき，感覚障害が生じる。質的にみると，感覚入力には，秩序や予見可能性のない刺激（歪み）から，変化することなく反覆する持続的な刺

激(単調感)まである。どれだけの量になると剥奪や過負荷,歪み,単調感が人に影響を生じるかは,その人自身にもよるし,その状況のほかの要因にもよる。ロイ適応モデルの用語で言えば,感覚入力の影響は,その人の適応様式の統合性と適応レベル,その他の刺激に左右される。

　看護師の遭遇するさまざまな感覚入力(焦点刺激の変化)の具体的な例を挙げれば,剥奪(失明,眼帯,難聴,隔離,体動不能),歪み(一側眼帯,角膜損傷,部分難聴,耳鳴り,慣れない院内騒音),過負荷(同日の手術,特殊ケア病棟),単調感(同一体位,人工呼吸器)などがある。感覚剥奪への行動的反応には,軽度のものから重度のものまである。感覚入力の減少または増加に対する軽度の反応には,倦怠,不穏状態,易刺激性,疲労,嗜眠傾向,混乱,時折の不安などがある。もっと重度のケース,例えば研究者が被験者を無音の暗室に入れたような場合には,妄想や一次過程思考(快楽原則にもとづく思考),思考力停止などの急激な認知反応がみられる。被験者は精神的に不安定になり,しばしば幻覚が生じる。さまざまな感覚入力への行動反応に影響を与える重要な状況的要因の1つは,同時的な社会的接触の量である。暗室での実験では,被験者は,検査者と顔を合わせなくとも会話による接触を保っている場合には,さほど急激な反応はきたさない。

　1つの様式による入力が減少すれば,例えば両眼に眼帯が当てられていれば,ほかの様式での入力が関連刺激となる。難聴の患者が眼帯をした場合,聴覚が正常な患者が眼帯をした場合に比べ,その剥奪により強い反応を示すという研究結果がある。また,剥奪時には身体不動状態の影響が増大するという研究もある。ある種の薬物は剥奪への反応の促進因子となることが,いくつかの研究で報告されている。

　剥奪時間の長さが重要因子となることを何人かの研究者が明らかにしている。眼帯装着時間が24時間以下の患者で少なくとも1つの精神的症状をきたした患者は35%にすぎなかった。しかし,時間が長びき,重篤な眼の損傷で長期の治癒期間を要する場合,100%の患者に少なくとも1つの剥奪の症状がみられた。ある研究によれば,剥奪の期間が予測できている場合には症状の発生が減少する。さまざまな感覚入力への行動反応に影響を与える可能性の高い残存因子には,年齢(高齢者ほど影響されやすい),性別(女性は男性より長く障害に耐えられるようである),人格的因子(例えば強迫神経症患者では環境を整えることがより必要となる)などがある。

g. 目標の設定

　ロイ適応モデルを使って目標を設定する場合,看護師は,看護ケアの結果として患者に期待される成果を明確に記述する。この記述は,可能なときには患者と看護師双方の協力によって作成されるが,そのもとになるのが看護診断である。明確な目標の記述には,焦点となる行動,期待される変化または安定性,および

目標を達成するための時間枠が含まれる。

　感覚混乱に対処する際に，看護師は長期と短期の目標を考慮する。長期目標は，いくつかの連続する短期目標から作成されることが多い。一側の視力を喪失した子どもを例に挙げるなら，週のうちの1日，子どもが1人で登校と下校を安全に行うという目標を子どもと母親が一緒に設定することができよう。その場合，長期目標は，自立して授業や学校の活動に安全かつ効果的に参加するというものになろう。各々の目標ごとに，それを達成するために計画された適切な方策が必要である。

　非代償性の感覚欠損，とくに視覚，聴覚，触覚に欠損をもつ人々のために，米国神経科学看護師協会（AANN, 2001）では次のような成果基準を定めている。

・その人は，その環境のなかで安楽と安全が感じられると述べる。
・その人は，補助器具や代償技術を正確に用いる。
・その人には，熱傷，転落，創傷，圧迫創はみられない。

　ついで看護師は，各々の目標に向けた適切な方策を開発し，実施する。

h. 介入

　看護ケア計画の目標は，看護アセスメントで記録された行動に焦点を当てる。看護過程の次のステップでは，介入は，アセスメントで明らかになった行動に関連する刺激に対して行われる。焦点刺激の管理が適応を促進するために優先される方法であるが，この生理的様式の構成要素の場合喪失は焦点刺激となりうるし，多くの感覚喪失は不可逆的である。したがって看護介入は，焦点刺激，関連刺激，残存刺激からなるその人の全体的経験を扱う。これは，感覚混乱の体験に影響を与える刺激なのである。人間の全体的経験を理解することによって看護師は，介入をより適切に設計できるようになる。

　一側の失明をきたした10歳の男児の診断に含まれる刺激，および登校と下校を安定かつ自立して行うという目標にもとづく看護介入の例を1つ挙げよう。看護のアプローチには，子どもと両親への部分失明者の安全に関するパンフレットの提供，学校までの道のりと地形についての調査，障害物のある地域での1日10分間の歩行練習，最初何回か歩行時に兄弟に付き添ってもらえるようにすること，などが含まれよう。少なくとも1つの感覚障害をもつ患者への一般的看護処置として，AANNは次のような項目を挙げている。

・健全な感覚を用いてその人が環境に対する見当識をもてるようにする。
・家具や物品の決まった置き場所，電話や玄関ブザー，警報装置などの設置場所のような事柄も含め，環境や日常のルーティーンを修正する。
・障害と適切な補助具について詳しい情報と指導を与える。
・介助と指導の提供，および環境内の危険物の除去・減少など適切な安全措置を講じる。

感覚剥奪と感覚過負荷から生じる適応上の問題への介入を考慮する際には，刺激をとくにはっきりと，しかも直接的に変化させたり，管理したりすることが大切である。十分な感覚入力を剥奪されたとき（失明や難聴の患者が隔離室に入れられたり，牽引されたり，人工呼吸器を装着されたような場合に起こりうる），看護師は，計画にもとづいて直接その人に接触するという方法を用いるとよい。テレビ，ラジオ，オーディオテープを用いたり，同室患者や病室の位置を正しく選択したりするのも，刺激を増すための介入方法である。

　同日の手術，長時間の外来検査処置，病棟の騒音，集中治療室の環境などで起こりうる刺激の過剰から適応上の問題が生じたときには，再度の介入が必要となろう。この場合は，遮られることなく休息できる時間，より静かな場所への移動，検査のあいだ休息がとれる静かな場所，そして一定の時間患者が直面することになる新しい体験の量を少なくするための同様な措置を計画する。これは，高齢者や錯乱をきたした患者ではとくに重要である（第12章を参照）。

　以上，感覚障害に焦点を当てて看護介入の説明をした。以下では，先に論じた適応プロセスの障害，つまり痛みと過活動に焦点を当てて看護介入の説明をする。

過活動

　過活動児の環境の管理には，予防的介入と対症的介入の両方がある。予防的介入は，問題行動をひき起こす可能性のある刺激を減少させるために用いられる環境の修正である。過活動児のために管理できる関連刺激には，騒音の量，運動，とくに刺激となりやすい他の人々などがある。看護師は，家庭内の雰囲気を刺激の少ないものにできるよう家族を援助するとよい。例えば，ごちゃごちゃと模様の入った壁紙，カーテン，織物などは取り除くべきである。家具は数を減らし，すっきり配置することが望ましい。対症的介入としては，子どもに，自分自身の行動により適切に対処できる方法を指導する。これには，自己コントロール，傾聴，問題解決技能などの学習がある。例えば，学齢期の子どもの場合には，看護師，親，医師，教師が協力して，子どものニードのアセスメントと，ケアへの一貫したアプローチの計画を行うことが重要である。問題の本質やケア計画について共通の理解をもつことでチームワークが促進される。看護師は診断を行う間，また効果的なケア計画を作成し，修正し，続けていくのに要する時間の間，メンバーを激励し，支援することができる立場にある。

　ブラウン Brown (2000) は，ADHDについての教育が，効果的な治療計画の基礎になるとしても，教育は脳内の化学的問題から生じる根本的な障害を変化させることはない，と述べている。多くの薬物の研究によると，薬物療法をうまく管理すると，子どもの約85％に改善がみられる。薬物療法は，一定投与量の薬物が治療効果をもち，副作用が最小限となるように働くよう管理する必要がある。薬物療法単独では十分ではない。薬物療法は，行動や認識面へのアプローチの効果を強化することができる。

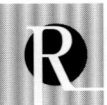

教師と親の双方が使用できる介入マニュアルが作られており，これには特定の行動に対する具体的な介入が列挙されている。「ほかの学童の言葉に耳を傾けない」という行動のために設定された一般目標と個別目標の例を次に挙げよう。

- 一般目標：①学童は，学校以外の場所でも傾聴の技能を改善することができる。②学童は，ほかの学童の言葉に注意を向けることができる。
- 一般目標を達成するための個別目標：①学童は，3回のうち2回は，ほかの学童が話しているとき，その学童とアイコンタクトを保つことができる。②学童は，2回のうち1回は，ほかの学童が話しているとき，静かに傾聴することができる。③学童は，25％の確率で，ほかの学童の言ったことを繰り返すことができる。④学童は，4回のうち1回は，ほかの学童の言葉に適切に反応することができる。

この傾聴行動のためのあるマニュアル（McCarney, 1994）では，21項目の介入が列挙されているが，その最初の項目は，最近その学童に聴力検査が行われたかどうかを確認することである。ついで学童は，ほかの学童が話しかけてきたら，それに耳を傾ける（例えばアイコンタクトを保つ，教材をわきに置く，話しかける学童に答える）ように促すことが望ましい。学童には，クラスでの特典や及第賞の授与，5分間の自由時間などの有形の報酬を与えるとよい。また，ほかの学童の話を傾聴したことに対して，賞賛，握手，微笑みなど無形の報酬を与えることもできる。3番目の介入は，ほかの学童の言葉を傾聴することのできるクラスの学童たちを強化することである。4番目の介入は，教師や親が直接学童に話しかけ，学童がどんな誤りをしているのか（例えばほかの学童の話を傾聴しない），また学童は何をなすべきか（例えばほかの学童が自分または集団に話しているときには傾聴する）を説明できるように指導することである。

介入の計画は複雑であり，一貫性も必要とするので，親には絶えずサポートと励ましを与える必要がある。看護師は，安全で年齢に合った遊びや社会的活動を示す必要がある。子どもの行動はわがままによるものではなく，過活動は思春期になれば減少もしくは消失するということを説明すれば，親は安心するであろう。思春期には，独力での探求を促進し，調整を自己管理する力を発達させ続けるための方略を開発するという難題がもたらされる。時には親も，信頼できるケア提供者に代理を頼んで，その状況から解放される時間をもてることが必要である。3～4時間の休息時間が週2回ほどもてれば，過活動に対する計画を絶えず実践することからくる親のフラストレーションは和らげられるであろう。国と地域のサポートグループや疾病予防管理センター（CDC）のインターネット資源を紹介することも，親が過活動をきたした家族に多くのサポートや，直接的アドバイスができるようになるという点で有用であろう。

痛み

看護師を含む医療の専門家や非専門の組織によるほぼ30年にわたる努力にも

かかわらず，一般に，痛みは，軽減しない，治療がうまくいかない健康上の問題とされている。有力な論文で，メルザックMelzack (1990) は，不十分な治療は不必要な痛みと苦痛という惨事をもたらす，と述べている。メルザックは，理由としての，嗜癖についての恐怖には妥当性がないと指摘した。嗜癖に関する憂慮が，ヨーロッパやその他の多くの国をモルヒネや関連する薬物のあらゆる使用を事実上，非合法とさせた。薬物の乱用とその結果に対する社会的関心は高い。しかし，痛みをもつ患者や痛みの緩和を計画している医療者がそのような恐怖をもつのは見当違いである。合衆国や英国のような，モルヒネが医学的治療では合法とされる国の多くのケア提供者は，患者が常用者になることを恐れ，痛みの適切なコントロールには十分ではない量またはぽんやりする程度の量を投与する。相違を検証している多数の研究にもとづいて，メルザックは医療者に，気分を変容させる性質を求めてモルヒネを懇願する常用者と痛みの緩和のみのために薬物を用いる心理的に健常な患者との区別をするように勧めている。

　不十分な治療を報告している研究は，高齢の成人，少数者集団，常用者をもっともリスクの高い集団としている。ある研究によると，老人ホーム入居者の40％から85％が不十分な治療による痛みを抱えていた。別の研究では，痛みをもつラテンアメリカ系住民で鎮痛薬の投与を受けているのは，白人のおおよそ半数であるという結果を示した (Ignatavicius & Workman, 2006)。

　痛みは，それに苦しんでいる人だけでなく，その状況にかかわる他者にも恐怖をひき起こし，時には圧倒する体験となる。痛みの苦しみを客観的にとらえるのは非常に困難ではあるが，だからといってケアの提供者が避けていたのでは，痛みをもつ患者を助けることはできない。痛みを体験している人にとってどのような看護ケアが効果的かについて確信がもてると，看護師は自分自身の不安を和らげることができる。看護師は，多くの可能なアプローチのなかの個別化された介入を継続して探索し，その人が痛みの効果的な緩和を報告するに至るような貢献をするであろう。

　前に述べたように，痛みのゲートコントロール説は，痛みの生理学的事象と心理学的事象とを結びつける。それによって痛みという全人的体験が説明され，そこから痛みを管理するための介入へのいくつかのアプローチが得られる。痛み受容器の部位では，ほかの受容器が刺激されて侵害メッセージや有痛メッセージを無効にすることがある。また痛みのインパルスは，脊髄後角の生理学的"ゲート"と呼ばれる部位で変更されることがある。脊髄神経線維路と視床，網様体，大脳皮質の相互連結回路が，"ゲート"開閉のためのメッセージのメカニズムである。

　痛みや不快の軽減を目標とする場合，多くの方法が選択可能である。痛みの原因にもとづいて，1つまたは複数の方法を選択するとよい。一般的な痛みの軽減法を表10-3に列挙する。これは痛み体験をもたらす焦点刺激と関連刺激を管理する具体的な方法である。複数の介入法を用いることが重要であるが，このことの重要性がしばしば見過ごされている。腹部切開後に創部痛をきたした患者では，鎮

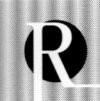

表10-3　一般的な痛みの軽減法

1. 全身の安楽処置
   - ベッドまたは車椅子で患者の体位を変換する。
   - シーツを伸ばし，枕やカバーの位置を直す。
   - 包帯を交換する。
   - 温浴，冷浴，シャワー
   - 背部清拭
   - 歩行
2. その他の身体的処置
   - 局所の温罨法または冷罨法
   - マッサージ
   - 運動
   - 安静
   - 経皮的電気神経刺激
3. 行動療法・認知療法
   - リラクセーション運動
   - イメージ法，フィードバック法
   - そばに付き添う，気晴らし，タッチ，安心させる。
   - 教育と指導（痛みと痛みの緩和について）
   - 音楽療法
   - 催眠法
4. オピオイド系鎮痛薬
   - 作用薬：モルヒネ，フェンタニル，ヒドロコドン，ヒドロモルホン，メペリジン，メタゾン，コデイン
   - 作用薬／拮抗薬：ペンタゾシン，ブトルファノール，ナルブフィン，ブプレノルフィン
5. 非オピオイド系鎮痛薬
   - アセトアミノフェン
   - 非ステロイド性抗炎症薬（非選択的）：アスピリン，イブプロフェン，ナプロキシン，エトドラック，ケトプロフェン，ピロキシカム，サルサレート
   - シクロオキシナーゼ2阻害薬：セレブレックス，ベクストラ
6. 部分麻酔または局所麻酔
7. 補助鎮痛薬

　痛薬の筋注が必要となることがあるが，ガス貯留を緩和するため短時間の歩行も促されなければならない。脊髄骨関節炎を突然再発した患者の場合，気分を爽快にする入浴，ローションを用いた背部清拭，局所の温罨法や冷罨法を組み合わせて行うのが最良の方法となろう。

　痛み管理の方策を実施する状況は，効果という点からみて重要である。患者が痛みの軽減を積極的に望み，一方，看護師のほうも痛みの軽減は具体的治療目標の1つであることを説明して積極的に患者にかかわっていく必要がある。患者が痛みの軽減に役立つと考えている手段を否定しなければならない場合でも，次の例に示すように積極的なアプローチは有効である。午後2時，ある患者が救急室で「虫垂炎の疑いなし」という医師の診断を受けた。救急室の医師は，要観察，輸液，そして「午後6時に外科医の診察が済むまで鎮痛薬禁止」の指示を出した。患者は，看護師に痛みどめの注射を希望した。看護師は，痛みどめの注射はできないとにべもなく答えるのではなく，鎮痛薬は症状をわかりにくくし，医学的診断のプロセスを難しくするということを注意深く説明した。この場合，看護師のと

りうる方策として，しばらく患者のそばにとどまり，会話のなかに次のようなコメントをさしはさむやり方があろう。「初回診断が終了したので，さあゆっくり休むことができますよ。夜間は時々様子を見にきますが，あなたはよく眠れると思います。体の水分が足りないので点滴をしますが，これで，気持ちがよくなると思いますよ」。

痛みのコントロールでは薬物療法がしばしば用いられる。薬物療法における患者の安全に関心をもつことで，"5つの正確さ"を考慮することにつながった。その5つは，正しい薬物，正しい量，正しい時間，正しいルート，正しい患者である（Kazanowski & Laccetti, 2002）。多くの場合，看護師は薬物管理について判断し，患者が判断できるように学習を援助する。これは，どの薬物をどのルートで，どのような量を，どのような時機で投与するかを決定することを含む。看護師は，薬物療法についての指導と他の痛み緩和のアプローチに関する指導を共に行う。鎮痛薬は痛みの原因ではなくその症状の治療にのみ用いられるが，痛み軽減が目標であるときの一般的な選択薬である。鎮痛薬には，いくつかの分類の仕方がある。麻薬（オピオイド系）と非麻薬（非オピオイド系），部分麻酔と局所麻酔，補助鎮痛薬などがある。また，習慣性薬物と非習慣性薬物，処方薬と市販薬，強力作用薬と弱作用薬，末梢作用薬と中枢作用薬などがある。理想的な鎮痛薬は，その作用が痛みの程度にマッチしており，習慣性がなく，副作用の少ないものであろう。末梢作用薬が身体部分からの痛み刺激の伝達を阻止するのに対し，中枢作用薬は，皮質レベルで痛みの知覚を変えるため痛みへの反応を変化させる。

モルヒネなどの麻薬は，経口または筋肉内注射で投与される強力作用薬である。これらの薬物は体内でアヘン類受容器と相互作用する。非麻薬性鎮痛薬のアセトアミノフェン（タイレノール，ダトリル，テンプラ），非ステロイド系抗炎症薬のアスピリンやイブプロフェン（モトリン，アドビル，ナプリン）などは，さほど強くない薬物とされ，アヘン類受容器親和性をもたない。新薬には，シクロオキシナーゼ2阻害薬と呼ばれる選択的NSAIDs (Non-Steroidal Anti-Inflammatory Drugs：非ステロイド性抗炎症薬）がある（セレブレックスやベクストラなど）。これらの薬物は抗炎症の性質をもつために，ある痛みの状態，例えば関節炎に効果的である。看護師はすべての薬物に潜在的な副作用があることを知っている。アスピリンとNASAIDsは胃部不快感や出血にとくに注意する必要がある。痛み緩和を目的とするより効果的な薬物を探すようなとき，副作用が十分に明らかにされる前に新薬が使用されることが時々起こる。看護師は，その領域で進んでいる研究を常に知っておくべきである。鎮痛薬の性質や痛みの他の薬物療法についてのより詳細な情報は，薬理学の資料や痛み管理の本で見ることができる。先に議論したように，薬物嗜癖に対する心配は，臨床で痛みのために薬物を適切に使用するという判断を制限してしまう。

このような社会的関心にもとづいて，米国医療政策・研究局（AHCPR）は，急性の痛みの管理に関する一組みのガイドラインを発表した。そこで推奨されてい

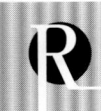

表 10-4　急性の痛みのための AHCPR ガイドラインの要約

1. **慎重な鎮痛ケアを患者に約束する。**患者に対して，手術前に，口頭および文書で，効果的な痛みの軽減がその治療にとって不可欠であることを説明しなければならない。
2. **痛みの強さと軽減についてのアセスメントを記録し，提示する。**痛みの強さと軽減の簡単なアセスメントを，医療チームメンバーが簡単かつ定期的にチェックできるベッドサイドのバイタルサインチャートまたは類似のチャートに記録し，また患者記録にも記載する。
3. **痛みの軽減のレベルを定義しておき，すばやく評価できるようにする。**各施設は痛みの強さと軽減のレベルを明確化し，現在の痛み治療の評価，治療変更の記録，および変更後の効果の評価がすみやかにできるようにすべきである。
4. **患者の満足度を調査する。**各臨床病棟は，その病棟と質保証委員会が定める間隔で，72 時間以内に手術を受けた患者から無作為抽出したサンプルについて満足度のアセスメントを定期的に行うべきである。患者に，現在の痛みの強さ，過去 24 時間で最大の痛みの強さ，痛み管理のための介入で得られた軽減の程度，軽減とスタッフの対応に対する満足度を尋ねる。
5. **鎮痛薬治療は，いくつかの基本的原則にしたがうものでなければならない。**
    a. 非オピオイド系"末梢作用"鎮痛薬：禁忌でない限り，あらゆる術後患者は 24 時間通しで非ステロイド性抗炎症薬（NSAIDs）の治療が受けられるようにすべきである。
    b. オピオイド系鎮痛薬：個々人のオピオイド必要量に応じて多様な処方が行われるべきであり，これには通常の指定量，通常の量では不十分なときの"救済"量などがある。
6. 全身または髄腔内投与，持続的または間欠的投与，患者による投与量のコントロールなどを含む**個別的鎮痛薬投与法**は，患者モニタリングの許容レベル，業務の適切な役割と限界を定めた施設の方針と標準的手順にのっとったものでなければならない。
7. **薬物以外の治療。**認知的・行動的な面からの介入には，患者が痛みについてより深く理解し，そのアセスメントとコントロールに積極的に役割を担えるようにするための多くの方法が含まれる。この介入は，薬物治療に取って代わるのではなく，それを補うための方法である。スタッフは，この介入について患者に説明し，患者がそれら活用できるよう援助すべきである。
8. **痛み治療の効果を持続監視する。**痛み治療処置を定期的に見直す。

出典：Acute Pain Management Guideline Panel, 1922

る事項を表 10-4 に要約して示す。

　薬物治療が痛み軽減のために計画した介入の一部になっている場合は，広い視点からの看護判断が必要となる。これは，いくつかの選択肢が処方されている場合にとくにいえることである。経口投与または筋肉内投与の静脈内投与が指示されることがあり，またいくつかの種類の薬物あるいは同一の薬物でもさまざまに異なる量が処方されることがある。経静脈注射，注入ポンプ，硬膜外鎮痛薬を用いた自己調節鎮痛法（PCA）が，とくに術後患者の痛みのコントロールを改善するために，よく用いられる。患者は痛みのレベルと薬物に対する反応にもとづいて薬物の量を調節する。患者が事故で過量摂取することがないように安全装置が取り付けられている。その有利な点は，より一貫した痛みの緩和と患者がコントロールしやすいことである。看護師の臨床判断に関して，自動車事故による数か所の骨折と裂傷のため整形外科病棟に入院することになった 34 歳の男性のケースをみてみよう。ピン挿入のための手術とギプス装着後，患者に処方された鎮痛薬は次のようなものであった。強度の痛みには 3 ないし 4 時間ごとにデメロール 75〜100 mg を筋注，中等度の痛みには 3 ないし 4 時間ごとにデメロール 50〜75 mg の筋注，必要時ビスタリル 50 mg をデメロールに追加して筋注，必要時タイレノール 10 mg を 4 時間ごとに経口投与，必要時ミランタ 30 mL を 4 時間ごとに経

口投与。

　看護判断が必要となるのは，強度の痛みと中等度の痛みの鑑別，ビスタリルがこの患者に有効かどうかの判定，タイレノールとミランタの投与が必要な時期の決定，その時点の痛み体験に応じてデメロールを注射する適切な間隔の決定などについてである。患者がその時点で体験している不快の種類のアセスメントに加え，ほかの因子も看護判断にとって重要である。つまり，前回の鎮痛薬投与の正確な時間と量，それが患者におよぼした影響，患者の痛みの知覚，患者の体格などである。ふつう「必要時投与」という処方は，痛みが再発した後にのみその薬物を投与すべきだという意味である。嗜癖への危険を避けるためのこのアプローチは必ずしも妥当でないことが，今日では十分な証拠によって証明されている（Melzack, 1990）。むしろ，痛みの治療にはもう1つの，もっと人間的な方法がある。それは癌患者の治療で開発されたものであるが，現在はほかの疾患の患者の治療でも徐々に広く用いられるようになっている。このアプローチでは，痛みの再発を防ぐために決定されたスケジュールにしたがって規則的に投与される量によって，痛みは持続的にコントロールされる。痛みが強度のレベルに達する前に薬物が予防的に投与されるため，患者はより少ない量で痛みをコントロールでき，より早期に正常な活動に戻ることができると考えられている。

　痛みに対する看護介入には，このほか体位，温冷浴，シャワーなどの一般的な安楽法がある。痛み緩和の身体的アプローチには，このほか局所用の温熱や寒冷の外用剤，マッサージ，運動などがある。行動-認知的介入の多くのプロトコルは，励まし，気晴らし，リラクセーション運動，イメージとバイオフィードバックなどでの看護師の存在に対して，効果的であることを立証してきた。ペインクリニックへの紹介が最良の選択であるという人もいる。これらのプログラムは上記のアプローチの多くを統合している。その目的は，独立性とセルフケア能力を養うとともに，痛みコントロールを促進し，生活の質を改善することである。

i. 評価

　看護介入の効果は，ケア計画の目標が達成されたかどうかに照らして評価される。あらかじめ設定される目標によって，焦点となる行動，望ましい変化または安定性，およびその時間枠が明らかにされる。最近一側の視力を喪失した子どもに対して設定された「子どもは，今週のうちの1日，登校と下校を1人で安全に行うことができる」という前述の目標を考えてみよう。焦点となる行動は登校と下校である。その子どもが，今週，怪我をすることなく，1人で通学路を少なくとも1往復できたとすれば，目標は達成されたことになる。この目標が達成されなかった場合，看護師はもう一度状況のアセスメントを行って，介入を組み立てる際にすべての関連因子が考慮されていたかどうかを確かめようとするだろう。例えば，この課題に取り組むことに熱意を示したにもかかわらず，その子どもは，とくに

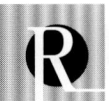

年上の子どもから視力制限のことで何かいたずらをされるかもしれないと考えているような場合，自分が思っている以上に恐怖を抱いている可能性がある。もう1つの可能性は，その介入がまだ十分時間をかけて行われていないことである。子どもは，通学路を歩く練習をもっとする必要があり，しかもその際だれかに付き添ってもらい，誤りをおかしそうなときにフィードバックと警告を与えてもらうことを必要としている可能性がある。

　痛みへの介入を評価する場合の主な評価基準は，痛みの軽減である。この章の冒頭で指摘したように，痛み体験が本当にわかるのは患者本人であり，痛みの軽減の報告がもっとも重要な行動指標である。また患者には，歯を食いしばる，唇を固く閉ざす，眉をしかめる，下唇をかむ，渋面をする，絶えず体をゆすったり防衛的な身動きをしたりするなどの不快を示す非言語的手がかりが減っていくのが観察される。痛みの軽減が部分的で，介入に何らかの修正が必要なこともある。例えば，より多量の鎮痛薬，歩行の増加，より頻回の体位変換，リラクセーション技能の強化，または痛み軽減のためのいくつかの介入方法の組み合わせが必要になることがあろう。さらには，鎮痛薬による呼吸の抑制や，体位による身体部分の圧迫など，介入によって生じる否定的な副作用が患者にみられないかどうかを評価する必要があろう。

5　要約

　この章では，生理的様式の構成要素であり，複合的な神経系のネットワークを通じて情報を受け取り，環境と相互作用するチャンネルである感覚に焦点を当てた。感覚という基本的生命・生活過程，とくに視覚，聴覚，触覚を理解するための理論的基盤について簡単に説明した。また感覚の代償過程を明らかにし，この過程の障害について，痛みと過活動という2つの例を挙げて述べた。そのあと，ロイ適応モデルにもとづく看護過程を用いてアセスメント因子を明らかにし，感覚に関する看護診断，目標の設定，介入，そして評価を説明した。

（訳＝松尾ミヨ子）

応用問題

1. 2時間の間，片側の眼に眼帯を当て，他側の眼の感覚しか使えないようにしなさい。そのまま通常の活動を行い，2時間後に，どのような困難を体験したかを記しなさい。それぞれの困難に伴う情動反応と体験一般をすべて含めて記しなさい。

2. あなたがこれまでに感じたもっとも重度の身体的な痛みに関して，数分間振り返り，この体験を友人に説明しなさい。

3. 学齢期の子どもの痛みについてアセスメントを行うための方法を考案しなさい。

理解度の評価

[問題]

1. この章で述べた3つの第1次感覚は，視覚（V），聴覚（H），および触覚（F）である。次の各項目に該当する第1次感覚を記号で示しなさい。
   (a) ＿＿＿＿体性感覚伝導路　　(b) ＿＿＿＿大脳皮質後頭葉
   (c) ＿＿＿＿痛み　　　　　　　(d) ＿＿＿＿運動覚
   (e) ＿＿＿＿第1次聴覚皮質　　(f) ＿＿＿＿杆体と錐体
   (g) ＿＿＿＿触覚と圧覚

2. 第1次感覚の各々について代償過程を1つ挙げなさい。
   (a) 視覚：＿＿＿＿＿＿＿＿＿＿＿＿＿＿＿＿＿＿＿＿＿＿＿＿＿＿＿＿＿＿
   (b) 聴覚：＿＿＿＿＿＿＿＿＿＿＿＿＿＿＿＿＿＿＿＿＿＿＿＿＿＿＿＿＿＿
   (c) 触覚：＿＿＿＿＿＿＿＿＿＿＿＿＿＿＿＿＿＿＿＿＿＿＿＿＿＿＿＿＿＿

3. 3つの第1次感覚すべてに共通してみられ，繰り返し生じる適応上の問題を3つ明らかにしなさい。
   (a) ＿＿＿＿＿＿＿＿＿＿＿＿＿＿＿＿＿＿＿＿＿＿＿＿＿＿＿＿＿＿＿＿＿
   (b) ＿＿＿＿＿＿＿＿＿＿＿＿＿＿＿＿＿＿＿＿＿＿＿＿＿＿＿＿＿＿＿＿＿
   (c) ＿＿＿＿＿＿＿＿＿＿＿＿＿＿＿＿＿＿＿＿＿＿＿＿＿＿＿＿＿＿＿＿＿

4. 3つの第1次感覚プロセスの各々について，第1段階のアセスメントのパラメーター（行動）を2つ挙げなさい。
   (a) 視覚：＿＿＿＿＿と＿＿＿＿＿　　(b) 聴覚：＿＿＿＿＿と＿＿＿＿＿
   (c) 触覚：＿＿＿＿＿と＿＿＿＿＿

5. この章では，感覚処理にかかわる刺激についての一般的アセスメントのため6つの質問を提示した。その質問とはどのようなものか。6つ全部を挙げなさい。
   (a) ＿＿＿＿＿＿＿＿＿＿＿＿＿＿＿＿＿＿＿＿＿＿＿＿＿＿＿＿＿＿＿＿＿
   (b) ＿＿＿＿＿＿＿＿＿＿＿＿＿＿＿＿＿＿＿＿＿＿＿＿＿＿＿＿＿＿＿＿＿
   (c) ＿＿＿＿＿＿＿＿＿＿＿＿＿＿＿＿＿＿＿＿＿＿＿＿＿＿＿＿＿＿＿＿＿
   (d) ＿＿＿＿＿＿＿＿＿＿＿＿＿＿＿＿＿＿＿＿＿＿＿＿＿＿＿＿＿＿＿＿＿
   (e) ＿＿＿＿＿＿＿＿＿＿＿＿＿＿＿＿＿＿＿＿＿＿＿＿＿＿＿＿＿＿＿＿＿
   (f) ＿＿＿＿＿＿＿＿＿＿＿＿＿＿＿＿＿＿＿＿＿＿＿＿＿＿＿＿＿＿＿＿＿

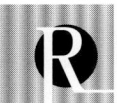

[状況]
　患者は，内耳と脳幹の間の腫瘍（聴神経腫）を摘出する手術を受けたばかりである。彼は，患側の聴覚を失った。彼は，音の歪み，音の聞こえる方向がわからないこと，周囲の物音に注意を向けられるかどうかに不安があること，言葉が聞き取れないため孫たちに話しかけるのが困難であることなどを訴えている。

6. この患者の看護診断を述べなさい。

7. 焦点となる行動，期待される変化，および時間枠を含めて目標を記述しなさい。

8. 痛み軽減のため薬物療法を行うとき，看護判断で必要となる基本的考慮点を少なくとも5つ挙げなさい。
    (a) _____
    (b) _____
    (c) _____
    (d) _____
    (e) _____

9. 看護介入が痛み軽減の目標を達成したかどうかを評価する際に，もっとも重要な評価基準は次のどちらか。
    (a) 安楽についての患者の説明
    (b) 投与した薬物の時間と量

[解答]
1. (a) F，(b) V，(c) F，(d) F，(e) H，(f) V，(g) F
2. (a) 眼鏡の処方，大きな活字本の使用。
    (b) 読唇術または手話。
    (c) オーブンから熱いものを取り出すときのオーブン用手袋の使用，熱い皿洗い機でのゴム手袋の着用，手足の触覚が低下した人に対する良好なスキンケア処置。
3. 第1次感覚の障害，身体損傷またはセルフケア能力の障害の潜在的危険性，コミュニケーションの障害の潜在的危険性，スティグマ，感覚の単調感または歪み，感覚過負荷と感覚剥奪，急性の痛み，慢性の痛み，知覚障害，感覚障害に対する非効果的コーピング，から3つ。
4. (a) 視覚：視力検査，機能検査，内部検査のうち2つ。
    (b) 聴覚：感度と弁別力，その他の障害（不完全な会話，注意欠損，無反応，社会的状況からのひきこもり）を測定する聴覚スクリーニング検査のうちの2つ。
    (c) 触覚：感覚行動（軽い接触への反応，関節運動の同定，ピン刺激と鈍器刺激による痛覚の検査，温度覚の検査，感覚の対称性検査）のうちの2つ。
5. (a) その障害は，一時的なものか，永久的なものか，それとも現時点では答えられないものか。
    (b) その障害は，最近生じたものか，それとも以前から長く持続しているものか。
    (c) 複数の障害がみられるか。
    (d) 患者は機能喪失をどのようにとらえているか。

(e) 患者は，現在の家庭，職場，学校，診療所，病院の環境，および場所の移動からどのような影響を受けているか。
　　　(f) 患者の知識のレベル，必要とする知識，指導を受けるための準備はどうか。
6. 看護診断の例：「代償不能の聴力喪失」，または「片側の耳に最近生じた突然の永久的聴力喪失のため，環境および重要な人間関係への対処が困難との訴え」。
7. 目標の例：来週中に，患者は，孫たちと面会して聞こえるほうの耳で会話をし，また患側の耳から健側の耳へ音を伝える新しい補装具を孫たちに見せて，楽しい時を過ごしたと報告する。
8. 次のうちのいずれか：痛みの部位，患者が報告する痛みの原因・発来・持続時間・頑固さ・程度・タイプ，現在の痛み体験と既往の痛み体験，いくつかの介入アプローチの組み合わせで軽減がもたらされる可能性，患者の体格，前回の鎮痛薬投与の正確な時間と量および得られた軽減の評価，使用できる薬物のタイプ。
9. a

●文献

Agency for Health Care Policy and Research. (1994). *Quick reference guide for clinicians: Pressure ulcer treatment*. U. S. Department of Health and Human Services. Washington, DC: (AHCPR Publication No.95-1653).

American Association of Neuroscience Nurses. (2001). Stewart-Amidei, C., Kunkel, J., & Bronstein, K. (Eds.). *AANN's neuroscience nursing: Human responses to neurologic dysfunction* (2nd ed.). Philadelphia: W. B. Saunders.

[*1] Bickley, L. S., & Szilagi, P. G. (Eds.). (2007). *Bates' guide to physical examination and history taking* (8th ed.). Philadelphia: Lippincott.

Brown, T. E. (2000). *Attention-deficit disorders and comorbidities in children, adolescents, and adults*. Washington, DC: American Psychiatric Press, Inc.

Bullock, B. L. & Rosendahl, P. P. (1992). *Pathophysiology: Adaptations and alterations in function* (3rd ed.). Philadelphia: Lippincott.

Burrell, L. O., Gerlach, M. J. M., & Pless, B. S. (1997). *Adult nursing: Acute and community care* (2nd ed.). Stamford, CT: Appleton & Lange.

Campbell, J. (2001). Pain as the fifth vital sign. In D. C. Turk & R. Melzack (Eds.), *Handbook of pain assessment* (2nd ed.). New York: Guilford Press.

Carson, M., Metzger, L., Lasko, N., Paulus, L., Morse, A., Pitman, R., & Orr, S. (2007). Physiologic reactivity to startling tones in female Vietnam nurse veterans with PTSD. *Journal of Traumatic Stress 20(5), 657-666*.

Cassell, E. J. (1989). The relationship between pain and suffering, In C. S. Hill & W. S. Fields (Eds.), *Drug treatment of cancer pain in a drug-oriented society: Advances in pain research and therapy* (Vol.11, p.61). New York: Raven Press.

Centers for Disease Control and Prevention. (2007). What Is Attention-Deficit/Hyperactivity Disorder (ADHD)? Retrieved February 1, 2008, from http://www.cdc.gov/ncbddd/adhd/what.htm

[*2] Guyton, A., & Hall, J. (2006). *Textbook of medical physiology* (11th ed.). Philadelphia: W. B. Saunders Company.

Herr, K., Coyne, P. J., Key, T., Manworren, R., McCaffery, M., Merkel, S., Pelosi-Kelly, J., & Wild, L. (2006). Pain assessment in the nonverbal patient: Position statement with clinical practice recommendations. *Pain Management Nursing, 7(2), 44-52*.

Hill, C. (1987). Sensory functions and alterations. In J. Servonsky & S. Opas (Eds.), *Nursing management of children* (pp.1221-1261). Boston: Jones and Bartlett.

International Association for the Study of Pain. (1979). Subcommittee on taxonomy of pain teams: A list with definitions and notes on usage. *Pain, 6*: 249-252.

Ignatavicius, D., & Workman, M. L. (Eds.). (2006). *Medical-surgical nursing: Critical thinking for collaborative care* (5th ed.). St. Louis, MO: Mosby.

Kazanowski, M. K, & Laccetti, M. S. (2002). *Nursing concept: Pain*. Boston: Jones & Bartlett.

Kolb, B., & Whishaw, I. (1996). *Fundamentals of human neuropsychology* (4th ed.). New York: W. H. Freeman and Company.

Marcus, D. (2005). *Chronic pain: A primary care guide to practical management*. Totowa, NJ: Humana Press.

Marks, R. M., & Sachar, E. J. (1973). Undertreatment of medical inpatients with narcotic analgesics. *Annals of Internal Medicine, 78*, 173.

*[3] McCaffery, M. (1979). *Nursing management of the patient with pain* (2nd ed.). Philadelphia: Lippincott.

McCaffery, M. (1997). Pain management handbook. *Nursing 27*(4), 42-45.

*[4] McCaffery, M., & Beebe, A. (1989). *Pain: A clinical manual for nursing practice*. St. Louis, MO: Mosby.

McCaffery M., & Pasero, C. (2005). *Pain: Clinical manual* (2nd ed.). St. Louis, MO: Mosby.

McCaffery, M., & Robinson, E. (2002). Your patient is in pain. Here's how you respond. *Nursing 32*(10): 36-45.

McCarney, S. B. (1994). *The attention deficit disorders intervention manual*. Columbia, MO: Hawthorne Educational Services.

Meiss, R., & Tanner, G. (1982). Sensory receptors. In E. Selkurt (Ed.), *Basic physiology for the health sciences* (pp.115-159). Boston: Little Brown.

Melzack, R. (1990, February). The tragedy of needless pain. *Scientific American*, 27-33.

Melzach, R., & Wall, P. (1965). Pain mechanisms: A new theory. *Science, 150*, 971.

Melzack, R., & Wall, P. (1970). Psychophysiology of pain. *International Anesthesia Clinics, 81*(1): 3.

*[5] Melzack, R., & Wall, P. (1989). *The challenge of pain* (rev. ed.). New York: Penguin.

Mitchell, P. H., Hodges, L. C., Muwaswes, M., & Walleck, C. A. (Eds.). (1988). *American Association of Neuroscience Nurses' Neuroscience nursing: Phenomena and practice* (pp.501-515). Norwalk, CT: Appleton & Lange.

*[6] NANDA International (2007). *Nursing diagnoses: Definitions & classification, 2007-2008*. Philadelphia: NANDA-I.

Porth, M. C. (2005). *Pathophysiology concepts of altered health states* (7th ed.). Philadelphia: Lippincott.

Posner, M. I., & Raichle, M. E. (1994). *Images of mind*. New York: Scientific American Library.

Puntillo, K. A., Miaskowki, C., & Summer, G. (2003). Pain. In V. Carrieri-Kohlman, A. M. Lindsey, & C. M. West (Eds.), *Pathophysiological phenomena in nursing: Human responses to illness* (pp.235-254). St Louis, MO: W. B. Saunders Company.

Rantz, M. J., & LeMone, P. (Eds.). (1997). *Classification of nursing diagnoses*. Proceedings of the 12th conference NANDA. Glendale, CA: CINAHL Information Systems.

*[7] Rowland, L. P. (2005). *Merritt's textbook of neurology* (11th ed.). Philadelphia: Lippincott Williams and Wilkins.

Roy, C. (2001). Alterations in cognitive processing. In C. Stewart-Amidei, J. Kunkel, & K. Bronstein (Eds.), *American Association of Neuroscience Nurses' Neuroscience nursing: Human responses to neurologic dysfunction* (2nd ed., pp.275-323). Philadelphia: Saunders.

Servonsky, J., & Opas, S. (Eds.). (1987). *Nursing management of children*. Boston: Jones and Bartlett.

Taylor, E. (Ed.). (2007). *People with hyperactivity: Understanding and managing their problems*. London: Mac Keith.

Thorpe, D. M. (1990). Comprehensive pain care: The relief of pain and suffering. *Dimensions of Oncology Nursing, 4*(1), 27-29.

Turk, D. C., & Melzack, R. (Eds.). (2001). *Handbook of pain assessment* (2nd ed). New York: Guilford Press.

Wickens, A. (2000). *Foundations of biopsychology*. Harlow, UK: Prentice-Hall.

●邦訳のある文献

1) 福井次矢・井部俊子日本語版監修, 徳田安春・石松伸一・岸本暢将監訳：ベイツ診察法, メディカルサイエンスインターナショナル, 2008 (原書第9版).
2) 早川弘一監訳：ガイトン　臨床生理学, 医学書院, 1999 (原書第9版).
3) 中西睦子訳：痛みをもつ患者の看護, 医学書院, 1975 (原書第1版).
4) 季羽倭文子監訳：痛みの看護マニュアル, メヂカルフレンド社, 1995.
5) 林　治秀訳：痛みへの挑戦, 誠信書房, 1986.
6) 日本看護診断学会監訳, 中木高夫訳：NANDA-I 看護診断―定義と分類 2007-2008, 医学書院, 2007.
7) 相馬芳明訳：メリット神経病学, 第3版, 医学書院, 1994.

Sister Callista Roy
The Roy Adaptation Model
Third Edition

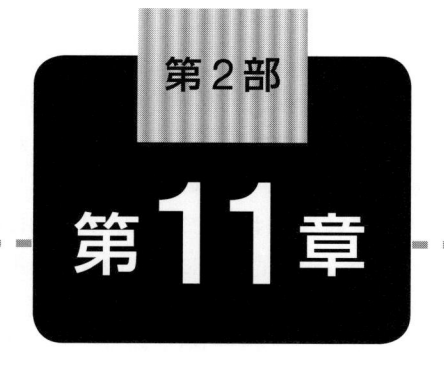

第2部

第11章

体液, 電解質, 酸・塩基平衡

体液，電解質，酸・塩基平衡の維持は，ロイ適応モデルでは，生理的様式における4つの複合的過程の1つとされている。体液と化学物質を正しい割合で維持することが，その人の統合性にとって不可欠である。

この章では，体液，電解質，酸・塩基平衡に関与する基本的生命・生活過程を紹介する。このプロセスでは多くの身体システムがそれぞれの役割を果たしているが，とくに濾過と再吸収，分泌のプロセスを通じて，そのバランスの維持に大きな役割を果たしているのは腎臓である。具体的には，体液，電解質，酸・塩基平衡の維持にかかわる複合的過程に，この章では焦点を当てる。代償過程と複合的過程の障害については，例を挙げて検討する。この複合的過程に影響をおよぼす行動と刺激のアセスメントについて検討する。最後に，看護診断の作成，目標の設定，看護介入の選択，ケアの評価を含む看護ケア計画のためのガイドラインを紹介する。

学習目標

1) この章で紹介する体液，電解質，酸・塩基平衡のニードにかかわる基本的生命・生活過程を説明することができる。
2) 体液，電解質，酸・塩基平衡に関する代償過程を1つ挙げて説明することができる。
3) 体液，電解質，酸・塩基平衡の障害の例を2つ挙げて説明することができる。
4) 体液，電解質，酸・塩基平衡にかかわる基本的生命・生活過程の第1段階のアセスメントの重要な行動を明らかにすることができる。
5) 体液，電解質，酸・塩基平衡に影響する第2段階のアセスメントの一般的な刺激を列挙することができる。
6) 体液，電解質，酸・塩基平衡が関係する具体的な状況について，看護診断を作成することができる。
7) 具体的な状況で体液，電解質，酸・塩基平衡に障害をきたした患者について，目標を設定することができる。
8) 体液，電解質，酸・塩基平衡の障害がみられる状況で一般的に行われる看護介入を述べることができる。
9) 看護介入の有効性を判定するアプローチを提示することができる。

重要概念の定義

アシドーシス（acidosis）：酸の蓄積あるいは塩基の欠乏による動脈血pHの7.35以下の低下（水素イオン濃度の過剰）。

アルカローシス（alkalosis）：塩基の蓄積あるいは酸の欠乏による動脈血pHの

7.45以上の上昇（水素イオン濃度の不足）。

オスモル濃度 (osmolarity)：溶媒重量（kg）で表される溶質濃度。【訳注：『看護英和辞典』によると，osmolarity は容量オスモル濃度のことで，溶媒容量（L）あたりの溶質濃度によって決定される溶液の性状である。体重で決定されるのは osmolality である。ここでの定義は厳密には osmolality を指すと思われる】

過度 (hyper-)：過剰または正常値以上を意味する接頭辞。

血中カリウム (kalemia)：血液中のカリウムを意味する。

血中カルシウム (calcemia)：血液中のカルシウムを意味する。

血中ナトリウム (natremia)：血液中のナトリウムを意味する。

再吸収 (reabsorption)：腎臓で行われる血液浄化のプロセスで濾過液（原尿）から有用物質（水，ブドウ糖，アミノ酸，イオンなど）が再び血液中へ吸収されること。

体液 (fluids)：身体各部の体細胞のなかにある細胞内液，体細胞の外にある細胞外液，および細胞外液としての機能を果たさない非機能的細胞外液（例えば関節液，心膜液などのサードスペース液）。

電解質 (electrolytes)：溶液にしたとき，イオンに解離する物質（塩類）。

不足 (hypo-)：低下または正常値以下を意味する接頭辞。

分泌 (secretion)：血液から濾過液（原尿）への物質（水素イオン，カリウムイオン，クレアチニン，アンモニアなど）の移動（再吸収の逆）。

pH：水素イオン濃度の測度であり，つまりは酸度／塩基度の測度である。

ホメオスタシス（恒常性）(homeostasis)：生体の内部環境の安定した維持。

濾過 (filtration)：腎臓の糸球体で起こる受動的プロセスであり，血漿は濾過されるが，大きすぎて濾過膜を通過できないたんぱく質と血球細胞は濾過されない。

1 体液，電解質，酸・塩基平衡の複合的過程

　体液，電解質，酸・塩基平衡に関する適応は，ホメオスタシスのプロセスと呼ばれている。マリーブ Marieb とヘーン Hoehn (2007) は，ホメオスタシスを生体の内部環境の安定した維持と定義している。呼吸器，循環器，消化器，泌尿器，神経，内分泌を含むさまざまな身体器官が，体液，電解質，酸・塩基平衡の維持に調節的役割を果たしているが，主な役割を担っているのは腎臓である。生理学的構造に関する基礎的な知識については，生理学と解剖学の教科書を参照してほしい。

　腎臓は，体液の浄化と恒常性を維持する役割を担っている。毎日大量の水分を処理し，老廃物と過剰なイオンを濾過・排出するとともに，必要な物質を血液中に戻している。また，体液，電解質，酸・塩基平衡を正しく補正することによっ

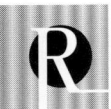

て，血液の量や化学的組成を調節している。

　血液の濾過と尿の生成には，濾過，再吸収，分泌という3つのプロセスが関係する。腎臓は，糸球体を通じて1日2,000 L以上の血漿を尿細管に濾過する一方で，その濾過液（原尿）から物質を取り出したり（再吸収），それに物質を加えたり（分泌）している。

　濾過は，糸球体で起こる非選択的で受動的なプロセスである。糸球体濾過膜は血漿を濾過するが，大きすぎて通過できないたんぱく質と血球細胞は濾過されない。血漿を血液中から尿細管へ押し出すのには正常な血圧が必要である（濾過液生成）。

　再吸収とは，濾過液（原尿）から有用物質（水，ブドウ糖，アミノ酸，イオンなど）が再び血液中へ吸収されることである。再吸収は，部分的には浸透によっても起こるが，大部分は近位曲尿細管細胞で始まり，かつ完了する。大半の再吸収は能動輸送プロセスに依拠し，このプロセスでは運搬体としてきわめて選択的な輸送酵素が用いられる。再吸収が必要な物質（ブドウ糖，アミノ酸など）に対しては多くの運搬体があるが，老廃物（尿，クレアチニン，尿酸など）に対してはごくわずかしかない。イオンが再吸収されるかそれとも排泄されるかは，血液pHと電解質組成の時点での体のニードによる。

　分泌は，血液から濾過液（原尿）への物質（水素，カリウムイオン，クレアチニン，アンモニアなど）の移動を意味する（再吸収の逆）。このプロセスは，まだ濾過されていない物質（例えば，ある種の薬物）を体から除去するうえで重要である。

　腎臓は，体液と電解質の平衡に関して次の4つの大きな役割を果たしている。
・窒素老廃物（尿素，尿酸，クレアチニン）の排泄
・体液平衡の維持
・電解質平衡の維持
・血液中の酸・塩基平衡の維持

　排泄に関しては，すでに第7章で学習したので，この章では残りの3つのプロセスを学習する。

a. 体液平衡

　生体内の液体には，細胞内液，細胞外液，そしてサードスペース液がある。水は体内で，電解質や非電解質を溶解する普遍的溶媒の役割を果たしている。水に溶解した溶質の濃度は，細胞外と細胞内の間での体液の平衡に影響をおよぼす。腎臓は，過剰な水分や水分不足と2つの特別なホルモンに反応するイオンを吸収したり和らげるために信号を受ける。抗利尿ホルモン（ADH）は，水の再吸収を促進して，体液を維持する。アルドステロンは，尿細管でのナトリウムと水の再吸収を促進し，カリウムの再吸収を抑制する。サードスペースの体液は細胞外に関

係しており，体のさまざまな部分から集まる。これは，傷害や感染，循環不全の結果生じる。サードスペースの体液は，身体機能に役に立たない。例えば，腹水は腹膜腔から集められる。

体液バランスのメカニズムには，水分摂取，ADHの分泌，排尿に影響する口渇中枢が含まれる。水は，液体と食物として体内に供給される。少量の水は，固形食品の細胞性代謝の副産物として加えられる。水は尿と便，発汗，呼吸を通じて体外へ排泄される。口渇は，水分の摂取量を調整するメカニズムである。血漿のオスモル濃度，すなわち溶媒重量（kg）あたりの溶質濃度は，口渇のメカニズムと視床下部からのADHの放出の引き金となる。水の排泄量は腎臓によって調整されている。バレルBurrellら（1997）は，「腎機能が正常な人は，摂取量の多少にかかわらず，尿を濃縮するかまたは希釈して分泌することによって，正常な体液平衡を維持することができる」と述べている。

b. 電解質平衡

電解質は，溶液にしたときイオンに解離する物質（塩類）である。したがって，電解質平衡で重要なのは体内の塩類の濃度である。体液中の塩類を形成する主な元素は，ナトリウム，カリウム，カルシウムである。

ナトリウムは，体内の水分分布と細胞外液の量をコントロールすることにより，体液と電解質の平衡の中心的役割を担っている。血漿ナトリウム濃度の変化は，細胞外液と細胞内液の量はもとより，血漿の量と血圧にも影響をおよぼす。

ナトリウムの調整には，さまざまな神経とホルモンのメカニズムが関与する。副腎皮質から分泌される電解質ホルモンのアルドステロンは，腎臓によるナトリウムの再吸収を促す（水は浸透によるナトリウムの移動にしたがう）ことによって，ナトリウム平衡のプロセスに影響をおよぼす。視床下部で産生され下垂体後葉から放出される抗利尿ホルモン（ADH）は，腎臓の集合管の浸透性を亢進させ，水の再吸収を促す。加えて，心臓の圧受容体が血液量の変化に反応して視床体下部と下垂体後葉を刺激し，ADHの産生を促す。

カリウムは，正常な神経筋機能と物質代謝活動に必要である。とくに重要なのは，たんぱく質合成に果たすカリウムの役割である。カリウム濃度がわずかでも変化すれば，神経細胞と筋線維に影響がおよぶ。この場合は，心筋機能や認知機能などのほかの身体機能にも重大な影響が生じることがある。

カリウムの調整は，主として腎臓で行われる。カリウム濃度が正常値より低下したときには，腎臓はその分泌を抑制することでカリウムを貯蔵する。しかし，カリウムを貯蔵する腎臓の能力には限界がある。したがって，適量のカリウムの摂取が重要となる。カリウムの分泌の速度と量を決めるのは，主として次の3つの因子，すなわち尿細管細胞のカリウム含有量，アルドステロン濃度，細胞外液のpHである。

第2部　個人の適応様式

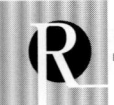

　体内のカルシウムの多くは骨に貯えられているが，血液凝固や細胞膜浸透性，分泌機能を正常な状態に保つために，細胞外液にも少量は必要である。また，筋肉の興奮にもカルシウムが作用する。
　カルシウムは，上皮小体ホルモンとその拮抗物質のカルシトニン（甲状腺で産生される）によって調整される。上皮小体ホルモンは，骨からのカルシウムの放出，小腸でのカルシウムの吸収，腎臓でのカルシウムの再吸収に作用する。
　このほかマグネシウムや塩素のような微量元素も，体内で重要な機能を果たしている。マグネシウムは多くのコエンザイム（補酵素）の構成物質の1つである。コエンザイムは，筋肉と神経の正常な刺激反応に寄与する。塩化物は，血液浸透圧の維持を助ける。さらに，これらの成分と前述した情報の詳細は，生理学の教科書を参照してほしい。

c．酸・塩基平衡

　体液の酸・塩基の状態には水素イオン濃度が関係しており，これはpHという記号で表される。pHの正常値は7.35～7.45である。pHは，体液が酸性かアルカリ性かを示す。体内での酸・塩基調整器には3つのタイプがある。1つは化学調節で，これは，血液の水素イオン濃度を一定に保つ炭酸・重炭酸イオン緩衝系である。2つめは生物学的調節で，このタイプは，細胞による水素イオンの分離と吸収によって起こる。最後の生理的緩衝系には肺と腎臓が含まれる。緩衝系は体液区画でのpHの変化を抑制するのに重要であり，一方，呼吸と腎臓のメカニズムは体内からの過剰な酸の除去あるいは水素イオンの保持に関与する。
　腎臓は，過剰な塩基を再吸収しないようにし，過剰な水素イオンを積極的に分泌し，重炭酸イオンを貯留することによって，酸・塩基平衡を維持する。化学的緩衝系は，過剰な水素イオンまたは塩基を一時的に取り込む働きをし，呼吸中枢は血液中のCO_2を貯留する（pHを低下させる）ことによって，あるいはCO_2を血液中から除去する（pHを上昇させる）ことによって，血液pHを修正する。体から酸代謝産物と過剰な塩基を排泄することができるのは，腎臓のメカニズムだけである。
　体液，電解質，酸・塩基平衡の複合的プロセスに関する詳細については本書の範囲を超える。詳しくは，生理学の教科書，例えばマリーブとヘーン（2007）を参照してほしい。

2　体液，電解質，酸・塩基平衡の代償適応過程

　調節器サブシステムというロイRoyの概念は，生理的プロセスの自動的な自己

第 11 章　体液，電解質，酸・塩基平衡

調節を意味する「体の知恵」という言葉で言い換えることができる。さらに，認知器活動によって考えたり感じたりできる人間は，生理的様式のどの構成要素にも働きかけることができ，そのなかには体液と電解質，酸・塩基平衡にかかわる複合的なプロセスも含まれる。したがって調節器と認知器の能力は，人間にとって重要な内的刺激である。この 2 つのサブシステムは，代償適応過程を活性化して，適応という目標を達成する行動の有効性を高める。

　調節器活動の具体的な例として，腎臓の機能がある。多量の水分が肺，発汗，排便によって失われた場合，腎臓は尿の産生を抑え，尿をより濃縮することによって水分の喪失を補正する。また，水分摂取量が多いときは，腎臓は尿を薄めて多量に排泄する。出血，多量の発汗，下痢などで血液量が低下したときは動脈圧が低下し，その結果，腎臓で産生される原尿の量が減少する。血液組成が変化すると，視床下部にある浸透圧受容器が刺激され，ついで下垂体後葉に信号が送られて抗利尿ホルモンの放出が促され，その結果，尿中への過量の水分喪失が抑制される。より多くの水が血流中へ還流するにつれて，血液量と血圧は正常値まで上昇し，少量の濃縮尿のみが排泄される。

　体液，電解質，酸・塩基平衡の複合的プロセスに関する代償認知反応の例に，人工透析がある。腎臓は感染や外傷，薬物中毒，腎臓への血液供給不足（動脈硬化）などのために正常な機能を働かせることができなくなり，その結果，体が毒性老廃物に汚染されてしまうことがある。このような場合，人工透析を行うことで死を防ぐことができる。腹膜透析は人工透析以外の選択肢である。腎臓機能が回復しない人のなかには，腎臓移植が最終的な治療の候補になる人もいる。患者によっては透析に全面的に依存しなければならず，その結果，透析のプロセスにすっかり精通し，いつそれが必要で，この代償適応過程にライフスタイルをどのように適応したらよいかをよく理解している人もいる。

3　体液，電解質，酸・塩基平衡の障害過程

a．体液平衡異常

　体内の体液平衡の障害には，過量の水分喪失（脱水），過量の細胞内水分貯留，間質液の貯留（浮腫）がある。体液量はナトリウム量と密接に関連している。ナトリウムは水に対して磁石のような働きをし，体内の細胞外液と水分分配をコントロールしているからである。

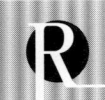

b. 電解質平衡異常

　電解質平衡の障害には，接頭辞と基本形を組み合わせた用語が用いられる。"hyper"は「過度」または「高」（正常値以上）を意味し，"hypo"は「過少」または「低」（正常値以下）を意味する。"kalemia"は「血中カリウム」を，"natremia"は「血中ナトリウム」を，そして"calcemia"は「血中カルシウム」を意味する。血液中のナトリウムイオン濃度の低下（hyponatremia＝低ナトリウム血症）は，抗利尿ホルモンの放出を抑制し，尿中に多量の水を排出させる。一方，血液量の減少などによって起こるナトリウム濃度の上昇（hypernatremia＝高ナトリウム血症）は，抗利尿ホルモンの放出を刺激し，尿量は減少する。

　細胞外液中のカリウムの過剰（hyperkalemia＝高カリウム血症）は，神経細胞と筋線維の興奮を亢進させ，脱分極をひき起こす。一方，カリウムの不足（hypokalemia＝低カリウム血症）は，過分極と無反応をもたらす。これらの状態はともに，脈拍の異常と心停止をひき起こすことがある。カリウムの平衡異常で起こる脳症状に錯乱がある。

　カルシウム濃度が低い場合（hypocalcemia＝低カルシウム血症）は興奮が亢進し，筋テタニーが起こる。逆にカルシウム濃度が高い場合（hypercalcemia＝高カルシウム血症）は，神経細胞と筋細胞の活動が抑制される。

c. 酸・塩基平衡異常

　酸・塩基平衡異常には，呼吸性のもの（呼吸系に由来する体液pHの変動）と代謝性のもの（非呼吸性の体液pHの変動）があり，アシドーシスまたはアルカローシスが生じる。アシドーシスは動脈血pHが7.35以下に低下した状態である。これは，水素イオン濃度が大半の体細胞の機能にもっとも適した濃度よりも高いことを意味する。アルカローシスは，動脈血pHが7.45以上になったときに起こり，細胞外液の水素イオン濃度が異常に低下した状態である。呼吸性アシドーシスは，肺におけるガス交換が疾患または不適切な吸引によって妨げられた場合に起こり，その結果，血液中に二酸化炭素が蓄積する。アルカローシスは，過換気などで二酸化炭素が過量に放出された場合に起こる。アシドーシスは中枢神経系の抑制をひき起こし，昏睡や死につながることがある。アルカローシスは神経系の過度の興奮をひき起こし，筋テタニー，易刺激性，痙攣，致死的な呼吸停止をもたらすことがある。

4 体液，電解質，酸・塩基平衡の看護過程

　体液，電解質，酸・塩基平衡は人間の生理的適応のための最優先の要件である。看護過程を適用する際には，これらの複合的プロセスにかかわる行動と刺激のアセスメントを慎重に行う必要がある。体液，電解質，酸・塩基平衡に影響をおよぼす要因のアセスメントでは，代償適応過程を始動させる調節器と認知器の有効性も考慮する必要がある。この第1段階と第2段階のアセスメントをもとに，看護診断を行い，目標を設定し，介入を選択し，実施したケアの評価を行う。

a. 行動のアセスメント

　患者のケアに当たる看護師は，体液，電解質，酸・塩基平衡を指し示す行動的指標を理解しておかなければならない。さらに看護師は観察に熟練し，酸・塩基平衡における変化を示す行動を確認する必要がある。看護師は患者と頻繁に接触するので，潜在的な行動と顕在的な行動，そして体の不適応反応を示唆する行動の変化をアセスメントするのに好都合な立場にある。体液，電解質，酸・塩基平衡に影響を与える刺激について知識をもっていれば，その平衡異常をたやすく予防することができよう。また，この知識を活用して，平衡異常の発生を予測したりモニターすることができる。

　患者歴を調べた後，体液，電解質，酸・塩基平衡について系統的にアセスメントを進める。この場合，ロイ適応モデルの生理的様式で取り上げられた基本的ニードと複合的プロセスがアセスメントのガイドラインとして役立つ。

酸素摂取

　酸素摂取のニードに関連するものとして，体内の呼吸・循環機能を示唆する行動がある。具体的に行動がどのようなかたちでみられるかは，刺激による。例えば，不整脈は血液中のカリウムが過剰になっていることによる症状の可能性がある。血液量に関する問題は，脈拍と血圧の性状で明らかになる。したがって，酸素摂取のニードに関連する体液，電解質，酸・塩基平衡のアセスメントには，脈拍，血圧，呼吸，皮膚色の変化のアセスメントが含まれる。

栄養

　栄養のニードと，体液，電解質，酸・塩基平衡に関連する行動としては，食欲，口渇，嘔気・嘔吐の症状，舌の状態がある。口渇の亢進は，体内のナトリウムあるいはカリウムの量の過剰を示唆する。一方，乾燥して皺状になった舌は，体液量不足の徴候である。

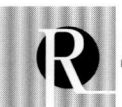

排泄

　排尿，排便，腸蠕動の程度と性状は，体液，電解質，酸・塩基平衡に関連する重要な行動である。排尿量は体液量の重要な指標であり，一方，下痢は体液量と電解質平衡の両方に影響をおよぼす可能性がある。体液，電解質，酸・塩基平衡異常がみられるときの水分出納量は，行動上の重要な指標である。腹部聴診で明らかな腸音の低下がみられる場合は，体内のカリウム濃度に問題があることを示唆する。

活動と休息

　体液，電解質，酸・塩基平衡異常は，患者の活動と休息にも影響をおよぼし，ひいては体調に関する患者の主観的報告にも影響をおよぼすことになる。倦怠感，不快，眠気，不穏状態，興奮，易刺激性の訴えは，電解質に関する不適応，とくにカルシウム濃度に問題があることを示す行動的指標となる。また骨の統合性の障害も，カルシウムの問題を示唆する。

防衛

　生理的防衛のプロセスに関するものとして，皮膚の状態がある。皮膚は，体液，電解質，酸・塩基平衡を反映する。体液量に変調が生じた場合は，皮膚の温度，弾力性，色に異常がみられる。末梢および口腔周囲の感覚は，カルシウムが不足すると影響を受ける。その場合，患者は指や口唇の疼きを訴える。体液量の低下では，反射の低下や涙や唾液の減少がみられる。

神経系の機能

　体液，電解質，酸・塩基平衡異常は，好戦的態度，感情鈍麻，錯乱，失見当識と頭痛，中枢神経機能の漸進的変調などの症状をひき起こすことがある。

検査所見

　体液，電解質，酸・塩基平衡のアセスメントで行動を確認する際に重要なのは，検査所見，とりわけ血中と尿中の元素およびイオンの濃度である。尿は正常では透明・黄色で，通常は弱酸性であるが，そのpH値は非常にまちまちである。正常な尿に含まれる物質には，窒素老廃物，水，各種イオン（カリウムとナトリウムは必ず含まれる）がある。正常な尿には含まれない物質には，ブドウ糖，アルブミン（あるいはその他の血中たんぱく），血液，膿，白血球，胆汁がある。とくにヘモグロビンとヘマトクリットの濃度は血液量の重要な指標であり，尿比重は体内のナトリウム濃度の重要な指標である。

　体液，電解質，酸・塩基平衡についての行動アセスメントが終わったら，その行動が適応行動かそれとも不適応行動であるかを暫定的に判断する。第3章で検討したように，正常値は，この判断のガイドラインとして役に立ち，明らかになっ

た行動についての一般的な予測に役立つ。他方，認知器活動に効果がなく調節器活動が顕著にみられる場合は，不適応を特定するための手がかりとなる。患者が適切な体液，電解質，酸・塩基平衡を維持しているかどうかの指標を得ることによって，看護アセスメントの次の段階，すなわち刺激のアセスメントでの優先順位を確定することができる。

b．刺激のアセスメント

　刺激のアセスメントによって，適応の看護過程の第1段階のアセスメントで明らかになった行動の影響因子について情報を収集する。これには，患者が行動を維持したり変化させるために用いるコーピング方略のほかに，体液，電解質，酸・塩基平衡の調整プロセスを維持する体の適応能力という重要な因子が含まれる。

生理的様式の統合

　体液，電解質，酸・塩基平衡に影響を与える一般的な刺激のうち，生理的様式のある側面での統合性の欠如がもっともよくみられる障害の原因である。とくに急性・慢性の疾患や損傷を伴う病因は，しばしば体液，電解質，酸・塩基平衡の非効果的プロセスをひき起こす焦点刺激となる。例えば，熱傷で皮膚統合性が破壊された場合，受傷後の細胞外液の喪失と細胞のカリウムの放出は，生体のホメオスタシスに有害な影響を与える。骨の転移性悪性腫瘍，多発性骨髄腫，白血病などの病的状態では，骨のカルシウムの破壊によって体内に過剰なカルシウムが生じることがある。腎疾患の場合，水素イオンやカリウム，水を排泄する腎臓の能力が制限されたり失われる。また糖尿病も，体内の水素イオン濃度に望ましくない影響をおよぼす慢性疾患である。副腎でのアルドステロンの産生不足は，ナトリウムの喪失とカリウムの蓄積をもたらす急性の状態である。以上の状況はいずれも，体液，電解質，酸・塩基平衡と適応に重大な影響をおよぼす。

　血圧と血液量に有意な変化をもたらす刺激には，例えば嘔吐や下痢の持続，多量の発汗，出血，重度の熱傷，創部ドレナージ，細菌性ショックに伴う病的血管拡張がある。これらの刺激は血漿オスモル濃度の上昇をもたらすが，生体は尿の濃度を上昇させ，水の再吸収を促進して，血液量を増加させることによって適応しようとする。

環境因子

　強い熱気や飲料水不足などの環境因子も，体液，電解質，酸・塩基を適切な割合に維持する体の能力に影響を与える。看護師は，極端な環境に移る計画を立てる際に人々が体液とそれに関連するニードを予測できるよう前もって教育を提供することができる。

医学的治療

体液，電解質，酸・塩基平衡異常は，薬物療法その他の医学的処置でも起こることがある。例えば，過量の静脈内注射は水分の過負荷を生じる。また，補液を行わずに強力な利尿薬や不適切な利尿薬を投与すると，体液やカリウム，ナトリウムの喪失が起こりうる。この問題を解決するために，体内でのカリウム保持に役立つ利尿薬が開発されている。制酸薬や緩下薬の過量投与は必須元素の吸収を妨げ，また消化管吸収は過度の体液と電解質の喪失につながり，いずれも電解質平衡異常をもたらす。

認知器の効果

認知器の効果は患者の知識レベルと関連しているが，不適切な医学的治療が行われている場合には，これが体液，電解質，酸・塩基平衡異常をもたらす刺激となることがある。例えば，ビタミンDの過量摂取によってカルシウムの腸内吸収が過度に促進されることがある。バランスのとれた食事についての知識が不足していたり食欲不振症などの病気の場合は，患者の食事内容に必須元素が欠けていることがある。

発達段階

幼児や高齢者では，発達上の変化，とくに体格や体重によって，体液，電解質，酸・塩基平衡は影響を受ける。子どもは成人と比べると体液量の体重比が大きく，そのため体液喪失をきたしやすい。新生児は体重の75％が水分なので，細胞内液に対する細胞外液の割合が大きい。さらに体重からみた水分の代謝回転は，子どもでは成人の5倍である。加えて子どもの場合は体積に対する体表面積の比が相対的に大きく，したがって蒸散による水分喪失が大きい。高齢者は，歯の不良な状態，唾液分泌の低下，限られた食費，社会的孤立などのさまざまな要因による栄養不良のため，必須電解質が不足をきたしやすい。加えて，加齢とともに口渇のメカニズムが低下するため，水分摂取に問題が生じやすくなる。また高齢者は夜中トイレに行かなくてもすむようにするため，夕方から夜間にかけて水分摂取を制限することがある。

体液，電解質，酸・塩基平衡に影響を与えている刺激が明らかになったら，次にはその患者の生理的統合にとってそれが焦点刺激なのか，関連刺激なのか，それとも残存刺激なのかを明らかにする。焦点刺激とは，その患者にもっとも直接的に影響をおよぼす刺激である。明らかになった刺激は，体液，電解質，酸・塩基平衡に影響を与えている複合的過程にとっての焦点刺激であると考えられる。関連刺激とは，焦点刺激以外のすべての内的・外的刺激であり，焦点刺激によってひき起こされた行動に影響をおよぼす刺激である。残存刺激とは，患者に与えている影響が確認されていない，あるいは確認できない刺激である。

体液，電解質，酸・塩基平衡に影響をおよぼす過程では，ある行動がほかの行

表 11-1　体液，電解質，酸・塩基平衡の看護診断カテゴリー

適応の肯定的指標	一般的な適応上の問題	NANDA-Iの看護診断名
・安定した体液平衡のプロセス ・体液中の電解質の安定性 ・酸・塩基状態の平衡 ・効果的な化学的緩衝系の調節	・脱水 ・浮腫 ・細胞内水分貯留 ・ショック ・高カルシウム血症または低カルシウム血症，高カリウム血症または低カリウム血症，高ナトリウム血症または低ナトリウム血症 ・酸・塩基平衡異常 ・pH変化に対する非効果的な緩衝系の調節	・体液量過剰 ・体液量不足 ・体液量不足リスク状態 ・体液量平衡異常リスク状態 ・体液量平衡促進準備状態

動の刺激となる場合がある。例えば嘔吐は，一定の状況下での行動であるので，行動に分類することができるが，持続性の嘔吐は過度の体液喪失と必須元素の平衡異常を生じることがあるので，体液，電解質，酸・塩基平衡に対する刺激と考えることもできる。時には，それが行動なのか，それとも刺激なのかが明らかでないことがあるが，その両方の場合が多い。看護過程の後続段階では，第1段階と第2段階のアセスメントで明らかになった要因を行動でもあり刺激でもあるものとして記録し，看護過程が進むなかでその両面が見失われないようにすることが大切である。患者のアセスメントでこのようなジレンマに遭遇したときにどう記録するのがよいかは，経験を積んでいくうちに明らかになるであろう。

C. 看護診断

　行動とそれに関連する刺激についてのアセスメントデータは，解釈されたのち，看護診断を作成するのに用いられる。ロイ適応モデルを使用することによって，行動とそれにもっとも関連のある刺激を診断というかたちで記述することができ，また，看護診断名を用いることによって複雑な内容を簡略な言葉で伝達することができる。

　ロイは，体液，電解質，酸・塩基平衡に関する肯定的適応の指標類型分類を作成した（表11-1）。この類型分類には，安定した体液平衡のプロセス，体液中の電解質の安定性，酸・塩基状態の平衡，そして効果的な化学的緩衝系の調節がある。効果的な適応の状況を理解し，その肯定的適応が維持あるいは促進されるようにすることが重要である。体液，電解質，酸・塩基平衡について適応を示す看護診断には，次のようなものがある。「十分な水分摂取，良好な栄養状態，およびその他の生理的要素の統合による体液，電解質，酸・塩基平衡の安定したプロセス」。

　ロイ適応モデルのなかで明らかにされた，繰り返しみられる一般的な適応上の問題としては，脱水，浮腫，細胞内水分貯留，ショック，高カルシウム血症また

は低カルシウム血症，高カリウム血症または低カリウム血症，高ナトリウム血症または低ナトリウム血症，酸・塩基平衡異常，pH変化に対する非効果的な緩衝系の調節がある。

　体液，電解質，酸・塩基平衡の場合，その障害の本質を看護診断で伝えることが重要で，これが看護過程の後続の段階の方向性を決めることになる。このプロセスを円滑に進めるためには，焦点となる具体的行動とその行動に影響をおよぼしている刺激を明らかにする必要がある。このタイプの看護診断の例として，「水分の経口摂取不能，過量の出血を伴う脚部の外傷，および補液の不足による8時間で5 mLの尿量」がある。

　体液，電解質，酸・塩基平衡の場合，個々の不適応行動について多くの看護診断を作成することができる。このような綿密なアプローチによって，データのゆきとどいた解釈が容易になる。

　看護診断名を用いて看護診断を行うのは，経験を積んだ看護師にとっては，ひとまとまりの行動を伝達するのに効果的な方法である。例えば「ショック」という概念を用いて，「胃潰瘍からの出血によるショック」というように診断を記述することができるが，この「ショック」と「出血」という用語には多くの情報が含まれていて，経験を積んだ看護師にとっては有用な指標となる。ただし，臨床的・理論的な経験に乏しい看護師にとっては，この診断名は必ずしも有用とはいえず，十分な指標になりえないことがある。

　表11-1は，体液，電解質，酸・塩基平衡の複合的過程に対するロイ適応モデルの看護診断分類を，NANDAインターナショナル（NANDA-I）が認定した看護診断名と関連づけて示したものである（NANDA International, 2007）。

　体液，電解質，酸・塩基平衡異常の場合，看護師は患者の体に生理的に起こっていることに関連する行動と刺激よりも，病態生理に注意を集中しがちである。病態生理学の知識は，体液，電解質，酸・塩基平衡に関連する行動と刺激を明らかにするうえで看護師にとって役立つ点で重要であるが，ロイ適応モデルの枠組みでは，行動と刺激は，患者が示すその問題の行動的発現とそれをひき起こしていると考えられる因子を指す。また看護診断の焦点も，病態生理学的状態よりはむしろ，行動と刺激にある。看護診断が終わったら，看護過程の第4段階である目標の設定へ進む。

d. 目標の設定

　体液，電解質，酸・塩基平衡に関連する適応上の問題についての十分なアセスメントと知識をもとに，患者の行動的成果としての目標を設定する。目標の記述には，焦点となる行動，期待される変化，目標達成に要する時間枠が含まれる。状況によって，目標は長期目標として設定されることもあれば，また短期目標として設定されることもある。

上の例では，患者には8時間に5 mLの排尿量しか観察されなかった。これは，健康な人に期待される正常な尿量と比較した場合，不適応行動と考えられる。この患者の目標は，「次の1時間以内に患者の尿量が増加する」となろう。これは短期目標であり，行動は「尿量」，期待される変化は「増加」，そして時間枠は「次の1時間」である。

「下剤の使いすぎによる下痢」と診断された患者の場合も考えてみよう。この状況での長期目標は，「患者は，2週間以内に，下剤を使用しなくても規則的な排便がみられる」となろう。この場合の行動は「排便」であり，期待される変化は「規則的」および「下剤を使用しなくても」であり，時間枠は「2週間以内」である。

一般的に，体液，電解質，酸・塩基平衡異常に関する看護師の目標は，平衡状態を回復することである。この目標のために必要なことは，行動および潜在的な不適応行動を明らかにし，その各々について具体的な目標を設定することである。

体液，電解質，酸・塩基平衡異常の急性期の目標は，損傷や疾患から患者を守ることである。この点で，患者の状態に伴って起こりうる問題を予測することの重要性は明らかである。

現実的な目標を設定し，患者がその達成に参画できるようにするためには，できるだけ患者にその設定作業に参加してもらう必要があり，これはぜひ念頭においておくべき原則である。看護師は次に，看護介入を明らかにし実施して，患者が行動目標を達成できるよう援助する。

e. 看護介入

ロイ適応モデルによれば，看護過程の介入の段階は，明らかになった刺激を看護師が促進あるいは強化しようとするのか，それとも変化させたり除去しようとするのかによって違ってくる。目標の設定の焦点が患者の行動にあるのに対し，看護介入の焦点はその行動に影響を与えている刺激にある。したがって，ロイ適応モデルによれば，看護介入とは刺激の管理にほかならず，その刺激を変えたり，増強したり，減少させたり，除去したり，あるいは維持したりすることである。

前に述べた8時間の尿量が異常に少ない患者の例では，看護介入の焦点は，水分の経口摂取，脚部の外傷，補液の不足にある。このいずれもが，看護診断で明らかになった刺激である。実行可能なアプローチを確かめ，分析することによって，目標を達成できる確率のもっとも高いアプローチを選択する。この問題は水分の経口投与で解決できると考えられるが，手術が差し迫って必要な場合には，経口投与はそのスケジュールの妨げとなることがある。

脚部の外傷に対しては，通常外科的処置が施される。この刺激の管理に際して看護師は，患者を手術室へ導く準備をする。ただちに開始すべきことの1つに点滴輸液があり，看護師は注射，投与量のモニター，および患者へのその効果の観察を行う。

体液，電解質，酸・塩基平衡異常では，多くの場合，看護師による輸液の管理が必要となる。輸液には，非経口栄養や静脈注射液，電解質液，血液，血液成分などがある。輸液の種類，滴下速度，添加薬物は，患者の状態，条件，体格，問題の原因などによって異なる。例えば，種々の電解質を含む乳酸加リンゲル液は，血液量減少性ショックの場合に処方されることが多い。点滴部位の準備を慎重に行い，ついで器具に問題がなく，静脈への注入が維持されていることをモニターしなければならない。とくに注射部位は，血流中への細菌の直接の侵入口となりうるので，念入りにケアをする必要がある。

　体液，電解質，酸・塩基平衡異常がみられる場合は，生理的様式のすべての側面で患者のモニターを継続することがきわめて重要である。薬物が投与されるので，薬物への反応と薬物相互作用に注意を怠らないようにしなければならない。このような薬物の作用の点からも，アレルギーや慢性的状態に関する最初のアセスメントが重要である。水分出納量を慎重にモニターし，記録しなければならない。また，基礎にある疾患の症状についてもアセスメントが必要である。このようにみてくると，看護過程は継続的かつ同時的なものであって，第1段階と第2段階のアセスメントの進行中に，同時に看護介入も行われることが改めて明らかになる。このケアのプロセス全体を通して，患者と家族に精神的サポートを与える必要がある。体液，電解質，酸・塩基平衡異常は緊急事態であり，またそれをひき起こす生理的障害のアセスメントと治療にはほかの医療チームメンバーも加わるので，患者のニードを常に心にとめて対応するとともに，コーディネーターやまとめ役としても機能することが重要である。

　看護過程を，説明の便宜上直線的に進行するプロセスと考えれば，看護介入の実施の次には，その看護介入が患者の行動に有効であったかどうかを評価する段階がくる。これが，看護過程の最後にあたる第6段階，すなわち評価の段階である。

f．評価

　評価では，患者の適応行動，すなわち目標で記述された行動を患者が達成したかどうかという点から，看護介入の有効性を判断する。患者の行動が記述された目標を達成していれば，その看護介入は有効であったことになる。目標が達成されていない場合は，行動および刺激の再アセスメントを行い，看護過程のほかの段階を改めてたどって，別の介入方法やアプローチを選択する。

　前に述べた「次の1時間以内に患者の尿量が増加する」を例に考えれば，看護介入の有効性を評価するために，その1時間の尿量を測定する。排尿がみられない場合は，患者は目標に向かって進んでいないことになり，患者の行動は依然として不適応であると考えられる。この場合は，看護師が速やかに再アセスメントを行い，さらに介入を続けることが必要となろう。

第11章　体液，電解質，酸・塩基平衡

　この患者には外科的処置が予定されていたとしよう。その場合は，尿量の問題を手術室のチームに伝え，病棟で開始した観察が手術中も続けられるようにすることが重要となる。このことは，口頭にせよ文書にせよ効果的なコミュニケーションを図って，たとえチームメンバーが変わってもケアの継続性が維持されるようにすることの重要さを示唆している。

5　要約

　この章では，体液，電解質，酸・塩基平衡にかかわる複合的な生理的プロセスへのロイ適応モデルの適用に焦点を当てた。これらの基本的生命・生活過程について概観した。体液，電解質，酸・塩基平衡に関する先天的・後天的代償適応反応について具体的に説明し，また障害過程については例を挙げて説明した。最後に行動と刺激のアセスメントをはじめ看護診断の作成，目標の設定，看護介入の選択，ケアの評価を含めた看護ケア計画のためのガイドラインを紹介した。

（訳＝沼田　靖子）

▎応用問題

1. 体液，電解質，酸・塩基平衡のアセスメントのためのツールを作成しなさい。それには重要な行動の指標，および体液，電解質，酸・塩基平衡に通常影響する刺激が示されていなければならない。

2. 問題1で開発したツールを使って，あなた自身の体液，電解質，酸・塩基平衡の状態のアセスメントを行いなさい。この章の該当部分を再読し，そのツールが適切なものかどうかを確かめなさい。

▎理解度の評価

[問題]
1. 腎臓は，体内の体液，電解質，酸・塩基平衡の維持に主な役割を果たしています。腎臓の機能を構成するのは次のうちどれか。
　（a）窒素老廃物の排出
　（b）体液平衡の維持
　（c）電解質平衡の維持

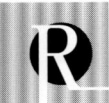

(d) 酸・塩基平衡の維持

2. 次の代償過程のうち，調節器活動には R，認知器活動には C を記入しなさい。
    (a) ＿＿＿＿＿ 毎日 8 杯の水を飲むことを約束する。
    (b) ＿＿＿＿＿ 減塩食を守る。
    (c) ＿＿＿＿＿ 腎臓の濾過機能の低下
    (d) ＿＿＿＿＿ 持続的外来腹膜透析（CAPD）
    (e) ＿＿＿＿＿ 口渇

3. A 項は体液，電解質，酸・塩基平衡の障害である。B 項の説明から各々該当するものを選びなさい。

    A 項
    (a) ＿＿＿＿＿ アシドーシス
    (b) ＿＿＿＿＿ 低カルシウム血症
    (c) ＿＿＿＿＿ 脱水
    (d) ＿＿＿＿＿ アルカローシス
    (e) ＿＿＿＿＿ 高ナトリウム血症
    (f) ＿＿＿＿＿ 浮腫
    (g) ＿＿＿＿＿ 高カリウム血症

    B 項
    1. 血液中のカリウムの上昇
    2. 正常値より高い血液中のナトリウム値
    3. 血液中のカルシウム値が正常値以下
    4. 間質液の貯留
    5. 過量の体液喪失
    6. 動脈血 pH の低下
    7. 動脈血中の塩基の貯留

4. 体液，電解質，酸・塩基平衡という複合的な生理的プロセスにかかわる行動のアセスメントで，とく重要なのはどの様式か。

5. 体液，電解質，酸・塩基平衡異常をひき起こす一般的な刺激を 5 つ挙げなさい。
    (a) ＿＿＿＿＿
    (b) ＿＿＿＿＿
    (c) ＿＿＿＿＿
    (d) ＿＿＿＿＿
    (e) ＿＿＿＿＿

[状況]

　ジョーは 20 歳の糖尿病患者で，嘔気，嘔吐，頭痛を伴うインフルエンザで入院している。アセスメントの結果，ジョーが 2 日間何も食物や飲み物をとっていないことがわかった。彼は，24 時間で 2 度少量の排尿があったことを報告している。

6. 1 つの様式における行動およびそれにもっとも関連性の高い影響刺激を記述した看護診断を作成しなさい。

7. 問題 6 で作成した看護診断について目標を設定しなさい。

8. 問題 7 で設定した目標を達成するために，次の刺激のどれを管理するのが役立つか。
    (a) 制吐薬の処方による嘔気と嘔吐の管理
    (b) 血糖値検査による糖尿病の管理

(c) 点滴輸液による水分の管理

9. 問題7で設定した目標が「4時間以内に患者の尿量が50 mLになる」であるとしたら，看護介入の有効性の評価でキーポイントとなるのは何か。

[解答]

1. （a），（b），（c），（d）
2. （a） C，（b） C，（c） R，（d） C，（e） R
3. （a） 6，（b） 3，（c） 5，（d） 7，（e） 2，（f） 4，（g） 1
4. 生理的様式
5. （a） 生理的様式の統合性　　（b） 医学的治療　　（c） 認知器の有効性
　 （d） 発達段階　　　　　　　（e） 環境的要因
6. 看護診断の例：「水分摂取の不足による尿量の減少」，あるいは「嘔気と嘔吐による水分摂取不足」
7. 目標の例：「8時間以内に患者の尿量が増加する」
8. すべてが正解である。
9. 4時間の尿量の測定

●文献

Burrell, L. O., Gerlach, M. J., & Pless, B. S. (1997). *Adult nursing: Acute and community care*. Stamford, CT: Appleton & Lange.

Marieb, E. N., & Hoehn, K. (2007). *Human anatomy and physiology* (7th ed.). San Francisco: Pearson Benjamin Cummings.

[*1] NANDA International. (2007). *Nursing diagnoses: Definitions and classifications, 2007-2008*. Philadelphia: NANDA-I.

●邦訳のある文献

1) 日本看護診断学会監訳：NANDA-I 看護診断―定義と分類 2007-2008，医学書院，2007．

●補足文献

[*1] Guyton, A. C., & Hall, J. E. (Eds.). (2000). *Textbook of medical physiology*. Philadelphia: W. B. Saunders Company.

Porth, C. M. (2000). *Pathophysiology*. Philadelphia: Lippincott Williams & Wilkins.

●邦訳のある文献

1) 早川弘一監訳：ガイトン臨床生理学，医学書院，1999（原書第9版）．

SISTER CALLISTA ROY
THE ROY ADAPTATION MODEL
THIRD EDITION

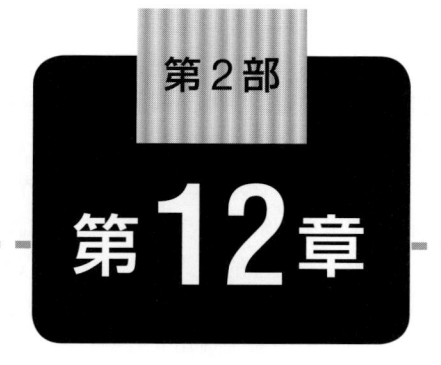

第 2 部

第12章

神経機能

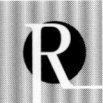

神経機能は，個人の適応に重要な役割を担っている。調節器サブシステムと認知器サブシステムはともに，神経機能の働きのうえに成り立っている。調節器の働きにとっては，神経伝導路の機能が正常に働くことが重要である。これと同様に，知覚・情報処理，学習，判断，情動は，神経機能に基礎をおく認知器の働きである。神経科学の領域では学際的な研究が行われ，神経機能の複雑な働きに関する知識が急速に増加してきた。この章では，世界の変化に適応する人間の思考，感情，運動，相互作用を理解するうえで，この知識がどのように役立つかを具体的に述べることにする。生理的様式のなかでもこの神経機能の構成要素は，人間のホリスティックな機能に寄与している。この章では，神経機能でもっとも重要な基本的生命・生活過程である認知と意識について述べる。また，神経機能を維持するための代償方略についても明らかにする。生命・生活過程の障害については，記憶障害と意識レベルの低下に焦点を当て，例を挙げて検討する。看護ケアを計画するには，まず行動と刺激のアセスメントから始める。この章では認知と意識にかかわる行動と刺激のアセスメントの概要を述べる。最後に，生理的様式のこの構成要素に対する看護診断，目標の設定，看護介入，評価について説明する。重要なことは，統合的な思考と感情のプロセスを促進することによって健康の増進を図ることである。

学習目標

1) この章で紹介する神経機能の基本的生命・生活過程を記述することができる。
2) 神経機能に関係する代償過程を1つ挙げて説明することができる。
3) 神経機能が障害された状況を2つ挙げて説明することができる。
4) 神経機能の基本的生命・生活過程の第1段階アセスメントの行動を明らかにすることができる。
5) 神経機能に影響をおよぼす第2段階アセスメントの一般的な刺激を示すことができる。
6) 神経機能に関係する状況下で，看護診断を作成することができる。
7) ある状況下で神経機能に不全をきたした患者の目標を設定することができる。
8) 神経機能障害がみられる状況で一般的に行われる看護介入を述べることができる。
9) 看護介入の有効性を判定するアプローチを提示することができる。

重要概念の定義

意識（consciousness）：覚醒（arousal）と覚知（awareness）のレベルを指し，環境と自己に対する見当識が含まれる。

活動電位（action potential）：細胞内のカリウムと細胞外のナトリウムに関連して起こるニューロンの膜電位の急速な変化。
記憶障害（memory deficit）：情報を貯蔵し検索することによって経験を処理する能力の低下。
昏睡（coma）：覚醒不能で意味のある応答ができない意識消失状態。
シナプス（synapse）：ニューロン相互の接合部。神経伝達物質の活動の場。
神経可塑性（neural plasticity）：中枢神経系の適応能力。すなわち自らの構造的組織と機能を修復する能力。
統合的神経機能（integrated neural functioning）：多くの機能のための中枢が脳全体に広く分布し，相互に連結することで生まれる脳の統合的な活動。
ニューロン（neuron）：情報をインパルスのかたちで運搬する神経系の構造的・機能的な単位。
認知（cognition）：人間の思考や感情，行為の能力を包括する幅広い用語。

1 神経機能の複合的過程

　すべての神経機能は，神経系の構造的・機能的な単位であるニューロンに依拠している。神経情報は，一連のニューロンを通じて，インパルスのかたちで体中に運ばれる。解剖学的には，ニューロン同士の連結は，神経系の複合的な構造のなかで高度に組織化されている。図12-1は，中枢神経系（CNS）の主な構成要素である脳，脳幹，脊髄を示している。これらの構造は神経系の統合・指示の機能を果たす。末梢神経系は12対の脳神経と31対の脊髄神経からなる（表12-1）。末梢神経系の機能は，体のすべての部分をつなぐ伝達経路を提供することである。末梢神経系は2つの機能をもつ。すなわち，感覚系（求心性）と運動系（遠心性）である。求心性（感覚系）は，感覚器官から中枢神経系へインパルスを伝える。遠心性（運動系）は，さらに2つに分かれる。1つは体性運動神経線維で，中枢神経系から骨格筋にインパルスを伝える。もう1つは，内臓運動性神経線維でできている自律神経系（ANS）で，脊髄，脳幹，視床下部に分布する中枢によって活動する。自律神経系は平滑筋，心筋，そして腺の動きを調整する。一般に自律神経系は，ホメオスタシスと呼ばれる生体の内部環境を最適な状態に維持する機能に不可欠な神経調節システムと考えられている。自律神経系の活動の重要性は，生体臓器への交感神経と副交感神経の作用を示した表12-2を見れば明らかである。
　神経学的な機能として，マリーブMariebとヘーンHoehn（2007）は，神経が情報の受信，統合，送信のための伝達信号として膜電位の変化を利用していると述べている。細胞膜の透過性に変化が起こると，細胞の脱分極と再分極が生じる。これにより，神経インパルスの伝導のメカニズムである活動電位をひき起こす。

情報の流れは，シナプスを通って最終地点へ伝えられる。

シナプスは，あるニューロンと次のニューロンをつなぐ接合ポイントである。シナプスには電気系と化学系の2種類がある。電気系シナプスは，シナプス間の急速な伝達をするためのものである。化学系シナプスは，化学的神経伝達物質の放出と取り入れが特徴である。これらのプロセスは，神経伝達物質の放出，拡散，結合を含み，比較的ゆっくりである。電気的シグナルと神経伝達物質は，神経系の「言語」と呼ばれている。その理由は，他と連絡するために，体のほかの部分に

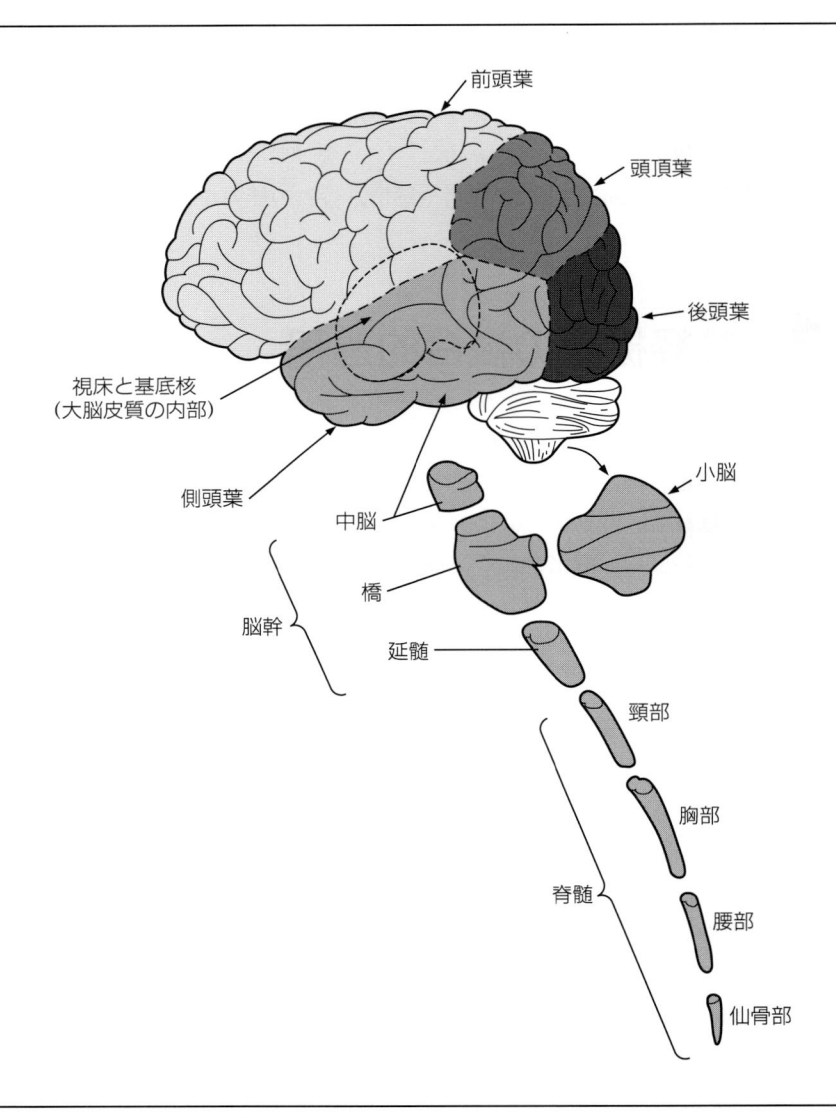

図12-1　中枢神経系の主要構成要素

Cohen, D. H., & Sherman, S. M. (1998). The nervous system. In Berne, R. M., & Levy, M. N. (Eds.), *Physiology* (p. 74). St. Louis: Mosby. Redrawn from Kandel, E. R. & Schwartz, J. H. (1981). *Principles of neuroscience*. New York: Elsevier Science Publishing Co. より許可を得て転載.

表 12-1 脳神経と脊髄神経の機能の要約

脳神経		機能	脊髄神経	機能
Ⅰ.	嗅神経	嗅覚		下記の部位の筋による感覚，運動，発汗
Ⅱ.	視神経	視力		
Ⅲ.	動眼神経	瞳孔と外眼運動（EOM）	C1-5	頸部
Ⅳ.	滑車神経	眼球運動	横隔神経	横隔膜
Ⅴ.	三叉神経	顔面の感覚と顎の運動	C5-7	肩，腕
		角膜反射（昏睡患者のアセスメントでよく用いられる）	C5-8	前腕
			C7-8	手
Ⅵ.	外転神経	眼球運動	L1-5 および S1	骨盤
Ⅶ.	顔面神経	顔面運動と味覚（舌の前方3分の2）	L2-5 および S1, 2	大腿部
			L4-5 および S1, 2	脚部
Ⅷ.	内耳神経	粗大聴覚	S1, 2	足
Ⅸ.	舌咽神経	催吐反射と嚥下能力	S3-5	会陰
Ⅹ.	迷走神経	心機能調節と胃酸分泌	S2, 3	膀胱
Ⅺ.	副神経	頸部の運動		
Ⅻ.	舌下神経	舌の運動		

メッセージを送り，それぞれのニューロンによって動かされているからである。最近の神経科学領域におけるもっとも重要な発見は，神経伝達物質の確認とその作用に関するものである。マリーブとヘーン（2007）は，50以上の神経伝達物質あるいは候補が明らかにされていることを報告した。神経機能は，神経回路あるいは機能的な神経群の複合的なネットワークによって遂行される。これらの神経群がまとまって，多くの神経機能に寄与する階層がつくられている。この複合的なネットワークの全体的な役割を明らかにする方法の1つは，それが果たしている主要な機能を調べることである。すなわち，重要な機能には，感覚領域（第10章を参照），運動領域（第8章を参照），情報処理領域，情報貯蔵領域などがある。この章では，認知の過程としての最後の2つの領域について検討する。また，関連する生命・生活過程として，人間の意識という特殊な過程についても説明する。

2 認知の過程

今日の社会では，個人にとっても，集団にとっても情報処理が重要な資源となっている。世界は急速に変化しつつあり，先進国の社会では，情報ハイウェイが広く公開されている。人間の能力と健康は情報処理社会の影響を受けるが，強化される可能性もある。そのためには，意図的な相互作用と応答が必要である。ヒトの神経系は，そのような相互作用と応答の制御メカニズムとして機能する。文字どおりそれは，さまざまな感覚から無数の情報を受け取り，それを統合し，解釈し，応答する。この情報処理は，瞳孔反射から，路上で危険物を見つけたときの素早い回避行動や，部屋へ入ったときのその場の雰囲気の察知に至るまで，機能

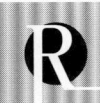

表12-2　生体臓器への作用からみた自律神経系の機能

臓器	交感神経刺激の作用	副交感神経刺激の作用
眼		
瞳孔	散大	収縮
毛様体筋	やや弛緩（遠方視）	収縮（近方視）
腺		
鼻	血管収縮と少量の分泌	粘稠（膵臓を除く）分泌物（酵素分泌腺では多量の酵素を含む）の刺激
涙腺		
耳下腺		
顎下腺		
胃腺		
膵臓		
汗腺	粘稠発汗（コリン作動性）	手掌の発汗
アポクリン腺	濃厚で悪臭性の分泌物	なし
血管	多くの場合，収縮	多くの場合，影響はほとんどないか，ない
心臓	心拍増加	心拍減少
筋	収縮力増大	収縮力低下（とくに心房）
冠動脈	拡張，収縮	拡張
肺		
気管支	拡張	収縮
血管	軽度の収縮	拡張
消化管		
内腔	蠕動と緊張の減少	蠕動と緊張の増大
括約筋	緊張の増大（ほとんどの時間）	弛緩（ほとんどの時間）
肝臓	グルコース放出	少量のグリコーゲン合成
胆嚢と胆管	弛緩	収縮
腎臓	尿量とレニン分泌の減少	なし
膀胱		
排尿筋	弛緩（やや）	興奮
膀胱三角	興奮	弛緩
陰茎	射精	膨起
細動脈		
腹筋	収縮	なし
	収縮（アドレナリン）	なし
	拡張（アドレナリン）	
	拡張（コリン）	
皮膚	収縮	なし
血液		
凝固	亢進	なし
グルコース	増加	なし
脂質	増加	なし
基礎代謝	100％まで上昇	なし
副腎髄質	分泌増加	なし
精神活動	亢進	なし
立毛筋	興奮	なし
骨格筋	糖生成亢進	なし
	筋力増強	
脂肪細胞	脂肪分解	なし

出典：Guyton, A. C. and Hall, J. E. (2006). *Textbook of medical physiology* (p.754). Philadelphia: Elsevier Saunders. 許可を得て転載。

のあらゆるレベルで，信じがたいスピードで行われる。この複雑な情報処理の一例として，看護師が死にゆく患者をケアする場合を挙げることができる。看護師は少なからぬ情報を得ることができるが，それよりもむしろ，お互いの人生の意味と究極の目的の根底にあるすべての情緒を患者とともに体験することができる。

　前に述べたように信号の複雑な伝達こそが，人生の経験に意味を付与する人間的活動の始まりだと言ってよい。それに続いて起こる高度な認知の統合的過程により，人間は過去の経験を現在の経験に結びつけることができ，さらには過去と現在を未来に関連づけることができる。この過程はライフイベントの調節器として機能するので，とくに重要である。さらに，ロイ適応モデルでは，認知器サブシステムによる情報の認知的・情意的処理を理解することが，人間の適応を理解するうえで不可欠とされている。

　認知という言葉は，人間の思考と感情，行為の能力を包括する幅広い言葉である。認知とは普通，情報の処理と説明されることが多い。情報処理に関しては，例えば1940年代の電話交換機のような初期のものから21世紀初頭の無線のコンピューターによるデータ交換まで，さまざまなモデルが開発されてきた。コンピューター科学の一分野では，ここ半世紀，機械が示すいわゆる人工知能の研究が行われてきている。ダス Das (1984) がとった立場は，今日に至っても意味がある。彼は，人間が情報をどのように処理するのかを理解したいのであれば，コンピューターではなく脳のなかでどのような処理が行われているのかを明らかにしなければならないという説得力のある議論を提示した。コンピューターのプログラムは，人間の情報処理の多くの部分を模倣することができ，情報の特別な部分を検索するなど，いくつかの局面ではとても早く処理することができる。しかし，自分で調整したり反省するなどの人間の情報処理の性質は，蓄えた情報を文脈にもとづいて再構成して，意思決定を行い，それを修正して行動に移すことができる。ブラック Black (1991) は，人間のシステムでは，高次のレベルが低次のレベルを常に変換しているので，コンピューターで脳と類似のことをしようとするのは誤りであると主張した。人々は絶えず，刺激や自身の知識，活動の目標を再評価し変換している。大学1年生の学生の脳が講義の初日の出来事をどのように取り入れ対処するかを考えてみるとよいだろう。人間の情報処理のモデルは，基本的には入力（インプット）と中央処理，出力（アウトプット）という段階で構成されている。モデルによっては，そのモデルの目的に応じて，ある段階がほかの2つの段階よりも重視されることがある。ダスら (Das, Kar, & Parrila, 1996; Das, Kirby, & Jarman, 1979) は，脳の3つの機能的単位にもとづいた統合的認知プロセスのモデルを開発した。この単位は，ルリア Luria (1973, 1980) の先行研究から導かれたものである。最初の単位は，大脳皮質の覚醒と注意を調整する。2つ目の単位は，同時に連続した処理を行い，情報を符号化することである。3つ目の単位は，計画を立てたり，セルフモニタリングをしたり，そして認知活動を構成す

るためのものである。機能的な単位は，大脳皮質層の深さと大脳半球の広さの両方をもっている。このように脳機能をホリスティックにみる見方は，脳のマッピングについての神経科学の文献の発展と軌を一にしている。引き出されたモデルは脳の構造と機能単位，すなわち神経心理の過程の理解を取り込んでおり，また，その過程の測定方法を与えてくれる。

ロイ Roy（1988, 1991）は，認知処理に関する看護モデルを提唱した（図 12-2）。このモデルは，神経科学の知識と神経科学分野の看護実践での観察から導き出されたものである。一番内側の円には，覚醒と注意，感覚と知覚，コード化と概念形成，記憶と言語，計画作成と運動反応という基本的な内的プロセスが挙げられている。これらの機能は，神経病学的にも神経化学的にも脳の構造に依存している。このモデルは，基本的な認知過程が意識の領域の内部で起こることを示している。意識（この章で後述する）は，覚醒と覚知，とくに自己についての覚知によって特徴づけられる。認知処理のための環境は，ロイ適応モデルで定義されている環境についての理解にもとづいている。より具体的に言えば，認知処理のための

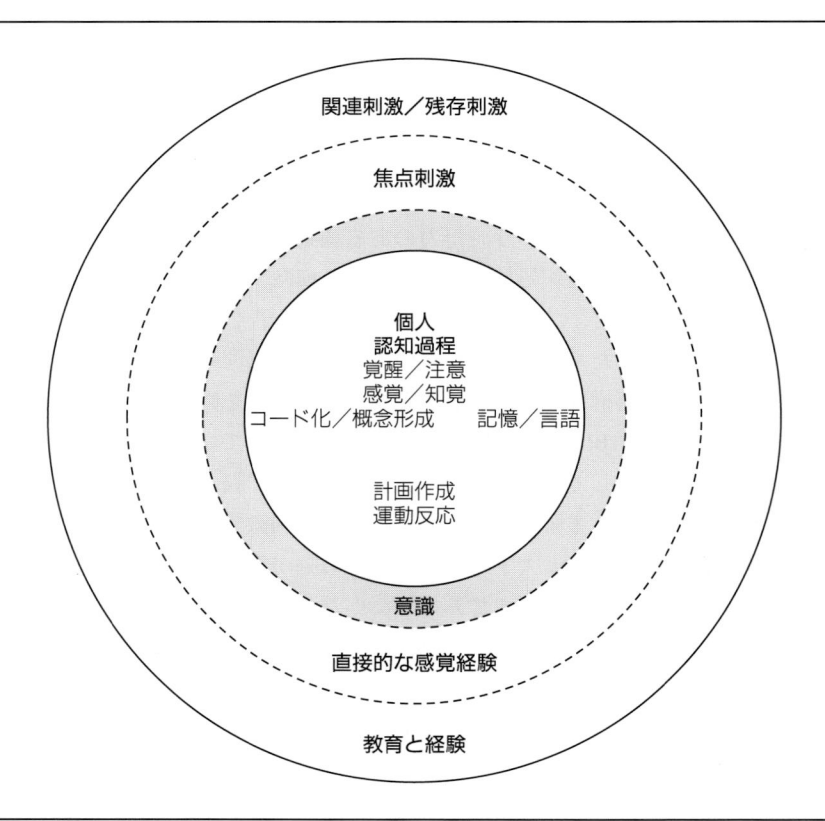

図 12-2　認知処理に関する看護モデル

Roy, C. (1988). Alterations in cognitive processing. In Stewart-Amidei, C., & Kunkel, J. A. (Eds.) (2001). *American Association of Neuroscience Nurses' Neuroscience nursing: Human responses to neurologic dysfunction.* Norwalk: Appleton & Lange. より許可を得て転載。

環境には，連続的・直接的な感覚経験としての焦点刺激，主として知識基盤の面から考えられた関連刺激と残存刺激が含まれる。図12-2の破線は，刺激領域間の相互浸透性を示す。

　このモデルでは，個人が発達過程のなかでは当事者でありパートナーであるという現代の看護学と認知科学の知見が，いくつかの円によって強調されている。生涯を通じての認知処理能力は，相互作用という要因と多面的・相互的な影響に左右される。発達には，生物学的側面すなわち成熟と，学習機会のような環境的要因とが含まれる。研究のエビデンスによると，皮質における感覚器と運動器のマップが経験によってどのように修正されるかが示されている (Gazzaniga, Ivry, & Mangun, 2002)。着実なペースで発達に影響をおよぼす年齢にもまして，この相互作用モデルでは，社会的・生物学的・環境的影響が強調される。子どもと高齢者の場合，認知能力の表現にはより大きな変動（ばらつき）がみられ，また認知プロセスのための脳組織を理解することがより困難である。最近は，子どもや高齢者についての研究が増えてきている。子どもは成長が急速で，発達段階とその遅れの影響をより受けやすい。加齢に伴う変化には，感覚機能の変化のような一次性で非病理学的な変化と，アルツハイマー病にみられるような二次性で病理学的な変化とがある。

　ロイの認知処理モデルの基礎をなす原理は，神経機能の統合という概念である。この原理が意味するところは，多くの機能の中枢が脳全体に広く分布し，相互に連結しているので，脳の活動は統合されているということである。神経機能が統合されていることは，いくつかの点にみることができる。神経レベルで思考と感情の過程がどのようにして起こるかの知識は，脳の画像技術の進歩に伴って増大している。研究の結果得られた大きな結論の1つは，この過程には多くの脳の領域が関与し，相互に作用しあっているということである。これには大脳皮質と皮質下部が関与しており，意識や注意，知覚の働きは相互に緊密に関連している。

　人があらゆる刺激のなかから重要な刺激を選択し，そしてその刺激を関連する脳中枢に伝えて適切な反応を生み出すときには，この神経機能の統合という原理が働いている。多くの機能の中枢が脳全体に分布していることがさまざまな研究で証明されるようになった。マウントカースル Mountcastle (1997) は，脳の機能地図を得るために多くの研究法が使われたこの1世紀の研究を点検し，そしてより新しい脳マッピングの方法で得られた脳の地図の最新のデータにもとづいて，いくつかの結論を導き出した。マウントカースルは，大脳皮質の各領域にはそれぞれ独立した細胞の層とコラムがあるが，同時に各領域が独自の形で外部と連結していることを確認した。コラムは互いに一定の距離をおいて存在するが，いくつか共通の特性をもっており，大脳皮質全体にまたがる連結網によってつながっていると考えられる。このような広範で相互に関連するシステムを通じて行われる統合的活動が，脳機能の本質そのものをなしている。マウントカースルの結論は，第2次世界大戦で頭部損傷を負った患者たちを40年間にわたって治療した経

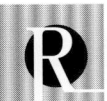

験にもとづくルリア（1980）の考察を裏づけている。神経機能の統合の原理は，局在（機能は特定の構造に限局する），左右の機能分化（大脳半球はそれぞれ別の機能をもっている），刺激-反応学習（反射と反応の連鎖）などの概念に疑問を投げかけることになった。

　脳独自の力は，主として情報を貯蔵する能力，すなわち将来の使用に備えて経験の表象をコード化する能力にある。この分野の初期の科学者ラッシュレイ Lashley（Pribram が引用，1969）は，脳が情報の貯蔵と検索をどのように行っているかに関する実験結果を検討し，ラッシュレイは，入手可能なエビデンスにもとづくと，学習や記憶は明らかに不可能であると皮肉をこめて結論づけている。記憶の理解に対する最近の研究によると，記憶に関して多くの明らかに異なるシステムが関与していることが実証されている。それぞれ別々の構造と神経伝達物質をもった，より多くの記憶システムの発見の可能性がある。情報の取り入れと情報処理の段階についてさまざまなモデルがつくられ，少なくとも 134 の異なった名称の記憶のタイプが発表されている（Lezak, Howieson, Loring, Hannay, & Fischer, 2004）。

　高度な処理機能についてのこれまでの知識では，情報の貯蔵は脳全体としての機能であることが明らかになっている。

　長期記憶は多角的なネットワークの相互作用の結果生じるが，そのネットワークのなかには，明らかになっているものもあれば，明らかになっていないものもある。ネットワークは神経系のなかを張り巡らされており，時の経過に伴って経験によって活性化される。ある看護学生が，筋肉注射を行う際の運動機能に関して強い記憶をもっているとしよう。彼女にその技術を教えた教員が看護学入門の教科書を書いていることを後に知った場合，その学生の記憶は活性化され，豊かな経験として復活する。記憶が固まる段階の理論が記憶の緩やかな変換を提示していることに注目している人たちがいる。緩やかな記憶の変換は，長期の記憶のために，海馬と側頭葉の内側から新皮質への処理を利用している。このため，情報の記憶は脳自体の影響を受けるだけではなく，個人の環境の変化の影響も受ける。脳の機能がホリスティックなかたちで形成されていることを理解しておくと，認知に関する看護のアセスメントと看護介入に役に立つ。

3 意識の過程

　意識には多くの定義がある。意識には内的・外的環境の覚知がかかわっていることでは意見が一致している。この覚知により，活動するための備えができる。また覚知には，自分自身の活動について考えをめぐらす人間の可能性も含まれる。臨床的な目的からみると，意識は次の 2 つの構成要素からなる。覚醒すなわちそ

の人の覚知と，内容すなわち内的・外的環境の解釈である。意識はまた，その人の適応能力や自己調整能力にかかわる重要なプロセスでもある。この重要性は，感覚入力の知覚と情報の登録とコード化の中央処理に意識が果たす役割にもとづいている。人間の活動は，高度で複合的な身体システムの出力をはるかに超えるものである。筋組織と神経経路からだけでは，それは理解できないのである。活動は志向性と呼ばれるものから生じる。人間の志向は，意識のなかに組み入れられたニーズや動機，価値観，信念などから生まれる。脳の多くのシステムの理解が進歩するにつれて，プロセスとしての意識についての基礎的な知識につながった。意識は大脳皮質の全領域とその連結網によってつくられる複雑なものであるので，このプロセスと同等な構造や機能は1つもない (Kolb & Whishaw, 1996)。

意識の神経学的基礎は，大脳皮質，視床下部を含む皮質下部，および脳幹中枢が関与する複合的な相互作用にある。これらの構造のいずれかが損傷を受けたり，ほかの2つの構造との連結が断たれたりすると，意識状態に変調が起こる。意識が清明のレベルを保つためには，両側大脳半球と交通している脳幹の上行性網様体賦活系の神経活動が必要である。同様に，意識には，両側大脳半球の皮質から脳幹の網様体賦活系へのフィードバックも不可欠である。

人間の意識については，まだ科学的に説明がついていないことが多い。しかし，哲学的論議として始まった問題が，今や多くの関連科学領域で研究されている。その結果，意識，すなわち自己，価値観，行為の重要性に関する理解に確かな進歩がみられるようになった。エクレス Eccles (Eccles & Robinson, 1984) は，脳の補足運動野こそが随意的運動をもたらす心的志向の唯一の受容野であるという仮説には強い支持があると述べている。しかし，意識は下位システムというよりは1つの全体としての脳の行動様式であると主張する人たちもいる。哲学者のカント Kant (Kemp, 1979) によれば，人間は自己の行為に対して責任を有する主体的存在である。行為を監視し調整するためには自己意識が必要である。自己を意識するとは，自分自身についての知識をもつことにほかならない。自己意識には，自己の身体的状態についての知識だけでなく，自己の内的現実についての知識も含まれる。内的現実についての覚知としての意識には，精神的な状態と活動の現実が含まれる。人間は，自分が怒っている，幸せである，ある事柄を信じている，あるいはある事柄を希望しているということを認識することができる。しかし自己意識にはさまざまに異なるレベルがある。なぜなら，微妙に異なるさまざまな精神状態を識別する能力は，訓練と経験の積み重ねによって向上するからである。ウィルバー Wilber (1997) はトランスパーソナル心理学の視点から，物質という基本的レベルから身体，心，魂，さらには精神へと移行していく意識の連続体のモデルを提唱している。1つのレベルからもう1つのレベルへと移行するにつれて，人間は新しい，より深い，より広い意識の領域を切り開いていく。

内省的意識の拡張は，個人にとっても社会にとっても望ましいことと一般的に考えられている。前に述べたように，看護理論家のニューマン Newman (1994)

は，健康とは拡張する意識であるとしている。ウィルバーのような科学者は，人間がどのようにして内省的意識を改善もしくは強化することができるかを示唆している。エクレスは，随意的運動と意志の自由，道徳的責任についての議論のなかで，意識には2方向的な流れがあると述べている。エクレス（Eccles & Robinson, 1984）は，人間は思考を用いることで脳神経のメカニズムの操作に影響をおよぼしうるという事実を認識することが非常に重要であることを強調している。このようにして人間は，善きにつけ悪しきにつけ世界に変化をもたらすことができるのである。エクレスは，自己を意識するとは運転席に身を置くことだという単純な比喩を用いている。人生は，充足感につながり，ひいては幸福につながる選択の連続的なパターンとみなすことができ，そこに人生の中心的な意味と目的がある。ロイ適応モデルの哲学的前提では，個々人はその潜在的可能性を実現するために最大限の自由を所有しなければならないという理想が明確に認識されている。この理想は，人間の生活は共通の意味，目的，運命を担っているという信念から生まれたものである。

4 神経機能の代償適応過程

　認知機能と神経機能を維持するための主な代償適応過程は，神経可塑性である。可塑性とは，機能的変化をきたした組織の修復を意味する。神経可塑性とは，中枢神経系の適応能力，すなわち自らの構造的組織と機能を修復する能力をいう。これは中枢神経系の第2の基本的特性であると考えてよい。第1の特性である神経の興奮は，素早く変化して痕跡を残さない。一方，可塑性は，持続的・機能的な変化の発現を可能にする。発達中の神経系の持続的な変化には，3つの特異的な特徴がある。それは，これらの可塑性が緊急時に生じることと，生涯持続する可能性があること，そして確定したシステムとなるためのいわゆる動機づけや強化を欠くように思われることである。環境の変化による神経系の構造と機能の形成についてのよく知られた研究の例に，動物における視力と聴力の発達がある。感覚入力を一定期間制限されると，後に特定の感覚を十分に使用する能力が失われる。可塑性は若年期のほうが大きく，構造と機能に多様で新しいパターンがみられる。可塑性の貯蔵量は加齢とともに減少する。しかし最近では，成人の脳，高齢者の脳，とくに脳に損傷をきたした人の脳の可塑性に研究の焦点が当てられている。

　神経系の機能的有効性を保持し貯蔵する能力は，従来考えられていたよりも大きいことが明らかになってきている。ガザニガ Gazzaniga とアイブリー Ivry，マンガン Mangun（2002）は，体性感覚や視覚，聴覚システムが妨害されると皮質領域がとって代わり，神経支配を受けていない領域を支配するという実験を引用し

ている。ガザニガらは，この機能的な可逆性は「成人の大脳皮質がまだ変化を起こすことができる動的な存在であることを示唆している」と述べている (p.648)。神経可塑性の多くのメカニズムが明らかになってきており，損傷後の残存神経線維の増強はその一例である。中枢神経系に急性損傷が起こると，即時に脳や脊髄のほかの部位のニューロンの機能が，入力減少，ショック，その他の要因によって低下する。このような遠隔的影響からの機能の回復は，シナプス可塑性によるニューロンの再活性化によって可能であるが，これはリハビリテーションによって促進することができる (Gouvier, Ryan, O'Jile, Parks-Levy, Webster, & Blanton, 1997)。この分野の研究はまだ十分には行われていないが，神経可塑性が存在するという事実を知ることは，さまざまな回復段階の神経損傷患者の適応促進を研究・実践している看護師にとって励ましとなる刺激である。

5 神経機能の障害過程

神経機能が障害されると，適応上の問題が起こりうる。ここでは，神経機能の障害の例を2つ挙げて説明する。記憶障害は，認知過程の変化に伴って起こる一般的な問題である。同様に意識レベルの低下も，神経機能の重大な障害である。

a. 記憶障害

情報を貯蔵し検索することによって経験を処理する能力の低下は，一般に記憶障害と呼ばれている。記憶障害は，情報の受容，コード化，貯蔵，そして検索のための複雑な作業システムから生じる。前に述べたように，例えば海馬などの脳の構造が，情動に重要な情報の分類や収集，供給に関与している可能性がある。シナプス機能の短期的変化が習慣形成や条件づけに影響することが明らかにされているが，このような変化が長年持続する長期的記憶にどのように変換されるかはわかっていない。このプロセスにおいて代謝活動やたんぱく質合成，神経伝達物質が果たす役割が，現在幅広く研究されている。認知処理のもっとも重要な原理は，脳が1つの全体として統合的に機能していることであるとされている。記憶の貯蔵と検索のプロセスが脳全体で起こる変化にきわめて敏感に影響されるのも，脳のこのような特性による。

記憶障害の焦点刺激には，代謝変化，感染，腫瘍，発作，脳卒中，中毒反応などがある。記憶想起のプロセスは，このような病気の影響をもっとも受けるようである。概して閉鎖性頭部損傷後に起こる記憶障害には独自の特徴がある。患者は，一定期間昏睡に陥り，そのあと一定期間錯乱をきたすことになりやすい。このような状態の間は，新しい出来事の記憶は貯蔵されない。この時間枠は通常，

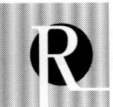

外傷後健忘の期間と呼ばれ，その長さは閉鎖性頭部損傷の指標としてよく用いられる。

アルコール依存やその他の薬物使用によって時に起こる脳の退行性病変が記憶障害を招くことは，以前から知られている。長期におよぶアルコール依存によるコルサコフ症候群の研究が広く行われているのは，アルコール依存症者は完全な健忘症になることが多く，また研究の対象が容易に得られるからである。健忘症の症状は記憶障害の例となる。この種の病態の特徴には，次のものがある（Kolb & Whishaw, 1996）。

1) 前向性健忘症：患者は新しい記憶を形成することができない。
2) 逆向性健忘症：患者は成人後の大半の過去の記憶を保持することができない。
3) 作話：記憶喪失を埋め合わせるため情報がつくり上げられる。
4) 乏しい会話の内容：自発的会話がほとんどみられないことで明らかになる。
5) 洞察力の欠如：患者は事実上自らの記憶障害に気づいていないので，なおのこと洞察が難しい。
6) アパシー（感情鈍麻）：現在の活動に対する無関心，またそれを我慢して続けることができないことで明らかになる。

アルツハイマー病は，臨床面でも学問的な面でも関心を呼んでいるもう1つの脳の退行性病変である。この疾患は65歳以上の認知症の患者のおよそ60％にみられ，老化一般を研究するうえでの好個のモデルになっている。アルツハイマー型の認知症は，40～50歳代ではこれより少ない。側頭葉と脳幹でのニューロンの喪失を含む脳構造の変化には，大脳萎縮を起こすニューロンの喪失が含まれる。もっとも影響を受ける領域は，前頭葉にある大脳の中心前回，上側頭回，海馬，黒質である。構造的変化のほかに，神経化学的な変化，とくに神経伝達物質の異常について研究が行われている。この状態は，記憶や判断，言語，また視空間認知の目立った障害をひき起こす。さらに，うつ症状やその他の人格変化をもたらす。機能の喪失は一般的に，軽度，中等度，重度のいずれの段階でもみられる。

記憶障害患者は，その豊饒な過去を奪われることになる。患者は，現実の不慣れな世界のなかで喪失感を感じる。患者はわが身に起こる出来事について理解することも予期することもできないため，半信半疑になる。記憶に関する適応上の問題は，脳震盪の場合のように一過性に起こることもあれば，またアルツハイマー病の場合のように長期的に起こることもある。記憶障害は持続性のことも間欠性のこともある。これには，自発的想起の障害，情報を1つにまとめるという適切な応答の基礎となる能力の喪失，柔軟な概念形成の不能などの質的な側面がみられる。一般的に看護師は，記憶障害を診断された患者のケアに際しては，この分野の最新の知識を身につけて行動と刺激の観察にあたることが，ケア計画作成のための基盤となることを常に認識しておく必要がある。

b. 意識レベルの低下

　頭蓋は柔軟性を欠く骨構造であるため，頭蓋内圧の変化は意識レベルに影響を及ぼす．頭蓋内の空間の80％を脳が占める．残りの20％の空間を脳脊髄液と脳動静脈の血液が占める．これらの構成要素のどれか1つに量の変化が生じると，頭蓋内圧を正常レベルに維持するために代償的変化が起こる．しかし頭蓋内圧が亢進すると，この変化を調整する余地が失われることになる．頭蓋内圧亢進とは，脳脊髄液が脳と脊髄をめぐって循環しているくも膜下腔，および脳室における圧の上昇をいう．頭蓋内圧を速やかに軽減することによって適応を果たそうとする身体的メカニズムの1つが脳ヘルニアで，これは，脳がほかの区域や領域に突出して，脳構造に合う空間を占拠する状態である．脳そのものは硬くはなく，かなり一定のパターンで偏位することができ，それぞれの偏位に伴って特徴的な臨床徴候が生じる．この代償機序は通常，短期的には有効であるが，速やかに生命を脅かす状態に至る．

　頭蓋は，硬膜によっていくつかの区域に仕切られている．頭蓋内圧は，圧が高い区域から圧が低い区域へと脳組織を偏位させる．この偏位には，主として3つのパターンがある．頭蓋内腔を横切る偏位では，2つの半球を分ける硬膜の下に脳組織が入り込む（正中線偏位）．下方偏位では，間脳が全体としてテント切痕下方へ移動する（中心性ヘルニア）．下方偏位では，大脳半球と基底核は，中脳にあるテントを通り抜ける（中心ヘルニア形成）．血管の移動と圧迫が，さらに頭蓋内圧の障害と脳の低酸素症を増悪させ，その結果，脳幹の重篤な変化が生じる．最後に，大孔を通してすべての構造が下方へ引っ張られて生じるヘルニアがあり（鉤回ヘルニア），この場合は，脳実質の外部の構造に症状がみられる．臨床上とくに重要なのは，瞳孔反射と外眼運動（EOM）を支配する第3脳神経が，増大した組織と靱帯の間に捕捉されるという事実である．したがって，髄質の圧迫という致命的な状態は，看護師が患者の瞳孔の大きさの変化を観察することによって予防することができる．ミッチェルMitchell（2001）は，連続的なモニタリングによる脳ヘルニアの可能性の看護アセスメントについて述べたが，後には早期発見と神経外科への紹介を目的とした看護アセスメントについて述べている．

　患者は頭蓋内圧亢進による意識レベルの低下を診断されることがある．意識の解剖学的基礎は，次の2つの領域に分けられる．すなわち，小脳テントの上方の大脳半球と，中脳の橋から間脳を経て広がる脳幹網様体である．この問題を理解するためには，頭蓋内圧亢進という状態を理解する必要がある．この状態は，中枢神経系腫瘍，脳膿瘍，水頭症，動脈瘤，打撲あるいは血腫を伴う外傷性頭部損傷など多くの神経障害でみられる．

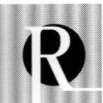

6 神経機能の看護過程

　神経機能は，4つの適応様式のすべてにおいて人が適応するために不可欠である。看護過程の適用に際して看護師は，認知と意識の複雑なプロセスにかかわる行動と刺激のアセスメントを注意して行わなければならない。また神経機能に影響をおよぼす要素のアセスメントでは，代償過程を始動させる調節器と認知器の有効性についても考察する必要がある。この第1段階と第2段階のアセスメントにもとづいて看護診断を作成し，目標を設定し，介入を選択して，実施したケアを評価する必要がある。

a. 行動のアセスメント：認知

　神経機能，とくに認知のアセスメントは困難なことがあるが，アセスメントを正確に行うことは生物としての生存から人間としての全人的な適応に至るまでの適応のすべての目標を設定するうえできわめて重要である。初回の認知のアセスメントの詳細と結果は，その患者の状態によってまちまちである。例えば救急治療室の看護師は，別の重要な神経学的徴候とあわせて錯乱と言語不明瞭が高齢者にみられることを知り，神経科医に脳血管発作の診断を求めることがあろう。健常乳児クリニックの看護師は，時間の経過とともに子どもに統合的神経機能が発達するのを観察し，感覚と運動，認知の機能の詳細なアセスメントを行い，そのデータを家族とともにケア計画作成のために用いるだろう。

　認知という基本的生命・生活過程のアセスメントに際しては，図12-2に示した認知に関するロイの看護モデルの主要概念が役に立つ。入力と中央処理，出力を伴う認知のモデルが，このアセスメントの骨組みをなしている。意識や感覚・運動の評価も，神経機能のアセスメントの重要な構成要素であるが，これについてはほかの個所，すなわち意識についてはこの章の次の項，また感覚・運動の評価については第8章と第10章で説明する。

　情報処理と記憶貯蔵のアセスメントの方法にはさまざまなものがある。どの方法も，認知機能の構成の理解と，そのプロセスがどのようにして起こるかの理解にもとづいている。認知の主な機能について表12-3に概要を示すが，これは認知処理に関する看護モデルにもとづくものである。看護師は面接と観察を通じて意味のあるデータを収集するが，これには，とくに認知の経時的な変化に関する注意深い既往歴聴取が重要である。それぞれの処理機能の行動は，包括的な方法で記録する。患者の機能に関する家族の報告と患者の観察は，医学的診断だけでなく看護ケア計画作成にも欠かせない重要な臨床データである。

　神経機能の統合に関する看護アセスメントによって，日常生活に影響を与えている機能障害を明らかにすることができる。表12-3に挙げた各機能の特異的な障

表12-3　看護モデルにおける認知処理の主要な機能

入力（インプット）プロセス	中央処理プロセス	出力（アウトプット）プロセス
覚醒と注意 　選択的注意 　情報処理の速度 　意識の清明度 感覚と知覚 　一次感覚処理 　パターン認識 　命名と連合	コード化 　登録 　整理 　総合 概念形成 　統合的認識 　抽象化と柔軟性 　計算 記憶 　同時的 　継続的 言語	計画作成 運動反応 　運動計画作成 　始動作用 　調整作用

害と行動的発現については，ロイが詳細に記述している（2001）。

入力プロセス

　入力プロセスの行動アセスメントで焦点となるのは，次の2つの主要領域，すなわち覚醒と注意，および感覚と知覚である。

　覚醒と注意　覚醒と注意に関する行動は，既往歴聴取時に明らかになることが多い。患者の見当識は，「あなたのお名前は？」とか「お住まいはどこですか？」などの質問に対する応答で明らかになる。行動的側面には，このほか選択的注意，患者の情報処理の速度，直接的な指示に対する反応などの行動で明らかになる意識の清明度がある。

　感覚と知覚　感覚と知覚には，一次感覚処理，パターン認識，そして命名と連合に関する行動がある。一次感覚のアセスメントについては，ほかの章，とくに第10章で説明した。パターン認識は，例えば同じ形の容器にぴったり合う形のものを患者に選ばせることによって評価することができる。命名と連合は，物品や絵についての認識をテストする単純な質問によって評価することができる。

中央処理プロセス

　認知の第2のアセスメント領域は，中央処理である。この領域には4つの側面，すなわちコード化，概念形成，記憶，言語がある。

　コード化　これには情報の登録，整理，総合がある。今起こっていることに患者は気づいているだろうか。そして，その反応は今の状況下で予測の範囲にあるものだろうか。患者は直接の指示を実行できるだろうか，また，患者には空間の見当識はあるだろうか。

　概念形成　これは，統合的認識，抽象化と柔軟性，計算などの能力で確認できる。患者は環境のなかで起こっている複雑な事柄をどの程度まで理解できるだろうか。抽象化と柔軟性は，患者にことわざの説明をするように求めるか，または

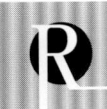

2つのものの類似または相違を明らかにするよう求めることによって評価できる。算数の計算能力をみれば，患者の概念についての認知処理能力がさらに明らかになる。

記憶　記憶は，同時的記憶と継続的記憶という点からとらえることができる。患者の記憶処理能力は，既往歴を聴取することや，今の症状を過去の医学的問題に関連づけて語る能力をみることで明らかになる。記憶のテストは，4つの数字を逆に繰り返す能力をみることで行う。その患者にとっての重要な日時の想起も，記憶の統合性の指標となる。

言語　患者の言語能力は認知の重要な指標である。話し方の特徴はどのようなものだろうか，すなわち流暢だろうか，自然だろうか，リズミカルだろうか，発語は明瞭だろうか，声調は正常だろうか。語彙の使用と理解は，期待されるレベルにあるだろうか。

出力プロセス

認知の第3のアセスメント領域は，出力プロセスである。これには，計画作成と運動反応に関する能力のアセスメントがある。

計画作成　計画作成には，将来の可能性を予想し，効果的な適応に必要な行動を適切に決定する能力がある。判断力と洞察力があることが認められれば，現実的で達成可能な行動を計画する能力があることの指標となる。患者が将来を考えて行動できない場合は，計画作成能力に関する認知不全が存在することを示唆する。

運動反応　運動反応には，運動の計画作成，行動の開始，行動の調整がある。患者は課題達成のための運動を連続して適切に行うことができるだろうか。患者は自分の思いどおりに手足を動かすことができるだろうか。例えば右腕を動かしたいと思っている患者の場合，その動作が意図どおりに身体的にみられるだろうか。衰弱した高齢者は，最初の動作に対して介助が必要なことがある。自分では食べることができないように見えても，最初の動作を介助すれば，後は自力で食べることができる。行動の調整は，運動を適切に連続して行い，しかもそれを一貫して規則的な手順で行う能力にかかわるものである。ハンチントン病のような神経の変性性疾患の患者の多くは，自分の身体的運動を調整することができず，そのためぎこちない不規則的な動作を示す。

1つの日常的課題に携わる患者を観察することによって，このような機能の1つひとつについてアセスメントを行うことができる。例えば，よちよち歩きの子どもが母親に向かって手を伸ばしたり，呼んだりしたとき，その子の正常な認知処理能力についてアセスメントを行うとよい。子どもは，母親を室内のほかの刺激のなかから選択することで，母親がそこにいることを知覚し，パターンを認識し，連合を行う。これにはコード化や初期の概念形成，記憶，言語のすべてが含まれ，ついで運動反応が起こる。

さらに機能のレベルを特異的にスクリーニングするために，数多くのテストが臨床的に使用できるようになっている。例えば，Mini-Mental State（MMS）検査（Anthony, LeResche, Niaz, Von Korff, & Folstein, 1982; Folstein, Folstein, & McHugh, 1975）は，見当識，記憶力，注意力，計算能力，想起，言語をテストするものである。MMS は 5 分間で行うことができ，これによって認知症と精神疾患を確認できることが証明されている。看護師は，患者が情報処理についてかかえる微妙な困難に気づくことによって，公式の神経心理学的評価の必要性を察知することができる。患者が通常の状況でフラストレーションを示したり，単純な間違いで何度も弁解したりする場合は，認知に困難が生じていることの最初の合図となる。

b. 行動のアセスメント：意識

神経の状態を診断するアセスメントでもっとも重要な要素が意識レベルであることは間違いない。「脳の障害は予告なしには起こらない」と言われている。より正確に言えば，予知可能な行動が起こり，それは特定することができる。意識レベルでは，わずかな変化も重要である。健忘や軽度の嗜眠が，頭蓋内圧亢進の最初の行動的指標となることがある。

意識レベル

意識レベルは，さまざまな方法で分類することができる。ミッチェル（1988）は，患者を覚醒させるのに要する刺激の量と種類および反応の性質が，あらゆる分類で用いられる基本的事項であると述べている。もしそうだとすれば，それらがアセスメントで鍵となる要素である。覚醒度を測定するアプローチの 1 つにグラスゴー昏睡スケール（GCS）があり（Jennett & Teasdale, 1977），これは今日，急性期ケア施設でもっとも広く用いられている。

開眼，言葉による応答，運動による応答の 3 項目が一定の間隔で記録される。検者の声が刺激であるが，もし応答がなければ，被験者の指先に圧を加える。一定の時間内での最良の応答が評点となる。それがもっとも信頼できる評点であることが明らかにされているからである。評点の合計が最大の 15 点なら意識は清明であり，一方，最低の 3 点は昏睡を示唆する。昏睡とは，覚醒不能で意味のある応答ができない意識消失状態とされている。

図 12-3 に，GCS がどのようにフローシートに記録されるか，またその経過のレベルがどのように経時的に判定され評価されるかを示した。同時に，迅速に注意を向ける必要のある神経の状態の増悪を示唆する評点の低下も記録すべきである。

第2部　個人の適応様式

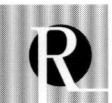

運動反応

　運動反応の質は，神経の状態についての重要な行動的指標である。基本的な運動機能に関する神経のコントロールについては，まず患者に検者の2つの手を同時に握るよう指示することによって調べる。臥位の患者の場合は，両方の足で検者の手を押すよう指示する。そして，両側の力の等質性を記録する。筋力低下は神経障害ではよくみられる行動的指標なので，全身のすべての運動の等質性についても記録する。

痛みに対する反応

　意識障害では，痛みに対する運動反応の質がとくに重要である。これは，例え

年月日 時　間	0600	0700	0800	0900	1000	1100	1200	1300	1400	1500	1600	1700	1800

最良の開眼による応答
- 4　自発的に
- 3　言葉によって
- 2　痛みによって
- 1　応答なし

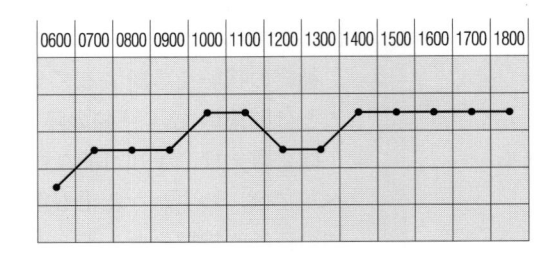

最良の運動による応答
- 6　言葉による指示に従う
- 5　痛みの部位を示す
- 4　屈曲―引っ込める
- 3　屈曲―異常
　　（除皮質体位）
- 2　伸展―異常
　　（除脳体位）
- 1　応答なし

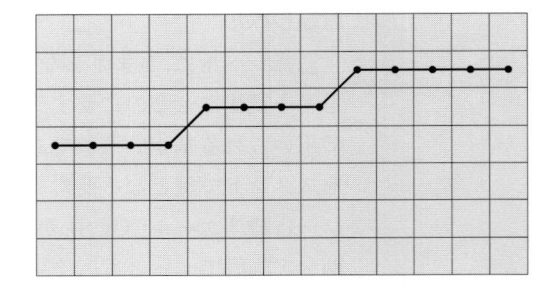

最良の言葉による応答
- 5　見当識×3（時間，場所，人）
- 4　会話の混乱
- 3　言語障害
- 2　理解不能の音声
- 1　応答なし

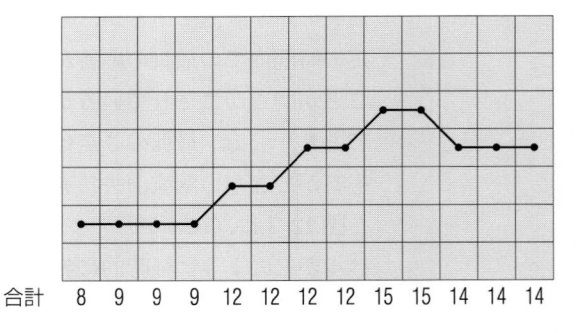

合計　8　9　9　9　12　12　12　12　15　15　14　14　14

図12-3　「グラスゴー昏睡スケール」（フローシートの見本）

From Jennett, B., & Teasdale, G. (1977). Aspects of coma after severe head injury. *Lancet, 1* (8017), 878-881. より，許可を得て転載

ば気管内吸引のような有害刺激を含むルチーンの処置を行っている間でも評価することができる。神経機能の障害が進むにつれて，痛みに対する反応が次の順序で起こりうる。

1) 意図的運動：運動は痛み刺激を回避するために行われる。
2) 非意図的運動：運動は痛みに反応してランダムに行われる。
3) 除皮質硬直：伸展した下肢が，足底を屈曲させて内旋する。内転した上肢は，手関節と指関節を屈曲させて胸部に引っ張られる。これは，皮質運動線維が遮断されているが，脳幹を通る経路は正常であることを示している。
4) 除脳硬直：除皮質体位でみられるように，上肢と下肢が伸展し，手関節と指関節が屈曲する。これは，中脳と脳幹の運動線維が破壊されていることを示す。

除皮質硬直と除脳硬直は，最初は一側性に起こり，ついで両側性にみられるが，前者のほうが重症度は低い。最初この姿勢は有害刺激に伴ってのみ起こるが，機能障害が進むにつれて持続的にみられるようになる。重度の神経機能障害では，痛みに対する反応がみられない。通常これは重篤な徴候である。

見当識と覚知のレベル

意識は，覚醒と覚知（awareness）の両方のレベルを含むとされている。覚知には，見当識のレベルと自己知覚のレベルが含まれる。見当識のある人は，時間，場所，人，および目的，すなわち自分の名前は何か，今は何時か，自分がどこにいるのか，なぜ自分はそこにいるかがわかっている。意識が混乱した人はぽんやりした様子をしており，程度の差はあれ，持続的もしくは間欠的に時間，場所，人，または目的について見当識障害を示す。

自己知覚としての意識は，個人としてのその人にはもとより，その人の他者との関係にも反映する。看護師は，患者の気分，表情，身なり，癖，話し方を観察する必要がある。自己概念様式と役割機能様式，相互依存様式の行動も，このアセスメントでは重要である。

バイタルサイン

バイタルサインの変化によって意識レベルの変化が明らかになることがある。これはとくに，状態が重篤な場合に言えることである。血圧は，最初は収縮期圧が上昇し，これに脈圧の拡大が伴う。ついで収縮期圧が急激に低下する。脈拍数は，最初は緩徐であるが，頭蓋内圧が亢進を続けるにつれて，速くかつ糸様になる。呼吸の変化は，患者の状態の悪化を示唆する。体温は，高体温と低体温の間で揺れ動くことがある。

c. 刺激のアセスメント

神経系の機能，とくに認知と意識に変化をひき起こす要因を明らかにすること

が，生理的様式のこの構成要素の看護アセスメントでは重要である。行動のアセスメントと同じように，看護師は認知機能の変化にまつわる状況について重要な情報を収集することができる。初回面談では，患者，家族，または非効果的行動の発生の目撃者と会話を交わす。交通事故の場合ならば，患者はまず最初に意識を失い，その後で他の車と衝突したのかどうかを聞き出す。またホームレスの患者の場合は，めまいを訴えていながら幻覚状態で街路で発見されたのか，それとも食事に十分なたんぱく質が不足していたのかを考える。さらには，塗装工は単にはしごから落ちたのか，それとも最初にまず胸痛に襲われたのかを考える。焦点刺激と関連刺激は，患者の病気の状態と関連づけることができ，事実，4つの適応様式のいずれかにおいて起こる。前に述べた例のように，このモデルでは，行動が刺激となり，また1つの刺激が別の刺激に影響をおよぼすという万華鏡のような特性がみられる。

疾患

　神経系の疾患が，患者の認知行動や意識の変化の焦点刺激になることがよくある。例えば，頭部外傷で硬膜下腔に血液が貯留すると（硬膜下血腫），日時と場所を特定する能力（見当識）に影響が生じる。外傷や感染，神経筋疾患，血管疾患，腫瘍，電解質不均衡，発達障害は，さまざまな程度の認知障害や意識障害をひき起こす。パーキンソン病やハンチントン病，アルツハイマー病などの脳変性性疾患は，意識レベルと認知機能に影響を与える。意識が急激に変化し，その原因がわからない場合は，身体損傷の徴候がないか調べることが重要である。脳に対する損傷は，鈍い力や貫通傷，衝撃を受けた部位とは反対側の部位の挫傷，あるいは頭蓋底骨折から生じる。組織のダメージの結果，意識レベルの変調と時に長期におよぶ認知機能の変化が起こる。状況によっては，有害物質を摂取すると，意識レベルに変調をきたし，それが長期におよぶ脳機能の変調につながることがある。息からは，アルコールやアセトン，接着剤や灯油，四塩化炭素，あるいはガソリンなどの化学物質のにおいをかぐことができる。薬物使用が疑われるときには，最後にいつ飲んだのかを明らかにすることが重要である。血管痙攣は一過性頭痛の原因となることがあるが，それが患者の認知能力や適応能力に影響をおよぼすことはほとんどない。一方，脳血管障害や多発性硬化症は広範な変化をひき起こし，認知機能を用いて適応能力をできるだけ高めようとすると，多大かつ長期の努力が必要となる。

直前の状況

　最初に顔を合わせたときに，看護師は意識レベルや認知レベルの変調をひき起こした状況について，患者や家族，あるいは目撃者と話す。外傷を生じるような出来事があったのか。患者は意識に変化をきたす前に重度の頭痛のような症状を何か訴えなかったか。それとも，変化は潜行性に緩徐に生じたのか。このような

疑問に対する応答を検討することで，変化の要因をさらに詳しく知ることができよう。例えば患者は，意識レベルの変化が発来する直前に発作を体験したと報告することがあろう。

血液ガスとヘモグロビン濃度

認知機能と意識にもっとも大きな直接的影響をおよぼす臨床検査指標として，動脈血液ガスとヘモグロビン濃度がある。動脈血二酸化炭素分圧（$Paco_2$）と酸素分圧（Pao_2）は，脳血流に影響をおよぼし，ひいては意識の清明度と情報処理能力に影響をおよぼす。同様に，ヘモグロビン濃度が低いと血液の酸素結合能が低下し，脳低酸素症が増悪して錯乱が起こる。またヘモグロビン濃度が正常より高いと，凝血塊形成による血管閉塞の可能性が増大し，したがって脳虚血や意識障害，認知障害が起こりやすくなる。

医学的処置

薬物や外科的な治療などさまざまな治療法が意識と認知機能の両方に影響しているかを識別する必要がある。治療後に認知の劇的な変化をきたす治療がある。例えば，外科的な処置により，情報処理の困難を伴う，それまで治療が困難であった発作を中断することができる。

神経系の手術後は脳に腫脹が生じ，これが一時的に意識レベルに影響をおよぼすことがある。この時期には頭蓋内出血や感染のような合併症を特定するために，意識レベル低下の徴候をモニターすることが重要である。抗痙攣薬や脳血管拡張薬，麻薬性鎮痛薬に分類される薬物はすべて，覚醒のレベルに影響をおよぼす。トランキライザーや睡眠薬のような鎮静薬は，とくに高齢者の場合，意識レベルに望ましくない影響をおよぼす可能性がある。同様に，ステロイド剤と抗痙攣薬は，清明と反応性のレベルに影響をおよぼすことがあるので，その作用についてモニターする必要がある。通常の治療に反応しない頭蓋内圧亢進がみられる患者に対して，試験的にバルビツール酸塩を使用して意図的に昏睡をひき起こすことがある。この治療の原理は，直接脳の血流と代謝を低下させるのは有効であるという点にある。この治療法は，頭部損傷，ライ症候群，脳炎，および脳出血の患者で頭蓋内圧を下げるのに役立っている（Hickey, 1992）。しかし，バルビツール酸塩による昏睡は臨床試験で有効性が明確に証明されていないのにもかかわらず，治療の選択肢になっていることを指摘している人もいる（Ignatavicius & Workman, 2006）。

認知障害は，しばしば物理的環境の変化によっても起こる。環境は，認知機能に肯定的影響や否定的な影響をおよぼす可能性がある。見当識障害の患者の場合，病院という環境自体が非効果的行動を大いに促進することがある。人工照明や聞き慣れない器械の騒音，生活スケジュールの変化などがすべて，患者を混乱させる。そのような患者でも，いったん状態が安定し，自宅の住み慣れた環境に戻る

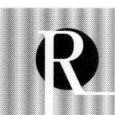

と，認知的適応を回復できることがよくある。騒音は，頭蓋内圧をさらに亢進させることがあるという点で重要な刺激である。また，静かな環境も刺激となる。心血管発作をきたした患者の場合は，自宅や病院の静かな環境が見当識行動を促進させる。

状況についての知識

　ストレスは，神経疾患に対する不当に否定的な思い込みからも起こりうる。その場合は，不安や恐怖，抑うつ，絶望が生じることになる。このような思い込みは，知識のレベルと関係がある。例えば多くの人は，脳腫瘍は死を意味すると誤解している。実際には脳腫瘍で亡くなる例は限られている。麻痺は不妊症につながると考えられがちだが，これは通常，女性には当てはまらない。したがって看護師は，観察される個々の障害について知識をもち，個人の特殊性と医学的予後を理解しておくことが非常に重要である。医師と看護師，患者，家族との効果的な情報交換は，患者が現実的な見込みを立てられるようにするためのきわめて重要な因子となりうる。

　どの神経疾患の場合も，患者と家族の理解度についてアセスメントを行う必要がある。この刺激のアセスメントは，ケア計画の介入の段階で重要となる。情報は，患者の理解力のレベルに応じて与えるようにする。患者指導は，患者が急性期を脱し，学習へのレディネスが明らかになった段階，例えば医学的事実の否認や過度の不安がみられなくなり，痛みがコントロールされた段階で開始する。指導では，どのような生理的変化が予想されるか，また自己概念や役割機能，相互依存にどのような修正が必要かを説明する。合併症や神経系の問題の再発を予防するために，医師に報告する必要のある行動を家族と患者に知らせておく。神経機能の変化に対する適応は，患者が予想される身体的変化と合併症の徴候を識別することができる場合に，よりうまく達成できるし，ストレスも少なくてすむ。看護師は，患者がそのような予想を立てられるよう援助することができる。

ストレス

　神経疾患が原因のストレスは，重大な影響を与える刺激となる。ストレスに対する神経内分泌的・行動的反応については，第13章で述べる。ここでは，ストレスが認知や意識にどのように影響をおよぼすかを，いくつかの具体例で説明することにしよう。痛みを伴う処置，精神的外傷，あるいは疲労や栄養不良による体の抵抗力の低下などのいずれもがストレス因子となる。このようなストレス因子は，認知機能や神経機能の障害を悪化させる刺激となる。例えば，吸引や静脈穿刺のような有害刺激は，頭蓋内圧を亢進させる原因となる。前に述べたように頭蓋内圧が亢進すると，認知行動症状が増悪をきたし，例えば嗜眠が昏睡へと進行する。多発性硬化症や重症筋無力症などの神経筋障害では，疲労，栄養失調症，寒冷で湿潤な天候などのストレス因子，さらには妊娠さえもが，これらの疾患や

神経筋障害の行動症状を悪化させることがある。

栄養状態

栄養状態は，認知と神経機能に影響をおよぼす可能性がある。例えば，肥満は高血圧のリスクを高めて，脳血管障害をひき起こす要因になると考えられる。同様に，ある種の栄養素の欠乏は神経に影響をおよぼす。例えば，チアミン欠乏は神経組織の代謝障害をひき起こす。その場合，神経組織は炭水化物を適切に吸収できなくなり，その結果，脱力感や筋肉痛，圧痛などの神経症状が発現し，認知処理の出力プロセスがおかされる。水分摂取量も神経に影響をおよぼすことがある。例えば，水分摂取量が減少すると頭蓋内圧が低下し，また水分摂取量が増加すると，ある種の神経感染の回復が促される。このような変化は，意識状態や，疾患から生じた認知機能障害に影響をおよぼすことがある。

活動と休息

神経筋障害の場合，活動が特定の行動症状を悪化させたり，また軽減させることがある。例えば，パーキンソン病の振戦は，活動により軽減し，休息により悪化する。重症筋無力症における筋肉疲労は，活動により悪化し，休息により軽減する。咳嗽は，多くの手術では術後の重要な活動であるが，頭部の手術では頭蓋内圧亢進が生じるため望ましくないことが多い。その代わりに深呼吸と体位変換が適切な換気の促進に役立つ。

看護師は，認知機能や神経機能，適応機能を高めるために体位変換の知識を活用するとよい。例えば，血栓性・塞栓性の脳血管障害の後では，患者を側臥位に保つことで誤嚥のリスクを減らすことができる。また，最初の数日間はベッドの頭部を低くすると，脳の血液循環が促されることがある。頭蓋内圧亢進の患者の場合は，ベッドの頭部を少し挙上し，患者の頭部と体幹をまっすぐに維持することが重要である。頭部が体幹とまっすぐになっていない（すなわち体幹は仰向けだが，頭部は横向きになっている）場合は，脳からの静脈還流が妨げられ，頭蓋内圧がさらに亢進する。

自己概念様式

自己概念の適応は，慢性神経障害，とくに認知機能をおかす障害の治療では，きわめて重要である。いったん機能喪失を悲嘆できるようになった患者では，新しいボディイメージの統合が不可欠となる。この再統合のためには，リハビリテーションの課題を達成する必要がある。ボディイメージの面で適応できるかどうかは，歩行や会話，総じていえば潜在能力を活用して生活する方法を再学習できるか，それとも徐々に衰弱していくかの分かれ道になる。

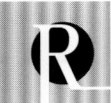

役割機能様式

　役割機能様式では，発達レベルがその人の一次的役割の決定要因になると考えられている。この章の文脈で言えば，神経機能の状態とその認知機能への影響には，特定の年齢層で一般的にみられるものがある。例えば，多発性硬化症と頭部外傷は若年層で好発し，一方パーキンソン病や脳血管性障害は高齢者に多発する。見当識障害も，ある程度感覚障害や血管変性，神経伝達物質の選択的変化などが原因となるため，高齢者に多くみられる。

相互依存様式

　相互依存様式では，患者の生活における重要他者とサポートシステムの存在がとくに重要である。認知機能障害をもつ患者にとっては，認知機能の変化に対処するうえで家族の存在がきわめて重要である。認知機能の変化に伴う行動の多くは，慢性的なものである。コミュニケーション能力の変化，筋脱力，そして見当識障害が生じた状況では，非常な忍耐が必要となる。家族や重要他者が示すサポートと理解は，患者の対処能力を促進する刺激として役立つ。場合によっては，家族は神経機能障害（例えばデュシェンヌ型筋ジストロフィーにおける進行性筋脱力）の行動的症状を防ぐことができないが，その場合でも家族のサポートは4つの適応様式のすべてで合併症を予防するのに役立つ。家族の励ましがあれば，患者は，ある筋群に障害があっても新しい筋群を増強する動機づけをもつことができよう。この行動は，生理的様式に影響を与えて不動状態による合併症を予防するのに役立つだけではなく，患者の自己概念の維持をも助ける。同様に，身体的可動性が高まるという単純な事実によって従来の役割責任のいくつかを担うことができるようになるので，自立の感情も促される。
　看護師は，認知障害や神経障害をきたした患者が家族のなかで自分の役割を維持できるよう，できるだけ援助すべきである。麻痺患者に対しては，家族の意思決定に役立つような認知プロセスに参加するよう促す。適応行動を見つけ，それを促進できるよう援助する。たとえ神経障害が不可逆的であっても，合併症を予防できるよう家族を援助し，また遺伝的影響が明らかになったときは，家族とのカウンセリングを検討するとよい。
　患者の認知・神経機能に影響をおよぼしている刺激についてアセスメントを行う際には，患者が機能の変化に対処できるかどうかを左右するもっとも重要な要因である家族や重要他者との関係を慎重に観察する必要がある。

d．看護診断

　行動とそれに関連する刺激についてのアセスメントデータは，解釈を施されたうえで，看護診断に用いられる。ロイ適応モデルの使用に関して教育を受けた看護師は，看護診断を，具体的な行動およびそれともっとも関連性の高い刺激とし

表 12-4　神経機能に関する看護診断カテゴリー

適応の肯定的指標	一般的な適応上の問題	NANDA-Iの看護診断名
・覚醒と注意，感覚と知覚，コード化，概念形成，記憶，言語，計画作成，および運動反応の効果的プロセス ・思考と感情の統合的プロセス ・神経系の発達，加齢，および変調についての神経可塑性と機能的有効性	・意識レベルの低下 ・認知処理の障害 ・記憶障害 ・行動と気分の不安定性 ・認知障害に対する非効果的な代償プロセス ・二次的脳障害の潜在的危険性	・意思決定葛藤 ・意思決定促進準備状態 ・記憶障害 ・急性混乱 ・急性混乱リスク状態 ・思考過程混乱 ・状況解釈障害性シンドローム ・自律神経反射異常亢進 ・自律神経反射異常亢進リスク状態 ・知識獲得促進準備状態 ・知識不足 ・頭蓋内許容量減少 ・乳児行動統合障害 ・乳児行動統合障害リスク状態 ・乳児行動統合促進準備状態 ・片側無視 ・慢性混乱

て記述することができるし，あるいはまた複雑な概念を簡潔な用語で伝達するために看護診断ラベルを用いることもできる。

　神経機能の看護アセスメントでは，思考や感情，運動，相互作用にかかわるこの複雑なシステムの肯定的な機能を記録する。また同時に，機能の変化と障害についても記録する。行動のアセスメントは，刺激に関するデータとあいまって生理的様式のこの構成要素における看護診断の基礎となる。

　神経機能ではきわめて微妙な行動変化が重要なため，行動とそれに関連する刺激をあわせて記述するというロイの提唱した診断方法が大いに効果を示す。例えば，自動車事故で昏睡に陥って6日目の13歳の少女の眼瞼がオーバーヘッドライトをつけたとき微かに反応したことを記録するとよい。

　ロイは，神経機能に関する肯定的適応の指標の類型分類を開発している（**表12-4の左の欄を参照**）。この類型分類には次の項目が含まれる。すなわち，①覚醒と注意，感覚と知覚，コード化，概念形成，記憶，言語，計画作成，運動反応の効果的プロセス，②思考と感覚の統合的プロセス，③神経系の発達，加齢，変調についての神経可塑性と機能的有効性。効果的適応の状況を認識し，それらを維持し増進することが重要である。繰り返しみられる一般的な適応上の問題（表12-4の中央の欄）には，意識レベルの低下，認知処理の障害，記憶障害，行動と気分の不安定性，認知障害に対する非効果的な代償過程，そして二次的脳障害の潜在的危険性がある。右の欄に掲げたNANDAインターナショナル（NANDA-I）の診断名（NANDA International, 2007）には，二次的脳損傷の高い危険性，反応レベルの変調（低下），反応レベルの変調（亢進），反応レベルの変調（不適切な行動と気分），そして代償不足の認知障害（不足している型を明記する），そして神

経機能に関連のある類型に含まれる診断名がある。

神経機能障害の状況では，その障害の本質を，看護過程の後続の段階の指標となるようなかたちで，看護診断によって伝達することが重要である。これは，焦点となる具体的な行動とそれに影響をおよぼしている刺激を明らかにすることによって行うことができる。このタイプの看護診断の例としては，「頭蓋内圧亢進に伴うバイタルサインの変化」を挙げることができる。

この診断名は，バイクの事故で救急病棟に入院した若い成人男性につけられたものである。患者は意識不明で搬送され，その後意識は回復したが，見当識障害が残った。患者は，話すことや指示に従うことはできたが，その事故のことは何も思い出すことができなかった。さらに，激しい頭痛，視力障害，めまい，神経異常を訴えた。時間の経過とともに，頭痛は増悪し，嗜眠傾向，錯乱，思考困難が生じ，最終的には痙攣発作をきたした。MRIスキャンにより硬膜下血腫と診断され，外科的治療が開始された。この状況に適用できる看護診断名として，「頭部外傷に伴う頭蓋内圧亢進の徴候による意識レベル低下」がある。

e. 目標の設定

ロイ適応モデルを用いる場合，目標の設定には，患者や家族と話し合って看護ケアの明確な成果を確定することが含まれる。目標の記述には，焦点となる行動，期待される変化，そしてその目標の達成に要する時間枠を含める必要がある。目標は長期目標となることも短期目標となることもあり，このような時間枠はそれぞれの患者の状態によって異なる。しかし神経障害患者の場合，目標は，救急時ケアの場合のようにきわめて短期的になるか，それとも高齢者のケアとリハビリテーションの場合のようにきわめて長期的になるかの両極端になりやすいのが特徴的である。

頭蓋内圧亢進により意識レベルが低下した若い男性の場合，ケアの一般的目標は，頭蓋内圧を下げ，二次的脳損傷や昏睡の合併症を予防することによって最終的に反応レベルの改善を図ることである。二次的脳損傷の予防に関しては，アメリカ神経科学看護協会（AANN）の基準（Mitchell, 1988）に規定された次のようなプロセス評価基準がある。
1) 応答の程度，瞳孔の反応と大きさ，脳幹反射，呼吸数，行動を含む個人の脳機能の基準レベルを明らかにする。
2) 低酸素症，高炭酸症，低血圧または高血圧の予防を含め，脳灌流を促進する処置を講じる。

先に紹介した頭蓋内圧亢進で意識レベルが低下した若い男性の場合の具体的な目標の例を挙げれば，「30分以内に，頭蓋内圧亢進の原因が明らかにされ，減圧のための処置が開始される」となろう。目標で焦点となる行動は頭蓋内圧であり，期待される変化はその圧が軽減されること，時間枠は30分である。

目標のもう1つの例は，記憶障害で長期的ケアが必要な患者の場合である。看護ケアの一般的な目標は，安全その他の基本的ニードを充足すること，信頼関係を確立すること，患者の能力とその限界を患者と家族が理解できるよう援助すること，記憶機能の改善をはかること，そして記憶障害を代償する方法を開発し使用することである。アルツハイマー病患者の家族にとっての具体的目標は，「来週の看護師の家庭訪問に先立って，夫が妻に独りで屋外に出てはならないことを想起させる2つの方法を工夫し，訪問時にその方法の有効性を報告する」となろう。この目標で焦点となる行動は，夫が妻の安全のために有効な記憶の方法を工夫し用いることである。目標の評価基準（期待される変化）は，2つの方法が実際に工夫され効果をもたらしたかどうかである。時間枠は1週間である。

f. 看護介入

設定された目標を達成するために，看護介入が行われる。ロイ適応モデルの前提によれば，適応レベルを左右する刺激を変えることが適応を促進する1つの方法である。神経機能障害の治療では焦点刺激の管理が介入法としてしばしば選択されるが，その刺激は患者の幅広い内的・外的環境にまたがってみられる。栄養と水分の摂取は，神経機能に与える効果に応じて変化させることができ，例えば脳神経手術後には水分を制限する。焦点刺激の管理の例をもう1つ挙げれば，昏睡の患者に対する触覚刺激と聴覚刺激がある。

関連刺激と残存刺激もまた，コーピング能力の幅を広げるための介入で焦点となりうる。ストレスと疲労を軽減する方法は，多発性硬化症や重症筋無力症などの状態の増悪による神経筋力低下をできるだけ防ぐために，またてんかん患者の発作のエピソードをコントロールするために用いられる。脳性小児麻痺の子どものための運動を母親に指導する際に，その状態に影響をおよぼすほかの関連刺激と残存刺激をも母親が管理できるようにするために，障害児をもつ親へのサポートグループを紹介するとよい。

前に述べた看護診断に伴う主な介入法をいくつか，以下に簡単に説明する。神経機能に関するその他の介入法，また正常な発達や異常な変化がみられる多くの複雑な状況については，内科・外科看護の教科書や看護師その他の臨床家のための神経学の文献を参照してほしい。

前に述べた頭蓋内圧亢進により意識レベルの低下をきたした患者の場合，看護師は頭蓋内圧の重要性を認識したうえで，次のような介入を行う。

1) もっとも優先順位が高いのは，気道の確保および適切な換気と循環の維持である。
2) ごく小さな神経機能の変化も観察し報告する。とくに瞳孔，運動反応，言語，バイタルサインの変化を見逃さないようにする。
3) 静かな環境を維持する。

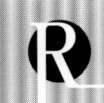

4) ベッドの頭部を30度挙上し，また患者の頭部と体幹がまっすぐになるようにする（頭部だけを横に向けると，頸部の血管が圧迫され，脳からの静脈還流が妨げられることがある）。
5) 強い咳嗽，等尺運動（筋の長さを変えずに行う自動運動），あるいはヴァルサルヴァ操作をもたらす排便時のいきみなどによる急激な圧の上昇を防ぐ。
6) 精神的・身体的トラウマをできるだけ避ける（家族には，精神的混乱を避けるための指示を与えて適切な間隔で患者を訪問させる）。

昏睡にはさまざまな度合があり，すべての身体的ニーズや安楽，安全のための看護処置でその点に注意する必要がある。バイク事故の患者の場合のような急性の状況では，診断検査の準備をし，最終的には緊急手術に備えることが必要となろう。このような緊急事態では，患者に術前指導を行うことは不可能である。それよりは，神経機能のアセスメントを慎重に続け，手術に向けて身体的準備を行うことが重要である。患者は即時に搬送され，手術部位の準備は手術室のなかで行われる。看護師は，家族メンバーに多くの注意を払い，状況，必要な手術，予想される結果について彼らの理解を図らなければならない。

家族が思いがけず救急治療室に呼ばれるような場合，とくに神経外科的治療が必要となるような場合には，家族のストレスと感情に配慮しなければならない。外科医による補足説明も，おそらく必要となろう。術後の看護介入では，合併症の予防と察知，神経機能状態の評価，頭蓋内圧亢進の予防と察知とコントロール，支持的ケアが中心となり，また長期の場合はリハビリテーションも重要となろう。

意識消失状態が続く場合は，褥瘡，口内炎，無気肺などの昏睡状態の合併症を予防することが看護師の責任となる。患者の体位変換を2時間おきに行い，背部マッサージを施す。皮膚の薄い高齢者もいるので，これは患者に合わせて行う。このような体位変換は，皮膚の特定の部位に圧が加わるのを防ぐと同時に，肺の換気を促進する。ゲルパッド，枡形ルーバーマットレス，羊皮，圧交互変化パッド，ウォーターベッドなどさまざまな器具が褥瘡の予防に役立つ。圧交互変化マットレスは，さまざまな部位にかかる圧を頻繁に変化させるので，とくに効果的である。ゴム製円座を褥瘡の周囲に当てるのは，それらの周囲部位に圧が加わってさらに褥瘡が生じ，かえって状態を増悪させることがある。下垂足，すなわち腓骨神経麻痺などで足背が足底側に伸展した状態を予防するために，足台または足底板が使われる。

眼瞼が開いたままで，瞬目反射がみられない場合は，人工涙を使用することができるが，眼帯で眼を保護するほうがよい。通常，滅菌水または生理食塩水に眼帯を浸し，眼瞼を閉ざしてそっと眼を覆う方法が用いられる。眼帯を取り除いて瞳孔を調べ，短時間感覚刺激を与えることもある。昏睡の場合の神経機能のアセスメントは，2～4時間おきに行う。脳神経については，第Ⅲ脳神経（瞳孔），第Ⅴ脳神経（角膜反射），および第Ⅸ脳神経と第Ⅹ脳神経（嚥下と開口）をチェックする。随意運動と痛みに対する反応についても記録する。足底反射の観察も必要で

ある。ほかのどの状態でも言えることであるが，優先順位がもっとも高いのは気道の確保である。呼吸音のくぐもりや気道の閉塞がみられるときは，気管内吸引を行う。また，失禁や腹部・膀胱の膨満のアセスメントを行う。口腔内ケアを2時間ごとに行って，口内炎，誤嚥，気道の感染などを予防する。看護師は現在行われていることを患者に説明する。意識のない患者であっても，その枕元で否定的な予後を口にしてはならない。ほかの神経機能が障害されていても，聴覚だけは残っていることがままあるからである。

　記憶障害に対する介入は，個々の患者，明らかになった障害，それぞれの患者の残存能力に合わせて個別的に行うことが大切である。家族の協力を得て患者のケア計画を立案する。家族と看護師は，必要以上にこまごましたことで患者を混乱させないようにすべきである。患者が見慣れない状況に恐怖を示すときは，繰り返し安心感を与えるようにするとよい。ベッドサイドの患者が容易に見えるところに担当看護師の氏名を表示したり，外来患者の場合なら看護師の名札をつけさせるなどの簡単な方法で信頼関係を高めることができる。1日の時刻，次の食事または就寝までの時間など見当識を促すのに役立つ情報を頻繁に与える。毎日繰り返されるルチーンのケアについては，わかりやすい表を作って使用させるとよい。着衣の手順は箇条書きにしておく。毎日のスケジュール表を患者に与えるが，視力障害のある患者にはオーディオテープにして与え，また車椅子の患者の場合はアームレストに添付する。

　看護師およびその他のケア提供者は，患者に繰り返し同じ情報を与えなければならないとき，あるいは患者が作話や洞察力欠如の徴候を示すときでも，落ち着いてさりげない態度で接する必要がある。そのような患者でも，簡単なセルフケアのニードが充足されれば，生産的で満足のできる活動へ立ち向かうことが可能である。例えば，毎日の活動のリストに，植物に水をやるという行動を加えることができよう。その日水をやる必要のある植物名をリストしておけば，患者は前日どの植物に水をやったかを覚えておくという負担を感じなくてすむ。

　患者によっては，保護と支持的監視が必要となる。ドアや階段吹き抜けなどの構造を点検し，監視なしに徘徊したり転倒したりすることのないように改造する。心理的なやすらぎのある環境は，回想グループなどの活動によって促進される。記憶障害の患者，とくに進行性の患者の長期ケアでは，介護者にも休息を得られるような資源を勧めるとよい。看護師は，家族が長期入院ケアに関する問題で援助を必要とするとき，知識と思いやりをもって援助を提供することができる。

　この章の先の部分で，神経機能の統合性と神経可塑性の原理について説明した。脳内の多様なネットワークは同一機能を遂行でき，また中枢神経系の構造的組織と機能は修復が可能であるということが事実だとすると，多くの場合，とくに若い人では，脳損傷後の記憶機能は改善もしくは回復が期待できることになる。脳血管発作や頭部外傷で脳損傷をきたした患者では，記憶に困難な問題が生じ，回復のレベルが不確かなことが多い。会話や指示，電話番号，文章，テレビのショー

などを記憶することが長期にわたってできなくなり，時には発作や事故後数か月間は人の顔さえも覚えられないことさえある。患者は，会話のつながりを途中で見失うこともある。これは，電話のベルが鳴ったり，だれかが話しかけて思考の流れを遮ったりするような場合にとくに起こりやすい。

記憶の改善を図るための看護介入を計画する際に，前述の2つの原理を活用するとよい。すなわち，患者と障害に合わせ看護介入を個別化して行うのである。とくに患者の入院している施設で働く看護師は，このような介入ができる絶好の立場にあると言ってよい（Sisson, 2001）。患者や家族と頻回に接触することによって，看護師は個々の患者に固有の障害と反応を観察する。このようにして看護師は，有意義で個別的な介入の技術と方略を開発することができる。

神経心理学の専門家がいる施設ではヘルスケアチームに参加してもらい，そのチームが診断した記憶障害の公式的評価をケアに活用することができる。そのような専門家が得られない場合は，主として記憶障害に関する看護アセスメントにもとづいてケアを組み立てる。看護介入はさらに，ほかの適応様式の影響も含めた総合的看護アセスメントによって個別化することができる。個別的要因の1つに，疲労に対する耐性がある。例えば頭部損傷直後には，ベッドサイドでの記憶訓練は10分間がその患者の限界ということもある。若い成人男性患者（頭部損傷患者の約80％を占める）に記憶訓練を行うときは，カード遊びを取り入れるようにすると，患者はその活動をより受け入れやすくなる。

記憶を改善するための介入を計画する際の最後の重要な原理は，看護師，家族，その他のヘルスケア従事者が認知機能を理解するための専門的な理論的アプローチを踏まえて努力しなければならないということである。ここでは，統合的脳機能の概念と情報処理システムのモデルが有用であろう。ロイ（2001）は，これまでの認知情報処理モデルをさらに明確化するために，ダス-ルリア Das-Luria モデルを用いている。ダスら（Das, Kar, & Parrila, 1996; Das, Kirby, & Jarman, 1975, 1979; Luria, 1973, 1980）の研究によれば，感覚入力，知覚，記憶，概念形成，出力などの基本的な情報処理機能は，同時的かつ連続的なものである。同時的処理とは，例えば1軒の家の写真を見て，その全体と個々の部分が一瞬に統合されるように，入力がまったく同時に受け取られることを意味する。連続的処理とは，一連の順序で要素が処理されることをいう。例えば，人は他人の話を聴くとき，1つひとつの単語を聞き取り，それらの単語の配列から1つの文章を作り上げる。

これと同じような同時的・連続的な次元が，計画作成機能でもみられる。迷路を通じて1本の線を引くという課題を解決する場合を考えてみよう。迷路の構造が非常に単純であれば，迷路という課題全体を見わたすことができ，課題解決のプログラムを同時的に素早く作成し実行することができる。しかし，迷路が複雑な場合は，迷路の各部分を連続的な配列につなげる一方で，探索し，比較し，仮定し，検証するという計画作成機能が実行されることになる。

この特殊な認知処理の知識にもとづいて，記憶の再訓練を促進する補助手段を

計画し，同時的・連続的処理を活性化することができる。例えば，同時的処理の次元を利用する場合，患者にアルバムの写真を見せて家族のことを思い出すよう指導することができる。患者に家族のだれかの顔全体の写真を見せて，名前を言い聞かせたあと，数回その名前を声に出して言わせる。次に，その名前を使って意味のある説明をさせる。例えば「ルイーズおばさんは私の母のきょうだいです」というように説明させる。さらにその名前と写真の目立つ特徴とを，「ルイーズおばさんは赤毛です」というように結びつけさせる。

　記憶の改善に連続的処理を利用する簡単な方法として，検者の後について患者が復唱する単語のリストを作成することがある。そのリストはだんだん長くなり，また類似した単語から類似性のない単語へと変化する。もう1つの方法としては，一組のトランプを使い，患者の前にカードを1枚ずつ重ねて置いていく方法がある。検者は途中で，今置いたカードのすぐ下のカードの数字を患者に当てるよう指示する。患者の記憶が改善していくにつれて，2枚下のカード，さらには3枚下のカードを当てさせるというように次第に指示を難しくしていく。

　同時的処理や連続的処理の訓練（Roy, 1989）は，場所の名前の想起困難，例えば住んでいる都市の名前を思い出すことができない患者などの場合に用いることができる。この訓練は，家族も参加できる一組の簡単な練習からなる。同時的処理では，都市の名前を学習するための刺激として地図を使用する。患者には，地図上のその都市の場所に色を塗るよう指示する。時には何度も練習を繰り返すことが必要になる。また，都市名が入った有名なランドマークの写真を何枚か入手し，次に都市名を書き入れたカードを用意する。患者には，ランドマークの写真と都市名のカードを組み合わせるように指示し，同時に都市名の入ったそのランドマークの名前も言わせる。

　記憶の再訓練に関しては，現在文献が急増しており，さまざまに異なる考え方が紹介されている。看護師は，家族が個々の記憶再訓練プログラムについて評価できるよう援助するとよい。このことはとくに，すでに家族内のだれかの病気で大きな経済的負担を負っている家族に，そのプログラムがさらに大きな出費となるような場合にはとくに重要である。コンピュータープログラムはまだその有効性が証明されておらず，この分野の多くの専門家が，コンピューターは患者のそばに付き添って支持とフィードバックを与えることのできる人間の存在に取って代わりうるものでは決してないと述べている。脳がどのように機能しているのか，また脳損傷によって記憶機能とその人の人格がどのように影響されるのかが次第に明らかになってきたので，記憶障害を代償することによる患者の日常ケアと，記憶課題の同時的・連続的処理を刺激することによる記憶の改善とのための，簡潔で有用な方略を創造的に設計することができる。

g. 評価

　評価には，患者の適応行動にかかわる看護介入の有効性の判断，つまり目標に記されている行動を患者が達成したかどうかの判断が含まれる。設定された目標と患者の行動が一致している場合は，看護介入が効果を示したと判断できる。目標が達成されない場合は，看護介入を再度アセスメントして代替的な介入やアプローチを明らかにし，看護過程のほかの段階を続けなければならない。目標には焦点となる行動，期待される変化もしくは期待される安定性のレベル，そして時間枠が含まれており，この3つの次元で有効性が判断されることになる。

　前述の「30分以内に頭蓋内圧亢進の原因が特定され，減圧の処置が開始される」という目標の場合，もし30分後に診断が確定し，処置が開始されていれば，その目標は達成されたことになる。硬膜下血腫を軽減するための手術の後では，さらに術後ケアのため短期目標と長期目標が設定されることになろう。当初の目標は，「次の1時間以内に頭蓋内圧が許容レベルに安定する」というようにごく短期的なものとなろう。この目標の評価は，頭蓋内圧亢進の徴候と頭蓋内圧レベルのモニタリングによって行われる。状態が安定したまま経過するようになれば，長期目標が作成され，術後の状態に対する患者の反応が持続的に評価されることになる。

　記憶障害に関する目標は，評価がきわめて難しいことがある。その場合も，短期目標と長期目標を分けて考える必要がある。患者の神経機能のなかで，損なわれていないものや回復しつつあるもの，また機能のペースがゆっくりしているものを覚えておくと，長期におよぶ介護をする人は気長に構えることができる。神経機能の改善は，きわめて緩徐に長い期間をかけてしか起こらず，それも着実に前進するのではなく日々一進一退を繰り返すということを認識し，また家族にも認識してもらう必要がある。

7　要約

　この章では，神経機能は複雑なプロセスであり，この知識が，変わりゆく世界のなかで適応する人間の思考，感情，運動，相互作用を理解するのにいかに役立つかに焦点を当てて説明した。神経機能に不可欠な2つの基本的生命・生活過程は，認知と意識である。神経機能を維持する働きをする代償方略について明らかにし，また障害過程の例として，記憶障害と意識レベルの低下の2つを検討した。意識と記憶にとくに重点をおいて，認知と意識にかかわる行動と刺激のアセスメント，看護診断，目標の設定，看護介入，評価を含む看護ケア計画の作成について述べた。

　　　　　　　　　　　　　　　　　　　　　　　　　　　（訳＝沼田　靖子）

応用問題

1. 脳神経についての簡単なアセスメントツールを考案しなさい。そして、そのツールを使って同僚の正常な機能のアセスメントを行いなさい。アセスメント中は、作動している神経経路を頭のなかにイメージすること。

2. 毎日あなたのもとに届くさまざまな情報源を少なくとも5つ挙げ、それらを選択的に処理する能力がなかったとしたら現在の環境下でどういう感じがするかを考えなさい。

3. 重度の記憶障害患者は、生理的様式、自己概念様式、役割機能様式、相互依存様式のそれぞれで、どのような影響を受けるかを述べなさい。

理解度の評価

[問題]

1. ロイ適応モデルで明らかにされた神経機能にかかわる2つの基本的生命・生活過程を挙げなさい。
   (a) _____   (b) _____

2. 神経機能に対する代償過程の例として挙げた神経可塑性について記述しなさい。
   _____
   _____
   _____

3. この章では神経機能の障害の例を2つ挙げて検討した。記憶障害と意識レベルの低下である。次の記述のうち、記憶に関係するものにはMD、意識レベルに関係するものにはLCを記入しなさい。
   (a) _____ 情報を貯蔵し検索する能力の障害
   (b) _____ 脳ヘルニアが、関連する代償過程である。
   (c) _____ 死につながる可能性のある緊急事態
   (d) _____ 心発作、脳卒中、中毒反応などが焦点刺激となることがある。
   (e) _____ 頭蓋内圧亢進から起こりうる。
   (f) _____ アルコール依存に伴う脳の退行性病変が関与することがある。

4. 認知と意識のアセスメントに関係する行動をそれぞれ3つ挙げなさい。
   〔認知〕   〔意識〕
   (a) _____   (a) _____
   (b) _____   (b) _____
   (c) _____   (c) _____

第2部　個人の適応様式

5. 神経機能に影響を及ぼす刺激を8つ挙げなさい。これは，認知と意識のいずれかにかかわるものである。
   (a) _____　(b) _____
   (c) _____　(d) _____
   (e) _____　(f) _____
   (g) _____　(h) _____

[状況]

　　ジェフェリー・マクリュアは，2人の子どもをもつ45歳の父親で，都心から車で1時間ほどの郊外に住んでいる。彼は，10代のころてんかんと診断された。薬物治療や手術などさまざまな治療法が試みられたが，状態は完全にはコントロールされず，時折自宅で発作がみられる。家族のケアにあたる看護師は，ジェフェリーに発作が起きたときどうすべきかを妻と子どもに指導しようとする。

6. この状況に関して看護診断を2つ作成しなさい。1つはジェフェリーに，もう1つは家族に焦点を当てる。
   (a) ジェフェリーに焦点を当てて：_____
   (b) 家族に焦点を当てて：_____

7. 上記の看護診断に焦点を当てて，この状況に関する目標を記述しなさい。
   (a) _____
   (b) _____

8. 上記の目標を達成するために選択される看護介入を挙げなさい。
   (a) _____
   (b) _____

9. 看護介入の評価がどのようにされるのか，また看護過程の後続の段階はどのように進められるのかを述べなさい。
   (a) _____
   (b) _____

[解答]

1. (a) 認知　　(b) 意識
2. 神経可塑性は，神経系の基本的な特性の1つと考えられている。これは，認知・神経機能を発達させたり保持したりするために，神経系内部の構造を持続的に修復する能力である。これらの修復は緊急時に行われ，生涯持続する可能性があるが，確定したシステムとなるための動機づけと強化を欠くように思われる。可塑性は，若年期のほうが大きく，構造と機能に多様で新しいパターンがみられる。神経機能は，損傷後に残存神経線維が成長するという事実にみられるように，その有効性を保持し回復しうることを証拠立てる研究結果が増大している。可塑性の貯蔵量は，加齢とともに減少する。
3. (a) MD，(b) LC，(c) LC，(d) MD，(e) LC，(f) MD

4. 認知：次のうちから3項目：覚醒と注意，感覚と知覚，コード化，概念形成，記憶，言語，計画作成，運動反応
   意識：次のうちから3項目：意識レベル，運動反応，痛みに対する反応，見当識，覚知（清明度）のレベル
5. 次のうちから8項目：疾患，現在の状態，血液ガスとヘモグロビン濃度，治療の影響，状態についての知識，栄養状態，活動と休息，ストレス，知識レベル，物理的環境，自己概念，役割機能，相互依存
6. 看護診断の例
   (a) てんかん発作をコントロールできないことと処方された治療が奏効しないことに関連する安全の問題
   (b) 知識不足による発作時の適切な行動に関する不安と不確実性
7. 目標の例
   (a) 1週間以内にジェフェリーは，発作時に自らの安全を守るための予防措置を一貫して講じられるようになる。
   (b) 家族がいる場でジェフェリーが次に発作を起こしたとき，家族は発作中および発作後の患者の安全を守るための行動を実際に行って見せる。
8. 看護介入の例
   (a) ①てんかんおよび繰り返し起こる発作についてのジェフェリーの知識レベルを評価する，②誤解を取り除き，正しい情報を提供する，③情報を提供し，サポート，励まし，同じ問題を抱えるほかの患者との交流などをもたらしてくれる機関と接触ができるよう援助する，④処方薬の服用，発作の危険を高める状況の回避，自己尊重の念を保ちながらライフスタイルを変更（運転の中止など）することなどを目指す治療計画の作成に患者を参加させる。
   (b) ①家族に恐怖や羞恥の感情について話し合うよう励ます，②発作に伴う不断のストレスに対処できるよう援助する，③発作が起きている間どのように行動すべきかについて家族に指導する，④発作の前後および発作中にはどのような観察を行うのが重要かを説明する，⑤毎日のライフスタイルに合わせた安全措置を明らかにする。
9. 評価：目標が達成されたら，看護介入は成功したと判断してよい。具体的には次のように評価を行う。
   (a) 1週間以内にジェフェリーは，発作時に自らの安全を守るための予防措置を講じた。彼は，もう運転はせず，処方された薬物を規則的に服用し，十分な休憩をとり，発作の危険を高めるような状況を避けている。ジェフェリーは，発作の直前に起こった症状を明らかにした。それらの症状の意義と，それが生じたときの患者の望ましい行動を明らかにするために，さらに看護ケアを行った。
   (b) ジェフェリーに次の発作が起こったとき，家族は患者のそばに付き添い，彼を床にそっと寝かせ，歯をくいしばる前にパッドを当てた舌圧子を挿入し，襟とベルトをゆるめ，顔を横に向かせ，拘束はせず，発作が治まったときは彼の安心感と見当識を促すことができた。また家族は，発作中の患者に起こったことを慎重に観察し，患者の行動，気分，および発作前の言葉について報告することができた。その看護介入は有効だったと判断され，さらに看護師は，家族からの質問に答えるかたちで情報を提供した。

●文献

Anthony, J. C., LeResche, L., Niaz, U., Von Korff, M. R., & Folstein, M. F. (1982). Limits of the minimental state, a screening test for dementia and delirium among hospital patients. *Psychological Medicine, 12*, 397.

Black, I. B. (1991). *Information in the brain: A molecular perspective*. Cambridge, MA: The MIT Press.

Das, J. P. (1984). Intelligence and information integration. In J. Kirby (Ed.), *Cognitive strategies and educational performance* (pp.13-31). New York: Academic Press.

Das, J. P., Kar, B. C., and Parrila, R. K. (1996). *Cognitive planning: The psychological basis of intelligent behavior*. Thousand Oaks, CA: Sage Publications.

Das, J. P., Kirby, J. P., & Jarman, R. F. (1979). *Simultaneous and successive cognitive processes*. New York: Academic Press.

*1 Eccles J., & Robinson, D. N. (1984). *The wonder of being human: Our brain and our mind*. New York: Free Press.

Folstein, M. F., Folstein, S. E., & McHugh, P. R. (1975). Mini-mental state, a practical method for grading the cognitive state of patients for the clinician. *Journal of Psychiatric Research, 12*, 189.

Gazzaniga, M. S., Ivry, R. B., & Mangun, G. R. (2002). *Cognitive neuroscience: The biology of the mind* (2nd ed.). New York: W. W. Norton & Company.

Gouvier, W. D., Ryan, L. M., O'Jile, J. R., Parks-Levy, J., Webster, J. S., & Blanton, P. D. (1997). Cognitive retraining with brain-damaged patients. In A. M. Horton, Jr., D. Wedding, & J. Webster (Eds.), *The neuropsychology handbook* (2nd ed.). New York: Springer.

Hickey, J. (1992). *The clinical practice of neurological and neurosurgical nursing* (3rd ed.). Philadelphia: Lippincott.

Ignatavicius, D. D., & Workman, M. L. (2006). *Medical-surgical nursing: Critical thinking for collaborative care* (5th ed.). St. Louis, MO: Elsevier Saunders.

Jennett, B., & Teasdale, G. (1977). Aspects of coma after severe head injury. *Lancet, 1*(8017), 878-881.

Kemp, J. (1979). *The philosophy of Kant*. Oxford: Oxford University Press.

Kolb, B., & Whishaw, I. Q. (1996). *Fundamentals of human neuropsychology* (4th ed.). New York: W. H. Freeman and Company.

Lezak, M. D., Howieson, D. B., Loring, D. W., Hannay, H. J., & Fischer, J. S. (2004). *Neuropsychological assessment* (4th ed.). New York: Oxford University Press.

Luria, A. R. (1973). *The working brain: An introduction to neuropsychology*. New York: Basic Books.

Luria, A. R. (1980). *Higher cortical function in man*. New York: Basic Books.

Marieb, E. N., & Hoehn, K. (2007). *Human anatomy and physiology* (7th ed.). San Francisco: Pearson Benjamin Cummings.

Mitchell, P. H. (1988). Consciousness: An overview. In P. H. Mitchell, L. C. Hodges, M. Muwaswes, & C. A. Walleck (Eds.), *American Association of Neuroscience Nurses' Neuroscience nursing: Phenomena and practice* (pp.57-66). Norwalk, CT: Appleton & Lange.

Mitchell, P. H. (2001). Decreased behavioral arousal. In C. Stewart-Amidei, J. Kunkel, & K. Bronstein (Eds.), *American Association of Neuroscience Nursing's neuroscience nursing: Human responses to neurologic dysfunction* (2nd ed., pp.93-118). Philadelphia: Saunders.

Mountcastle, V. B. (1997). The columnar organization of the neocortex. *Brain, 120*, 701-722.

*2 NANDA-International. (2007). *Nursing diagnoses: Definitions and classifications, 2007-2008*. Philadelphia: NANDA-I.

*3 Newman, M. (1994). *Health as expanding consciousness* (2nd ed.). New York: National League for Nursing Press.

Pribram, K. H. (1969). *Brain and behavior 3: Memory mechanisms* (p.7). Baltimore: Penguin Books.

Roy, C. (1988). Altered cognition: An information processing approach. In P. H. Mitchell, L. C. Hodges, M. Muwaswes, & C. A. Walleck (Eds.), *American Association of Neuroscience Nurses' Neuroscience nursing: Phenomena and practice* (pp.185-211). Norwalk, CT: Appleton &

Lange.

Roy, C. (1989). Nursing care in theory and practice: Early interventions in brain injury. In R. Harris & R. Rees (Eds.), *Recovery from brain injury: Expectations, needs, and processes* (pp. 95-110). Northfield, South Australia: Institute for the Study of Learning Difficulties, South Australian College of Advanced Education.

Roy, C. (2001). Alterations in cognitive processing. In C. Stewart-Amidei, J. Kunkel, & K. Bronstein (Eds.), *American Association of Neuroscience Nursing's neuroscience nursing: Human responses to neurologic dysfunction* (2nd ed., pp.275-323). Philadelphia: Saunders.

Sisson, R. (2001). Alterations in memory. In C. Stewart-Amidei, J. Kunkel, & K. Bronstein (Eds.), *American Association of Neuroscience Nursing's neuroscience nursing: Human responses to neurologic dysfunction* (2nd ed., pp.253-273). Philadelphia: Saunders.

[*4] Wilber, K. (1997). *The eye of spirit*. Boston: Shambhala.

●邦訳のある文献

1) 大村　裕・ほか訳：心は脳を超える―人間存在の不思議，紀伊國屋書店，1989．
2) 日本看護診断学会監訳：NANDA-I看護診断―定義と分類 2007－2008，医学書院，2007．
3) 手島　恵訳：マーガレット・ニューマン看護論―拡張する意識としての健康，医学書院，1995．
4) 松永太郎訳：統合心理学への道―「知」の眼から「観想」の眼へ，春秋社，2004．

●補足文献

Boss, B. J. (1993). The neurophysiological basis of learning: Attention and memory implication for SCI nurses. *SCI Nursing, 10*, 121-129.

Brooks, N. (1984) *Closed head injury: Psychological, social, and family consequences*. Oxford: Oxford University Press.

Brooks, N. (1992). Psychosocial assessment after traumatic brain injury. *Scandinavian Journal of Rehabilitation Medicine, 26* (Suppl.), 126-131.

Burrell, L. O., Gerlach, M. J. M., & Pless, B. S. (1997). *Adult nursing: Acute and community care* (2nd ed.). Stamford, CT: Appleton & Lange.

Pi Lambda Theta, San Jose Area Chapter. (1983). *Helping head injury and stroke patients at home: A handbook for families*. San Jose, CA: Pi Lambda Theta.

Posner, M., DiGirolamo, G.,& Fernandez, D. (1997). Brain mechanisms of cognitive skills. *Consciousness and Cognition, 6*, 267-290.

Taylor, J., & Bellenger, S. (1980). *Neurological dysfunctions and nursing intervention*. New York: McGraw-Hill.

SISTER CALLISTA ROY
THE ROY ADAPTATION MODEL
THIRD EDITION

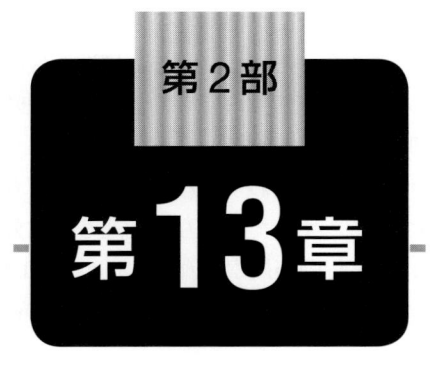

第2部

第13章

内分泌機能

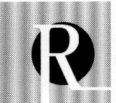

内分泌機能は，ロイ適応モデルに規定されている複雑なプロセス（過程）の最後に位置する。内分泌系は，自律神経系と密接な関連を保ちながら，すべて体の生理学的プロセスを統合・維持して，その構造と機能の正常な成長，発達，維持を促進する。この二重の調節系のうち，急速で持続時間の短い神経系の作用が，より緩徐で持続時間の長いホルモン系の作用によって補われることで，身体機能の精密な調整が可能になる。わずかな変化でもただちに認知されて，効果的な適応が行われるのである。すべてが相互に関連した内分泌プロセスが円滑に機能している場合には，適応行動が観察される。しかし，1つでも構成要素が崩壊すると，内分泌系のほかの部分，生理的様式，また全体的存在としての人間に影響が及ぶことになる。

　この章では，内分泌系について概観し，またその構成要素である内分泌腺とそれに関連する機能について説明する。とくに，独自の身体系統としての内分泌系の機能と，生理的統合を維持するためのほかの身体系統，なかでも神経系との相互作用に重点をおいて説明する。内分泌系の構造と機能に関する知識は，この様式の構成要素である生命・生活過程を理解するための基礎として役立つ。内分泌機能にかかわる不適応プロセスを代償する先天的・後天的な適応反応については，その具体例を図を用いて説明する。最後に，個人の行動と重要な影響を与える刺激のアセスメントによる看護診断の記述，目標の設定，介入の選択，ケアの評価を含む看護ケア計画立案のためのガイドラインを説明する。

学習目標

1) 内分泌機能の複合的過程を述べることができる。
2) 内分泌機能の複合的過程にかかわる代償過程を1つ示すことができる。
3) 内分泌機能の過程が障害された状況を2つ挙げて説明することができる。
4) 内分泌機能の複合的過程について，第1段階のアセスメントの重要なパラメーター（行動）を示すことができる。
5) 内分泌機能に影響を与える第2段階のアセスメントの一般的な刺激を列挙することができる。
6) 内分泌機能に関係する1つの具体的状況について看護診断を作成することができる。
7) ある具体的状況で内分泌機能に不適応をきたした人の目標を設定することができる。
8) 内分泌機能に不適応をきたした状況で，一般的に実施される看護介入を記すことができる。
9) 看護介入の有効性を判断する方法を提示することができる。

第13章　内分泌機能

▍重要概念の定義

液性刺激（humoral stimulation）：体液の組成の変化によってホルモン分泌が開始すること。

外分泌腺（exocrine glands）：作用部位にホルモンを運ぶための導管にホルモンを放出するために分化した組織。

神経性刺激（neural stimulation）：神経線維の合図によってホルモンの分泌が開始すること。

内分泌腺（endocrine glands）：全身に広く散在する，それぞれ独自の機能をもった組織の小集合であり，血行を介してホルモンを目的とする遠隔部位へ移送する。

標的器官・標的組織（target organ, target tissue）：ホルモンの作用を特異的に受ける解剖学的器官であり，そのなかで生理学的反応が生じる。

負のフィードバックメカニズム（negative feedback mechanisms）：ホルモンの血中濃度を調整する主な機序。何らかの刺激でホルモンの分泌が始まった場合，その濃度が一定のレベルに達すると，それ以上の分泌が抑制される。

ホルモン（hormones）：内分泌腺からの分泌物質で，特定の解剖学的構造と生理学的プロセスを調節する化学的メッセンジャーとして機能する。

ホルモン性刺激（hormonal stimulation）：別のホルモンによってホルモン分泌が開始すること。

1 内分泌機能の複合的過程

内分泌系は，全身に広く散在する，それぞれ独自の機能をもった組織の小集合である内分泌腺によって構成されている。内分泌系は，生体プロセスをコントロールするための特殊な機能をもっている。

a. 構造とプロセス

マリーブ Marieb とヘーン Hoehn（2007）は，内分泌腺として下垂体，甲状腺，上皮小体（副甲状腺），副腎，松果体，胸腺，さらには視床下部（実際には神経組織の一部）を挙げている。また膵島，性腺（卵巣・精巣）などの臓器も内分泌の組織と機能を有している。ほかの組織や臓器（例えば心臓，肺，腎臓，胃，小腸など）も多少は内分泌機能をもっているが，この章では，上に挙げた内分泌腺に焦点を当てることにする。

まず内分泌腺と外分泌腺の違いについて述べる。外分泌腺で産生される物質は導管へ放出されて，作用部位へと移送される。膵臓は外分泌腺の1つで，膵管を

通じて十二指腸へ消化酵素を放出する。この章では内分泌機能について考察するので，外分泌腺にはこれ以上言及しないことにする。

これに対して内分泌腺は，1つあるいは複数のホルモン，すなわち体の特定の部位や器官に対して調節作用を行う化学的メッセンジャーを分泌し，それを直接血行を介してほかの解剖学的構造と生理学的プロセスへと移送し，最終的にはそれらに作用をおよぼす。このホルモンの作用を特異的に受ける部位を標的器管または標的組織という。図13-1は，主な内分泌腺と，きわめて重要なフィードバックループを示している。マリーブとヘーン（2007, p.605）によれば，ホルモンによって調節される主なプロセスには，「生殖，成長と発達，ストレッサーに対する防衛の発動，血中の電解質，水分・栄養バランスの維持，細胞代謝とエネルギーの調節」が含まれる。内分泌腺とそれが放出するホルモン，主な作用部位，およびホルモンによって影響されるプロセスについて，表13-1に概要を示す。

個々のホルモンはそれぞれ独自の特性をもっているが，なおかつすべてのホルモンに共通するいくつかの特性がある。一般に内分泌ホルモンは，少量ずつ分泌される。ホルモンは，正常な代謝の働きを増加させるか減少させることによって細胞の活動を変化させる。その正確な変化は個々のホルモンや細胞のタイプによって異なるが，ホルモンは一般に次の3つの作用のうちの1つあるいは複数をもっている。

1) 血漿膜の浸透性（電気的状態）を変化させる。
2) 酵素の作用を変える（活性化または不活性化）。
3) 遺伝物質を刺激して，酵素を産生するための指示を生じさせる。

ホルモンの作用の範囲は，個々のホルモンによってさまざまである。サイロカルシトニンのように局所的にのみ作用するものもあれば，サイロキシンのように全身の代謝プロセスに浸透的に作用を広げていくものもある。ホルモンは負のフィードバックメカニズムによって調節される。具体的には，ホルモンの分泌は内的・外的刺激によって始まる。その結果，体内のホルモン濃度が上昇すると，今度はその放出が抑制される。

大半のホルモンの作用は，次の3種の刺激のいずれかによって始まる。すなわち，ホルモン性刺激，液性刺激，神経性刺激である。ホルモン性刺激は，別のホルモンによってホルモンの分泌が開始することである。例えば視床下部は，下垂体前葉を刺激してホルモンを分泌させるホルモンを分泌する。ついで下垂体前葉ホルモンがほかの内分泌器官を刺激してホルモンを分泌させる。液性刺激は，体液中のイオンや栄養素の濃度が変化する場合をいう。血中カルシウム濃度が低下すると，副甲状腺ホルモン（PTH）放出が促される。カルシウム濃度が上昇すると，刺激は減少する。神経性刺激は，神経線維の合図によってホルモンの分泌が開始する場合をいう。自律神経系が副腎髄質を刺激して，ストレス期間中にノルエピネフリンやエピネフリンを分泌させるのはこの一例である。

内分泌腺はそれぞれ独自の機能をもつ別個の単位とみなすことができるが，内

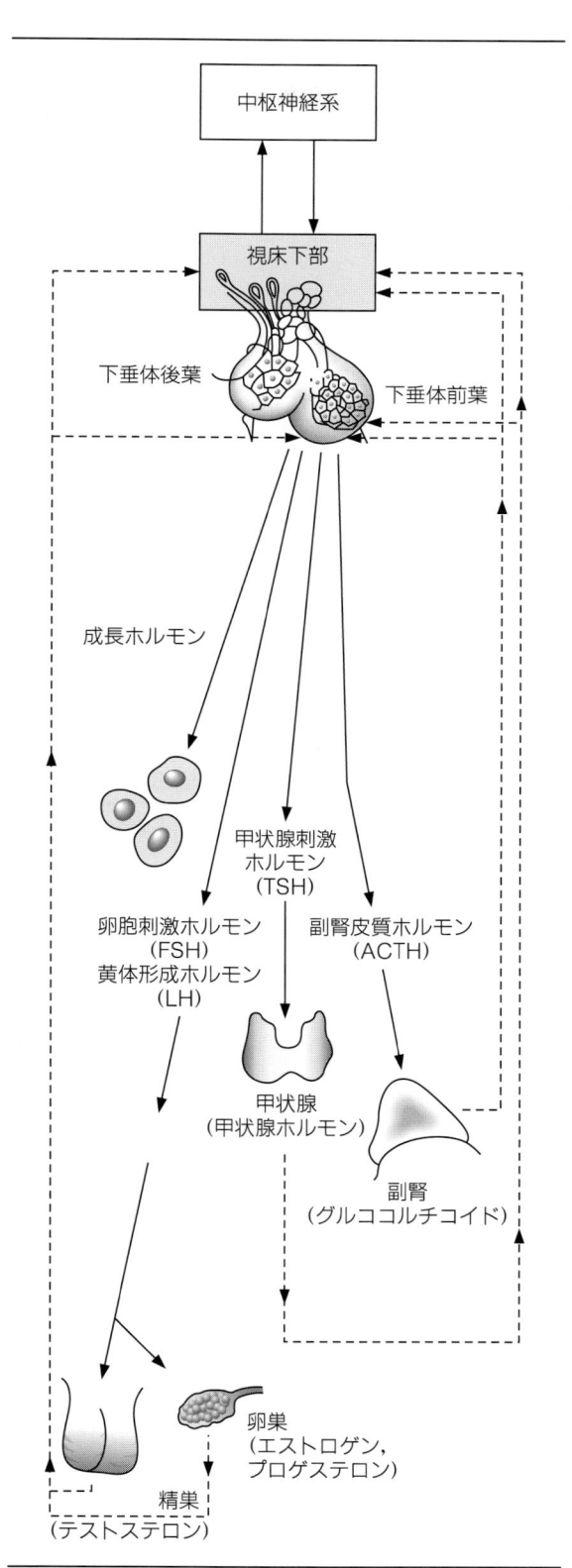

図 13-1 視床下部−下垂体−標的細胞のフィードバックメカニズムによるホルモン産生コントロール

〔Mattson-Porth, C. (2005). *Pathophysiology: Concepts of altered health states*. (7th edition). Philadelphia: Lippincott. p.958. より。許可を得て掲載〕

表 13-1 主なホルモンの作用と分泌部位

分泌部位	ホルモン	主な作用
視床下部	ホルモンの分泌と抑制 　副腎皮質刺激ホルモン放出ホルモン（CRH） 　甲状腺刺激ホルモン放出ホルモン（TRH） 　成長ホルモン放出ホルモン（GHRH） 　ゴナドトロピン放出ホルモン（GnRH） ソマトスタチン	・下垂体ホルモンの分泌をコントロール
下垂体前葉	成長ホルモン（GH）	・GH と TSH の抑制 ・骨と筋肉の成長を刺激 ・たんぱく合成と脂質代謝の促進 ・糖代謝の低下
	副腎皮質ホルモン（ACTH）	・副腎皮質ホルモンの分泌を刺激，分泌
	甲状腺刺激ホルモン（TSH）	・甲状腺ホルモンの分泌を刺激，分泌
	卵胞刺激ホルモン（FSH）	・女性：卵胞の成長を刺激，排卵 ・男性：精子生成を刺激
	黄体形成ホルモン（LH）	・女性：黄体の発達を刺激，卵母細胞の放出，エストロゲンとプロゲステロンの生成 ・男性：テストステロンの分泌刺激，精巣の間質組織の発達
	プロラクチン	・母乳のための乳房準備
下垂体後葉	抗利尿ホルモン（ADH） オキシトシン	・腎による水分の再吸収の増加 ・妊娠した子宮の収縮刺激，出産後の母乳分泌
副腎皮質	電解質コルチコステロイド，主にアルドステロン	・ナトリウム吸収の増加，腎臓でのカリウム喪失
	グルココルチコイド，主にコルチゾール	・すべての栄養素の代謝に作用する。血糖値のコントロール，成長に影響，抗炎症作用，ストレスの影響を減少
	副腎アンドロゲン，主にデヒドロエピアンドロステロン（DHEA）とアンドロステンジオン	・内因性のアンドロゲン活性を有する。末梢のテストステロンとジヒドロテストステロンに変える。
副腎髄質	エプネフリン，ノルエプネフリン	・交感神経系の神経伝達物質として作用
甲状腺（濾胞性細胞）	甲状腺ホルモン：トリヨードサイロニン（T 3）とチロキシン（T4）	・代謝系の増加，たんぱく質と骨の新陳代謝の増進，カテコールアミンの反応を増進，胎児と乳児の成長発達に必須
甲状腺 C 細胞	カルシトニン	・血中カルシウムとリン酸塩を低下させる。
上皮小体	上皮小体ホルモン（PTH）	・血清カルシウムを調節する。

（つづく）

表 13-1 （つづき）

分泌部位	ホルモン	主な作用
膵小島細胞	インスリン	・筋膜，肝臓，脂肪組織の細胞にブドウ糖を運び，血糖を低下させる。
	グルカゴン	・グリコーゲン合成を刺激，血糖を上昇させる。
	ソマトスタチン	・ブドウ糖の腸管での吸収作用を抑制する。
腎臓	1，2 5-ジヒドロビタミン D	・腸管からのカルシウム吸収を促進する。
卵巣	エストロゲン	・女性性器の発達と第 2 次性徴に作用する。
	プロゲステロン	・月経周期に影響する。子宮壁の成熟を刺激，妊娠の持続
精巣	アンドロゲン，主にテストステロン	・男性性器の発達と第 2 次性徴に作用する。精液生成を促進する。

　分泌腺の多くは相互依存的にも機能する。前に述べたように，ある内分泌腺からのホルモンの分泌は，ほかの内分泌腺からのホルモンの分泌を刺激する場合が多い。同様に，ある内分泌腺が障害されると，ほかの内分泌腺にも障害が生じやすくなる。例えば下垂体前葉からの甲状腺刺激ホルモン（TSH）の分泌が減少すると，甲状腺からのサイロキシンとトリヨードサイロニンの分泌も減少する。

　ホルモンの産生は主な内分泌器官以外の部位でも行われることは先に述べた。その例をいくつか挙げてみよう。プロスタグランジンは，局所刺激に反応して血漿粘膜から分泌される。プロスタグランジンの作用は，血管収縮から血液凝固の促進，さらには胃内の消化酵素の増加にまでおよぶ。エリスロポイエチンは低酸素症に反応して腎臓で産生され，骨髄のなかで赤血球産生を刺激する。胎盤は，妊娠を維持し，分娩のプロセスに備えるホルモン（ヒト絨毛性ゴナドトロピン，エストロゲン，プロゲステロン，ヒト胎盤性ラクトゲン，リラキシン）を産生する。

　主な内分泌腺の作用にかかわる複合的な構造と機能，その他の内分泌の働きと構造についての詳しい論議は，本書の範囲を超える。もっと詳しい情報を知りたい場合は，解剖学と生理学，専門看護学の教科書を参照してほしい。

2　内分泌機能の代償適応過程

　適応システムとしてみた場合（第 2 章を参照），人間は，環境の変化に対処する方法を先天的・後天的に身につけている。ロイ Roy は，これらの複合的な適応の

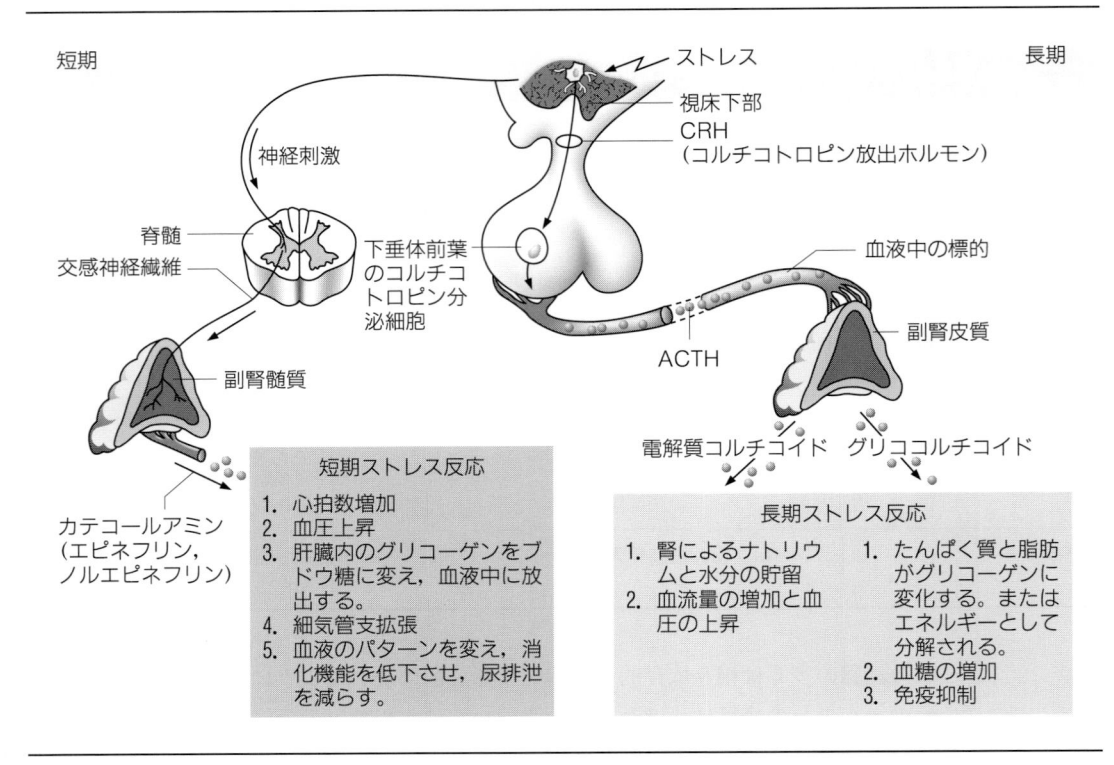

図13-2 ストレスと副腎
(Marieb, E. N., & Hoehn, K. (2007). *Human anatomy and physiology (7th ed.). San Francisco:* Pearson Benjamin Cummings (p.631) より。許可を得て掲載)

ダイナミクスを，調節器サブシステムと認知器サブシステムのコーピングプロセス（対処過程）として概念化した。神経内分泌ストレス反応は内分泌機能にかかわる調節器の代償能力の具体例である。

認知器サブシステムと調節器サブシステムの両方が，環境刺激に対する体の全体的反応を決定するが，内分泌機能に関する適応反応の部位は，調節器コーピングプロセスのなかに位置づけられる。調節器サブシステムの主要部位は，神経系の構成要素，化学的構成要素，および内分泌系の構成要素である。この3つのすべてが，大きな刺激への反応で活性化される。知覚・精神運動の部位は本来神経系であると考えられ，これは認知器のコーピングメカニズムと重なる。それは2つのメカニズムを連結するのに役立ち，したがって生理学的反応が認知反応に影響し，また逆に認知反応が生理学的反応に影響することを可能にする。調節器コーピングメカニズムの残りの構成要素，すなわち化学的反応と内分泌反応は，ストレスに対する体の生理学的反応を一体となって調節する働きをする。

ロイとマクレオド McLeod（1981）は当初，ストレスとは，適応を必要とする環境の要求と個人の認知器・調節器コーピングプロセスとの間の取り引きと定義した。しかし後に，ストレス反応とは適応状態を妨げる身体的・精神的な刺激に起

因するプロセスであるとした（Andrews & Roy, 1986）。ストレッサーという用語は，ロイの焦点刺激という概念と同義とみなしてよい。

セリエ Selye（1976）は，体の生理学的反応には2つの型があることを提唱した。第1の反応型の局所適応症候群は，体が局所刺激に直面し，1つの器官または1つの身体部分のみで反応するときに起こる。炎症反応や免疫反応はその一例である。神経内分泌メカニズムは，このプロセスでは活性化されない。第2の反応型の汎適応症候群は，身体システムの集合的部分が脅かされたり，長期間ストレスにさらされたときに起こる。汎適応症候群は，主として自律神経系の交感神経枝，下垂体，副腎，甲状腺が関与する神経内分泌反応である。長期間および短期間の神経内分泌ストレス反応を図13-2に示した。この図は副腎の機能とストレスについて説明している。

セリエ（1976）は，汎適応症候群と局所適応症候群にはともに3つの異なる段階があることを示唆した。第1期は警告反応期であり，刺激（細菌であれ言葉による侮辱であれ）に対して全身の神経内分泌防衛機制が発動されて体を防衛する。第2期の抵抗期には，体は刺激の影響を最小限の部位に限定することによって対処しようとする。最後の段階は疲憊期で，ストレッサーに抵抗する体の適応能力が使い果たされる。

これらの段階の持続期間と強度は，そのストレス反応をひき起こした刺激の強さに左右される。例えば，短い突然の予期しない騒音は，ごく短い，それとわからない程度の反応をひき起こすにすぎないであろう。この警告反応期のストレス反応が抵抗期や疲憊期まで持続することはない。一方，大きな外科手術は，第2期や第3期のより著明で長びく反応をひき起こす可能性がある。

調節器の代償反応に加えて，認知器サブシステムは，内分泌機能にかかわる適応で重要な役割を果たす。糖尿病の患者は，代謝過程に障害をきたした人が適応と代償をどのようにして学習できるかについての良い例である。患者は教育と練習を通じて，食事，運動，インスリンのバランスが重要であることを学ぶ。患者はそれぞれを調節する方法を学び，適切なバランスを非常に効果的に維持できるようになる。また患者は，バランス異常に伴って起こる合併症と，それらがより重症にならないよう早期にどのように対処すべきかについても学ぶ。多くの糖尿病の患者は認知器代償過程を通じて効果的に適応することができ，生理的・心理社会的統合を維持することができる。

3 内分泌機能の障害過程

内分泌系の不適応行動は，たいていは内分泌機能の障害によって起こり，これには負のフィードバックメカニズムの停止または機能不全が関係することが多

い。ハンコック Hancock（1997, p.1075）は，このような機能不全の4つの原因を明らかにした。

1) 内分泌腺は，自律的に機能する能力を発達させ，負のフィードバックメカニズムがもはや影響力をもたなくなる。その結果，機能亢進が起こる。甲状腺機能亢進症はその一例である。
2) 内分泌腺が先天性，後天性，または手術などの理由によって欠損すると，刺激に適切に反応できなくなる。その結果，ホルモンの欠乏が起こる。腺腫に対する外科的介入は，このような合併症の原因となる。
3) 標的組織や標的器官の細胞がホルモン刺激に対する感受性を増強または減退させると，機能亢進や機能低下が起こる。例えば糖尿病は，インスリンに対する細胞の感受性の喪失に関係があると考えられている。
4) ホルモン製剤（例えば副腎皮質ステロイド）の投与による内分泌腺機能の長期の抑制は，投与を中止したとき，急性の欠損をひき起こすことがある。

　内分泌腺の細胞は，体のほかの細胞と同じように，外傷，血管障害，自己免疫疾患，感染，新生物に感受性が高い。これらの刺激によって促進される内分泌腺の機能的・構造的変化は，どの内分泌腺がおかされた場合にも同じかたちで起こる。

　ホルモンの異常は，ホルモンの分泌低下または分泌亢進として，あるいはホルモン間のバランス失調としてみられるのが特徴的である。これらの状態にはいずれも，特定の生理学的症状や行動が伴うのが特徴である。個々の内分泌疾患に関する詳しい説明は，本書の範囲を超えている。内分泌機能に関する生理学的な障害について詳しく知りたい場合は，病理学の文献を参照してほしい。

4 内分泌機能の看護過程

　内分泌機能の複合的過程に看護過程を応用する場合，看護師は行動と刺激について注意深いアセスメントを行う必要がある。内分泌機能に影響を与える因子のアセスメントでは，代償過程を開始させる調節器と認知器の有効性を考察する。この詳細な第1段階と第2段階のアセスメントにもとづいて看護師は看護診断を下し，目標を設定し，介入を選択し，ケアの評価を行う。

a. 行動のアセスメント

　神経系の機能についても言えることであるが，内分泌機能の統合（または不統合）は，1つの全体としての生理的統合に深い影響をおよぼし，ひいてはほかの様式のすべてにおいてその人の究極的な機能に深い影響をおよぼす。加えて，内分

泌系の障害は，もともと長期にわたってみられることが多い。アセスメントと支持的看護介入に当たる看護師の役割は，全人的存在としての個人の統合を長期にわたって促進することである。

　内分泌ホルモンは，生理的統合に不可欠なすべてのニードとプロセスの機能に影響をおよぼすので，内分泌機能に関する適応行動と不適応行動のアセスメントを行うときには，個人の生理的統合について全体的に評価しなければならない。インタビューや，観察と視診，直観，内的・外的行動の測定などの技術を用いて，生理的様式の構成要素のそれぞれで主観的データと客観的データを収集する。このアセスメントで焦点となるのは，それぞれの様式における患者の現在の状態のほかに，その患者が気づいている経時的変化である。生理的様式の構成要素の1つまたは複数で内分泌機能の障害を示す行動が明らかになることがあろう。どのような行動が明らかになるかは，焦点刺激の特性による。ロイ適応モデルに示されている生理的ニードと複合的過程は，内分泌機能に関する行動のアセスメントの枠組みとして役立つ。

酸素摂取

　内分泌機能との関連で酸素摂取のアセスメントを行うときは，呼吸と循環の機能のほかに，患者の精神状態も考慮する。まず最初に，意識レベルと精神的状態に注意を向ける。患者の気分や記憶，意識の清明度，思考パターンなどは，内分泌系の障害の重要な指標である。抑うつや興奮，精神障害がみられることもある。副腎皮質刺激ホルモンの過剰分泌により気分の不安定や易刺激性が生じることがある。

　血圧と脈拍は多くのホルモンの影響を受け，正常からの逸脱は機能障害を示唆する。高血圧は，副腎皮質刺激ホルモンの過剰分泌による体液の貯留に関連して起こりうる。甲状腺ホルモンに変化が生じると，心拍数と心律動の増減や心音の変化が起こりうる。胸部を打診すると，成長ホルモンや甲状腺ホルモン，インスリンの変化によって生じる心臓肥大を診断できることがある。

　呼吸については，その数の増減を評価する。1回換気量（インスリンに影響される）を測定する。発声や発話の変化は重要である。胸部の打診によって，甲状腺ホルモンの変化で時に生じる胸水を診断できることがある。

運動と休息

　内分泌機能は人間の運動と休息のニードにも影響を与える。アセスメントは，エネルギーのレベル，睡眠パターン，身体運動の協調性と可動域，異常行動の有無について行う。副腎皮質ホルモン，甲状腺ホルモン，インスリン，下垂体ホルモンのレベルに変化をきたした患者は，ふつう全身の脱力を訴える。

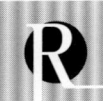

栄養

　食欲，摂取食物の量とタイプ，体重の変化はいずれも，栄養ニーズの充足の証拠となると同時に内分泌機能の指標となる。意図的にカロリーを制限したり運動量を増やしたりしていないのに体重が減少する場合は，基礎にホルモンの異常が存在することを示唆する。体幹部の肥満はコルチゾール値の異常を示唆する。

　腸音を聴診する。腸音は甲状腺ホルモンやインスリンの変化の影響を受ける。腹部の触診によって，やはり同じホルモンの影響を受ける肝臓の肥大や腹水を診断できることがある。

体液，電解質，酸・塩基平衡

　体液，電解質，酸・塩基平衡は，内分泌機能不全によって変化をきたすことがよくある。このような複合的過程をアセスメントすることによって，水分需要や粘膜の状態，異常発汗や浮腫など異常の有無が明らかになる。糖尿病性ケトアシドーシスは，糖尿病が重症なときにみられる重大な酸・塩基平衡の異常である。この代謝の問題は，対向調節ホルモン作用と結合したインスリンの全体的または部分的不足によって生じる。副腎から分泌される電解質コルチコイドは，腎臓への作用を通して体液の排泄や貯留に重要な役割を果たす。

排泄

　排泄については，排尿と排便の量，性状，パターンを，内分泌機能と関連づけて評価する。例えば，尿量，時間，頻度は，糖尿病の重要な指標である。尿の構成成分は，副腎皮質ホルモンの変化を診断するうえで重要である。腎臓部の圧痛の訴えは，基礎に病態生理学的問題が存在することを示唆する。

防衛

　防衛のニードに関しては，非特異的防御過程と特異的防御過程（皮膚，毛，爪の性状，また感染に耐え，回復する能力）の両方について内分泌機能のアセスメントを行う。焦点となるのは，皮膚の性状（色，きめ，湿潤，ツルゴール，弾性），色素沈着部位，日焼け，傷つきやすさ，にきびや線状萎縮の有無，創傷治癒度である。毛については，色，量，感触，発毛部位，脆弱性を評価する。爪の性状，つまり成長，きめ，なめらかさなどは，内分泌機能を反映する。例えば，サイロキシンが増大した場合には，温かく湿潤で柔らかな手触りの皮膚，絹状の髪，爪甲剥離，額のしわの喪失などがみられる。糖質コルチコイド過剰分泌状態では，皮膚は非常に弱くなって，毛細管脆弱性が劇的に高まる。患者は挫傷をきたしやすく，紫赤色の線条が腹部，胸部，肩，殿部に生じることがある。

　炎症反応は，糖質コルチコイドに影響される。例えば，コルチゾールは炎症反応と免疫反応の両方を抑制すると考えられている。これらの反応の変化に注意が必要である。

感覚

内分泌機能は，その人の感覚の状態を観察することによっても評価できる。感覚（聴覚，触覚，視覚，嗅覚）にみられる変化は，内分泌系の問題を示唆することがある。難聴および夜間視力減退は甲状腺機能障害を示唆する。これらの状態では眼球突出および眼瞼の振戦・退縮・動きの遅滞がみられることがある。インスリン異常では網膜の問題が生じる。

注意すべき行動には，このほか痛みや温度変化への不耐性などの感覚異常がある。インスリン産生の低下に伴って，下肢への刺激に対する感覚反応の減退や膀胱や腸の神経障害が起こる。

神経機能

内分泌機能に関するアセスメントの第1段階にはもう1つ，神経機能のアセスメントが含まれる。意識レベルや精神的機能，振戦や痙攣発作は，いずれも重要な指標である。中枢神経系の機能についても評価する。例えば，舌や四肢の振戦は甲状腺機能不全の場合に起こりうる。意識レベルは，甲状腺ホルモン，アルドステロン，上皮小体ホルモン，インスリンの影響を受ける。甲状腺機能亢進症では中枢神経系の活動が亢進し，その結果，神経過敏，不穏状態，集中力減退，疲労が生じる。てんかん患者では発作が増悪する。上皮小体機能亢進症の場合には，疲労や自発性の喪失から急性精神病までさまざまな精神機能の変化が起こりうる。

構造的発達

アセスメントの必要な分野として，このほか骨格系，軟部組織，器官の構造的発達がある。人体の骨構造は，成長ホルモン，サイロキシン，トリヨードサイロニンの濃度の影響を強く受ける。したがって内分泌機能のアセスメントでは，年齢に応じた推定成長度，体の均整などの面からその人の骨格と軟部組織の発達を評価する必要がある。例えば，サイロキシンの濃度の減少に伴って，線状骨の成長が低下する。アンドロゲンまたは成長ホルモン濃度の減少によって，骨端中枢の早期閉鎖と体の均整の変化を伴う線状骨の成長の亢進が起こりうる。成長ホルモンの機能不全の指標として，このほか不正咬合や下歯の隙間発生がある。

高濃度の副腎皮質ホルモンに伴って，軟部組織の増殖と再分布が起こる。甲状腺ホルモンが増加すると，甲状腺が大きく，柔らかくなり，時には形が非対称性になる。甲状腺ホルモンまたはコルチゾンの異常では顔貌も重要な要素である。実際，多くの内分泌機能障害では，顔貌の変化が特徴的であり，基礎にある問題を診断する鍵となることがよくある。

同様に，生殖系の構造の成長と発達，その機能は，内分泌ホルモンが適切かどうかに左右される。生殖器の大きさと形，性欲，第二次性徴，初潮と更年期の発来，陰茎の勃起機能などの異常は，内分泌機能の指標となる。例えば，卵胞刺激

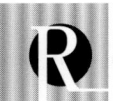

ホルモン（FSH）や黄体形成ホルモン（LH）の分泌の減少は，女性では乳房や子宮の萎縮，男性ではひげの量や精巣の大きさの減少をもたらす可能性がある．

その他の適応様式

その他の適応様式でも，内分泌機能不全がみられることがある．自己概念は，コルチゾルやテストステロン，甲状腺ホルモン，インスリンの異常の影響を受ける．これがひいては，役割機能や相互依存関係にも影響を与える可能性がある．

臨床検査

内分泌系には多様な機能があるので，その機能障害の有無を診断するために，また障害が明らかになった場合は患者の不適応行動に影響を与えている因子を明らかにするために，さまざまな臨床検査が行われている．検査には2つの一般的なタイプがある．第1は，さまざまなホルモンの濃度，または血漿，血液，尿中のホルモンの化学基もしくは配座に特異的な抗体を直接に測定する検査である．例としては，甲状腺ホルモンの生物学的検定，コレステロールと副甲状腺ホルモンレベルの化学的検定などである．第2は，17ケトステロイドの検尿や甲状腺刺激テストのように，ホルモン濃度を間接的に測定する方法である．

これらの領域のそれぞれで，患者の行動を注意深く分析することが，実際的で個別的な看護ケア計画を立てるうえでの基本である．看護師は，その行動が適応的なものであるか，支持的介入を必要とするものであるか，それとも刺激の管理を必要とする不適応的なものであるかを判断しなければならない．いくつかの行動の変化は，速やかな行動が必要な潜在的な緊急事態を示している．一例として低血糖による認知の変化がある．この判断は，それぞれの行動を効果的適応の指標に照らして考察することによって行われる．家の土台がその上に建てられる構造の基礎となるように，アセスメントのこの段階で収集された情報と意思決定が，それに続く看護ケア計画の価値と成功を決めることになる．

b．刺激のアセスメント

内分泌機能にかかわる複合的過程の第2段階のアセスメントでは，第1段階のアセスメントで観察された行動に影響を与える焦点刺激，関連刺激，残存刺激を明らかにする．前述の論議で明らかなように，観察された行動にとっての焦点刺激が，内分泌機能のプロセスに主として障害をもたらすものである．プロセス障害の状況と適応的状況の双方に影響をおよぼす因子としては，このほか発達段階，家族歴，環境条件，医療，知識レベル，ほかの様式との統合が含まれる．ほかのニードや複合的過程についてと同じように，代償過程についても考察することが重要である．

発達段階

　患者の発達段階は，内分泌機能についての刺激のアセスメントでは重要な因子の1つである。確かに，それぞれの発達段階で起こる正常な発達上の変化がある。例えば思春期には，第二次性徴の著明な発達がみられる。加えて，多くの内分泌機能障害が特定の年齢層で起こる傾向がある。2型糖尿病は，以前は30歳以降に発症するものがほとんどとされていたが，現在では肥満の結果，子どもや青年期における発症の増加が認められる。ほとんどの内分泌腺は加齢とともに機能に変化をきたす。加齢による内分泌系の変化には，抗利尿ホルモンの減少，卵巣機能の低下，糖耐性の低下，末梢代謝の低下などがある（Ignatavicius ＆ Workman, 2006）。解剖学的に，下垂体のような腺の萎縮が認められるが，ホルモンの産生には影響しないこともある。卵巣の大きさ，重さ，標的組織が減少し，ホルモンの刺激に対する反応は低下する。看護師は，予想される病理学的変化とは異なる変化を理解するよう援助することができる。

家族歴

　内分泌機能の障害には遺伝的素因によるものがある（例えば2型糖尿病）ので，患者の家族の健康パターンについても問診することが大切である。家族のなかに内分泌疾患がみられる場合は，患者が原因をどう理解しているかを明らかにすることが大切である。

環境条件

　外的環境条件のような関連刺激が焦点刺激の影響を増強することがよくある。例えば，甲状腺機能不全にみられる体温の変化は，環境温度や湿度の変化によって増大することがある。同様に，甲状腺機能低下症にみられる衰弱は，社会的貧窮層で増悪することがある。

医療

　疾病プロセスに適応できるよう患者を援助することを目指す医学的ケアと看護ケアが，さらなる関連刺激となる。例えば，与薬は適応の困難を倍加させる可能性のある一群の刺激である。内分泌機能障害に対しては，抗生物質，副腎皮質ステロイド，鎮痛薬が同時に投与されることが珍しくない。これらの薬物はいずれも，焦点刺激（内分泌腺の機能不全）に対して望ましい効果を発揮するが，その一方で，ほかの内分泌腺や神経内分泌統合メカニズムに対して有害な作用をおよぼす可能性がある。患者が行動や相互作用，服用している薬物の副作用について完璧に理解することが重要である。別の様式での不適応行動の治療に用いられるケアが，内分泌機能に否定的な影響をおよぼすこともありうる。これには，食事，運動，水分の摂取，活動レベルなどがある。

　内分泌機能障害の治療には外科的処置が選択されることが多い。確かに手術は，

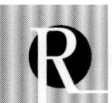

適応を必要とする患者にとって重要な刺激となる。外科的処置が用いられる場合には，看護過程の全段階でそのための対策を考える必要があり，時には看護過程の重要な焦点となる。

知識レベル

　内分泌機能障害の場合には，その状態についての患者の知識レベルが重要な刺激となる。このことは，とくに糖尿病の場合に明白である。患者は食事と運動，インスリンとの相互関係を理解し，その不均衡の症状とそれが生じた場合にとるべき措置について知っているだろうか。血糖値を持続的に注意深く監視することの重要性を理解しているだろうか。

その他の様式の統合

　内分泌機能障害の場合に観察される行動，なかでも自己概念との関連で観察される行動については先に述べた。内分泌機能障害がどのようにして役割機能や相互依存などにおいても問題をひき起こすのかは容易に理解できる。

　これに対して，心理社会的な障害が生理学的機能，とくに内分泌系の機能におよぼす影響については，両者の間に相関があることを示す証拠は増えてきているものの，まだ十分には明らかになっていない。患者の生理学的機能に影響をおよぼす心理社会的状況を明らかにすることが重要なのは，そのためである。

C. 看護診断

　内分泌系の調節機能に関する看護診断は，生理的様式のほかの領域の場合と同じ方法で行う。その1つは患者の行動とそれに影響をおよぼす刺激を，あわせて記述する方法であり，もう1つは看護診断名を用いる方法である。看護診断では，適応行動と不適応行動のいずれかが明らかになる。前者の場合の看護診断の例を挙げれば，「効果的な内分泌機能による第二次性徴正常発達」があろう。

　不適応行動の場合は，多様な看護診断が可能であろう。内分泌系はほかの身体系統と密接に関連しているので，1つの内分泌調節機能に障害が起こると，ほかの機能にも障害が起こりやすくなる。問題は次の領域でもよくみられる。すなわち，心拍出量，安楽，安全，栄養，自己概念，防衛，運動と休息，排泄，コーピング能力，コンプライアンス，体液バランス，知識レベル，認知プロセス，ストレス耐性である。不適応行動の看護診断の例としては，「甲状腺機能亢進症に伴う熱耐性の低下，食欲増進にもかかわらず体重減少，頻回の下痢，細かい手の震え，脱力感，ぎこちない動作，易疲労性，神経過敏」があろう。

　ひとまとまりの行動をとらえる既成の診断名を用いて看護診断を作成することもできる。この方法は，経験を積んだ看護師が，かなりの量の情報を短い語句で伝達する目的で用いる。第3章で明らかにしたように，ロイ適応モデルでは肯定

表 13-2　内分泌機能についての看護診断カテゴリー

適応の肯定的指標	一般的な適応上の問題	NANDA-Iの看護診断名
・代謝プロセスと身体プロセスの効果的なホルモン調節 ・生殖機能発達の効果的なホルモン調節 ・クローズドループの負のフィードバック・ホルモン系の安定したパターン ・周期的ホルモンリズムの安定したパターン ・ストレスに対する効果的なコーピング方略	・非効果的なホルモン調節 ・非効果的な生殖機能の発達 ・ホルモン系ループの不安定性 ・体内の周期的リズムの不安定性 ・ストレス	・ストレス過剰負荷 ・成人気力体力減退 ・成長発達遅延 ・成長不均衡リスク状態 ・発達遅延リスク状態

的適応について5つの指標が明らかにされている。
1）代謝プロセスと身体プロセスの効果的なホルモン調節
2）生殖機能発達の効果的なホルモン調節
3）クローズドループの負のフィードバック・ホルモン系の安定したパターン
4）周期的ホルモンリズムの安定したパターン
5）ストレスに対する効果的なコーピング方略

　同様に，よくみられる5つの適応上の問題が明らかにされている。
1）非効果的なホルモン調節
2）非効果的な生殖機能の発達
3）ホルモン系ループの不安定性
4）体内の周期的リズムの不安定性
5）ストレス

　看護診断名を使って記述した看護診断の例には，「食事制限と過度の運動に関係する月経周期不安定性」がある（この状態は，運動競技に打ち込む若い女性によくみられる）。この看護診断の例で記述された行動と刺激はともに，内分泌機能にかかわる適応上の問題について経験を積んだ看護師には多くの情報を伝達してくれる。しかし経験の少ない看護師のためには，行動と刺激についてもっと詳細に記述するほうがよい。

　複数の様式が同一の刺激の影響を受けている場合，看護診断名を使うのは，ひとまとまりの行動を伝達する効果的な方法であることが多い。例えば「ストレス」という概念は，このような診断名として使うことができる。すなわち，1つの用語で多様な行動と刺激をとらえることができるのである。この場合の診断名は，「あまりにも多くの果たさなければならない責任と，あまりにも少ない時間によるストレス」となろう。

　表13-2に内分泌機能の複合的過程についてのロイ適応モデルの看護診断カテゴリーとそれに関連するNANDAインターナショナル（NANDA-I）の看護診断名を示す（NANDA International, 2007）。

　内分泌機能不全の場合，看護師はその患者の体に生理的に生じている状態に関係する行動と刺激よりもむしろ，病態生理（疾患）そのものに焦点を当てたくなる

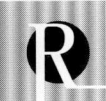

であろう。病態生理学（疾患）の知識は，内分泌機能不全に関係する行動と刺激を明らかにするうえで看護師にとって重要であるが，ロイ適応モデルの枠組みでは，行動と刺激こそが，問題とその問題の原因と思われる要因についての行動的指標である。また看護診断も，病態生理学的状態（疾患）よりむしろ行動と刺激に焦点を当てる。適切に記述された看護診断は，看護過程の次の段階である目標の設定段階で，優先順位を決め，方向性を確定する際に役立つ。

d. 目標の設定

看護過程の各段階では，個人の行動，その行動に影響を与える刺激，またはその両方に焦点が当てられる。看護診断には，行動と刺激の両方についての記述が含まれる。目標の設定の段階の焦点は，患者の行動にある。各目標ごとに，目指すべき行動が明らかにされる。

多くの内分泌機能不全には，急性期と慢性期がある。したがって目標の設定プロセスでも長期目標と短期目標が必要であり，それぞれで，焦点となる行動，期待される変化，目標達成のための時間枠が記述される。

以下に，甲状腺機能低下症で二次的に生じた代謝率の低下に関連する活動耐性低下の患者に考えられる目標の例を挙げる。「次の数日間に，患者は疲労を増加させる要因のリストを作成する」。「1か月以内に，患者は，活動耐性の改善，疲労と労作時呼吸困難の徴候の減少を示し，日常生活動作を自立して行う」。これらの目標はいずれも，焦点となる行動，期待される変化，時間枠を示している。

11歳の少年が，多尿，異常な空腹と口渇，急激な体重減少，脱力感などの行動を示し，1型糖尿病と診断されたとしよう。患者は，毎日のインスリン注射，食事と運動のバランスによって代謝プロセスを調節する必要がある。この場合の目標としては，例えば「1週間以内に患者は，アメリカ糖尿病協会ガイドラインにしたがって食事を選べるようになる」，「2週間以内に患者は，自分で血糖値の検査ができるようになる」，「1か月以内に患者は，自分でインスリンを計算し，調合し，投与できるようになる」などがあろう。

患者が目標を効果的に達成できるようにするために，その設定のプロセスには患者も参加させなければならない。これは看護過程のどの段階にも言えることだが，可能なかぎり患者が積極的に参加することが重要であり，それによって初めて看護師は正確で適切な情報を収集し，それらを正しく解釈して看護診断を下し，達成可能で適切な目標を設定することができる。効果的な適応の達成を助ける介入を決定できることが唯一の方法である。

ロイ適応モデルの看護過程の次の段階は，看護介入の明確化である。

e. 看護介入

　ロイ適応モデルによれば，看護過程の介入の段階では，目標の設定の段階で明らかにされた行動に影響を与える刺激に焦点が当てられる。看護介入の段階の目的は刺激の管理であり，これには刺激を変化，増加，減少，除去させる，または維持するのいずれかが含まれる。

　最近1型糖尿病と診断された少年に関する前述の状況では，観察された行動に影響を及ぼす刺激は，食事と運動，体内でのインスリン作用とのバランスである。したがって，看護介入は，これらの領域に向けて行われる。

　糖尿病患者の食事改善は，最良の栄養，理想体重の維持，血糖値の調節，合併症の予防，患者のライフスタイルに合った個別的な食事パターンを目指して行われる。運動は，糖尿病の症状発現をコントロールするうえで重要である。インスリン投与には複雑な問題（濃度，調整，作用の発来・ピーク・持続，合併症，投与，血糖値検査の監視とコントロール）が伴い，患者と看護師は知識，技術，態度を身につけることが必要であり，そのことが双方にとって教育的課題となる。

　以上のすべての看護介入で焦点となるのが，患者に不適応行動をひき起こす刺激（食事，運動，インスリン濃度）である。ほかの多くの内分泌機能障害と同様，この問題は患者にとって長期的な挑戦課題となる。多くの看護介入は，患者が継続的に必要な適応を果たせるようにするために，問題に関するその患者の知識レベルと理解度をふまえて行われる。急性期の緊急事態についての知識も，非常に重要である。この若い糖尿病患者は，多くの重篤な急性期合併症，高浸透圧性非ケトン性昏睡，糖尿病性ケトアシドーシス，低血糖症，感染について知識が必要である。これは，ほかの多くの内分泌機能障害についても言えることである。内分泌疾患の詳細についての情報は本書の範囲を超える。もっと多くの情報を望む場合は，病態生理学の文献や臨床看護の教科書を参照してほしい。

f. 評価

　評価では，看護介入の有効性を患者の適応行動，すなわち目標として記述された行動を患者が達成できたかどうかということに関連づけて判断する。患者の行動が記述された目標に合致している場合は，その看護介入は有効だったとみなしてよい。目標が達成されていない場合は，もう1度行動と刺激のアセスメントを行い，看護過程の後続の段階をやり直したうえで，別の介入もしくはアプローチを明らかにする。

　前述の「2週間以内に患者は，自分で血糖値の検査ができるようになる」という目標について言えば，2週間以内にその少年の血糖値の検査を行う能力を試し，それが成功すれば看護介入（おそらく教育プロセス）は有効だったことになる。同様の評価は，インスリンの自己注射能力についても行うことができる。

第 2 部　個人の適応様式

看護過程とその 6 つの段階は，継続的かつ同時的で，重なりあうプロセスであるということを知っておくことが重要である．説明の便宜上，6 つの段階を別々に切り離し，いわば直線的な配列で扱われるが，実際には第 1，第 2 段階のアセスメントを行っている最中に介入が必要になるということもよく起こる．同様に，評価も継続的に行われるものであって，看護診断を下したり，目標を設定しているときでも，評価を念頭におかなければならない．

5　要約

この章では，内分泌機能にかかわる複合的な生理的プロセスへのロイ適応モデルの応用について述べた．これら基本的生命・生活過程について概観するとともに，内分泌機能に関する先天的・後天的な代償適応反応について説明し，またこのプロセスの障害の例を示した．最後に，行動と刺激のアセスメントのパラメーターを明らかにし，看護診断，目標の設定，そして介入による看護ケア計画立案のためのガイドラインと看護ケアの評価について説明した．

次の章では，個人の自己概念様式，役割機能様式，相互依存様式について述べる．これらの様式は生理的様式における適応によって直接影響を受け，一方，生理的様式もほかの様式における障害の影響を受ける．　　　　（訳＝西片久美子）

応用問題

1. あなたが最近生活のなかで体験したストレス（試験，自動車事故など）を思い起こしてください．この章の行動アセスメントカテゴリーを用いて，神経内分泌メカニズムを活性化させたあなたの行動を列挙しなさい．

2. 3 つの項目，すなわち主な内分泌腺，活動亢進を伴う行動（分泌過多），活動低下を伴う行動（分泌低下）からなる表を作成しなさい．項目については病態生理学または看護学の教科書を参照すること．

　例：

内分泌腺	分泌過多	分泌低下
下垂体前葉：成長ホルモン	巨人症（giantism）：均整はとれているが異常に高い身長の成長 先端巨大症：四肢の骨と軟部組織の成長	小人症（midgets）：均整はとれているが成人になっても異常に低い身長 小人症（dwarfism）：体幹は正常の大きさであるが四肢が異常に短い．

理解度の評価

[問題]

1. A欄に挙げたプロセスを刺激するホルモン名をB欄に，またそれを分泌する内分泌腺をC欄に記入しなさい。

   [A欄] プロセス　　　　　　　　　　　　　　　[B欄] ホルモン　　[C欄] 内分泌腺
   - (a) 体細胞，軟部組織，軟骨の成長　　　　　　_____　　_____
   - (b) 水の再吸収，浸透圧・血液の調節　　　　　_____　　_____
   - (c) 異化代謝，全細胞代謝率，熱産生の調節　　_____　　_____
   - (d) 血漿カルシウムとリン濃度の調節　　　　　_____　　_____
   - (e) ナトリウムの再吸収，カリウム・
      マグネシウム・アンモニウムの排出　　　　_____　　_____
   - (f) 交感神経系に似たストレスへの緊急反応　　_____　　_____

2. 重要な調節器代償過程の1つにストレス反応がある。体の生理学的反応は，局所適応症候群(LAS)と汎適応症候群(GAS)という2つの形式をとる。次の記述に該当する形式(LASまたはGAS)を記入しなさい。
   - (a) _____　刺激は局所的である。
   - (b) _____　神経内分泌反応
   - (c) _____　集合的身体系統が脅かされる。
   - (d) _____　1つの器官のみ反応する。
   - (e) _____　ストレス期間が遷延する。

3. どのような原因による内分泌機能不全であれ，その結果生じる構造と機能の変化はほぼ同じである。観察された行動は，特定のホルモンの _____ または _____ の結果である。

4. 次の生理的構成要素のうち，内分泌機能にかかわる行動のアセスメントで重要なものはどれか。該当するものに印をつけなさい。
   - (a) _____　酸素摂取
   - (b) _____　運動と休息
   - (c) _____　栄養
   - (d) _____　水分，電解質，酸・塩基平衡
   - (e) _____　排泄
   - (f) _____　防衛
   - (g) _____　感覚
   - (h) _____　神経学的機能

5. 内分泌機能不全の場合の焦点刺激は病態生理学的問題であることが多いが，正常なプロセスの障害が別の要因によって起こる例を1つ挙げなさい。

第 2 部　個人の適応様式

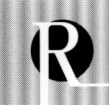

[状況]

　　Jさんは 66 歳の男性で，最近 2 型糖尿病と診断された。アセスメントの結果，多尿と異常な口渇が明らかになった。強い脱力感とめまいがみられる。患者はいつも空腹感があると言う。糖尿病と診断されてから J さんは「特別食」をとっている。しかし，最近彼はいくつか社会的行事に参加し，すっかりそれにのめり込んでしまった。その結果，疲労と脱力感が生じたので，普段の朝夕の散歩は見合わせている。血糖値について聞かれると，彼は備品が切れたので最近は測定していないと答えた。J さんは糖尿病教室の集まりには一度も出席していない。

6. (a) 特定の行動に焦点を当て，(b) 看護診断名を用いて，この状況に対する看護診断を 2 つ記述しなさい。

7. J さんの短期目標と長期目標を記述しなさい。

8. 項目 7 で設定した目標の達成に向けた 2 つの看護介入を述べなさい。

9. J さんが項目 7 で設定した目標を達成したことを示す行動にはどのようなものがありますか。

[解答]

1. ［B 欄］ホルモン　　　　　　　　　　　［C 欄］分泌腺
    (a) 成長ホルモン　　　　　　　　　　　下垂体前葉
    (b) 抗利尿ホルモン（ADH）　　　　　　下垂体後葉
    (c) サイロキシン，トリヨードサイロニン　甲状腺
    (d) 副甲状腺ホルモン　　　　　　　　　上皮小体（副甲状腺）
    (e) 電解質コルチコイド　　　　　　　　副腎皮質
    (f) エピネフリン　　　　　　　　　　　副腎髄質
2. (a) LAS　　(b) GAS　　(c) GAS　　(d) LAS　　(e) GAS
3. 分泌過多，分泌低下
4. 全部
5. 例：
    ・避妊用ピルの投与による排卵の停止
    ・激しい運動と無理な減量による月経不順
    ・ステロイドの摂取による不自然に強い体力と体の発達
6. (a) 食事，運動，インスリン量のバランスの異常による多尿，口渇，脱力感，めまい
    (b) インスリンの調節と食事および運動についての理解不足による高血糖
7. 短期目標の例：1 時間以内に，J さんの血糖値は許容範囲に戻る。
    長期目標の例：1 週間以内に，J さんは規則的に血糖値の測定を行ってそれをチャートに記入し，あわせて食事と運動についても記録するようになる。
8. 短期の介入としては，血糖値を測定し，状況に適切に反応できるようにする。高血糖の場合には，水分補給と，食事・運動・与薬による調節の回復が必要となる。
    長期の介入としては，知識と技能を高め，食事と運動の調節ができるようにするため，糖尿病教室への出席を促す。

9. 短期目標の評価としては，血糖値の再測定を行って適切な反応がみられるかどうか，また現在は正常範囲にあるかどうかをみる。
   長期目標の評価としては，Jさんが注意深く食事，運動，血糖値の監視を行っているかどうかをチャートでチェックする。

●文献

[*1] Andrews, H. A., & Roy, C. (1986). *Essentials of the Roy Adaptation Model*. E. Norwalk, CT: Appleton-Century-Crofts.

Hancock, M. R. (1997). Nursing assessment and common endocrine interventions. In L. O. Burrell, M. J. M. Gerlach, & B. S. Pless (Eds.), *Adultnursing: Acute and community care* (2nd ed., pp.1074-1084). Stamford, CT: Appleton and Lange.

Ignatavicius, D. D., & Workman, M. L. (2006). *Medical-surgical nursing: Critical thinking for collaborative care* (5th ed.). St. Louis, MO: Elsevier Saunders.

[*2] Marieb, E. N., & Hoehn, K. (2007). *Human anatomy and physiology* (7th ed.). San Francisco: Pearson Benjamin Cummings.

[*3] NANDA International. (2007). *Nursing diagnoses: Definitions and classifications, 2007-2008*. Philadelphia: NANDA-I.

Roy, C., & McLeod, D. (1981).Theory of the person as an adaptive system. In C. Roy & S. L. Roberts (Eds.), *Theory construction in nursing: An adaptation model* (pp.49-60). Englewood Cliffs, NJ: Prentice Hall.

[*4] Selye, H. (1976). *The stress of life* (2nd ed.). New York: McGraw-Hill.

●邦訳のある文献

1) 松木光子監訳：ロイ適応看護論入門，医学書院，1992．
2) 林正健二・ほか訳：人体の構造と機能，第2版，医学書院，2005（原書第7版）．
3) 日本看護診断学会監訳：NANDA-I 看護診断―定義と分類　2007-2008，医学書院，2007．
4) 細谷東一郎訳：生命とストレス，工作舎，1997．

SISTER CALLISTA ROY
THE ROY ADAPTATION MODEL
THIRD EDITION

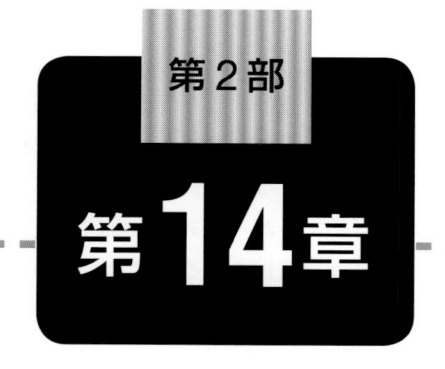

第2部 第14章

個人の自己概念様式

第 2 部　個人の適応様式

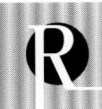

　第 2 番目の適応様式は，個人の自己概念様式である。集団の構成員である人々のアイデンティティ様式については第 18 章で述べる。この章では個人の自己概念について述べる。これは，その人についての看護アセスメントとケアプランの手引きとなるであろう。目標は，人々がよりよい適応をすることができるように支援することにある。その人の中核となるもっとも重要なものは自己概念である。この様式の適応はほかの 3 つの様式にも影響を与える。それは，人が自分は何者かという概念から行動するからである。健康の促進にもあるいは健康状態の変化に対しても，どのような選択をするかはその人の自己がかかわっている。自己概念様式は，人間の全体性のもう 1 つの側面である。

　自己概念とは，個人がある時点で自分に対して抱く信念と感情の合成体と定義されている。自己概念は内的知覚や他者の知覚によって形成されるが，人間の行動を導くのはこの自己概念である。ロイ適応モデルでは，自己概念様式は 2 つの構成要素からなると考えられている。すなわち，身体感覚とボディイメージを含む身体的自己，自己一貫性と自己理想，そして道徳的・倫理的・霊的自己から構成される個人的自己である。次の言葉は，この 2 つの構成要素を例示している。「私って 1 週間も眠っていないみたいに見えるわね！」という言葉はボディイメージにかかわる行動を示す言葉であり，「このプリンターを新しいコンピューターにとりつける方法は，きっとわかるはずです」という言葉は自己理想行動の一例である。

　自己概念様式の基礎にある基本的ニードは，精神的・霊的統合の名で呼ばれている。つまり自分が何者であるかを知り，統一の感覚と意味をもって生きたいというニードである。人の心に何らかの動機が芽生えたとき，それはその人の心理的・スピリチュアル的統合性によって動機づけられたのであると，ロイ適応モデルではみなしている。精神的統合とそれに関連する霊的統合は，健康の基礎となるものである。この統合において適応上の問題が起こると，治癒能力や，健康を維持するのに必要な行動をとる能力が損なわれるおそれがある。個人の自己概念に影響を及ぼしている行動と刺激のアセスメントを行うにあたっては，自己概念様式について知識をもっていることが重要である。

　この章では，自己概念様式と，発達する自己（developing self）と知覚する自己（perceiving self），焦点づけをする自己（focusing self）という統合的過程について概観する。これらの過程を通して心理・スピリチュアル的統合性が保たれるのである。自己概念の代償適応過程についても説明し，さらに個人の過程の障害については例を挙げて説明する。最後に，行動と刺激のアセスメント，看護診断，目標の設定，介入の選択，ケアの評価を含めた看護ケアの計画立案のガイドラインを紹介する。

第14章　個人の自己概念様式

▎学習目標

1) ロイ適応モデルに沿って，自己概念様式について説明することができる。
2) 自己概念様式の代償過程を1つ示すことができる。
3) 自己概念様式の障害過程に関する2つの状況を挙げてそれに命名し，説明することができる。
4) 自己概念様式に関する第1段階アセスメントに重要な行動とは何かを示すことができる。
5) 自己概念様式に影響を与える第2段階のアセスメント因子（刺激）を明らかにすることができる。
6) 自己概念様式に関する看護診断を作成することができる。
7) 自己概念様式の看護診断に関して目標を設定することができる。
8) 自己概念様式における適応を促す看護介入を選ぶことができる。
9) 自己概念に対する看護介入の有効性を判断するための方法を提示することができる。

▎重要概念の定義

個人的自己（personal self）：自己の性格，期待，価値観，価値についての個人の評価。自己一貫性，自己理想，道徳的・倫理的・霊的自己が含まれる。

コーピング方略（coping strategies）：適応を維持するために人が習慣的に用いる反応。日常生活のなかで，またストレスを抱えているときに統合性を維持するために人が機能する仕方。

シェーマ（スキーマ）（schema）：情報をコード化して表すための構造。

自己一貫性（self-consistency）：一貫した自己機能を維持し，不均衡を避けようとする個人的自己の構成要素の1つ。自己に関する観念の組織化されたシステム。

自己概念（self-concept）：個人がある時点で自分自身に対して抱く信念と感情の合成体であり，内的知覚と他者の反応についての知覚によって形成される。

自己尊重（self-esteem）：自己の価値についての個人の知覚。個人的自己で顕著にみられる側面。

自己理想（self-ideal）：自分がどのようでありたいか，または何をすることができるということにかかわる個人的自己の構成要素の1つ。

焦点づけをする自己（focusing self）：全体の人間社会のなかにあって個別的な自己でありつづけるという希望，エネルギー，持続性，意味，目的，誇りを浮き上がらせるような仕方で，身体的・個人的自己と接しつづける過程。自己についての覚知（awareness），意識，意味は，人間と環境の統合の要素であって，それこそ人間が思考と感情を通して焦点を当てるものである。[訳注：焦点づけ（フォーカシング）はマクマホン McMahon が用いた用語。第4章を参照]

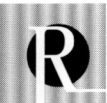

人生の終焉（life closure）：人生の意味の問題を解決し，やがて訪れる死の現実を受容する過程。
身体感覚（body sensation）：自己を身体的存在として感じ，経験する能力。
身体的自己（physical self）：自己の身体的属性，機能，性（セクシュアリティ），健康-疾病状態，外見を含む身体的存在についてのその人の評価。身体感覚とボディイメージが含まれる。
性機能障害（sexual ineffectiveness）：身体的・心理的な要因に関連した非効果的性行動。性的自己の感覚や攻撃的性行動の減少により明らかである。
精神的・霊的統合（psychic and spiritual integrity）：個人のレベルでの自己概念様式の基本的ニード。つまり，宇宙と一致統合し，意味，目的をもって存在することができるように，自分が何者であるかを知るニード。
知覚する自己（perceiving self）：環境内で何が起こっているか，そして，人は知覚を通してそれがだれであるかを決定する過程。すなわち，その決定は入力に対しいかに解釈を下すかにかかっている。
道徳的・倫理的・霊的自己（moral-ethical-spiritual self）：個人的自己の構成要素の1つで，信念体系，宇宙との関係のなかで自分が何者であるかについての評価が含まれる。
発達する自己（developing self）：身体的・心理的・認知的発達，自己に対する他者の反応についての知覚にもとづく自己知覚の成長。このような経験は認知的に組織されて自己シェーマとなる。
不安（anxiety）：漠然とした非特異的な脅威によって心が苦しく，落ち着かない状態。個人の自己一貫性の感覚を脅かす。
ボディイメージ（身体像）（body image）：自分自身の体についての見方。自分の個人的外見についての見方。

1 個人の自己概念様式

　ロイ適応モデルについての初期の著作では，自己概念は，個人がある時点で自分自身に対して抱く信念と感情の合成体と定義されている（Driever, 1976）。この定義は，今日自己について特定されている中核的な内容と一致する（Mischel & Morf, 2003）。自己概念は自己の内面における知覚と他者から受ける反応についての知覚から形成されるが，この合成された自己が行動を導く。「私は何者か」ということは，個人にとってもっとも重大な問いであって，自己の感覚はその人の行動で大きな役割を果たす。自己とは，個人が身体的・社会的・霊的・道徳的存在としての自分自身について抱くイメージであると考えられている（Gecas, 1982）。

第14章　個人の自己概念様式

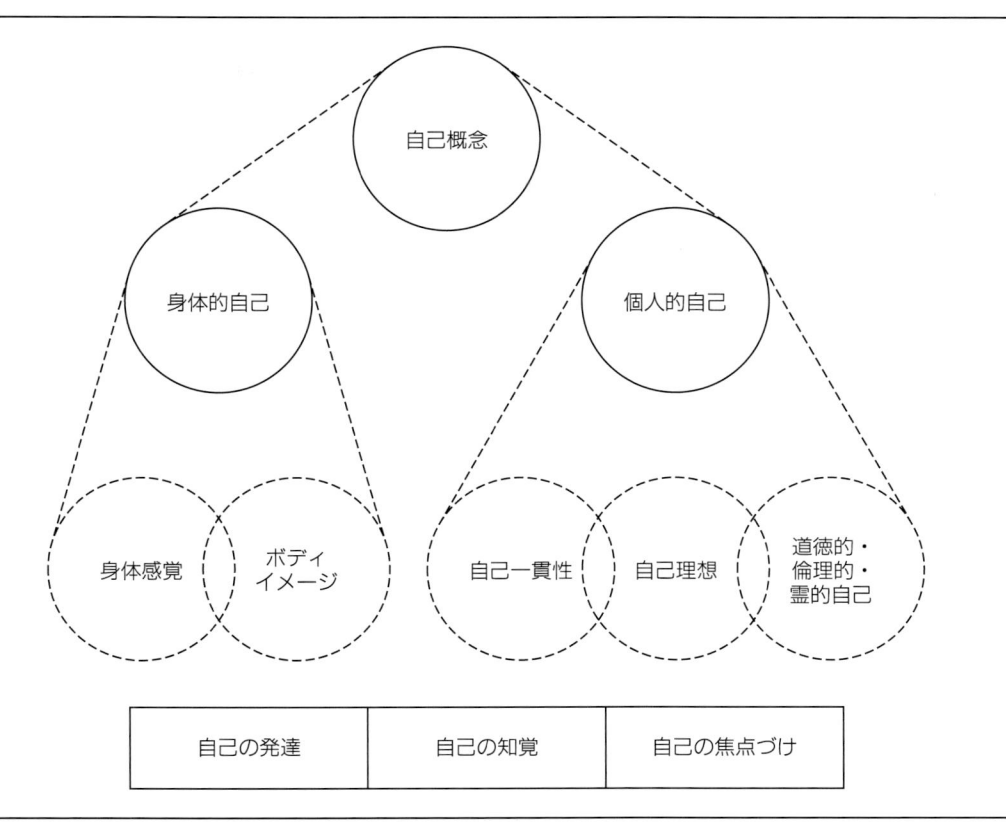

図14-1　自己概念様式とその理論的基礎

図の構成：
- 自己概念
  - 身体的自己
    - 身体感覚
    - ボディイメージ
  - 個人的自己
    - 自己一貫性
    - 自己理想
    - 道徳的・倫理的・霊的自己

下段：自己の発達／自己の知覚／自己の焦点づけ

　ロイ適応モデルでは，自己概念様式には身体的自己と個人的自己という2つの下位領域があるとされている。図14-1は，自己概念様式とその2つの下位領域，構成要素を図示したものである。この統合的な生命・生活過程は中範囲理論の基礎を構成している。身体的自己は，身体感覚とボディイメージという2つの構成要素からなり，身体的属性，機能，性（セクシュアリティ），健康–疾病状態，そして外見を含む身体的存在についてのその人の評価が含まれる。身体感覚とは，身体的存在としての自己を感じ，経験する能力をいう。例えば，「気分が悪い」「疲れきっている」「とっても快調だ！」などの言葉は身体感覚を表す。ボディイメージとは，自分自身の体や外見についての見方である。「もう少し体重を落とさなくてはならない」，「私は，今日は結構魅力的だと思う」，「私の体はあまり健康ではない」などの言葉はいずれも，ボディイメージを表している。

　個人的自己は，自己一貫性，自己理想，道徳的・倫理的・霊的自己という3つの構成要素からなるとされている。自己一貫性とは，自己に関する観念の組織化されたシステムである。精神は，自己システムのすべての観念を相互に一貫したもの，あるいは相互に適合したものにしようとする。レッキー Lecky (1961) は，自己一貫性へのニードを通して人は，一貫した自己機能を維持し，不均衡を避け

ようとすると述べている。自己一貫性に関連する行動は，その人の状況に対する反応や表出する言葉によって観察することができる。例えば，「私はいつも時間を厳守する」「妊娠中ずっとベッドに寝ているということは，とても気になります。私はいつもよく動き回っていましたから」などである。自己理想は，自分がどのようでありたいか，または何をすることができるかということに関係している。「私は看護師になりたい」「私はスペイン語の成績をもっと良くしたい」などの言葉は，その人の自己理想を表している。道徳的・倫理的・霊的自己には，信念体系や，宇宙との関係のなかで自分が何者であるかについての評価が含まれる。それは「だれもが同等の医療を受ける資格があると私は思う」，あるいは「今の苦しみもこの世のなかでは何らかの意味があると私は思う」などの言葉で明らかになる。自己概念に関するプロセスについての理解を深めるため，これらの構成要素についてはさらに詳しく後述する。その基礎となる中範囲理論のプロセスを，以下に述べる。

2 個人の自己概念様式の過程

ロイ適応モデルは，人間には基本的生命・生活過程を営むための4つの適応様式が備わっているとしている。看護師はこれらの複雑な過程における適応レベルを評価する。そして，4つの適応様式が1つとなって可能な限り最善の適応状態になるようにケアを提供するのである。自己概念様式には発達する自己，知覚する自己，そして焦点づけをする自己が含まれる。ロイ適応モデルによれば，これらのプロセス（図14-1の下段）から自己概念，身体的・個人的構成要素に関する知識を与えてくれる中範囲理論が引き出される。

a. 発達する自己の過程

身体的自己と個人的自己はともに，その人の一生を通じて発達する。子どもの場合，発達する自己は，身体的能力や思考能力の高まりや他者との相互作用などの影響を受ける。発達心理学者のフロイト Freud (1949)，ピアジェ Piaget (1954)，エリクソン Erikson (1963)，ニューガーテン Neugarten (1969, 1979) らは，発達する自己の過程についての理解の促進に貢献した。

このほか，例えば道徳心の涵養や自己スキーマの発達など，自己の発達に関する理論を提供している人もいる。小児の身体的・認知的成熟や関係性の変化は，自己の発達にとって重要な鍵である。人間は，誕生の瞬間から自己を発達させていく。主要なケア提供者の反応の仕方によって，世界を知ろうとする新生児の最初の試みは促進されたり，抑制されたりする。ボウルビー Bowlby (1969) は乳児・

両親（周囲の人々）間の良好なアタッチメント（愛着）を成功させるための鍵となる特質を強調する。ボウルビーは研究にもとづき，自己尊重の芽が育つのはこのようなつながりによるものであり，反対に，混乱したアタッチメントはまとまりのない自己形成につながると述べている。最初は，母親や父親のような主な養護者との関係であるが，しだいに子どもは家族や学校の仲間，遊び友だちなどと相互作用をもち，彼らに順応するようになる。フロイトとエリクソンの理論は，他者との相互作用を含め発達段階を理解するのに役立つ。

フロイトの人格形成理論は，彼が臨床の場で行った乳幼児たちの観察から理論化したものである。子どもの内面には変化をひき起こす2つの内的・生物学的な力があると，彼の心理分析モデルは提唱している。その第1は性的なものあるいは「リビドー」であり，第2は攻撃的エネルギーである。5段階の発達は，「喜び」と「満足」のゾーンに集中する。これは①口唇期，②肛門期，③男根期，④潜在期，そして⑤性器期である。この理論には批判もあり，さらなる発展もあった。エリクソンはフロイトの心理分析的段階を全生涯にまで拡充した。

エリクソン（1963）の8段階の成熟（発達）危機に関する文献は，他者との相互作用がいかに自己プロセスの発達に影響を及ぼすかを理解するうえで有用である。次に挙げた各成熟危機における他者の反応による影響を認めることは難しくない。すなわち，Ⅰ段階：基本的信頼対基本的不信，Ⅱ段階：自律性対恥と疑惑，Ⅲ段階：自発性対罪悪感，Ⅳ段階：勤勉性対劣等感，Ⅴ段階：自我同一性対役割混乱，Ⅵ段階：親密性対孤立，Ⅶ段階：生殖性対停滞，Ⅷ段階：自我統合対絶望，である。エリクソンの発達理論では，12歳から18歳にかけて発現するアイデンティティ（同一性）がとくに強調されている。詳細はエリクソンの原本を参照していただきたい。

ピアジェは認知的発達に注目した。ピアジェによれば，乳児やよちよち歩きの幼児（0〜2歳）は感覚運動期にあり，あらゆる感覚と運動技能を用いて対象や事象を定義し，解釈する。その認知上の主な課題は，対象に打ち勝つ経験をすることである。この時期の子どもの思考は，環境に対して1つの全体として直接的に働きかける段階から，生起するものごとに対してより目的指向的に働きかける段階へと進む。生後6か月から12か月の間に，自己と対象を切り離してとらえるようになる。ピアジェの前操作期にあたるよちよち歩きの幼児と就学前の幼児（2〜5歳）は，象徴を理解するという課題を達成し，色，形，大きさなどを見分けるようになる。知覚的には，この時期の子どもにとって自己が世界の焦点であり目的である。子どもは，他者の見方を拒否し，他者が異なる見方をもち得ることに気づかない。5〜8歳になると，子どもは次第に自己中心性を脱するようになるが，矛盾する見方を理解するのは困難である。学童期の子どもは認知的発達の具体的操作期に入り，分類や数量，時間と空間などの関係が理解できるようになる。しかしその思考は，具体的経験に依存するものであるために限られたものであり，またその経験が質量ともに少ないことでも限られたものである。思春期（形式的

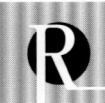

操作期)になると,思考プロセスに抽象や象徴的関係などの形式的操作がみられるようになる。世界についての見方が,現象的・具体的なものを超えて,将来の可能性や抽象概念,事実をふまえない前提などにおよぶようになる。自己一貫性,自己理想,道徳的・倫理的・霊的自己を創り出すのはこのような思考である。

ニューガーテン Neugarten (1979) の発達理論の焦点は,人生の後半にある。この理論では,時間と年齢,ライフサイクルが,ライフヒストリー (life history＝生活史) を有意義なライフストーリー (life story＝経歴) にするための鍵であるとされている。このアプローチは,高齢者における自己の発達を理解するために用いられてきた。人々の寿命が延長した今日,エリクソンによる8段階からなる発達段階に3段階が加わり拡大された (Edelman & Mandle, 2002)。第1は,「自我分化」対「仕事役割の先占」である。すなわち,高齢者は仕事から離れ別の同一性を獲得する。第2の正常な老化による変化に対する適応は,「身体の超越」対「身体への大きな関心事」である。第3の「自我超越」対「自我先取り」は,死の受容および自己理想,道徳・倫理・霊的自己を重視する。ドブラッツ Dobratz (1984, 2004, 2005) は,ロイ適応モデルの観点から人生の終焉の過程について研究した。これはグリーフの項で代償過程として論じている。

道徳的思考と道徳的判断は自己の発達と相応する。コールバーグ Kohlberg (1981) は,人々が正しい行動と間違った行動について判断を下す理由を研究した。その結果,道徳的判断には3つのレベルがあり,それぞれ2つの段階があると記している。前慣習的段階では,子どもは罰を避けるために規則を守る。このレベルの第2段階では,子どもは自分の興味のあること,自分に得になることが正しいと信じる。2人の人の利益を満たすのに取り引きをする。2番目のレベルは慣習的段階であり,ここでは人は互いに期待を抱き,善良であることが大切だと思う。このレベルの2番目の段階では社会システムと自分の良心を認識する。社会に貢献することが重要であり,正しい行動を選択する理由として自己尊重を挙げる。3番目のレベルは慣習的段階以降であり,原理を重んじる。このレベルでは,社会的契約を信じ,すべての人の善のために法にしたがい,普遍的な倫理原則に従う。コールバーグは,すべての人がこの段階に到達するとは考えていなかった。

コールバーグは研究のなかで,学童期から青年期までの男性に対して面接を行った。ギリガン Gilligan の道徳発達理論 (1982) では,男性と女性の差が示されている。発達は類似しているが,関係性や依存の問題によって差が生じる。男性にとっては,母親からの分離が重要であった。一方,女性の発達がうまくいくには,関係のなかでの愛着が最大の因子であった。女の子は関係を重視することを学習し,男の子よりも幼い年齢で人と互いに依存しあうようになる。女性にとっては人への気遣いと責任が問題となる。女性は,人の権利と衝突することなく自分の権利を行使するにはどうすべきかという道徳的ジレンマから,道徳的な生活を送るもっと一般的なアプローチへと移行する。女性は自分自身や家族,一般の人に対して義務感を抱いている。

発達する自己について理解するうえで役立つもう1つの理論に，自己シェーマと自己についての情報処理に関する研究がある（Markus, 1977）。認知器の情報処理を論じるなかでロイ適応モデルが注目しているのは，ある特定の時点で得られる刺激の量は，その人が処理できる，あるいは注意を向けることのできる量を超えているということである。何に注意を向け，何を学習し，何を想起するかの選択は，恣意的に行われるのではない。むしろマーカス Markus ら（1977; Markus & Wurf, 1987）は，このような選択は，入力情報をある程度の有効性をもって処理できるようにする，何らかの内的認知構造に依拠して行われると述べている。シェーマ（スキーマ）とは，情報をコード化して表すための構造を指して用いられる用語である。自己シェーマ（自己スキーマ）は，過去の経験から導き出される自己についての認知の一般化であり，他者との相互作用のなかに含まれる自己に関する情報の処理を組織化し，方向づけるものである。自己シェーマに関しては，さまざまな領域で研究が行われている。例えば，身体的自己との関連では体重（Markus, Hamill, & Sentis, 1987），運動（Kendzierski, 1988），性的アイデンティティ（Markus, Crane, Bernstein, & Siladi, 1982）についての研究があり，また自己理想との関連では学問的業績（Garcia & Pintrich, 1994）についての研究がある。

　いくつかの理論的方法を用いれば，発達する自己の過程を，身体的・認知的・道徳的発達にもとづいて自己に対する他者の反応を取り入れる自己成長段階として要約することができる。これらの経験には身体的・個人的自己に関するものが含まれ，認知的に自己シェーマに統合される。

b. 自己を知覚する過程

　自己概念を理解するもう1つの方法は，とくに自己を知覚する過程をよく見つめることである。ロイ適応モデルでは，自己概念とはその人が自分自身について抱いている信念と感情の合成物であると定義している。人の信念や感情は知覚にもとづいている。第10章で述べたように，知覚とは，人が受けた感覚刺激の解釈とその意識的識別である。知覚する自己とは，その人が環境内で何かが起こっていることに気づき，知覚を通してそのインプットを解釈することによって，それがだれなのか断定することを意味する。いくつかの領域において，多くの理論家が，環境とくに人々との相互作用におけるこの自己概念の過程について調査を行っている。

　クームズ Coombs とスニッグ Snygg（1959）のより広範な自己知覚理論では，自己とは自己知覚の集合体（＝布置）であるとされている。シンボル相互作用理論の理論家の多く（Cooley, 1964; Goffman, 1959, 1967; Mead, 1934; Sullivan, 1953）は，人間は他者の反応についての知覚にもとづいて自己知覚をつくり上げると述べている。ミード Mead は，自己という概念は人が社会のなかで自分が他者とは異なる存在であることを自覚することを意味すると述べている。自己の感覚は，人

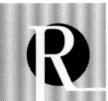

が生まれたときは存在しないが，幼小児期から成人期へかけて自分以外の人や，より広い社会とのかかわりをもつ社会的経験のプロセスのなかで出現してくる。クーリー Cooley は，この見方を敷衍（ふえん）し，自己の感覚とは他者による意味づけと評価のなかに反映された自分自身を自己としてとらえるという社会的相互作用の結果にほかならないと主張している。クーリーによれば，人間は自らについての他者の判断（例えば外見）を想像力のなかで自己としてとらえている。ある人が，だれかから「きれいですね」というシグナルを受けたとする。そのとき人は自分に対する誇りや満足感などの感情を抱く。しかし否定的なインプットを受けたと解釈すれば，屈辱ととらえるであろう。ミードは，自己が最大限の発達をとげるためには，自分に向けられた他者の態度を受け入れるだけでなく，自分が属している集団と社会のメンバーにふさわしい態度を獲得することも必要であると述べている。したがって人は，他者一般の視点で状況を把握することができなければならない。例えば，10代の少女はクラスメートの仲間に入り，「みんなと同じような靴を履き」，同じような服を着て同じようなメーキャップをすることで，自分がみんなの目から見てファッショナブルになることに気づく。

　人は社会的相互作用を通して絶えず自己概念を再確認していることを理解すれば，とくにヘルスケアにおける人間関係の重要性が際立ってくる。また看護師は自分自身を治療的に用いることが，効果的な看護過程において重要であることがわかる。自己知覚が高まると，自分自身を治療的プロセスのなかで用いる機会も増すであろう。より正確に自己を知覚するための方法はいろいろある。ルフト Luft (1969, 1984) は，「ジョハリの窓」と呼ばれる個人の自己知覚を広く理解するための視覚的枠組みを作成した。これは，自己にはいくつかの部分があるという前提にもとづいている。なかにはよく知られている部分もあるが，知られていないか意識さえしない部分もある。ベルクラン Verklan (2007) は，個人の知覚も4枚のガラス板がはめられた窓ガラスのように，4つの部分に分かれていると説明した（図14-2）。4つの部分とは，開放，盲点，秘密，そして未知である。4つの部分はカーテンで仕切られていて，それが広く開放されることも少ししか開かないこともあり，また，閉めることもできる。そのカーテンは人間関係が深まるにつれて開かれる。開かれた部分には，他者はもちろん，あなたも知っているあなた自身の真実が入っている。例えば，あなたは勤勉家，大学2年生，家族をとても大切にしているから休暇には家族に会いに行く。そのほか，好き嫌いや目標，態度，情緒までも詰まっている。このカーテンは，あなたを熟知している人には開かれている。しかし，よく知らない人は窓ガラスの一部分からしか見ることができない。

　隠されている窓の部分には，あなたが自分自身についてわかっているが，通常他者には開示しない自分が入っている。一般に，人々はあなたの親類の名前や年齢，あるいは慢性疾患にかかっている人がいることすら知らない。あなたの自己開示は個人的な交わりにつれて増えていく。ある人が自分自身について何かを開

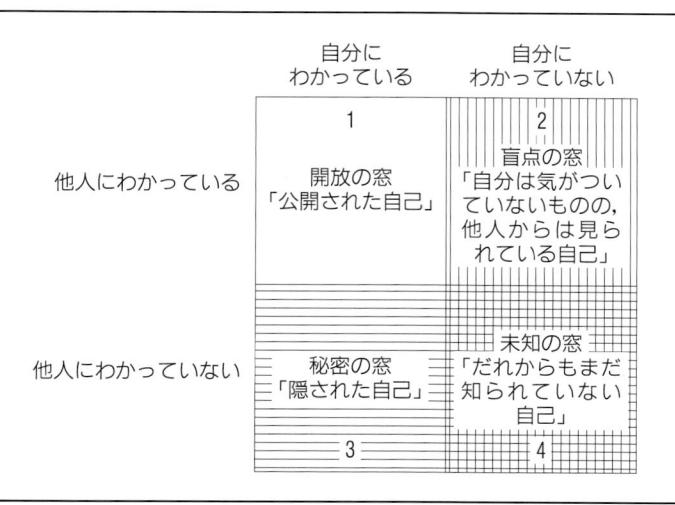

	自分に わかっている	自分に わかっていない
他人にわかっている	1 開放の窓 「公開された自己」	2 盲点の窓 「自分は気がついていないものの、他人からは見られている自己」
他人にわかっていない	3 秘密の窓 「隠された自己」	4 未知の窓 「だれからもまだ知られていない自己」

図14-2　ジョハリの窓
Luft, J. *Group processes: An introduction to group dynamics* (3rd ed.). Palo Alto, CA: Mayfield. より許可を得て掲載

示すると，しばしば相手の人も隠してきたことを語ってくれる。この新しい情報が窓の一番左上の区画に移るとき，次第に窓ガラスは小さくなり開いた窓は大きくなる。覆われている区画は，他者には知られているが本人は知らされていないことが含まれる。その人自身に関する問題について，本人が知らないうちに他人がすでに知っていると本人に伝えることは，信用と勇気を必要とする。例えば，病気の妹の世話をしているあなたは，だれに対しても最初から世話が必要な人として対応してしまうとしよう。もし，このことをだれかから指摘されたなら，あなたは自分の行動にもっと留意するであろう。この気づきと成長が，他者に対して自然な心遣いと応答をどのようにしたらよいかを考えさせてくれる。そのときあなたは，行き過ぎた世話は適切ではなく，その人にとっても安楽ではないことがわかるであろう。最後の窓ガラスは，他者にもあなた自身にもわからない未知の部分である。あなたは，新しいチャレンジに対応する際に，自らの長所，短所を知ることになる。人生経験を積みながら，自分自身をよりよく知るであろう。1つの小さな空いた安全な枠組みにとどまるのではなく，ほかの枠組みのなかで自己を見つめるリスクをとることもできる。

　自己認識を高めるということは，第1に，自分自身に耳を傾け自分の思考，感情，そして行為に注意を払うことである。第2は，その人々に耳を傾け，フィードバックを共有することである。正しく自己認識をすることは，看護師個人としても専門職者としても有益である。なお，その人が自己知覚の過程を効果的に体験できるよう助けるならば，看護ケアはより有効なものとなる。自己知覚の過程を促すための方略には，このほか価値の明確化と黙想がある。この価値の明確化はラス Raths ら（1966）によって提唱された。ここに用いられている方略は選択，

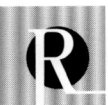

価値づけ，行動であり，これによってその人が選択した価値観を特定することができる。その方略を学習するための多くの優れた出版物が発行されている。なお黙想については，多くの著者が言及している（例えば Gustafsson & Fargerberg, 2003）。

c. 焦点づけをする自己

　自己概念には，長期にわたる自己の安定性と自己の一貫性・統一性・組織化が含まれる。多くの理論家がさまざまな視点から自己の安定性について論じている。理論で共通に用いるために選ばれた用語に，焦点づけをする自己の過程がある。焦点づけ（フォーカシング）とは，平和や統一，平衡を求めて闘っている全体の人間社会のなかにあって，個別的な自己でありつづけるという希望やエネルギー，持続性，意味，目的，誇りを浮き上がらせるような仕方で，身体的・個人的自己と接しつづける過程をいうとされている（McMahon, 1993）。焦点づけには，社会でほかの人々のなかにあって自分が何者であって，どこに位置を占めているかに関する覚知（自覚）の過程が含まれる。「21世紀へ向けてのロイ適応モデル」の前提（第2章を参照）で述べられているように，今や焦点は個人主義を超えて，人間と地球の共通のパターンと統合的関係の一部としての自己の知覚へと移行してきている。焦点づけをする自己は自らの実行力を有効に発揮させる。つまり，その人は目標を設定し，達成計画を立てる。そして，自分の行動を導き自分の進歩を評価し，必要があれば行動を修正する。自己調節と実行機能に関する説明のなかですでに述べたように，この能力は「人間行動の範囲，複雑さ，多様性を劇的に拡大させる」（Baumeister & Vohs, 2003, p.199）。

　20世紀中葉の心理学では，行動主義が中心であった。人間の単独性に関する研究に焦点を当てる必要性に，理論家たちが気づきはじめたのである。認知心理学の発達により，1970年代までに焦点づけをする自己の過程の流れが再び活発化した。レッキー Lecky（1945, 1961）は，人間を個性的かつ力動的な1つの全体とみなし，そのもっとも重要な特徴は個別性にあるとして，自己一貫性の理論を提唱した。ほかの理論家たちも取り上げることになる自己一貫性とは，人間と環境との相互交渉を通じて獲得される自己についての観念と態度の組織化を意味する（Elliot, 1986; Rogers, 1961）。レッキーは，自己一貫性への要求を通じて人間は，一貫した自己組織化を維持し不均衡を避けようとすると主張している。レッキーの研究を検討するなかでツァン Zhan（1994）は，人間の経験のなかでもっとも一貫した因子は，自己および自己の意味の解釈，すなわち自分が何者で，世界のどこに位置を占めているかであると述べている。

　自己一貫性に関するもう1つの理論に，フェスティンガー Festinger の認知的不協和の理論がある。この理論はほかの研究者によってさらに洗練されているが，この理論では，自己概念とほかの経験の側面との間に不協和が知覚されると，人

第 14 章　個人の自己概念様式

はその不協和を最小限に減らそうと努力するとしている (Festinger, 1962; Markus & Zajonc, 1985; Rosenberg, 1968)。この理論については，代償適応過程を説明する際にさらに詳しく述べる。人々は現在の社会的相互作用を通して自らの自己概念を不断に確認している。自己一貫性とは，人間と環境との相互交渉において人間が統一性や統合性を求めて努力する結果生まれるものであることが明らかにされている (Beck, 1976; Lecky, 1961; Rogers, 1961)。自己組織化のなかの不協和は不快感と障害をもたらす。個人は認知プロセスを用いて緊張を緩和し，一貫した自己を維持しようとする。アントノフスキー Antonovsky (1986) は，これらのプロセスの結果を密着性 (coherence) の感覚という言葉で説明している。密着性とは，人がどの程度信頼という力動的な感情を抱くかに関する大まかなオリエンテーション（定位）の感覚であると定義されている。

エリクソン (1968) は，アイデンティティとは「人を鼓舞するような同一性と持続性の主観的感覚」であると述べている (p.19)。

自己尊重と自己保存はいずれも，ローゼンバーグ Rosenberg (1965, 1979) が論述した動機（モティーフ）である。自己尊重は，自己概念に顕著にみられる側面であり，人が自己について抱く価値または価値観と関連する。ローゼンバーグは，連続性と一貫性，明瞭性，正確性について自己の態度を含む次元と，さまざまな自己の属性を評価するために用いる価値体系や評価基準を意味する構造とを説明している。自己価値の継続性モデルについて，ほかの著者ら (Crocker & Park, 2003) は次のように述べている。すなわち，ある出来事や状況がその人の自己価値にどのような影響を与えるかは，その人自身の受けとめ方によるのである。それが，その人の大切な自己価値に抵触するような事柄である場合，自己価値は脆弱化し自己防衛に傾きやすい。つまり，その出来事が自分の目標達成に貴重なものであるとみなすか否かが，自己価値に与える影響を左右する。総合的に高い自己価値を抱いている人は自分自身について前向きにとらえ，より確かな自己概念を抱いている，と上記の著者らは関連研究のなかで述べている。このような人々は，自分に関する否定的情報を容易に信じることはなく，仮にそのような出来事が起こったとしても，自分の自己価値が左右されるものではないという。しかし，彼らも大きな自尊心喪失のリスクをもっている。それは，彼らにとって重要な領域において失敗する場合である。

創造的自己について論じるなかでゾーハー Zohar (1990) は，意識の統一性と，関係しあう全体の構築を支える人間の能力について述べている。人間には，環境との対話を通して創造的に自己を省察する能力がある。ゾーハーは，道徳性の概念について，適切な社会的行動の統合的な姿というものへのニードが人間にあるからこそ生み出されるとつけ加えている。20世紀中葉には，人間を単独の個別的存在としてとらえる見方が提唱されたが，21世紀には人間と環境のパターンの統一性が注目されるようになるであろう。人間は宇宙と運命を共有し，相互の変革に対して責任を負っている。人間を目的をもった宇宙との関係においてとらえる

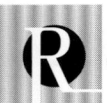

ゾーハー（1990）や，その他の著者を引用してロイは，21世紀に向けての前提の焦点は，相互的・複合的な人間と環境の自己組織化，そして至高の存在すなわち「神」と考えることのできる存在のなかでの，宇宙と人間と環境の意味のある収束の運命にあるとしている（第2章を参照）。

　現代社会の変わりようは，焦点づけをする自己にも影響をおよぼしている。とくに，焦点づけをする自己を創り出すために自己が取り組もうとする2つの傾向は，社会における可動性と情報化である。他者の表す反応は，自己の発達にとって重要であることはすでに述べた。かつて，人々は生涯同じ村や町で生活することが多かった。しかし今日では，生活状況や職場の都合上，人々は頻繁に移動するようになり，人と人のネットワークも変化してしまった。デジタル化によって人間対人間のコミュニケーション様式も著しく様変わりし，直接相手と言葉を交わすようなものではなくなってしまった。ポスター Poster（2006）は，いわばインターネットという公衆の場で活躍するデジタルな自己は，教室やコーヒーショップで顔と顔を合わせて対話する自己とは異なるとしている。とくに彼は，「デジタル情報機器とは，いわば，文字や聴覚，あるいは視覚的負荷のみを成員としているようなものである」と提起した（Poster, p.41）。人は，自己に対して何らかの影響をおよぼすことができるが，それとは異なり，デジタルの自己は単なる主題や電子媒体による出力結果であるとポスターはみなす。この両者の相違は，焦点づけをする自己の内的価値体系の重要性を浮き彫りにしている。人は関係性の変化やテクノロジーの発達など，環境内のさまざまな変化のなかで，一貫性と一体性を維持するためにこの自己焦点づけの過程を用いるのである。

3 個人の自己概念様式の代償適応過程

　人にはそれぞれ豊かで柔軟な能力があり，自己概念様式においても人は多くの代償適応過程をもつことができる。本書で先に定義したように，代償適応過程とは，統合的生命・生活過程に問題が生じたときに認知器と調節器が活性化される適応レベルをいう。ここで取り上げる2つの代償適応過程は，悲嘆と認知的不協和である。

a. 悲嘆

　悲嘆からの回復は，顧みられなかった成長の過程と呼ばれている。喪失はどの年代にとっても，意義深い成長の一部である。ボウルビー Bowlby（1969）は，小児期の最大の喪失は母体から分離されることであることを明らかにした。誕生の瞬間に母子の身体的合体は終わらなければならない。誕生により母子共生が画期

的に終止するとき，それが乳児や乳児の世話をしている人物によりどのように扱われるかは，その子どものパーソナリティに影響を与えると考えられている。喪失は乳児期から始まる。しかし，それは人の発達段階を通して共通のテーマである。喪失が生じたりあるいは自分が死に直面していると考えるとき，認知器と調節器が活性化される。コーピング機制を働かせることで，より高いレベルの適応と，人間と環境の超越へと到達できる可能性が生まれる。この視点から，悲嘆的喪失と人生の終焉は代償適応過程と考えられている。4つの適応様式にそれぞれみられる一般的な喪失には，身体機能の喪失，死への直面を含む自己の感覚の喪失，役割機能の喪失，そして対人関係の喪失がある。喪失には，現実の状況と潜在的な状況がある。喪失の知覚または予期に続いて起こる一連の情動的反応が悲嘆である。広義には，悲嘆という用語は，喪失にかかわるあらゆる状況について用いることができる。喪失に対処する代償過程が奏効しない場合には，ボディイメージの障害，無力感，解決不能な喪失などの適応上の問題が起こりうる。

　人生に喪失はつきものであり，悲嘆は自然な反応である。悲嘆は病的な過程ではなく，むしろ癒しや，より高いレベルの人格的統合性，変革をもたらすものである。文献では，悲嘆の過程は次の4つの段階からなるとされている。

1) ショックと不信
2) 喪失の認識
3) 喪失への対処の試み
4) 最終的な回復（改新）と解決［訳注：改新（restitution）：神学的には最終的に神の意思に一致することを意味する。］

　患者がこの代償過程を効果的に用いることができるよう援助する看護師の役割は，看護ケアの重要な部分である。表14-1は，喪失への悲嘆の段階を概観し，各段階での期待される行動，一般的刺激，一般的な看護を挙げたものである。看護師は，患者にとってその状況のもつ意味を敏感に察知し，意図的な面接を行い，自らの直観を観察と理論によって確かめることによって，悲嘆の過程にある患者を援助することができる。

　発達する自己の過程の項で述べたように，1つの発達段階を達成することが，次の発達段階を達成するための土台となる。1つの段階の課題が完全に達成されるとはかぎらない。しかし究極的には，人生において，より高いレベルにせよそれらの問題を解決する機会が訪れる。悲嘆の過程に関しては，ドブラッツ Dobratz (1984, 2004, 2005) が人生の終焉と定義した過程がある。人生の終焉の過程は，個人的自己が十全な発達をとげるうえで取り残してきた課題を果たす最終的な機会である。

　人生の終焉，つまり人が自分の人生の意味の問題を解決しやがて訪れる死の現実を受容する過程は，ライフサイクルを構成する正常な部分である。エリクソン (1963) は，この最終段階の危機は「自我統合性」対「絶望」であるとしている。自我統合性とは，自分の歩んできた人生をそのまま受容することである。絶望とは，

表14-1 喪失に対する悲嘆の段階

予測される行動	一般的な刺激	一般的な看護アプローチ
第1段階：ショックと不信 （数分から数日続く） ・喪失の事実を受け入れていないことを示す言葉。「うそだ，そんなはずはない」。 ・気が遠くなったような麻痺の感覚を訴える。うつろな表情をする。 ・じっと座り込み，ぼーっとしている。 ・周囲へほとんど，あるいはまったく注意を向けない。 ・日常生活行動を機械的に行う。 ・理性的には喪失を受容し，それに対処する計画を立てたいと言う。 ・喪失をきたした身体部位に目を向けることができない。	（焦点刺激） ・苦しみの感情に圧倒されないように自己を防御するニード （関連刺激） ・喪失の知らせの唐突さ （残存刺激） ・喪失を取り巻く他の状況―例えば身体的疾患，喪失によって影響を受ける他者を支えるニード	・傍らに付き添い，タッチを用いてケアリングの思いを伝える。 ・看護師がいるのは患者を援助するためであることを伝える。 ・看護師は主観的な判断を差し控える。 ・患者がプライバシーを保てるようにする。 ・否認をそのまま受け入れる―患者の否認に同意したり反駁したりしない。 ・現在の気持ちを話すよう患者に言う。 ・重要他者と接触がとれるようにする。 ・患者が生理的ニードを満たせるようにする。
第2段階：喪失の認識 ・ため息をもらす。 ・軽い非現実感を訴える。 ・強い主観的苦悩を訴える。 ・周囲へ怒りを表し，煩わされたくないと言う。 ・泣く。 ・恐怖と不安行動： ・脱力感を訴える。 ・胸部や心窩部に空虚感を訴える。 ・咽喉が締めつけられる感じを訴える。 ・食欲の変調 ・体重減少 ・不眠を訴える。 ・組織だった活動ができない。 ・他者に対する精神的距離感を訴える。 ・空虚感 ・失われた対象を捜し求める。 ・喪失の現実について語り始める：「これは本当に起こったことだと思う」。 ・喪失をきたした身体部分に目を向けたり，触れたりし始める。	（焦点刺激） ・失われた対象について話したり考えたりすること （関連刺激） ・他の人々の存在 ・失われた対象の重要度 ・失われた対象に対するアンビバレンスの程度 ・苦しみの感情に耐え，それを表出できる能力 ・重要他者の反応 （残存刺激） ・悲嘆についての文化的規範	・傍らに付き添い，患者の話に耳を傾ける。 ・穏やかに患者に現実に気づかせる。 ・患者がプライバシーを保てるようにする。 ・この段階の反応は正常かつ予期されるものであることを患者に告げる。 ・患者の言葉を繰り返したり，言い換えたり，沈黙を差しはさんだりして，患者が感情を表出しやすいようにする。 ・重要他者をサポートするために，上に述べたすべてのアプローチを用いる。 ・その人が選択する聖職者に連絡する。

（つづく）

死への恐怖，また人生はあまりにも短くもっと違った生き方をすべきだったという思いである。

人生の終焉の過程は，しばしば親の老いと死に対する反応で始まる。人生の最後の日々を過ごす親とかかわることで，人は否応なく自らの老いと死に向かい合わざるをえなくなる。親の存在はその人の過去と強くつながっている。親の死は人生の1つの節目の終わりであり，その人に次の死の順番は自分であると感じさせる（Silverstone & Hyman, 1976）。兄弟姉妹，配偶者，または同僚の死も，人を自らの死に向かい合わせる刺激となる。さらに加齢による身体的変化も，人生の

表14-1 （つづき）

予測される行動	一般的な刺激	一般的な看護アプローチ
第3段階　喪失への対処の試み （この試みは精神の内部で起こり，数か月から数年続く） ・失われた対象や機能にばかり心が奪われると訴える。 ・悲しみと泣鳴が波のように繰り返される。 ・絶望感 ・失われた対象と，かつてそれが存在したときのことを語る。 ・健常かつ全体的だった自己についての喪失感を表出する。 ・身体感覚の変調，例えば切断下肢のかゆみを訴える。 ・身体的疾患の発症 ・日常的なセルフケアを行うようになる。例えば失われた身体部位に目を向ける，触れる。	（焦点刺激） ・失われた対象のない将来についての思案 （関連刺激） ・失われた対象の重要度 ・失われた対象に対するアンビバレンスの程度 ・信仰 ・過去に喪失体験に対処した回数と程度 ・喪失に対する準備の程度 ・身体的・精神的健康の状態 ・苦しみに耐えて，それを表出できる能力 ・罪障感の程度 ・年齢 （残存刺激） ・悲嘆についての文化的規範 ・予期しない悲嘆体験そのものについての思案	・傍らに付き添い，患者の話に耳を傾ける。 ・悲しみ，罪障感，怒り，無力感などを感じるのは正常であることを患者に告げる。 ・自由回答式質問を用いて患者の感情の表出を促す。 ・看護師は主観的な判断を差し控える。 ・失われた対象のもつ意味について語るよう患者に求める。 喪失について語るよう患者に求める。例えば，どのように感じたか，何が支えになったか，どのように解決したか。 ・悲嘆の過程を通過するのには時間がかかることを患者に告げる。 ・タッチを用いてケアリングの思いを伝える。 ・信仰について尋ねる。 ・患者が望めば聖職者を呼ぶ。 ・重要他者に対しても上記のアプローチをすべて用いる。
第4段階　最終的な回復と解決 ・失われた対象または機能を代償する方法に興味を示す。 ・喪失体験を悲痛感や罪障感なしに語ることができる。	（焦点刺激） ・これまでの悲嘆の段階をどれだけ乗り越えられたかその程度 （関連刺激） ・上記の刺激のすべて （残存刺激） ・上記の刺激のすべて	・積極的傾聴の技術 ・新しい機能や関係作りのパターンを形成できるよう患者の問題解決を援助する。 ・看護師は主観的な判断を差し控える。 ・患者の長所や進歩を指摘する。

出典：データは看護診断に関する次の3冊の著書，すなわち Carpenito, L. (1985). Handbook of nursing diagnosis. Philadelphia: J.B. Lippincott; Gordon, M. (1985). Manual of nursing diagnosis. New York: McGraw-Hill; Kelly, M. A. (1985). Nursing diagnosis source book. E. Norwalk, CT: Appleton-Century-Crofts, および次の著書の第18章，すなわち"Loss" by Marjorie H. Buck. In Introduciton to nursing: An adaptation model (2nd ed.) by Sister Callista Roy. Englewood Cliffs, N. J.: Prentice-Hall, Inc., 1984, pp.337-352 より部分的に引用した。

終焉の過程への刺激となる。成人期の比較的安定した身体的自己が，やがて加齢による外見や機能，体力の変化に脅かされることになる。同様に，病気になると，自己の変化や死の問題が生じてくるようになる。成人期後半および老年期になって痛みや障害，慢性的な健康問題が起こるようになると，人は立ちどまって，いのちや自己，宇宙について，自分の見方をあらためて考え直すようになる。文化的なものの見方や，加齢と死についてのその人の認識も，人生の終焉への対処に影響をおよぼす。ロビンソン Robinson (1995) は，ロイ適応モデルを用いて悲嘆反

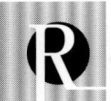

応とそれに影響を与える変数について，65人の未亡人を対象に調査した。その結果，社会的サポートが対処に影響し，全体的に悲嘆反応を減少させるようである。

終末期看護教育協会（End-of-Life Nursing Education Consortium: ELNEC, 2002）は，アメリカ合衆国は死を否定する社会であることを明らかにした。これは，悲嘆表出のニードや，喪失の痛みへの働きかけの必要性を認めないことを意味する。西欧の社会では，今日でも死について語るのをはばかる傾向がある。キュブラー＝ロス Kubler-Ross (1969) やその後の多くの研究者（Finucane, 2002）が，死にゆく人々にとって，だれか自分の考えや感情に耳を傾けてくれる人がいることが大きな慰藉になることを明らかにしている。ロイ適応モデルの前提を理解している看護師は，患者が自らの人生や過去の体験を想起し，その人生のパターンの意味を認識しうるよう援助をすることができる。そのような看護師は，人生にはパターンと意味があり，人間存在は意味のある宇宙においてほかの人々と結ばれており，さらには霊的な意味ですべての人間と創造物は共通の運命を共有していることを，確信をもって患者に伝えることができる。患者の言葉を繰り返す，いい換える，自由回答方式の質問をする，沈黙を差しはさむといった意図的コミュニケーションによって，患者は効果的に人生の振り返りをすることができる。

看護師は，喪失や死，死の過程を話題とすることに対して気持ちを楽にする必要があろう。それは，患者が悲嘆と人生の終焉の過程のなかでより大きな個人的統合を達成できるよう援助するためである。文献を読んだり，クラスやワークショップに参加したり，自分の感情を家族や友人と話し合ったりすることによって，看護師は患者が悲嘆と人生の終焉の過程を乗り越え，喪失と死に意味を見いだせる援助をするための準備を整えることができる。看護師は，1人ひとりの人間と向き合い，その人独自の悲嘆や人生の終焉の過程を尊重すべきである。看護師は，患者がいつ悲嘆や人生の終焉の過程に入ったか，どれだけそれが続いているかについて患者が発する合図を敏感に察知しなければならない。また，絶えず積極的な傾聴の姿勢を示し，アイコンタクトを用いたり，傍らに付き添ったり，これまでの会話を振り返ったりしながら，援助とサポートを行わなければならない。

b. 認知的不協和

認知的平衡は，自己概念に関する理論の多くで用いられてきた概念である。認知的不協和（Festinger, 1962）は，困難な意思決定を下した後に起こる認知的平衡の異常を指してよく用いられる用語である。意思決定には，当然のことながら別の選択肢や疑念，アンビバレンス，葛藤などが伴う。複数の選択肢に惹かれることがあるだろう。不協和はさまざまに異なる選択肢を考える際に生じる。例えば，高等学校卒業前の学生が，同じくらい魅力のある2つの大学から入学許可証を受け取ったとする。しかし彼女は，家族の住まいに近い最初の大学をとるか，あるいは，第2の大学の物理的距離は独立心を養うのによいかもしれないと，選択に

迷っている。彼女は友人や家族，そしてスクールカウンセラーとも話し合っている。思案が長くなればなるだけ，アンビバレンスが生じ，認知的不協和の状態となる。選択肢を検討するとき，人はさまざまに異なる選択肢に対し賛否の入り混じった感情を感じる。不協和は持続的緊張のもととなり，人は種々の方法でその緊張を低減させようと試みる。例えば，いったん決定が下されたら，普通はその選択肢が前よりも重視されることになる。このプロセスは，思案中に生まれた疑念や不信に対処する方法なのである。この学生は自分が選んだ大学の利点に注目するだろう。そのほうが，どの大学を選ぶかという家族間の意見の相違を強調するよりも，満足が得られる。その選択の肯定的な側面に目を向けることで，1つの意思決定にしたがって生きることが容易になるのである。

4 個人の自己概念様式の障害過程

　ロイ適応モデルによれば，非効果的代償過程が統合を回復しない場合，障害過程が起こる。ほかの様式と同様，自己概念様式においても障害過程は結果的に適応上の問題になる。適応上の問題すなわち障害過程は，第3レベルの適応過程である。障害は，自己概念のプロセスの一部でも起こりうるし，全体でも起こりうる。ここでは，過程の障害の例を2つ，すなわち性機能障害と不安（個人の場合）を挙げて説明する。

a. 性機能障害

　性機能障害は身体的自己の適応上の問題であるが，その人の性行為がその最終目標に至らない場合，あるいは反社会的行為である場合を意味すると定義されている。これには身体的・心理的な要因が関係する。「性機能障害」という用語は，とくに性的欲求や性的刺激，あるいはオーガズムに関する，より特定の性の健康問題を意味するようになった。その人の身体的自己には2つの性機能障害の例，すなわち性的自己の感覚低下と攻撃的性行動のうちの1つがみられる。

　性的自己の感覚の不全は，その患者の訴えで明らかになる。疾病体験に含まれるいくつかの要素がこの適応過程の障害に関与する。病因，薬物，そしてとくに化学療法が，生理学的性反応に直接影響をおよぼす。入院中の性的自己の感覚に影響を与える因子には，性の区別のない患者用ガウン，病院のルーチン，侵襲的処置，プライバシーの欠如，通常の仕事や趣味，レクリエーション，社会的相互作用の中断などがある。

　看護師に対して住所や電話番号，社会的・性的生活などの個人的情報を知ろうとするのは，攻撃的性行動であると考えられる。看護師の体に触ったり，個人的

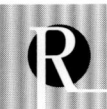

に誘ったり，性的冗談を言ったり，あるいは不必要に性器を露出したりするのも攻撃的性行動である。このような患者の行動は，プライバシーの欠如，病気や手術が性機能におよぼす影響についての不安，病気に対する無力感などによってもひき起こされる可能性がある。また，性についての明確な情報の不足も，性機能障害，つまり性的自己の感覚不全や攻撃的性行動に影響を与えることがある。

b. 不安

　個人的自己に関する過程の障害でもっとも一般的にみられるものの1つが不安である。不安とは，何ものかによって個人の自己一貫性の感覚が脅かされる結果起こるもので，漠然とした特定できない脅威によって心が苦しく，落ち着かない状態と定義されている。軽度または短期間の中等度の不安反応の場合，人は脅威をひき起こす出来事に立ち向かい，適応的な方法でこれに対処することができる。このレベルの不安は，代償過程であると考えられる。これに対して，繰り返し起こる長期的な不安反応，または重度の不安反応は，環境に適応しようとする人の試みを妨げる。過程の障害としての不安は，必要以上のエネルギーを奪い，人が自らの経験を個人的自己の概念に統合するのを困難にする。適応上の問題としての不安について看護診断を下す際には，それに先立って行動と刺激の十分なアセスメントを行わなければならない。

　不安を示唆する行動は，複合的で個々さまざまある。不安行動はほかの適応上の問題で起こる行動に似ていることがよくある。不安に伴って起こりうる行動反応のなかには，それぞれの適応様式において特定できるものがある。生理的様式では，次のような行動反応が明らかになることがある。すなわち，①多動，②睡眠障害，③冷たく湿潤な皮膚，④脱毛症，⑤口内乾燥，⑥瞳孔散大，⑦声の震えと高低の変化，⑧振戦，⑨集中力の低下，⑩無月経，⑪呼吸困難，⑫頻脈，⑬動悸，⑭食欲不振または過食，⑮嘔気・嘔吐，⑯腹部膨満，⑰便秘または下痢，⑱頻尿，そして⑲多汗，である。

　とくに不安に関連して自己概念様式でよくみられる変化には，①性欲と性行為の変化，②自分の体に対する嫌悪，③セルフケアや身だしなみに対する意欲減退，④悲哀感と泣鳴，⑤見せかけの快活さ，⑥感情の否認，⑦放心状態，⑧否定的な独語，⑨問題についての反芻，⑩怒りの爆発，そして⑪恐怖・心配事・悩みの訴え，などがある。

　不安が役割機能様式に与える影響には，①意思決定の不能，②単純な課題の達成困難，③責任遂行の困難，④通常の役割に対する関心の減退，などがある。相互依存様式においては，不安のある人は孤独感や孤立感を表出することがよくある。不安状態にある人は常にそばにいてくれる人を求め，何をするにも付き人を必要とするほどになるかもしれない。

　不安行動の焦点刺激は，脅威の知覚である。よくみられる刺激には次のものが

ある。すなわち，①現実の喪失体験あるいは予期される喪失体験，②突然起こるライフスタイルの肯定的あるいは否定的な変化，③他者からの攻撃，④侵襲的処置，⑤疾病，⑥疾病における予後の不明あるいは致命的な予後，⑦役割機能における突然あるいは極端な変化，⑧家庭生活の崩壊，⑨不安状態の既往，⑩無意識の葛藤，⑪欲求不満，そして⑫他者の不安の自己への伝播，である。

不安が障害のレベルに至った場合，看護師は次の3つの一般的目標に向けて患者への働きかけを行う。

1) 患者は，不安を感じていること，そしてそのことがほかの目標とニードの達成を妨げていることを言葉で説明する。
2) 患者は，不安の性質と原因に対する洞察を言葉で説明する。
3) 患者は，不安に効果的に対処する能力があることを具体的に示す。

適応上の問題に対する具体的な目標の立て方については，後の看護過程の説明のなかで述べる。

5 個人の自己概念様式の看護過程

自己概念はその人の中枢部である。そのため，自己概念様式のニードを満たすことは，単にこの一側面の適応にとって大切であるばかりでなく，ほかの適応様式の統合性にとっても重要である。そのため，自己概念の過程とその代償あるいは障害の過程を理解することは，看護過程を十分に発揮するための下準備となる。その人の自己概念についてまず看護師は，身体的・個人的側面から第1段階のアセスメントと第2段階のアセスメントを行う。看護過程の次のステップは，アセスメントと，適応レベルの判断にもとづいて診断を下すことである。これは，患者と共に，アセスメントと診断にもとづいた目標を設定し，介入を選択して，ケアの成果を評価するためである。

a. 自己概念行動のアセスメント

自己概念様式の構成要素が，精神的・霊的統合に関する行動のアセスメントの基礎をなす。患者について知るようになると，徐々に身体的自己と個人的自己の両方について，発達する自己の過程を指し示すような行動が明らかになってくる。行動は，身だしなみ，姿勢，顔の表情などその患者の外見，その患者が自分について語る言葉を通して明らかになる。例えば，患者は蒼白くやつれて見え，「とても気分が良くない」というかもしれない。外見と言葉は，身体的自己の構成要素である身体感覚を表す行動である。同様に，十字架やその他の信仰の象徴となる物をもって入院した患者は，道徳的・倫理的・霊的自己について何事かを語ってい

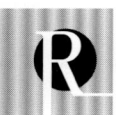

ると考えることができる。

　看護師は，自己概念について患者に質問することによって意図的にアセスメントを行うことがある。このアセスメントを効果的に行うためには，患者が安心でき信頼感のもてる環境を整えなければならない。なぜなら，自己概念についての看護アセスメントでは，自己に関する私的な感情も患者に尋ねなければならないことがあるからである。自己概念様式の各構成要素についてアセスメントを行う際には，鋭敏な意識と観察力，面接・相互作用・フィジカルアセスメントの技能を用いる必要がある。発達する自己の過程についてのアセスメントでは，身体的自己のアセスメントがきわめて重要なので，以下ではこれについて説明する。

身体的自己

　患者の身体的自己のアセスメントは，適応を促進するうえでもっとも重要である。自己概念様式，とくに身体的自己という構成要素における適応上の問題は，患者の治癒力と，健康を維持し増進するのに必要な能力を阻害することがある。身体的自己の2つの構成要素，すなわちボディイメージと身体感覚は，患者が当面の状況にどうすれば効果的に適応できるかを示唆する行動のカテゴリーを表す。身体的自己という自己概念の構成要素について患者と話し合う際には，その人の身体的自己とそれに関連するボディイメージ，身体感覚，性（セクシュアリティ）を理解し，さりげなく自然に話せることが重要である。身体的自己の適応は，患者がほかの適応上の問題に対処するうえで必要であるだけでなく，看護師にとっても患者が自己概念様式において効果的適応を果たせるよう援助するうえで必要である。看護師は，患者のプライバシーを守り，身の回りのニードの充足を図る。秘密が厳守されることを約束し，ほかにその情報にアクセスする人がいるときは，それがだれであるかを知らせておく。患者は，ある種の面接情報について，その看護師以外の人に洩れることを望まないことがあるが，その場合，看護師はそれが可能かどうかを前もって患者に説明し，いったん取り決めたことはきちんと守る必要がある。看護師は，ケアの受け手である患者に主観的な判断を下したり，ステレオタイプな見方をしてはならない。自由回答式質問や沈黙の活用，応答の復唱などのコミュニケーション技能を用いるとよい。質問は，健康増進への患者のニードに焦点を当て，共通の関心事について行う。例えば，「人工肛門形成術を受けたあと，セックスについて心配なさる方が大勢いらっしゃいます」というように語りかけるとよい。性（セクシュアリティ）は，究明され，経験され，共有されなければならない人間経験である。しかし，ケアを受けている患者は，この話題を口にするのをためらうことが多い。看護師は，性の問題を積極的に話し合う用意のあることを示す責任がある。

身体感覚

　看護師は，乳幼児や言葉で意思を表示できない患者の身体感覚のアセスメント

を，顔の表情や姿勢，身体の緊張，リラクセーションのレベル，食物の摂取と排泄の状態，睡眠の深さについての観察，また近親者からの報告にもとづいて行う。すべての人間が身体感覚の一部として性的感情を共有している。人間は出生時から，あるいはことによるとそれ以前から性的快感を体験する。性行為と生殖は人間の性（セクシュアリティ）の一部を占めるにすぎない。私たちは男性または女性としてどのような存在であるか，どのようにしてそれを知り，感じるのか，また互いにどのようにそれに対処するのかといったことはすべて，性の領域に含まれる問題である。夢や空想，理想，楽しみ，笑いにも，性が関与する。

　子どもがかなりはっきり言葉を使えるようになれば，質問によって身体感覚についてのアセスメントを行うことができる。看護師は性の領域における患者の知識，ニード，好み，喪失体験，病気や治療による影響などについてアセスメントを行う必要がある。この場合の質問の例を**表 14-2** に挙げる。看護師はこれらの質問を自分の言葉に置きかえて用いるとよい。患者の発達レベルと個人的なコミュニケーションスタイル，文化も考慮しなければならない。正確な言葉を使い，また患者がその言葉をこちらの意図する意味に理解をしているかどうかを確かめる。身体感覚行動は，質問に対する患者の応答や看護師の観察によって明らかにできる。例えば，患者は「私は＿＿＿＿と感じています（強壮である，衰弱している，性的欲求が旺盛である，めまいがする，痛みがある）」と答えるかもしれない。たとえその人が直接何も語らない場合でも，看護師は，このときの観察で何か直観したことがあれば，それを確かめる。例えば，「あなたは額にしわを寄せ，歯を食いしばっていますね。今何を感じておられるのですか」というように確かめるとよい。

　患者が自分の身体感覚を予測できるよう援助することの重要性は，ある研究にもとづいて行われた，ある看護介入の例でも明らかである。その研究プログラムによれば，経鼻胃管の挿入などの処置を行うとき，あらかじめどのような身体感覚を感じるかを説明しておくと，患者はその処置に適切に対処することができ，必要な協力を示すことが明らかになった（Johnson & Leventhal, 1974）。

ボディイメージ

　次に，ボディイメージ行動，すなわち自分の目に自分の体がどのように映っているか，また体の外見と機能をどのように感じているかについてのアセスメントを行う。自己を男性または女性として確認することは，ボディイメージの一部である。ロイ適応モデルでは，性アイデンティティの問題は，役割機能様式のなかで第 1 次役割として扱われている。ここでは性役割の同定の問題を，身体的自己概念の構成要素であるボディイメージに関連づけて説明する。看護師は，患者の姿勢や身のこなし方，保清や身だしなみを直接観察することができる。フィジカルアセスメントには，必要に応じて，女性の場合であれば内診，パパニコロー検査，乳房検診，また男性の場合には泌尿生殖器検診が含まれるが，看護師は記録

表 14-2　身体的自己の行動のアセスメント

特徴	行動についての質問の例	表出される行動の例
・身体感覚：自分の体をどのように感じているか。	・体の調子をどう感じていますか。	・私は＿＿＿と感じています（強壮である，衰弱している，疲れている，くつろいでいる，その他）。
・感覚によって体を感じることができる。	・どのような体感覚を感じていますか。	・私は＿＿＿と感じています（寒い，温かい，痛い，性的魅力がある，その他）。 ・顔の表情 ・筋肉の緊張
・感覚によって性的存在としての自己を感じることができる。	・どれくらいの頻度で性的欲求を感じますか。*	・性的欲求を＿＿＿の頻度で感じます（毎日，週1度，まったく感じない，その他）。
	・通常，性的欲求にどのように対処していますか。 ・性的欲求への対処の仕方に満足していますか。	・通常＿＿＿しています（無視，自慰，性交，その他）。 ・私は＿＿＿しています（かなり満足，まったく不満足，その他）。
・ボディイメージ：自分の体についてどのように感じるか。自分の体が自分にどのように見えているか。	・自分の体をどのように見ているか話してください。	・私は＿＿＿と見ています（痩せている，太っている，がっちりしている，背が高い，きれいだ，醜い，その他）。
・外見についての満足度	・体の外見のどこが気に入っていますか。 ・あなたの外見で，どこか変えられたらいいと思うところがあるとしたら，それはどこですか。 ・あなたは自分の外見についてどう感じていますか。	・私は＿＿＿が気に入っています（背の高さ，髪の毛，笑顔，その他）。 ・私は＿＿＿が変えられたらいいと思います（体重，歯並び，その他）。 ・私は＿＿＿と感じます（かなり良い，この手術のあと困惑している，その他）。

*患者が性を話題にしたがらないときは，具体的な質問をするのが適切かどうかを看護師は判断する。質問は患者の健康状況との関連で行う。

　この表は一部 Cho, J. M. (1998): *Nursing process manual: Assessment tools for the Roy Adaptation Model*. Glendale, CA: Polaris Press をもとに作成。

　　から情報を得ることができる。実施方法の詳細については，フィジカルアセスメントの教科書を参照してほしい。このアセスメントは，看護師が患者の心配事や疑問について話し合ったり，自己認識やセルフケアについて患者に指導をするよい機会となる。これらの観察や表14-2に挙げた質問項目にもとづいて，自由回答式質問を行ってボディイメージ行動を明らかにする。患者の治療状況や患者が示す態度を考慮したうえで，性についての詳しいアセスメントを行うべきかどうかを判断する。患者の反応と看護師の観察をボディイメージ行動として記録する。明らかになった行動は，適応行動かそれとも非効果的行動かを判断することができる。適応行動とは，その人の精神的・霊的統合に寄与する行動であり，非効果的行動とはその人の統合性の形成と維持に役立たない，あるいはそれを阻害する行動である。身体的自己の行動に関するアセスメントを完了したら，次にこれらの行動に影響をおよぼしている因子（刺激）についてアセスメントを行う。

個人的自己

　自己概念のアセスメントでは，個人的自己という構成要素を考慮する必要がある。個人的自己の行動は，思考と感情の言語的表出，および行為のなかで表現される。個人が自己をどのようにみているかは，少数の行動を観察するだけでは推測できない。十分なアセスメントを行ってはじめて看護診断が可能である。アセスメントデータを収集する際には，身体的自己のアセスメントの場合と同じように，患者が思考と感情を口にしても安全だと感じられるような環境を整えなければならない。看護師の態度は，患者が安心感を抱くか不安を抱くかに大きく影響する。感情は個人の主観的反応であるから，良いとか，悪いとか，正しいとか，誤まっているとかというものではない。笑う，泣く，怒る，震える，話すなどは，いずれも感情の表現である。表出されなかった感情の緊張は，その人のなかで滞ることになる。例えば，怒りの表情を見せたり，それを口にしたりすることはなくても，非常な怒りを感じているということがありうる。しかし，このような感情の抑圧は，精神的エネルギーを消耗させ，思考力や治癒力といった能力を阻害する。ロイ適応モデルでいえば，これは認知器の不全である。看護師が受容的で，主観的判断を差しはさまない態度を示すことで，患者は感情の表出が容易になり，ひいては認知器の有効性が促進される。看護師は自分の感情を相手に押しつけたりせず，その人の感情の発露に耳を傾けることが大切である。さらに，看護師は自分自身の個人的感情にも耳を澄まし，その適切なはけ口を見いだせるようにすることが大切である。その人全体の適応様式における適応レベルは，看護師と患者との相互作用に影響をおよぼす。

　患者が安心できる環境を整えるうえでもう1つ重要なのは，看護師と患者の相互作用の目的をはっきりと率直に伝える看護師の能力である。例えば，「しばらくの間，あなたがご自身についてどのように考え，どのように感じておられるか話し合ってもよろしいでしょうか。置かれた状況（例えば，出産，癌，新しい健康増進プログラムなど）に対して，人は皆それぞれ異なった反応をします。ですから，今のあなたのお気持ちを理解しておくことが私にとって大切なのです。そうすれば，あなたのニードとご希望に添ったケアを一緒に計画することができるでしょう」というように語りかけるとよい。もちろん，個々の状況に合わせて言葉づかいを変えていく必要があろう。面接の場所と時間，その他の患者と看護師の相互作用を適切に計画しなければならない。例えば，痛みの激しい患者は個人的自己に関する質問に注意を集中することはできないだろう。ほかの患者がいる病室内では面接が不可能な場合もある。個人的自己のアセスメントに先立って，当面の生理的ニードとプライバシーのニードの充足を図っておかなければならない。表14-3に個人的自己の下位構成要素，行動についての質問の例，表出される行動の例を示す。看護師は，実際の場面や相手の文化的背景に合わせて適切な言葉を用いなければならない。

　開かれた質問のしかたは対話を誘う。看護師は患者の反応のしかたに十分注意

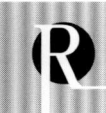

表 14-3　個人的自己の構成要素に関する行動のアセスメント

行動の特徴	行動の引き出し方	行動の表出
・自己一貫性：性格の特質。状況に対して実際に自分がどのような行動や反応の仕方をするかという，自分自身に対する見方。	・あなた自身はどのような人物だと説明することができますか。 ・あなたご自身の性格について話していただけますか。	・私は抜け目がないほうです。 ・意志強固です。 ・子どもじみています。 ・何の値打ちもありません。 　など
・自己理想：自分は将来何になりたいか，あるいは何をしたいか，ということ。その実力があるか，自分はそれにふさわしいかどうかということと関係する。	・1人の人間として，あなた自身が切に望んでいることは何ですか。 ・できることなら，あなた自身のどのようなところを変えたいと願っていますか。	・私は（これまでとは違う自分，有名人，力のある人など）になりたい。 ・私の性格を変えたい（すぐにかんしゃくを起こす，算数が苦手，どこに居てもなじめない，と感じること事など）。
・道徳的・倫理的・スピリチュアルな自己：信仰の対象である聖者あるいは倫理的信条との関係における自己に対する感じ方。その人の価値体系，善悪についての信念。自分が何者なのかを評価するもの。	・あなたはどのようなスピリチュアルな信念をもっているのか，説明していただけますか。そのスピリチュアルな信念は，ご自身に対する見方にどのような影響を与えていますか。あなた自身が正しいと思う生き方の基準に，どこまで到達していると思いますか。どのように自己評価しますか。	・私は（神，至高者，万物の理など）を信じています。 ・私は（教会，AA集会，山など）に通っています。 ・私は（ある書物の読書，瞑想，ヨガなど）を好んで行っています。 ・私はそれを（信じています，かなり一貫して，継続して）います。 ・私はどちらかといえば，（自分に対し厳しい，自分自身に忍耐している，自分自身にかなり満足している）ほうです。

Cho, J. M. (1988). *Nursing process manual: Assessment tools for the Roy Adaptation model*, CA: Polaris Press. をもとに作成

を払い，必要時，その特定の状況や体験に本人がどのような意味づけをしているのかを引き出す。このようなデリケートなコミュニケーションをするのは，患者が説明をすることによって自分のものの見方に気づき，それを自らの言葉で語ることができるようになるためである。言葉にその人にとっての個人的自己に関連した意味があるならば，人はそれぞれ自分の言葉で現実を語るであろう。患者の姿勢，顔の表情，声の調子，アイコンタクトなどの非言語的行動にも注意を払う。また個人的自己には，その人特有の計画能力，道徳的価値観，意思決定能力が反映している。個人的自己の行動が明らかになったら，次に看護師は，それぞれの行動が適応行動か非効果的行動かについて初回の判断を下す。適応行動とは，生存，成長，生殖，成熟，超越を含めた人間と環境の変革を促進する行動である。ある行動が適応行動かどうかを判断するもう1つの評価基準は，それがその人の自己理想の目標をどの程度実現するものであるか，である。焦点づけをする自己の過程を理解するための次の段階は，刺激のアセスメントである。

b. 刺激のアセスメント

　自己概念に関係する影響因子や刺激を明らかにすることは，看護ケアを計画するうえで重要である。個人的自己としてのその人に何が影響をおよぼしているのか，看護師は知る必要がある。そして，その人と共にケアプランを立案しなければならない。すでに述べたように，発達する自己，知覚する自己，そして焦点づけをする自己のプロセスは，第2段階のアセスメントに含めなければならない基本的要素である。自己概念に影響をおよぼす刺激は10の一般的カテゴリーに分類されている。カテゴリーのアセスメントをどのような順序で行うか，またどのようなタイプのデータを収集するかは，個々の状況によって異なる。例えば幼児では，環境との相互作用や行動の一貫性を観察する方法のほうが，自分の目的や価値観を面接で質問する方法よりも多く用いられるであろう。

身体的発達

　年齢と身体発達のレベルは，能力と身体機能の制御力に変化をもたらすことで，自己概念に影響を与える。成長に伴うあらゆる正常な変化が，身体的自己と個人の行動の刺激となる。人間の体は絶えず変化しているが，これらの変化によって身体的自己の感覚の変容が求められることになる。神経系統の成熟につれて，乳児は寝返りする，お座りする，這う，立つ，歩くことを学ぶ。さらに成長が進むと，思春期の身体的変化が始まる。発達が続くにつれ，最初は軽微な，やがては顕著な加齢変化が生じてくる。これらの事象のすべてが，個人の自己概念に影響を与える。看護師は正常な成長・発達の理論を理解し，その知識を身体的自己の刺激を明らかにしたり，そのような刺激が個人の自己にどのように影響するのかを理解する際にも活用しなければならない。

　加えて，生理的行動についても評価する。これらの行動は自己概念様式のなかの身体的自己という構成要素に対する重要な刺激となる。生理的様式の行動の多くは，身体的自己に対する刺激となると考えられる。例えば，身長，体重，肌の色，毛髪の分布，筋力，皮膚の状態，身体機能を制御する能力，および神経機能のいずれもがその人の身体についての知覚や感じ方に影響をおよぼす。結果として，これらの要素がその人の自己理想にも影響をおよぼすことになる。ロイ適応モデルを用いる看護師は，直接的観察，フィジカルアセスメント技能，記録の点検評価を用いて生理的様式のアセスメントを行う。このアセスメントで得られる情報は，身体的自己に影響をおよぼしている刺激や因子を理解するのに役立つ。

認知と道徳観の発達段階

　生涯発達モデルでは，生涯にわたる発達プロセスにおいて参加者およびパートナーとしての個人の果たす役割が強調されている。認知的発達には，多くの相互に作用する因子，例えば生理学的側面でいえば遺伝形質や成熟などの因子が関与

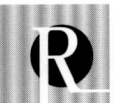

する。そのほか，社会的相互作用，学習，文化などの環境的因子も関与する。これらの因子のすべてが，相互に作用しあい，生涯を通しての認知の発達に影響をおよぼす。ピアジェ（1954）のモデルは，小児に関する研究において開発されたものであるが，身体的・個人的な自己概念の発達を理解するうえで重要な認知の発達段階を記述するのにも有用である。感覚運動，前操作期，具体的操作期，抽象的（形式的）操作期という思考段階については，小児と成人のいずれにおいても看護師はアセスメントを行うことができる。

具体的思考と抽象的思考を区別するという単純な課題については，水が半分入ったボトルを一方の側に傾けた場合を考えるとよい。抽象的思考を用いているとされるためには，水の表面が床と平行になるのは水に重力が働くためであるということを説明できなければならない。物理的世界において自己を身体的に知覚する仕方は，思考レベルによって大きく影響される。

コールバーグ（1981）とギリガン（1982）は，人がとる道徳的判断の在り方を査定するうえで，いくつかの洞察を試みた。看護師は，その人にとって大切と思われる供述に気づくこともあろう。また，その人が直面している意思決定の背後に隠れた意味をはっきりさせるのを手助けすることもできよう。その状況のなかで，その人が正しいと信じることを査定し，また，彼らが正しい事柄をどのようにして明らかにするかは，人を理解するうえで非常に意義のあることである。

成熟危機

エリクソン（1963）は，人間が出生から老いて死に至るまでに通過する8つの心理社会的発達段階を記述している。同様にニューガーテン（1979）は，人生後半期の種々の成熟課題に焦点を当てている。どの段階でも個人はある成熟危機を解決しなければならない。人間がこれらの段階を通過する速度には個人差があり，またいかなる危機も完全には解決されない。こうした人生の出来事が出現するとき，人はその都度あらためてそれに対処しなければならない。看護師は，エリクソンやニューガーテンらの理論にもとづく知識を活用してその人に質問を向け，発達する自己の過程に影響を与えているこのカテゴリーの刺激のアセスメントを行うとよい。

人間と環境の相互交渉

人間と環境の相互作用は，看護，とくにロイ適応モデルでは鍵となる概念である。自己概念様式の主な刺激である相互作用と相互交渉には，いくつかの段階がある。主なケア提供者との際立った相互作用，他者の反応，社会的相互作用からの自己確立など，それと同じようにより広い環境，より高いレベルの相互作用がみられる。

身体的自己の感覚の形成と維持は，主なケア提供者（重要他者）の示す反応に深く影響を受ける。幼い子どもは，身体感覚を通じて自己についての情報を得る

(Montagu, 1986)。ケア提供者から受ける優しく，温かく，そして支持的な身体的タッチは，幼い子どものなかに安全の感覚を生み出す。子どもが空腹や窮屈さ，タッチのニード，疲労，おむつの汚れなどを感じたときも，ケア提供者がそれにすぐ対処するようにすると，子どもの体内に安全の感覚がもたらされる。看護師は，子どもと主なケア提供者との相互作用を観察することで，このカテゴリーにおける情報を得ることができる。成人に対しても，次のような質問によって幼児期の情報を収集するとよい。例えば，「あなたが幼かったころ，ご両親からどんなふうに世話をしてもらったか覚えていますか」というように質問をすることができる。ある肥満した無職の女性は，次のように答えている。「私が1歳になるまで，父はけっして私を抱きませんでした。父は私が男の子ではなかったのでとてもがっかりして，ほとんど私を見ようともしなかったと，母から聞いたことがあります。父は今でも私のことをサマンサとは呼ばず，サムと呼んでいます」。

　幼い子どもの自己についての感覚は，ケア提供者が体の部位と感覚，機能の名前を挙げ，その大切さをそれとなく教えることで育まれる。母親は子どもを相手に，体の部位を指し，そこの名前をいうという昔ながらのゲームをする。例えば，「またポンポンが痛いの？」「おなかが張るの？　きっとすぐトイレに行きたくなるわよ」などと話しかけるが，これが体の感覚と機能についての子どもの感じ方を形成するのに役立っているのである。いくつかの研究によれば，この生理的刺激は，恐怖，喜び，怒り，精神的親和力についても同じであって，これらの感覚を恐怖，喜び，怒り，精神的親和力などの明確な感情として解釈できるようになるのは，他者から与えられるインプットのおかげなのである (Kleinke, 1978)。主要なケア提供者が自らの身体感覚とボディイメージに対して抱く価値観と感情は，子どもに伝わる。身体感覚と身体機能についてまったく口にしない人もいれば，間接的に婉曲に語る人もおり，さらにはオープンに率直に話すことのできる人もいる。子どもの身体的自己の感覚の形成は，ケア提供者からの言語的・非言語的メッセージ，すなわち口にされるメッセージと口にされないメッセージの影響を受ける。看護師は，できればこのカテゴリーのデータを直接的な観察によって収集するとよい。質問によってもこれらのデータを個人とその重要他者から収集することができる。

　ある種の身体的特徴，能力，感覚に関する文化の見方の影響も含めて，他者の反応についての経験が，その人の身体的自己の行動の形成に強い影響をおよぼす。誕生の瞬間から，あるいはことによるとその前から，両親は子どもに社会的規範を当てはめている。妊娠中の女性は「男の子だとわかってよかったわ。でも，とても激しくおなかを蹴るの。この子はきっと暴れん坊になると思うわ」などというかもしれない。出産のとき，「あら，また女の子です」とか「この子はとても小さくてフットボールの選手には到底なれないわねえ」といった言葉が交わされることもあろう。どの社会，どの文化においても，ある特定の身体的特徴に価値が置かれる。価値観は，他者の反応からも伝わるが，神話や伝説，おとぎ話，本，テ

レビ，映画，雑誌，広告によっても伝わる。好ましい身体的特徴を生来受け継いでいる人は報われているが，その一方で，報酬には事欠かないがしばしば否定的な扱いを受ける人がいる。北米の文化では，若く，スリムな，引き締まって均整のとれた女性の体と，背が高く，たくましい男性の体に価値が置かれる。しかし理想が現実となることはそう多くはない。個人的自己は身体的な自己におよぼす反応に影響される。

一方，西欧社会における人間の体についての有力な見方は，長い間，物体あるいは「主人」の願望どおりに機能する機械としてのそれであった。身体的機能に対しては一種の不信や嫌悪，無知がこの文化には行き渡っていた。広告は，ある売薬を使えば風邪やインフルエンザにかかっていても1日中活動ができると約束する。プロフェッショナルのスポーツ選手は，傷の痛みを薬で治してゲームを続ける。このメッセージが伝えるのは，「病気であると思わなければ，病気にならない」ということである。アマン-ガイノッティAmann-Gainotti (1986) の研究は，体の構造と機能についての知識が一般の人々に不足していることを明らかにした。この研究によれば，多くの思春期の少女が月経血がどうして生じるか知らないという。西欧文化は長い間，自分自身の身体感覚と機能についての理解から個人を遠ざけてきたのである (Johnson, 1983)。最近になって，身体と精神と魂を統合し，身体的自己について認識しようとするヘルスプロモーションの運動がみられるようになった。この混合した文化的状況を考慮して，看護師は，身体的自己の行動と刺激について患者に面接を行うときは，鋭敏な感性と忍耐力をもつことが必要であろう。患者は，情報不足のために，身体的自己についてのデータを十分に説明できないことがあろう。身体感覚がどのようなものであり，それが1人の人間としての自らの存在のなかにどのように統合されているかを本当に知ろうとする人々にとって，面接がそのための最初の経験となることもあろう。

他者の反応に反映する文化の視点からすると，宗教集団もまた，ボディイメージ，身体機能，性に関する独特の態度を教えている。例えば自慰や堕胎，同性愛は，正統派ユダヤ教徒やローマカトリック教徒，伝統的プロテスタントの教義では認められていない。中近東などのある種の伝統的宗教では婚前性交は許されていない。プロテスタントでも自由な宗派になると，健康的と考えられ，他者を傷つけない範囲の活動や行動なら容認している。看護師は，他者の反応や宗教を含めた文化的規範の反応が，発達する自己に強い影響を与えることを認識しなければならない。そして，これらの経験がその人の身体的自己の感覚にどのような影響をおよぼしたかについての情報を，自由回答式の質問を用いて収集しなければならない。

自己概念は，社会的相互作用を通じての確認，とくに他者の反応についての観察にも影響を受ける。前にも述べたように，相互作用主義の理論家クーリーCooley，ミードMead，サリヴァンSullivanの研究が，この刺激の根拠となっている。人は自分が他者からどう見られているかを知覚することで自己について考え

始めるというのが，これらの理論の基本的な考え方である。例えば，「あなたは他人への配慮がない」といわれつづけている人は，自分は利己的な人間だという感覚を抱くようになる可能性がある。この感覚を抱きつづける人は，新しい状況についてもこの自己概念を確認するようなかたちで解釈するようになるだろう。もし看護師が隣のベッドの患者はとても状態が悪いといえば，そう知らされた人は，自分がその患者の迷惑になっていると，いきなり思い込むかもしれない。自分の価値に関して重要他者から吹き込まれたメッセージは，その人が成人になったあとも，自己概念のなかに刷り込まれることになろう。

　患者との面接によって，自己概念に影響をおよぼしている因子についてのデータを得ることができる。この場合も，家族が自己概念の形成と確認に大きな影響を与える。看護師は，このカテゴリーの自己概念に家族が与えている影響についてアセスメントを行う必要がある。次に質問の例をいくつか挙げよう。家族メンバーはだれとだれか，家族は患者をどれだけ大切だと思っているか，患者がとくに親近感を抱いている家族はだれか，患者は家族メンバー全員から同じメッセージを受け取っているか，患者は自己についての自らの確認を現実的だと思っているか，それとも時には誤まることがあると思っているか，患者は自己についての肯定的解釈を新たに受け入れることができるか。以上のデータは，必ずしもすべての患者から得られるわけではないし，すべての患者で重要なわけでもない。できるだけ重要他者と面接を行い，患者の社会的相互作用を観察するとよい。

　「より広い環境との相互交渉」は自己概念に影響をおよぼす別の刺激である。将来に向けてロイは適応の概念を再定義し，適応とは思考と感情をもつ人間が人間と環境の統合を図るために意識的な覚知と選択を用いる過程とその成果であるとした。環境とは，諸条件，諸事情などの総数と定義できる。そしてこれらを取り巻いているものに影響をおよぼし，またその人の発達や機能に作用する。したがって，広い環境とは自己概念に対する刺激の1つである。環境との相互作用の複雑さをさらに特徴づけるものは感化の相互関係である。人は環境に作用し，同時にまた環境が人に作用する。自己概念に対する刺激としての人間と環境の相互作用の特性の研究から相互交渉という新しい概念が生まれることになった。相互交渉は，人と環境がお互いに影響し合う時に生じる。相互作用（interaction）は，お互いに働きかけを行うことを意味する。相互交渉（transaction）には，両者がプロセスのなかで変化し，統合と変革が可能になるという意味が加わる。こうした相互作用のプロセスを仮定すれば，個人個人による環境との相互交渉の一連の諸条件と状況がつくりだされ，その人にとって特有なものとなる。人間は本質的に，宇宙のなかのほかの森羅万象と同じ「材料」で構成されており，同じダイナミクスによって維持されている。スウィム Swimme とベリー Berry（1992）は，「生きるとは関係しあうことである。なぜなら，関係性こそが存在の本質だからである……ほかの森羅万象なしにはいかなるものも存在しえない」（p.77）と述べている。より良いケアプランを立案するために，看護師は患者がおかれている特有の環境を理

解しようとする。

　看護師がどのようにしてアセスメントに環境を含めるか，その例がカルネバリ Carnevalli とトーマス Thomas (1993) の看護診断の定義のなかに示されている。そこでは，個人の反応から，個人を取り巻く状況とコンテクスト，そして反応一般へと焦点を拡大している。ロイ適応モデルを用いて人間と環境の相互交渉についてのアセスメントを行う場合，看護師は人間と環境がお互いにどのように変化しているのか，そしてそのパターンは統合へ向かっているのかを観察しなければならない。また，患者が環境は自分に有害であるとみているかどうか，逆にその患者が環境に有害でないかどうかにも注意しなければならない。環境の安定性が自己概念の安定性に重要な役割を果たすことは，データの示唆するところである (Demo, 1992)。ニューマン Newman (1994) は，人間にアイデンティティをもたらすのはわれわれの生命のパターン（人間と環境の相互交渉）であって，そのパターンをつくり上げるのに寄与する物質ではないと述べている。全体性のパターンを明らかにし，人々がそれらに対処できるよう援助することこそが，看護における知識の開発では重要である。ロイやニューマンをはじめとした看護研究者，そして臨床看護師も，生活体験のなかの患者を深く観察することによって，この知識に貢献することができる。

自己シェーマ

　自己の知覚は，他者と環境とのさまざまな相互作用についてのその人の解釈から生まれる。クームズ Cooms とスニッグ Snygg (1959) によると，自己概念の核すなわち中味は，個人のもっとも重要かつ本質的な側面である自己についての知覚から形成される。主要なケア提供者との相互作用，特定の文化における報酬・賞罰・他者の反応などは，個人のなかで内面化される。特定の領域で自らの行動を組織化したり，要約したり，また説明しようとする試みが，自己シェーマと呼ばれる自己についての認知的構造の発達をもたらすことになる。自己シェーマ（スキーマ）とは，個人の社会的環境のなかに含まれる自己に関する情報の処理を組織化し，方向づける自己についての認知の一般化である。つまり自己が差異化される仕方を表すものであり，個人が一定のタイプの経験を繰り返すにつれてその人の自己シェーマは一貫性を欠く情報または矛盾する情報に対してしだいに抵抗を示すようになる。この問題については，この章の後半で自己一貫性への傾向として説明する。自己シェーマを発達させた人は，比較的容易に自己について判断を下すことができ（例えば，「私は健康に必要な食事内容の変更にうまく対処できると思う」，また特定の領域について身体的行動を報告することができる（例えば，ボディイメージの特徴を明らかにする），さらにはその領域での将来の行動を予測することもできる（例えば，「私はかなり早く回復するタイプの人間ですから，この手術は私にはこたえないでしょう」）。看護師は，患者の身体的自己についての知覚を引き出す質問をし，そのデータが自己シェーマを反映しているかど

自己の属性の価値と自己尊重

今日，自己価値に関するモデルは，ある出来事により人がどのような衝撃を受けるかは，自分自身にどのような価値づけをしていたかということと関係があると述べている（Crocker & Park, 2003）。不慮の出来事とは，その人が認めた妥当性に依存することを意味している。もしある出来事が，高い妥当性をもっているなら，その人の自己価値により大きな影響をおよぼすことになる。その人にとって大切であり，しかも自らの目標達成に関連した出来事の解釈が，その人の自己尊重に影響をおよぼす。ローゼンバーグ（1979）は，自己尊重を1つの動機（モティーフ）として論じ，自己概念のなかにはさまざまな自己の属性を評価するために用いられる価値観や評価基準があると述べている。人がどのようにして自己の属性の価値を確立するかが，焦点づけをする自己の過程に影響を与える。エリオット Elliott（1986）は，8〜19歳の若い人々で自己尊重と自己一貫性の間に経験的な結びつきが生じると報告している。大学1年生の自分の時間の過ごしかたについてほかの研究でわかったことは，入学前の彼らの自己価値がきわめて重要であるということであった（Croker et al., 2001）。一般的に言って自己評価は，年齢が進むにつれて自分に好意的なものになる。

ロイ適応モデルに関する初期の研究においてドリーバー Driever（1976）は，自己尊重とは，個人的自己という構成要素に顕著にみられる側面であり，自己の価値についての個人の知覚であると定義している。また，低い自己尊重を，環境に適応する能力を低下させる自己の価値についての否定的感情と定義している。看護師は，低い自己尊重を示唆するものとして，次のような多くの状態を観察することができる。すなわち①他者からの引きこもり，②自発的行動の減少，③悲しそうな様子，④不安，⑤失望，⑥孤立感，⑦自己表現や自己防護の不能，⑧自分をあけ広げたり自分が人から注目される状況の回避，⑨批判に対する過敏さ，⑩自己卑下，⑪成功や達成の否定，⑫問題の反芻，⑬自分を他人の重荷であるとする見方，などである。子どもに自己尊重の念がもてるよう指導することは，小児看護の重要な役割である。自己尊重のレベルとそれがその人に与えている影響を察知することは，すべての臨床看護実践において重要である。

知覚的自己意識

個人的自己は，その人が自分をどれほど正確に知っているかによって影響を受ける。したがって，知覚的自己意識は自己概念様式におよぼす1つの刺激である。周知のとおり，その人の知覚能力は他者のフィードバックに気づいたり解釈したりするために用いられる。自分にとって核心となる自己意識を確立し，また，何を自己の一部分として価値づけたのかが明らかになれば，自己認識はもっと確かなものとなる。看護師は，自分自身や他者の自己意識を評価するためにジョハリ

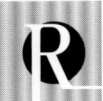

の窓のイメージを用いることもできるであろう。自己意識をもった人は，開放の窓にある公開された自己についてより多くの情報をもっている。その人が自分自身について考えることと，他者がその人について考えることには一貫性がある。誤った食物摂取の仕方をしている若い女性の背丈が167.6 cm，体重が40 kgであるが，自分は太っていると主張する場合，これは知覚的自己認識における明らかな失敗といえる。彼女の誤った身体的な自己はすべての適応様式に影響を及ぼし，その健康と安寧を深刻に脅かすことになる。隠された自己をもち，しかもその事実を認識しつつ何を明らかにするかが，人にとってきわめて大切である。幼年のころの記憶を意識せずに行動に表しているなら，自覚の欠如が人との関係性に影響するかもしれない。このことは，親密な関係性の構築ができなかった幼児虐待の過去をもつ人に起こることがある。看護師は，個人や家族からの報告の矛盾に注意を払うことによって，盲点の窓に潜んでいる問題を明らかにすることができるかもしれない。心筋梗塞から回復した患者は，自分の身体活動が確かに増加していると報告するかもしれないが，父親は朝新聞を取りに行くだけだと，患者の娘が看護師に報告するかもしれない。自己認識欠如の兆候としてはこのほか，批判に対して防衛的になったり，あいまいな態度を示したり，あるいは拒否反応を示すことがある。看護師は，自己認識が彼女自身の相互作用にどの程度正しく影響をおよぼすのか，また，患者の自己概念様式における行動に与える影響を，どのように理解するのか吟味する必要がある。

コーピング方略とコーピング能力

　看護師が考慮しなければならない刺激のもう1つのカテゴリーは，患者のコーピング方略である。コーピング方略とは，日常生活のなかで，またストレスを抱えているときに統合性を維持するために人が機能する仕方である。それには，長い間に学習されて習慣化しているものもあれば，新しい状況のなかで認知器と調節器を駆使して新たに習得されるものもある。身体的自己という構成要素についてのアセスメントに際して看護師は，身体的自己についての肯定的な感覚を維持するためにその人がどのような習慣を守っているかに関して情報を聞き出す。例えば，多くの人々は規則的に運動を行っており，またある人々にとってはヘアドレッサーに予約をとって定期的に毛髪の手入れをすることが自己についての肯定的な感覚を維持するのに役立っている。特定の食物を食べ，特定の栄養補助剤やビタミン剤を飲むことが，その人に安寧の感覚を与えている場合もあろう。このような日常的習慣が奪われると，身体的自己の感覚が脅かされることになる。

　患者は現在と同じ体験に以前直面したことがあるか，またそのときどのようにその体験に対処したかを知ることが，看護師にとっては重要である。このカテゴリーのデータは，患者や重要他者との面接で得ることができる。ロイ適応モデルから導き出されるコーピング方略の測定用具については，現在ロイと彼女の同僚によって検証が行われている。第21章で紹介するロイ適応モデルを用いた研究で

は，患者が用いているコーピングのパターンがいくつか明らかにされている。悲嘆反応を明らかにする目的で，65名の未亡人を対象に適応モデルを用いて行った研究（Robinson, 1995）については前に触れた。その主な研究結果から，悲嘆反応における刺激と対処反応に18％のばらつきがあることが明らかにされた。言い換えれば，その人の刺激とコーピングを査定することにより，夫の喪失の悲嘆に対して未亡人がどのような対処をするかを予測する助けになり得るであろう。

統一性や統合性へ向けての努力

自己一貫性を重視する理論家は，統一性や統合性へ向けての人間の努力を指摘している（Elliott, 1986; Lecky, 1961）。統一性や統合性へ向けての努力は，自己概念様式だけでなく，その他の適応様式における適応にも影響をおよぼす，人間の先天的な資質といってよいであろう。不断の自己組織化の努力によって，人間は不均衡と不快を避けようとする。内的自己の平衡へのニードが健康には重要だとする見方は，東洋と西洋の医術の多くの伝統のなかに認められるものである。

人間と環境の意味についての意識

人はものを考え感じることによって，自己認識からより高い認識や意味づけへと前進する。人と環境の意味を意識することは，人と環境との統合に欠かせない要素である。どのような個人の特性が尊重されるかは，ある程度文化と社会的規範によって左右される。種族，性別，階級，宗教，その他の社会的差異は，人の自己概念に影響を与える。患者は，重要他者が何を自分に期待しているか，自分にどのような価値観を期待しているか，その価値観を社会の価値観や現在の状況とどうすれば比較できるかをどれだけ自覚しているかについて，看護師はアセスメントを行う必要がある。患者の現在の自己の感覚における変化に影響をおよぼしている因子が，本来の自己理想とは異なるものであることが明らかになることもあろう。病気の状況そのものが，身体的自己と個人的自己，とくに自己一貫性と自己理想における変化に対する刺激となるであろう。変化を生じた身体的・個人的自己に患者が新しい意味を見いだせるよう援助することが，看護ケアの焦点となることもあろう。

第2段階のアセスメント，すなわち刺激がもたらす行動を考えるにあたり，看護師は個人の自己概念に影響をおよぼすようなほかの要因があることに気づく。ほかの3つの適応様式にみられる行動は，自己概念行動への刺激ととらえることができる。看護師が面接を通じて患者と相互作用をもつとき，10の刺激のカテゴリーには当てはまらないが，その患者の身体的自己と個人的自己にかかわる過程に影響をおよぼしているデータが浮かび上がることがあろう。これらの追加データもアセスメントデータに含め，看護介入の計画に用いる。刺激のアセスメントデータを収集する際は，行動のアセスメントで得た情報をできるだけ参照するとよい。例えば，「前にあなたは自分が強くて有能な人間だと思っている（自己一貫

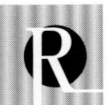

性行動）とおっしゃいましたね。そう思われるようになるためには，ふだん接している方々がどのように役立っているのでしょうか」というように尋ねるとよい。このような質問をすると，社会的相互作用を通じての確認というカテゴリーに含まれる刺激についてアセスメントデータをひき出すことができよう。患者が現存の状況に注意を集中できるよう具体的に質問をすべきである。このような方法によって，看護介入の計画に必要なデータを得ることができる。影響因子は，適応行動に寄与することもあれば，反対に非効果的行動をひき起こすこともある。個々の刺激がその人に与えている影響を明確化することが役に立つのであって，その効果は介入を計画する段階で明らかになる。介入の段階では，積極的に貢献する刺激を維持かつ促進する。しかし，寄与しない刺激は，可能な限り変化させる，あるいは排除する。

C. 看護診断

　看護過程全体を通して，看護師は，人はみな可能な限りいつでも関係しあっていることに気づいている。看護過程のどの段階においても，その人が意欲的に参加しているなら，計画の実施に有意義な関係性がみられるのは当然である。こうした協働作業は，その計画が必要に応じて容易に支持されるようになり，結果として立案された目標達成が効果的なものとなる。自己概念様式に関する看護診断の作成は，ほかの適応様式におけるのと同じ方法で行う。その1つとして，行動とその行動に影響を与えている刺激を合わせて記述する方法がある。そしてもう1つが看護診断名を用いる方法である。このように，看護師はまず行動と刺激を注意深くアセスメントする。自己概念に影響をおよぼす因子をアセスメントする際には，代償過程において作用する調節器と認知器の働きに注意を払う。適応の障害過程が存在すれば，それは看護の最優先事項である。第1段階のアセスメントと第2段階のアセスメントを徹底的に行い，それにもとづいて看護診断，目標の設定，介入の選定，そしてケアの評価を行う。

　看護ケアの立案に関するこの章の全体を通して，第4章で扱ったローブルス家のケースをとりあげてみよう。四肢麻痺を患っている2歳の子どもが，6か月におよぶ急性期ケアとリハビリテーションを終えて自宅に戻ってきた。住宅の改修も順調に済み，母方の祖母と2人の従兄妹が今も在宅ケアの手伝いをしてくれている。ローブルス夫人は，この数週間2人の息子の行動について気がかりなことがある。アンソニーは7歳になるが，母親は日に8時間もシルビアの世話にとられ忙しいため，かまってもらえず，学校では抑圧された感情が行動に表れている。ルカは4歳になるが，家に引きこもっている。親戚の人たちは，息子たちの面倒をみていないとローブルス夫人を非難している。一方，ローブルス氏は，家族を助けたいと思っていても，家計を支えるために仕事に専念しなければならない。ローブルス夫人は直面している問題に立ち向かっていかねばならず，大きな挑戦

と葛藤を感じている。彼女は信頼できる看護師に自分の欲求不満を打ち明けた。家族のためなんとか自分の力で解決できると思っていた彼女は，とりわけつらい思いをしている。

　彼女は，母親として自分の役割は尊いものだと思っている。数週間も安眠することができず，体力も落ちてきた。母親として，またケアをする者としての自分の能力を次第に疑い始めている。彼女は，「毎日が暗く憂うつだ」「楽しいことはもう何もない」「子どもたちに，何もかもうまくやってあげられない」とこぼしている。彼女は，最初，怪我をした子どもの世話は家族ですると，計画を立て一生懸命頑張ろうと決心していた。シルビアの兄弟たちの手に負えない問題は悩みの種となっている。もう何もかも十分にしてあげることができないと思っている。彼女は看護師に，「どうしたらいいのでしょう」と助言を求めている。

　すでに指摘したように，自己概念と関連する看護診断の展開は，ほかの適応様式と同じ方法で行う。1つの方法は影響をおよぼす刺激と行動を記述する。もう1つの方法は，要約ラベルを利用する方法である。この看護診断によって適応行動と非効果的行動のいずれかが明らかになる。ローブルス夫人の場合，適応的な看護診断の例として，「信頼できる同僚との肯定的関係から生じる援助探求行動（自己への脅威に対処するコーピング方略）」を挙げることができる。援助の要請（行動）は，以前から彼女がもち続けている母親としての役割の価値観と，家族が一緒にいられるよう精力を注ぐことの影響を受けている。

　非効果的行動については，多くの看護診断が作成できよう。自己概念様式は，ほかの様式と相互に密接に関係しあっている。したがって1つの様式が障害されると，ほかの様式にも障害がおよぶことになる。ローブルス夫人の場合の診断例としては，「良い母親であろうとする価値観にそぐわない息子の問題行動によって生じた不安定感と自己無価値感に関連した無力感」があろう。個人とその身近な環境である人々との関係がこの診断では明らかになっている。

　また，一連の行動を要約する看護診断名を用いることによって，診断を組み立てることもできる。経験の豊富な看護師なら，この方法を用いることによって1つのフレーズでかなり多量の情報を伝達することができる。第3章で説明したように，ロイ適応モデルにおいて明らかにされた自己概念様式の肯定的適応の指標にはさまざまなものがある。身体的自己についての指標としては，①肯定的なボディイメージ，②効果的な性機能，③身体的成長を伴う精神的統合性，④身体的変化に対する適切な代償，⑤喪失に対する効果的なコーピング方略，⑥人生終焉の効果的なプロセス，がある。個人的自己についての指標としては，①安定した自己一貫性のパターン，②効果的な自己理想の統合，③効果的な道徳的・倫理的・霊的成長のプロセス，④機能的な自己尊重の念，⑤自己への脅威に対する効果的なコーピング方略，がある。

　また，繰り返しみられる一般的な適応上の問題としては，次のものが明らかにされている。身体的自己については，①ボディイメージの混乱，②性機能不全，

③レイプ外傷症候群，④未解決の喪失，がある。また，個人的自己については，①不安，②無力感，③罪悪感，④自己尊重の低下，がある。

複数の様式が同一の刺激によって障害されている場合，要約ラベル（看護診断名）を用いるのが，一連の行動を伝達する効果的な方法となることが多い。例えば，「自己尊重低下」はそのような診断名の1つであろう。1つの言葉で多くの行動と刺激を包括できるのである。この診断名による記述は，「母親役割の不適切さに関連した自己尊重低下」となろう。

表14-4に自己概念の統合過程についてのロイ適応モデルの看護診断カテゴリーを，NANDAインターナショナル（NANDA-I）が認定した看護診断名（NANDA International, 2007）と対比させて示す。看護診断を記述したら，次の

表14-4 個人の自己概念様式の看護診断カテゴリー

適応の肯定的指標	一般的な適応上の問題	NANDA-Iの看護診断名
・肯定的なボディイメージ ・効果的な性機能 ・身体的成長を伴う精神的統合性 ・身体的変化に対する適切な代償 ・喪失に対する効果的なコーピング方略 ・人生終焉の効果的なプロセス ・安定した自己一貫性のパターン ・効果的な自己理想の統合 ・効果的な道徳的・倫理的・霊的成長のプロセス ・機能的な自己尊重の念 ・自己への脅威に対する効果的なコーピング方略	・ボディイメージの混乱 ・性機能不全 ・レイプ外傷症候群 ・未解決の喪失 ・不安 ・無力感 ・罪悪感 ・自己尊重の低下	・移転ストレスシンドローム ・移転ストレスシンドロームリスク状態 ・希望促進準備状態 ・恐怖 ・自己概念促進準備状態 ・自己傷害 ・自己傷害リスク状態 ・自己尊重慢性的低下 ・自己尊重状況的低下 ・自己同一性混乱 ・自殺リスク状態 ・死の不安 ・心的外傷後シンドローム ・心的外傷後シンドロームリスク状態 ・絶望 ・対自己暴力リスク状態 ・道徳的苦悩 ・人間の尊厳毀損リスク状態 ・パワー促進準備状態 ・非効果的否認 ・悲嘆 ・悲嘆複雑化 ・悲嘆複雑化リスク状態 ・不安 ・防衛的コーピング ・ボディイメージ混乱 ・慢性悲哀 ・無力 ・無力リスク状態 ・霊的安寧促進準備状態 ・霊的苦悩 ・霊的苦悩リスク状態 ・レイプ-心的外傷後シンドローム ・レイプ-心的外傷後シンドローム：複合反応

段階つまり目標を設定し，ケアの立案に進む。

d．目標の設定

　看護過程の各段階では，個人の行動とその行動に影響をおよぼす刺激のどちらか，もしくはその両方に焦点が当てられる。したがって看護診断で記述されるのも行動と刺激であるが，目標の設定の段階でとくに焦点を当てるのは行動である。1つの目標ごとに対象となる行動が1つ特定される。

　多くの自己概念の問題には，急性的なものと慢性的なものがある。したがって，目標の設定の段階では短期目標と長期目標が必要であり，そのそれぞれで焦点となる行動，期待される変化，目標の達成に要する時間枠が含まれることになる。

　以下の記述は，ローブルス夫人のケースに対する目標設定の良い見本である。「ローブルス夫人は，2週間以内に，自分の能力と自己価値について，もっと自信をもって発言することができるようになる」。プロセスを効果的に進めるためには，対象者と協力しあって目標を設定しなければならない。看護過程のどの段階についてもいえることだが，できる限りその人は積極的な参加者となって，正確で適切な情報が得られていること，その情報が診断のなかで適切に解釈されていること，そして達成可能で適切な目標が設定されていることを確認しなければならない。これが，個人の精神的・霊的統合の達成を図るための介入を決定することのできる唯一の方法である。長期目標は「ローブルス夫人は，3か月以内に，3人の子どもたちにとって良い母親となれる自信があると表明する」となるであろう。

　目標の設定ができたら，ロイ適応モデルで記述された看護過程の次の段階である看護介入の選択へと進む。

e．介入

　ロイ適応モデルによれば，看護過程の介入の段階で焦点となるのは，目標の設定の段階で明らかにされた行動に影響を与えている刺激である。介入の段階とは，したがって刺激の管理であり，これには刺激を変える，増強する，減らす，除去する，維持することが含まれる。同時に，個人が効果的にコーピング方略を用いて代償過程を強化できるように援助をする必要がある。この章で前に述べた適応的生命・生活過程に影響を与える刺激と代償過程について復習すると，個人の場合の精神的・霊的統合を目指した具体的な介入について洞察を得ることができる。

　ローブルス夫人の場合，焦点刺激は自分の息子たちの行動に向けられている。しかし，現状ではアンソニーとルカの2人の行動は，当然予期できるものである。そのような状況は，一般的には一連の変化を必要とする。彼女は気づいていないが，息子たちの行動が問題だと感じるところに問題がある。したがって介入は，

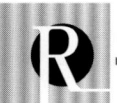

その状況を変化させるように導くことである。シルビアの面倒をみる時間を変更することは可能であり、そうすることによって、彼女は息子たちが下校してから寝つくまで、彼らと時間を共に過ごすことが可能になるであろう。

f. 評価

　評価とは、個人の適応行動、すなわち目標として記述した行動が達成されたかどうかという視点から、実施した看護介入の有効性を判断することである。その行動が目標と合致していれば、看護介入は有効だったことになる。目標が達成されなかった場合には、行動と刺激の再アセスメントを行い、看護過程のほかの段階を継続することによって、別の介入または別のアプローチを実施することになる。

　先に立てられた目標は、「ローブルス夫人は、2週間以内に、自分の能力と自己価値についてもっと自信のある言葉を出すようになる」であった。この目標に向けてどのような進歩がみられたかを判断するための指標は、ローブルス夫人は、自分の能力に次第に自信がついてきたと看護師に話すこと、また、自分はきっと目標に到達できると信じている、と言うことである。ルカの誕生日パーティを計画する際にも、彼女はシルビアとアンソニーにも手伝ってもらった。「みんなが本当に楽しい時をもてました。なんと素敵なアイディアだったことか。また子どもたちが楽しそうだったのをみて素晴らしかったと、母親もほかの人も皆がそう話していたし、シルビアは色とりどりの風船を飾って、ベッドの上の天井に浮いているのを見て、とっても喜んでいました。アンソニーとルカは楽しくはしゃいでいました。幸せでした。こんなにも早く、良い母親だと実感できるとは思いもしませんでした」と彼女は語った。長期目標は、息子たちへのケアに対する彼女自身の満足度と、それに伴う変化によって評価される。「3か月以内に、3人の子どもたちにとって良い母親となれる自信がついた、とローブルス夫人は表明することができる」というこの長期目標に対して、それぞれの子どもたちがどのようにうまく対処しているか、また、1人の子どもは家庭内で不断のケアが必要である事情なども評価しなければならない。

　看護過程の6つの段階は、継続的、同時進行的であり、重なりあうものであることを知っておくことが大切である。説明の便宜上、6つの段階を別々に分けて、あたかも直線的に進行するもののように扱ったが、介入は第1段階のアセスメントと第2段階のアセスメントと同時に行われる。同様に、看護診断を作成したり、目標を設定した段階でも、評価は継続されている。適応モデルを用いる能力を身につけるためには、知識を深め経験を積む必要があろう。

6 要約

　この章では，ロイ適応モデルの自己概念様式への適用に焦点を当てた。3つの過程，すなわち発達する自己と知覚する自己，焦点づけをする自己を，個人の精神的・霊的統合にかかわるアイデンティティの共有と関連づけて概観した。自己概念に関する代償過程についても具体的に説明し，過程の障害については，性機能障害と不安の2つを例に挙げて説明した。さらに行動と刺激のアセスメントについて述べた。最後に，看護過程の概要を示し，看護診断の作成，目標の設定，介入の選択，評価のガイドラインについて説明した。

（訳＝江本　愛子）

応用問題

1. 自己概念様式における生命・生活過程のうち，どれか1つを選びなさい。そして，あなた自身のライフストーリーのなかで起こった，自己概念様式の過程に関連する重要な出来事について，そのあらましを述べなさい。

2. 自己概念の構成要素である身体的自己あるいは個人的自己の1つの側面を選んで，その側面に関する刺激のアセスメントで役立つ質問をいくつか作成しなさい。

理解度の評価

[問題]

1. 個人の自己概念様式の基礎にある基本的ニードは＿＿＿＿である。自己概念様式の下位領域には次の2つがある。
　　1つは (a) ＿＿＿＿で，これには (1) ＿＿＿＿および (2) ＿＿＿＿という2つの構成要素が含まれる。
　　もう1つは (b) ＿＿＿＿で，これには (1) ＿＿＿＿，(2) ＿＿＿＿，および (3) ＿＿＿＿という3つの構成要素が含まれる。

2. 自己概念様式の行動のアセスメントについて，以下の空欄に適切な言葉を入れなさい。

〔アセスメント項目〕　　　　〔行動をひき出す方法〕
a. 身体的自己
　　1. 身体的感覚　　　　　　1.1
　　　　　　　　　　　　　　1.2
　　　　　　　　　　　　　　1.3
　　　　　　　　　　　　　　1.4
　　　　　　　　　　　　　　1.5
　　2. ボディイメージ　　　　2.1
　　　　　　　　　　　　　　2.2
　　　　　　　　　　　　　　2.3
　　　　　　　　　　　　　　2.4

b. 個人的自己
　　1. 自己一貫性　　　　　　1.1
　　2. 自己理想　　　　　　　2.1
　　3. 道徳的・倫理的・霊的自己　3.1

3. 自己概念行動に影響を与える10の刺激のうち1つを挙げ，身体的自己と個人的自己に対して，その刺激がどのような影響を与えるか，あなたの考えを述べなさい。
　(a) 刺激 _____
　(b) 身体的自己に対する影響 _____
　(c) 個人的自己に対する影響 _____

4. 以下のうち，自己概念にかかわる代償過程と考えられるものはどれか。
　(a) 同じような身体的特徴をもつ仲間を選ぶ人間の傾向
　(b) 喪失を身体的自己概念の中に統合する。
　(c) 意思決定についてのアンビバレンスの長期化
　(d) 親の死に遭遇し死について考える。

5. 自己概念の障害過程を1つ挙げなさい。

Box 14-1　ケーススタディ：自己概念様式の看護過程

〔状況〕
　ステラ・マリネスは20歳のメキシコ系米国人女性で，中西部の大学の看護学部3年生である。彼女は勤勉な学生で，初めて臨地実習に出ることを喜んでいた。しかし，実習の2週間目に，腕に壊疽を生じた患者をケアしていたとき，彼女は脳貧血を起こして学生用休憩室へ運ばれた。ステラは，信頼のおける仲間で同じ実習場に配置されている1人の看護大学院生に，自分の体調が良くないことと，それが自分の仕事に与える影響を心配していることを打ち明けた。
　ステラは体が小さい。身長が155 cmで，6号サイズの服を着ている。秋の学期が始まったとき，彼女はサイズ2号を下げたことを自慢した。さほど量は食べないので食券は処分したといっている。ステラは食事の休憩時間には好んで激しい運動をしている。
　彼女が幼かったころ，家族は固い絆で結ばれていたが，農作物にしたがって移住する農業労働者で，テキサスからカリフォルニア，そしてオレゴンへと移り住んだ。彼女には兄1人弟1人がいるが，彼らは農場で働くときはいつも彼女をかばってくれた。あるとき家族は，

予期しない資産をメキシコの祖母から受け継いだ。そのため家族は，カリフォルニアのインペリアルヴァレーに小さな日干しレンガの家を購入し，ドライフルーツを生産するようになった。ステラは高校生時代は1つの土地にとどまることができ，学校の成績はとても良かった。ステラは，死にゆく親族の看病をしている母親の手伝いをしているうちに，自分は看護師になりたいと思うようになった。高校のカウンセラーは彼女が大学の看護学部に入学できるよう骨を折ってくれた。
　1年前の夏，ステラは家族と一緒に過ごすため大学から帰省した。そこで彼女は，10歳年上の友人の兄とデートをするようになった。彼女の家族は2人の関係が気に入らず，その男性は年齢が離れすぎていて失恋するだけだと彼女に話した。男性の妹は，ステラに兄を信用しないように警告した。6週間の熱烈な関係の後に突然彼はステラとの交際を打ち切った。その1週間後，彼は，別のほっそりとした背の高いアングロサクソン系アメリカ人で彼の同年輩の女性との婚約を発表した。この女性は，ステラが学校にいたとき彼と付き合っていたが，その夏の初めには町にいなかったのである。
　心に痛手を負い失望したステラは，「あそこは小さな町で，みんなからじろじろ顔を見られるのがいやだ」といって，中西部へ戻った。彼女は朝晩大学の体育館に通って激しい運動を始め，そのうえ昼休みにもできるだけランニングをしている。

6. 2つの方法を用いて，上記の状況についての看護診断を作成しなさい。
　　(a) ＿＿＿＿＿＿＿＿＿＿＿＿＿＿＿＿＿＿＿＿＿＿＿＿＿＿＿＿＿＿
　　(b) ＿＿＿＿＿＿＿＿＿＿＿＿＿＿＿＿＿＿＿＿＿＿＿＿＿＿＿＿＿＿

7. ステラの目標を設定しなさい。

8. 介入は刺激に焦点を当てて行われる。この状況の改善を図るために，以下の刺激を考慮したうえで，どのような介入の方法を選択できるかを述べなさい。
　　(a) 重要他者（ボーイフレンド）の喪失
　　(b) 知覚と自己シェーマ
　　(c) コーピング方略

9. 質問7で設定した目標が達成されたかどうかを，どのようにして評価しますか。

[解答]
1. 精神的・霊的統合
　　(a) 身体的自己，(1) ボディイメージ，(2) 身体感覚
　　(b) 個人的自己，(1) 自己一貫性，(2) 自己理想，(3) 道徳的・倫理的・霊的自己
2. (a) (1.1) ご自分の体についてどのように感じますか。
　　　　(1.2) どのような身体感覚を経験していますか。
　　　　(1.3) 身体感覚を体験する頻度は。
　　　　(1.4) 身体感覚を普通どのように処理していますか。
　　　　(1.5) 身体感覚に対する処理方法については，どのように満足していますか。
　　　　(2.1) ご自分の体をどうみていますか。説明してください。
　　　　(2.2) 体の外見のどんなところが好きですか。
　　　　(2.3) もしあるとしたら，自分の外見をどのように変えたいですか。
　　　　(2.4) 自分の外見についてどのように感じていますか。
　　(b) (1.1) 自分自身をどのような人間だと描写しますか。
　　　　(2.1) 自分自身について，どんな願望がありますか。
　　　　(3.1) 自分自身のスピリチュアルな信条について，どのように説明しますか。

3. (a) 残存刺激
   (b) 体の病気
   (c) 悲嘆を表す文化的規範
4. b, d
5. (a) 性機能障害
6. 看護診断例：
   (a) 極度の摂取量不足と激しい運動による健康とスタミナの衰え
   (b) 重要他者（家族，友人）が自分の選択に批判的であることを知ったことに関連するサポートシステムからの離断
7. 目標の例：ステラは，極度の摂取量不足と激しい運動というコーピング方略が，彼女の健康と職業上の目標（自己理想）の障害になっていることを認識したことを1週間以内に述べる。
8. 可能な介入の方法
   (a) 彼女が自らの体験について感情，考え，疑問を表出できるよう励ます。
   (b) ステラの自己概念に否定的影響を与えている短期の関係を巡るさまざまな出来事について究明する。細部を思い起こすにつれて，ステラは，自己についての現在の自分の思考と感情が自己理想や他者の反応についての誤解に根ざしたものであることを認識できるようになろう。
   (c) 対話療法は，ステラが自分の用いているコーピング方略に伴う潜在的合併症を理解するのに役立つ可能性がある。
9. ステラは，摂取量不足と激しい運動が健康を悪化させ，それがひいては看護教育を修了して職業上の目標を達成する彼女の能力を損ねるかもしれないことを認識する。彼女はさらに自発的に援助を受けようとする。

●文献

American Association of Colleges of Nursing and the City of Hope National Medical Center. (2000). *End-of-Life Nursing Education Consortium (ELNEC) Course Syllabus*. Available: http://www.aacn.nche.edu/elnec/

Amman-Gainotti, M. (1986). Sexual socialization during early adolescence: The menarche. *Adolescence, 21*, 703-710.

Andrews, J. D. W. (1990). Interpersonal self-confirmation and challenge in psychotherapy. *Psychotherapy, 27*(4), 485-504.

Antonovsky, A. (1986). The development of a sense of coherence and its impact to stress situations. *The Journal of Social Psychology, 26*(2), 213-225.

Baumeister, R. F., & Vohs, K. D. (2003). Self-regulation and the executive function of the self. In M. R. Leary & J. P. Tangney (Eds.), *Handbook of self identity* (pp.197-217). New York: The Guilford Press.

*1 Beck, T. (1976). *Cognitive therapy and the emotional disorder*. New York: International Psychiatry.

*2 Bowlby, J. (1969). *Attachment and loss: Vol.1. Attachment*. New York: Basic Books.

Carnevalli, D. L., & Thomas, M. D. (1993). *Diagnostic reasoning and treatment decision making in nursing*. Philadelphia: Lippincott.

Cooley, C. H. (1964). *Human nature and the social order*. New York: Schocken.

*3 Coombs, A. W., & Snygg, D. (1959). *Individual behavior: A perceptual approach to behavior*. New York: Harper & Brothers.

Crocker, J., Luhtanen, R. K. & Bouvrette, S. (2001). *Contingencies of self-worth in college students: *The CSW-65 scale*. Ann Arbor: The University of Michigan.

Crocker, J., & Park, L. E. (2003). Seeking self-esteem: Construction, maintenance, and protection of self-worth. In M. R. Leary & J. P. Tangney (Eds.), *Handbook of self identity* (pp.291-313). New York: The Guilford Press.

Demo, D. H. (1992). The self-concept over time: Research issues and directions. *Annual Review of Sociology, 18*, 303-326.

[*4] Dobratz, M. (1984). Life closure. In C. Roy (Ed.), *Introduction to nursing: An Adaptation model* (2nd ed., pp.497-518). Englewood Cliffs, NJ: Prentice-Hall.

Dobratz, M. (1990). Hospice nursing. *Cancer Nursing, 13*(2), 116-122.

Dobratz, M. C. (2004). Life closing spirituality and the philosophic assumptions of the Roy adaptation model. *Nursing Science Quarterly, 17*(4), 335-338.

Dobratz, M. C. (2005). A comparative study of life-closing spirituality in home hospice patients. *Research and Theory for Nursing Practice, 19*(3), 243-256.

[*5] Driever, M. (1976). Problems of low self-esteem. In C. Roy (Ed.), *Introduction to nursing: An adaptation model* (pp.232-242). Englewood Cliffs, NJ: Prentice-Hall.

Edelman, C., & Mandle, C. L. (Eds.) (2002). Health promotion throughout the lifespan (5th ed.) St. Louis: Mosby.

Elliott, G. (1986). Self-esteem and self-consistency: A theoretical and empirical link between two primary motivations. *Social Psychology Quarterly, 49*(3), 207-218.

[*6] Erikson, E. H. (1963). *Childhood and society* (2nd ed.). New York: Norton.

[*7] Erikson, E. H. (1968). *Identity: Youth and crisis*. New York: Norton.

[*8] Festinger, L. (1962). *A theory of cognitive dissonance*. Palo Alto, CA: Stanford University Press.

Finucane, T. E. (2002). Care of patients nearing death: Another view. *Journal of American Geriatric Society 50*(3), 551.

Freud, S. (1949). *An outline of psychoanalysis, an authorized translation* (James Strachey, Trans.). New York: W. W. Norton.

Garcia, T., & Pintrich, P. (1994). Regulating motivation and cognition in the classroom: The role of self-schemas and self-regulatory strategies. In D. Schunk & B. Zimmerman (Eds.), *Self-regulation of learning and performance: Issues and educational applications* (pp.129-178). Hillsdale, NJ: Erlbaum.

Gecas, V. (1982). The self concept. *Annual Review of Sociology, 8*, 1-33.

[*9] Gilligan, C. (1982) In a different voice: Psychological theory and women's development. Cambridge, MA: Harvard University Press.

[*10] Goffman, E. (1959). *The presentation of self in everyday life*. New York: Anchor.

[*11] Goffman, E. (1967). *Interactional ritual*. New York: Anchor.

Gustafsson, C., & Fargerberg, I. (2003). Reflection: The way to professional development. *Journal of Clinical Nursing, 13*, 271-280.

Hanna, D. (2004). Moral distress: The state of science. *Research and Theory for Nursing Practice, 18*(1), 73-93.

Hanna, D. (2005). The lived experience of moral distress: Nurses who assisted with elective abortions. *Research and Theory for Nursing Practice 19*(1), 95-124.

Horton, A. M., Jr. (Ed.). (1990). *Neuropsychology across the life-span: Assessment and treatment*. New York: Springer Publishing.

Johnson, D. (1983). *Body*. Boston: Beacon Press.

Johnson, J. E., & Leventhal, H. (1974). Effects of accurate expectations and behavioral instructions on reactions during a noxious medical examination. *Journal of Personality and Social Psychology, 2*, 55-64.

Kendzierski, D. (1988). Self-schemata and exercise. *Basic and Applied Social Psychology, 9*, 45-59.

[*12] Kleinke, C. (1978). *Self-perception: The psychology of personal awareness*. San Francisco: Freeman.

Kohlberg, L. (1981). *The philosophy of moral development: Vol.1*. San Francisco: Harper & Row.

[*13] Kübler-Ross, E. (1969). *On death and dying*. New York: Macmillan.

[*14] Lecky, P. (1945). *Self-consistency: A theory of personality*. New York: Island Press.

Lecky, P. (1961). In C. F. Thorne (Ed.), *Self-consistency: A theory of personality*. Hamden, CT: The Shoe String Press.

Luft, J. (1969). *Of human interaction*. Palo Alto, CA: National Press.

Luft, J. (1984). *Group processes: An introduction to group dynamics* (3rd ed.). Palo Alto, CA: Mayfield Publishing Co.

Markus, H. (1977). Self-schemata and processing information about the self. *Journal of Personality and Social Psychology, 35*(2), 63-78.

Markus, H., Crane, M., Bernstein, S., & Siladi, M. (1982). Self-schemas and gender. *Journal of Personality and Social Psychology, 42*(1), 38-50.

Markus, H., Hamill, R., & Sentis, K. (1987). Thinking fat: Self-schemas for body weight and the processing of weight relevant information. *Journal of Applied Social Psychology, 17*(1), 50-71.

Markus, H., & Wurf, E. (1987). The dynamic self-concept: A social psychological perspective. *Annual Review of Psychology, 38*, 299-337.

Markus, H., & Zajonc, R. (1985). The cognitive perspectives in sociopsychology. In G. Lindzey & E. A. Aronson (Eds.), *Handbook of social psychology* (Vol.1., 3rd ed.). New York: Erlbaum.

McMahon, E. M. (1993). *Beyond the myth of dominance: An alternative to a violent society*. Kansas City, MO: Sheed & Ward.

*[15] Mead, G. (1934). *Mind, self and society*. Chicago: University of Chicago Press.

Mischel, W., & Morf, C. C. (2003). The self as a psycho-social dynamic processing system: A meta-perspective on a century of the self in psychology. In M. R. Leary & J. P. Tangney (Eds.), *Handbook of self identity* (pp.15-46). New York: The Guilford Press.

*[16] Montagu, A. (1986). *Touching: The human significance of the skin* (3rd ed.). New York: Harper & Row.

*[17] NANDA International. (2007). *Nursing diagnoses: Definitions & classification, 2007-2008*. Philadelphia: NANDA-I.

Neugarten, B. (1969). Continuities and discontinuities of psychological issues in adult life. *Human Development, 12*, 121-130.

Neugarten, B. L. (1979). Time, age, and the life cycle. *The American Journal of Psychiatry, 136*(7), 887-894.

*[18] Newman, M. (1994). *Health as expanding consciousness* (2nd ed.). New York: National League for Nursing Press.

Piaget, J. (1954). *The construction of reality in the child* (M. Cook, Trans.). New York: Basic Books.

Poster, M. (2006). *Information please: Culture and politics in the age of digital machines*. Durham, NC: Duke University.

*[19] Raths, L. E., Harmin, M., & Simon, S. B. (1966). *Values and teaching: Working with values in the classroom*. Columbus, OH: Chas. E. Merrill.

Robinson, J. H. (1995). Grief responses, coping processes, and social support of widows: Research with Roy's Model. *Nursing Science Quarterly 8(4)*, 158-164.

*[20] Rogers, C. (1961). *On becoming a person*. Boston: Houghton Mifflin.

Rosenberg, M. (1965). *Society and adolescent self-image*. Princeton: NJ: Princeton University Press.

Rosenberg, M. (1968). Discussion: The concept of self. In R. Ahelson, E. Aronson, W. McGuire, T. Newcomb, M. Rosenberg, & P. Tannebaum (Eds.), *Theories of cognitive consistency: A sourcebook* (pp.384-389). Chicago: Rand McNally.

Rosenberg, M. (1979). *Conceiving the self*. New York: Basic Books.

*[21] Sullivan, H. S. (1953). *The interpersonal theory of psychiatry*. New York: Norton.

Swimme, B., & Berry, T. (1992). *The universe story*. San Francisco: Harper.

Verklan, M. T. (2007). Johari window: A model for communicating with each other. *Journal of Perinatal and Neonatal Nursing*. April-June, 173-174.

Zhan, L. (1994). Cognitive adaptation processing and self-consistency in the hearing impaired elderly (Doctoral Dissertation, Boston College, 1993). *Dissertation Abstracts International, 54*, 4086B.

*²² Zohar, D. (1990). *The quantum self: Human nature and consciousness defined by the new physics*. New York: Quill/Morrow.

● 邦訳のある文献

1) 大野　裕訳：認知療法―精神療法の新しい発展，岩崎学術出版，1990．
2) 黒田実郎・他訳：母子関係の理論・1，岩崎学術出版，1991．
3) 友田不二男・他訳：人間の行動　上・下，岩崎学術出版，1985．
4) 片岡万里訳：人生の終焉，松木光子監訳『ロイ適応看護モデル序説』（原著第2版，邦訳第2版）所収，417-434，へるす出版，1995．
5) 根本多喜子訳：自尊心，松木光子監訳『ロイ適応看護モデル序説』（原著第2版，邦訳第2版）所収，331-339，へるす出版，1995．
6) 仁科弥生訳：幼児期と社会 1・2，みすず書房，1977，1980．
7) 岩瀬庸理訳：アイデンティティ―青年と危機，金沢文庫，1982．
8) 末永俊郎訳：認知的不協和の理論―社会心理学序説，誠信書房，1965．
9) 岩男寿美子監訳：もうひとつの声―男女の道徳観のちがいと女性のアイデンティティ，川島書店，1986．
10) 石黒　毅訳：行為と演技―日常生活における自己呈示，誠信書房，1974．
11) 広瀬英彦・他訳：儀礼としての相互行為―対面行動の社会学，法政大学出版局，1986．
12) 島津一夫監訳：自己知覚―自覚の心理学，誠信書房，1984．
13) 鈴木　晶訳：死ぬ瞬間―死とその過程について，中公文庫，2001．
14) 友田不二男訳：自己統一の心理学，岩崎書店，1965．
15) 稲葉三千男・他訳：精神・自我・社会，青木書店，1971．
16) 佐藤信行・他訳：タッチング―親と子のふれあい，平凡社，1977．
17) 日本看護診断学会監訳：NANDA-I 看護診断―定義と分類 2007-2008，医学書院，2007．
18) 手島　恵訳：マーガレット・ニューマン看護論―拡張する意識としての健康，医学書院，1995．
19) 遠藤昭彦監訳：道徳教育の革新―教師のための「価値の明確化」の理論と実践，ぎょうせい，1991．
20) 村山正治訳：人間論，ロージアズ全集・12，岩崎学術出版社，1967．
21) 中井久夫・他訳：精神医学は対人関係論である，みすず書房，1991．
22) 中島　健訳：クォンタム・セルフ，青土社，1991．

● 補足文献

Breakwell, G. (1986). *Coping with threatened identities*. London: Methuen.
Cathcart, R. S., Samovar, L. A., & Henman, L. D. (Eds.). (1996). *Small group communication: Theory and practice* (7th ed.). Madison, WI: Brown & Benchmark.
Hall, B. A. (1997). Spirituality in terminal illness: An alternative view of theory. *Journal of Holistic Nursing, 15*(1), 82-96.
Napier, R. W., & Gershenfeld, M. K. (1993). *Groups: Theory and experience* (5th ed.). Boston: Houghton Mifflin.
Ryan-Wenger, N. M. (1992). A taxonomy of children's coping strategies: A step toward theory development. *American Journal of Orthopsychiatry, 62*(2), 256-263.

SISTER CALLISTA ROY
THE ROY ADAPTATION MODEL
THIRD EDITION

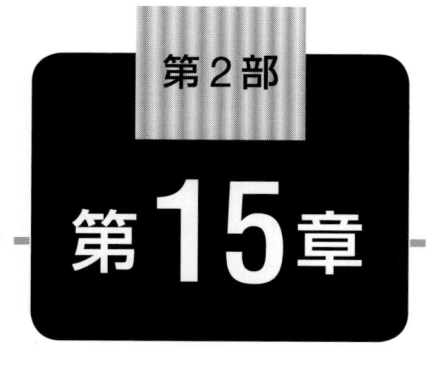

第2部

第15章

個人の役割機能様式

第2部　個人の適応様式

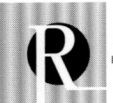

　役割機能様式は主として社会のなかで人々がとる役割に焦点を当てる。役割機能様式における基本的ニードは，個人の社会的統合，すなわち行動を起こすために，自分が他者とどのような関係にあるかを知るニードである。

　本書のなかですでに強調したように，適応システム・全体的システムとしての人間の考え方には，人間の生命・生活過程は相互に関連していて，人の機能のある側面の能力や問題が別の側面の適応に影響をおよぼすという理解がある。親としての自分の役割などに関して問題を感じている場合，治癒能力や健康の維持・促進能力に影響が現れる。そして，健康状態の変化は役割遂行に影響をおよぼす。役割機能様式は，とくに個人が社会のなかでどのように相互作用するかを明確にする機会を与えてくれる。ロイRoyのモデルの哲学的前提は人間の社会性に言及しており，集合としての宇宙のなかにある人間存在の共通の目的や意味を重視している（Roy 1997, 2007）。個人と個人，また個人と社会との相互関係は，ロイのモデルの哲学的前提と科学的前提，文化的前提に欠かせないものである。したがって看護師にとっては，社会的適応は生理的適応や心理的・霊的適応と同じくらい重要な関心事である。

　この章では，ロイ適応モデルの個人の役割機能様式について，この様式の説明と理論的基盤を含めて，その概要を示す。生命・生活過程の理論的背景を探求していく。役割機能様式に関連する代償的適応過程と適応障害の過程を明らかにし，解説する。看護計画の項では，役割機能様式に関する行動と刺激のアセスメント，看護診断と目標設定，看護介入，看護ケアの評価を示す。

学習目標

1) ロイ適応モデルによる個人の役割機能様式の過程を説明することができる。
2) 役割機能様式に関して代償的過程を1つ述べることができる。
3) 役割機能様式の障害過程について2つの状況の名前を挙げ，その状況を述べることができる。
4) 役割機能様式にとって重要な第1段階のアセスメントの変数（行動）を示すことができる。
5) 役割機能様式に影響する第2段階のアセスメントの因子（刺激）を示すことができる。
6) 役割機能に関して示された状況の看護診断を作成することができる。
7) 非効果的役割機能の例として示された状況の目標を引き出すことができる。
8) 非効果的役割機能の状況において通常実施される看護介入を挙げることができる。
9) 役割機能様式における看護介入の効果を判定するアプローチを示すことができる。

第15章 個人の役割機能様式

▌重要概念の定義

一次的役割（primary role）：年齢や性別，発達段階にもとづいて与えられる役割。人生のそれぞれの成長期に現れる行動の大半を一次的役割が決定する。

三次的役割（tertiary role）：人が自由に選ぶ一時的な役割で，その人の一次的役割と二次的役割に対する期待に関するものが多い。

社会的統合（social integrity）：個人の役割機能様式における基本的ニード。行動を起こすために自分が他者とどのような関係にあるのかを知るニード。

道具的行動（instrumental behavior）：目標志向的行動。人が役割を果たすうえで行う活動。

二次的役割（secondary role）：人が発達段階と一次的役割に伴う課題を達成するためにとる役割。

役割発達（developing roles）：人が生涯を通して成熟していくうちに新しい役割を加えていく過程。役割期待の学習を含む。

表出的行動（expressive behavior）：役割に何が求められるかについて人が示す感情や態度。

役割（role）：社会の機能単位。役割は他者との関係のなかに存在する。

役割移行（role transition）：表出的行動や道具的行動の効果の増強に伴って新しい役割を成長させること。

役割葛藤（role conflict）：その人の役割セットのなかで，ある役割に対する自分や他者の期待が矛盾すること（役割内葛藤），または，その人の役割セットのなかで，いくつかの役割に対する自分や他者の期待が矛盾すること（役割間葛藤）。

役割期待（role expectation）：ある役割に伴う適切な行動は何かについて一般社会の人々や個人，または補完的役割の人たちが抱く信念。

役割距離（role distance）：自己概念と合わない役割行動。情緒的行動は否定的になりがちであり，人はその役割またはその一部が嫌いであると，目標志向的行動をできるだけ制限しようとする。

役割克服（role mastery）：人が役割セットに伴う社会的期待に見合う表出的行動や道具的行動の両方を示している状態。

役割失敗（role failure）：人のとっている役割に表出的行動や道具的行動が欠けている，あるいはそれらの行動が非効果的な状態。

役割取得（role-taking）：他者の役割の視点からその人の行動をみることによって，その人の行動を観察したり，予測する過程。他者の役割についての判断を自分の相互作用の基本とする。役割相互作用において行為が両者に対してもつ意味に焦点を当てる。

役割セット（role set）：人がある時点で同時にもっている役割のすべて。

第2部　個人の適応様式

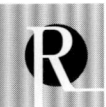

1　個人の役割機能様式の過程

　役割とは社会の機能単位と定義されている。役割は他者との関係のなかにある。例えば，親の役割は子どもとの関係のなかに，雇用者の役割は被雇用者との関係のなかに，そして看護師の役割は患者との関係のなかにある。それぞれの役割は，関係のある立場にある人に対してその人がどのように振る舞うかについての期待と関係がある。したがって役割理論は，ある立場にある人に関して求められる期待に沿ってとられる行為として行動を説明しようとする。個人は，相互関係のなかで役割を演じる。役割機能様式の基本的ニードは社会的統合であり，そのニードは適切な行動ができるように，自分が他者とどのような関係にあるか，つまり自分の役割とそれに関連する社会的期待を知ることによって達成される。そして，行動を明確にすることにより，社会的統合のニードを充足することができる。

　役割理論に対しては多くのアプローチがあるが，基本的には構造的理論と相互作用的理論の2つのタイプに分けられる。構造的役割理論は，パーソンズParsonsとシルズShils (1951) が開発した理論のように社会の人々への構造的・機能的アプローチにもとづいている。またリントンLinton (1945) も，同様に役割を社会の構造的構成要素を重視するものとみた。役割は社会的立場と関連しているので，比較的一定した性質のものであったからである。イーグリーEagly (1987) は，性が社会のなかの役割にどのように影響するかを扱う社会役割理論の見解を提示した。合衆国労働省統計局 (U. S. Bureau of Labor Statistics) のデータ (2000) では，男性の職業，また女性の職業であることが初めから決められている職業が，いまだにたくさんあることが示されている。例えば，建築業は男性が97％を占めてい

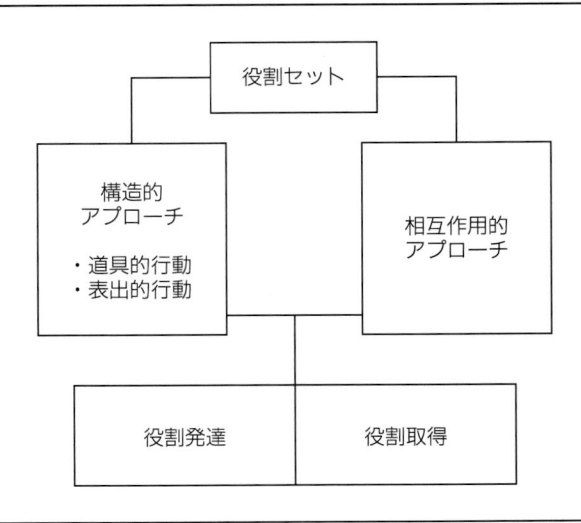

図15-1　個人の役割機能様式の理論的基礎

る。また消防士や警察官も，それぞれ98%と86%で男性優位である。しかし，子どものケアや栄養士などの家庭に伴う役割になると，この領域では女性が同じような割合で優位である。小学校の教師は女性が84%であるのに対し，女性の大学教授は42%にすぎないことは興味深い。イーグリーの理論は，このような職種の本当の違いは仕事そのものの違いにあるとしても，ある職業には一方の性のほうが適しているという社会構造に対する信念が，社会には依然として残っている。

役割理論への相互作用的アプローチは，ミード Mead (1934) とその後継者によるシンボル相互作用論を引き出した。この理論は，他者の役割をとることによる社会化を重視している。今日では，理論的アプローチ間のギャップに橋渡しをしたり，それぞれの理論は互いに補完的な関係にあるとみる努力をしている学者もいる。構造的アプローチは社会のなかに一定の立場を占めている人々を広い視点からみており，一方，相互作用的アプローチは役割内で人々が相互作用しながら意味をどのように模索しているかに注目している。役割機能様式の理論的基礎を図15-1に示した。

構造的アプローチと相互作用的アプローチが相まってどのように働くかについては，大学の最初の学期を始める，ある学生の状況に例にみることができる。その学生は，たまたま自分のプログラムアドバイザーでもある教授の教えるクラスに登録した。彼女は，教授の討議の進め方が真面目なことに脅威を感じ，科目の選択が近づいていることに不安になった。クラス終了後，質問するために残りたいと思ったが，怖くてできなかった。気乗りしないまま，次の学期の登録期間中に助言をもらうために教授室へ行った。教授が温かく迎えて名前であいさつをしてくれたので，彼女は驚きながらもうれしく思った。教授は一対一の状況でいっそう寛いでいるようであった。これが学生の行動に影響し，彼女は今後の科目の選択のほかに，これからのコース計画について気楽に質問できると思った。そして，教授は自分の部屋では寛いだやり方で個々の学生と会うのに対し，教室では教育内容を堅実に教えるために，少々かしこまったやり方をしなければならないことを学生は理解し始めた。次のクラスに出席したときには，彼女はクラス討議に気楽に参加することができた。学生は大学でのキャリアを通して成長するにつれて，教授との相互作用や，役割の変化に自分の行動を適応させることに，いっそう自信がもてるようになった。このようなやり方で，彼女は数人のメンターを得ることができた。

構造的アプローチも相互作用的アプローチも，役割機能様式における適応を理解するのに有益である。役割機能様式はとくに，社会におけるその人の場所と，その人がいかに相互作用的役割のなかで相互行為をするかを扱う。この様式の目標は，社会的統合である。社会的統合を達成するのに使われるプロセスは，役割発達と役割取得である。

表 15-1　発達段階と発達役割に関する社会過程

年齢（歳）	発達段階	社会過程
出生～1½	乳児：信頼対不信	・社会は個人に貢献する。
1½～3½	幼児初期：自律感対恥	・社会は個人に貢献する。
3½～6	前学童期：主導性対罪悪感	・社会は個人に貢献する。
6～12	学童期：勤勉感対劣等感	・個人は社会に貢献し始める。
12～18	青年期：アイデンティティの確立対役割の拡散	・個人は同僚集団を通じて社会に関係する。
18～35	若い成人期：親密性対孤立	・個人は社会の自立メンバーとなり，新しい家族をつくり社会の継続に貢献し始める。
35～60	生殖成人：生殖性対停滞	・個人は創造的仕事と次の世代の指導を通じて社会の生存にかかわるようになる。
60以上	成熟成人：自我の統合対絶望	・個人は従者またはリーダーとなるよう協力できるようになる：時にコンサルタントになる感覚で

役割発達

　役割発達とは，人が生涯にわたって成熟していくうちに新しい役割を加えていくプロセスをいう。このプロセスには，その役割に対する期待の学習が含まれる。さらに，人生のある段階で新しい役割が獲得されていく。役割開発は，その人の社会的役割に期待される行動の実行に伴って，新しい社会的立場につくことをいう。役割期待は，適切な行動について社会全体や個人，また社会のなかで補完的役割をもっている人たちが抱いている考え方である。新しい役割が加わる度に，人は役割を開発するプロセスを体験する。人がある時点で開発した役割の総数は，役割機能様式のなかでのその人の役割セットということができる。

　一次的役割・二次的役割・三次的役割を含むような役割セットの分類は，ロイ適応モデルのなかで修正されて使われている（Banton, 1965; Randell, 1976）。人はそれぞれの一次的役割をもっているが，二次的役割と三次的役割をいくつももっている。一次的役割は，人が人生のある時期に従事する行動のほとんどを決定するものであり，それは年齢や性，発達段階によって決まる。一次的役割の例としては，就学前の3歳の男児とか16歳の青年期の女性，また75歳の円熟期女性などがある。一次的役割を特定する際の年齢や性，発達段階の関係を考えると，発達段階と社会過程に関係する役割期待を明らかにすることができる。

　二次的役割は，人が発達段階と一次的役割に伴う課題をなしとげるためにとる役割である。例えば，35歳の若年成人男性や女性は，配偶者や子どもたちを養い，支え，そしてものごとを分け与えるという課題に直面している。この課題に関連してとられる二次的役割は，夫や妻，父や母，そして教師などがとることになる。表 15-1 の右端の欄は，エリクソン Erickson（1963）の発達段階に応じた二次的役割に期待される一般的な社会過程を示している。上に示した例でいえば，この人たちの社会過程は，自立した社会人となり，家族をもつことによって社会に貢献することである。この期待は，今日の社会では20年前のようには強くないが，社

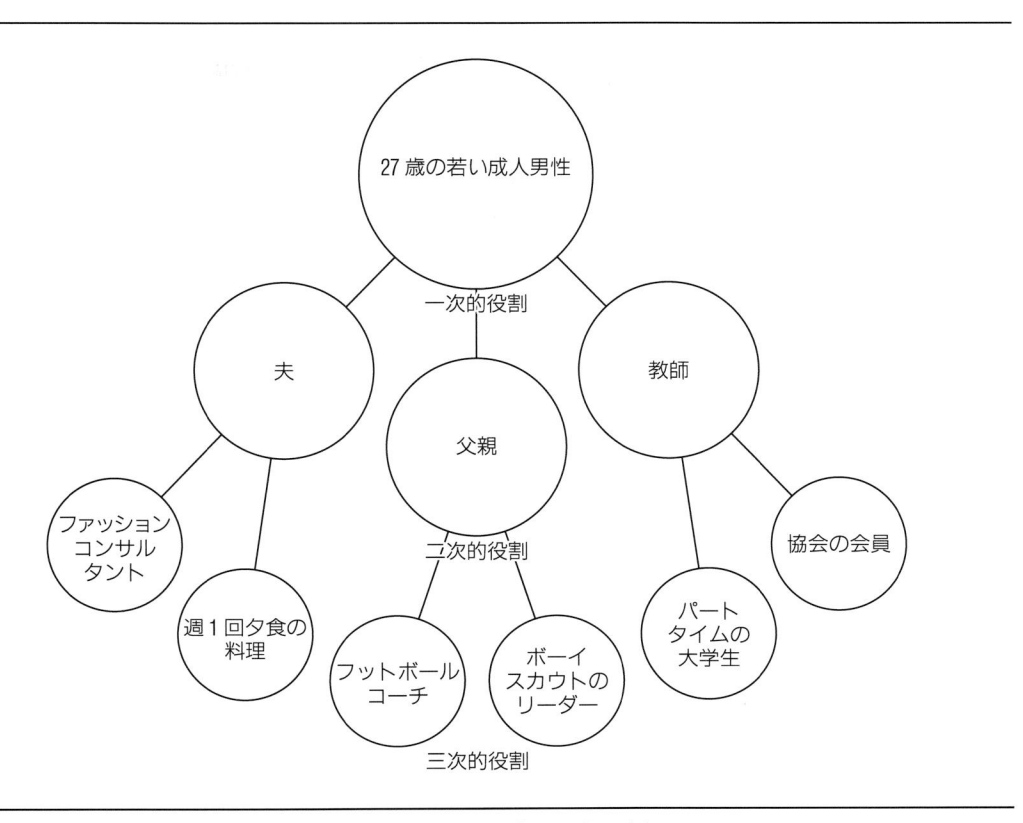

図15-2　一次的・二次的・三次的役割が示されている役割セットの例

会の多くの人々はこの選択をする。二次的役割は一次的役割とは対照的に通常，地位を獲得し，そして特定の役割を果たすことが求められる。仕事上の地位は二次的役割であり，それは個人の時間の使い方とリソースに影響をおよぼすので，大抵の社会ではとくに重要なものとなっている。二次的役割は安定性があることが特徴で，長年のうちに発達し克服されるので，容易に放棄されることのないものである（Nuwayhid, 1984）。しかし21世紀の社会では，以前に比べて仕事の立場上の移動が多くなっている。役割機能の問題は通常，二次的役割で起こり，役割発達に必要なものをその人がもっているか否かに関係している。このことについては，さらに役割発達に関係する刺激のアセスメントのところで検討する。

　三次的役割は基本的に二次的役割と関係があり，自分の役割に伴う責任の果たし方を表している（Malaznik, 1976）。父親役割に伴って，ジュニアフットボールチームやソフトボールチームのコーチなどの役割をもつことがある。三次的役割は通常，一時的な性質をもったものであり，個人が自由に選ぶクラブや趣味のような活動もあれば，専門職グループの活動もある。図15-2は，前に述べた役割分類を使った個人の役割セットの例である。役割発達を理解するには，まずその人の役割セットのなかで一次的・二次的・三次的役割を確認する必要がある。役割

セットの内部とセット同士の間で，個人に対する期待の多くが葛藤するおそれがある。例えば，教師は教師としての役割発達の期待を果たすために，講義や授業の終了後，管理者と会って話し合うことが必要になることもあろう。さらには，フットボールのコーチとしての役割のために，一定の時間までに球場に到着することが期待されている。この問題については，役割葛藤の障害過程として詳しく検討していく。

　ロイ適応モデルでは，役割発達のアセスメントの際に役割に対する構造的アプローチが役立つ。このような構成要素は道具的行動と表出的行動として定義され，人がもつ役割にあてはめることができる（Nuwayhid, 1984; Parsons & Shils, 1951）。

　道具的行動すなわち目標志向行動は，人が役割を果たすために行う活動である。人は役割克服の目標に対して行動を活用する，つまり社会の期待に沿った道具的行動と表出的行動を実行する。道具的行動は通常，長期的な目標をもつ身体的行為である。例えば，時間外に仕事をすることは，家族を支えることにかかわる社会の期待に沿っている。

　表出的行動すなわち情動的行動は，人が役割遂行について抱く感情や態度である。表出的行動の目標は，直接的で即時のフィードバックである。表出的行動は情動的な性質をもっており，人が役割に関する感情を表出する相互作用の結果である。例えば，母親や父親が仕事先から家へ何か人を驚かせるものをもって帰るのは，子どもの感謝の気持ちと喜びを味わうためと考えられる。

　これと同様の概念が，パターソン Patterson（1996）の研究で検討されている。彼は，構造的・機能的モデルは比較的自発的な感情や情緒誘発行動と，より管理的な行動や計画的な行動との区別を認める傾向があると示唆している。自発的パターンは感情に根拠があると考えられるが，管理的パターンは目標志向または方略的であり，したがって行動パターンは感情からは独立したものと考えられる。道具的（目標志向的）行動や表出的（情動的）行動は，人の役割セットのなかの役割の発達に関係して学習されていく。構造的役割理論のこのような概念は，役割発達の統合的生命・生活過程に関連する看護アセスメントに有益である。

　イーグリー（1987）は性役割に関する仕事のなかで，道具的・表出的な影響の理解が早くから取り入れられていることを述べている。そして，時の変化に伴って生じた労働区分は，仕事にもとづくものというよりは，社会的・情緒的なものにもとづくことを主張した。社会は，とくに労働区分について男性と女性を区別している。そのため，人々は社会的役割と合うように自分の行動を適応させていく。男性と女性の違いについての認識は，性の相違について誤った仮定された社会的役割期待を生き抜く人々の現実の行動にもとづいている（Brehm et al., 2002）。

役割取得

　役割取得は，他者に属する役割内で別の人の行動を見ることによって，その人の行動を観察したり，予測する過程である。そのため，その人は他者の役割につ

いての判断にもとづいて相互行為をする。役割取得はシンボル相互作用論にもとづいている。第14章では，シンボル相互作用論を自己概念の開発に関係する理論として紹介している。前に述べたように，このアプローチは役割理論にとっても意義がある。ミード（1934）とその後継者は，相互補完的な社会関係や相互作用は，人の心がどのようにして発達するかを明らかにし，そして人は何よりもまず社会用語でものを考えると主張している。宇宙用語でいえば，人々とは地球の通常の生活にずっと参加している人たちのことである（Zohar & Marshall, 1994）。他者との相互作用は，自己概念の開発に影響を与える主な因子となるが，それに加えて，役割機能様式の重要な過程である役割取得にもかかわっている。役割取得は，その行為が役割の相互作用を行う両者に対してもつ意味に焦点を当てる。人の役割行動は，その人自身の意味と他者の意味の解釈にもとづいて出現する。

　ロイRoyとロバーツRoberts（1981）は適応様式理論の初期の研究で，役割機能様式の理解においては役割取得の過程が重要であることを示した。またミード（1934）は，人は独自のやり方で「他者の役割を取得する」ことによって自分自身の振る舞いをねりあげることを観察した。ターナーTurner（1979）は，役割取得の過程が起こる3つの観点を明らかにすることによって，この概念を拡大した。その1つは，「彼女の立場になれたらというのが，私の望みです」と言う人のように，人は他者の役割のなかに自分の観点を単純にあてはめる。この場合は，プロセスが行動を自動的に決定する。人は単純に他者の観点から振る舞う。第2に，人は第三者の観点にあてはめて他者の観点を理解する。例えば，「私は，私の姉がこの人に関して何をするかがわかっている」と言う人のように。このプロセスは，推論にもとづく期待行動が他者の役割に関係して行われることを示している。ここでは，役割取得の機能は，人は他者に対していかに振る舞うべきかを決定することである。最後に，自己が特別の指示ではなく目標や目的の観点に立つ場合である。例えば，「私はこの人に良い印象を与えたいので，うまくいくかどうか確かではないけれども，このアプローチを試してみよう」と言う人などである。ここでは，その人は特定の指示は受けておらず，したがって自分のもっている役割と他者について推論した役割との相互作用の効果について仮の判断を下すことによって，自分の行動をつくっていく必要がある。ターナー（1979）は，役割取得の過程の特性は相互補完的であり，どの役割も，ある状況においてほかの役割に関連があるとしている。また，人が他者の役割についてもつ考えを絶えず検証する仮の過程（役割取得は相互作用のなかで起こるので）であるとしている。さらに，自己と同じ集団に帰属するとみる人がとりうる行為の集合として，ユニット内に集団を形成する行動であるとしている。

　メレイスMeleis（1975）は，役割に関する相互作用論の見方を適用して，他者との相互作用と役割取得を通じて，人の役割は発見され，創造され，修正され，そして定義されると述べている。このことは，先の大学生が，さまざまな状況でさまざまな教員と関係をもつことに，よくみてとれる。

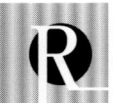

2 個人の役割機能様式の代償適応過程

役割機能様式は、ほかの適応様式と同様に、代償過程をもっている。本書の前のほうで定義したように、代償過程は認知器と調節器が生命・生活過程の統合を目指すという課題によって活性化されている適応レベルにあることを示している。一般に、代償するということは平等にしたり、平衡にする力として働く中和作用のある変化の手段を提供することである。適応が障害されるおそれがあるときのように役割機能過程が課題に直面した場合、代償過程が活性化される。代償過程が作用すると、適応レベルは統合過程と代償過程のレベルの間のどこかに位置する。効果的な代償過程は適応レベルを高める。代償過程の例として役割移行と役割距離について以下に述べる。

a. 役割移行

役割発達または役割変更の間、人は役割移行という過程を通っていく。役割移行とは、情動的・目標志向的役割行動の効果を高める新しい役割における成長と定義することができる。母親役割の場合、例えば、新しい役割はその人が一次的役割の発達課題を達成するためにとる一連の二次的役割の1つである。それは絶えず継続して進行していく過程である。年齢を重ねるにつれて、人の一次的役割は変化していく。人は新しい発達課題に直面し、そしてこれらの発達課題を達成するために新しい二次的・三次的役割を引き受ける。二次的役割の1つを別の二次的役割へと移行させるのは、三次的役割の1つを別の三次的役割へ移行させるよりも、いっそう難しく時間がかかるということを知っておくべきである。三次的役割はその性質上一時的なものであり、そして二次的役割に比べて情緒的にも身体的にもかかわりが少なくてすむのである。

人は新しい役割を必ずしも意識的に引き受けるわけではない。二次的役割のなかには、その状況や環境によって変わるものも少なくない。例えば、タクシー運転手として長年勤めてきた男性が事故にあい、運転の仕事はできなくなったが別の仕事につくことができるという状況になった場合のことを考えてみよう。この人は新しい仕事を探さなければならない。そして、おそらく再教育も必要になる。この人はみずから新しい二次的役割を求めたわけではないが、新しい仕事への適応能力と新しい二次的役割への効果的移行が、この人の社会的統合という課題の鍵となる。このような課題が、適応的役割機能の統合を促進することについての看護師の関心となる。

看護師が接触することになる多様な人たちの役割機能様式の適応状態をアセスメントする際には、移行期にある二次的・三次的役割をいくつも確認することになる。ある女性が心臓発作を起こした後、復職はできるであろうが、例えば地区

の看護師協会の役員というような三次的役割をいくつかあきらめねばならないだろう。メレイス（1975）は，役割を移行するには，新しい知識を組み入れ，行動を変化させ，そして社会的背景のなかで自身についての定義を変更する必要があると述べている。とくに，看護師は発達的役割や状況的役割，そして健康-疾病役割の移行についてよく知っておくべきだと促している。自分がとりいれた役割セットが移行しつつあると，その人が意識したときこそ看護介入を行って役割機能様式における適応を促進することが必要なときである。

メレイスら（2000）はその後の仕事のなかで，移行体験の複雑性についての中範囲理論を開発した。移行体験には5つの本質的な属性がある。すなわち，気づき，傾倒，変化と相違，時間の長さ，そして臨界点と重要イベントである。気づきは移行に欠かせないものである。なぜなら，人は，変化が切迫しているという事実の知識をもたねばならないからである。傾倒は，その人が移行によって適応するために選ぶかかわりあいのレベルである。この傾倒の度合いは，移行体験の一部である身体的・情緒的・社会的・環境的な変化に対する個々人の気づきによって違ってくる。変化と相違は，最初はまったく同一のもののようにみえるが，実際は別のものである。すべての移行はある程度の変化にもとづくが，その一方で，すべての変化が移行につながるわけではない。変化の性質や流動性，重要性や厳しさ，またその人に課せられた基準や期待などの点から変化を研究する必要がある。

移行には特定の終点があり，時間の枠がある。移行は予測や変化のサインで始まり，現実の変化の不安定なときを通り過ぎ，そして移行への結論に至るまで続く。それは，新しい移行か，あるいは初期の移行後の安定期の始まりのいずれかである。最後に，臨界点や重要イベントが移行の重要な役割を果たすことが多い。誕生や死，または病気の診断などのイベントには移行を伴うことがある。すべてのイベントが，この例のように明白なものである必要はないが，臨界点は気づきの増加，または傾倒の度合いの変化と関連することが多い。移行の間，とくに混乱や不確実な時期には臨界点がいくつもあることがある。そのため，看護師はさまざまな形で慎重に患者に応じる必要がある。イム Im とメレイス（1999）は，この中範囲理論を韓国移民の女性の閉経移行の研究に適用した。

ロイ適応モデルを使っていくうちに，役割移行の進行を評価する指針がつくられてきた。役割移行に向かってうまく進んでいるのは，適応的表出的行動がみられ，同時に適応的道具的行動がいくつかみられ，それが割り当てられた役割への社会的期待を部分的に満たしているときである。しかし，行動の数や質だけでは，役割移行に重要な統合的な適応レベルにあることを十分に示す指標とはならない。それでも，適応的行動は役割克服という目標に向かう肯定的な動きを示している。効果的役割移行の初期段階の行動は，基本的に表出的行動である。しかし，これはほんの少しの期間だけである。道具的行動のいくつかが，すぐに観察されるようになる。その移行が効果的に進んでいる場合，道具的行動の数と質は時間

がたつにつれて増加していく。新しい役割行動は目標達成に効果的であり，その人の情緒はその役割に合っている。

　役割理論の文献に記されているように，役割移行が起こるには，環境のなかに一定の因子が存在しなければならない。この因子は，前にも述べたように役割発達の過程に影響する刺激として欠かすことのできないものである。また，役割移行の際の表出的行動と道具的行動は，ほかの主要な刺激に影響される。役割移行がうまく進まないときは，適応的表出的行動はみられるが，ある役割に対して非効果的道具的行動がみられる。役割機能に伴う困難は通常ある種の葛藤から起こるが，役割移行に伴う困難はこれとは違って通常，知識や教育，実践，または役割モデルの欠如の結果として起こる。例えば子どもを生んだばかりで母親役割への移行に困難を体験している女性は，母親という自己概念をもち，母親になりたいと思い，そして母親は何をするよう期待されているか知っているが，その課題をどのように達成したらよいかがわからないのである。

　役割移行を促進するために看護師が使うアプローチとして，役割手がかり（Roy, 1967）と役割補充（Clarke & Strauss, 1992; Meleis, 1975）の導入がある。これはどちらも役割理論にもとづいたものである。役割移行に伴って病院内で初めて母親役割をとって子どもと相互作用をする女性たちに対して，ロイは相互作用の役割理論を活用して役割手がかりセットを開発・検証するため，それを看護師に使ってもらうよう依頼した。小児科の看護師が母親との相互作用における行動の3つのカテゴリーを意識的に使用した。

1) オリエンテーションの調整。母親の注意の焦点と同様な注意の焦点
2) 働きかけ。子どもの状態や治療，活動について母親に伝える。
3) 役割参考。これによって，看護師は母親が子どものためにすべきことを言葉や行為を使って母親に示す。

　役割手がかりについてのこのような単純なアプローチが，小児科看護において効果を示すことがわかっている。メレイス（1975）の役割補充のアプローチでは細心の注意をはらって役割困難を確認し，そして役割の明確化や役割取得の状態や方策を活用して役割移行を促進している。役割補充は妊婦とのかかわりのような予防にも，または大きな病気や傷害の後リハビリテーションに対して消極的な場合のように役割移行がうまく進まないときなどの治療にも使うことができる。メレイスによれば，役割補充は役割の明確化や役割取得，役割モデル化，また役割練習や準拠集団，コミュニケーション，そして相互作用などの実践と研究に使うことができる。このようなアプローチを使うエキスパート・プラクティショナーになるには，それぞれの元の文献を参照してほしい。

b. 役割距離

　役割機能様式における第2の代償過程は役割距離として知られている。役割距

離においては，役割に伴う行動が自己概念と相いれないことがある。役割距離を体験している人は一見，役割移行の困難を体験しているようにみえる。しかし，アセスメントを詳細に行ってみると，役割距離における目標志向的行動の数と型が，役割移行にある人とはまったく違っていることが明らかになる。例えば，その人は役割に伴う道具的行動を果たす知識と経験をもっているが，そのような道具的行動を示すのは，それがどうしても必要なときだけ，あるいはその課題を果たす人が周囲にほかにいないときだけである。その人は，規定の最小の数の目標志向的行動を果たすことによって，役割失敗のほんの少し上の点で機能している。役割距離では，人は役割にふさわしい道具的行動と表出的行動を示すが，この行動は，その役割の規定行動と著しく異なっている（Nuwayhid, 1991; Schofield, 1976）。

　役割距離とその他の役割機能過程との大きな違いは，役割がその人の自己概念と相いれないということであろう。居心地の悪さを感じるのは，役割が部分的に，あるいは全体として望ましくないからであろう。このことは，考慮すべき重要なことである。それは，その人が役割全体を拒否してはいないが，役割に伴う行動のいくつかを望ましくないと感じているからである。その人は，その役割が重要でないもの，また価値のないものにみえるような表出的行動を示すことによって，この心地悪さを軽減しようとしている。補完的役割を果たしている人は，自分の地位に心地悪さを感じている。その人はその役割について軽蔑的評価をし，そして否定的な言葉でその役割について冗談を言い，けなし，絶えず口外している。これにはさまざまな程度があることを覚えておくべきである。役割が望ましくない場合ほど，表出的行動は何度もみられるし，その数も多く，明白なものになる。

　役割距離が代償過程として使われているとき，看護師はその人の自己概念への脅かしや不快感を軽減することに焦点を当てる。単純な例として，病院のガウンをひやかしている患者が一方で同日手術のためにガウンに着替えているなどのことがある。これは，その人が世間にどのように見えるかではなく，この場のすべての人がこのように見えると，ためらわずにいえるだろう。さらに，その状況は一時的であり，患者はできるだけすぐにいつもの服に着替えるだろう，ということができる。役割変化がもっと複雑な状況では，看護師はその人が基本的に役割機能の再統合によって新しい適応レベルに達するのに2つの選択があることを知っている。看護師のアプローチは，その人がこの選択を確認でき，自分にとって最善のものを選び，そしてその選択に沿って行動できるよう援助することである。

　ある役割行動が自己理想と合わず心地良くないときの選択として，役割セットからその役割を抹消し，自己が両立できるほかの役割に専念することがある。もう1つの選択は，自己と距離をおく役割を組み込むようなかたちで自己理想を再検討することである。選択の基本は一般に，その人にとってのその役割の価値と重要性にかかっている。これが初めての父親役割のような高く価値のある役割で

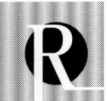

あったり，または慢性疾患をもって生きるなどのように避けて通れないために重要である場合は，その人は役割行動と自己概念との間で感じた矛盾を確認し対処する必要がある。心身ともに満足のいく生活を送るために自分で選択ができるということを知ってもらうことが，その人の適応を促進するために看護師ができることの重要な部分である。このアプローチは，ロイモデルの価値と信念を実現するのにとくに重要である。看護師は，健康のための選択について患者と協働して効果を改善するよう努める必要がある。このような選択は役割距離の状況や多くのほかの患者状況において個人的成長の機会となるからである。

3 個人の役割機能様式の障害過程

　人がある役割に期待される行動を果たすことができないときは常に，代償適応レベルが存在する。行動の焦点刺激または直接原因は，そのときの過程によって違ってくる。知識の欠如や教育の欠如，あるいは役割モデルの不足があって代償につながる場合がある。一方，その場面や認知器過程，あるいは自己概念が役割克服を達成するのに適当ではない場合もあろう。代償適応レベルは，ある状況における構造的役割の開発または役割取得に関連して起こる。代償的役割機能に関する例として役割葛藤と役割失敗がある。

a. 役割葛藤

　役割葛藤とは，ある人または他者がその人の役割セット内のある役割に対してもっている相いれない期待，またはその人の役割セット内の役割間にある相いれない期待をいう。したがって，役割葛藤には役割内葛藤と役割間葛藤とがあることがわかる。

　役割内葛藤は，自己または周囲の1人か複数の人が自分の期待行動とは相いれない期待を寄せる結果，役割にふさわしい目標志向的行動か情動的行動かのいずれか，または両者を示すことができない状態をいう（Schofield, 1976）。例えば，マーサは典型的なイタリアのカトリック系家族の出身である。彼女は母親と密接な関係をもち続けており，娘としての役割をまっとうしている。マーサはいま生後6週の赤ん坊の母親である。彼女は乳児のケアについて資料を読み，母親学級に参加し，インターネットを検索しており，最近の傾向について情報が入っている。しかし，マーサの母親は古い考え方をもっており，赤ん坊の頭や足は真夏でも温かく覆ったほうがよいと信じている。マーサにとっては母親の称賛と承認は非常に重要である。母親としての役割を果たす過程で，マーサは自分がとらえている母親役割に合うよう努め，また母親の期待を満たすよう努めていると思って

いる。マーサは前後に揺れながら，母親役割についての対立する考え方を調和するために自分のエネルギーのすべてを注いでいる。この葛藤がある限り，マーサは役割克服を達成できないであろう。

　役割間葛藤は，役割セット内に相いれない期待行動を1つまたは複数もつ役割がある結果，適切な目標志向的行動や情動的行動を示すことができないときに出現する。この状況では，その人は競合する役割を占めている。役割間葛藤の例として，ルイーズの例をみてみよう。ルイーズは電気技師で，最近昇進したばかりである。彼女は毎日10〜12時間働き，役割克服中である。ルイーズは8週間前に男の子を出産して，今は自分の生活がまったくの混乱状態にあると考えている。彼女は今後も仕事を続け，自分の地位とコントロールを維持したいと思っている。同時に，子どもと一緒にいて，できるだけ多く子どものケアにかかわりたいとも思っている。結果的に，彼女は2つの役割の間で分裂し，どちらの役割も克服できていない。

b．役割失敗

　役割失敗は，適応的な情動的行動を示すことができないという点で役割葛藤とは異なる。役割機能をうまく果たすためには，その役割をとりたいという意思が必要である。役割失敗では，その役割をとりたくないと思っていて，そして観察される役割行動はどれも，非効果的なものである。その理由は，その行動は補完的な役割にある人たちを喜ばせることを目指しているからである。その人には情動的行動がみられないか，または非効果的な情動的行動を示す。役割失敗の重要な要素は，その人の要望である。その人が役割について適応的な情動的行動を示すならば，その人は一般に役割失敗にならない。これは記憶しておくべき重要なことである。なぜなら情動的行動や目標志向的行動が非効果的なときには，看護師は，実際には役割移行や役割葛藤の行動のときでも，役割失敗ととらえてしまうことがあまりにも多いからである。役割失敗は確かに起こるが，家族役割に伴う困難の複雑な状況のときに臨床看護師が出会うことが多いようである。役割失敗は役割機能様式における複雑な看護診断であり，一般にロイ適応モデルにおける1つまたは複数のほかの様式にかかわっている。役割失敗では，個人や集団は役割を果たさないことを選ぶという結末になる。適応上の問題の場合には必ず，第1段階のアセスメントと第2段階のアセスメントを十分に行うと助けとなり，そして役割機能様式では自己と相互依存様式の影響を理解することがとくに大切である。

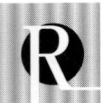

4 個人の役割機能様式の看護過程

　役割機能の統合過程へ看護過程を適用する際に，看護師はほかの適応様式のアセスメント同様，行動と刺激に関する注意深いアセスメントを行う。この節では，役割行動に影響する刺激のほかに，役割を開発したり役割をもって相互行為をしている人の役割機能様式における行動を確認して説明する。

a. 行動のアセスメント

　看護師は，その人と最初に出会うときに役割機能様式のアセスメントを始める。そして，その人が自発的に表す行動に注意を向ける。患者が落ち着けるよう環境を整えた後，第1段階のアセスメントを詳細に進めていく。役割機能様式の行動を確認する際に，看護師は社会的統合の目標を頭においている。役割発達のアセスメントでは，より広い，そして長期におよぶ過程に重点がおかれる。例えば，役割セットは広い視野からその人の生活と社会開発について確認する。それに関係する道具的（目標志向的）行動と表出的（情動的）行動は，役割が発達するにつれて出現するパターンとみなす。役割取得の過程の行動アセスメントにおいて，ある状況における役割取得体験に対しては視点が少し狭く設定される。個人の行動を記述し，行動のまとまりを集合として束ねる。社会的文脈における個人を理解するには，アセスメントの視点を広くとったり狭くとったりするために，かなりの知識と体験が必要である。このアセスメントは複雑である。それは第1に，多くの情報をまとめて全体像をつくることに努力が傾けられるからであり，他方，それは相互作用しあう人々の間の意味のダイナミクスを洞察する能力が必要になるからである。この理解は，看護師がキャリアを重ねるうちに開発されていく。しかし，基本的な原理はこの本に紹介してあるので，看護知識のこの分野で成長を始めることができよう。

　役割取得の過程のアセスメントでとくに重要なことは，看護師と患者との相互作用における自分自身の役割取得行動を理解することである。看護師と患者との関係についての学習に役立つ練習になるものとして，プロセスレコードがある。プロセスレコードには，看護師と患者との会話を，それぞれの欄にできるだけ逐語的に綿密に書きとめる。右端の3つ目の欄には，看護師が相互作用の意味について考えたことを書きとめる。プロセスレコードの見本は**表15-2**に示してある。このタイプの練習を通じて，看護師は役割取得行動のアセスメントを行うことになる。その目的は，他者の役割行動に影響を与えたり，また逆にその影響を受けている自分の役割行動を明らかにすることである。

第15章　個人の役割機能様式

表15-2　看護師と患者の相互作用における役割取得行動に焦点をおくプロセスレコードの例

状況：若い母親が原因のわからない発熱で医療センターの小児病棟に入院したばかりの子どもと一緒にいる部屋に看護師が入っていく。その子は脊椎破裂で生まれ，母親は5年間家でその子の世話をしてきた。

看護師	母親と子ども	意味についての考察
こんにちは，ファビーンさん，スティーブ君，今日はどう。熱が出たと聞きましたよ。	モラレスさん，来てくれてありがとう。ええ，スティーブの熱は金曜日に始まり，私は何もすることができませんでした。	母親は本当に挫折感を抱いている感じである。彼女が私を認めたのが助けになっているようだ。
さぞ，つらかったでしょうね。発熱の原因は何かわかりますか。	ええ，いつもの。髄膜炎のために尿の管が感染したからでしょう。	ファビーン夫人は長い間，つらかったことだろう。私は急性期ケアが必要なときにスティーブを時々みるが，彼女にとっては毎日のことだ。
ええ，このような問題はこれまでたくさんありました。でも，私があなたやスティーブ君と顔を合わせるのは，このような何かが起きたときだけです。あなたにとって，スティーブ君の世話は毎日ですね。あなたは彼のニードに合うよう，よくやっていますね。	ええ，でも，このような何かが起きると，うまくやっているとは思えなくて，それに病気がどのくらい重いのか，いまだにわからないんです。	私は診断と治療の期間中，ファビーン夫人の支えになることができるはずだ（「ね，妹は数週以内にベビーができそう。彼女のベビーに先天的な欠陥があったらどうしよう？」）。この母親が今言っていることにうまく対応しなければ。
じゃ，いま検査が始まっていますから，何らかの結果がまもなく出ると思います。すぐにスティーブ君をつれてきてくれてありがとうございます。あなたの警戒が最高の予防になります。	ああ，この子はかわいらしくて，家族みんなの喜びです。私はこの子に十分なことをしてあげられません。なんとかやっていけるとは思っています。うまく伝えられませんが，あなたがここにいてくれて，本当にありがたく思っています。あなたはできるだけ早く情報をとってくれています。	開始から母親と関係をもっておくと，本当に助かる。母親は私を頼りにしてくれている。おそらく私はこの急性のエピソードに対処するのを援助するだけでなく，スティーブ君の母親として成長し続けるにはどうしたらよいかを彼女に示すことができるだろう。

役割確認

　その人がもっている一次的・二次的・三次的役割と，それに伴う目標志向的行動と情動的行動は，役割発達のプロセスに伴う社会的統合の行動アセスメントの基礎となる。行動のアセスメントは，その人の年齢とそれに関係する一次的役割を明らかにすることから開始する。この情報をもとに二次的役割を予測することができ，そして意図的な質問をすることにより，その人にとっての二次的役割と三次的役割とその重要性を明らかにすることができよう。

目標志向的行動と情動的行動

　行動のアセスメントには，それぞれの役割に伴う道具的（目標志向的）行動と表出的（情動的）行動の特定も含まれる。役割を遂行している様子を直接観察することで，役割発達の適応過程についてさらに多くの情報を得ることができる。
　大学へ入学したばかりの19歳の若い成人女性を例に考えてみよう。この人の場

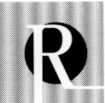

合，学生という二次的役割に加えて，娘，妹，同性の友人，そしてスポーツ活動の参加者などの役割を考えることができる。学生役割に伴うものとしては，学習する，講義に出席する，試験を受ける，レポートを書く，実験に参加するなどの目標志向的行動がある。情動的行動には，同じ学年の友人と「不平をぶちまける」，課題の量の厳しさについて両親に愚痴を言う，そして試験の結果について教師と喜ぶ，などのことがある。

その人の役割セットと，それに関連のある目標志向的行動と情動的行動が確認できたら，次には役割開発の過程がどの程度適応的かに関係して仮の判断を行う。適応的役割行動は役割期待に沿った行動であり，非効果的行動は役割期待に沿わない行動である。役割克服は，役割セットに伴う社会的期待に沿った道具的行動と表出的行動の両方を示すのに使われる用語である。看護師は基本的に，道具的行動が期待した目標を達成しているか否か，そして表出的行動がその人に満足を与えているか否かをアセスメントする。

b．刺激のアセスメント

第2段階のアセスメントでは，看護師は役割発達と役割取得の過程に影響する刺激を確認する。役割に対する構造的アプローチは，第2段階のアセスメントの基礎となる。ニュウエイド Nuwayhid（1984）はパーソンズとシルズ（1951）の社会学の理論にもとづいて4つの役割遂行要件を記述している。この要件は，社会構造内で道具的（目標志向的）役割行動と表出的（情緒起因の）役割行動を開発するために必要であるとされている。このほか重要な刺激が，役割開発や役割取得の過程の理解からひき出される。

要件

4つの役割遂行要件は役割発達の主な刺激となる。この要件が満たされると，役割セット内の各役割に対する期待行動を確認することによって，その人の役割開発を促進することができる。役割理論は，消費者，報酬，施設や設備へのアクセス，そして協力と協調などの要件を明らかにしている。次に示す例は，病者役割（病者役割についてはパーソンズが最初に記述している，1964）があてはまっており，さらに，後には看護師によるウェルネス役割への適用にあてはまる。そして目標志向的行動と情動的行動の要件について説明している。

患者の病者役割に伴うものは，他者が処方した薬剤を服用する目標志向的行動であり，ウェルネス役割に伴うものは，その人の自発的ヘルスプロモーション行動である。その役割行動の要件は**表15-3**に示した。

道具的行動と表出的行動双方の4つの要件は，役割開発行動に影響する刺激をアセスメントするときに考慮することが重要である。この要件の有無が，観察された行動に対する焦点刺激や関連刺激，あるいは残存刺激として働く。

表 15-3　役割行動の要件（刺激）

目標志向的行動	内容	例
消費者	だれが何をその人の役割遂行から利益を受けるか。	例えば，病者役割の患者は処方された痛み止めの薬をのむことによって利益を受け，健康な人は毎日運動をすることによって利益を受ける。
報酬	その人は役割行動の遂行に対してどのような報酬を受けるか。	痛みが緩和し，身体移動を増やすことはできる。ウェルネス役割では，運動をする人は安寧（well-being）感覚の増強を感じる。
施設や環境へのアクセス	役割行動を遂行するために材料や道具を確保できるか。	病者役割では，薬剤が得られて，その適切な管理設備があるなど。ウェルネス役割では，その人が時間を予定できる，運動する場所があるなど
協力と協調	役割行動の遂行に対して，その人はどの程度まで時間と状況が許されているか。	病者役割では，薬剤は患者の所へ持っていき，その効果が感じられるまでに時間的余裕が与えられる。ウェルネス役割の人が運動のために外出するには，自分の子どもをみてくれる人物が必要である。

情動的行動	内容	例
消費者	適切で受容的な人から直接的フィードバックを受けるニード	同じ状況で，この人は患者のケアに役立ち，与薬の反応を査定する。ウェルネス役割では，看護師である友人が彼女の運動の場面にその人を参加させる。
報酬	役割遂行に関してフィードバックを行う，確立されたネットワーク	病気とウェルネス双方の場合において，人は看護師から絶えず励ましとフィードバックを受ける。
施設や環境へのアクセス	課題を達成するのに必要なものを自分はもっていると感じるニード	看護師はその人が薬をのみ，運動に対する関心について話し合う時間を提供する。
協力と協調	役割を実行する場で，役割を充足させるのに必要な環境が得られるという肯定的な感情と信念	患者と看護師の双方が，ケアとヘルスプロモーションに関する決定に積極的にかかわっていると感じている。

身体的特性と年齢

　身体的な特性や年齢は，その人にふさわしい役割に影響する。例えば，年齢が18歳ならば，その人の学習能力は大学での勉強のレディネスがある。プロのスポーツ選手のように身体的能力を必要とする仕事もある。さらに，身体障害のある人は自分の能力に適した役割をいくつも実行することができる。例えば，事務所の所長や弁護士で車椅子を使っている人をよく見かけるが，これは神経系の疾患や外傷によって脊髄をおかされたためであって，脳はおかされていないからである。さらに，社会はある役割については年齢制限を見直すようになっている。

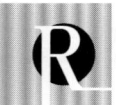

例えば高齢者に養子をとることを許したり，また晩年になって２つめのキャリアをもつなどは普通のこととなっている。

自己概念と情緒的安寧

　適応様式としての自己概念は役割発達に影響する。役割はその人の自己理想，つまりその人が自分自身に期待する何かに適していなければならない。さらに，その人は役割をとり，そしてその役割の期待行動を行うことができると感じられなければならない。若い女性の例をみてみよう。彼女は大学に行く計画を立てており，自分が選んだ学科の内容を理解し，単位をとれると思っている。この自己動機と自信がその人の可能性，つまり役割発達をうまく行う能力に影響していく。この女性は，役割を果たすことに心理的な喜びを感じているに違いない。新しい役割をとることには多くのストレスが伴うが，ある程度の情緒的反発力は役割発達の過程を促進する。例として挙げた若い女性には，学生としての成績の妨げとなるような心理的な気がかりはない。さらに，彼女は高校のとき活発にスポーツをしていたので，勝ち負け双方に対する対処の経験があり，そしてこのような心理的な高揚と落ち込みに伴う広い視点と心理的な柔軟性を身につけているのである。

期待される行動についての知識

　自分の役割に何が期待されているかを知ることは，役割発達にとって欠かせないことなので，人は認知器過程を活用して，自分の役割に対してどのようなことが期待されているのかを知ろうとする。役割の発達には，とくに知覚や情報処理，学習が重要である。大学に入学したての若い女性は，その学校のカタログや登録事務所からのオンラインでの連絡などの正規の知らせに気を配る。最初のころの講義では，教員と自分以外の学生の両方に注目し，その話に耳を傾ける。すなわち，学生としての自分の新しい役割にどのような行動が期待されているのか，公式・非公式の情報の両方を集めている。例えば学生として，自分には学習すること，研究計画を早めに作成すること，講義に出席・参加すること，自分の選んだ専攻に残るために平均Ｂ以上の成績をとることが期待されていることを知っている。

その他の役割

　ある役割における行動に対する期待が，その他の行動の実行を妨げてしまうことがある。ある役割で学んだ技能がほかの役割の発達を促進することもありうる。一生を通してみると，多様な役割を一度に兼ねるという経験をすることもあるだろう。さらに，自分の許容範囲のストレス度内で，どのような役割をどのくらいならばうまく果たせるかを知るようになる。そこで，新しい役割発達は，彼らの役割セットの総体，つまりほかのすべての役割についてのその人のアセスメント

にかかっていることになる。先の大学生は，大学での自分のほかの役割をまっとうし，学生として，また女友達としての役割期待を満たすまでは，スポーツチーム内での地位を競って獲得しようとはしないと決心するだろう。役割統合は役割機能様式のもう1つのプロセスとして検討していく。

役割モデル

　役割モデルの数や質，反応は役割発達の過程に影響する。役割のモデル化は，人が他者の役割行動の複雑さを理解し模倣をするために重要他者を観察するときに起こる。模倣に対して直接的な強化がない場合，役割のモデル化において模倣と試行錯誤が行われる。他者の特質を模倣することは，社会的役割学習の一般的なタイプと考えられる。しかし，メレイス (Meleis, 1975) によれば，対面社会においては役割のモデル化が集中してみられ，役割移行が正確に，そして比較的円滑に行われるようになっているという。これに対して高度に発達した，移動性の高い，科学技術中心の，伝統のない社会では，役割のモデル化は減少している。それが確認されて以来何10年もたっているが，合衆国社会では，このことはさらに観察されるようになっている。看護師は，健康的な役割行動を促進する方法として役割のモデル化を高めることの価値を知っている (Erickson, Tomlin, & Swain, 1988)。先の大学生の例では，彼女は両親や年上のきょうだい，そして学生行動の役割モデルとしてほかの学生たちを見ることができる。彼女は自分の教師が読んでいる雑誌を見ることによって，専門職としての役割の発達を始める。

社会規範

　社会が確立した役割行動の行いに関する一般的規則を規範という。規範は，社会的に認められる行動や社会的に認められない行動の基準を示している。規範は，社会における個人の行動を社会的に制御する重要なメカニズムを提供してくれる。社会規範に沿った形で，ものの見方や意見，行動を変える傾向を順応という。規範には通常，賞罰，つまり社会や集団の規範に沿って行動するかしないかによって，報償または罰が与えられる。規範は状況や文化によって大きな違いがある。個々人の役割行動は，規範の変化の影響を受ける。社会的規範の影響とそれがどのようにして固定するかは，イーグリー (1987) の性と職業に関する社会的役割理論で説明されている。

社会的な場

　社会的な場や環境は役割や役割取得相互作用の学習の促進や制限に重要である。この場合，社会的な場は役割を学習したり人と人が相互作用する状況を意味している。どのような場ならば患者のヘルスケアにおけるパートナーとして看護師が役割取得過程に入ることができるか考えてみよう。役割取得のための密接な相互作用には，少なくとも相互作用の基礎とある環境が必要である。病院の病室

にせよ，クリニックにせよ，あるいは自宅にせよ，いずれの場でも少なくとも一時的には相互作用のためにプライバシーが守れるよう整えられている。看護師は，ほかの仕事のために急かされると感じなくてすむようなやり方で，患者と協力して場を管理する必要がある。さらに，受け持ちの割り当て計画には，看護師が患者のそばにいられる時間を考慮してケアに継続性をもたせる必要がある。同様に役割発達のためには，役割機能要件として前に述べたように施設・設備へのアクセスなどの基礎が必要である。

調節器過程

　役割発達と役割取得の両方に関して，知覚や情報処理と判断に関する調節器過程が鍵となる。役割発達の際には，認知器の認知能力と情緒能力が，新しい役割発達の機会とともに熟していく。これについては，大学新入生が自分の環境を受け入れて，そして地域規範や自分の目標のなかで自分の役割を形成していく例で示した。役割取得においては，知覚による気づきのすべてや手がかり情報の処理能力が活用される，そしてさらに，相互作用のなかで自分の行動を変えるための情報について即座に判断が下されなければならない。原因不明の熱のある子どもの母親と相互作用をしている看護師の例は，役割取得過程において認知器過程の使用を示している。看護師はその母親や，母親が座っている場所，母親の表情，姿勢，母親が使う言葉を認知する。看護師はその認識を処理し，母親は挫折感をもちながらも看護師を喜んで迎えていると判断する。このようにして，看護師は母親の感情を知り，この病期のエピソードの可能性についての話し合いに母親を加わらせ，そして慢性状態にある子どものケアと同じように母親にサポートを提供する。場所と，そしておそらく看護師と母親の性と年齢も行動に影響する因子になることに注目しよう。

認知的資源

　認知的資源とは，役割発達や役割取得の状況にあるときに，概念形成や判断に気を配り，それを処理・管理するのに必要な認知能力をいう。認知器による情報処理にはエネルギーが必要であり，認知器の効果にかかわりなく，人にはこの能力を使うエネルギーが必要である。そうでなければ，役割の学習や相互作用のエネルギーが得られないことになる。さらに，認知的資源が目前の状況に注がれているときには，自己の監視や役割パートナーの解釈，あるいはその場の理解や話題の理解に認知的資源が配分される。人は役割取得に加わることに対しては高い動機づけをもつことができる。しかし，時間の経過とともに，どちらか一方あるいは両者の相互作用に必要なエネルギー量が尽きてしまうこともある。濃密な相互作用によって認知的資源が消費されてしまうと，役割におけるエネルギーがいかに消耗するかということの例証として，看護の文献にはケア提供者の負担と看護師のバーンアウトが挙げられている。人が認知的資源を活用して役割の学習や

役割取得の過程における適応を促進するようしむける因子としては，注意の焦点と認知的努力がある．情動や目標は，役割発達や役割取得の相互作用に認知的資源の注意を集中する必要があるエネルギーを増加させる．例えば肯定的な態度，つまり他者に好意をもつと，他者への注意を維持することができる．これと同様に，人が相互作用に通常以上の認知的努力を傾けるのには多くの理由がある．看護師は，患者のヘルスパートナーとしての役割をとるよう努力するが，その理由は，看護師としての強い専門職意識と同時に，この相互作用に依存している患者の健康状態の成り行きをしっかりと理解しているからでもある．

社会的知覚

　社会的知覚とは，人と人が互いに理解するようになる過程に対して使われる一般的な用語である．他者をよく理解できる人がいるが，このことが役割取得に大きな影響を与えることは明らかである．また，社会的知覚のスキルは高度の看護能力である．これについてさらに詳しく知りたい場合は別の文献を参照してほしい．基本的な意味では，社会的認知は3段階の過程からなるとされている（Brehm et al., 2002）．人物や状況，そして行動の観察が第1段階である．これは社会的知覚の生データとなる．第2段階は，行動を説明・分析する過程である．他者と効果的に相互作用をするためには，相手がどのように感じているかを知り，相手の気質，つまりより安定した特性を知っておくと役に立つ．その人の人格特性や態度，能力などを知っておくと，その人の行動を予測できることがある．人は基本的に友好的であり，信頼できると，私たちは思いたがる傾向がある．このような属性は観察することができないので，人の言動からそれを推論しなければならない．社会的知覚の最後の段階は，観察したことを統合して，1つのまとまった印象をつくることである．

　現実をゆがめた印象がつくられていく過程には，あからさまなものや気づきにくいものなど，さまざまなものがある．初期の観察では，当面の手がかりにもとづいて当面の判断をすることがある．これは「速断（snap judgment）」と呼ばれている．人の属性についての推測には正しいものもあれば，正しくないものもあろう．人についての印象の統合に関する研究が行われている．この研究は，自分の本当の気持ちを話している女性とうそを言っている女性10人の短時間のビデオテープを被験者に見せ，その女性が本当のことを言っているかうそをついているかを答えてもらうというものである（Ekman & O'Sullivan, 1991）．その結果，大学生や刑事，予審判事，精神科医などの観察者集団では，全員が確率よりわずかに正解率が高かった．すなわち，正解率は53〜58％の間であった．確率より明らかに正解率が高かったのは財務省検察局の職員だけで，彼らの正解率は64％であった．

　社会的知覚は不完全なものであるが，社会を知覚する能力を高める方法がいくつかある．相手との経験が多くなればなるほど，その人の知覚は正確になる．例

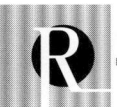

えば，友人や知人についての判断は，ほかの人についての判断よりも正確になる。さまざまな場にいる人たちについての包括的判断はうまくできないが，ある特定の状況にある人の予測はすることができる。例えば，職場の同僚の仕事上の行動を予測することができるが，このことは他者のパーソナリティを誤って理解することに比べれば，ずっと重要なことである。社会的知覚のスキルは，確率や論理の法則を学べば高めることができる。例えば，統計学を学べば，社会的出来事について推論する能力を高めることができる。すなわち，確率が80％であれば，ある行動が10ケースのうち8ケースに起こると予測できるという情報を利用できる。同時に，10回のうち2回は別の行動になるだろうこともわかる。さらに，80％の予測にはエラーが含まれている可能性もあることもわかる。

　また，正確を期すことや率直な態度をもつことに関心が動機づけられているときには，人は他者について正確な印象を形成できる。看護師は，人に対する理解は高めることができること，また先入観の問題は相手を観察し，十分に明確な判断を下し，論理の法則の知識をもち，そして十分に正しい印象を形成するよう動機づけられていればいるほど少なくなるということを知っておくと有益である。社会的知覚は，効果的な役割取得に大きな影響を与える。

一般的な決定要素

　役割発達の構造的アプローチにおいては年齢やジェンダー（社会的な性），発達段階などが役割セットの構成にあずかっているが，それと同じように環境の生態やジェンダー，文化，パーソナリティが社会的環境の選択に大きな影響をおよぼすことがわかっている（Patterson, 1996）。小都市の大学を選ぶか大都市の大学を選ぶかは個人的な要因にもとづくであろうが，その選択は社会的環境の様相をある程度決定づけることになる。さらに社会的環境は，そこでの役割取得相互作用に影響する。例えば，双子のきょうだいがそろって小都市の同じ大学に行くとなると，他者との1対1の社会的相互作用の量とタイプに影響を与えることになる。

　これまで検討してきたもの以外の刺激が，個人の役割状況で重要なものとなることがある。これらは，第2段階のアセスメントにおいて新たに追加すべき影響因子として考慮すべきであろう。個人的状況の文脈と意味は，相互作用理論の視点を使うことで考慮に入れている（この視点については第3部でさらに検討する）。役割発達に影響している刺激が確認できたら，すぐに理論的根拠に照らして行動が社会的統合の維持に適応的か非効果的かを評価する。この判断には，役割行動に対するその人の目標が重要である。その刺激が焦点刺激なのか関連刺激なのか，あるいは残存刺激なのかを明らかにし，そしてそれが役割の発達過程に肯定的か否定的かいずれの影響をおよぼすかを明らかにする。

看護ケア計画のケーススタディ

　この節では，ケーススタディを使って，患者ケアへのロイ適応モデルの役割機

能様式の適用について説明する。事例はリンさんという25歳の若い女性の場合であり，彼女は最近夫と共に韓国から合衆国へ移民してきた。彼女は母国では薬剤師の資格をもっていたが，その資格は合衆国では認定されず，そのため薬剤師として働くことができない。彼女はいま労働者としてリネン倉庫で働いている。彼女は韓国人地域で何人か知り合いができたが，まだ親友ができたとは感じていない。現在，妊娠6か月である。彼女は，母親が渡米してきて長期間滞在し，子どもの世話してくれることを望んでいるが，まだその手配がすんでいない。

　以上のような状況は多くの視点からみることができるが，以下の説明では役割機能に焦点を当てることにする。まず看護師は，役割発達と役割取得の統合にとくに関心を寄せる個人がとっている一次的・二次的・三次的役割を確認する。そして道具的（目標志向的）行動と表出的（情動的）行動についての情報を探求していく。刺激は第2段階のアセスメントで査定されるので，役割遂行要件の分析により，看護ケア計画にとって重要な焦点刺激，関連刺激，残存刺激を明らかにする。このほかに考慮すべき重要な刺激については，この章の初めのほうで確認した。看護師はまた，役割機能について代償過程または障害過程の証拠を継続して確認する。このように第1段階のアセスメントと第2段階のアセスメントをもれなく行うことにより，看護師はまず看護診断を下すことによって，看護ケア計画にすすんでいく。

C．看護診断

　ここでもう一度，ケアを受けている人が看護過程の各段階でできるだけ積極的参与者としてかかわる必要があることを確認しておくことが重要である。計画が現実的になるのは，唯一患者と看護師の意味のあるかかわりを通じてである。この協働の作業を通して，その人のニードを取り入れた計画を裏づけることができ，また計画した成果を効果的に達成することができる。

　役割機能に伴う看護診断の開発は，ほかの様式と同じ方法で達成できる。1つの方法は行動とそれに影響をおよぼしている刺激を併記するものであり，もう1つの方法は要約ラベルを活用するものである。

　看護診断には，適応的行動か非効果的行動のどちらかが反映している。若い移民女性の状況を考えてみよう。赤ん坊の出生の準備として，彼女と夫は子ども用の設備や生活必需品を集め始めた。彼女が働いているリネン倉庫には，かなり安い価格で手に入る布の残りがある。リンさんはこの布を購入し，赤ん坊のおしめを作っている。また，ベッドづくりのために十分な布を得ることができる。彼女と夫は，赤ん坊の家具はガレージセールでとても安く購入できることがわかったので，最近は何度も土曜日に必要な物を探し回っている。リンさんは母親役割の開発にふさわしい行動を示している。このような適応的行動をとらえた看護診断は，「準備活動と赤ん坊のニードの予測に関連した赤ん坊出生を予測した効果的目

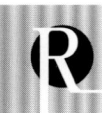

表15-4　個人の役割機能様式に対する看護診断カテゴリー

適応の肯定的指標	一般的な適応上の問題	NANDA-Iの看護診断名
・役割の明確化 ・役割移行の効果的過程 ・目標志向的・情動的行動の統合 ・一次的・二次的・三次的役割の統合 ・役割遂行の効果的パターン ・役割変更と対処する効果的過程	・非効果的役割移行 ・長期化した役割距離 ・役割葛藤：役割内と役割間 ・役割失敗	・親役割葛藤 ・非効果的役割遂行 ・ペアレンティング向上 ・ペアレンティング障害リスク状態 ・ペアレンティング促進準備状態

標志向的行動」となろう。

　リンさんは職場で毎日のように，最近できたことや手に入れた物について同僚に熱心に報告している。これは表出的行動であり，看護診断のなかに次のように組み込むことができる。「4つの役割遂行要件：消費者―同僚；報償―彼らの関心と熱意；施設と環境―職場での社会化の機会；協力と協働―支持的な職場環境などの存在に関連した適切な表出的行動」

　リンさんの気がかりの原因になっている1つの因子は，母親と物理的に隔たりがあることである。彼女は助言と支持を得るために母と話ができることを心から望んでいるが，物理的に離れているため電話で長く話すことができず，またインターネットによるアクセスの手段ももっていない。この気がかりをとらえた看護診断は「母親が韓国に住んでおり，リンは合衆国に住んでいるために，妊娠中母親の助言や支持が得られない」と表すことができる。ロイ適応モデルの要約ラベルとしては，肯定的役割機能適応に関して6つの指標が確認された。

1) 役割の明確化
2) 役割移行の効果的過程
3) 目標志向的行動と情動的役割行動の統合
4) 一次的・二次的・三次的役割の統合
5) 役割遂行の効果的パターン
6) 役割変更に対する効果的対処過程

　このような要約ラベルは個人の状況につけることができる。例えばこの事例の状況では，要約ラベルを使った診断は「役割遂行要件のエビデンスに関連した役割変更に対する効果的対処過程」となろう。同様にして，繰り返してよくみられる4つの適応上の問題が明らかになった。すなわち非効果的役割移行，長期間の役割距離，役割葛藤，そして役割失敗である。複数の様式が同じ刺激の影響を受けている場合，要約ラベルを使うと，一群の行動を効果的に伝達できることが多い。例えば，「役割失敗」は通常複数の様式を巻き込んでいる複雑な診断である。経験の豊富な看護師ならば，このラベルによって，その役割とその役割をとる人の欲求が欠けているという理解に関連した表出的行動の欠落を伝えるであろう。それは，さらに非効果的役割移行や役割葛藤がないか，その状況をさらによくみる必要があることを指摘している。

表 15-4 に，役割機能の統合過程に関するロイのモデルの看護診断カテゴリーを NANDA インターナショナルが承認している看護診断ラベルに関係して示してある（NANDA International, 2007）。看護診断が設定されたら，次にはケア計画や目標設定に進む。

d. 目標の設定

看護過程の各段階は個人または集団の行動，その行動に影響をおよぼしている刺激，またはこの両方に焦点を当てる。看護診断とともにつくられたその表現には，行動と刺激の双方が含まれている。目標設定の際には，焦点が行動に当てられる。目標には，実施すべき行動，期待される変化，目標到達の時間枠が明記される。

若い移民女性リンさんの状況では，目標は彼女の母親役割への継続的移行に焦点が当てられる。例を挙げれば，「リンはベビー出産予定日前に新生児の世話に必要な必需品や設備すべてを取得している」となる。この目標行動は，必需品や設備という言葉によってベビー出産の準備に関係づけている。変化は「すべて」が得られることであり，そして時間枠は「ベビー出産予定日前に」である。

リンさんのもう 1 つの目標は，母親がベビー出産のときまでに訪問を手配できない場合のサポートシステムに属するものだろう。それは次のように述べることができよう。「1 か月以内に，リンは自分の地域にいるほかの妊婦や新しい母親たちとの関係を開発していく」ここでその行動は支持的関係に関係し，変化はそれらを開発することに関係し，そして時間枠は「1 か月以内」である。

e. 介入

ロイ適応モデルによる看護過程の看護介入段階は，目標設定段階で確認した行動に影響している刺激に焦点を当てる。したがって看護介入段階は刺激の管理であり，ここではその刺激を変化させたり，増加させたり，減少させたり，除去したり，または維持するかのいずれかにかかわる。

韓国からの若い女性であるリンさんにかかわる状況では，目標の 1 つは，地域にいるほかの妊婦や子どもが生まれたばかりの母親たちとともに，サポートシステムを開発することに関するものであった。この状況にかかわる刺激は，役割遂行要件，すなわち効果的役割発達に関連してよくみられる刺激の存在に適用する。例えば，母親になったばかりのリンさんには，母親役割への移行について支持とフィードバックを提供してくれるネットワークができあがっていることが重要である。リンさんの場合，子どもを出産する前に妊婦学級に入るようすすめることができよう。そうすれば，出産や分娩について知識を得るだけでなく，同じころに出産を予定しているほかの女性と知り合うこともできる。実際には，妊婦学級

で出生前指導を行うのにかかわっていた韓国人の看護師がいた。この人のおかげで，リンさんは新生児を分娩したばかりのほかの数人の韓国人移民と接触をもつことができた。

　上記の介入は，役割機能の問題に寄与した刺激（役割遂行要件と期待される行動についての知識）に焦点を当てている。看護過程の次の段階は，看護介入が行われた後の状況にみられる行動に焦点を当てる。

f．成果の評価

　評価は個人の適応行動に関連する看護介入の成果を判定することにかかわる。つまり，目標に記されている行動が達成されたかどうかである。行動が記されている目標に沿っているならば，看護介入は効果があったことになる。成果（目標）が達成されていない場合は，行動と刺激を再度アセスメントして，別の介入またはアプローチを明らかにし，そして看護過程のほかの段階を継続する。

　「1か月以内に，リンは地域にいる妊婦や母親になったばかりの人たちとの関係を築いていく」というリンさんの以前に確認した目標を考えて，看護介入の効果があったならば，リンさんは自分の家に近い母親になったばかりの人たちと友好関係ができたことを報告するだろう。評価時にリンさんがまだ友人をつくれていない場合は，母親としての新しい役割を開発するためにリンさんのサポートシステムを開発するほかのアプローチを考える必要がある。

　看護過程とその6つの段階はたえず進行中で，同時に起こり，そして重複していることを知っておくことが重要である。看護過程は，説明のために1つひとつ別個なものとして，直線の形で取り扱われるが，看護介入は行動と刺激のアセスメントが進んでいるときに同時に行われている。同様に，成果の評価は看護診断が設定されたときや目標が形成されているときでさえ頭のなかに保持され，継続して行われる。

5　要約

　この章は，役割機能様式へのロイ適応モデルの応用に焦点を当てた。社会的統合に伴う2つの統合過程（役割発達，役割取得）について概説した。役割機能に関連した生来の代償過程と学習した代償反応について述べ，そして役割葛藤と役割失敗の障害過程の例を示した。最後に，看護ケア計画の指針では，事例を通して行動と刺激のアセスメント，目標，看護介入，看護ケアの成果の評価について述べた。

（訳＝松木　光子）

応用問題

1. あなたが最近かかわっている一次的・二次的・三次的役割を示しなさい。

2. あなたの二次的役割のなかから1つを選び, それに伴う道具的行動と表出的行動を列記しなさい。道具的行動と表出的行動それぞれの1つについて役割機能要件を査定しなさい。

3. 45歳の生殖年齢の成人男子を想像しなさい。この人の二次的役割を計画し, そしてその役割についての情報を引き出す適切な質問やコメントをつくりなさい。役割要件に関連する行動について考えを巡らしなさい。

理解度の評価

[問題]
1. 個人の役割機能様式に関してロイ適応モデルによって定義されている2つの統合過程は役割発達 (DR) と役割取得 (RT) である。次の各項はこのどちらにあてはまるか, 略字を記入しなさい。
    (a) _____ シンボル相互作用論にもとづく。
    (b) _____ 役割セット
    (c) _____ 想像を働かせて別の役割をとること
    (d) _____ 別の人の行動を予期すること
    (e) _____ 人が成熟するにつれて新しい役割が加わること

2. 非効果的役割移行の診断をもつ人は次の行動のどれを示すか。
    (a) 非効果的表出的行動
    (b) 効果的道具的行動
    (c) 非効果的道具的行動
    (d) 上記のものはまったくない。

3. ロイ適応モデルでは役割機能様式に伴う2つの代償過程を規定している。それは役割移行 (RT) と役割距離 (RD) である。次の各項はこのどちらにあてはまるか, 略字を記入しなさい。
    (a) _____ 1つの役割に対して指示される最少の数の道具的行動の遂行
    (b) _____ 自己概念と密接な関連がある。
    (c) _____ 道具的行動が時間経過に伴って増加する。
    (d) _____ 最初に主に表出的行動
    (e) _____ 役割が部分的または全体に望ましくないとみなされている。
    (f) _____ 発達課題に関係している。
    (g) _____ 役割が軽蔑的な言葉で話されている。

第 2 部　個人の適応様式

4. ロイ適応モデルで確認された個人の役割機能様式に伴う 4 つの障害過程の名を挙げなさい。
   (a) _____
   (b) _____
   (c) _____
   (d) _____

［状況］

大学へ入学したばかりの 19 歳の若い女性について考えなさい。学生という二次的役割に加えて娘，姉妹，女友達，およびスポーツ活動への参加者などの役割が計画できる。学生の役割に伴う道具的行動は学習，講義への出席，試験やレポートを書く，実験に参加するなどがある。表出的行動には同級生との「不平のぶちまけ」，厳しい学習量について両親に訴えるとか，試験結果について教員と喜びあうなどがある。役割遂行要件（第 2 段階のアセスメント）の分析は次のとおりである。

道具的行動：学習
   A. 消費者：自己，重要他者，教師
   B. 報償：よい成績を得る，コースに合格する，奨学金を得る。
   C. 施設や環境へのアクセス：図書館が使用でき，夕方は学習の時間を確保できる。
   D. 協力と協働：教師は重要な資料を確認する，午後 9 時以後ボーイフレンドが電話する，同じ時間に同級生が勉強している。

表出的行動：仲間との「不平のぶちまけ」
   A. 消費者：仲間
   B. 報償：仲間の理解
   C. 施設や環境へのアクセス：仲間は講義の後，居住地域で一緒になる機会をもてる。
   D. 協力と協働：仲間はお互いに助け合っており，皆が同じ状況にある。

5. 提供されたデータに関連した効果的適応を確認する看護診断を作成しなさい。
   学校で第 2 学期の間，学生はスポーツ活動中の事故で大腿骨骨折を体験する。しばらくの間，彼女は「病者役割」をとる必要がある。学生役割の妨げとなるこの状況に関連した目標を引き出しなさい。この目標の根拠となる看護診断は体動制限と傷害の治療に関連した役割葛藤であり，そして学校の学習要件を維持するニードである。行動，期待される変化，そして時間枠について目標の構成要素を記しなさい。

6. 上に記述した目標を達成させる看護介入を示しなさい。

7. 看護介入が成功し，そして目標が達成されたことを示す行動を確認しなさい。

［解答］
1. (a) RT, (b) DR, (c) RT, (d) RT, (e) DR
2. (c) 非効果的道具的行動
3. (a) 2, (b) 4, (c) 3, (d) 3 or 4, (e) 1, (f) 3, (g) 2, (h) 2
3. (a) RD, (b) RD, (c) RT, (d) RT, (e) RT, (f) RD, (g) RT

4. (a) 非効果的役割移行　　(b) 延長した役割距離　　(c) 役割葛藤
　 (d) 役割失敗
5. 看護診断の例：すべての役割遂行要件の存在に伴う学生役割遂行の効果的パターン
　 目標の例：体動制限の期間中（時間枠），学生は身体的に可能であると感じるときに宿題（行動）を続ける（期待される変化）
6. 提案された看護介入：友人に授業中，自分に代わってノートをとるよう頼むことができ，教師が宿題の情報について接触でき，試験を延期するように要請され，宿題について学習できるよう小型コンピューターを入手した。
7. 可能な評価指標：宿題は予定どおりに完成し，試験はその後の現実的な日付けで計画を立て直し，コースを適当な時間枠で修了し，コースを落とすことはない。

●文献

Banton, M. (1965). *Roles: An introduction to the study of social relations*. New York: Basic Books.
Biddle, B. J., & Thomas, E. J. (Eds.). (1979). *Role theory: Concepts and research*. Huntington, NY: Kreiger Publishing.
Brehm, S. S., Kassin, S. M., & Fein, S. (2002). Social psychology. (4th ed.). Boston: Houghton Mifflin Company.
Clarke, B. A., & Strauss, S. S. (1992). Nursing role supplementation for adolescent parents: Prescriptive nursing practice. *Journal of Pediatric Nursing, 7*(5), 312-318.
Eagly, A. H. (1987). *Sex differences in social behavior: A social-role interpretation*. Hillsdale, NJ: Erlbaum.
Ekman, P., & O'Sullivan, M. (1991). Who can catch a liar? *American Psychologist, 46*, 913-920.
Erickson, E. H. (1963). *Childhood and society* (2nd ed.). New York: Norton.
[*1] Erickson, H., Tomlin, E., & Swain, M. A. (1988). *Modeling and role modeling: A theory and paradigm for nursing*. Lexington, SC: Press of Lexington.
Goode, W. J. (1960). A theory of role strain. *American Psychological Review, 25*, 483-496.
Handel, W. (1979). Normative expectations and the emergence of meaning as solutions to problems: Convergence of structural and interactionist views. *American Journal of Sociology, 84*(4), 855-881.
Im, E. O., & Meleis, A. I. (1999). A situation specific theory of menopausal transition of Korean immigrant women. Image: *Journal of Nursing Scholarship, 31*, 333-338.
Linton, R. (1945). *Cultural background of personality*. New York: Appleton-Century.
[*2] Malaznik, N. (1976). Theory of role function. In C. Roy (Ed.), *Introduction to nursing: An adaptation model* (pp.245-264). Englewood Cliffs, NJ: Prentice-Hall.
McMahon, E. M. (1993). *Beyond the myth of dominance: An alternative to a violent society*. Kansas City, MO: Sheed & Ward.
[*3] Mead, G. H. (1934). *Mind, self, and society*. Chicago: University of Chicago Press.
Meleis, A. I. (1975). Role insufficiency and role supplementation: A conceptual framework. *Nursing Research, 24*(4), 264-271.
Meleis, A. I., Sawyer, L. M., Im, E., Hilfinger Messias, D. K., & Schumacher, K. (2000). Experiencing transitions: An emerging middle-range theory. *Advances in Nursing Science, 23*(1), 12-28.
[*4] NANDA International. (2007). *Nursing diagnoses: Definitions and classifications, 2007-2008*. Philadelphia: NANDA-I.
[*5] Nuwayhid, K. A. (1984). Role function: Theory and development. In C. Roy (Ed.), *Introduction to nursing: An adaptation model* (2nd ed., pp.284-305). Englewood Cliffs, NJ: Prentice-Hall.
Nuwayhid, K. A. (1991). Role transition, distance, and conflict. In C. Roy & H. Andrews (Eds.), *The Roy Adaptation Model: The definitive statement*. Norwalk, CT: Appleton & Lange.
[*6] Parsons, T. (1964). *The social system*. New York: The Free Press.

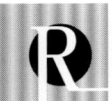

*7 Parsons, T., & Shils, E. (Eds.). (1951). *Toward a general theory of action*. Cambridge, MA: Harvard University Press.

Patterson, M. L. (1996). Social behavior and social cognition: A parallel process approach. In J. I. Nye & A. M. Brower (Eds.), *What's social about social cognition? Research on socially shared cognition in small groups* (pp.87-105). Thousand Oaks, CA: Sage Publications.

Randell, B. (1976). Development of role function. In C. Roy (Ed.), *Introduction to nursing: An adaptation model* (pp.256-264). Englewood Cliffs, NJ: Prentice-Hall.

Roy, C. (1967). Role cues and mothers of hospitalized children. *Nursing Research, 16*, 178-182.

Roy, C. (1988). An explication of the philosophical assumptions of the Roy Adaptation Model. *Nursing Science Quarterly, 1*(1), 26-34.

Roy, C. (1997). Future of the Roy model: Challenge to redefine adaptation. *Nursing Science Quarterly, 10*(1), 42-48.

Roy, C. (2007). Knowledge as universal cosmic imperative. In C. Roy & D. A. Jones (Eds.), *Nursing knowledge development and clinical practice* (pp.145-161). New York: Springer.

Roy, C., & Roberts, S. L. (Eds.). (1981). *Theory construction in nursing: An adaptation model*. Englewood Cliffs, NJ: Prentice Hall.

*8 Schofield, A. (1976). Problems of role function. In C. Roy (Ed.), *Introduction to nursing: An adaptation model* (pp.265-287). Englewood Cliffs, NJ: Prentice-Hall.

Turner, R. H. (1979). Role-taking, role standpoint and reference group behavior. In B. J. Biddle & E. J. Thomas (Eds.), *Role theory: Concepts and research* (pp.151-159). Huntington, NY: Kreiger Publishing.

US Bureau of Labor Statistics (2000). US Department of Labor, Washington, DC.

Zohar, D., & Marshall, I. (1994). *The quantum society: Mind, physics, and a new social vision*. New York: Quill/Morrow.

●邦訳のある文献

1) 仁科弥生訳：幼児期と社会1, 2, みすず書房, 1977, 1980.
2) 松木光子訳：役割機能理論, 松木光子監訳『ロイ看護論―適応モデル序説』所収, 257-267, メヂカルフレンド社, 1981.
3) 稲葉三千男・他訳：精神・自我・社会, 青木書店, 1971.
4) 日本看護診断学会監訳：NANDA-I 看護診断―定義と分類 2007-2008, 医学書院, 2007.
5) 根本多喜子訳：役割機能―理論と発達, 松木光子監訳『ロイ適応看護モデル序説―原著第2版・邦訳第2版』所収, 235-251, へるす出版, 1995.
6) 佐藤　勉訳：社会体系論, 青木書店, 1974.
7) 永井道雄・他訳：行為の総合理論をめざして, 日本評論新社, 1960.
8) 松木光子訳：役割機能の問題, 松木光子監訳『ロイ看護論―適応モデル序説』所収, 278-301, メヂカルフレンド社, 1981.

SISTER CALLISTA ROY
THE ROY ADAPTATION MODEL
THIRD EDITION

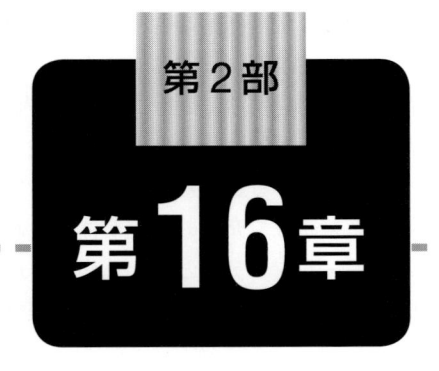

第2部

第16章

個人の相互依存様式

最後に紹介する適応様式は相互依存様式である。この様式には，役割機能様式と同じように，他者との相互作用が含まれる。しかし，相互依存様式で焦点となるのは，社会における役割というよりも，人々の密接な関係である。この章では個人の相互依存様式を紹介する。集団に関する個人の相互依存様式は20章で説明する。相互依存様式の基本的ニードは関係統合性である。関係統合性は，関係における安全感を意味している。相互依存様式においては，他者や環境との満足のいく十分な相互関係を通じて充足の感覚が体験される。人々にとってこのニードは，重要他者とサポートシステムとの相互作用を通してしばしば経験される。個人の相互依存様式における基本的生命・生活過程は，愛情の充足と発達の充足の2つである。ロイ適応モデルは，個々人がこれらのプロセスにおいて，充足と支配を用いることで関係統合性のために努力していると述べている。この章では，愛情の充足と発達の充足の統合されたプロセスに焦点を当て，相互依存様式の概観を提示する。相互依存に関係する代償適応過程について具体的に説明し，また相互依存の過程の障害について説明する。最後に，行動と刺激のアセスメント，看護診断，目標の設定，介入の選択，看護ケアの評価を含む看護ケア計画のためのガイドラインを述べる。

▎学習目標

1) ロイの適応モデルにもとづいて相互依存様式を説明することができる。
2) 相互依存様式に関係する代償適応過程を1つ挙げて説明することができる。
3) 相互依存の過程の障害の例を2つ挙げて説明することができる。
4) 相互依存様式の第1段階のアセスメントの重要な行動を明らかにすることができる。
5) 相互依存様式に影響をおよぼす第2段階のアセスメントの因子（刺激）を明らかにすることができる。
6) 相互依存に関係する状況について，看護診断を作成することができる。
7) 非効果的な相互依存がみられる状況について，目標を設定することができる。
8) 非効果的な相互依存がみられる状況で通常行われる看護介入を述べることができる。
9) 看護介入の有効性を判定するアプローチを提示することができる。

▎重要概念の定義

愛情の充足（affectional adequacy）：個人の関係統合性の基本的ニードに伴う2つのプロセスのうちの1つ。効果的な関係とコミュニケーションを通じて満たされる愛，尊重の念，そして価値を与えたり受けたりすることへのニード。

関係的統合（relational integrity）：相互依存様式の基本的ニードであり，関係における安全感を指す。
サポートシステム（support systems）：愛情と発達の充足を達成するためにその人がかかわりをもつ個人，集団，組織。
重要他者（significant others）：もっとも大きな意味または重要性が付与される人々。
相互依存（interdependence）：愛情と関係づくりのニードを充足させることによって関係的統合の達成を目指す人々の密接な関係（個人の場合）。
疎外（alienation）：自己と他者から引き離されているという状態，または感情。この感情は，重要他者から愛情の提供者としての対応が得られないときに生じる。
発達の充足（developmental adequacy）：関係的統合の基本的ニードに伴う2つのプロセスのうちの1つ。発達のプロセスを通じて達成される関係のなかでの学習と成熟。
養育の能力（nurturing ability）：成長を促すケアと配慮の提供を含む。

1 個人の相互依存様式の過程

　個人の相互依存とは，愛情と関係づくりのニードを充足させることを目指す人々の密接な関係と定義されており，その目的は，相互依存様式の基本的ニードである関係統合性を達成することにある。自己を発達させるための他者によるフィードバックの重要性を14章に述べた。人間が，個人として，また社会に貢献するメンバーとして成長を続けていくのは，愛情と発達のプロセスを通じてである。

　関係における充足の追求は，今日の文化に欠くことのできない要素になっている。健常な家族は一緒の時間を過ごそうと努力し，離婚した人々は新しい関係を求め，若者や老人のための社交グループが急増している。「満足できる関係」についての自助の本がよく売れている。映画や小説では，親密で愛情のある関係を求める苦闘が中心テーマになっている。しかし，時代は結婚する人が減り，独り住まいの人が増える傾向にある。人と人との関係は人口構造や社会の変化の影響を受ける。これには，高齢者人口，家庭崩壊，頻繁な転職などがある。このような変化や，このほかの多くの変化のために，関係の充足を達成するための新しい道が必要になっている。例えば，外国へ独りで移民した人々は，家族がなく見知らぬ文化的環境のなかで孤立すると，関係の充足と安全を求めて仲間グループを形成することがよくある。

　関係とそれが生活の質や寿命におよぼす影響については，多くの書物が書かれてきた。文献のなかには，「寿命」や「質の高い生活」を，他者との関係もしくは

ソーシャルサポート（社会的援助）と結びつけて論じているものもある（例えばCohen, 1985; Dimond & Jones, 1983; Gottlieb, 1981; Greenblatt, Beccera, & Serafetinides, 1982; Roy, 1981）。ハウス House ら（1988）は，社会相互作用と健康の関係を論じた文献について論評を行っている。スピッツ Spitz（1945）の古典的研究は，タッチや愛情を剥奪された乳児は衰弱して死に至ることが多いことを明らかにした。結婚している人は，結婚していない人よりも長く生き，より健康的で，より幸せな場合が多いことが以前から知られている。これらの研究でよく用いられる「社会的接触指標」（Berkman, 1978）では，その人が結婚しているか，友人や親類と密接な接触があるか，宗教団体に属しているか，組織の輪のなかにいるかが考慮される。これらのカテゴリーの1つでしか接触をもたない人々は，複数のカテゴリーで他者と接触をもっている人々に比べて死亡のリスクが高いと考えられる。

相互依存関係には，人が差し伸べるべきすべてのもの，すなわち愛，尊重の念，価値，養育，知識，技能，参画（コミットメント），物的所有，時間，そして才能を他者に与え，また他者から受ける積極的な意思と能力が含まれる。相互依存への適応を示す人は，親和（依存）のニードと達成（独立）のニードの間に適切なバランスをとっており，ほかの人たちや動物，事物，環境，神の世界のなかでうまく生活していくすべを学んでいる。相互依存のニードは，多くのレベルでの社会的相互作用を通じて充足される。個人の視点からみると，関係は重要他者やサポートシステムとの間で形成される。生産的かつ報酬的な関係プロセスによって，愛情のニード（愛，尊重の念，価値，養育，ケア，関心，肯定，所属，是認，理解）と，関係における学習と成熟を伴う発達のニードが充足される。

相互依存関係は，重要他者とサポートシステムという2つのカテゴリーに分類される。重要他者とは，もっとも大きな意味や重要性が付与される人々である。個人にとっての重要他者には，親，配偶者，友人，家族，神などがあり，場合によっては動物のことさえあろう。これらの重要他者は愛され，尊重され，価値あるものとみなされ，逆に彼らのほうもその個人をほかの関係におけるよりも愛し，尊重し，価値あるものとみなす。重要他者は，自分にとってもっとも大切な人はだれかという問いに答えることで明らかにすることができる。たいていの人の場合，重要他者は比較的長い期間変わることなくその地位に安定してとどまる。個人は通常，少なくとも1人は重要他者の名を挙げることができる。状況によっては，物的所有や金銭がほかの人々よりも重要となることがある。しかし，そのような場合でも，愛，尊重の念，価値が相互依存をはぐくむうえで役立たないわけはない。

サポートシステムには，目標を達成するためにその人がかかわりをもつ人々，集団，組織が含まれる。通常，その人のサポートシステムに対する関係は，重要他者に対する関係ほど直接的な強い意味はもたない。例えば，ある成人女性にとって，配偶者と子どもは重要他者であり，職場の友人や読書クラブはサポートシス

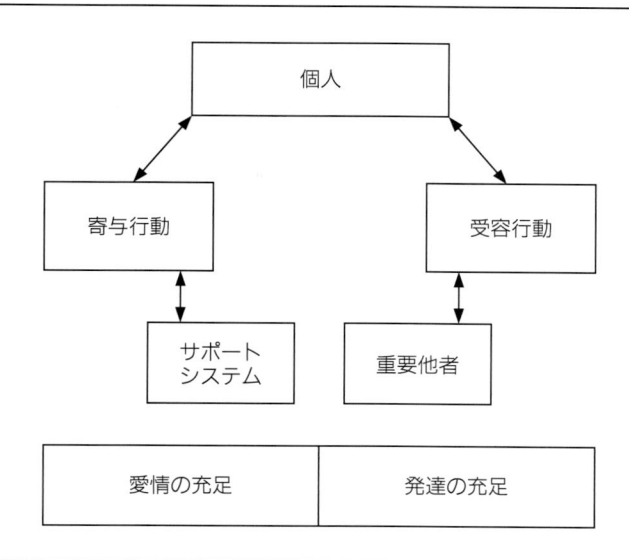

```
        個人
       ↙   ↘
   寄与行動   受容行動
      ↕        ↕
   サポート   重要他者
   システム
   ┌─────────┬─────────┐
   │ 愛情の充足 │ 発達の充足 │
   └─────────┴─────────┘
```

図 16-1　個人の相互依存様式の理論的基盤

テムと考えられよう。職場そのものも，その人にとってサポートシステムの一部となる。病気のときには，ケアを必要とする人にとって，看護師がサポートシステムの地位を占めることもあろう。したがって，看護ケアの提供においては，重要他者との関係にせよサポートシステムとの関係にせよ，患者のもつ他者との相互関係を考慮することが重要となる。

　相互依存関係には，人が差し伸べるべきすべてのもの，すなわち愛，尊重の念，価値，養育，知識，技能，参画（コミットメント），時間，才能，物的所有を他者に与え，また他者から受けるということが含まれる。これは，友人，家族，集団の関係においても明らかに認められるものである。この関係には，何かを与えると同時に受けるということが含まれ，単純な例を挙げれば，親子関係における愛と養育，雇用関係における労働と報酬，文化クラブへの参加とその見返りとしての安全と所属などがある。図16-1は，個人の相互依存様式の理論的基盤を示している。

　相互依存関係は，重要他者（例えば家族）との関係にせよ，サポートシステム（親類，友人，クラブ，団体，職場集団，あるいはより大きな社会サービスシステムの一部）との関係にせよ，愛情と発達のプロセスに関する中範囲理論にもとづくものとみることができる。

　関係の目標を達成し，最終的に効果的な適応をもたらすうえでこれらの構成要素がもつ有効性を評価する際には，この相互に関係した構成要素の調和と調整を考慮することが重要である。この構成要素のどれか1つがほかの構成要素と調和していなかったり，ほかの構成要素を補うことができない場合は破綻が生じ，その結果，不適応が起こる。例えば，もし青年がサポートシステムを家族員よりも

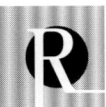

重要なものとして認めると，全家族員の相互関係に影響を与える。両親から示された模範が，発達途上にある子どもたちのサポートシステムと異なっている場合には，調和のとれた新しい相互関係の方法が探究される。家族全体が動揺し統合性の喪失を体験することになる。また両親（人々）が示す行動が，その教え（状況，価値観，規則）と異なる場合も，不適応が起こるであろう。組織の例でいえば，規則（状況）ではスタッフに権限を与え，意思決定を委ねるのが望ましいとされているのに，管理者（人々）がコミットせず，支持的態度を示さない場合は，葛藤が生じるであろう。同様に，組織の下部構造は，このような規則を実行可能にするうえで重要な因子である。組織がスタッフの率先的行動に報いるかどうかは，その一例である。

　ケイン Kane (1988) は，家族のソーシャルサポートに関する概念モデルについて最初の研究を報告し，相互性，助言とフイードバック，そして情緒的関与という3つの相互作用因子を提示した。この相互性に関する研究は，個人を相互義務のネットワークに含まれるものとして記述したコブ Cobb (1976) の先駆的な研究にもとづいている。この相互性は，他者との資源の共有と相互援助が特徴的である。助言とフィードバックは，家族とそのネットワークとのコミュニケーションの質と量に関係する。またケインは，生きていくうえでの問題に対処する際の重要他者との関係の重要性を強調したカプラン Caplan (1974) の研究からも引用している。ケイン (1988) は，コミュニケーションが助言とフィードバックを与えるプロセスを通して行われることに注目している。情緒的な関与には親密さと信頼の概念が含まれる。この最後の因子には，愛やケアリング，温かな心，共感などの情緒的な絆が含まれる。

　効果的な関係を築き上げるうえでのコミュニケーションの重要性については，このほかの研究者も記述している。コッホ Koch とホウク Haugk (1992) は，「人との関係においてコミュニケーションが失われると，その関係は崩壊する危険がある」と述べている。セルマン Selman とアンドリュース Andrews (1994) は，関係の問題はコミュニケーションの問題と切り離すことができず，ほとんどの場合，両者は同じものであると主張している。関係は1つの目的のために存在するものであるから，その目的に伴う目標と計画を達成する方法がなければならない。コミュニケーションがその手段である。セルマンとアンドリュース (1994) は，次のように述べている。

　　自分の意図したことが実現するかどうかは，他者との関係にかかわっている。未来は，他者との会話によって―すなわち，参画（コミットメント）を求めたり行ったりすることによって，また要求や約束をすることによって絶えず作り出されていくものである。いかなる潜在的未来も，それが行為を通じて実現されない限り，また実現されるまでは，単なる可能性として存在するにすぎない。この観点からすると，参画とは行為である。関係がうまく調整

表16-1 効果的な関係に関する原則

寛大な気持ちで傾聴する
他者が自らの貢献と参画について語ることを，評価や判断，意見を差し挟むことなく傾聴する。これは，語られた内容に賛成する，あるいは反対することを意味するのではなく，他者の見方に正当性と価値を認めることを意味する。

率直に話す
語られる内容に感情的に反応したり，それを攻撃したりするのではなく，行動を前進させるような仕方で率直に話す。これには，必要なことを明らかにし，相手の要望をひき出すことも含まれる。

お互いのために存在する
われわれはみな関係のなかでは一体であり，1人がもう1人を犠牲にして勝利を収めることはありえないという前提を信じて行動する。これこそが，信頼の基礎であり，お互いがほかの仲間から非難されたり中傷されたりする恐れなしに安心してリスクを担える基礎である。

お互いの参画を尊重する
自分自身の参画も含め，お互いの参画を尊重する。

お互いを評価し認めあう
関係に参加する各メンバーは，たとえ物事がうまくいかない場合でも，ほかのメンバーやチーム自体の貢献を絶えず評価し認める。このことは，自分が失敗したときでも，他者からの認知を求め，受けられることを意味する。

関係者を参加させるよう心がける
「ほかにだれを参加させるべきか，あるいはほかにだれがこの事態に利害関係をもっているか」を調べる。

協力関係に心がける
協力関係を築くことを目指してあらゆる会話に参加する。協力関係とは意見の一致や全員の合意を意味しない。それは，だれもが他者の参画に「協力する」かそれを「支える」ことができるという意味である。だれも関係が目指す方向に逆らって行動することはできない。

出典：Selman, J. C., & Andrews, H. A. (1994). Effective relationships: Rethinking the fundamentals. In H. A. Andrews, L. M. Cook, J. M. Davidson, D. P. Schurman, E. W. Taylor, & R. H. Wensel (Eds.), *Organizational transformation in health care: A work in progress* (pp.55). San Francisco: Jossey-Bass. 許可を得て転載

されるとは，参画が調整されることにほかならない。

（相互関係においては）視野と参画が増大するにつれて，関係が破壊されることがある。これは不可避なことであるとともに，健全なことでもある。それは，隠されていた真のパターンと否定的な行動メカニズムが表面化してきたことを示すものである。このメカニズムは，通常は隠されており，埋没している……。これが，変化への強い意思を妨げることがよくある。その覆いが取り除かれると，関係の破壊はもはやありきたりなこと，あるいは陳腐なやり方で覆い隠せられることではなくなる。むしろそこで，「良い関係」は何によって構成されるかという根本的な問い—すなわち，個人の参画とは何であり，人は効果的な関係を築き，絶えず改善していく方法をどうすれば学ぶことができるかという問い—に答える実践が始まるのである（p.54）。

セルマンとアンドリュース（1994）は効果的な関係に関する7つの原則を提唱したが，これは，重要他者との関係においても，サポートシステムとの相互作用においても有用であることが証明されている。その原則と定義を表16-1に示す。この原則を用いることで，関係の有効性が著しく高められる。

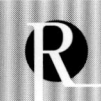

相互依存様式の基本的ニードは，関係的統合（関係における安全感）である。前に述べたように，関係的統合の達成には2つのプロセスが含まれる。すなわち，愛情の充足（愛と価値，尊重の念を与え，また受けること），発達の充足（関係のなかでの学習と成熟）である。

a. 愛情の充足のプロセス

愛情の充足とは，人間として差し伸べるべきすべてのもの，例えば愛，尊重の念，価値，養育，知識，技能，参画（コミットメント），才能，所有物，時間，忠誠心を他者に与え，他者から受けることである。愛情の充足には，ケア，関心，愛情，肯定，所属，是認，理解などの面で養育され，かつ養育することへのニードが含まれる。このニードは何よりも他者との深い関係を確立することによって充足される。この個人の特性と長所を交換しあう行動が，受容行動（受ける行動）と寄与行動（与える行動）と呼ばれる（Randell, Tedrow, & Van Landingham, 1982）。

受容行動とは，個人が他者から与えられたものを受け，取り入れ，あるいは同化していることを示す行動である。受容行動には，他者にケアと防衛を委ねる行動，他者の思いやりに応じる行動，そして身体的・精神的サポートを受ける行動が含まれる。寄与行動とは，他者に養育や支えを与える行動をいう。例えば，他者へのケアリング，タッチ，身体的・精神的サポート，思いやりなどは寄与行動である。これらの受容行動と寄与行動は，環境のなかでの個人と他者との関係が相互関係にあることを反映している。関係をうまく維持している人というのは，自分自身の愛とサポートのニードを認知し，処理する能力を身につけている人である。

愛情の充足を達成するプロセスには，相互作用の多くの構成要素が含まれるが，これには，言語的技能，非言語的コミュニケーション技能，他者の気持ちや態度を察知する能力がある。共感とケアリング，そして分かちあいの能力を身につけることが，このプロセスには欠かせない。この能力の発達は人生の早い時期に始まり，生涯を通して持続する。関係のなかでの学習と成熟については，発達の充足の項でさらに説明する。

b. 発達の充足のプロセス

発達の充足とは，個人（2人の人間が関与する）とその人が所属する集団の相互関係のなかでの学習と成熟を伴うプロセスをいう。そこでの関係は，それが続く限り，依存と自立という面で発達と推移をとげる。学習と成熟が進むにつれてこの依存と自立のバランスが適切になるかどうかが，適応と関係的統合を達成する能力に影響をおよぼす。

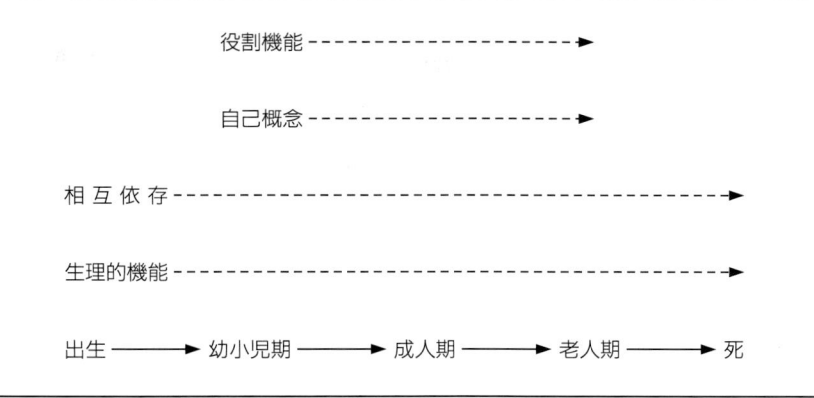

```
役割機能 ------------------->
自己概念 ------------------->
相互依存 --------------------------------->
生理的機能 ------------------------------->
出生 ——→ 幼小児期 ——→ 成人期 ——→ 老人期 ——→ 死
```

図16-2　出生から死までの個人の4つの適応様式

　ランデル Randell ら（1982）は，適応様式の初期の解釈として子どもが生まれたとき，まず2つの適応様式，すなわち生理的様式と相互依存様式が作動するとしている。乳幼児にはタッチ，身体的接触，絆形成のプロセス，愛情が必要であることが，多くの研究で明らかにされている。何よりも愛情や養育を本質とする相互作用を通して，自己概念が芽生え，そして最終的に役割が学習されるに至る。ランデルらはさらに，生涯が終わりに近づくにつれてこれらの様式は逆の順序で断念されると述べている。例えば，晩年になって介護療養施設に入所することになった人は，以前保持していた役割の多くを断念する。認知症や昏睡の状態に至ると，その自己概念のアイデンティティさえもしだいにみられなくなる。有意義な社会的相互作用の減少によって自己表現が少なくなる。一種の相互依存様式，相互作用の受け手としての立場，生理的様式がいちばん最期まで存続する。

　このような見方によると，人間の生涯は生理的存在および相互依存的存在として始まり，そして終わることになる。この連続体にも例外はある。すなわち，突然死が訪れたり，あるいは機能の衰えをあまり生じることなく長い間生産的な生活が送れる場合である。この4つの適応様式の一般的な発達と断念について，図16-2に示す。

　社会学や心理学の多くの理論家が，依存と自立という面から関係の発達について研究を行っている。エリクソン Erikson（1963），セルマン（1980），フロム Fromm（1956），ハヴィガースト Havighurst（1953），マズロー Maslow（1954）の研究は，関係的統合の発達と維持についての理解に役立つ。セルマン（1980）は友情を5段階に分けて説明しており，これはエリクソンの研究と似ているが，愛情のニードについてさらに具体的に述べている。それらの段階と特徴を表16-2に列挙する。

　友情は，ある共通の信念，価値観，関心から生まれる。時には友情が高まり，そこから成人の愛情関係へと発展することもある。フロム（1956）は，愛とは感情と行為であると述べている。愛の特性は，その愛を受ける人を知り，いつくしみ，

表 16-2　友情の 5 つの段階

段階	年齢	特徴
0	3～7歳	**現金な遊び友だち**：子どもは，玩具をひったくるといった身体的行為と，その行為の背後にある心理的動機を区別できない。友達を，その持ち物や身体的特性で価値づける。友達は身近にいる者に限られる。
1	4～9歳	**一方向的な援助**：この段階の子どもは自分の見方と他者の見方を区別することができる。しかし，他者との関係には与える・受けるというやり取りが含まれることをまだ理解できない。「良い」友情とは，一方の子どもが相手の子どもの望むことをすることである。
2	6～12歳	**二方向的で順境時だけの協力**：子どもはお互いの関係が互恵的なものであることを理解し，お互いに相手の見方を斟酌するようになる。友人関係の概念には，お互いが相手をどう考えるかということへの関心が含まれる。それは，より両面交通に近くなる。この段階の限界は，まだ子どもが友人関係の基本的目的を相互利益というよりむしろ自己利益に役立つものとしてみる点にある。
3	9～15歳	**親密な相互共有的関係**：相手の視点でものをみることができるだけでなく，今や友人関係を一歩進めて，第三者的見方ができるようになった子どもは，友人関係を各自の利益への互恵的協力とみることから，相互の共通の利益に向けた協力体制とみることへと前進する。つまり，友人とは感情を分けあい，互いに助けあって，個人的および対人的葛藤を解決し，互いに助けあって個人的問題を解決しようとする。
4	15歳以上	**自立的かつ相互依存的な友情**：個人は友人関係を複合的で，しばしば重複したシステムとみなすようになる。友人関係のなかで青年もしくは成人は，人には多くのニードがあることを認識し，良い友人関係では，お互いが相手に精神的・心理的に強いサポートを与えるだけでなく，相手が自立した関係を築くことも認める。依存と自立の両方のニードを尊重することが，友人関係に不可欠であるとみなす。

出典：Selman, R.C. (1980): The growth of interpersonal understanding: Development and clinical analyses. New York: Academic Press. 許可を得て転載

尊重し，そしてその人に対して責任を感じるというところにある。人はだれしも，愛され支えられたいというニードと，愛し支えたいというニードをもっている。愛情関係は，愛する人との緊密な同一視を伴う熱烈な相互作用である。したがって愛情関係では，両者が互いの喜びや苦しみ，ストレスや幸福を自らのものとして体験する。愛情関係には他者との友情が包含されている。

　ハヴィガースト (1953) は，乳幼児から成熟した成人までの発達課題を記述した。人生の各段階には，関係的統合の確立と維持にかかわる課題が含まれている。

2 個人の相互依存様式の代償適応過程

　1 つの適応システムとしてみた場合，個人は，環境の変化に対応する先天的・後天的な方策を備えている（第 2 章を参照）。さらにロイは，これらの複合的な適応のダイナミクスを，個人については調節器と認知器サブシステムのコーピングプロセスとして概念化した。代償過程は適応レベルを表し，そこで認知器-調節器が統合的生命・生活過程に生じる問題によって活性化される。

個人の相互依存に関係する代償過程には，サポートシステムが含まれることが多い。人は，愛情や発達の問題が生じたとき，それらのサポートシステムに援助を求めることがよくある。相互依存の代償適応反応の例として，恵まれない若者のための教育指導プログラムとアルコール乱用患者のための援助プログラムがある。

個人や集合体が関係的統合，すなわち愛情や発達の充足を達成できるよう援助する必要性にこたえて，多くの社会サービスプログラムが生まれている。このような活動に参加し，それを支えている機関に，経営団体，労働組合，学校，市民会議などがある。このようなプログラムの例が，恵まれない若者のための教育指導プログラムである。このプログラムの場合，実際に職業をもつ人々がその職場で学生を指導する。指導者は，学生に対して積極的な役割モデルとなり，学生がその潜在的能力を最大限育み，将来への展望を切り開けるよう励ます。このプログラムは，恵まれない状況にある若者が学業を続け，人生での成功をかち取れるよう励ます試みである。このようなプログラムの効果を，ある高等学校の校長は次のように述べている。「今日，学校と教師は若者を養育し，発達させるためにきわめて多くの責任を担うよう求められているが，われわれだけではそれを果たすことができない。われわれは学生が最大限自らの可能性を追求できるよう努力しているが，そのわれわれに対して［このプログラムの］参加者全員から提供されるサポートには心から感謝している」。

代償過程のなかで家族を援助するサポートシステムのもう1つの例に，大きな相互依存問題であるアルコール乱用に焦点を当てたものがある。アラノン（アルコール依存症家族の会）は，他者の飲酒によって生活と関係がおかされている人々をサポートするための組織である。この組織には，そのような状況に置かれた10代の子どものニードにかかわる部門もある。アルコール依存症の克服を願う人々のためにはアルコホリックスアノニマス（匿名断酒会）という組織があり，その支部は北米全域にある。同じような依存の問題を抱えている人々が相互依存関係を通じて相互に支え合い励まし合う活動は，多くの人々が状況を克服するのに役立っている。

3 個人の相互依存様式の障害過程

統合的生命・生活過程と代償的生命・生活過程が不全に陥った場合，第3の適応レベルであるプロセスの障害が起こる。適応上の問題は，適応過程の妥協によって生じる。愛情の充足と発達の充足は相互に関係しているので，相互依存の過程のいずれか，あるいは両方に困難が生じると，適応上の問題（適応過程の障害）が起こることになる。ここでは個人の相互依存の過程の障害の例を4つ挙げる。す

なわち，分離不安，孤独，物質乱用，攻撃である。

a. 分離不安

　分離不安は，重要他者からの分離によって生じる苦しく不安な精神状態である。この状態の焦点刺激は重要他者からの実際の分離や分離の危険性であるから，相互依存様式の過程の障害として述べることにする。分離不安は乳児期に端を発するが，生涯を通して体験される可能性がある。人間の一生の間には，分離不安に陥りやすい発達上の危機の時期がある。このような発達上の危機に関しては，マーラー Mahler (1979)，ボウルビー Bowlby (1969，1973)，ロバートソン Robertson (1953)，エリクソン (1963) の研究がある。

　新生児は誕生時にへその緒を切断されることにより母親から身体的に引き離される。情緒的分離は，その後の発達段階で始まる。情緒的分離が生じるためには，その前にまず情緒的な絆すなわち愛着が重要他者に対して生じていなければならない (Klaus & Kennel, 1981)。絆とは，相互の結びつきや親和を表す用語である。これは，女性にとっては妊娠したときに始まり，妊娠期間を通して持続する。胎児にとっても，おそらくこの期間中に始まるが，出生時や出生直後に強くなる。学齢期に達するまでに，絆と愛着のプロセスに続いて分離の段階が起こり，子どもは明確に母親から分離した個人となる。最初の分離不安が生じ，もっとも強くなるのは，愛着の段階の後の分離の段階，つまり個性化の段階においてである。

　マーラー (1979) は，愛着-分離には3つの段階があり，それらは連続して体験されると述べている。最初の段階である自閉は生後2～3週間の間に起こる。子どもは自己と環境の区別がつかないが，苦痛と快感を区別するようになる。第2段階の共生は，母親への愛着の段階である。この時期は生後およそ1か月であり，子どもは自己と非自己の区別がつかないが，母親に愛着する。マーラーの第3の段階である分離-個性化のプロセスは，共生または愛着の段階の直後に始まる。

　分離-個性化のプロセスには4つの下位段階がある。分離とは，絶えず世話をしてくれる人（通常は母親）から離れることを意味する。個性化とは，明確に自己になることである。最初の下位段階は分化と呼ばれ，子どもが自分で動けるようになり，這う，歩く，よじ登る，自分や周囲を探求するなどの行動を示し始めるときに現れる。子どもは母親のそばにとどまるものの，物や人が繰り返し現れたり見えなくなる"どこへ行ったのかな？"や"いない，いない，ばあー"などの遊びを喜ぶようになる。次の下位段階は練習と呼ばれ，子どもは母親の周囲を探求し，運動技能を発達させる。この段階の子どもは，母親が近くにいて，見知らぬ人があまり近づきさえしなければ，その見知らぬ人をたやすく受け入れる。

　次の下位段階は接近 (rapprochement) で，子どもは分離に積極的に抵抗する。これは，よちよち歩きの子どもが繰り返し「いやだ」と言うなどの否定的行動をとったり，あるいは「ぼくに」とか「ぼくのもの」という発言などの自己同一性の

行動をとることで明らかになる。この接近の段階の間に自己概念様式を形成する濃厚な成長期がある。母親から離れている時間は長くなるが，よちよち歩きの子どもは頻繁に母親のもとへ戻る。自己概念様式と相互依存様式は，よちよち歩きのこの時期に密接に相互連結する。下位段階の最後は，対象の恒常性と呼ばれ，生後18か月から36か月に現れる。子どもは重要他者についての心内象徴を発達させる。この発達により子どもは，見捨てられることへの極度の恐怖を抱くことなく分離し始めることができる。

　分離不安に関する初期の研究は，ロバートソン(1953)とボウルビー(1969)が行っている。彼らは，3か月から6か月の子どもは母親を1人の個人として認識できるとし，ケアをしてくれる人への依存度がもっとも高いのは18か月から24か月の時期であると述べている。この時期の子どもは，母親に対して所有欲と強い愛着を示す。母親が自分から離れると大きな打撃を受ける。ボウルビーとロバートソンは，入院時に母親から引き離された子どもたちの行動をフィルムに記録している。彼らは，重要他者から引き離された場合に子どもが通過する分離不安には3つの段階があることを明らかにした。すなわち抗議と絶望，否認(離脱)である。抗議の段階で子どもは，自分が母親を必要としていることを強く感じる。子どもは母親を取り戻すためには何でもするし，それを激しく実行する。自分の激しい抗議行動が実際に母親を自分のもとに戻してくれると信じるのである。

　分離の次の段階は数時間から数日して起こるが，これが絶望の段階である。この段階では子どもは，重要他者がいなくなったことを非常に悲しみ，引きこもる。この悲しみが続いている間，子どもはいなくなった母親のことに心を奪われ，眠らずに母親が戻るのを待ち続けたりする。これは分離不安の静的な段階である。子どもは活気がなく，指しゃぶりや気に入りのおもちゃを手放さないなどの自己慰安行動を示す。

　最終段階の否認(離脱)は，ゆっくり進行する。この時点で子どもは，母親を求める気持ちを抑え，周囲に興味をもち始める。子どもは食物に慰めを見いだし，それを与えてくれる人からのサポートを求める。この段階の子どもを目にした第三者には，その子どもが非常にうまく適応できていると見えるであろう。親が戻ると，絶望の段階までしか進まなかった子どもは，通常，最初は親を拒絶し，その後ゆっくり受け入れる。子どもと重要他者が再び結ばれると，愛着が徐々に回復する。これらの段階をうまく通過できると，その後の分離をよりたやすく達成することができよう。

　個人の発達に分離体験は不可欠であるが，入院のようなストレスが増加するときには，この体験はできる限り短くてすむようにすべきである。ロバートソンとボウルビーの初期の研究は，小児科病棟での面会時間の延長や，この時期に親や家族が子どもと一緒に過ごせる同室制の設定などの促進に役立ってきた。

　エリクソン(1963)が生涯を通して継続的に克服しなければならない8つの発達上の危機もしくは段階を明らかにしたことは第14章で説明した。ここで取り上

げている乳児期と幼児期について言えば，この時期の子どもの発達課題は信頼を築き，自律性を達成することである。同様に，分離した自己同一性を子どもが取り戻すために通過しなければならない段階として，愛着と分離を挙げている。

エインズワース Ainsworth (1964) とミード Mead (1971) は，ほかの文化圏における子どもの行動を調査した。エインズワースが研究したのはウガンダの，そしてミードが研究したのはサモアの子どもと親の行動である。両文化圏とも，子どもの周囲には多くの成人を含む拡大家族単位がある。2人の研究者は，乳児は大家族制ではない社会で育てられた子どもほどに母親に強く愛着せず，したがって分離不安も体験しないと述べている。

分離不安のもう1つの危機時期は，学齢期の子どもの学年の始まりと終わりに訪れる。「学校恐怖症」の名で呼ばれる現象は，分離不安であることが多い。エゾー Ezor (1980) は，学校が関係する分離不安を研究した。青年期の若者はきわめて頻繁に分離不安を体験する。この混沌とした時期は，よちよち歩きの時期とある意味では似ていて，自己同一性を明らかにし，もう一度親から分離することが重要になる。仲間集団からの分離もまた，不安の原因となる。

成人もまた，分離不安を体験することがある。成人の分離不安の例としては，仕事あるいは軍勤務の都合で長期にわたって離れて暮らす夫婦がある。その分離の期間に両者は抗議，絶望，否認（離脱）を体験する。抗議は次のような言葉で表明される。「行かないで」とか「私も一緒に行きたい」などの言葉である。抗議の段階で生じる感情は，実際の分離およびひとりきりになったときのことを考えての不安感である。絶望の段階は，物憂さや環境への関心の欠如，あるいは怒り行動によって明らかになる。多くの夫婦は分離の際，思いがけない，そして心を乱す怒りの感情と行動を体験する。ほとんどの成人は素早く離脱の段階へと進み，何らかの仕方で関係を維持し，再び結ばれて解決の段階に至ることを目指す。

移動性の高い社会に生活している場合，成人も子どももサポートシステムとの関係をかなり頻繁に終結させなければならない。スタンフォード Stanford (1977) の集団に関する研究には，集団，とくに密着度の高い集団が解散するときに起こる分離不安が報告されている。集団にとって一定の重要性をもつ人では，スタンフォードが明らかにした行動の多くがみられるであろう。スタンフォードの研究は学生を対象としたものであったが，彼の観察した事実は一般の人々がサポートグループとの関係を終結させるときにもみられるものである。スタンフォードが挙げた終結不安行動には次のものがある。

1) 葛藤の増大：学生は，はっきりした理由が何もないのに，あるいは，少なくとも重要な理由が何もないのに，口論を始めることがある。それはあたかも，次のような事実を自分に納得させたがっているかのようである。「私はこの連中が本当は好きではないのだ。さもなければ彼らと言い争いなどしないだろう。そして，好きではないのだから，別れるのはつらくないだろう」。
2) 集団技能の破壊：1つの課題に共同で取り組んでいた集団が，突然，集団技能

の完全な欠如をさらけ出すことがあり，また以前から確立されていた規範をすべて破ることがある。それはあたかも，自分と教師に次の事実を確認したがっているかのようである。「私たちは，今年は大して変わりませんでしたね。ほかのクラスと全然違いがありません。ほかのクラスとまったく同じなのだから，ここから抜けてもつらくはないでしょう」。

3) 無気力：学生のなかには勉学にしだいに興味を示さなくなり，あたかも「もうこれにどんな意味があるというのか。どうせ解散しなければならないのなら，努力を続けることが何の役に立つだろうか」と言っているかのようにみえる者がいる。このような無気力は，グループの解散が差し迫っていることを悲しむ感情を示す抑うつ症状のこともある。

4) 成績を上げようとする狂熱的な努力：逆に，あるグループは成績を上げようとしてますます多くの計画に取りかかり，学期末までにできることはすべてやりとげようとする。彼らは非の打ちどころのない集団技能を示し，これまでにないほど効果的に勉学に励む。この行動の暗黙の意味は，「このクラスが模範的なクラスなら，教師にも気に入り，解散せずにすむだろう。われわれのグループはずっと続いていくだろう」と考えられる。

このように分離不安は生涯を通じて現れてくる可能性があるが，すべては重要他者もしくはサポートシステムからの一時的分離に起因するものである。

b. 孤独

老人から幼児まで，また経済的に恵まれた人から恵まれない人まで，孤独は共通の適応上の問題として現れる。孤独に対して免疫をもつ人は1人もいない。関係的統合を維持することは，万人にとって生涯の闘いである。互いに満足できる関係をもっている人でさえ，孤独と疎外を体験する時期がある。

愛情の充足を達成できず，満足できる関係をまったく，あるいはほとんどもてずにいる人は，大きな精神的苦痛を体験する。疎外とは，自己と他者から引き離されている状態または引き離されているという感情である。重要他者から愛情の提供者としての対応が得られないとき，疎外感が生じる。この物理的な存在や接触の剥奪は，自分が他者から必要とされず，価値ある者とされず，尊重もされていないという感情を生み出し，それが孤独の根源となる。

疎外は現代社会の重大な問題である。多くの社会学者が，北米の生活における疎外の広がりと，このパターンに影響をおよぼしている関連因子について述べている。この因子のなかには，社会の基本単位としての家族の縮小化，移動性，都市化，コンピューター化がある。小児初期の愛情の充足・不充足の体験も，相互依存の適応に影響をおよぼす。社会的には，友人は束の間のものであり，家族は物理的に切り離されており，結局のところ「私に何かが起きたとき，いったいだれが気にかけてくれるだろうか」ということになる。路上生活者がますます増えて

いるが，それというのも，彼らには住まいの危機に際して助けの手を差し伸べてくれる人間の絆がないからである。このような疎外の存在は否定できない。とくに現代の状況にあっては，人々はさまざまなかたちで疎外に陥る機会がある。

シーマン Seeman (1959) は，疎外の古典的なタイプとして，無力感，無意味感，規範の欠如，孤立，自己疎外を挙げている。このいずれのタイプの疎外も，他者との分離をその人にますます感じさせる可能性がある。まったく新しいやり方で関係をつくり出すことによって，このような疎外感に対処する人がいる。例えば青年が，状況を評価して，物事はうまくいっていないし，自分の思いどおりにもなっていないと考えるが，しかしこのままの状況にとどまっている必要はないと認識する場合がその一例である。その青年は物事を変化させ，積極的に関係を築いていこうとする。一方，あまり肯定的でないやり方で疎外感に対処しようとする人もいる。彼らは，疎外感を避けるために，物または他者に依存する。「何か」を利用して関係への橋渡しにしようとするパターンがある。そのパターンには次のようなものがある。

1) 安心感を得るために引きこもりや隠遁主義を重視するライフスタイルへの依存
2) 疎外の不安に対処するための儀式的行動への依存（続けざまの喫煙，過食，心身症，あるいは絶えず忙しくしているための活動）
3) 反社会的集団への参加による社会への反抗と，その結果としてのその集団への依存（例えば，麻薬，アルコール依存，性的変態集団など）
4) 現状維持的状況への依存。このような人は，変化の可能性を見ようとせず，世界に背を向けることが疎外に対処する唯一の方法であると考える

このような対処の選択肢はきわめて非効果的であって，自己概念の破壊につながることがある。現実の世界から引きこもり，空想の世界にとどまることを選ぶ人はその一例といえよう。この状態は自己疎外と呼ばれており，自己概念の全面的崩壊を伴うことがある。疎外された学童や青年は，学校の学生や教員による意図的な攻撃に頻繁に巻き込まれている。

c．物質乱用

物質乱用は，個人に関していえば，依存行動と非効果的な関係的統合をもたらす緊急事態である。現代社会は薬物指向が非常に強く，何らかのかたちで物質乱用に陥っている人の数が増えている。物質乱用の問題の根源や動態，影響は複雑である。しかし，この分野の文献では，この問題とロイ適応モデルでは相互依存のニードの不充足と呼ばれている状態との関連が論じられている。現代の複雑な先進工業社会では高いレベルのストレスがみられると同時に，人々のコーピングを助ける親密な他者との関係が希薄になっている。息をつかせぬ変化の速さ，家族生活の崩壊，そして国内外での対立する政治の脅威などは，ストレスをひき起

こす要因のほんの数例にすぎない。このような状況では，相互の愛情や尊重の念，価値観で他者と結ばれたいという基本的ニードが強くなる。ところが，重要他者やサポートシステムが欠けていてこのニードが満たされないと，人はあくなき願望と呼ばれる状態をきたすことになる。

　あくなき願望とは，決して満たされることのない，あるいは通常の方法では満たすことのできない期待を絶えず人に抱かせる漠然としたあこがれ，あるいは絶えざる苦悩をいう。あくなき願望にとらわれた人は，物質乱用に陥ったり，ある物事や活動にふけったりすることになりやすい。このような人にとっては，モルヒネやオキシコンチン，フェノバルビタール，ヘロイン，コカイン，クラックコカイン，マリファナ，アルコール，食物などの合法・非合法の薬物は言うにおよばず，仕事や趣味までもが依存の対象になる（Brown & Fowler, 1969）。いったんあくなき願望の状態に陥った人は，欲求不満や不安，抑うつをきたしやすい。このような人にとって，毎日の生活は疲れやすく，思いどおりにならず，そしてその人の認知・情意能力の範囲でより効果的なコーピングメカニズムが得られない場合，容易に薬物に依存してしまう。

d. 攻撃（個人の場合）

　攻撃をコントロールする効果的なパターンがもてないとき，人は他者をコントロールしたいというニードを示唆する一般的な行動パターンを示すようになる。攻撃の問題は，依存と自立のバランスのニードが満たされないことから生じる。バランスが依存に傾くと受動的行動が顕著になり，自立に偏ると攻撃が顕著になる。攻撃を理解するために，まず受動的行動という概念を明らかにするのがよい。コッホとホウク（1992）は，受動的行動を「自己に向けられた行動」と定義している。これには身体的受動性，状況からの個人的引きこもり，あるいは言語的受動性，すなわち緘黙や応答を差し控える傾向などがある。「受動的作為者は他者からの否認や批判を避けてその人から好かれるために，自らの人格の重要な部分をあきらめてしまうことが多い」（Koch & Haugk, 1992）。

　一方，攻撃は他者に向けられる行動である。攻撃的な人は，内的抑制や外的制限をあまり顧慮しない。攻撃は身体的，非言語的，言語的に，あるいは受動的攻撃と呼ばれるパターンで表出され，次のように記述されている。

1) 身体的攻撃：コッホとホウク（1992）は，「毎日の新聞記事で配偶者虐待や児童虐待，老人虐待などが報じられているので，身体的攻撃についてはだれもがよく知っている。殺人，暴行，ドライブバイ（走行中の車からの銃撃），ギャングの抗争などもよく耳にする。人々が身体的攻撃について，知りたいと思う以上に知っていることは疑うべくもない」と述べている。
2) 非言語的攻撃：相互関係のなかでの攻撃は，非言語的にも行われる。「他者に向けられる行動を，人は単に顔の表情や身振り，あるいは声の調子によっても行

う」（Koch & Haugk, 1992）。車を運転しているときのある判断が，ほかの運転者をいらいらさせたことはないだろうか。非言語的攻撃のその他の例として，冷笑，軽蔑のそぶり，目を剝く表情，大げさなため息などがある。これらはすべて，優越性を確立しようとして他者に向けられる行動である。

3) 言語的攻撃：言語的攻撃は，言葉を武器にして，他者に向けられる行動である。これは，侮辱，つっけんどんな言葉，冒涜，非難，あるいは皮肉などのかたちで行われる。これらはいずれも，他者を辱しめたり見下げたりすることによって，操ったり威圧したりしようとする試みである。

4) 受動的攻撃：コッホとホウク（1992）は，受動的攻撃は陰湿なものであり，「自分の思いどおりにするために，さりげなく他者に向けられる行動または他者を操る行動」であると述べている。受動的攻撃は，引き延ばし，忘却，空費，不機嫌，無視，あるいはつくり泣きなどのかたちをとる。例えば，「無視」を用いる人は，関係的統合に不可欠な愛情を与えずにおくことで他者を罰しようとする。

これらの攻撃行動はいずれも，相互関係における断行行動（自己表出行動）とは対照的である。コッホとホウク（1992）は，断行行動とは「生活をし，他者とかかわっていく建設的な方法であり……他者との関係において正直であり，率直であり，開放的であり，自然であろうとする気持ちの反映である」と定義している。

4 個人の相互依存様式の看護過程

個人の相互依存関係は，人々の完全な適応において重要な役割をもつ。看護過程を適用するにあたって，看護師は愛情と発達の充足という基本的な過程に関する行動と刺激について注意深いアセスメントを行う。相互依存に影響をおよぼす因子のアセスメントでは，代償過程を始動させる調節器と認知器の有効性をはじめ，よくみられる多くの影響因子を考慮する。この幅広い第1段階および第2段階のアセスメントを土台として，看護師は看護診断を行い，目標を設定し，介入の方法を選択し，そして行ったケアを評価する。

a. 行動のアセスメント

看護師は，患者と最初に出会ったときから，相互依存様式におけるアセスメントを開始し，患者が自然に示す行動に敏感に注意を向ける。安楽な環境ができたら，愛情の充足に関する行動についてのさらに詳細なアセスメントへと進む。この場合，焦点となるのは，重要他者とサポートシステム，そしてこれらの関係にみられる受容行動と寄与行動を明らかにすることである。

重要他者とサポートシステム

看護師は，まず相互依存関係における2つの主要なカテゴリー，すなわち重要他者とサポートシステムに目を向ける。その患者にとってだれが重要他者か。またその患者にとってだれが，あるいは何がサポートシステムなのか，患者はそれにどのくらい依存しているか。患者はどのような集団や団体，組織にかかわっているか。それは，参画に費やす時間とそれに伴う責任という点でどのような重要性を占めているか。患者は何らかの役割を果たしているか。これらの情報はすべて，相互依存と愛情の充足を評価するうえで重要である。

受容行動と寄与行動

どのような受容行動が顕著にみられるか，またどのような寄与行動が顕著にみられるか。それらの行動を明らかにするうえで役立つ質問として，次のようなものがある。「あなたは重要他者に対する思いやりの気持ちをどのように表現していますか」，「あなたの重要他者はあなたに対する思いやりと愛情をどのように表現していますか」。重要他者がその患者のそばにいるときには，非言語的行動を観察することが重要である。彼らは互いに触れあい，見つめあい，贈物をし，冗談を言いあったり語りあっているだろうか。妻の側からの寄与行動の例として次のような表現がある。「私は，夫に"愛している"といつも言っています」，あるいは「私は夫のためにお弁当を毎日つくっています」。受容行動の例としては次のような表現がある。「夫に背中を擦ってもらうのが好きです」，「このバラきれいでしょう。夫が持ってきてくれたんです」，あるいは「夫は1日に数回職場から電話をくれるんですよ」。

b．刺激のアセスメント

個人の視点から愛情と発達の充足についてアセスメントを行う場合に重要となる刺激には，次のようなものがある。
1) 関係についての期待とニードの認知
2) 両者の養育（支え）の能力
3) 自尊感情のレベル
4) 相互作用技能のレベルと種類
5) 物理的環境における他者の存在
6) 関係についての知識とそれを促進する行動
7) 発達年齢と発達課題
8) 生活上の重大な変化

期待

関係に関与する人が抱く期待は，その関係の質に影響をおよぼす。その人が愛

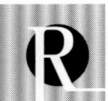

情表現として，生活の場を共にすること，時間を共に過ごすこと，身体的接触，誕生日を覚えていることなどを期待している場合，相手はこのことを認識し，それにこたえるようにすることが大切である。両者が互いの期待を明らかにし，伝えあうことができたとき，その関係は促進される。互いの期待とニードを理解しあえたら，この情報をふまえて首尾一貫したやり方で行動することが重要である。

養育（支え）の能力

　関係のなかでの個々人の養育（支え）の能力もまた，その関係の質に影響をおよぼす。養育には，成長を促すケアと支持を与えることが含まれる。乳児期初期からの絆，触れあい，そして言葉による愛情表情を経験してきた子どもは，通常，成人期の愛情関係にスムーズに移行することができる。彼らは，質の高い愛情関係を経験しており，それがどのような感じのするものなのか，またどのような特徴をもつものかを知っている。親子関係の絆の形成が遅れた成人や，また絆をほとんど経験しないまま成人になった場合，その親子関係には隔たりや分離，言語的否認などがみられる。おそらくその人には，友情関係や愛情関係をどのように築いたらよいかを学習するための援助が必要になるであろう。同様に，幼いころにトラウマを体験した場合，例えば親を失ったり，信頼する大人から虐待を受けたような場合，後になって効果的な養育能力の発達が妨げられることになろう。

自尊感情のレベル

　自己概念様式に関係する自尊感情のレベルは，相互依存関係にとっても影響因子の1つである。人間は友情関係や愛情関係を選ぶとき，自分と同じくらいの自尊感情のレベルの人を相手に選ぶ傾向があり，自尊感情の低い人は自尊感情の低い友人を選ぶ。それによって彼らは否定的な自己価値感情を強化し，その円環的なプロセスが続くことになる。同様に，自尊感情の高い人同士が互いに思いやる関係を築いた場合には，すでに高いレベルにある自尊感情を互いにさらに強化することになる。自尊感情のレベルは，その人が他者とどの程度深くかかわりあえるかに影響を与える。同じように自尊感情は，生活のなかで相互依存的状況に変化が生じたとき，例えば重要他者であった人との永遠の分離が生じたとき，基本的な関連因子となる。自尊感情のレベルは，このような状況に適応するその人の能力に影響を与える。

コミュニケーション技能

　コミュニケーション技能のレベルとタイプは，愛情の充足や関係的統合と密接な関係がある。同様に，関係を構築し維持する方法に関する知識と技能が重要である。コミュニケーションを開放的に行い，柔軟性があって，気持ちをはっきりと表現でき，かつ他者の言語的・非言語的行動を敏感に察知できる人の場合，関係は促進される。パートナーの一方が望ましいレベルの相互作用技能をもってい

ない場合は，その技能を習得できるよう援助するとよい。学習は，本人がもっと効果的にコミュニケーションを行う必要があると認めたときに始まる。この問題に関しては，多くの自己学習の本が出版されている。変化が生じ始めたとき，知識ある人からフィードバックが得られることが重要な因子となる。友情と関係を構築し維持する方法に関する知識は，この関連刺激の重要部分である。友情に関する多くの有効な理論的論述がある。マクギニス McGinnis (1980) は，友情を深めるための5つの活動を示した。

1) 友情または関係を第1にするか，それらに優先権を与える。
2) 他者に愛情について話す，または表現する。
3) 互いのアイデンティティと自律性を維持するために友好関係で適度な距離をとる。
4) 肯定的表現の技を磨き，他者が何に価値をおいているかを確実に知る。
5) 自身と他者の一時の怒りを受け入れる。個人が養育の能力を身につけ，友情のダイナミクスに関する重要な知識をもっていると，関係が長続きする可能性が高くなる。

他者の存在

　物理的環境のなかでの他者の存在は，相互依存関係に影響をおよぼす。友人や配偶者が度々，しかも長期間離ればなれでいなければならない場合，関係を維持するのは困難となる。母子の絆にとって互いの存在が重要なことは，すでに述べた。母親と赤ん坊は互いに頻繁に接しあうので，両者の間に愛着が生じやすくなることは明らかである。どのような関係も，人々が接触しあえることでより効果的に維持される。

発達段階

　発達の充足という点からすれば，発達段階は行動であると同時に刺激でもあると考えられる。エリクソン (1963) の8つの発達上の危機は，相互依存関係とその関係の発達と成熟という面で明らかになることが多い。例えば，同一性対役割混乱の段階では，仲間グループとリーダーシップのモデルが重要である。信頼対不信の発達は相互依存様式における受容行動にとって刺激となる。

　相互依存行動というものがどのように発達するかを理解するうえでとくに役立つ理論として，ハヴィガースト (1953) とセルマン (1980) の理論がある。これらの見方についてさらに詳しく知りたい方は，一次資料を参照するよう勧めたい。

　集団や組織も発達段階を経過する。形成されたばかりの集団では，その使命，展望，価値観，運営の原則，初期計画が設定され，その目的を達成するために各自がそれぞれの位置につかなければならない。スミス Smith とバーグ Berg (1990) が述べたように，集団はその生存期間中，動揺や矛盾，麻痺，変動などと闘う。集団の効率，生産性，成功については，多くのことが書かれている。これらすべ

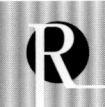

てのプロセスが，発達の充足に関係している。

重要な変化

　個人の発達のプロセスでは，生活の劇的な変化が生じるときがある。例えば，そのなかには離婚，重病，重要他者の死，サポートシステムの変化が含まれる。これらの出来事は，その人の全体的な相互依存と適応に計り知れない衝撃を与える。その人がそれらの変化に対処する能力があるかどうかが，適応か不適応かの分かれ道になる。

　相互依存の統合されたプロセスのための看護過程の実施で，看護師は注意深い行動と刺激のアセスメントを行う。これにもとづく第1，第2段階のアセスメントを通して，看護師は看護診断の作成，目標の設定，介入の選択，そしてケアの評価を行う。看護ケア計画の検討のために，E氏夫妻の状況を用いるが，これは説明をするのに有用であるからである。彼らは地域で生活する老夫婦である。E氏は認知能力低下の兆候を示し，E夫人はケア提供に専念している。この症例については多くの視点から論じることができるが，ここでは相互依存および関係的統合の達成にかかわる2つのプロセスに焦点を当てて述べることにする。

C. 看護診断

　相互依存に関する看護診断の作成は，ほかの様式におけると同じ方法で行う。その1つの方法は，行動とそれに影響をおよぼしている刺激をあわせて記述する方法であり，もう1つは，看護診断名を用いる方法である。

　看護診断は適応行動と不適応行動（非効果的行動）のいずれかを反映する。E夫人の場合の看護診断の例を挙げると「夫への深い愛情，自分の介護能力への自信，および重要他者とサポートシステムからの援助をもとに，知的障害をきたした夫の在宅ケアへの参画」がある。不適応行動の場合，多くの看護診断が可能であろう。相互依存様式とほかの様式とは密接に関連しあっており，したがって，1つの様式で障害が起これば，ほかの様式でも障害が起こりやすくなる。例えばE氏の場合，看護診断は「必要な自由または安全が環境上得られないことによる興奮，不穏状態，および事故のリスクの増加」となろう。この診断によって，個人と環境との間の相互依存関係が明らかになる。

　E夫人に焦点を当てた診断をさらに2つ挙げると，「E氏に睡眠を妨げられることによる疲労と消耗」および「知的障害をきたした個人をサポートする効果的なアプローチおよび行動に関する知識不足に関連した，夫の機能的能力の減退に対処する能力についての不安」がある。

　ひとまとまりの行動を包括する診断名を用いることによって看護診断を作成することも可能である。この方法は，経験豊かな看護師がかなり多量の情報を1つの文節で伝達しようとするときに用いることができる。第3章で明らかにしたよ

表 16-3　個人の相互依存様式の看護診断カテゴリー

適応の肯定的指標	一般的な適応上の問題	NANDA-Iの看護診断名
・愛情の充足 ・寄与と受容の安定したパターン ・依存と自立の効果的パターン ・分離と孤独に対する効果的なコーピング方略 ・関係における学習と成熟の発達の充足 ・効果的な関係とコミュニケーション ・成長を促すケアと支持を与える発達の充足 ・環境の安全性 ・愛情と発達の充足を達成するための適切な重要他者とサポートシステム	・寄与と受容の非効果的パターン ・依存と自立の非効果的パターン ・非効果的なコミュニケーション ・関係における安全性の欠如 ・愛情と関係のニードのための重要他者とサポートシステムの不足 ・分離不安 ・疎外 ・孤独 ・関係の不十分な発達	・親／子間愛着障害リスク状態 ・言語的コミュニケーション障害 ・孤独感リスク状態 ・コミュニケーション促進準備状態 ・社会的孤立 ・社会的相互作用障害 ・信仰心障害 ・信仰心障害リスク状態 ・信仰心促進準備状態

うに，ロイ適応モデルでは個人の肯定的な相互依存の適応を明らかにするものとして5つの指標がある。それは，愛情の充足，寄与と受容の安定したパターン，依存と自立の効果的パターン，分離と孤独に対する効果的なコーピング方略，発達の充足である。

　同様に，繰り返し起こる5つの一般的な適応上の問題も明らかにされている。すなわち寄与と受容の非効果的パターン，依存と自立の非効果的パターン，不十分なサポートシステム，分離不安，孤独，非効果的な関係の発達である。

　看護診断名を用いた看護診断は次のようになる。「環境とそれがE氏におよぼす影響との適応的相互関係を確保するための家庭環境におけるサポートシステムと資源の不足」。この看護診断の例には行動と刺激の両方が述べられており，相互依存に伴う適応上の問題について経験を積んだ看護師に多くの情報を伝達している。しかし，経験の乏しい看護師の場合は，行動と刺激についてもっと詳しく表現するほうが有用である。

　表16-3に相互依存の統合的過程に関するロイ適応モデルの看護診断カテゴリーを，NANDAインターナショナルが承認している看護診断名と関連づけて示す（NANDA International, 2007）。

d. 目標の設定

　看護過程の各段階の焦点は，個人の行動と，その行動に影響をおよぼしている刺激，あるいはその両方にある。看護診断の記述には，行動と刺激の両方が含まれる。目標の設定の焦点は行動にある。また，それぞれの目標で達成されるべき行動が明らかにされている。相互依存の問題には急性の段階と慢性の段階がある場合が多い。したがって，目標の設定では長期目標と短期目標が必要であり，そ

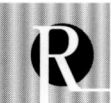

のどちらにおいても，焦点となる行動と期待される変化，そして目標達成の時間枠が記されている。

次に挙げるのは，前の例の状況で考えられる目標の例である。①「1週間以内にE氏は攻撃行動の回数の減少を示す」，②「1か月以内にE夫人とその家族は，E氏をケアするうえでより安心感とサポートが感じられるようになったと述べる」，③「適切な環境の影響を与えるために家庭環境が改善された後では，E氏夫妻はその言動を通じて生活の質が向上したことを示す」。

目標の達成を効果的にするために，目標は関係者の協力を得て設定する必要がある。看護過程の各段階において個々人は，可能な限り積極的にプロセスに参加し，正確で意味のある情報が得られ，それが看護診断のかたちで適切に解釈され，到達可能で意味のある目標が設定されるようにしなければならない。これが，関係的統合を達成するのに役立つ介入の選択を可能にする唯一の方法である。

目標を設定した後，ロイ適応モデルであげられた看護過程の次の段階である看護介入の明確化へと進む。

e．介入

ロイ適応モデルによる看護過程の介入の段階では，目標の設定の段階で明らかにされた行動に影響をおよぼす刺激に焦点が当てられる。したがって介入の段階とは刺激の管理にほかならず，これには刺激を変えたり，増やしたり，減らしたり，取り除いたり，あるいは保持したりすることが含まれる。

E氏夫妻に関する前述の状況では，E氏の攻撃行動という問題が第1の目標に挙げられた。ファビアーノFabiano（1993）が述べているように，知的障害をきたした患者の攻撃行動の突発は環境に起因することがよくある。攻撃行動をコントロールする鍵は，基礎にある問題を明らかにし，その再発を防ぐためにどうすべきかを判定することにある。この種の患者には非難が向けられることが多い。興奮とそれに伴う攻撃をひき起こしやすいアプローチに含まれる4つの因子として，尋問，アイコンタクトの強制，威嚇的な動作，そして抑制がある。ファビアーノ（1993）は，①ケア提供者は患者の斜めの位置に座り，必ずしも視線を合わせなくてもよいようにして，患者が窮屈な思いをしないようにする，②同じ視線の位置で話し合うようにして，患者に怯えを抱かせない，③タッチを用いる（患者の利き手を握るようにすると，攻撃行動が生じたとき損傷を避けることができる），④静かに話しかける，ことが望ましいとしている。何よりもケア提供者は，患者の行動を読み取らなければならない。肩に触れて相手がその肩をすくめたときは，それ以上触れないようにする。触れ続けると，攻撃行動を誘発することがあるからである。ケア提供者がアプローチに際してこのようなポイントを心得ていれば，多くの攻撃行動は防げるであろう。同様の分析は，攻撃行動をひき起こす可能性のあるほかの因子についても行うことができる。

2つ目の目標は，E氏の睡眠障害に関連した夫人のストレスと疲労に関するものである。この状況における適切な介入は，E氏をナイトケアプログラムに登録し，夜間は施設へ行って安全な環境のなかでケアとモニターが受けられるようにし，その間E夫人が自宅で眠られるようにすることであろう。サポートシステムを強化することで，E夫人は自宅でE氏のケアの大半を続けることができ，十分な休息を得ることもできる。

　さらにもう1つの目標は，家庭環境を整えて，より安全とサポートが感じられるようにすることである。ザイセルZeiselら（1994）は，アルツハイマー病患者の安全と安心感，そして生活の質を促進するための環境設計について，次の8つのパラメーターを挙げている。すなわち，出口の確保，ぶらぶらできる散歩道，個人で使えるプライベートな場所，種々の活動ができるようになった共有空間，戸外での自由，住居の規模，自律性へのサポート，そして感覚的能力の促進（騒音の管理と有意味な刺激），である。これらのパラメーターに注意を向けることで，患者とケア提供者双方の安全と安心感を高め，患者の生活の質を改善させ，ケア提供者のストレスを軽減させ，さらには自分自身の生活をコントロールする患者の能力を高めることができる。

　住まいを少し改装することで，E氏夫妻の目標の多くは達成された。庭には3方向に柵が取りつけられた。庭への出口にも柵をつけ，扉に鍵を掛けるようにすることでE氏は外で過ごせるようになった。家は閑静な地区にあるので，交通騒音その他の環境問題は比較的少ない。E夫人は家中至るところに視覚的な目印を取りつけ，夫の見当識の助けにした。変化が患者に良くない影響を与えることを理解した夫人は，家具を動かしたり，家のなかの様子を変えたりしないようにした。

　看護師の提案により，E夫人は地域のアルツハイマー協会と連絡を取り，夫のケアにさらにサポートが得られるようにした。彼女にとっては，同じような患者を抱えるほかの人々からの情報と助言が，夫の生活の質を向上させるためにさらに何ができるかを理解するうえで非常に役立った。

　上記の介入はすべて，E氏とその家族の相互依存行動に影響をおよぼしている刺激（アプローチの仕方，睡眠障害，環境の影響，知識レベル）に焦点が当てられている。看護過程の次の段階では，その状況のなかで明らかになった行動が再び焦点となる。

f．評価

　評価とは，個人の適応行動と関連づけて看護介入の有効性を判断すること，つまり目標に記されている行動が達成されたかどうかを判断することである。その行動が目標と合致していれば，その看護介入は有効だったことになる。目標が達成されていなければ，行動と刺激のアセスメントをもう一度やり直し，後続の看護過程の段階を踏んで，別の介入やアプローチを明らかにする。

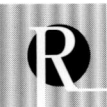

前述の「1週間以内にE氏は攻撃行動の回数の減少を示す」という目標についていえば，ケア提供者がアプローチを修正することで患者の興奮が軽減し，ついで攻撃行動も減少したとすれば，ケア提供者に攻撃行動をひき起こす因子について情報を与えるという介入は成功したことになる。E夫人が，ある期間に夫の攻撃行動は3回あったが，以前は同じ期間で10回あったと報告した場合，その介入は成功であったと判断できる。

2番目の目標は，「1か月以内にE夫人とその家族は，E氏をケアするうえでより安心感とサポートが感じられるようになったと述べる」というものであり，この目標に対する介入の焦点は，住まいにまつわる環境の改善にあった。E夫人は「今では夫は出たいときにはいつでも外へ出られるので，不穏状態や興奮を以前ほど示さなくなりました。見当識のレベルが向上し，ほかの人々をより認知できるようになりました」と報告した。

もう1つの目標はE夫人の疲労とストレスのレベルに焦点を当てたものであった。介入は，近くのケアセンターのナイトケアプログラムを利用するというものであった。残念ながら，それはE夫人にとってうまくいかなかった。ナイトケアプログラムは午後8時に始まるが，E氏はその前に眠ることが多かった。それに夫人にとってその時間帯に夫を施設へ連れて行くのは難しく，それ以前の時間帯では受け入れてもらえなかった。したがって，ストレスと疲労の問題は解決されなかった。状況について再度アセスメントが行われ，夜間は在宅ケアスタッフが交替でケアに当たり，夫人が眠れるようにすることに決まった。このケアは健康保険で週5夜行われ，残りの2夜は息子と娘がケアすることになった。このアプローチについては，実施後一定の期間をおいて，おそらくは2週間後に評価されることになろう。

最後の目標は「適切な環境の影響を与えるために家庭環境が改善された後では，E氏夫妻はその言動を通じて生活の質が向上したことを示す」であった。この目標は，E夫人に生活の質アセスメントツールを用いることで評価することができよう。E氏は，不穏状態の軽減，社会的不適応行動の減少，向精神薬使用の減少，体重の維持または増加，ユーモアのセンスの回復，認知力の増加などの成果を示すことになろう。

看護過程とその6つの段階は継続的・同時的で，かつ互いに重なり合うものであることを認識することが大切である。説明の便宜上，別々に切り離し，わざと直線的に進行するもののように論じてきたが，実際には介入は第1段階と第2段階のアセスメントと同時に行われることも多い。同様に，看護診断を作成し，目標を設定している段階でも評価を念頭においておく必要がある。

5 要約

　この章では，個人の相互依存様式へのロイ適応モデルの適用に焦点を当てた。関係的統合にかかわる愛情の充足と発達の充足という2つのプロセスについて概説した。相互依存に関する代償反応を具体的に説明し，障害過程の例を4つ（分離不安，孤独，物質乱用，攻撃）紹介した。最後に行動と刺激のアセスメントのパラメーターを明らかにし，看護診断の作成，目標の設定，介入に至る看護ケア計画のガイドラインを明らかにし，看護ケアの評価について述べた。

　　　　　　　　　　　　　　　　　　　　（訳＝西片久美子）

応用問題

1. 現在のあなたの生活で，重要他者とサポートシステムはだれだろうか。

2. 1つの関係のなかで，寄与行動と受容行動の例を挙げてみよう。

3. 非効果的な相互関係の状況を考えてみよう。効果的関係の原則のうち，どれがその状況を改善するのに役立つだろうか。

理解度の評価

[問題]
1. 相互依存様式の基本的ニードは _____ _____ であり，それは，_____ と _____ の充足からなるとされている。

2. 次の行動を分類して，愛情の充足に関するものにはA，発達の充足に関するものにはDを記入しなさい。
    (a) _____ 寄与行動と受容行動
    (b) _____ 重要他者とサポートシステム
    (c) _____ 発達段階
    (d) _____ 依存と自立

3. 愛情と関係の充足に関する刺激を3つ挙げなさい。
    (1) _____
    (2) _____
    (3) _____

第2部　個人の適応様式

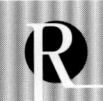

4. 以下のうち，相互依存に関する代償過程と考えられるのはどれか。
   (a) 病院でのボランティアの仕事
   (b) ブッククラブへの参加
   (c) 社会的援助の申し込み
   (d) 地域の教会での聖職者によるケア提供

5. 相互依存の障害過程を3つ挙げなさい。
   (a) _____　(b) _____　(c) _____

[状況]
新しい学校に転校してきた小学2年生の生徒が，母親が去った後，新しい教室のなかで泣いている。

6. 上記の状況について，2つの方法で看護診断を作成しなさい。
   (a) _____
   (b) _____

7. 上記の状況の子どもに対する目標を設定しなさい。

8. 介入の焦点は刺激にあるので，下記の刺激を考慮に入れて，上記の状況を緩和するにはどのような介入が可能か。
   (a) 母親の退去
   (b) 見知らぬ子どもたちのいる教室
   (c) 見知らぬ教師

9. 問題7であなたの設定した目標が達成されたかどうかをどのように評価したらよいか。

[解答]
1. 関係的統合，愛情と発達の充足
2. (a) A, (b) A, (c) D, (d) D
3. (a) 次の中のいずれか3つ：関係への期待とニードの認識，両者の養育能力，自尊感情のレベル，相互関係のレベルと種類，物理的環境における他者の存在，関係と行動を強化するための，関係と行動についての知識，発達年齢と発達課題，重大な変化
4. すべての項目が相互依存に関する代償過程と考えられる。
5. 次の中のいずれか3つ：分離不安，孤独，物質乱用，攻撃
6. 看護診断の例：
   (a) 見知らぬ環境と重要他者の退去による泣鳴
   (b) 見知らぬ場所で母親に置き去りにされたことと，新しい教室でのサポートシステムの欠如による分離不安
7. 目標の例：
   (a) 15分以内に，その子どもは教室の環境のなかで落ち着きを取り戻し静かになる。

(b) 昼食の時間に，その子どもはクラスの2人の女の子と友達になる。
8. 明らかにされた刺激に対する介入の例として次のものが考えられる。
   (a) 母の退去：一定の時間（15分間くらい），母親を子どもと一緒に教室に招き入れ，子どもが教室に慣れ，安心感をもてるようにする。
   (b) 見知らぬ子どもたちのいる教室：最初の1週間，別の生徒をその子どもの相手役に指名する。
   (c) 見知らぬ教師：別の機会に，できれば実際に教室で向き合う前に，その子どもを教師に紹介する［これは，もっと以前に設定すべき目標であり，上記のような状況では間に合わないが，将来，同じような状況を避けるためには役立つであろう］。
9. 以下のような行動が明らかになれば，目標は達成されたことになる。
   (a) 15分以内にその子どもは落ち着き，泣きやんだ。
   (b) 昼食の後，その子どもは2人の新しい友達と話し合ったと報告した。

●文献

Ainsworth, M. D. (1964). Patterns of attachment shown by the infant in interaction with his mother. *Merrill Palmer Quarterly, 10*(1), 51-58.

Andrews, H. A., Cook, L. M., Davidson, J.M., Schurman, D. P., Taylor, E. W., & Wensel, R. H. (Eds.). (1994). *Organizational transformation in health care: A work in progress.* San Francisco: Jossey-Bass.

Berkman, B. (1978). Mental health and the aging: A review of the literature for clinical social workers. *Clinical Social Work Journal, 6*, 230-245.

[*1] Bowlby, J. (1969). *Attachment and loss: Attachment* (Vol.1). New York: Basic Books.

[*2] Bowlby, J. (1973). *Attachment and loss: Separation: Anxiety and anger* (Vol.2). New York: Basic Books.

Brown, M. M., & Fowler, G. R. (1969). *Psychodynamic nursing: A biosocial orientation.* Philadelphia: Saunders.

Caplan, G. (Ed.). (1974). *Support systems and community mental health.* New York: Behavioral Publications.

Cobb, S. (1976). Social support as a moderator of life stress. *Psychosomatic Medicine, 38*, 300-312.

Cohen, S. S. L. (1985). *Social support and health.* New York: Academic Press.

Dimond, M., & Jones, S. L. (1983). Social support: A review and theoretical integration. In P. L. Chinn (Ed.), *Advances in nursing theory development* (pp.235-249). Rockville, MD: Aspen.

[*3] Erikson, E. H. (1963). *Childhood and society* (2nd ed.). New York: Norton.

Ezor, P. R. (1980). *Student teacher: Separation anxiety.* Unpublished manuscript, Mount St. Mary's College, Los Angeles.

Fabiano, L. (1993). *Dealing with aggression. Caring for the Alzheimer's victim* [Video series]. Seagrave, Ontario, Canada: FCS Media Production.

[*4] Fromm, E. (1956). *The art of loving.* New York: Harper & Row.

Gottlieb, B. H. (Ed.). (1981). *Social networks and social support.* Beverly Hills, CA: Sage.

Grant MacEwan Community College, Siberian Branch of the Russian Medical Academy of Medical Science, Siberian Business Development Corporation, & The University of Calgary ──Gorbachev Foundation Joint Trust Fund. (1997). *Reform of the Novosibirsk Health Care System.* Edmonton, Alberta: Grant MacEwan Community College.

Greenblatt, M., Beccera, R., & Serafetinides, E. A. (1982). Social networks and mental health: An overview. *American Journal of Psychiatry, 8*, 977-984.

[*5] Havighurst, R. J. (1953). *Human development and education.* New York: Longman.

House, J., Landis, K., & Umberson, D. (1988). Social relationship and health. *Science, 241*, 540-545.

Kane, C. R. (1988). Family social support: Toward a conceptual model. *Advances in Nursing Science,10*(2), 188-225.

*6 Klaus, M. H., & Kennel, J. H. (1981). *Parent-infant bonding* (2nd ed.). St. Louis, MO: Mosby.

Koch, R. N., & Haugk, K. C. (1992). *Speaking the truth in love*. St. Louis, MO: Stephen Ministries.

Mahler, M. S. (1979). *The selected papers of Margaret Mahler: Separation-individuation* (Vol. 2). New York: Jason Aronson.

Maslow, A. H. (1954). *Motivation and personality*. New York: Harper & Row.

McGinnis, L. (1980). *The friendship factor: How to get close to the people you care for*. Minneapolis MN: Augsburg Publishing.

*7 Mead. M. (1971). *Coming of age in Samoa*. New York: Morrow.

*8 NANDA International. (2007). *Nursing diagnoses: Definitions and classifications, 2007-2008*. Philadelphia: NANDA-I.

Randell, B., Tedrow, M., & Van Landingham, J. (1982). *Adaptation nursing: The Roy conceptual model applied*. St. Louis, MO: Mosby.

Robertson, H. (1953). Some responses of young children to loss of maternal care. *Nursing Times, 49*.

Roy, C. (1981). A systems model of nursing care and its effect on quality of human life. In G. E. Lakser (Ed.), *Applied systems and cybernetics* (Vol.IV, pp.1705-1714). New York: Pergamon Press.

Roy C., & Roberts, S. L. (1981). Interdependence. In C. Roy & S. L. Roberts (Eds.), *Theory construction in nursing: An adaptation model* (pp.272-282). Englewood Cliffs, NJ: Prentice Hall.

Seeman, M. (1959). On the meaning of alienation. *American Sociological Review, 24*(6), 783-791.

Selman, J. C., & Andrews, H. A. (1994). Effective relationships: Rethinking the fundamentals. In H. A. Andrews, L. M. Cook, J. M. Davidson, D. P. Schurman, E. W. Taylor, & R. H. Wensel (Eds.), *Organizational transformation in health care: A work in progress* (pp.53-69). San Francisco: Jossey-Bass.

Selman, R. C. (1980). *The growth of interpersonal understanding: Development and clinical analyses*. New York: Academic Press.

Spitz, R. A. (1945). Hospitalism: An inquiry into the genesis of psychiatric conditions in early childhood. In O. Fenechel, P. Greenacre, H. Hartmann, E. B. Jackson, E. Kris, L. S. Kubie, B. D. Lewin, M. C. Putnam, & R. A. Spitz (Eds.), *The psychoanalytic study of the child* (pp. 53-74). New York: International Universities Press.

Stanford, G. (1977). *Developing effective classroom groups*. New York: Hart.

Zeisel, J., Hyde, J., & Levkoff, S. (1994). Best practices: An environment-behavior (E-B) model for Alzheimer special care units. *The American Journal of Alzheimer's Care and Related Disorders & Research*, March/April, 4-21.

●邦訳のある文献

1) 黒田実郎・ほか訳：母子関係の理論・1　愛着行動，岩崎学術出版，1991．
2) 黒田実郎・ほか訳：母子関係の理論・2　分離不安，岩崎学術出版，1991．
3) 仁科弥生訳：幼児期と社会1・2，みすず書房，1977，1980．
4) 懸田克躬訳：愛するということ，紀伊國屋書店，1959．
5) 児玉憲典・ほか訳：ハヴィガーストの発達課題と教育，川島書店，1997．
6) 竹内　徹・ほか訳：親と子のきずな，医学書院，1985．
7) 畑中幸子・山本真鳥訳：サモアの思春期，蒼樹書房，1976．
8) 日本看護診断学会監訳：NANDA-I看護診断—定義と分類　2007-2008，医学書院，2007．

SISTER CALLISTA ROY
THE ROY ADAPTATION MODEL
THIRD EDITION

第3部

関係のある人々（集団）の適応様式

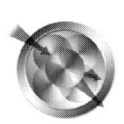

　ロイ適応モデルの開発の初期から，看護師は適応システムとしての集団へのケアに4つの適応様式を使っていた。しかし，このようなさらに複雑な適用のためには新しい理論的な開発が必要なことが，すぐに認識されるようになった。数多くの文献が，家族に適用するために（Hanna & Roy, 2001; Roy, 1983），またコミュニティに適用するために（Roy, 1984），そして看護管理システムに適用するために（Roy & Anway, 1988），このモデルの内容を開発した。ロイ適応モデルの1984年版には家族と看護集団についての章が含まれていた。集団の適応様式についての，より拡張された理論的開発が行われたのは本書の1999年版である（Roy & Andrews, 1999）。しかし，その内容が複雑なため，集団レベルの適応様式のそれぞれを独立した章で扱う必要があった。次ページの図は個人から家族や組織，コミュニティ，グローバル社会を含む集団への視点の拡張を示している。

　本書の第3部の各章には，集団レベルの適応様式の新しい内容が含まれている。第17章では集団の物理的様式に焦点を当てている。第18章は集団アイデンティティ様式について述べている。第19章と第20章は集団レベルの役割機能様式と相互依存様式を扱っている。各章は，適応様式の理論的基礎の理解から集団に対するケア計画への看護過程の活用へと進む。集団レベルの適応様式の記述は，個人レベルの適応様式と同様の理解にもとづいている。提示した事例は異なるレベルの集団を意識的に使って基本的な概念を適用している。適応様式はすべて相互に関連しており，適応システムとしての集団のホリスティックな視点を表していることに注目してほしい。例えば，家族には集団アイデンティティがあり，これは役割機能様式の役割期待の社会化に多大な影響をおよぼしている。集団のホリスティックな特性が万華鏡の各面に反映している。

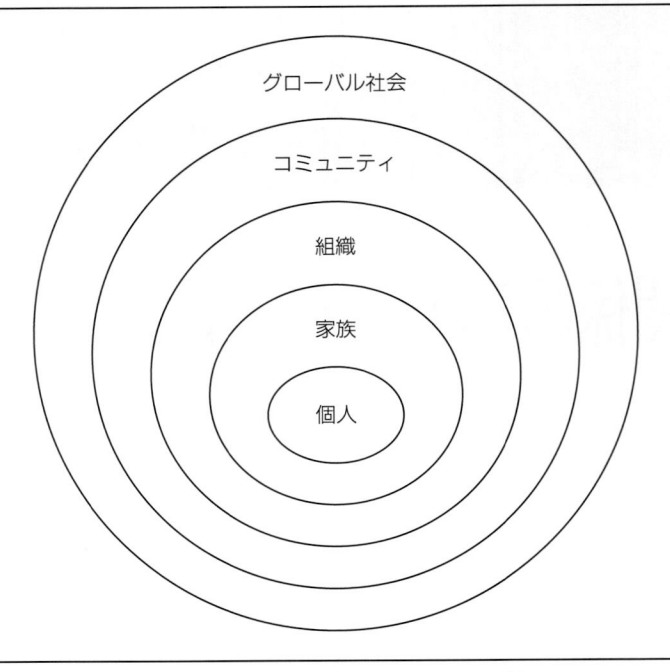

図　ロイ適応モデルの個人レベルから集団レベルへの焦点の拡張

(同心円：グローバル社会／コミュニティ／組織／家族／個人)

●文献

Hanna, D. R., & Roy, C. (2001). Roy Adaptation Model perspectives on family. *Nursing Science Quarterly, 14*(1), 9-13.

Roy, C. (1983). Roy Adaptation Model and application to the expectant family and the family in primary care. In J. Clements & F. Roberts (Eds.), *Family health: A theoretical approach to nursing care* (pp.255-278, 298-303, 375-378). New York: Wiley.

Roy, C. (1984). The Roy adaptation model: Applications in community health nursing. In M. K. Assoy & C. C. Ossler (Eds.), *Conceptual Models of Nursing. Applications in Community Health Nursing* (pp.51-73). Proceedings of the eighth annual community health nursing conference. Chapel Hill, NC: University of North Carolina.

Roy, C., & Andrews, H. (1999). *The Roy Adaptation Model* (2nd ed.). Stamford, CT: Appleton & Lange.

Roy, C., & Anway, J. (1988). Roy's Adaptation Model: Theories and propositions for administration. In B. Henry, C. Arndt, M. DeVincenti, & A. Marriner-Tomey (Eds.), *Dimensions and issues of nursing administration*. St. Louis, MO: Mosby.

SISTER CALLISTA ROY
THE ROY ADAPTATION MODEL
THIRD EDITION

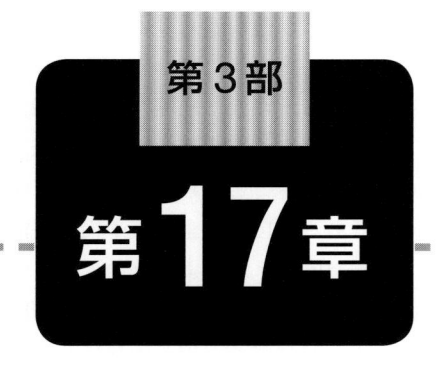

第3部

第17章

関係のある人々(集団)の物理的様式

第3部　関係のある人々（集団）の適応様式

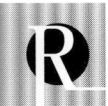

　集団とは，基本的に関係のある人々である。古典的定義によると，集団とは相互に交わり影響を与えあう複数の人々のことである。ロイ適応モデルではこの定義を拡大し，集団には，直接的に交わることがない，より大きなシステムも含まれるとしている。例えば，家族，地域社会，組織，社会，そしてグローバル化した世界もすべて集団である。集団の4つの適応様式について述べるにあたって，まず物理的様式から始めることにしよう。このアプローチは個人における生理的様式の考察と同様である。自己概念様式や役割機能様式，相互依存様式については後で述べる。ロイ適応モデルによると，この4つの適応様式は，人々および集団の全体的統合性を構成している。集団での物理的様式は，その集団の，集団アイデンティティ様式，役割様式，相互依存様式に関係しているが，集団の物理的適応様式を理解しておくことは，統合的集団の理解の基礎となる。この章では，ロイ適応モデルによる集団における人々の物理的様式を中心に述べる。その後の3つの章では，集団についてほかの3つの適応様式について述べる。様式間の関係については，この章でいくつかの方法を用いて言及する。例えば，物理的様式の人々というのは，集団アイデンティティを形成し，相互役割をもった同じ人々である。さらに，集団に影響する因子や刺激は，4つの適応様式すべてに影響する。

　物理的様式の定義は，第4章の適応様式の概要のなかで紹介した。物理的様式は，集団適応システムが基本的操作資源のニードに関して適応を示す方法と定義される。要するに，物理的様式は，集団のシステムが生き残り，変化に適応できるように必要なものはすべて供給するのである。物理的適応様式の根底にあるニーズは操作的統合である。操作的統合とは，資源需要の変化に適応して全体性が達成されることである。このような統合は，統合過程にもとづいており，参加者や物理的施設，財政的資源が関与している。

　この章では集団が，物理的様式の操作的統合や適応の統合レベルに到達する過程の例を挙げて説明する。この過程には戦略的計画や資源管理がある。また，集団の物理的様式に関しての代償適応過程についても学習を進めていく。集団における物理的様式の障害過程については，2つの例を用いて述べるが，それは，災害や医療格差に対する非効果的反応である。さらに看護計画の段階では，例を用いて集団における物理的様式の，集団の行動と刺激のアセスメント，そして診断を下し，目標を確立し，介入を選択し，看護を評価するという，この適応様式のガイドラインを説明していく。

学習目標

1) ロイ適応モデルの集団における物理的様式の統合過程を説明できる。
2) 集団における物理的様式に関して，1つの代償適応過程を説明できる。
3) 集団の物理的様式における障害過程について2つの状況を挙げて説明できる。

4) 集団の物理的様式における第1段階のアセスメントの行動を説明できる。
5) 集団の物理的様式に影響する第2段階のアセスメントの因子または刺激を説明できる。
6) 集団の物理的様式に関連する看護診断を系統立てて述べることができる。
7) 集団の物理的様式において，与えられた診断に関連した目標を立てることができる。
8) 集団の物理的様式において，適応を促進する看護介入を選ぶことができる。
9) 集団の物理的様式において，看護介入の有効性を決定する方法を提案することができる。

重要概念の定義

医療格差 (health disparities)：ヘルスケアの質における人種や民族間の差異であり，アクセスに関係した因子や臨床上のニード，好み，介入の妥当性のことではない。

汚染 (contamination)：健康に悪影響を与えるのに十分な量の環境物質への曝露。

家族 (family)：一般的に社会を構成する基本単位。広い意味では，わかちあいのきずなと感情的親密さなどをもつ，それぞれを家族の一員と思っている複数の人々のこと。

支援者 (support individuals)：家族が物質的・精神的な助けのために頼ることができる人々。危機的な状況のときの精神的支援も含む。

資源 (resources)：参加者とその能力を含めて，集団の戦略的計画を達成するために必要な物理的資源。例えば基金，また情報技術（IT）資源など。

資源管理 (resource management)：必要になったときの，資源の効果的かつ効率的な配備。

使命文書（ミッション・ステートメント）(mission statement)：集団の目的を短く記載したもの。使命文書に展望と価値についての記述を含めることの重要性が高まっている。

戦略的計画 (strategic planning)：長期的計画ともいう。理念や使命，展望，価値観を文章化する。内的環境と外的変化を評価するために戦略的分析を用いる。目的，方略，目標，責任，時間枠を設定する。

地域社会（コミュニティ）(community)：地政学的観点からは，町や近隣など同一地区に居住する人々の集団。現象学的観点からは，組織化された，共通の興味や信念をもつ個々人の組織集団で，例えば患者サポートグループや民族集団など。

第3部 関係のある人々（集団）の適応様式

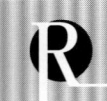

1 関係のある人々（集団）の物理的様式の過程

操作的統合は，集団における物理的適応様式の根本にあるニードである。この様式の主要な要素は，集団の参加者，物理的設備，財政的資源である。物理的様式の理論的基礎についての考察を開始するあたり，まず，社会のもっとも一般的な集団である家族と地域の参加者，物理的・財政的資源をみてみよう（図 17-1）。

a．家族の参加者，物理的・財政的資源

家族は看護実践において絶えず出会う集団である。家族については第3部全体を通して，集団の基本的な例として述べ，集団レベルでの4つの適応様式の観点から説明している。社会学者は，過去には家族を社会の基本単位であると説明した。非常に広い意味でいえばこのコンセプトは当てはまるが，家族の定義は伝統的なものからかなり変化してきている。21世紀のアメリカ社会における家族の**参加者**（構成員）の範囲を示す定義では，家族は「2人以上の人々で，わかちあいのきずなと感情的親密さにより結びついており……お互いを家族の一員とみなす」（Friedman, Bowden, & Jones, 2003, p.10）と定義している。この定義はかなり広い定義で，血縁関係と重要他者の両者を含んでおり，また個々人の親密なきずなや関係の形成も説明している。

昔は，家族内の役割は多かれ少なかれあらかじめ決まっていた。成人男性は，一家の主という主要な責任を負っているとみなされ，家族を養った。成人女性は，

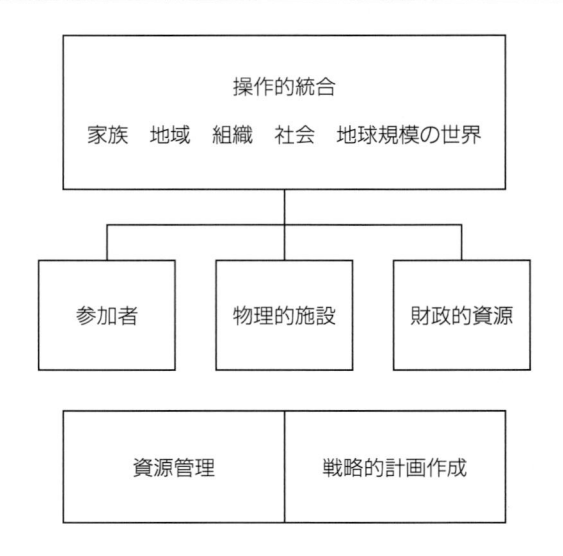

図 17-1　集団の物理的様式の理論的枠組み

家事の責務を担った。この家族構成員についての概念は今でも存続しているが、後の章でみるように、今日では家族として機能する家族構成員にはさまざまな形があることが普通になっている。家族のネットワークは、家族内で指導者の役割を担ったり、機能をまとめたりする個人または複数の人々で構成されている。メンバーの1人が、ほかのメンバーに対して特別の役割や責任を割り当てるかもしれないし、家族のために色々な決定を下すかもしれない。例えば成人した子どもが、以前に世話をしてくれた高齢の両親や親戚の世話をみるというように、ある種の役割は時間とともに変わるものもある。さらに重要なことは、家族内で目標を立てその目標を達成することが共有の責任となることである。

規模や構成にかかわらず、すべての家族メンバーが**物理的資源**をもち、集団の操作的統合に寄与している。物理的資源には、物質的財産だけでなく、集団の統合を支えるさまざまな特質も含まれる。家族にとってもっとも重要な資源は、家族を支援するシステムとなるごく身近な人々の数である。この支援者には、親しい友人や遠い親戚も含まれる。社会的側面だけでなく物質的・精神的な援助についても同様に、家族はこの人たちを頼ることができる。支援のなかには、子どもの世話や送迎をするなどの日常的なことから、重大局面での精神的な支援なども含まれる。

居住空間も物理的資源の1つである。家族が居住する空間は、肉体的・精神的健康に大きく影響をおよぼす可能性がある。狭く過密な空間、またはごみごみとした状態は、個人の健康管理や社会交流に影響をおよぼす。ホームレス状態は家族にとって破壊的で、絶望と困惑をひき起こす。個人の部屋またはプライベートな空間がなければ、家族は不確かな未来と向きあうことになる。栄養状態の良い食物や十分な衣類の有効な供給こそが適切な環境であり、家族の操作的統合に寄与している。安全は第1の関心事で、すべての住人を問題のある事柄から守ることにより、地域社会の社会基盤は家族の操作的統合に役立っている。これには、十分に機能する警察や消防も含まれる。地域社会は、学校、図書館、公的芸術施設、公園などを整備し、教育施設や娯楽施設を供給しているが、これらの施設は、家族の物理的資源でもある。

財政的資源は出資者の要因に左右される。安定した仕事をもつということは、家計費操作のための主要な収入源である。家族を構成する者の1人または複数が、家族の住宅、食糧、衣類、娯楽、医療の出費を賄うことを確保できる安定した雇用状態にあることが理想的である。家族も本人同様、予防的な医療費や歯科医療費を補う労働者優遇制度に頼ることができるからである。事業者や組合の優遇制度も、災害により疾病になったときには退職者保険や障害者保険の税金据え置き年金制度によって、財政面の援助となる。失業は家族の操作的統合を脅かし、利用可能な資源を激減させる可能性があり、社会的・精神的な損失は途方もなく大きいことがある。不安定な収入や最低限の支出でかろうじて賄うことができている家族は、食糧、住宅、医療において州や連邦政府の援助に頼ることが多い。予

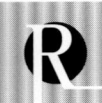

算を超える支出があると，困難が持ち上がることは明らかである。ローンやクレジットカードへの依存が増えると，家族の貯蓄は激減し，長期の財政的不安定を生むことになる。

b．地域社会の参加者，物理的・財政的資源

　地域社会は，社会におけるより複雑な操作的システムの例である。特定の地域内に暮らす個人や集団は，いくつかのレベルで地域社会の操作的統合に役立っている。地域社会の参加者や物理的・財政的資源を理解するために，さまざまな形態の地域社会について説明を加えることにする。地域社会とは「同じ地域に住む人々から成る集団」（The Oxford Dictionary, 2004）であり，町や近隣がその例である。規模や所在地，特徴などの集団や場所の特質も地域社会を表している。「小さな町」とか「騒々しい自宅周辺」という言葉から，ある種のニュアンスやイメージが頭に浮かぶ。地域社会は，共通の興味や信念で組織された個々人による集団であるともいうことができる。また，結束の緩い集団や組織のない集団であっても，共通の興味や特性により地域社会であると考えられることが多い。

　地域社会を地政学的なものか現象学的なものか明らかにすると，それぞれがどのように機能しているかの社会基盤を理解するのに役立つ。規模とは関係なく，地政学的地域社会は境界線がはっきりしていて，統治のシステムが確立されている。具体的には，市町村，州，国がある。これらの地域社会の**住民（参加者）**には，境界内に住む人々やそこで働く人々も含まれる。合衆国では住民はさまざまな形で，ほとんどは選挙により，地方，州，国の決定に参加することができる。しかし世界のほかの地域の住民のなかには，このような参加が限定されている人たちもいる。現象学的地域社会は，共通の興味や信念，目標をもつ参加者同士の個々人のつながりにもとづいている（Smith & Maurer, 2004）。地政学的地域社会と現象学的地域社会の大きな違いは，現象学的地域社会は境界があまり明確でない場合が多いことである。ホームレスや障害をもつ人々などの集団は，現象学的地域社会の例である。つまり，解決を目的とする地域社会（community of solution）という用語も，現象学的地域社会の例といえよう（Smith & Maurer, 2004）。このように解決を目的とする地域社会は，グループを結成して，ある地域内で健康問題に対応しているものもある。これはアドホックコミュニティに似た活動である。つまり，このような地域社会は地域を脅かす公害や伝染病に対応する結成団として機能しており，解決を目的に結成されたコミュニティには隣接した地政学的地域社会の個人や集団も協力参加をすることが多い。

　地域社会の**物理的資源**は多様であり，さまざまな因子に依存している。個人やその集合体としての集団は，資源の種類やその利用可能性に大いに影響をおよぼす。一般的に，地域社会での社会基盤が大きいほど，その資源はより変化に富み豊かである。その典型的な例は地方自治体である。よく発達した社会基盤をもつ

大きな町や市は，その地方，州，そして連邦の税基盤からの助成金に依存しているが，その助成金は，警察と消防，学校と図書館，そして娯楽施設のような重要な設備に対して経済的に支援をしている。税基盤からの多額の歳入がある地域社会は，普通，最先端の公共娯楽センターや手入れの行き届いた公園など，より広範囲のサービスを実現している。地方の営利事業と製造業の数は，その地域の土地利用規制条例により規制されている。にもかかわらず，地域社会は，予算を支えるため，民営の小売店や企業に依存している。大きな町や市と比べると，地方の地域社会には，一般的に少ない資源しかない。独立した警察や消防をもっていたとしても，学校，図書館，病院，社会センターなどの重要な設備は，隣接する地域社会と共有していることが多い。おそらく地域社会での最大の資源とは，人間であり，その人々から成る集団であろう。その例として，人々が，投票を通して，または市民集会に参加することで地方政治へ参加することは，地域社会の行事に関与する重要な道である。7月4日（独立記念日）のパレードに参加するとか，学校行事のボランティアをするなど，また，地方行事で地域社会を祝うことは，強力で結束した協働集団を作るためにはきわめて重要である。

資源には，広範囲の特性がある。**財政的資源**は，地域社会にとってもっとも重要な事項である。アメリカ心臓協会のように大きな組織や財団は，国を基盤としており，支援のための通年の資金調達活動が保証されている。加えて，このような大きな組織は，原価や無料でサービス提供を可能にする追加資金を連邦国家，州，地方から受理している。しかし，共通の趣味や目的で結成された団体は資金調達が困難で，その団体と個人的につながりのある人々や集団に基金を訴えてサービス提供や活動を継続している。この種の小集団の例として，「飲酒運転反対の母親の会」(Mothers Against Drunk Drivers)や「自殺防止よきサマリア人団体」(The Samaritans)を挙げることができる。また，特定の民族集団や言語集団に属す人々が住む地域社会は，その集団のニードに対応する地方機関をもっていることが多い。例えば，増え続ける中国からの移民が住む地域では，第2言語としての英会話のクラスを，地域の社会センターや高齢者センターで開講している。

地域社会の統合性を支える資源の有効性には，多くの因子がかかわっている。そのなかでも2つの主な因子として，推薦の取り付けや資源へのアクセスなどがある。資源の利用は，そのサービスにどれほど容易にアクセスできるか，また，これまでの機関との過去の経験などにかかっている（Hunt, 2001）。例えば，友人，家族からの口コミや医療機関との肯定的な経験があると人々は勇気づけられ，機関に出かけようとする。アクセスが便利であることも利用を容易にする。地域社会の整備された公共交通機関は，地方の住民にとっては有益な資源である。一方，公共交通機関の利用により住民は恩恵を受けるが，それと同様に，そのシステム利用者に不便なことが起こりうる。例えば，大きな都市を網羅する公共交通機関の場合は，利用する住民の数が多く，運行時間は長くなり，さらに，乗り換えを必要とするかもしれない。また，利用者の少ない小さな地域社会の公共交通機関

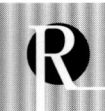

Box 17-1　環境保護と健康との関係を示す例

（事例）
　患者は高齢の女性で，地域社会で人々に愛されている。この人が，重篤な問題のリストを持ってやってきた。この数年間，夜中に汗をかき，発熱があり，その状況がだんだん悪化しているという。次に，呼吸困難があり，診察の結果，誤嚥性肺炎が原因のようである。さらに，円形脱毛症があり，頭皮のあちこちに円形の禿がある。加えて，胃腸内環境に数個の悪玉微生物が侵入し，頑固な下痢が続いている。また，皮膚に広範囲の皮膚炎が発症している。皮膚には割れ目があり，その場所は炎症を起こし，掻き傷，表皮が削られ，組織がむき出しになり，あちこちにひび割れがある。皮膚病の原因は，初めわずかであった産業排出物の有機物がこの数年間に急増し，この有機物は，皮膚に常在していた善玉有機体を追放してしまったことだった。

解釈：患者とは地球のことである。夜中の発汗と発熱とは地球温暖化のことである。呼吸器疾患とは，空気汚染である。脱毛症とは，森林伐採のことである。下痢とはかっての地球上の生物の減少である。皮膚炎とは人口過剰である。
鑑別診断：地球環境の変化

Rosenbatt, Roger A. Ecological change and the future of the human species: Can physicians make a difference? (REFLECTIONS). Annals of Family Medicine 3.2 (March-April 2005): 173, 許可を得て一部改変

では提供されるサービスは限られることが多く，乗客は目的地にたどり着くためには，さらにタクシー料金を払わなければならないかもしれない。このような状況があるために，公共交通機関の利用は，体に障害のある人々，小さな子ども連れの母親，高齢者にとっては便利とは言い難い。

　ここでの考察は，まず小規模レベルの地域社会に焦点を当てたが，21世紀の地域社会は広範囲におよんで入る。国家地域社会は合衆国全体の町や市の集合体である。飛行機による外国旅行や国家間の通信網は，世界を縮小し，世界規模の地域社会が出現した。世界が近くなったことにより，自分の住む地域以外に住む人の理解や親近感につながったといえよう。例えば，新興国の地球温暖化やエネルギー使用に関する現在の論点は，世界規模の地域社会の共通懸案事項である。気候変動のような悪影響をおよぼす変化への対応は，1つの国だけにとどまらず，国家間の連携が必要である。世界保健機関（WHO）は，地球規模の保健を共同責任と考え，国境を超えた健康への脅威に対して，治療と集団防衛への公平なアクセスを要請している（WHO, 2008）。Box 17-1の内容は，世界規模の環境保護と健康の関係について，本質的なことを考えさせるたとえ話である。地球全住民の気づきと行動は解決へと導き，世界中の地域社会の共通の利益となるであろう。

2 関係のある人々（集団）の物理的様式の統合過程

　集団は操作的統合のニードを達成するために多くのプロセスを用いる。このプロセスは，家族や地域，組織，社会，地球規模の世界の住民や物理的設備，財政資源に焦点を当てている。プロセスの目的は，参加者の数と技能を維持し向上させること，また，安定した参加者数を維持することである。集団は十分な物理的設備と財政的資源を確保するために，適所にいくつものプロセスをもっている。さらに，操作的統合を維持するために，家族規模であろうと世界的な地域社会であろうと，将来の参加者のために物理的ニードの変化に対応するための資源確保のプロセスももっている。計画作成は物理的様式の統合維持の焦点となる。次に，多くのプロセスのうち，計画作成に関係する戦略的計画作成と資源管理の2つを紹介しよう（図17-1を参照）。

a．戦略的計画

　操作的統合達成のために，集団はさまざまな方法を用いる。多くの集団が用いている一般的なプロセスを戦略的計画と呼んでいる。このプロセスでは，与えられた時間枠でその組織が目指す目的地点，そしてどのような方法でその地点に到達するかを決定する。このプロセスは長期計画とも呼ぶが，戦略的計画に焦点を当ててみよう。まず，集団は具体的な戦略，または方向性を決定する。次に考察する資源管理の決定は，この広範なプロセスにかかっている。基本的原則は，プロセスのなかに集団のすべての参加者を関与させることである。例えば戦略的計画を実行するときは，そのサービスにかかわるすべての病棟とその病棟の関係者全員が参加することになる。同様に，戦略的計画プロセスを実施している看護大学や看護学科はすべての部門や職員を巻き込むことになる。さらには，地政学的地域社会では，さまざまな運営団体から有権者まで，関与している参加者すべてが含まれる。集団全員が参与できるような体制をつくることは，プロセスの重要な部分である。小さな集団の例として，家族の年間家計の計画では，体制は比較的に単純であろうが，重要であることに変わりはない。大きな集団の例として，10年計画を実施する大学や，あるいは，医療の適正に関連する問題を調査する町では，効果的な計画体制を作るために，さらに多くの時間と努力が必要になる。

　戦略的計画については経営管理の基本書にさまざまな方法が書かれているが，そこにはいくつかの共通のステップが示されているだけである。しかし，実際のステップは，いつも同じ順番や方法で行われることはなく，集団のニードに合わせて調整する必要がある。ロイ適応モデルの前提を踏まえると，戦略的方向を定めるには，最初のステップを理にかなったものにする必要がある。計画作成者は，まず集団の理念を確認し，必要があれば最新のものにするところから始めること

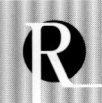

になる。戦略的計画作成では，まず，集団や組織の使命や将来展望，価値基準が文章で明示される。その組織の目標は使命文書（ミッション・ステートメント mission statement）に簡潔に記される。文章は簡潔なものからかなり詳しいものまでさまざまであるが，使命文書には，概してその集団の設立目的が示されている。21世紀の世界では，将来展望と価値観を文章で表す重要性がますます高まっており，集団や組織は，将来のある時までにどのように成長しているかについて説得力のある文章を作成する必要がある。つまり，組織の将来展望を示す文章は，サービスを受ける人々への組織の貢献を世に示すことになるのである。したがって，組織の使命文書は現在の目的を示し，展望は将来の方向性を示しているのである。

価値観の記述には，集団が優先していることや道徳的価値をも含んでいる。道徳的価値は，社会で人々がどのように行動すればよいかという優先順位の高いものを提示している。例えば，ロイ適応モデルには，その哲学的・科学的・文化的な前提が含まれている。それを挙げてみると，人々は次のようなことに意味を見いだす。すなわち，①人と人との関係，世界との関係，神や聖人との関係，②人々の単一性と多様性を含む共通点，③共通の目的をもつ必然性，④人々の尊厳と個別性の尊重，⑤体制や組織，複雑さが進展するという宇宙の見方をする，拡大したシステム理論，⑥それぞれの文化と関連づけた考え方の尊重などがある。看護師がかかわる集団の多くは，質の高いケアを提供し人々の健康を向上させるという価値観を共有している。

戦略的または長期的計画の次のステップは，戦略的分析である。このステップでは，集団や組織とその環境を再調査する。例えば政治的・社会的・経済的・技術的な環境の再吟味を行う。その理由は，人口統計的な変化や不確定な資金，また，ほかの集団が同様のプロジェクトを立ち上げている可能性などの外的状況があるからである。このステップで用いられる一般的な方法は，SWOT分析である。「S」は集団の内的強さ（strength），「W」は集団の内的弱さ（weakness），「O」は外的要因としての好機（opportunity），「T」は外的脅威（threat）を意味している。SWOT分析は，集団の人的・経済的資源と集団の将来展望や環境との釣り合いを判断するのに必要な情報を提供してくれる。つまり，戦略作戦はSWOT分析にかかっているといっても過言ではない。現在の環境とSWOT分析の文脈のなかで，将来の使命と展望のアセスメントへと続いていく。使命を遂行するために目標が設定される。焦点は，集団の力を最大にし，弱点を最小にすることである。同時に，外的な好機と脅威も検討される。次に，目標達成に向けて計画が立てられ，実行される。最後に，目標達成をみるために，実行プロセスの監視が導入される。読者には，このプロセスと看護過程との類似点に気づいてほしい。

目標設定にあたり，集団のメンバーは，取り組むべき最重要課題と好機の達成を目指して，集団や組織が何をすべきかの最終決定を行う。この決定には，集団が達成しようとする最終的な達成事項や戦略的目標を含んでいる。次に，目的達成に向けたアプローチや戦略の全体的骨子を描く。看護過程と同じように，目標

には，焦点と期待される変化，達成する時間枠がある。ある組織理論の著者は，目標はできるだけ具体的に明文化し，その内容は測定可能で，実行可能で，目的達成のために実行する人に受け入れられるもので，現実的で，時宜を得ていること，目的達成のために実行する人の能力の拡大につながり，その人たちに報いるものである必要があるとしている（Wilson, 1991）。

　目的の達成方法を設定するときに，1つひとつの目的に対して，一連の目標すなわち具体的な結果を記載することがある。戦略的目的を達成するには，一定の期間内に小目標を達成するために会議が必要になる。行動計画には，それぞれの目標について，特定の担当者の責任と時間枠が記載される。計画には，だれがいつまでに，何をやらなければいけないかを明記する。計画に実行プロセスの管理を行い，それにより，目標達成のためにだれが何をいつまでにやったかがわかるようにする。1年間の計画の開発を提唱し，それを操作的計画または管理計画と呼んでいる人たちもいる（Bradford et al., 1999）。これには，次年度に行うべき戦略的目的，戦略，目標，責任，時間枠が含まれている。集団や組織はそれぞれの主要な機能，部門，または課の計画を作成し，それを作業計画と呼ぶ。

b. 資源管理

　操作的統合のニードを満たすために集団にとって重要なもう1つのプロセスは，資源管理である。組織に関する文献レビューでは，資源管理について，必要時の効率的かつ効果的な組織資源の配備と説明している。前にも述べたように，資源には，小規模の家族から大規模の地域社会にまでさまざまな特性がある。例えば，資源には，参加者とその技術，集団の戦略的計画を達成するのに必要な物理的資源，基金，情報技術（IT）資源などがある。計画作成過程で価値観や優先順位，目標を明確にすることで，どのような参加者や資源が必要かがわかってくるだろう。

　予算計上は，資源管理の主要な部分である。予算には，作業計画に加えて，戦略的計画と年次計画がある。予算は，戦略的計画を実行するために必要な金額を明確にする。予算区分は各々の集団によって異なるが，予算は基本的に，どのように資金を使うかを表すものである。例えば組織や地域社会では，予算には人的資源，設備，システムの維持・発展の材料費などが含まれる。操作予算には通常，1年間の主要活動費の予算が含まれる。また資本予算は，例えば建築物，自動車，家具，コンピューターなどの，大きな資産操作に関係する費用である。さらに事業予算は，医院建築や地域社会の禁煙ヘルスプロモーション・プログラム実施などの大きな事業に関係する費用である。

　人的資源の大きな問題として，アメリカ合衆国（以下「合衆国」）の多くの医療施設が経験した看護師不足がある。この問題にあたって，アメリカ看護研究院の病院における看護特別委員会（American Academy of Nursing's Task Force on

Nursing Practice in Hospitals）は，1983年に163の病院を対象に調査を実施した。調査目的は，質の高い看護師が魅力を感じ，離職しない施設環境の実態を明らかにすることにあった。その結果，患者ケアや住民ケア，またはクライアントケアの向上を推進している施設ということであった。すなわち，163施設のうち41施設が，専門看護師を引き付ける「磁石」のような魅力をもつ病院であった（McClure et al., 1983）。現在，マグネット・ホスピタル認定プログラム（The Magnet Recognition Program）がアメリカ看護師認定センター（American Nurses Credentialing Center：ANCC）により開発されている（http://www.nurse-credentialing.org/magnet/index.html）。このマグネット・ホスピタル認定プログラムが目指すことは，看護の質を担保したサービスの提供を医療施設に認識してもらうことである。看護の質を担保したケアと戦略がマグネット・ホスピタル認定プログラムを通して全米に波及する一助となったことは，いうまでもない。看護師不足は資源管理問題の1つの例で，マグネット・ホスピタル認定プログラムを含め，さまざまな方法でこのことが発表されている。

　物理的様式で確認した2つのプロセスをみると，家族機能は共同の目的設定と資源の配分に依存しているということができる。収入源や住居，健康保険，支援をしてくれる他者，地域社会の資源が，家族の操作的統合を支えている。家族は危機的状況に直面したときに，手に入る資源によってもちこたえることができるように財政的資源が役立っている。例えば失業したときには，3か月間は失業保険により月々の出費を支えることができる。このように共同の目標設定は家族の問題解決に役立ち，家族全体の操作的統合を確かなものにする1つの方法である。

3 関係のある人々（集団）の物理的様式の代償適応過程

　個人レベルでも集団レベルでも，各適応様式には数多くの代償過程がある。ロイ適応モデルでは，集団の代償過程は集団の統合に向かうために安定器と革新器が活性化する適応レベルと定義している。集団は環境の変化につれて，安定を維持し，成長する方法を探すものであるが，集団がとる代償過程の数は，集団のタイプの多様性と向き合う課題の数だけあるといえよう。つまり，集団の物理的様式の代償過程には，集団のメンバー，物理的設備，財政源へ降りかかる変化や脅威に対するすべての反応ということになる。代償過程とは通常，集団内のリスク管理であるといえる。

　上に述べたように，家族は危機の間，入手可能な資源をもつことで，リスク管理が可能となる。失業したときには3か月分の失業保険があり，危機の間，家族がもちこたえるよう出費を助けることができる。家族メンバーが困難な出来事に備え，操作的統合を確かなものにするために，目標設定の一部は共同で設定する

Box 17-2　ピーナッツアレルギーをもつ生徒のリスク管理

- アレルギーをもつ子どものリストを教師がもつ。
- エピペンは，カフェテリアでは中央に設置し，スクールバスでは子どもたちの責任をもつ大人が所持する。
- カフェテリアでは，ピーナッツを含まず，製造過程でもピーナッツと接していない食事が別に準備，提供される。
- 学校管理者は，教室で配る焼き菓子やスナックは避けるように親へ手紙を送る。
- すべての教師とカフェテリア職員にエピペン使用のトレーニングを与える。
- 教師は，特別な催し物があるときに配るピーナッツ抜きのおやつを準備しておく。

ことである。これは，国家経済の見通しが不確かなときには，とくに課題となる。このほかよく見受けられる例として，食物アレルギーをもつ児童数の増加に対して学校保健システムが対応策の計画のイニシアティブをとる場合がある。

　次に述べるのは，リスク管理の具体的な状況の例である。中規模の公立校に入学した重症のピーナッツアレルギーと証明された子どもの数が，この1年に4人から13人に増加した。子どもの親たちは，子どもが不注意で直接ピーナッツを食べたり，あるいは製造過程でピーナッツにさらされた食品を気がつかないうちに食べるのではないかと心配していた。しかし，今までにアナフィラキシー反応を起こした子どもは1人も出ていない。その理由は，養護教諭が先見性のある計画を始めたからである。まず，ピーナッツアレルギーの子どもたちの1人ひとりから，ピーナッツアレルギーの既往歴と治療計画を聞きだし，それを書類に記入した。養護教諭は，親たちが給食やスナックについて心配していることに気がつき，学校のカフェテリアに「ナッツ類非使用」のテーブルを用意するよう要望した。そのテーブルでは，教職員も生徒も，どのような種類のナッツも食べないという決まりを守ってもらい，外来者にはそのテーブルを使用禁止とした。ほかの集団が，例えばクッキーセールを食堂でする場合にピーナッツ抗原をテーブルの表面に気づかずに残す可能性があるので，これはすぐれた予防策である。

　さらに養護教諭はアナフィラキシー反応への対応について印刷物を作成し，教師，カフェテリア職員，スクールバスの運転手に配布し，緊急時に備えて，エピペン（アナフィラキシーショック予防のための即効性の自己注射薬）の使用法について説明と指導をすることができる。このほか学校にいる関係者も生命を脅かす抗原にさらされる危険があるが，リスク管理の目的は，危険をできる限り小さくし，操作的統合を維持することである。Box 17-2 は，リスク対応計画に関する項目の要約である。

　すべての代償過程が成功するわけではない。その理由として，昨今の合衆国の経済状況では，重要な計画を作成しても，その計画を実現させる資源がすぐに入手できるわけではないからである。家の差し押さえ，経済的保証がない解雇，悲惨な病気や死などは家族の資源や機能に重圧となり，障害適応過程へと移行する可能性がある。

第3部　関係のある人々（集団）の適応様式

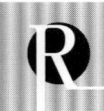

4 関係のある人々（集団）の物理的様式の障害過程

　ロイ適応モデルによれば，障害過程は，代償過程が効果的でなく統合を回復し得ないときに生じる。個人と集団の両方とも，すべての適応様式で，障害過程は適応の問題を生み出す。これは，集団の物理的様式においても同様である。適応の問題すなわち障害過程は，第3の適応レベルである。集団の操作的統合を維持しようとするプロセスでは，その努力が効果的でないことが起こりうる。ここでは，物理的様式の障害過程の2つの例についてみてみよう。すなわち，災害が起きたときの非効果的反応と医療格差である。前に述べたように，計画の作成過程では，フィードバックと報告のシステムがあり，常に目標の達成に向けて考察が行われる。同様に，地域社会の健康と統合の危機に直面したときに，集団がどのように効果的に機能するかを評価するフィードバックシステムが存在しなければならない。自然災害や重大な事故が起きたときは，地域社会の身体的・精神的・社会的健康への脅威をできるだけ軽減するために，組織的な対応チームをつくる必要がある。また，望ましくない出来事の影響を最小限に食い止めるために，周囲の地域社会からの援助を必要とすることも多い。

　2001年のニューヨーク世界貿易センターを標的としたテロ攻撃事件や，その直後の炭疽菌の大発生のような出来事は，地域社会の緊急時のリスク管理の必要性を強く示している。2005年にハリケーンのカトリーナがニューオーリンズに上陸した後，死を免れた住民は，生活の安定を回復するために何年も苦しい歩みを強いられた。疾病管理・予防センター（Centers for Disease Control）や国土安全保障省（Department of Homeland Security），連邦緊急事態管理庁（Federal Emergency Management Agency）などの国の機関（表17-1）は，緊急事態と多数の被害者が出たときに，州，市，町が個々の地形と気候に合った対応策の計画を作成するための基準を打ち立てた。

a. 災害への非効果的反応

　障害適応過程の一例として，自然災害後の地域社会の水質汚染について考えてみよう。大規模な嵐に見舞われて，ある農村地域の家庭へ供給される水道の水質が未処理下水で汚染されるという状況を考えてみよう。この場合，公衆衛生対応システムの始動は，汚染事故における重要な対応の第一歩となる。汚染事故に対して最初に対応するのは，地方や州の保健所，消防・救助隊員，警察，水の濾過・安全担当の技師，毒物学者，メディアである。パニックを回避する努力は，重症の疾患や致死的な状態を予防するのに大いに重要である。とくにメディアは地域住民に対して，保健所からの水質汚染に関する正確な情報を伝達したり，簡明な情報を供給したりすることができる。加えて，公衆にホットラインの番号を知ら

表 17-1　緊急管理と災害計画の基準を設置している政府機関

- 疾病管理・予防センター (Centers for Disease Control：CDC, www.emergency.cdc.gov)：公衆衛生の緊急事態に対する国家疾病管理センター
- 国土安全保障省 (Department of Homeland Security, www.dhs.gov/xprepresp)：どのような種類の緊急時にも対処できるように，緊急対応専門家が準備されていることを確実にする第一の責任をもつ。広範囲な災害へ組織的な対応と復興を指揮する連邦政府の対応
- 連邦緊急事態管理庁 (Federal Emergency Management Agency：FEMA, www.fema.gov)：災害に対する計画，対応，復興の実行機関

せることは，不安を和らげる効果がある。このように計画が準備万端に整えられていると，このような緊急事態に効果的である。

　ある地方の特別な状況を例に挙げて考えてみよう。参加者と資源の効果的な使用法に何が影響を与えるかがわかる。この地域社会では，州と地方の保健所のどちらもが，積極的に調査にかかわっている。被災地には，都市部の農家の市場で売られる野菜を生産する小規模農家が存在している。地域のある部分はひどく浸水していて，地域の消防隊はそのような場所から人々を避難させている。また保健所は，衰弱した人や障害者，高齢者，乳幼児をかかえている人など，もっとも被害を受けやすい住民が，ミネラルウォーターの供給を確実に受けられるようにするため，ボランティアを組織しようとしている。この場合の主要な懸念事項は汚染である。汚染とは，健康に悪影響を与えるのに十分な量の環境物質への曝露と定義される (Polk & Green, 2007)。このケースでは，汚染は地域社会内での消化器疾患のリスクを高める。

　初期活動には，排水管の検査や廃棄物を除去する地域の水道局の働きが含まれていた。保健所は，地方のテレビ局やラジオ局から汚染についての情報を発表し，使用前の水の煮沸法やミネラルウォーターがどこで入手できるかなどについて指導を与えた。保健師は，電話のホットラインを組織して，住民からの洪水に関する質問や飲料水の入手方法についての問い合わせに対応した。州の保健所は，被災地域の需要にこたえるため，ミネラルウォーターの発送を指令した。保健所はまた，汚染が原因で起こる疾病について調査を継続して行い，地方の農業機関に対しては，汚染検査のために作物のサンプルを送らせた。この地域での災害時の対応については，初期活動は適切であったが，実際には主要資源である電気システムが失われたために，対応システムの主要部分は思ったようには機能しないという結果となった。木が倒れ電線が切れたため，迅速な連絡システムが使えなかった。さらに，溺死や感電死のような重大な事故に対処するために再配分された資源もあった。また消化器疾患の流行の報告が始まっていたが，その報告の内容，回数ともに不十分であった。汚染とそれによる疾患が深刻であることは明らかであった。結果として，災害に対する非効果的反応の例の状況となった。

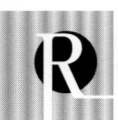

b. 医療格差

　障害適応過程の2つめの例は，医療サービス資源の使用における医療格差の存在と，その結果生じる健康アウトカムの差である。国立医学研究所（Institute of Medicine：IOM）は，1999年に次のような目的で調査を始めた。すなわち，①人種的・民族的マイノリティーと，マイノリティーではない集団の，医療サービスの種類と質における格差の範囲の調査，②看護の格差に寄与する要因の調査，③格差をなくすための指針や実践の提言である。その結果，『格差の解消―ヘルスケアの人種的・民族的格差との対決』（Unequal Treatment: Confronting Racial and Ethnic Disparities in Healthcare）と題する報告書が2002年に出版された。多くの調査に共通してみられたことは，健康保険への加入や収入，年齢，状態の重篤度が同程度であっても，医療処置を受ける頻度が人種によって著しく異なっているということであった。合衆国では，人種的・民族的マイノリティは，日常の医療処置でさえ受けていないことが多く，より質の低い医療サービスに甘んじる傾向が高いことが報告されていた。すなわち，マイノリティは適切な心臓病薬の処方やバイパス手術を受けることが少なく，また腎臓透析や腎臓移植も受ける例が少ない。逆に，糖尿病その他の疾患のために足を切断するような，本人にとって望ましくない処置を受ける傾向が高い。

　国立医学研究所の報告書では，医療格差とは「人種や民族による医療の質の違いであり，これは医療アクセスによる因子や臨床的ニーズ，個人の好み，介入の適切性によるものではない」と定義づけた（p.32）。ある看護文献のレビューのなかで，フラスカラッド Flaskerud ら（2002）は，医療格差は「弱者社会集団と強者社会集団との間の，罹患率と死亡率の異なったパターン」であるという操作可能な定義を用いている。国立医学研究所の報告書以来，医療格差の問題についての研究が増加している。医療格差の数々の原因が提示され研究されてきた。考えられる要因としては，社会経済的現実，システムの欠陥，文化的能力の未習熟がある。人種や民族性，英語の熟達，社会経済的地位，性別，性的指向，認知能力や身体能力，宗教的・霊的信念体系は，個人に提供されるケアの質を低くすることが証明されている。今でも研究が続けられている未解決な問題は，臨床的意思決定の際の偏見のために民族集団の健康アウトカムが損なわれている可能性があるということである。不幸にも，マイノリティの患者のケアを決定するときに，医療専門家は無意識のうちに根深い文化的固定概念に縛られているのかもしれない。

　一般社会や医療供給者，保険会社，政策立案者の間での医療格差の認識の拡大にもかかわらず，ケアの質の格差の問題は，最初の報告書の時から今に至るまで報告が長いこと続いている。それでもエビデンスにもとづくガイドラインを用いることによる，ケアの一貫性と公平性を高める努力は続いている。国立医学研究所のより最近の報告書（2004）は，医療従事者の多様性を確保することに焦点を当

ている。この報告書では，人種的・民族的な集団の増加は重要であると指摘している。なぜならば，多様性は人種的・民族的マイノリティ患者のケアアクセスの向上につながり，患者の選択の自由と満足度を高め，医療専門の学生の教育経験を豊かにすることが証明されている。同報告書は，医療専門家の多様性を高めるための施設や政策レベルでの方略を検討している。全国看護連盟（National League for Nursing, 2008）はこのニーズに応じて，看護の教育従事者の多様性の拡大に関するシンクタンクを招集した。医療格差の問題は，集団の物理的適応システムと，参加者への資源の不十分な分配という，国のシステムレベルでの障害過程の一例を示している。

5 関係のある人々（集団）の物理的様式の看護過程

物理的様式は，家族や地域社会，組織，社会，国際社会のような集団の基本的な操作的資源に焦点を当てている。集団のロイ適応モデルにもとづいた看護過程の活用は，個人の看護過程に類似している。ここでは，看護過程の6つの段階について述べる。挙げてある例は，適応モデルにもとづく看護過程をさまざまな集団にどのように展開するかを示している。

a. 行動のアセスメント

集団の物理的様式の第1段階のアセスメントでは，一連の集団の特徴に関係した行動のアセスメントを行う。集団のアセスメントには，直接的観察と，集団のなかの個人との面接がある。加えてこの様式では，公表された記録や報告書もアセスメントデータの情報源になる。アセスメントの焦点は，行動のパターンにある。アセスメントの領域は，体制や機能，相互関係，一貫性についての特徴的パターンである。看護師は，集団の目標を達成するための操作的資源を維持し強固にする集団の能力に関係する行動パターンをアセスメントする。表17-2 に，集団の特徴の概要とアセスメントすべき点を挙げてある。集団の体制を理解するために，看護師は参加者はだれか，メンバーはどのように組織されているか，参加者間の関係に焦点を当てる。先に述べたように，家族は昔とは，メンバーのパターンや組織が違ってきている。集団の機能はアセスメントの一部分であり，これには空間を維持するための安全や資源に関係した問題と同時に，集団の主要な目的が含まれている。

地政学的地域社会は，安全に関係した多くの機能をもっているが，通常は空間を変えることはない。相互関係には，集団の境界や共有する空間，集団の空間への脅威と，そのような脅威をコントロールする規制が含まれる。水際に位置する

表 17-2 集団の物理的様式のアセスメント

特徴	アセスメントの焦点
組織	・集団のメンバーはだれか。 ・正式な構造基盤があるか，緩く組織された会員制度なのか。 ・集団が占める空間の大きさはどの程度か。
機能	・集団はメンバーの世話をどのようにしているか。 ・安全対策はどのように機能しているか。 ・物理的空間の変更可能な部分があるか，可能でない部分があるか。 ・空間を維持するために使用可能な資源はあるか。
相互関係	・集団の境界線はどこか。 ・他集団とどのくらい近接しているか。 ・他集団と共有している空間があるか。 ・集団の物理的空間についての情報が集団のほかのメンバーに伝達されているか。 ・集団の物理的空間に対する脅威があるとすれば，それは何か。 ・脅威をコントロールする規定はあるか。
調和	・どのような文化的遺産や伝統があるか。 ・集団の使命は共有されているか。 ・集団は共有する目標と使命をもっているか。 ・他集団に共通するどのような価値観をもっているか。

　地域社会には洪水の危険がある。海や湖，川からどのくらいの距離の所に家を建てられるかの規制は，空間の脅威をコントロールする助けとなる。一貫性の特徴には，遺産や伝統と同様に，集団が共有する使命，目標，理想，価値観がある。この特徴については，第18章で集団のアイデンティティを述べる際に詳しく説明する。この特徴は物理的様式において操作的資源の配分の基礎として重要な意味をもっている。

b. 刺激のアセスメント

　ロイ適応モデルによる看護過程を用いると，第2段階のアセスメントでは，内的・外的刺激とも呼ばれる影響因子が明らかにされる。第1段階のアセスメントで確認された行動を使って，刺激のアセスメントが行われる。看護の目標は適応を推進することにあるので，適応障害の行動すなわち非効果的反応は，最初の関心事である。また適応行動も，維持し強化する必要があるので重要である。物理的様式の行動に影響を与える重要な刺激のなかには，ほかの適応様式，すなわち自己アイデンティティ様式，役割機能様式，相互依存様式の集団に影響を与える刺激に類似したものがある。集団の相互依存様式で確認される刺激は，とくに重要である。このような刺激には，背景（文脈）や社会基盤，メンバーの能力などがある。このような刺激の物理的様式への適用について述べ，また物理的様式の主要な刺激として変革器と安定器の過程を追加して考えていく。

　背景には一般的に，健康に関係する場合，個人や集団レベルでの適応システムとしての人々や集団に影響を与える内的・外的環境が含まれる。第20章では，背

景は，集団の相互依存様式の要素という，より特化した定義がされている。外的背景には，経済や社会，政治，文化，信念，家族などのシステムが含まれる。これまでみてきたように，家族や国家の経済的安定は，物理的様式の重要な刺激であるといえる。同様に，地方行政システムの財政決定のやり方は，資源充足を理解するための重要なアセスメントデータである。地方の市街化調整区域法は，どのようなヘルスケア機関を地域のどの区域に配置するかを決定するのに影響をおよぼしている。私たちの臨床例が示したように，物理的様式では，地政学的地域社会の気候や天気は背景をみるときの重要な検討材料である。居住地や勤務場所の冷暖房に関係する必要な資源や，家族の衣類の予算にも影響する。

　相互依存様式の場合と同じように，物理的様式では，内的背景は集団に影響を与える使命，展望，価値観，原則，目標，計画に関係している。適応プロセスの方略的計画作成と資源管理についてのこれまでの考察は，これらの要因が適応促進のなかで占める役割を説明している。明確に記述された使命，展望，価値観は，目標を立てて計画を作成しようとしている集団に肯定的な影響をおよぼす。目標に関する効果的なアウトカムの主な刺激となるのは，計画である。その１つの例は，マグネット・ホスピタルの認定を取得するための計画作成である。その集団のすべての参加者は展望と目標を共有しているので，審査員による施設の審査で合格するための準備が十分にできているという背景をもっているといえよう。操作的ニーズの達成において何が集団に影響を与えているかを考える際に，看護アセスメントでは，背景を刺激のカテゴリーの１つと考える。

　社会基盤も，明らかに物理的様式に影響を与える刺激である。第20章では，社会基盤は集団の相互依存様式のもう１つの要素とされており，集団のなかに存在し，それを通して集団の目標が達成される方法やプロセス，システムのことを指している。それぞれのレベルが，集団の構造と機能，とくに相互関係にかかわる行動に影響をおよぼす。食物アレルギーをもつ子どもの増加に対応した学校でのリスク管理計画立案は，それ自体，確立したシステム内に社会基盤をつくることを意味している。方法やプロセス，開発された新しいシステムは，そのシステムがその子どもたちのニードにどのようにこたえられるかに対する影響因子となる。同時に，学校地区の資源としての社会基盤も，学校レベルでのほかのすべての計画に影響する。集団の物理的様式と相互依存様式に共通してみられる次の刺激は，メンバーの能力である。物理的様式では，集団の参加者の知識，技術，参画の度合いをアセスメントする。この章の初めのほうの，家族と地域社会の参加者のそれぞれについての記述を考えてみよう。そうすると，メンバーの能力が操作的統合にとっていかに重要であるかがわかるであろう。合衆国の現在の保健医療施設と看護学校における鍵となる影響要因は，看護と教育の主なシステムを操作するために必要な知識，技術，参画の心をもった看護師の不足である。

　資源の充足は，すべての適応様式，とくに物理的様式に影響する刺激である。物理的様式の基本的なニードは，基本的操作的資源を維持することである。繰り

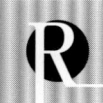

返しになるが，物理的様式の理論上の背景の一部として物理的設備と財政的資源をみていくと，十分な資源を利用できることが大きな影響因子であることが明らかになってくる。前にも述べたように，資源には，物理的空間や基金，供給，情報，安全などが含まれる。災害への非効果的な反応の例でみたように，資源の割り当ては，最初は十分のようにみえた。しかし，電気という重要な資源が失われると，状況はたちまち変わり，地域社会を疾病から守る方略は効果を失ってしまった。

ほかの適応様式においても言えるように，安定器と変革器のプロセスは物理的様式における，もう1つの主要な刺激である。第4章の適応様式の概観でみてきたように，人間の集団であるシステムの適応の目標は，個人の適応システムの目標と同じように，ロイ適応モデルで明らかにされている。家族，組織，地域社会，社会などの集団の適応反応は，目標に関係する。集団が継続して存在することや，その絶え間ない成長は，集団の基本的な目標である。安定器と変革器の適応システムは，適応を維持し強化するプロセスである。私たちはこのような広範囲にわたる対処の過程が，物理的様式の統合適応過程として動いているのをみる。資源管理の良い過程をもった集団は生き残ることができる。次に，方略的計画立案を定期的に行い，新しい機会に開放的で柔軟に反応する集団は，成長へとつながる強力な革新的方略をもつことができる。災害に対する非効果的な反応の例は，電気を必要としない情報伝達システムを考案する革新的なプログラムへの刺激となりうる。また，この地域社会の革新のシステムは，負傷者が出た場合などの新たな緊急時に備えて，参加者のバックアップ体制を計画していくこともできる。

C. 看護診断

チームで働く看護師は，チームと共に看護過程の展開にかかわることになる。アセスメント開始時からチームが看護過程に積極的である場合，チームは看護計画を積極的に展開していくことにつながる。家族や地域社会，その他の集団にかかわっている看護師は，必要に応じて集団のサポートを得て，共同プロセスを活用する。この共同参加は，共同作業を倍加して，効果的に目標を達成することにつながる。

本書のなかですでに学習したとおり，ロイ適応モデルによる看護診断は2つの基本的なアプローチを用いる。まず，最初のアプローチは，行動に影響を与える刺激の説明をすることであり，2つめのアプローチは，関係している刺激を付けた要約レベルの診断を記述することである。つまり，行動と刺激のアセスメントを注意深く行うことが2つのアプローチの基本となる。ロイ適応モデルによる集団の物理的様式の診断カテゴリーとして，NANDA (North American Nursing Diagnosis Association) インターナショナル (NANDA-I) が承認した看護診断名を**表17-3**に示す（NANDA International, 2007）。効果的適応の指標には，十分な数の

表17-3 集団の物理的様式の看護診断カテゴリー

適応の肯定的指標	一般的な適応上の問題	NANDA-Iの看護診断名
・十分な数の参加者 ・参加者のもつ十分な知識と技術 ・安定したメンバー ・満足な物理的設備 ・変化する物理的ニードを達成するための効果的な体制とプロセス ・十分な財政的資源 ・将来の十分な参加者，物理的設備，財政的資源獲得の効果的計画	・人員不足 ・家族，組織，地域社会，国の負債 ・ホームレス ・医療格差 ・世界的飢饉 ・飲料水不足 ・災害への非効果的な反応	・移転ストレスシンドローム ・汚染 ・汚染リスク状態 ・家事家政障害 ・地域社会コーピング促進準備状態 ・治療計画管理促進準備状態 ・乳児突然死リスク状態 ・非効果的治療計画管理：家族 ・非効果的治療計画管理：地域 ・非効果的抵抗力 ・免疫能促進準備状態

　参加者と参加者の十分な知識と技術，安定したメンバー，必要かつ十分な物理的設備，物理的ニードの変化に合った効果的な体制とプロセス，十分な財政的資源，将来の参加者人数を確保する効果的計画などがある。一方，集団の物理的様式で繰り返し発生する適応上の問題には，人員不足，家族や組織，地域社会，国がかかえる負債，ホームレス，医療格差，世界規模の飢饉，飲料水不足，迅速に対応できない災害への非効果的対応などがある。

　看護過程の考察を続けるにあたって，原子力発電所の地域に住む妊婦の状況を紹介してみよう。最近の文献（O'Connor & Roy, 2008）は，原子力発電所から流れてくる人体に有害な汚染に対する予防的戦略において，看護師が重要な役割を果たすことができると提唱している。さらに，看護師は健康に関連した原子力発電の問題の国家的なディベートの一員となることができるとも述べている。上に取り上げた地域で，地域看護を担当する看護師が，原子力発電所から8km以内に40人の妊婦が住んでいることを確認した。その70％以上の人が，自分の住んでいる地域にどのような危険があるかについて何も知らないと答えていた。そして，緊急ニュースが発表された場合，どのように対処したらよいのか理解していなかった。具体的に尋ねたところ，少なくとも半数の女性は，その地域から少し離れた場所に住む，緊急時に避難させてくれる家族か友人がいることを明らかにした。地域を担当する看護師は助産師と2〜3名の妊婦と協力して状況のさらなるアセスメントを行い，以下のことを確認した。

・地域の女性は，X線が胎児の成長に与える危険について知らない。
・事故発生時の，迅速な公衆通信経路の欠如
・情報の必要性と避難計画についての認識の欠如
・政治側からの働きかけも住民側からの要望もほとんどないか欠如している。
・元助産師が地域に居住しており，危険に対して憂慮している。

　重要な行動と刺激についての看護診断として，看護師は次のように記すだろう。原子力発電所の近隣に多数の妊婦が居住している。彼女たちは危険については何

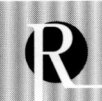

も知らない，また，緊急時の対処についても知らない。要約レベルの診断に対する関連のある刺激は，発電所の役員との公的コミュニケーションの欠如，健康認識の欠如や政治的関係性の欠如と記述できるであろう。

d. 目標の設定

　看護過程を活用するときに，看護師は行動やその行動に影響している刺激，またはその両方に焦点を当てる。看護診断は，行動と刺激の要約を含めた言葉で記述する。目標設定の段階では，問題行動に焦点を当てる。目標には取り組むべき行動を明記する。集団の物理的様式では，焦点は行動のパターンである。この状況における行動の最初のパターンは，危険についてと，差し迫った危険への対応についての妊婦の知識不足である。適切な目標には，行動，期待される変化，時間枠が含まれる。これは，次のように記述できるであろう。「その地域のすべての女性が危険に対する適切な知識，危険の告知に対する適切な反応について，2か月以内に述べることができるようになる」

e. 介入

　ロイ適応モデルでは，看護師は看護過程の介入段階において，目標の焦点である行動に影響を与える刺激に注目する。刺激の管理は介入の焦点となる。ここでは，刺激の変化・増加・減少・除去・維持などに関与することになる。看護師は同時に，代償過程を強化するために，集団が効果的な対処方略を用いるように援助することができる。集団プロセスに影響を与えている刺激を再検討することは，目標達成に向けた介入の特定に役立つだろう。上の事例にあてはめて介入を考えると，次のようになる。

- 地域のリーダー，元助産師，関心をもつ女性と協力して健康ニーズの内容を公表する。
- 効果的な情報や緊急通信のプロセスの活性化のために地域資源を動員する。
- 緊急時の避難計画を開発し，妊婦に避難順番の優先権を与える。

f. 評価

　看護過程の最後の段階は評価である。ロイ適応モデルの看護過程によると，この段階では集団の適応行動を見て，看護介入の効果を評価する。看護師は，目標に記された行動が達成されたかどうかを判断する。行動が記された目標と一致していれば，看護介入は効果があったといえる。しかし，目標が達成されていなかった場合は，別の介入か方法を検討することになる。そこでは，行動と刺激を再度アセスメントする必要があることもあるだろう。新しいデータが出てくると，看

護過程の各段階が新たに始まり，看護過程は継続されていくことになる。
　先の事例を再度検討してみよう。地域の看護師はその地域の妊婦を対象に2か月後に，胎児の発育に影響を与える放射能の危険性についての知識，緊急時の避難行動についての理解について調査してみる。目標に到達しない人がいる場合は，介入に考慮されていなかったほかの影響因子がないか再評価をする必要がある。例えば，地域のなかには英語が話せない人や，普通の公的教育を受けていない女性がいる可能性があるからである。その場合，目標を達成していない女性のために，また別の新しい介入が適用されることになるであろう。

6 要約

　この章では，集団の物理的様式について説明した。操作的統合のニードを達成するために2つの主要なプロセス，すなわち戦略的計画作成と資源管理を明らかにし説明した。リスク管理は，代償適応過程の例として学習した。障害過程の例は，災害への非効果的な対応やヘルスケアにおける民族格差などで説明した。物理的適応様式には，さらに多くの統合過程と代償過程，障害過程が存在するが，物理的様式の基本をいくつかの例を用いて説明した。看護過程については，まず集団の物理的様式の関連行動と刺激をアセスメントすることから始め，看護診断，目標の設定，介入，評価について説明した。これには，ある地域社会の妊婦の事例を用いて具体的に説明した。
（訳＝本郷久美子）

応用問題

1. 自分の住む地域社会に起こる可能性のある災害を挙げなさい。また，Citizen Corps（市民部隊）のウェブサイトへ行き，緊急時にどのようなメカニズムがすでに配備されているか見つけ出しなさい。そのシステムに隙間がないかどうか評価しなさい。

2. あなたが所属している集団を1つ選び，その集団の主な資源を列挙しなさい。その資源がすべてであると考え，その資源の管理に危険をもたらすような脅威を1つ挙げなさい。

理解度の評価

[問題]

1. 物理的様式の統合過程を 2 つ挙げなさい。

2. 代償過程を 1 つ挙げ，この章で説明したものと違う例を 1 つ挙げなさい。

3. 集団における物理的様式の障害過程を 2 つ挙げなさい。
   障害適応の健康への影響の及ぼし方を 1 つ示しなさい。

4. 第 1 段階の行動のアセスメントの対象となる集団の主な特徴を挙げなさい。それぞれの特徴の評価対象となる行動の例を 1 つずつ挙げなさい。
   (1) _____, 例；_____
   (2) _____, 例；_____
   (3) _____, 例；_____
   (4) _____, 例；_____

5. 第 2 段階のアセスメント因子または刺激について説明し，あなたが知っている集団で何をアセスメントするか例を 1 つ挙げなさい。

　　　　　　　　　　　　　　　　　　　　　　　　　　　例；_____

6. 状況
   市の境界にある中規模の地域社会で，近くの工場の有毒な化学廃棄物質による水道水の汚染が発見された。住民のほとんどが高齢者で，個人目標は生命を守ることにあった。個人経営の地域社会ヘルス看護サービスが，その地域の地理的境界に支局をもっている。この状況に重要なほかの因子：工業廃棄物に対する最近の苦情についての州の調査は，管理方針の変更により遅れていた。その地域の市民間の交流はほとんどない。その地域の人々は物品とサービスをその地域内から得ていて，彼らの環境問題は地域を超えた大都会での問題とはなっていない。最近，若い活動家集団による店頭地域交流センターが立ち上げられた。

7. この状況の看護診断を記述しなさい。

8. 上の看護診断に関係する目標を 1 つ述べなさい。

9. 上の目標を達成する看護介入を列挙しなさい。

10. 看護介入の効果をどう評価するのか説明しなさい。

[解答]
1. 戦略的計画立案と資源管理。
2. リスク管理。例は多数ある。市道に印を付けた緊急避難ルート。

3. 非効果的な災害計画と医療格差。解答例は多数ある。非効果的な災害計画は，疾病とさまざまな外傷の二次的発生につながり，タイムリーな治療がなされないままになっているために，人々は肉体的な苦痛や精神的な苦悩に悩まされる。
4. 体制。解答例は多数ある。
   例：正式な社会基盤，または緩やかに組織化されたメンバーシップ。
   〔機能〕例：どのような安全なメカニズムが使用可能か。
   〔関係〕例：共有のスペースはあるか。
   〔調和〕例：その地域社会は共有の使命をもっているか。
5. 解答は多数ある。焦点は刺激であり，これには内的・外的環境の両方がある。重要な外的刺激として経済，社会，政治，文化，信念，家族がある。
   例：私が参加するソフトボールチームで考えてみると，使用するスポーツ道具，チームメンバーの才能，プレーする球場の利用可能度と維持管理などがある。
6. この小さな地域社会は，問題の理解がされておらず重大な健康リスクに直面している。効果的な対応過程が欠如していることに関係している。
7. 地域住民は健康リスクを軽減させるために，6か月以内に次の2つを達成する。
   1) より多くの情報を得る。 2) 資源活用に関与する。
8. 介入：
   ・地域の看護師は，地域社会の問題解決プロセスを援助するために，若い活動家集団の資源を動員するためのリーダーシップを提供する。
   ・すべての地域社会のミーティングのための「安全」な場として，看護サービス支局の事務所の使用。
   ・地域会合の場で，市民1人ひとりの生存目標と地域に現存する健康へのリスクを結びつけて考えさせる。
   ・専門スタッフを用いて，問題のこれまでの経過を調べ，データを出してもらう。
   ・地元市民の社会的活動参加を促すために，境界の市から政治的に活発な年配の市民を呼ぶ。
9. 介入の成果は，目標を達成したかどうかを6か月後に判定することにより評価する。つまり，健康リスクを減少するために，地元市民への情報提供がなされていたかどうか。

●文献

Bradford, R. W., Duncan, P. J., & Tarcy, B. (1999). *Simplified strategic planning: A no-nonsense guide for busy people who want results fast!* Worcester, MA: Chandler House Press.

Flaskerud, J. H., Lesser, J., Dixon, E., Anderson, N., Conde, F., Kim, S., Koniak-Griffin, D., Strehlow, A., Tullmann, D., & Verzemnieks, I. (2002). Health disparities among vulnerable populations. *Nursing Research, 51*(2): 74-85.

Friedman, M. M., Bowden, V. R., & Jones, E. G. (2003). *Family nursing: Research, theory and practice* (5th ed.). Upper Saddle River, NJ: Prentice Hall.

Hunt, R. (2001). *Community-based nursing*. Philadelphia: Lippincott.

Institute of Medicine. (2004). In the nation's compelling interest: Ensuring diversity in health care workforce. Washington D. C.: National Academic Press.

Magnet Recognition Program. In American Nurses Credentialing Center. Retrieved March 12, 2008, from http://www.nursecredentialing.org/magnet/index.html

[*1] McClure, M. M., Poulin, M., Sovie, M., & Wandelt, M. (1983). *Magnet hospitals: Attraction and retention of professional nurses*. American Academy of Nursing Task Force on Nursing

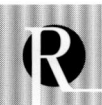

Practice in Hospitals. Kansas City, MO: American Nurses Association.
*² NANDA International. (2007). *Nursing diagnoses: Definitions & classification, 2007-2008*. Philadelphia: NANDA-I.
National League for Nursing. (2008, February 4). National League for Nursing Convenes Innovative Think Tank on Expanding Diversity in Nurse Educator Workforce [Press Release]. Retrieved from http://www.nln.org/newsreleases/divthinktank_02042008.htm
O'Connor, A., & Roy, C. (2008). Electric power plant emissions and public health. *American Journal of Nursing, 108*(2), 62-70.
Polk, L. V., & Green, P. M. (2007). Contamination: Nursing diagnoses with outcome and intervention linkages. *International Journal of Nursing Terminologies and Classifications, 18*(2), 37-44.
Smedley, B. D., Butler, A. S., & Bristow, L. R. (Eds.). (2004). *In the nation's compelling interest: Ensuring diversity in the health care workforce*. Committee on Institutional and Policy-Level Strategies for Increasing the Diversity of the U. S. Healthcare Workforce. Washington, DC: The National Academies Press.
Smith, C. S., & Maurer, F. A. (2004). *Community health nursing: Theory and practice* (3rd ed.). Philadelphia: W. B. Saunders Co.
Soanes, C., & Stevenson, A. (Eds.). *The Concise Oxford English Dictionary*. Retrieved August 26, 2005, from http://www.oxfordreference.com/views/ENTRY.html?subview=Main&entry=t23.e16054
Wilson, C. K. (1991). *Building new nursing organizations: Visions and realities*. Boston: Jones & Bartlett.
World Health Organization. (2008). Retrieved March 4, 2008, from http://www.who.int/about/en/
*³ Wright, L., & Leahey, M. (2000). *Nurses and families: A guide to family assessment and intervention* (3rd ed.). Philadelphia: F. A. Davis Co.

●邦訳のある文献

1) 小寺和男訳：マグネットホスピタル　魅力的な病院づくり，メヂカルフレンド社，1985．
2) 日本看護診断学会監訳：NANDA-I 看護診断　定義と分類 2007－2008，医学書院，2007．
3) 森山美知子：ファミリーナーシングプラクティス　家族看護の理論と実践，医学書院，2001（邦訳ではないが，カルガリー家族看護モデルの概要が紹介されている）．

SISTER CALLISTA ROY
THE ROY ADAPTATION MODEL
THIRD EDITION

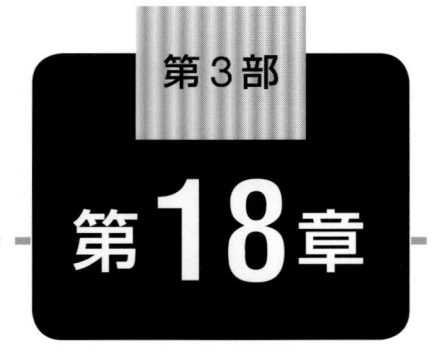

第3部

第18章

関係のある人々（集団）の集団アイデンティティ様式

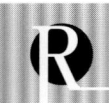

この章ではとくに，集団アイデンティティと呼ぶ，関係のある人々の第2の適応様式に焦点を当てる。これには，個人の自己概念と同様，フィードバックにもとづく認識がかかわっている。また集団アイデンティティは，その集団がどのように行動するかに影響する。集団というのは，家族や，ある目標にコミットしている人々，地域のコミュニティ，一定の目標をもつネットワーク，組織など，システムのなかで関係する人々のことである。この集団の考え方には，例えば実践現場の看護ケアの集団も含まれる。看護師は集団アイデンティティを通して，自分の集団を，所定のユニットに配属され，そのユニットに配置された患者をケアするすべての人々と認識することができる。看護師集団を認識するには，このほか一定のシフトで働く看護師のみに注目する方法がある。集団アイデンティティはさまざまな認知に依存し，集団がどのように機能するかに影響を与える。

　集団アイデンティティ様式には，集団の自己イメージや共有する責任が含まれる。集団アイデンティティ様式の基礎にある基本的ニードは，アイデンティティ統合と呼ばれている。これは，集団アイデンティティを認識していることを示しながら集団のメンバーが互いにかかわりあう能力を意味する。この認識には目標と価値の共有などが含まれる。アイデンティティの共有の認識が効果的かつ効率的であれば，それは集団アイデンティティを維持・強化し，共通の目標達成に向けてそれを動かす。

　この章では，集団アイデンティティ様式の概要と，集団内の人がアイデンティティ統合の基礎となる基本的ニードをどのように満たすかを述べる。ここでは，関係のある人々の集団またはシステムのアイデンティティ統合に関連するアイデンティティの共有と家族結合の統合プロセスを述べる。集団アイデンティティに関係している代償適応過程について検討する。モラール（士気）の低下と外部集団のステレオタイプ化は集団の障害過程の例であり，これについて探究していく。最後に，看護ケア計画のガイドラインを示す。看護過程には，行動と刺激の看護アセスメントの概説，診断の作成，目標の設定，介入方法の選択，看護ケアの評価が含まれる。

▎学習目標

1) ロイ適応モデルに沿って集団アイデンティティ様式を述べることができる。
2) 集団アイデンティティに関係する代償過程を1つ述べることができる。
3) 集団アイデンティティの障害過程についての2つの状況を挙げて，それについて述べることができる。
4) 集団アイデンティティ様式に重要な第1段階のアセスメント行動を明らかにすることができる。
5) 集団アイデンティティ様式に影響する第2段階のアセスメント因子と刺激を明らかにすることができる。

6) 集団アイデンティティ様式に関連する看護診断を作成することができる。
7) 集団アイデンティティ様式における診断に関する目標を設定することができる。
8) 集団アイデンティティ様式における適応を促進する看護介入を選択することができる。
9) 集団アイデンティティの看護介入の効果を決定するアプローチを提示することができる。

重要概念の定義

アイデンティティの共有（shared identity）：集団メンバーが環境についての共通の知覚，認知的・感情的指向性，目標と価値の共有に至るプロセス。

アイデンティティの統合（identity integrity）：メンバーが集団と誠実・健全・完全に一体化することを意味する。

外部集団のステレオタイプ化（out-group stereotyping）：あるタイプの特徴をもつその人自身の集団以外ではなく，他の人からなる集団について信念。この信念は個人の判断に影響をおよぼす。

家族結合（family coherence）：一致団結して，または一貫した筋道の通った思考で家族メンバーを結びつけること。

コミュニティ（community）：互いに近隣に住む住まないにかかわらず，ある共通の絆をもつ人々の集団。例えば，同様の宗教をもつ，あるいは出身国が同じなど。

コミュニティ結合（community cohesion）：支援，信頼，親密感を通してコミュニティのメンバーを結びつけること。

集団アイデンティティ（group identity）：社会的環境と文化，集団の自己イメージ，目標達成のための共同責任を生みだす関係，目標，価値の共有。

集団文化（group culture）：集団によって合意された期待で，これには価値，目標，関係づけに必要な規範が含まれる。

社会的文化（social culture）：集団の環境の一部で，とくに社会経済的状態と民族性から成り立っている。

社会的ミリュ（環境）（social milieu）：集団を取り囲むすべての人為的環境のことをいい，集団はそこに埋め込まれている。

モラール（士気）の低下（low morale）：結合に向かう通常の傾向に問題が生じ，アイデンティティの共有のプロセスがうまく進まない場合に集団が陥る状態。集団の目標または関係にかかわる活動のためのエネルギーが低下することで明らかになる。

1 関係のある人々（集団）の集団アイデンティティ様式

　関係のある人々にとっての集団アイデンティティ様式は，個人の自己概念様式と似ている。集団アイデンティティ様式は，集団のなかの人々が集団についての環境的フィードバックにもとづいて自分自身をどのように認知するかを反映する。集団のなかの人々の認知は，関係や目標，価値の共有に関するものということができる。集団が受け取るフィードバックは，社会的ミリュ（環境）や文化によってもたらされる。ミリュとは環境のことである。社会的というのは，人のつきあいにかかわることである。社会的ミリュ（環境）とは，集団を取り囲むすべての人為的環境のことであり，集団はそこに埋め込まれている。社会的ミリュ（環境）には，経済的構造や政治的構造，宗教的構造，家族構造，その他の構造が含まれている。このそれぞれが確立した信念をもっている。社会的文化は集団の環境の1つである。とくに，社会経済状態や民族性が社会的文化を形成する。環境と社会的文化のなかで保持されている信念体系は，集団にとってことさら重要である。社会的ミリュ（環境）と社会的文化は，集団に対して刺激として作用する。集団はそれに応じて，それ自体の社会的ミリュ（環境）や文化を組み立てる。集団の環境や文化は，その集団が交流するほかの集団に影響を与える。前に述べたように，集団の自己イメージと目標到達のための責任の共有は，集団アイデンティティの中核といえるものである。集団アイデンティティ様式の基礎にある基本的ニードは，アイデンティティの統合と呼ばれる。アイデンティティの統合は，集団メンバーが集団と誠実・健全・完全に一体化することを意味する。

　以上のことを要約すると，集団アイデンティティは関係，目標，価値の共有であり，それは集団の内部で作動し，社会的ミリュ（環境）や文化，集団の自己イメー

```
                    自己イメージの共有
         ┌──────────────┼──────────────┐
      環境            共有         目標達成のための
  ・社会的ミリュ（環境）   ・関係           共同責任
  ・社会的文化         ・目標
                    ・価値
         ┌──────────────┴──────────────┐
   集団共有アイデンティティ            家族の結合力
```

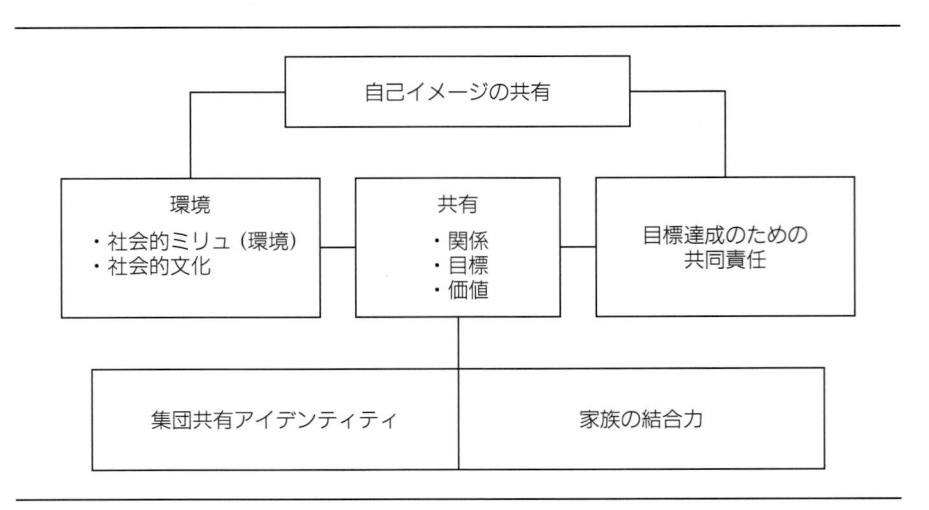

図18-1　集団アイデンティティ様式の理論的基礎

ジ，目標到達のための共同責任をつくりだす。この定義に含まれるそれぞれの概念を理解すると，集団アイデンティティ様式の構成要素を知ることにつながる。構成要素を理解することにより，集団アイデンティティの統合過程の理解につながる。図18-1は，集団アイデンティティ適応様式の相互に関係しあう下位領域と構成要素を描いたものである。これらの概念は，アイデンティティの共有の統合過程を理解するための基礎になる。

ロイ適応モデルによると，集団は各々の適応様式において，基本的な生命・生活過程をもっている。看護ケアは基本的な生命・生活過程の理解を活用して，適応レベルを評価し，できる限り高い適応レベルで統合過程を促進するようなケアを提供する。アイデンティティ共有の様式には，多くの基本的な過程がある。これまでに，2つの過程が明らかにされており，それに関連する理論的知識が開発されている。すなわち，集団のアイデンティティ共有の過程と家族結合力である。アイデンティティの共有に関係するトピックスは，対人関係とコミュニケーションの重要性などで，第16章の相互依存様式の議論で述べられている。ここでは任意の個人や専門家集団と家族のアイデンティティの共有について考える。人が最初に集団として確認するのは，家族であることが多い。集団アイデンティティの過程について，ロイ適応モデルでは，集団アイデンティティ様式の知識を中範囲理論で説明している。

a. アイデンティティの共有の過程

集団アイデンティティ様式では，主な適応過程はアイデンティティの共有である。アイデンティティ共有の研究は，個人の自己概念と集団メンバーとして相互に関係しあう人々についての研究を超えたものになる。小集団の相互作用に関する初期の理論家であるレヴィンLewin（1984）の考えを基礎にした研究者もいる。彼らは，個人や集団，組織，州や国家，その他の大規模な社会システムの目標指向の行動は，外部環境の認知や理解の共有の機能であると述べている。このような理解の共有は，社会システムの構成メンバーの認識や感情，動機，そして規範の指向を示している（Rabbie & Lodewijkx, 1996）。したがって，アイデンティティの共有とは，集団のメンバーが環境の共通認知や認識や感情の共通の指向性，目標や価値の共有に至る過程といえる。

集団アイデンティティへのアプローチには，このほか異なる集団がいかに相互に関係しあうかの研究から発展した社会的アイデンティティ理論がある。この理論は，人はそれぞれ個人アイデンティティすなわち自己概念と，社会的アイデンティティすなわち集団アイデンティティの両方をもっているとする。人は，状況が何を要求するかによって自分を優位においたり，集団アイデンティティに向いたりする（Brown & Capozza, 2000；Tajfel, 1979）。多くの場合，人は集団に属していることで自分についての明確な価値を生みだす。例えば，勉学をうまく進め

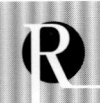

ている看護学生は，看護の名誉ある会に誘われると，それを歓迎する。この集団の会員になることで，その学生は自分が信じる目標や価値にコミットしている専門家と交流できるようになる。しかし，この理論の前提が，何らかの集団を周辺に追い込んでしまう否定的なアイデンティティに向かわせてしまうこともある。

社会的アイデンティティ理論によると，ラベルを使って個人をカテゴリー化することができるという。認知的には，個々の対象を集団に分類するほうが，それぞれをユニークなものとして考えるより簡単である。生物学者は種を分類し，看護師は看護診断を分類する。ある意味では，カテゴリー化は，便利で適宜に使いやすい。しかし，人をカテゴリー化すると，類似性と相違性を誤解する傾向がある（Stangor & Lange, 1994）。この理論の次のステップは，同一化（identification）である。個人が同一視する集団，すなわち国家や少数民族の領地，仕事の場は**内部集団**と呼ばれ，自身の集団外の集団は，**外部集団**と呼ばれる。この過程の3番めは，社会的比較である。社会的カテゴリー化の傾向には，外部集団の等質性と呼ばれる，よくあるバイアスが加わる。これを簡単に言うと，内部集団の人は，"自分たち"には興味深い，微妙な違いが存在するが，"あの人たち"は皆似ていると感じるということである。このようなカテゴリー化にもとづく集団についての信念は過度に一般化される傾向がある。人種関係の研究の多くが，内部集団と外部集団の認識を扱う社会的アイデンティティ理論を用いている。集団間のこのような自然発生的な傾向は，ステレオタイプ化につながる。これについては，適応上の問題として後で述べる。

集団文化という用語は，価値や目標，関係づけの規範を含む，集団の合意にもとづく期待を指すのに用いられる（Kimberly, 1997）。この期待は共有され，その集団と環境との関係や，その集団メンバーの相互間および部外者との相互作用に関連するパターン化された行動をもたらす。アイデンティティの共有の過程に関係するもう1つの用語に，共同体的共有がある。共同体的共有とは，人々が集団の目的のために結束する対等な関係のことで，したがって個別的な自己に注目したものではない（Fiske, 1991）。人々は集団のメンバーとして存在することを心がけ，個別性を目立たせないようなアイデンティティの共通した感覚をもつ。重視されるのは，集団を一体化する共通の特徴である。個人にとって重要なことは，集団のメンバーであることであり，その集団メンバーと部外者を分かつ境界線である。集団メンバーは，連帯感や統一感，所属意識をもっている。フィスク Fiske は，集団メンバーは，その集合を個人としてではなく，"われわれ"として同一視し，ある重要な側面では，全員が同じであると考えると述べている。この原理は，最近のナショナルバスケットボール選手権大会のシリーズで立証された。解説者は，強い集団アイデンティティをもったチームが，1人のスタープレイヤーを中心とするチームに勝利していたことに注目した。

今日の看護理論や看護実践は，女性の経験にもとづく独特な集団文化を述べることで，共同体的共有の概念を超えたものになっている。チン Chinn (2008) の言

う文化は，集団メンバーそれぞれの個別性を認識することにより集団のアイデンティティの共有が可能になることを強調している。個人のアイデンティティは集団アイデンティティの従属的なものではなく，この2つは共に成長するものである。チンは"PEACE"という頭字語を使って，あらゆる種類の集団やコミュニティにおける効果的な関係づくりを論じている。チンは，PEACEとは意図と過程，アウトカムであるとしている。平和というのは手段でもあり，結果でもある。また，過程であり，産物である。慎重に注意して選択された価値は，やがて行為によって現実のものとなる。この過程は，平和を築く古来の女性の賢明さにルーツがある。しかし，女性に必要とされるスキルは家庭と家族生活に限られていた。チンは，その価値やスキルは，私的・公的関係の両方で，あらゆるタイプの力の不均衡に打ち勝つために表明し，適用することができると述べている。価値と行為の緊密な関係は，"知るを行い，行うを知る"ものとされている。

　チンの概説する過程とは，集団のなかで平和を築く女性の方法の価値と，その価値に伴うスキル，行為，そして能力を述べる努力である。チンは，変革のために貢献した女性の経験から，5つの言葉に代表される過程を導き出した。その過程を用いるには，集団の相互作用についての意識的な自覚と，個人が互いの関係を選択できる方法の独自の価値とそれに伴う行為にコミットメントすることが求められる。チン（2008）が述べたPEACEの意図と過程，アウトカムは，ロイ適応モデルの前提に反映された価値を表現しており，アイデンティティの共有の過程とみなすことができる。このプロセスを述べるために，実行，エンパワメント，自覚，コンセンサス，そして進化という用語が選択されている。

　実行とは，世界の変革を目指して，共時的に起こる慎重な省察と行為を指す。実行のなかでは，周到な行為を通じて価値が目に見えるものになる。エンパワメントには，自分の意思を行動化する忍耐力，パワー，能力の成長と，他者への愛情と尊敬を背後にもったうえでの自分自身への愛情が含まれる。エンパワメントには，他者の話を注意深く傾聴することと同時に，自分の内部に耳を傾ける必要がある。人は自分と価値観が同じ人と積極的にかかわることで，強さを意識的に取り入れ，強さをつくっていく。自分以外の人の生き方のすべてに対して尊敬と敬愛を表すとき，それは可能になる。すべてがエネルギーの場と共にあり，地球と共にある。チンは，自己と他者についての活発に成長する知識と自分が生きる世界としての自覚について述べている。それは，今この瞬間についての自覚の高まりと，その人自身の経験に価値をおくことを意味する。この自覚があると，人は現在を超えて過去と未来を統合することができる。この自覚は，世界のなかの矛盾に気づかせてくれる。例えば，「平和」とされているものが，実は「戦争」であるといったことは多い。静かな会議が怒号と暴言に至るのであれば，それは平和とはいえない。協同は，集団の連帯と統合に対する積極的なコミットメントである。協同は，相互に確認した価値から生まれる。人それぞれの見解や能力は平等に尊敬される。だれもが，自分の能力やアイディア，エネルギーを活用して全体

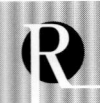

を調整し，結合するように鼓舞される。チンが述べている過程では，進化とは成長へのコミットメントであり，そこでは変化と変革が意識的かつ慎重に行われる。集団の成長と変革は循環的に生じ，その集団によって価値づけられ，祝福される。

b. 家族結合の過程

　家族は多くの場合，人が最初にもつ集団アイデンティティであり，この様式における，それに関連した統合の過程が家族結合とみなされる。第3章では，家族は適応のすべてに影響を与える，よくある刺激としてとらえている。集団アイデンティティ適応様式では，家族結合を理解することで，アイデンティティの共有をより深く理解することができる。1980年代早期から，家族システム理論は家族の"機能不全"の領域で多くのことを提示してきたが，トルストイ Tolstoy (1969) によると，"幸福な家族は皆似ているが，不幸な家族はどの家族も，それぞれ違うあり方で不幸である"という。統合された適応過程を述べる際には，集団アイデンティティを共有する家族の機能に焦点を当てる。

　ロイ適応モデルの初期のテキストでは，家族は，婚姻や血縁，養子縁組の絆によって結ばれるか，または絆とは関係なく，特定のパターンや役割を通して互いに関係しあい，それによって共通の文化を創造し維持する2人以上からなる集団と定義されている (Hanson, 1984)。第17章で述べているように，家族はまたさまざまな生活集団と生活構造を含み，それは生物学的な絆や法的な絆をもつこともあれば，もたないこともある。定位家族とは，そのなかで人が成長し，相互作用のスキルを学習してきた家族である。子育て中の家族には，1人または2人の親と1人以上の若年の子どもがいる家族である。このほかの例として，共同体集団をはじめ，子どものいる，またはいない同棲相手と同姓愛カップルなどの関係がある。ステップ・ファミリー（ブレンデッド・ファミリー）では，離婚経験のある1人以上の親同士が再婚し，継子をもつことになったり，新しい結婚相手との間に子どもができたりする家族もいる。高齢化したメンバーを含む家族がますます増えている。十代で妊娠する者が非常に多く，両親が病気になると，祖父母が孫の世話をすることになる。基本的に，家族は家族メンバーの成長と発達を育むための存在である。ペンダー Pender ら (Pender, Murdaugh, & Parsonns, 2002) は，ヘルスプロモーションの単位としての家族について述べているなかで，家族の責任の1つは，家族結合を維持しながら，家族メンバー1人ひとりの健康な発達を促進することにあると言っている。血は水より濃いと言われるが，これは集団アイデンティティの1つとしての家族結合を強調しているといえる。

　結合とは，一致団結の状態である。またこの言葉は，一貫した思考の連続性も意味している。家族は，そのメンバーの総和ではなく1つの総体と考えられる。家族は，相互依存的な構造と機能，関係をもつ統合システムである。家族の構造はメンバーとその集団内でメンバーが負っている責任から成り立っている。また

家族の機能には，環境の変化に伴ってシステム内で起こる変化と同時に，継続する活動が含まれる。家族の関係には，譲りあいの親密な相互作用と必要時の団結の強化が含まれる。家族単位は，それ自体を単位とする概念を有している。この考え方には，メンバー間の一貫性が示されている。家族はだれなのかについての一貫した見解には，歴史や伝統，意味，道徳的・倫理的価値が含まれている。サティアSatir (1991) は，家族の世代を通して伝えられる行動パターンによって人がつくりだされることを強調した初期の理論家である。

　家族結合は，一定の観察可能な特徴によって明らかにされる (Bowen, 1978)。家族の団結は，愛情や尊敬，忠誠などの雰囲気で表される。家族のメンバーは理解と仲間意識を示してくれる。家族以外の人との間に葛藤が生じると，家族メンバーは互いに守りあい，立ち上がる。家族のメンバーは，メンバー相互のニード同様に，自分自身のニードも認め，それに敬意を払う。個人は能力や自立のために努力する一方で，家族の共通性についての強い感覚を有している。後に示すように，家族とほかの集団とを区別する境界は重要である。さらには，家族のメンバー同士の間にも明瞭な境界があり，それは相互尊重の雰囲気と個人的統合の感覚をつくりだす。家族内にある境界には結束感があり，個人が家族以外での関係をつくるときに必要な信頼や創造性の準備をしてくれる。強い家族結合を背景にもつ人は，集団で良好な関係を築く傾向がある。彼らは本来の家族に備わっている価値を示す。このような人には，リスクをとり，正直で自由な表現をいとわない傾向がみられる。適宜なユーモアを用いて，必要なことを求め，ほかのメンバーのニードや限界に敬意を払う。結合力のある家族の集団メンバーは恐怖から親密さまでを経験する過程で創造される力のバランスに気づいている。

　文化は家族結合の1つといえる。これはネイティブ・アメリカンの文化に顕著である。ネイティブ・アメリカンは個人の自主性を重んじるが，個人は常に，部族や一門の家族に属する。彼らは，あらゆるものには魂が宿り，内部でつながっていると信じている。家族集団のつながりは，誕生から死，そして復活へとつづくエネルギーの輪の一部をなすものである。看護師は常に文化を考慮する必要があるが，とくに文化が家族結合とどのような関係にあるかに注目する必要がある。その人にはどのような集団が重要で，だれを家族と定めるのかに関する知識は，個人の看護ケアを計画する際に有益である。さらに，アイデンティティの共有についての知識があれば，看護師は地域や家族，序列のある機関，委員会，セルフヘルプ・グループなどが効果を発揮できるように貢献することができる。アイデンティティの共有の過程に関する理論は，統合された適応レベルを理解するときに有益な洞察を与えてくれる。

2 関係のある人々(集団)の集団アイデンティティ様式の代償適応過程

　個人の自己概念様式の場合と同じく，集団の自己アイデンティティ様式は多くの代償過程をもっている。これらの過程は，集団の多様なタイプと目的，集団メンバーの個人的な強さに恵まれ，拡大している。ロイ適応モデルによって早くから明らかにされているように，集団の代償過程は適応レベルを表している。適応レベルでは，生命・生活過程の統合へのチャレンジによって，安定器と変革器が活性化される。この章では，2つの代償過程，すなわちコミュニティ結合と危機の超克について述べる。

a. コミュニティ結合

　すでに述べたように，人は個人的にも専門職業人としても，さまざまな理由で集団を形成する。コミュニティは，互いに近隣に居住する，同様の宗教を信仰する，同じ国の出身であるなど，なんらかの共通の絆をもつ人の集団である。コミュニティ結合という用語は状況によって，違った意味になる。「ヘルシーピープル2010」では，WHO 同様「多くは地理的に限定された地区に居住し，共通の文化，価値，規範を共有し，そしてコミュニティが一定期間にわたって築かれてきた関係にもとづいて，社会構造に組み込まれている人々からなる集団（USDHHS, 2000, p.7）」という定義を用いている。コミュニティのメンバーが互いに近距離にいるとは限らない。例えば，合衆国の移民集団は，自国に暮らしていたときよりも，互いに強い絆をもっている。この人たちは異なる場所で生活していても，コミュニティとして結束することの重要さに気がついている。彼らの結合力は代償過程となり，新たな環境のなかで，自分たちの文化を安定化させるのに役立つ。さらに，彼らはまったく新しいやり方で，より大きな文化に帰属しようとする。この新たな要求に応じるには，安定器と変革器の適応過程が必要になる。合衆国の主要都市には最近の移民集団のためにコミュニティセンターができ，その地区の至るところから人を引きつけている。例えば，ボストン都市圏には，ブラジル人，中国人，イスラム社会のコミュニティセンターがあり，長い年月を経過しているものでは，ユダヤ人，アイルランド人，イタリア人のセンターがある。

　チン（2008）は，共通の目標をもつ女性のコミュニティについて，主にeメールで交流している人もいることに触れている。彼女の著作のほとんどが，コミュニティのなかで個人レベルで交流する人々の集団に関するものである。彼らの独特な価値や関心，目的が彼らを結び合わせる。チンは結合性と多様性の両方が重要であることを強調している。集団の団結をつくりだすのは，この2つの価値である。団結することによりエネルギーを資源に集中させることができ，集団は目標を達成し成長を促進することができる。チンは，地球という惑星に生きるすべて

を囲い込むグローバルなコミュニティに注目し，その視点を広げている。この考え方は，グローバルな環境，経済，政治についての関心が共有されていることを意味する。ダーバー Derber (2004) は，グローバル化は，経済的安定や文化協力，国際的団結，普遍的人権を約束すると述ている。しかし，グローバル化は，労働者を犠牲にした大量消費を拡大させる目標をもっているとみられることが非常に多かった。グローバル化は今日まで，それが提供できる可能性を実現していない。

　シンガー Singer (2002) は，グローバル化はいろいろな問題を含んでいるため，今日の国境に対して私たちがおいている道徳的な意味を再考せざるをえなくなっていると指摘している。私たちが，自分自身を世界というコミュニティのメンバーとして考え始めているのであれば，それは良いことかもしれない。シンガーは，考慮すべきドラマチックな事実を例として挙げている。ユニセフ (2001) は，2001年9月13日に，『世界子供白書』を発表した。それは，合衆国でテロリスト攻撃のあった9月11日の2日後のことであった。ユニセフのこの白書によると，その攻撃の日にも5歳以下の3万人近くの子どもが予防可能な原因で死亡していた。死亡の原因には，栄養失調，安全でない水，最低限度の医療さえ欠乏していることなどがある。この子どもの死者数は，テロリスト攻撃犠牲者数の約10倍にのぼる。しかし，ユニセフは，そのレポートの後に"雪崩"のように殺到した寄付金を受け取ることはなく，一方では，テロリスト攻撃の犠牲者のためには，民衆の訴えにより，被害後3か月で13億ドルが集まった。これらの事実は，国家のコミュニティとグローバルコミュニティを比較することに思いを向かせてくれる。さらには，テロリスト攻撃後に出現した民衆の例は，合衆国コミュニティを標的とした暴力に反応した並はずれた結束の例といえる。

　効果的な集団行動が必要なグローバルな論争についての考察を，ペリー Perry とグレゴリー Gregory (2007) は，専門職としての看護は，共通の利益に貢献するための社会的支持を得ているというロイの考えの引用から始めている。ペリーとグレゴリーは2つの主なアプローチを紹介している。1つは，グローバルな理解の基礎としての超越的多元主義であった。その目的は，ますますグローバル化する社会の平和的進化であった。超越的多元主義とは，多様な背景からなる人々の間に理解を築くような倫理的枠組みである。そのアプローチは異文化間の理解と社会正義を創造する。あらゆる単一の伝統を超えて，より高い霊的世界に進むことは，自分の所属する集団以外の，人々のあらゆる集団との関係を結ぶ基礎となる。2番めのアプローチは，環境についての知識をより広く開発しようとする看護師に向けたものであった。ロイ適応モデルの哲学的前提によると，環境はグローバルな生態系と定義されている。人は，私たちの惑星の物理的な統合と持続可能性に責任を負っている。ペリーとグレゴリーは，コミュニケーションとテクノロジーの発展により，地域においてと同様に，グローバルに考え行動することが可能になると述べている。

　人がコミュニティを形成するとき，自然に結合する傾向が生じる。これは集団

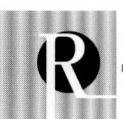

アイデンティティの予測可能なアウトカムであり，その傾向が強すぎなければ，個人や集団に確実な成果をもたらすことができる。結合性は，集団の特徴がメンバーを結びつける程度と定義されてきた。家族内では，結合力は，単に家族メンバーであることにもとづくとされた。しかし，集団の結合性は，メンバー間の好みやひきつける力，類似する規範や価値，目標の効果的追求，良好に機能する関係の維持などにもとづいている（Kimberly, 1997）。

　コミュニティの個々のメンバーは，メンバーと集団の間に存在する結びつきを享受する。そのコミュニティのなかでの支持と信頼，好意は個人の成長に貢献する。これは，敵意や不満，フラストレーションが生じるときでも存在する。結合は，そこを離れる圧力や影響があるときでも，コミュニティにとどまらせる"接着剤"と呼ばれてきた。コミュニティにとっての利益は，結合力をもつ集団は，集団の持続性や共通の目標へのコミットメントを望むことから，通常は移動を少なくし，参加を高めようとすることにある。結合は集団の規範を高め，規範は結合に貢献する。先に述べた移民センターは，有志者によるものであり，コミュニティの結合を活用して集団の適応を促進している。その集団には，構造とアイデンティティ，仲間意識，承認，明確な役割モデルがみられる。翻って，移民コミュニティもより大きな社会により多くの貢献をすることができる。

b．危機の超克

　集団の2つめの代償過程は，集団アイデンティティ過程の統合への課題に反応して安定器と変革器を作動させる，危機の超克である。個人と同じように集団も危機に直面するが，個人の場合と同様のいくつかの理論的理解が役に立つ。危機は通常のコーピング方略が機能しないときに起こる。個人レベルでの危機現象を理解するための初期の仕事のなかで，カプラン Caplan とカプラン Caplan（1993）は発達的危機と状況的危機の特徴を述べている。集団の危機をみるときにも，これと同様のアプローチが有効である。危機をどのように管理するかによってアウトカムが決まってくる。危機を超えることは，成長に導く適応代償過程といえる。

　集団が直面する発達段階と状況は，集団のタイプや目的によってさまざまである。ワーチェル Worchel（1996）は，活動している集団を観察して集団発達の1つのモデルを開発した。ワーチェルは，これらの段階は集団を基本とするあらゆる分析において重要なものとみている。このモデルの第1段階は，この期間は多くの場合，集団形成の基礎となることから，不満の段階と名づけられた。集団は作業チームなどの別の因子によってつくられることもあるが，集団形成の論点を検討する必要がある。集団メンバーは，最初は疎外を感じ，集団のなかで影響力のない無力さを感じる。そのため，参加度は低く，数人によって動かされる状態になることもある。第2段階は，突発的な出来事で始まる。例えば，職場集団のなかでの賃金が不公平であるという噂や，集団メンバーの1人による感情的爆発な

どで数多く起こることでもなく，計画的なものでもない。。その出来事により，多くの場合，共通の不満が表面化し，メンバー間に意味のある接触が始まる。集団発達の第3段階は，メンバーがその集団について定義し，集団メンバーを決定しようとするときに起こる。メンバーは，自分たちが"内部集団"であることを証明することに関心をもつようになる。この身元確認の時期には，長い間，集団を形成し，議論し，規範をつくる活動をしてきた集団活動の特徴が組み込まれる (Tuckman, 1965)。第4段階は，集団の生産性に関係する。この段階では，アイデンティティについての議論はあまりなく，集団は目標を設定し，その目標をいかに達成するかの計画に着手する。生産性の問題をめぐって情報処理が繰り返される。メンバーを技能と動機，リーダーシップによって区別することが争点となる。これは第5段階である個人の段階につながる。メンバーは自分たちの貢献を承認するよう要求し始め，平等ではなく公平にもとづく資源を求める。メンバーが自分のための機会を外部集団に探すことがあるので，集団は外部集団に対してより協力的な態度を示す。ペリーとグレゴリーは，第5段階は衰退の段階であると述べている。個人のニードに注意を払うようになると，集団は個々人にとっては重要ではなくなる。下位集団が形成され，権力闘争が起こる。その集団は新しい不満の時期，すなわち第1段階のほうへ押し流されていく。集団発達の段階をこのように一般化することにより，発達的危機によって危機を乗り越える機会が得られる可能性を示すことができる。

　危機を乗り越える例は，その集団について定義し，集団のメンバーを決定する第3段階にみることができる。集団は，集団の価値と目標を明らかにすることに時間を要する。あなたが，自分の勤めている病院の研究委員会の委員としよう。その集団は，それ自体なんらの実際的な目的や方向をもたない会とみなすかもしれない。その集団を解消するかどうかという疑問が生じてきた。そこで集団は会議を開いて，委員会はなぜ存在するのか，メンバーにとって何が重要か，委員会は何を達成したいのかを明らかにすることができる。これは集団アイデンティティに向けてのメンバーのコミットメントを強くする。さらには，その集団は新しいメンバーを採用するときだと判断するかもしれない。採用に必要なことが明らかになっていると，現在のメンバーと新しいメンバーの双方に役立つ。あなたは別のユニットから看護師を何人か，また研究経験の豊富な人材を1人か2人必要としているとする。その新しいメンバーは新たな視点や活力，技術，コミットメントを与えてくれる。投入されたものは集団全体のコミットメントに伝播するはずである。このように，アイデンティティに関する発達的危機はそれ自体が成長源となり，乗り越えられる。安定化の過程は，価値や目標を明瞭化する際に用いられることに注目しておきたい。変革の過程は新しいメンバーを得ようとするときに用いられる。

　チン (2008) は集団のなかにコミュニティを築くためのアプローチのなかで，葛藤の変換という論点を示した。これは，状況的危機を乗り越える一例である。チ

ンは，集団に葛藤が現れる前に葛藤の変換を予期できることを強調した。そして，集団は，物事が落ち着いているときに，3つの伝統にもとづくしっかりとした基礎を築くことを示唆した。これらの伝統は葛藤が生じたとき，葛藤を変換するための強固な基礎を築くとしている。指導者を一貫して交代させる集団では，個人はそれぞれ，指導者役割に関してはすでに支持されていると感じる。葛藤が生じると，だれもがリーダー役割を代わることができ，それまで中心にいた者は脇に退いて，自分自身の反応や行動に耳を傾けたり集中したりすることができる。第2に，物事の良否を見極める内省を経験することでコミュニケーション技能を高めることができ，集団に起こることに対する集団の責任に焦点を当てることができる。連帯責任という集団原則を，時間をかけて明瞭化していくと，葛藤を述べる際の拠りどころとなる。最後に，個人差に価値をおくことに努めてきた集団は，集団に生じる葛藤の危機を変換する強固な基礎をもつことになる。

　チン（2008）は，集団や個人が葛藤に気づくようになったら，彼らはそれに対処する必要があると指摘した。葛藤は無視できるものではなく，個人で処理できるものでもない。葛藤が集団に生じると，集団で葛藤を変換できるような集団反応が必要になる。各人が物事の良否を見極める内省に必要とされる枠組みの要点を述べる。例えば，"私は，……のようなとき（……について）……のように感じます……なので……したいと思います"のように表現される。メンバー全員の視点を交換することで，集団の理解につながる。このようなプロセスを経て視点を交換することにより，多くの可能性を引き出し，共通の基盤を明らかにするための洞察が得られる。これと同様の原則をオンラインの集団における葛藤にも適用できる。葛藤の初期のシグナルは見落としやすいかもしれないが，それに対処しないと，葛藤は集団に否定的な影響をおよぼす。先に述べたように，その集団が強固な基礎を築いていれば，チンの言うように，オンラインでのコミュニケーション形式は，葛藤を述べる理想的な方法ともいえる。人は送信ボタンを押す前に，応答について考えることができる。また人は，それぞれ応答はできるが，まず相手の応答をもらうまでは再度送信することはない。その集団は葛藤について話し合うのをやめる判断をするか，改めて始めることを決断するほうに向かうかもしれない。人は，何を学んだのか，また集団が葛藤を変換するなかでどのように成長したかを認識する。

3 関係のある人々（集団）の集団アイデンティティ様式の障害過程

　ロイ適応モデルでは，非効果的な代償過程が統合を取り戻さないと，障害過程が起こる。集団アイデンティティ様式では，障害過程は結果として集団の適応上の問題をひき起こす。これは，ほかの様式でも個人と集団の双方で生じる。適応

上の問題すなわち障害過程は，適応の第3段階である。集団アイデンティティのどの過程でも，またすべての過程で困難が生じる。ここでは集団アイデンティティ様式におけるその集団内での障害過程について，モラール（士気）の低下と外部集団のステレオタイプ化の2つの例について述べる。

a. モラール（士気）の低下

　モラールとは，簡単に言えば，自信や元気の良さ，生産性によって表される個人や集団の精神状態と定義される。集団におけるモラールの低下は，通常は結合に向かおうとすることへのチャレンジと，アイデンティティの共有と結合の過程での失敗から生じる。モラールの低下は，集団の目標や集団内の関係の維持にかかわる活動において集団のエネルギーが低いことで明らかになる。小さな問題に対する不満が倍加し，個人は私利私欲に逃れる。その集団メンバーはもはや認知的・感情的な指向性を共有することにエネルギーを注ごうとしなくなる。集団の目標や価値へのコミットメントは，積極性に欠けた密度の薄いものになる。集団のモラールを引き下げ，危険な展開に導く因子は多くみられる。アイデンティティの共有に関連すると考えられるあらゆる刺激の変化が，モラールの変化に関係する。集団への要求がそれを満たす供給源のないままに増大すると，フラストレーションから急速にモラールの低下に進んでしまう。距離を隔てたコミュニケーションの方法が部分的に変更されてしまうと，集団のモラールが次第に侵されていく。共通の研究上の関心について毎年会合をもってきた集団が旅費の財源を失うと，別の共有の方法では同じような喜びや生産性には至らないことに気づく。

　ほかの人々や集団の行動の変化を集団がどのように認識しているかについての話し合いのなかで，このことによりアイデンティティの共有の強化への努力につながることが明らかになった。管理部門によって予算削減のターゲットにされていることの認知に至った，ある部門の例が用いられた。この状況で，スタッフの3分の1に解雇が通知されるとその認知が現実のものとなったり，その問題をもつ集団があらゆる努力で対処しても無効だったりすると，結果としてモラールが低下しやすい。実際に変化が起こり，少ないスタッフに大きな仕事の負担が求められるようになると，モラール低下のサイクルは下向きを続けることになる。

　リーダーシップと，責任と説明義務がいかに配分されるかが，モラールの向上または低下の重要な因子となる。集団のモラールにもっとも甚大な被害をもたらすものの1つが，集団の目標に対する責任と説明義務を責任者が不公正に配分することである。あるユニットの看護師が常時負担の少ない患者を担当し，ユニットの会議には出席しないという場合，その状況を説明する，もしくは変えることに伴う憤りや無力さが集団全体のモラールを下げる。集団のだれにとっても悩みとなるのは，集団に相談もなくリーダーが目標を変更する状況である。ヘルスケア施設がより大きな企業に買収され，新たな指導者が回報でその施設の理念や使

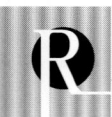

命を変えることを通知するというような場合に，多くの看護師はモラールの低下を経験してきた。モラールの低下から生じる問題は，あらゆる集団に現実的な脅威を与え，それがヘルスケアの環境で生じるときには，看護師の提供する患者ケアに確実に影響する。看護師はまた，職場環境で多くの変化が起こったことで生じたモラールの低下によって健康問題が悪化している多くの患者に出会うであろう。

b．外部集団のステレオタイプ化

　集団アイデンティティ様式において集団機能を妨げる適応上の問題をステレオタイプ化と呼ぶ。ステレオタイプというのは，人々の集団をある種の特徴と関連づける考え方であり，そのため，この考え方は個人の判断に影響を与える。ステレオタイプ化は，集団アイデンティティの過程では非効果的とされる。とくに，多様性に価値をおく集団のニードを侵害する。多様性はロイ適応モデルの前提では1つの価値とされている。この考えは，集団アイデンティティの過程と危機超克の代償過程とを関連づけて議論しているチン（2008）の著作にもみられる。社会のステレオタイプ化とそれによる差別や偏見の実例は，性や人種と関係するものである。

　ステレオタイプの形成は，人々が自分自身と他者を社会カテゴリーに分類する傾向に伴って始まる。ステレオタイプによって社会集団を便利に要約することができるが，一方で，カテゴリー内にある多様性を見過ごしたり，特定の個人についての誤った判断に導くなど，有害な影響をおよぼす。さらには，ステレオタイプは，差別と偏見の基礎となる。差別というのは，不当にも，外部集団のメンバーであるということを根拠として人に向けられる行動のことである。偏見は，集団のメンバーであることにもとづいて他者に向けられる否定的な感情のことをいう。この3つの概念の間には相互の結びつきがある。ステレオタイプは人に偏見をもたせ，差別の慣習はステレオタイプと偏見から起こりそれを支持し，偏見をもつ人は自分の感情を正当化するためにステレオタイプを用いる（Brehm & Kassin, 1996）。外部集団をステレオタイプ化する状況では，集団機能は非常に困難になる。この状況では，集団は集団に貢献できる能力や才能をもっている人を正しく認識できない。

　第15章で述べたように，社会では男性がより高い地位を占めていることから，男性優位，女性を下位とするステレオタイプが存続している（Eagly, 1987）。労働におけるこのような区別は，多くの因子（生物的，社会的，経済的，政治的）の産物といえる。そのため男性と女性は，職場で割り当てられた場所にふさわしい行動をする。違いは割り当てられた役割というより，その集団，つまり性に由来する。同様に，民族や人種についてのステレオタイプ，とくに合衆国のアフリカ系アメリカ人のステレオタイプについては多くの古典的な研究がある。1950年代から1980年代にかけての調査では，黒人の否定的なイメージが減少したとされてい

る (Dovidio & Gaertner, 1986)。しかし今日では，安全で，社会的に受け入れられる，合理化が容易な，微妙な形で表面化するある種の偏見を今日的人種差別と呼んでいる人がいる。これらの仮説によると，多くの人は人種的には相反する意見をもっている。一般には，人は自分は公正な見方をすると思いたがるが，ほかの人種集団を目の前にすると，まだまだ不安や不快を強く感じることがある (Hass, Katz, Rizzo, Bailey, & Moore, 1992)。この相反する思いは，多くの白人系アメリカ人が人種平等の原則を建て前にしているが，実際には異人種間の結婚や黒人の立候補者，人種を間接的に示す政策には反対するという事実をみても明らかである。

学校の人種差別廃止は，外部集団のステレオタイプ化に抵抗する重要な力になると予想された。この願望は交流仮説にもとづいていた。交流仮説とは，敵対する集団間での直接的な交流は，ある条件のもとでは偏見を減らすというものである。人種差別廃止が人種差別の問題を解決することができていないのは，集団間交流の重要な条件，すなわち身分の平等や個人的交流，共通の目標に到達するための必要性，集団間交流に有利な社会的規範が存在しなかったためである (Brehm & Kassin, 1996)。

外部集団のステレオタイプ化は社会的に浸透しており，個人の認知を歪めるので，個人としての人と交流する看護師は，ステレオタイプ化に対処する方法を見つける必要がある。次に，看護師はステレオタイプ化を減らすよう努め，他者のなかで集団効果が促進するようにする必要がある。ステレオタイプは暗黙のうちに無意識に生じるとする人もいれば，はっきりとした形で意識的に行われるとする人もいる。ブレーム Brehm とカッシン Kassin (1996) は，人は社会的カテゴリーによって，特定の人物を評価するような罠にはまる必要はない，つまり暗黙のうちに無意識に生じるステレオタイプを用いる必要はないと言っている。彼らは，人がステレオタイプを克服して，より個人の基盤に即して他者を判断することができるようになる3つの因子を見いだした研究を引用している (Fiske & Neuberg, 1990)。最初の因子は，他者についての個人情報の量に関係している。看護師はその人自身の語りに耳を傾け，他者が同様のことをできるように援助する立場にいる。第2の因子は，ステレオタイプ化された集団の個々のメンバーに注目するには，事実認識にもとづいた情報源を必要とすることである。人は多忙で時間に追われ，一個人のユニークな特性をはっきり思い描くことができないようなとき，既存のステレオタイプにもとづいて印象をつくりだしやすい。看護師は多忙であるが，あらゆる交流のなかで，その人個人に注目するということに絶えず価値をおくよう努めることができる。研究者がステレオタイプ化を減らす第3の因子として明らかにしているのは，動機である。人はだれかの印象を正確に描くことに強く動機づけられると，今までもっていた考えを脇におくようになる。よくあるのは，人が相互依存の関係にあるとき，または他者と競合しなければならないときである。しかし，看護師は看護を専門職として選択することで，ステ

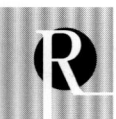

レオタイプ化を克服するための高い動機をもつことができる。

4 関係のある人々（集団）の集団アイデンティティ様式の看護過程

集団アイデンティティ様式では，家族，コミュニティ，社会といった関係システムに看護活動の焦点が当てられる。系統的な看護活動のためのロイ適応モデルの枠組みは，個人の看護ケアの枠組みに並行する。ここでは，ロイ適応モデルに応じて，看護過程の6つのステップについて述べ，さまざまな集団の例を示す。各々の実例は，常にさまざまな集団とかかわる看護師が経験する複雑な過程の一部に過ぎないことを承知してほしい。

a. 行動のアセスメント

集団アイデンティティ様式の第1段階のアセスメントでは，集団におけるアイデンティティの共有と家族結合に関する行動のアセスメントが行われる。アセスメントは直接の観察と集団内の人からの報告にもとづいて行われる。看護師はその集団の行動パターンをアセスメントする。アセスメントする領域は，集団の境界についての集団の共通した認識，共通する思考的・感情的な指向性，共通の目標と価値である。パターンをアセスメントするため，アセスメントは1回の観察や報告ではなく，時間をかけて行われる。集団はそれぞれ独自の構造と目的をもっており，それが集団を成り立たせている。チン（2008）の言う集団文化の上に築かれる集団のアイデンティティの共有をアセスメントするために，特別な努力が向けられる。家族結合をアセスメントするには，広範囲な家族アセスメントを行って，もっとも関連のある行動を記す必要がある。ここでも，焦点は家族行動のパターンである。

集団の境界の認知

アイデンティティの共有のパターンをアセスメントする際にとくに考慮すべきことは，その集団がメンバーと非メンバーとの境界をどのように設定しているかを理解することである。学校では，仕事集団には教員とほかのスタッフが含まれるのか。終身在職権をもつ教員と臨床教員を同じ集団とみなすのか。病院の管理者チームでは，各サービス部門の副部長が1つの集団をなしているのか，それとも看護の副部長は看護管理部門という独立した集団に含まれるのか。アイデンティティの共有の行動には，だれが内部者でだれが外部者であるかについての集団の共通理解が含まれる。

チン（2008）は，通常 PEACE の過程にもとづく集団はすべて，集団に加わるこ

とを望む者にはだれにも開放的であることが望ましいとする考えを示した。完全に開放的であると，ジレンマが生じるかもしれない。集団は新しい考えを取り入れて，集団内に多様性を組み込もうとする。しかし一方で，集団の課題を達成するには，効果的でなければならない。チンは，集団は，開放的であることは相対的なものであり，変化するものだとみていると指摘している。開放的か閉鎖的かの二者択一で考えるのではなく，集団の課題に変更が生じると，メンバーも変わる。これは，一時的なことかもしれないが，人が集団を去就する自然な流れを促進する。メンバーに空きが出るのはいつか，また新たな志願者にオリエンテーションを行い，集団のメンバーとして紹介するのはいつか，その時期を課題に責任を負っている集団が設定することになる。研究集団は，プロジェクトが完了するまで閉鎖集団のままかもしれない。これとは対照的に，研究委員会は年に2回新たなメンバーを受け入れることを決定するかもしれない。

思考的・感情的な指向性

集団メンバーが共通の思考的・感情的な指向性をもっているかどうかは，アイデンティティの共有の重要なエビデンスとなる。集団はどの指向性が集団にとって重要であるかを明らかにする。例えば，死刑制度を廃止する活動をしている集団は，その集団を支えるために，さまざまな考えをもつ人々を歓迎するだろう。人道主義や宗教を背景にもつ人がメンバーになるかもしれない。さらには，制度廃止の必要性に対する信念と，その目標に向かう精神的エネルギーは重要な共通の指向性となる。

チン（2008）は，PEACEの過程にもとづいて，集団の文化においてもっとも関連性のある認知的・情緒的指向性を表す意図と行為の一致を明らかにするための質問リストを作成した。このリストは，集団が同じ原理で築かれていれば，集団と個人をアセスメントするために用いることができ，修正も可能である。これには，次のような質問が含まれている（Chinn, 2008, p.13）。

- 私は自分の行っていることを知り，自分が知っていることを行っているか（実行）。
- 私は他者への愛情と尊敬を踏まえて自分自身の意思を表現しているか（エンパワメント）。
- 私は他者と自分自身を十分に知り，知っていることを自分たちの話し合いに取り入れているか（自覚）。
- 私はあらゆる人の意見，技術，貢献を尊重し，促進しているか（協力）。
- 私は他者，集団，そして自分自身の成長と変化を促す活動を望んでいるか（進化）。

目標と価値

集団アイデンティティの過程は，目標や価値に関係する行動パターンを直接

的・間接的に観察することでもアセスメントできる。集団の目標は，メンバーが合意する目標と簡潔に定義されている。キンバリー Kimberly（1997）は，目標と価値を関係づけている。そして，人は目標を自分の価値と関係づけられると集団の目標を受け入れると述べている。集団の目標は，個人の目標をより具体的なレベルで表したものといえる。集団は自らのアイデンティティの共有に欠かせない目標と価値を明らかにする。これは集団を集団として規定するものと，認知的・情緒的な指向性の共有にもとづいている。目標と価値により，目標達成のための行動が規定される。例えば，死刑制度を廃止する活動をしている集団は，集団のメンバーを，死刑の効果に関する研究の収集，政治家への働きかけ，メディアとの接触，公共教育などの活動に関与させるかもしれない。集団が共通する価値のもとでその集団の目標の到達に焦点を合わせるとき，アイデンティティの共有は強力なものになる。

チン（2008）は集団の行為を分析するなかで，パワーという概念を導入した。パワーとは，行為を起こすエネルギーとされる。しかしチンは，PEACE の集団のパワーと，通常理解されているパワーとを明確に区別している。社会は概ね，パワーとは序列的な考えを反映しているとみる。序列の文化においては，パワーは自分の意思を他者に押しつけることのできる能力とみなされる。操作され，統御されている人は多くの場合，絶えず変化しながら起こっていることを実感することはない。チンは，PEACE 内部にある創造し，生きるために必要なパワーは愛情というパワーから生じることを明らかにした。PEACE の原則の上に築かれた集団で価値あることとされるのは，他者そして地球と調和できる能力である。集団は一体となって目指す未来へと集合的なエネルギーを向けられるよう他者と一緒になる努力をする。この種のパワーを用いる方略は，看護師にはよく知られている。しかし，これは序列のパワーと鋭く対立するため，多くの場合パワーとして認識されることはない。これは多くの集団で，まだ一般的な行動様式とはなっていない。チンは，序列のパワーと団結のパワーを対比している。序列のパワーは，直線的な命令系統の上に成り立っており，階層ごとに責任がはっきりと分割されている。団結のパワーは，平等という横のネットワークのなかで，意思決定とその決定にもとづく行動の責任を共有する。それは思慮深さに価値をおき，集団内の多様性を統合することを重視する。このようなパワーは，集団全体に基本的な価値を生じさせる。このような相違を理解すると，パワーの利用に価値を示す集団の行為を評価することで，看護師は PEACE の原則にもとづく集団でのアイデンティティの共有過程に関する行動をアセスメントすることができる。このような洞察は，あらゆる集団の行動をアセスメントする際に役立つ。

家族の結合力の行動

集団アイデンティティをアセスメントするための行動のカテゴリーは，家族の結合に関しても用いることができる。さらに，家族のアセスメントに関しては多

表18-1 家族の結合力のアセスメント

特徴	家族行動のアセスメントの焦点
構造	・家族のメンバーはだれか。 ・家事や買い物，修理などの日常の仕事はだれが行うのか。 ・子どもの養育の責任はどのように分担されているか。 ・家庭の外で働くのはどの家族メンバーか。 ・一緒に過ごすスペースと1人で過ごすスペースがどのくらいあるか。
機能	・日々の決め事やヘルスケアのような大きな決め事は，家族のなかでどのように行われるのか。 ・子ども，ヘルスケア，退職などに関係する家族の短期・長期目標は何か。 ・役割の変化には柔軟性があるか。
関係性	・愛情，尊敬，忠実さはどのように表されるか。 ・家族集団内部で，メンバーは理解，支持，交わりを感じているか。 ・集団としての家族の境界やメンバー間の境界ははっきりしているか。 ・個人のニードや家族のニードは尊重されているか。 ・家族はストレスの下で団結しているか。
一貫性	・どのような歴史や伝統が重要か。 ・どのような道徳的・倫理的価値を共有しているか。 ・どのような文化的信念が重要か。

くの文献がある。ここでは，とくに家族の結合力に焦点を当てる。家族の結合力をアセスメントするには，家族というまとまりについて，時間をかけて観察する必要がある。表18-1には，家族の結合力を示すいくつかの特徴とその各々についての行動のアセスメントの焦点を示してある。重要なことは，アセスメントの順序と深さはその状況によるという点である。看護師がどのような質問をするかは家族との関係による。このリストは一般的なガイドラインとなる。

b. 刺激のアセスメント

アセスメントの第2段階は，集団アイデンティティと家族の結合力に関係する影響因子，すなわち刺激を確定することである。集団アイデンティティに影響する因子を知ることは，看護ケアの計画に重要である。その集団に何が影響しているかがわかれば，看護師は難題に対処するために家族とともに計画を立てることができる。集団を研究するための行動的交流モデル（Rabbie & Lodewijkx, 1996）にもとづいて，集団のアイデンティティの共有に影響する刺激を選び，それについて述べることにする。すなわち，要求と距離，外部社会環境，リーダーシップと責任について述べる。個人のアセスメントのように，因子をアセスメントする順序，収集するデータの種類は，集団のタイプに応じて異なる。

要求と距離

　要求とは，集団が解決するために提起した問題である。距離は，集団が直接的な相互作用をもっているか否かを示す。ある状況が刺激となって，その状況内の共通する関心にもとづいて集団を形成することが多い。合衆国のヘルスケアシステムでは，営利目的の事業が参入してきたことで，ケアの質に関心をもつ医師や看護師が特別の集団をつくり上げた。1960年代の合衆国では公民権運動やこの問題に取り組む多くの集団の出現は，人種差別の現実やはっきりしない形で広がる人種的偏見と狭量さに対して起こった反応であった。家族は常に，食べ物，衣類，避難場所，安全，ヘルスケアといった基本的ニードの供給など差し迫った要求に直面している。家族集団の性質から，1人のメンバーが直面する難題は，家族メンバー全員にとっての要求となる。これには，翌日歴史の試験を受ける子どものように簡単なこともあれば，仕事を失う人や，はっきりしない結果にもとづいて医学診断を受ける人のように甚大な被害につながることもある。

　集団の行為は直接的な相互作用に依存することが多い。例えば，チン（2008）の述べるPEACE集団は一般に，少なくともある期間，互いに物理的に居合わせているメンバーから成っている。しかし今日では，ビデオ会議やインターネットでのコミュニケーションが集団の相互作用の定義を変えている。集団メンバー間の距離と，その距離に集団がどのように橋を架けるかは，アイデンティティの共有にとって重要な刺激である。チンはまた，インターネットで交わる集団の有効性が増していることについて述べている。同様の社会カテゴリーにいる個人は，外部の要求に応じて互いに自分の行動を調整できることを示した著者もいる（Rabbie & Lodewijkx, 1996）。北米のユダヤ人コミュニティは，50年以上前にイスラエルという新たな国家を経済的・道徳的に支持する集団として活動した。今日，合衆国の多くの家族では，1人またはそれ以上のメンバーが，繰り返される軍隊の配備のために家から離れ危険な事態に直面している。これは家族の結合力に対する並みはずれたストレスとなっている。

外部社会環境

　外部社会環境とは，集団が相互作用をもつ外部の人々や集団の行動にみられる変化に対する集団の認知である。ヘルスケア施設のある部門が，施設経営者から予算削減のターゲットにされていることを知った場合，これはその部門のメンバーがアイデンティティの共有を強化するための強力な外的刺激となる。この部門のスタッフはその状況に対する共通の認知を得る方略を考え，信念と感情を共有しようとするだろう。このような相互作用にもとづいて，彼らは共有の目標と価値を生み出すであろう。

　外部社会環境に関係して，チン（2008）は，序列的構造をもつ既存の集団にPEACEの過程を導入するときに直面する難題について述べている。構造を変換させる可能性は大きいが，集団は通常どおりに物事が進むことを期待するので，

難題の変換には，そのことに打ち勝つ必要がある。チンは，人の自由な選択に意識的に価値をおくような変化を導入する集団によって，発端が起こされると示唆している。集団は次に出発点として1つのPEACEの過程に注目し，これを選択する。例えば，先に触れた団結のパワーは，一定の中心として機能し，これによって集団は人それぞれがもたらす異なる視点を積極的に理解しようとする。1人ひとりにたびたび発言の機会を与えると，会議の予定が押し詰まり，葛藤が生じてしまう。しかし，集団メンバーは徐々に，他者が何を考えているのかを聞こうとするようになる。チンは，変化は遅々として目に見えてこないかもしれないが，施設の外に集団をつくるようにすると，施設に変化を起こす努力を支えるものとして役立つだろうと述べている。看護師は対立する価値構造に対応することには慣れているが，変化を起こす方法にはそれほど長けていない。チンの研究から，いくつかの選択肢を得ることができる。

　家族は，自分たちに対する他者の反応によって，常に変化を理解している。同性の両親をもつ家族にとっては，同性愛者同士の結婚や子どもの養子縁組についての意見の対立は重要な影響因子となるだろう。公開の話し合いを行うと，その家族を知る人の反応の変化を刺激することができる。これは家族の結合力のための重要な機会となる。

リーダーシップと責任

　集団の過程と構造に関しては，集団の権力構造はどのように生まれるのかについての文献が多く，この構造の集団行動におよぼす効果が探究されている。したがって，集団アイデンティティに影響を与える因子をアセスメントする際には，権力の問題を考慮することが重要である。先に述べたように，目標と価値が集団の行為を決定する。目標に到達するには，ある仕事の領域を新たにつくり出す必要がある。会議を開くといった単純な集団行為においてさえも，会議の場所を確保する者，通知を出す者，会議の議事録をとる者が必要になる。集団の過程の理論家のなかには，その集団で人が何をするかにもとづいて，地位というものが生じるとする人がいる。地位によっては，目標の達成に直接関係したり，他者の目標指向活動の調整にかかわることで，権力をもつ地位となる場合もある（Kimberly, 1997）。集団は，目標の再設定，規範の構築，集団内での人の地位の変更，新たなメンバーへの地位の配分といった活動に関して権力者がもっている裁量権に制限を加える。権力者は集団の目標や価値にもとづいてさまざまに活動するが，集団に現れるリーダーシップや責任のパターンは，アイデンティティの共有や家族の結合力に明らかな影響をおよぼす。

　チン（2008）はPEACEの集団についての研究のなかで，リーダーシップと責任を輪番制にすることを推奨した。リーダーシップを輪番制にする過程には，会合ごとにリーダーを変えるということ以上の意味がある。チンによれば，輪番制の過程では，リーダーシップ，課題，意思決定における権利と責任を，集団メン

バーに交互に担当させる。会議は招集者によって開始されるとしても，その後は，だれであろうと話をする人がリーダーである。発言者は，次に発言する準備ができていると思われる人を指名することで，リーダーシップを簡単に譲ることができる。討議の間，各人は他者の発言内容について自分の考えやアイディアをメモする。集団は人々の発言内容を注意して聴き，発言を望む場合は，その意思を示す前に，その人が自分の考えを完全にまとめるまで待つようにする。各人がメモをとるようにすると，リーダーシップの交替の過程が容易になり，ほかの人が話している間に自分自身の考えを見失わないようにするためのツールとなる。これは集団における経験についての個人的な記録となる。集団の目標にもとづいて，会議の内容を記録する人が，少なくとも1人は必要かもしれない。PEACEの集団は，時に課題を担う集団に対する責任を交替で担うことがある。この集団は，課題を担う集団の責任を定め，集団全体の目標と価値に沿って，その集団が課題を達成できるような指針を与える。その課題を担う集団は，次に，より大きな集団にその役割を戻すために説明をする責任がある。

　一般に家族は時間をかけ，さまざまな段階を経て，結合していく。権力は，構造と機能，関係性のパターンの発達にしたがって育つように思われる。しかし，場合によっては，権力構造には目に見えるものと目に見えないものがある。第1段階のアセスメントで述べたように，家族のなかでどのように意思決定がなされるのかを知ることが重要である。この過程は，リーダーシップ，とくに権力がどのように分配されるかに影響されると思われる。集団の行動と刺激をアセスメントするのは1つの技能であり，それは集団の過程を理解する看護師の知識や経験が深まるにつれて高まっていく。看護と関連領域，とくに社会心理学，組織的行動，家族研究には重要な文献があり，看護師の知識や経験の発達を促進する。

C. 看護診断

　看護師が集団に対して活動するとき，集団のメンバーは看護過程を通して関係をもつ。メンバーはそれぞれ，看護過程の各々のステップに積極的に参加し，計画を実行する際にはさらに深いかかわりをする。協働作業を進めていくうちに，計画は集団に支持されるようになる。このようにして，計画はアウトカムに達する効果的なものになる。ロイ適応モデルでは，看護診断は2つの基本的アプローチを用いる。1つの方法では，影響する刺激を伴う行動を述べ，2つめの方法では，関連する刺激を伴う要約のラベルを用いる。この両方のアプローチで，診断は行動と刺激を注意深くアセスメントことを基本とする。集団アイデンティティ様式の適応レベルをアセスメントするときは，安定器と変革器の有効性が重要である。集団システムが難題に直面するとき，強化を必要とする代償過程が始動するだろうか。障害過程が存在する場合は，それは看護にとって優先事項となる。

　ロイ適応モデルにおける集団アイデンティティ様式の診断カテゴリーに用いる

第 18 章　関係のある人々（集団）の集団アイデンティティ様式

表 18-2　集団アイデンティティ様式の看護診断カテゴリー

適応の指標	一般的な適応上の問題	NANDA-Iの看護診断名
・効果的な人間関係 ・支持的環境と文化 ・目標と価値の共有 ・期待の共有 ・他者の立場からの自己の表現 ・行動を起こすことの価値 ・理解と支持 ・リーダーシップの共有 ・モラールの高揚 ・役割の柔軟性 ・危機のなかでの団結	・非効果的な人間関係 ・価値の葛藤 ・抑圧的文化 ・モラールの低下 ・外部集団のステレオタイプ化 ・虐待関係	・家族コーピング促進準備状態 ・家族コーピング妥協化 ・家族コーピング無力化 ・暴力リスク状態：対他者

要約ラベルは，表 18-2 のように，NANDA インターナショナル（NANDA-I）（NANDA International, 2007）が承認した看護診断ラベルと関係している。明確な適応の指標として明らかにされたものは，効果的な人間関係，支持的な環境と文化，目標と価値の共有，期待の共有，他者の立場からの自己表現，行動を起こすことの価値，理解と支持，リーダーシップの共有，モラールの高揚，役割の柔軟性，危機のなかでの団結である。集団アイデンティティにとって一般に繰り返される適応上の問題は，非効果的な人間関係，価値の葛藤，抑圧的文化，モラールの低下，外部集団のステレオタイプ化，虐待関係である。

　ここで，看護過程の議論を続けるために，第 4 章で最初に紹介し，第 14 章で述べたローブルス一家のケーススタディに戻ろう。Box 18-1 は，ローブルス一家の略歴と最新情報を示している。この家族は，変化する要求を満たす柔軟性に根ざすと同時に，強固な価値と関係性の共有に根ざした，強い家族結合力を示す経過をもっていた。しかし最近，学校看護師はシルビアの家庭教師からローブルス一家を訪問するよう依頼された。その教師は看護師に，シルビアの成績が低下していること，異なる指導方法を試みるとその子どもは手に負えなくなると感じることを報告した。家庭訪問で，学校看護師はすぐに，その家族が別の難題に直面していることに気づく。これらは，この発達段階であらゆる家族が直面することに似ている。しかし環境によっては，その反応はより困難なものになる。

　ローブルス夫人は，シルビアを宿題に集中させるのが難しいと報告している。シルビアはビデオゲームをしたいのである。ローブルス夫人はシルビアを厳しくしつけることに相反する感情をもっている。彼女は娘にできるだけほかの子どものようにあってほしいと思っているが，時には，障害をもつ子どもには楽しいと思うことをさせるほうがよいのではないかと思うことがある。アンソニーは高校のフットボールチームにいて，ルカは最近，マーチングバンドに入った。この 2 人は，両親に学校の行事にもっと参加してもらいたいと思っている。看護師は数分間シルビアと話し，その思春期直前の子どもは，宿題をすることでではなく，彼

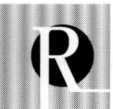

第 3 部　関係のある人々（集団）の適応様式

Box 18-1　ローブルス一家の経歴

　家族は，両親であるローブルスさんとその夫人，3 人の子どもである。近親の拡大家族には，子どもの母方の祖母と 2 人のいとこがいる。2 歳の娘シルビアは，自動車事故で重度の脊椎損傷を負い，長期の入院治療の後，人工呼吸器をつけて自宅に戻ってきた。このときアンソニーは 6 歳，ルカは 3 歳であった。このメキシコ系アメリカ人の家族は，家族に強い文化的価値をおいている。夫のローブルスさんの収入は良く，家族は四肢麻痺のある子どものニードに合わせて，家を改造することができた。シルビアが戻って約 6 か月後，ローブルス夫人は，息子たちに母親らしいことをしてやることができていないと感じ，陰うつな思いを抱いていた。それぞれの子どもにより注意が向けられるように，シルビアのケアに費やす時間を変えることを決めた。この変更はうまく機能し，批判的であった拡大家族のメンバーは，再び支持的になった。

　私たちは，シルビアの 12 歳の誕生日の前に，ローブルス一家を再度訪問した。彼女のきょうだいは 16 歳と 13 歳になっていた。母方の祖母は死亡し，いとこのうちの 1 人は離婚し，この家族とのかかわりが少なくなっていた。シルビアは身体的にはうまくいっており，肺炎による入院が 1 回あるのみであった。彼女はコンピューターを目の動きでコントロールする方法を学習し，学校では彼女の成績を維持することができた。ローブルス夫人は，自分の母親を失い，まだ悲しみが続いていたが，一緒に家族を守ることができることに満足を感じていた。夫のローブルスさんはまだ良好な収入を得ているが，別の会社でより高い収入を得る地位につく機会を取り下げた。これは，健康保険が変わると，それ以前にシルビアに起こった神経損傷をカバーしなくなるので，大変なことになるだろうという理由で家族が決定したことであった。

女だけができる方法で，自分の独立心を伝えたいと思っているとの直感を得た。ローブルス夫人は，家族全員がちょっと落ち込んでいるようだと報告している。夫と息子たちは，教師とローブルス夫人がシルビアのことで苦労していることを知っているが，彼らはそのことを口にしようとは思っていない。看護師は家族会議を提案する。全員のスケジュールの調整には労力を要するが，最終的には時間は調整できる。

　看護師はその家族のために 2 つの一時的な診断をして会議に臨む。その 1 つは，「価値と目標を維持するための強い民族的伝統と集団責任にもとづく価値と目標の共有」である。もう 1 つは，「子どもたちの発達上のニードと外部支持の減少という状況の下での葛藤に関係するモラールの低下」である。先に述べたように，集団にとっての主な刺激は，彼らが直面する要求，つまり，彼らが解決すべき問題である。現在の状況は，取り組むべき問題があることを示している。さらには，家族にとっての祖母の喪失は，全員が痛切に感じることであり，いとこが離れたことで全体の家族サポートが縮小している。結果としてのエネルギーの欠乏が，家族の通常の効果的な集団決定を妨げている。家族会議では，看護師は自分の観察したことを看護診断の形で，家族と一緒に確認できるような計画を立てた。彼女は目標を設定する方向に進むことを願った。しかし，家族のそれぞれが自分の考えや感情を表出するには時間が必要なことに彼女は気づく。看護師は家族全員が話すことのできる機会と，シルビアを含むだれもが貢献する機会を与える。ルカはもっとも非協力的で，一度しか発言せず，何度か文句を言う。そのため，会議の終了までに，看護師は最初の診断を確認し，目標と価値の共有という表現を

見直す必要があることを述べる。全員が彼女の2つめの診断を素早く確認した。しばらくそれぞれから話を聞いた後で，看護師はその家族のことを個人的にも，集団としても前よりよくわかるようになったと感じる。彼女はケアを計画する過程の次のステップ，目標の設定に進むために，別の家族会議を予定する。

d．目標の設定

　看護過程全体を通して，看護師は行動あるいはその行動に影響している刺激，またはその両方に注目する。看護診断には，行動と刺激の要約が述べられるが，目標の設定では，行動に焦点がおかれる。各々の目標には，あるべき行動が示される。集団アイデンティティ様式では，行動のパターンに注目する。ローブルス一家にとって，最初の主な行動パターンは，目標と価値の共有である。彼らは現状では，自分たちの目標と価値を見直すこと，そしてそれを期待の共有の方向に広げることが重要と判断する。看護師は，焦点となる行動，期待する変化，目標に達するための時間枠を彼らが述べられるように援助する。彼らは，「2週間後の看護師との次の会議までに，個人的ニードと家族のニードを考慮した，目標，価値，期待を書き記す」という目標を設定した。シルビアは，書記として，コンピューターで目標を打ち込むことを引き受け，ルカはそれをまとめると言っている。2番目の目標は，集団のモラールの低下に焦点化している。ローブルス一家は，「集団としての持続的な成長のための努力を互いに快く感じることができるように価値，目標，期待を見直す企画を立てる」という目標を設定する。その目標に示されるのは，「2週間後に，家族メンバーは，集団は励まされて努力しているように感じると報告する」である。看護師が去る前に，夫のローブルスさんは「あなたが私たちを航路に戻してくれたので，とても気分がすっきりした」と表現する。最初の目標のアウトカムは書き記すことであるが，2番目の目標のアウトカムは，励ましの言葉と，とくに肯定的な感情を共有することによるモラールの変化である。

e．介入

　ロイ適応モデルによる看護過程の介入のステップでは，看護師は目標の中心である行動に影響する刺激に焦点を当てる。刺激の管理が介入の焦点である。これは刺激の変容，増加，減少，除去，または維持に関係する。同時に，看護師は代償過程を強化するためにその集団が効果的なコーピング方略を用いることができるように援助する。適応の診断と適応上の問題の双方にとって適応を助ける集団過程に影響する刺激について検討することは，目標に到達するための介入を見いだすことに役立つ。ローブルス一家のケースでは，家族がアイデンティティの統合に到達し，それを維持することに役立つ。幾分異なる言葉を用いているが，看護師はこの家族がいかにうまく危機を乗り超えているか，つまり代償過程を進ん

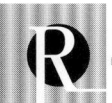

でいるかを頻回に指摘している。彼女はその家族に対する彼女自身の賞賛と希望の感情をとても忠実に示している。

　目標，価値，期待を書き記すという目標には，そのための介入が含まれ，家族の強さが活用される。それぞれが自分自身と家族のための期待を表明する。シルビアに書記をしてもらうことで，介入の焦点は家族が一室に集まることになる。これにより，だれもが責任をもち，関与できるようになる。ルカは変化について合意されたものだけが最終的なリストにあるかどうかを常にチェックしている。2番目の目標では，刺激は一部子どもたちの発達のニードに関係している。これらは，最初の目標のための介入に明らかにされている。看護師は外部からの支持の減少を指摘し，家族に新たな支持源を探すように勧めた。ローブルス夫人はしばらく会っていないいとこに電話をかけることを決め，夫のローブルスさんは仕事に関係するある長期の計画をチェックし始めた。

f．評価

　評価は看護過程の最終ステップで，集団の適応行動に関する看護介入の効果をみることを意味する。看護師は目標に述べた行動が達成されたかどうかを判断する。行動が述べられた目標に一致するようであれば，看護介入は効果的といえる。目標が達成されていない場合は，看護師はそれに代わる介入またはアプローチを見つける。そのためには，行動と刺激を再度アセスメントする必要がある。看護過程のほかのステップは，新たなデータにもとづいて継続される。

　看護師が次回のローブルス一家の会議に参加するとき，短期目標が満たされつつあり，家族は今では長期目標についても考えていることに気づく。彼らは，全員が修正された目標，価値，期待のリストに取り組むのは楽しかったと述べた。期待については対立するものがあるため，合意に至るには問題が生じたが，リストにあるすべての期待から離れ，2つの対立する期待について考慮する方法を見つけることに同意した。ここでの1つの対立は，息子たちが両親に学園祭のフットボールの試合に来てくれることを期待することだった。同時に，シルビアは，両親のどちらかが毎夜，彼女の宿題を手伝ってくれることを期待する。過去2週間でのシルビアの宿題に伴う唯一の問題は，勉強しなければならないとき，両親に毎夜宿題を助けてもらうということをやめ，部屋で静かにしてもらうことであった。彼女はビデオゲームのことは完全に忘れていた。

　支持源を追加することに関しては，2つの大きな進展があった。ローブルス夫人は彼女のいとこの長女が看護で2つめの学位をとる準備をしていることを知った。彼女は社会学の学士号をもっているが，その領域で大学院の学位を取るつもりはなかった。彼女の母親がシルビアのことをよく話すので，看護のことを考えるようになり，彼女は学士号取得後学生のためのプログラムを見つけた。現在彼女は，コミュニティカレッジで看護必須科目を履修している。彼女はシルビアの

ケアについて熱心に学習し，ローブルス夫人のためにレスパイトケアを提供できる。また彼女は自分より年下の"いとこの女の子"のことを知ることに精力的である。

さらに，夫のローブルスさんはときどき職場で彼の上司と対話していた。彼は，家族の希望が早急に高まることには用心した。しかし，再度希望をもって調べてみると，昇進することがより確実と思えるようになってきた。昇進すると，レベルの高い管理を行うことが多くなり，日々の些細な監督業務は減ることになるだろう。これにより柔軟なスケジュールとなる可能性がある。また新しい地位は，株式売買権を得ることにも関与する。彼は数字を扱う仕事をしてきていたので，その株はシルビアとほぼ同じ比率で成熟するだろうと感じた。家族全体が，シルビアが大人になるときのための，その長期計画の可能性に興奮した。夫のローブルスさんは，シルビアが自分のケア提供者をもてるように，同じ敷地にシルビアの家を建てることを提案した。これは彼女が自立した成人となるための1つの方法である。看護師はローブルス一家をさらに賞賛し，去った。彼らはまだ多くの問題に直面しているが，結合力をもつ家族システムの力強さを維持していた。

5 要約

この章では，集団アイデンティティ様式について述べた。集団のアイデンティティ統合のための2つの主な過程，アイデンティティの共有と家族の結合力を取り上げ，これについて述べた。代償過程である，コミュニティの結合と危機の超克について探究した。障害過程の例としては，モラールの低下と外部集団のステレオタイプ化について述べた。より多くの統合・代償・障害過程が集団アイデンティティに関係しているが，現時点で完了している理論的著述についても説明した。集団アイデンティティのアセスメントに関連する行動と刺激を概説することで，看護過程について説明した。その後の看護診断，目標設定，介入，評価のステップについて，この章の初めに紹介したケーススタディを用いて述べた。

(訳＝松尾ミヨ子)

応用問題

1. あなたが所属する集団を選択し，関係，目標，価値の共有，その社会的ミリュ（環境）と文化，集団の自己イメージ，目標到達のための共同責任について明らかにしなさい。

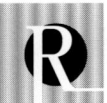

2. あなたが述べた領域のなかから1つ選択し，その領域にあるあなたの集団にとってもっとも関連のある行動と刺激を明らかにしなさい。

理解度の評価

[問題]

1. 集団アイデンティティ様式にとって根元的な基本となるニードは，_____である。集団アイデンティティ様式の下位領域は(a)_____と(b)_____であり，それは内部に存在し，それ自体の(1)_____と(2)_____をつくりだす。

2. 集団アイデンティティの行動をアセスメントするための以下の項目を埋めなさい。

    アセスメントのためのパターンの領域　　考えられる集団行動の例
    a. _____　　　　　　　　　　　a.1. _____
    　　　　　　　　　　　　　　　　　　a.2. _____
    b. _____　　　　　　　　　　　b.1. _____
    　　　　　　　　　　　　　　　　　　b.2. _____
    c. _____　　　　　　　　　　　c.1. _____
    　　　　　　　　　　　　　　　　　　c.2. _____

3. 家族の結合力の行動をアセスメントするための以下の項目を埋めなさい。

    特徴　　　　　　　　　　　　　　　　アセスメントの焦点となる2つのサンプル
    a. _____　　　　　　　　　　　a.1. _____
    　　　　　　　　　　　　　　　　　　a.2. _____
    b. _____　　　　　　　　　　　b.1. _____
    　　　　　　　　　　　　　　　　　　b.2. _____
    c. _____　　　　　　　　　　　c.1. _____
    　　　　　　　　　　　　　　　　　　c.2. _____
    d. _____　　　　　　　　　　　d.1. _____
    　　　　　　　　　　　　　　　　　　d.2. _____

4. 共有する集団アイデンティティにとっての以下のそれぞれの刺激について，選択した集団のいずれかで，あなたが理解している例を示しなさい。
    (a) 要求と距離_____
    (b) 外部の社会的ミリュ（環境）_____
    (c) リーダーシップと責任_____

5. 以下のどれが集団アイデンティティに関係する代償過程と考えられるか。
    (a) 同様の身体的特徴をもつ仲間を選ぶという人の傾向
    (b) 移民集団の結合
    (c) 決定についての長引く，互いに矛盾する感情
    (d) 災害の間に流出する民衆
    (e) 集団とそのメンバー権の再定義

6. 以下の要素に関係する集団統合の1つの障害過程を明らかにしなさい。
   (a) 集団の自己イメージ＿＿＿＿＿＿＿＿＿＿＿
   (b) 目標と価値の共有＿＿＿＿＿＿＿＿＿＿＿

[**解答**]

1. アイデンティティの統合
   (a) 集団の自己イメージ
   (b) 目標，価値，責任の共有
       (1) 社会的ミリュ（環境）
       (2) 文化
2. a. 集団境界の共通する認識
      a.1. 集団メンバーを開放的に決定する。
      a.2. 職場の層化
   b. 共通の思考と感情の方向づけ
      b.1. 集団にとってどの方向づけが重要かを確認する。
      b.2. メンバー間の協力
   c. 目標と価値の共有
      c.1. アイデンティティの共有
      c.2. 目標への到達
3. a. 団結
      a.1. ほかのメンバーへの忠誠
      a.2. コミュニティの感覚
   b. 境界
      b.1. 家族外の関係のなかでの能力
      b.2. 他の家族メンバーへの/からの尊敬
   c. 結合の歴史
      c.1. 正直さの表出と表現の自由
      c.2. メンバー間の相互の尊敬
   d. 文化
      d.1. 集団に特有の世界観
      d.2. 集団の信念のための崇拝
4. a. 旅費の財源の喪失
   b. 部門内の予算削減
   c. 責任と説明義務のリーダーによる不公平な配分
5. b，d，e
6. a. 非効果的な人間関係
   b. 価値の葛藤

●文献

Bowen, M. (1978). *Family therapy in clinical practice*. New York: Aronson.
Brehm, S. S., & Kassin, S. M. (1996). *Social psychology* (3rd ed.). Boston: Houghton Mifflin.
Brown, R., & Capozza, D. (Eds.). (2000). *Social identity processes: Trends in theory and research*. Thousand Oaks, CA: Sage Publications.
Caplan, G., & Caplan, R. (1993). *Mental health consultation and collaboration*. San Francisco:

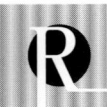

Jossey-Bass.

Chinn, P. L. (2008). *Peace and power: Creative leadership for building community* (7th ed.). Sudbury, MA: Jones and Bartlett.

Derber, C. (2004). *The Wilding of America: Money, mayhem, and the new American dream* (3rd ed.). New York: Worth.

Dovidio, J. F., & Gaertner, S. L. (Eds.). (1986). *Prejudice, discrimination, and racism: Theory and research*. Orlando, FL: Academic Press.

Eagly, A. H. (1987). *Sex differences in social behavior: A social-role interpretation*. Hillsdale, NJ: Erlbaum.

Fiske, A. P. (1991). *The structures of social life*. New York: Free Press.

Fiske, S. T., & Neuberg, S. L. (1990). A continuum of impression formation from category-based to individuating processes: Influences of information and motivation on attention and interpretation. In M. P. Zanna (Ed.), *Advances in experimental social psychology* (pp.1-74). New York: Academic Press.

[*1] Hanson, J. (1984). The family. In C. Roy (Ed.), *Introduction to nursing: An adaptation model* (pp.519-533). Englewood Cliffs, NJ: Prentice-Hall.

Hass, R. G., Katz, I., Rizzo, N., Bailey, J., & Moore, L. (1992). When racial ambivalence evokes negative affect, using a disguised measure of mood. *Personality and Social Psychology Bulletin, 18*, 786-797.

Kimberly, J. C. (1997). *Group processes and structures: A theoretical integration*. Lanham, MD: University Press of America.

Lewin, K. (1948). *Resolving social conflicts*. New York: Harper & Row.

[*2] NANDA International. (2007). *Nursing diagnoses: Definitions & classification, 2007-2008*. Philadelphia: NANDA-I.

Pender, N. J., Murdaugh, C. L., & Parsons, M. A. (2002). *Health promotion in nursing practice* (4th ed.). Upper Saddle River, NJ: Prentice-Hall.

Perry, D. J., & Gregory, K. E. (2007). Global applications of the cosmic imperative for nursing knowledge development. In C. A. Roy & D. A. Jones (Eds.), *Nursing knowledge development and clinical practice* (pp.315-326). New York: Springer.

Rabbie, J. M., & Lodewijkx, H. F. M. (1996). A behavioral interaction model: Toward an integrative theoretical framework for studying intra- and intergroups dynamics. In E. Witte & J. H. Davis (Eds.), *Understanding group behavior: Small group processes and interpersonal relations* (Vol. 2, pp.255-294). Mahwah, NJ: Erlbaum.

Roy, C. (1983). Roy Adaptation Model and application to the expectant family and the family in primary care. In J. Clements & F. Roberts (Eds), *Family health: A theoretical approach to nursing care* (pp.255-278, 298-304, 375-378). New York: John Wiley and Sons.

Roy, C. (1984). The Roy Adaptation Model in nursing: Applications in community health nursing. In M. K. Asay & C. C. Assler (Eds.), *Proceedings of the eighth annual community nursing conference*. Chapel Hill, NC: University of North Carolina.

Roy, C., & Anway, J. (1989). Roy's Adaptation Model: Theories and propositions for administration. In B. Henry, C. Arndt, M. DiVicenti, & G. Marriner-Tomey (Eds.), *Dimensions and issues of nursing administration*. St. Louis, MO: The C. V. Mosby Co.

Satir, V. (1991). *The Satir model: Family therapy and beyond*. Palo Alto, CA: Science and Behavior Books.

[*3] Singer, P. (2002). *One world: The ethics of globalization* (2nd ed.). New Haven, CT: Yale University Press.

Stangor, C., & Lange, J. (1994). Mental representation of social groups: Advances in understanding stereotypes and stereotyping. *Advances in Experimental Social Psychology, 26*, 357-416.

Tajfel, H., & Turner, J. (1979). An integrative theory of intergroup conflict. In W. G. Austin & S. Worchel (Eds.), *The social psychology of intergroup relations* (pp.33-47). Monterey, CA: Brooks/Cole.

[*4] Tolstoy, L. (1961). Anna Karenina. (D. Margarshack, Trans.) New York: New American Library. (Original work published between 1873-1877.)

Tuckman, B. W. (1965). Developmental sequences in small groups. *Psychological Bulletin, 63*, 384-399.

UNICEF's The State of the World's Children. (2001). Retrieved January 22, 2008, from http://www.unicef.org/sowc02/

U. S. Department of Health and Human Services (USDHHS). (2000). *Healthy people 2010* (2nd ed.). Washington, DC: U. S. Government Printing Office.

Worchel, S. (1996). Emphasizing the social nature of groups in a developmental framework. In J. L. Nye & A. M. Brower (Eds.), *What's social about social cognition? Research on socially shared cognition in small groups* (pp.261-281). Thousand Oaks, CA: Sage Publishing.

●邦訳のある文献

1) 片岡万里訳：家族，松木光子監訳『ロイ適応看護モデル序説　原著第2版・邦訳第2版』所収，435-446，へるす出版，1995．
2) 日本看護診断学会監訳：NANDA-I 看護診断―定義と分類 2007-2008，医学書院，2007．
3) 山内友三郎・樫則　章監訳：グローバリゼーションの倫理学，昭和堂，2005．
4) 中村　融訳：アンナ・カレーニナ，上・中・下，岩波書店，1989．

第3部

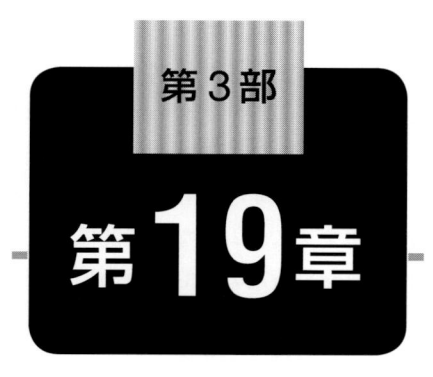

第19章

関係のある人々（集団）の役割機能様式

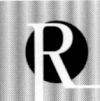

集団レベルの3番めの適応様式は、関係のある人々（集団）の役割機能様式と言われている。個人はそれぞれ何らかの役割をもっているが、しかし同時に集団のなかでも、人々はそのさまざまな役割を通して関係をもっている。この役割は相互的なものであり、共同の役割において相互交換が行われる。集団の適応レベルを決定するのは、集団におけるすべての役割の統合である。この章では、とくに集団の3番めの適応様式、すなわち関係のある人々の役割機能様式に焦点を当てる。私たちは、集団をシステムのなかで関係をもつ人々と理解している。ここでいうシステムは、家族や特定の目的のために集団を形成する人々、地域社会、共通の目標をもった人々のネットワーク、組織化されたワークグループ、組織、国家、そしてグローバルなコミュニティなどである。この考え方には、例えば多くの人がそれぞれ異なる役割を担っているが互いにかかわりのある役割をもっている医療機関などが含まれる。

　第15章で述べたように、役割は社会の機能的なユニットと考えられており、それぞれの役割は他者との関係のなかに存在する。集団においては、役割は集団のメンバーの一個人に割り当てられたり、または個人が自ら引き受けたりする。役割の明確化は、集団レベルの役割機能の適応様式の基本的なニードである。看護師が集団に対応する際には、フォーマルな役割構造と、またインフォーマルな役割構造にも精通しておくことがとくに重要である。集団の役割機能は、個人の役割機能と同じく社会化を通して学習され、性別や年齢、社会的地位などの要因の影響を受ける。

　この章では、相互作用をする人々の役割機能様式の概要を述べる。集団の基本的な役割機能の過程には、期待を明確にすることや役割を交換すること、そして役割を統合することが含まれている。これらの過程によって、役割が明確化され、集団は適応の統合レベルに到達する。集団の役割機能に関する代償適応過程についても考察する。集団の役割機能の障害過程の例を挙げて、役割内葛藤と家族介護者役割緊張について述べることにする。看護ケア計画の項では、行動と刺激の看護アセスメント、看護診断や目標の設定、看護介入の選択、ケアの評価の指針を示す。

学習目標

1) ロイ適応モデルによる集団の役割機能様式の過程について説明することができる。
2) 集団の役割機能様式の代償過程を1つ述べることができる。
3) 集団の役割機能様式の障害過程について、2つの場面を挙げ、その場面を説明することができる。
4) 集団の役割機能様式に重要な第1段階のアセスメントの行動を示すことができる。

5) 集団の役割機能様式に影響する第2段階のアセスメントの因子（刺激）を示すことができる。
6) 集団の役割機能において示された状況の看護診断を作成することができる。
7) 集団の役割機能において示された看護診断に対する目標を立てることができる。
8) 集団の役割機能様式に関して適応を促進させるような看護介入を選択することができる。
9) 集団の役割機能様式における看護介入の効果を判定するアプローチを示すことができる。

重要概念の定義

社会化（socialization）：広い意味で，子どもが社会の一員へと変容をとげていく過程。とくに，集団において役割期待を習得していく過程。

集団の役割機能（role function for group）：集団組織の目標がどのようにして達成されていくかの一連の行動に焦点を当てる。集団の機能を達成するためにメンバーが行うことに対する，フォーマルまたはインフォーマルに開発された期待の構造。

役割期待（role expectation）：ある役割に伴う適切な行動は何かについて一般の人々や個人，または補完的役割の人たちが抱く信念。

相互役割（role reciprocity）：相互交換において異なる役割をもつ個人が関係する。互いに譲歩して他の一方に影響をおよぼす。例えば，仕事部門に関しては，高度の相互依存関係が存在し，集団における結合や一致団結の維持に役立っている。

役割取得（role-taking）：他者の役割の視点から個人の行動をみることによって，その行動を観察したり予測する過程。他者の役割についての判断に関する相互作用にもとづく。役割相互作用において行為が両者に対してもつ意味に焦点を当てる。

役割セット（role set）：人がある時点でもっている役割の総数。

役割統合（role integrating）：集団の機能が遂行されるようメンバー全員の異なる役割を管理する過程。補完的な役割をもつ個人や集団のメンバー全員の責任と期待を調整する。

役割の明確化（role clarity）：集団レベルの役割機能の基本的ニード。これは役割期待を明確にする社会化の程度によって異なる。

第3部 関係のある人々（集団）の適応様式

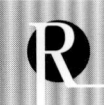

1 関係のある人々（集団）の役割機能様式の過程

　集団の役割機能の適応様式の理解は，個人レベルにおける役割機能の知識にもとづく。役割は社会における地位であり，補完的役割をもつ個人の行動に一定の期待が向けられる。一般に挙げられる例として，両親は子どもを愛し，養うものと思われている。子どもたちは両親がしてくれることに感謝し，両親を愛することで，それにこたえる。個人は適応システムとして，他者との関係のなかで自分はだれなのかを知ろうとするので，それに応じた行動がとれるようになる。個人の役割機能様式と集団の役割機能様式は，人々が社会のなかでどのように交流するかの知識を与えてくれる。第2章で述べたロイ適応モデルの哲学的前提では，宇宙における人間の存在の共通の目的と意味を強調している。人々の関係には適応と健康が不可欠である。集団における役割関係は，人々がどのようにかかわり，人々の集団がどうすれば適応システムとして効果を示せるかを理解する手段となる。集団アイデンティティについては第18章で述べたが，集団アイデンティティには集団の自己イメージと責任の共有が含まれている。しかし，集団の目的達成の作業が起こるのは，集団のなかで占める役割を介してである。図19-1に集団の役割機能様式の理論的基礎を示す。

　集団のすべてのメンバーが集団のなかで多様な役割を果たすため，多くの過程が関与する。その過程には次から次へと進行する一連の活動が含まれる。集団の役割機能様式は，集団システムの目的が実際にどのように達成されるかの一連の

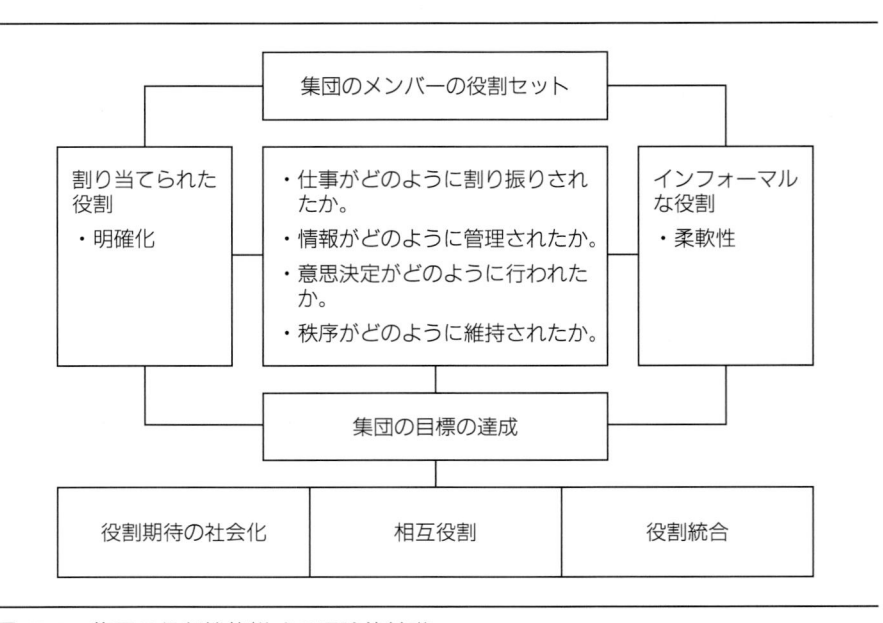

図19-1　集団の役割機能様式の理論的基礎

活動に焦点を当てている。フォーマルな集団も，またインフォーマルな集団も，集団の機能を果すためにさまざまなメンバーが行うことに対して一定の期待を設定している。一般的な機能として，仕事がどのように分けられるのか，情報がどのように管理されるのか，決定はどのようになされるのか，秩序はどのように維持されるのか，などのことがある。例えば，医療機関において，患者ケアの提供にかかわる多くの仕事に対して，さまざまな人々が責任を負っている。看護師の集団のなかでは，採用や業績評価のような管理活動に対して責任を負っている人がいる。家族には構造と関係があるということは，すでに確認した。第18章では，集団アイデンティティの統合適応過程の例として，家族の結合に焦点を当てている。この結合は家族メンバー同士の調和やつながりの状態により明らかになる。集団アイデンティティから集団の役割機能へ目を転じると，家族に対して，課題がどのように達成されるかの構造にさらに焦点を当てていくことになる。

　家族の場合，この課題には，限度の設定と同様，生計を立てること，育児，コミュニケーション，意思決定，成長の促進がある。また，国家が国際社会のなかで果たす役割も考えることができる。この場合の課題には，相互関連，経済や言語，文化の維持，地球環境のような共通のニードの情報伝達や保障の体制，ある種の健康問題のような国特有のニード，差別の解消や人権保障のフォーラムなどがある。集団はその大きさや目的にかかわらず，役割期待や相互役割，役割統合などの社会化が重要な過程である。

a. 役割期待の社会化の基本的過程

　社会化は，広い意味で子どもが社会の一員へと変容していく過程から始まる。これには，性別や社会階級，特定の社会の民族集団にふさわしい価値や基準，習慣，技能，役割を学ぶ必要がある。そこでは，責任力と生産性のある一員であることが期待される（Murray & Zentner, 2001）。社会化は一生を通じて継続する。社会的環境が変化するにつれて，人はそれぞれが知識や技能，態度，価値，必要性，動機，その環境に関する考えや感じ方を習得する。自分がもとうとしている役割を果たすことができれば，社会化の過程はうまくいく。そのためには，社会の急速な変化と成長に伴うさまざまな課題の増加に対応できなければならない。したがって社会化はとくに，いずれの集団においても役割期待を学ぶ過程となる。

　第15章の役割理論の項では，構造的アプローチと相互作用アプローチについて述べられている。これについては図15-1に説明があるので，ここでは簡潔に述べることにする。構造的役割理論は社会への構造的・機能的アプローチにもとづいており，社会的地位をもつ人々の広い観点からみている。社会的地位と関連があるので，理論として比較的定着している。人は学習過程を利用して，ある役割に対し期待されていることを知る。この学習には教育や観察，模倣，試行錯誤などのアプローチが含まれる。役割理論の相互作用アプローチは，シンボル相互作用

論にもとづいている。この場合，社会化は他者の役割を演じることによって起こる。すなわち，人は他者の立場になって，どのように行動すべきかを明らかにする。相互作用アプローチは役割相互作用のなかで起こっていることを人がどのように解釈するかに注目する。

　集団の適応様式を紹介する部分では，集団には直接的な相互作用により互いに影響しあう，関係のある人々が含まれていることを述べている。しかし，ロイ適応モデルではこの概念をさらに広げて，集団には同時に国家や国際社会のような大きな社会構造も含むとしている。互いにかかわりあう人々の集団として考えることによって集団レベルの役割機能を学ぶほうが容易であろう。こうすると，同じプロセスがより大きな組織とどのように関連するのかを示すことができる。読者には，自分がどの集団に属するのかを考えてほしい。これには家族が含まれるし，学生や教員の場合には，クラブや組織，スポーツチーム，ある種の委員会など多くのキャンパスグループが含まれるであろう。これと同様に，種々の看護の立場にある看護師の場合，同じタイプの集団に属しているだろうし，またその他の仕事の集団や専門集団にも属しているだろう。あなたが集団のなかでもっている役割により，他者に影響を与え，彼らもあなたに影響を与える。

　役割の明確化は集団レベルの役割機能の基本的なニードであるが，それができるか否かは社会化の過程にかかっている。社会化の基本的要素は，役割期待を明確にすることである。先に述べたように，期待は教育や観察，模倣，試行錯誤などのアプローチを通して学習される。多くの役割には何らかの教育が必要である。例えば，沐浴をするとか授乳をする，安全を守るなどの新生児の世話の技能の教育は産婦に対する看護ケアに含まれている。非常に多くの教育が必要な役割もある。例えば，看護や法律のような専門的な役割の場合である。役割の実践の指導と同時に，正規教育を行う必要がある。上級の専門家や教える立場にいる専門家は，専門職の新たな一員となった人に役割モデルを提供する。その分野の専門家の役割行動を引き受けることにより，専門家の行動を観察し，模倣する。役割を引き受けることで，成長途上にある看護師は知識と技能を学ぶ。また同時に，看護師の役割に期待される態度や価値，ニード，動機，思考や感じ方を学ぶ。

役割モデル

　新人看護師あるいは所属の変わる看護師のどちらに対しても，役割期待を明確にするための3つのアプローチとして，役割モデルとプリセプター，そしてメンターの存在が挙げられる（Marquis & Huston, 2006）。だれでも役割モデルとなることができる。役割モデルは，その役割を果たすのに経験豊富で有能な人の模範である。多くの看護師にとって，最初に大きな影響を与える役割モデルは臨床指導者である。そうでない人の場合は，彼らが尊敬し，模倣したいと思う看護師が家族のなかにいる。マークス Marquis とヒューストン Huston は，役割モデルというのは，ベテランにとっては受身的な境遇であると指摘している。駆け出しの看

護師は役割モデルの熟達した立居振る舞いを見て,見たままの振る舞いをしようとする。しかし,役割モデルは一般にこの機能を果たすようには任命されていないし,模倣させようともしていない。別の著者らは,役割を学ぶ人たちの側は,そのプロセスはより能動的であると指摘している(Markman et al., 2007)。一般的な模倣しようとする試みに加え,「私は彼女と同じくらい立派になれるのだろうか」とか「どうすれば彼女のような看護師になれるのだろうか」といったことを考え,比較がなされる。またマークスとヒューストンは,役割モデルが累積効果をもつことも指摘している。看護師を成長させるうえで利用可能な卓越した役割モデルになる人が増えれば,新たな優れた看護師が生まれる可能性が高くなる。卓越に関するいくつかの研究で,病院内におけるこの効果が証明されている。

プリセプター

プリセプターとは,能動的で目的をもって割り当てられた補完的役割への役割期待に社会化する人たちである。看護教育ではこの30年の間に,高度な臨床現場で看護実習生のためにプリセプターを任命することが多くなっている。この経験により,教員による指導を受けながらではあるものの,特定の環境で学生が臨床の達人たちと一緒に働くことができるようになった。任命された臨床プリセプターが力を入れるところは,必要とされる臨床判断を自分で下すことを初めとして,専門職としての看護師の役割への社会化である。プリセプターは教育者と役割モデルの機能の両方をもっている。プリセプターはリソースとなる存在であり,臨床の場にいる学生にとってすぐに活用できるものである。ランバート Lambert (2001)は,学生はプリセプターと一緒に働くことにより,①役割を観察し,その役割に関する知識を得ることができる,②求められる役割が遂行される環境のなかで働くことができる,③求められる役割を果たす意欲を促す環境にいることができると述べている(p.243)。プリセプターの注意深い選別がもっとも重要である。さらに,成功するか否かはその状況にあるプリセプターや学生,教員のそれぞれに対する役割期待の明確化にかかっている。

同様に,卒業後初めてその場に来た新人看護師,あるいは職場が変わった看護師にはプリセプターが割り当てられることが多い。実際,プリセプターは指導や役割モデルを通して役割期待を明確にすることにより新人看護師を社会化させるという重要な役割を担っている。さらに,経験を積んだ看護師は心の支えともなる。時に,習うことが複雑で新人看護師は初めての試みに失敗することがある。技能ややり方を学んだら,プリセプターが後押ししたり強化するとよい。マークスとヒューストン(2006)は,プリセプターは仕事に対して褒美や利益を与えることで,新たな学習の維持に影響をおよぼすことができると指摘している。新たな行動様式を継続的に強化していく過程を通じて,態度や価値観が身についていく。学生から資格をもった看護師への成長を調査した研究では,新人看護師と一緒に働くプリセプターとマネジャーはどちらも,成長の過程はストレスが多いことを

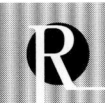

認めており，その過程を通じて看護師を支援するように推奨している（Gerrish, 2000）。

メンター

　メンターは役割期待の社会化のための3つめのアプローチである。"メンター"という言葉の起源はホーマー（ホメロス）Homerの『オデッセイ』（*Odyssey*）に由来する。この物語はギリシャの小さな島の王であるオデッセイウスが，一人息子のテレマカスをどのように育てていたかを語っている。息子が幼児のころに，オデッセイウスは戦争で戦うためにトロヤへ出かけて行った。出かける前に，オデッセイウスは老齢の信頼している友人のメントールにテレマカスの指導・教育を行うように指示したという話である。1978年にシャピロShapiroらがメンタリングに関する概念の明確化を求めたときには，すでに多様な意味が広く行きわたっていた。この言葉は，それをあてはめる範囲と設定によって定義が違ってくる。スネルソンSnelsonら（2000）は，「看護の多くの領域，例えば臨床実践者や研究者，教育者の養成にメンタリングが活用されていることが看護の学術論文にみられる」と述べている（p.655）。ヴァンスVanceは早くも1997年に，古典的な師弟関係のなかに，年長で経験豊富な者が若い経験の少ない者を指導したり支援する関係があったことを明らかにした。ヴァンスは看護師のリーダーについての研究のなかで，メンタリングの関係には弟子の専門家として，また個人としての発達を強化する行動と役割の両方が含まれていることをみいだしている。メンターが弟子の学びを強化できるように，役割モデルはプリセプターや教授陣にそのまま使われている。違っているのは，この場合は関係が進行している状況で行われることである。ヴァンス（1982）は，メンターがモデルやガイド，教師，チューター，コーチ，親友，そして先見の明のある理想家などいろいろな役割をとると述べている。ロイRoy，マーフィMurphy，アイゼンハウアーEisenhauer（2003）は，メンタリングの役割は複雑な過程であり，多くの技術や能力を要するとしている。それはとくに看護研究者にとって，社会化と発達の重要な過程である。メンターはこの過程を理解することによって必要な技能を習得できる。そして，その技能や能力は練習と忍耐によって向上することができる。

　より多くの経験と技能をもった年長者であることに加えて，メンターは知恵と誠実さをもつ人物である（Fields, 1991）。メンターの定義を文献にもとづいてまとめると，「メンタリングとは親密な人間関係のなかで積極的にかかわる，長期におよぶ成人の発達過程とみることができる。メンターは，新人が専門家として学び，変化の多い職場の現実にどのように対処するのかを学ぶために，カウンセラーや教師，スポンサー，ガイドとして働く」（Prestholdt, 1990, p.26）。メンターと弟子によって状況や役割は異なるが，そのなかで重要なことは，とくに看護のような専門職では，メンタリングが役割期待の社会化において効果的で変化を起こす力があることである。専門家を育てるにはメンターを見つけることが重要である。

しかし，これは，割り当てることができる役割関係ではなく，時間をかけてできていく相互関係である。

　役割期待の社会化は，広範囲レベルの集団で行われる。地球規模のコミュニティとしての国家が果たす役割を考えたとき，これは直接顔を合わせる集団同士の場合と同じ形で行われることに気づく。偉大な君主の時代，王や王妃は王の役割の果たし方について互いに学びあった。ある世代の人は次の世代の人たちの役割モデルであった。とくにヨーロッパでは，王室間の親密な関係が王室のリーダーの国境を超えた役割の1つであった。民主主義が確立し発達した現在の国際社会では，各国が合意できる公式声明によって期待の明確化が行われている。その例として，「世界人権宣言」がある（United Nations Department of Public Information, 2007）。この合意にはすべての人類が人種や肌の色，性別，宗教，政治，地位にかかわらず，生まれながらにして自由であり，平等であるという基本的な主張が含まれている。また世界保健機関も，全世界にわたる行動に対する期待を設定している（WHO Europe, 2005）。

　しかし，期待の明確化につながるのは，国々がどう発言するかより，むしろ国々がどう行動するかである。ある国は国民に権利を与えるための行動により，人権の模範となっている。政府の一員は，すべての人の人権を保障し保護するという期待を満たすために利用しているアプローチを他の国々に明らかにしている。ある学者が，新しい政策を策定する際のグローバル化の現象について述べている（Derber, 2003）。アメリカ合衆国（以下「合衆国」）では，反対運動が人権に対する期待を実現する手助けとなってきた。変化の3つの波は1960年代に，画期的な公民権運動と反戦運動から始まった。平和と公正の普遍的価値が真剣に受け止められ，全世代の意識が一変した。このことがアメリカ南部やベトナム戦争における法律上の人種差別に終止符を打つ手助けとなった。1970年代の2つ目の波は，女性と少数民族，同性愛者がかかわっている。この人たちはダーバー Derber がいう，自身の分離したアイデンティティの激しい意識を身につけてきた。第1波で犠牲になった人は，彼ら自身の解放運動を行うためのエネルギーをこれらの地域社会に提供したのである。これらの集団は自身のアイデンティティを築く取り組みのなかで，比較的まだ互いに孤立した状態にあった。これらの集団の平等な人権を達成することは制限されていた。それは国を越え，広く世界的に団結力が確立されるようになった1980年代のグローバル化の政策と関連があるようである。

　ダーバー（2003）は，3つ目の波はいかにしてグローバル化を起こすかの挑戦を明確に組織する最初の運動であったとしている。この運動は，企業優位の世界体系にとって代わることを想定していた。この運動にかかわる人々は，市場や民主主義，社会的公正についてグローバルに考えている。また，この人々は世界規模の政治と地域の政治とを結びつけて考えている。この人々はこれまで使われてこなかったやり方で組織されているが，これは合衆国と世界中の何千ものグループや地域社会の協力を維持するために必要なやり方であった。メンバーは世界的規

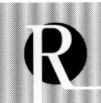

模であったため，さまざまな問題や考え方を考慮する必要性があった。ダーバーの言葉でいえば，「人間の基本的欲求はお金に勝つべきであり，仕事や健康，人権を財産権より高いものとする新たなルールが必要なことを皆が信じていた」(p. 106)。そこで述べられている組織モデルは「ネットワーク」と呼ばれている。世界中のグループが継続的にコミュニケーションをとっており，ダーバーが指摘したように，彼らは単に貿易サミットの抗議運動を計画しているわけではない。労働組合や環境運動のグループ，また第三世界の国々の人々が互いのリストサーブにログオンしている。彼等は互いの問題について学び，話し合いを重ねている。この形のプロセスは社会のなか，すなわち国家を超えた役割期待の社会化が起こる別の道のりである。

b．相互役割の基本的過程

　第15章で役割について述べた際に，個人個人のそれぞれの役割は別の役割に関連して存在することを述べた。ある役割は別の役割に対応しており，ある人の役割は他者の役割の補完的なものである。一般的な例として，親の役割は子どもに関係しており，教師の役割は学生に関係している。また雇用者の役割は従業員に関係している。集団の役割機能を述べる際に，集団における相互にかかわりのある役割のすべてが集団の役割の明確化にどのように働くのかを考えてみよう。この明確化により，集団の目的を達成する活動が可能になる。したがって，相互役割は集団の役割機能適応様式の統合的適応の2つ目の基本的過程である。

　相互役割は相互交換においてそれぞれ異なる役割をもつ個人にかかわりがある。それはもちつもたれつの関係であり，また互いに影響しあうことである。ある人の役割を他者と共有することは集団における意思決定に影響する。さらに，集団は相互役割により，結束と統一性を維持している。相互役割がとられると，集団と個人の要求は満たされる。相互役割がある集団は，分業において高度に相互依存関係にある。さらに，相互役割は個人と集団の成長の可能性をもたらす。1人ひとりが他者との関連で役割を果たすと共通の責任が生まれ，維持される。葛藤が緩和されるのは役割の相互関係を通してである。

　相互役割の過程を理解する良い例として，管理職を引き受ける看護師について考えてみよう。ある著者が，新任のナースマネジャーには少なくとも3つの役割があると述べている。すなわち，リーダー，管理者，フォロアーである (Gray, 2003)。これらの役割は，急速に変化する環境のなかで，それぞれの固有の活動により支えられている多くの他の役割とやりとりするため，複雑である。グレイGrayは表を作成して，この複雑な相互作用とその過程を示している (表19-1)。リーダーの役割には，新任の管理者は他の管理的な立場にいる同僚と同じように彼女が指導するすべての人との相互の役割が含まれている。かかわる過程をみてみると，他者の役割との相互関係をみることができる。リーダーが人の話を聴い

表 19-1　リーダーとマネジャー，フォロアーの役割：それぞれの役割のなかでかかわる人と関与する過程

役割	かかわる人	役割に関与する過程
・リーダー	・主導される人 ・同僚	・傾聴　・励まし　・動機づけ ・組織　・問題解決　・発達 ・支持
・マネジャー	・監督される人 ・管理者 ・スーパーバイザー ・規制機関	・組織　・予算　・雇用 ・評価　・報告　・普及
・フォロアー	・スーパーバイザー ・同僚	・従う　・実施　・貢献 ・補完的割り当て

出典：Gray, J. J. (2003). Role transition. In P. S. Yoder-Wise (Ed.), Leading and managing in nursing (3rd ed.). St. Louis, MO: Mosby. (p.401)　許可を得て掲載

ているときは，話をしている人がいる。おそらく，彼女の部署の看護師がある日の非番を必要としている理由である家庭の事情について説明しているのだろう。もしリーダーが共に働くスタッフの意欲を起こさせようとしているならば，それぞれ1人ひとりあるいはグループ全体としてどのような反応を示しているかを常にみてチェックしているはずである。その相互作用は共通であり，相互的である。また，このナースマネジャーは，スタッフの意欲を起こすのに役立つことがわかっている方策を検討している同僚と交流している。

　ナースマネジャーに割り当てられた役割のなかで，看護師が相互作用する人の数と相互役割の複雑性が増している。ナースマネジャーは，管理責任のある部門で多くのスタッフを抱えているかもしれない。そのグループには，教育や経験など背景の異なるさまざまな役割をもったスタッフが含まれる。例えば，患者のケアをするユニットには，多くの事務職員がいるかもしれない。そのなかには，仕事を通じて学んだ人もいれば，高校卒業後に短期講習を受けた人もいるだろう。6か月の講習で修了証書を取得した看護助手がいるかもしれない。看護助手のなかには，おそらく，他国で看護あるいはその他の分野の大学卒の学位をもっているが，看護師（RN）の免許はもっていない人もいるかもしれない。そのユニットには短期大学卒や専門学校卒，学士，修士をもつ看護師も含まれているだろう。ユニットでの看護師の経験は2か月から40年とさまざまである。ナースマネジャーは組織化や評価などの役割責任のなかで，これらすべての役割にかかわる人と相互に交流しているだろう。

　ナースマネジャーが責任を負っているユニットはさらに大きなグループのなかに組み込まれているので，マネジャーはほかのグループとも相互作用しあっている。ナースマネジャーはユニット内の人全員と交流する。また，経営者やスーパーバイザーなど組織構造のなかで上に立つ人たちとも交流している。こうした相互の役割のなかで，それぞれの人がナースマネジャーの責任に影響を与えるが，とくに予算編成や報告の手続きのことを考えなければならない。医療機関はより大

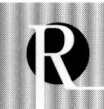

きな社会のなかに存在している。規制機関の代表者はナースマネジャーと相互役割を担っている。これには，とくに評価と報告が含まれている。

　グレイ Gray (2003) は，ナースマネジャーにはフォロアーとしての役割もあり，この立場に立って上司や同等の立場にいる同僚と関係していることを指摘している。また，ナースマネジャーはおそらく，別の機関で現在管理的な立場にあって，ピアグループとなる看護師を知っていることだろう。ナースマネジャーは上司の期待に沿って方針を実施する際に，相互役割を果たしている。また，相互の期待を設定するために交渉の過程を活用しているかもしれない。新任のナースマネジャーはグループで実施する計画にかかわる際に，相互役割を担っている。彼らは相互的に働くことで，仕事をこなしているのである。

　3 つのそれぞれの役割を述べる際に，ある立場を与えられた看護師の例を挙げると，相互役割の過程を明らかに示すことができる。同時に，相互役割のネットワークがどんなグループでもいかに複雑なものであるかを示している。このことは，家族や地域社会，国家や世界レベルの社会にもあてはまる。集団の有効性が相互役割といかに緊密に結びついているかをみることもできる。集団の目標が達成されるか否かは，個々人がそれぞれの役割に付随した責任を果たすかどうかにかかっている。大成功したプロフットボールのコーチは，チームのメンバーそれぞれに，「自分の仕事をしろ」と常に話して聞かせていたということが知られている。それぞれの仕事が他者と相互の関係にあった。クォーターバックがボールを投げたら，レシーバーはそれをキャッチしなければならなかった。これが可能になるのは，クォーターバックとレシーバーの両方が，そのプレーを阻止しようとする敵チームのプレーヤーを自軍のプレーヤーがブロックして守っているときだけであった。自分に与えられたポジションの責務をそれぞれのプレーヤーが果たしたから，そのチームはシーズンを勝ち抜くという目標を達成できたのである。

　国際社会における国家の相互役割を考えると，組織は協力にもとづいた交流の相互作用を推進している (GCBW Global Vision Statement, 2008)。集団の活動の 1 つは人間の進歩を見直すことにあった。20 世紀後半，人間の進歩は他人を犠牲にして生まれてきた進歩であった (de Carteret, 1992)。例えば，環境や人間の精神を犠牲にして進歩してきた科学や技術，産業の分野が挙げられる。その集団は，国際社会の緊急課題は人間の進歩のために新たな目標あるいは構想を創造することであるとした。新しい目標は全世界にとって有益であり，個々人すべての最大限の発展を確かなものとする。その集団は構想を強調し，それを現実のものとするための適切な社会的・人間的・道徳的・精神的な価値観を刺激し，強化する協調の倫理にもとづいた変化のプロセスを実行に移した。このような人間の進歩には全体の意思が必要だという信念をもって，彼らは構想を生み出す必要性と同時に，構想を生み出す方法に重きをおいた。

　そのアプローチは徹底的な変化を促すために生み出された。積極性と前向きな価値観が再認識される学習の枠組みを整えるために国際協力が追求された。協力

を生み出すことは理想であり，それには協力の動態と技能の理解が必要である。集団のコーディネーター（de Carteret, 1992）は，協力の第1の原則は全員共通で，かつ全員の利益のためになる目的を目指して努力することであると指摘した。必要な価値として，尊敬，忍耐，理解，責任，誠実，高潔，寛容があった。デ=カーテレット de Carteret は，「国際社会において世界が直面する最大の障害は，自分たちの共通点を理解しようとしているのに，お互いの相違点を尊重する能力が欠如していることである」と述べている。デ=カーテレットが必要と認識したことは，ロイ適応モデルの哲学的前提と類似している。ロイ適応モデルの前提は，ロイ適応デルの発達は文化的視点の下で生じるという信念と同様に，すべての人々の共通の目的を語っている。私たちは協力の作業を通して，現実の相互依存の世界をみることができる。協力の原理を使ってだれもが参加するというアプローチは，多くの職種を取り込むものである。最新の問題は別として，参加者には彼らの理想の展望を共有することが求められる。デ=カーテレットは，協力的なアプローチはあらゆるレベルの相互交流集団，すなわち学校や大学，会社，地域集団，非政府組織，そして政府のレベルで用いることができるとしている。

　「より良い世界のための世界協力グループ」（The Global Cooperation for a Better World group）は『より良い世界の展望』（*Visions of a Better World*）の資料を作成するプロジェクトを実施した（GCBW, 2008）。このプロジェクトは世界中の400の企業の支援を受けており，1万人もの人々がかかわっている。そして，129の地域から膨大な数の人の構想や希望，熱望するものを収集した。人々に対して「あなたにとって，より良い世界とはどのようなものですか」と尋ね，それを言葉か絵で表現するように依頼した。ただ1つルールとして，前向きな言葉で答えることがあった。世界中の地域のプロジェクトチームのコーディネーターが，集まった資料を整理した。その結果，個人の価値観や発言はそれぞれ独自のものがあるが，国民性や人種，宗教の境界を越えた理想や価値観の共通点があることがわかった。構想の12の主なポイントを Box 19-1 に示した。地球規模の相互役割についてのこの例は，この活動によりすべての人々の健康と適応がどのように強化されていくかを示している。

C．役割統合の基本的過程

　第15章で説明したように，個人はそれぞれ多くの役割を担っており，それが個人の「役割セット」を形成している。役割セットの各役割には，自分と他者，社会から寄せられる期待がある。新任のナースマネジャーの例でみたように，彼女は仕事の役割だけでも，少なくとも3つの異なった役割を担っており，それぞれの役割に相互作用のセットがある。個人は，さまざまな集団における役割や期待を明確化する必要性に直面することがよくある。同様に，集団も全体として，目標を達成するために集団内のすべての役割を統合し，統合された適応レベルに至る。

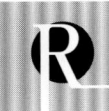

第3部　関係のある人々（集団）の適応様式

Box 19-1　より良い世界のための世界協力に対する構想のポイント

より良い世界では，
1. すべての人々が生きる喜びを祝福する。
2. 人権が尊重され守られ，すべての人々の尊厳とその人らしさが保証される。
3. 人々は，美しく清らかな環境のもとで自然の生態学的バランスを守る生活をする。
4. 地球の天然資源や豊かな資源を公平に配分し，すべての人々の人間の基本的ニーズが満たされる。
5. すべての人々が，人間的・道徳的・精神的な価値を中心においた教育を通して，自分の可能性を実現できる平等の機会をもつ。
6. 身近な家族の生活は愛情にあふれ，思いやりがあり，充実しており，より広い人間家族が平和裏に暮らす礎となる。
7. すべての人間関係に尊敬と理解，寛容がある。
8. 人々はオープンに，平等と善意の精神をもってコミュニケーションをする。
9. 法の規定に対する正直さと責任，尊重を通して社会的・経済的・政治的な正義が保証される。
10. 政府は国民の代表として国民の福祉に責任を負う。国民は安全で平和な世界のために協力して関与する。
11. 科学は人類に奉仕する。持続可能な開発を保証し，生活の質を向上させるために適切な技術が応用される。
12. すべての人々が他者の自由と権利を尊重しつつ，表現の自由，移動の自由，信条の自由を享受する。

Brahma Kumaris World Spiritual University. As seen on http://www.bkun.org/socdev/wit7.html. 許可を得て掲載

　集団が役割を区別するためには，集団のメンバーが自分の役割の期待や行動を明確にする必要がある。異なる役割が統合されて，集団の目標が達成される。集団における役割統合は，集団が機能するようにメンバー全員の異なる役割を処理する過程である。役割統合により，補完的役割にある個人同士や集団の全メンバー間の責任や期待が調整される。

　ロイとロバーツ（Roy & Roberts, 1981）は，個人の役割セットを統合する6つの社会的過程を記述したマートンMertonの先駆的研究に注目している。これらのアプローチを解釈し直すことによって，集団の役割統合の過程に応用できる。第1に，個人はさまざまな立場を比較して，その重要性を評価する。例えば家族や仕事の義務はボランティアの団体よりも優先度が高くおかれる。集団でもほとんどの場合，重要な役割もあれば，それほど重要でない役割もある。役割を統合する過程で，集団は重要な機能を明確にする。集団のメンバーは重要な機能がすべて果たされるように調整する。簡単な例としては，委員会が開かれるとき，議事を把握している議長が欠席すると，集団の機能は明らかに低下する。一方，書記が欠席しても，前回の議事録を読むのは次回でもよいとされるかもしれない。役割が統合された家族では，すべての重要な機能が果たされている。例えば両親のどちらかが一時期，専門的な仕事の目標を制限して仕事量を減らし，自発的に子育ての責任を主として担う。個人の成長だけでなく集団の成長も家族の目標で

あるため，家族はその後，役割を交代して，もう1人の親が一時期，仕事を制限して主に子育てをするかもしれない。

　第2にマートンは，役割セット内における人々の力の差が，個人の自律度を測る，より大きな尺度となると指摘する。例えば，役割セット内の2人が自分の意思を通す力を競っているとき，人は個人的にどちらにしたがうかを選ぶだろう。集団における力の問題は，フォーマルな構造やインフォーマルな構造，またリーダーの交代に集中するかもしれない。地域社会をつくる集団内の力に対するチンChinn (2008) のアプローチは，集団アイデンティティとの関係で第16章で取り上げた。集団ではリーダーシップや責任を持ち回りで交代することをチンは勧めている。この方法によって，フォーマルな構造は最小限にとどまり，どのようなインフォーマルな構造が生じたとしても，集団のメンバーは平等に参加する機会を与えられる。その目的は，家族的な構造を直線的な命令系統と逆転することである。古い構造では，1人の個人またはエリート集団が集団を管理し，指導権と支配権を握る。それに代わるものとしてチンは，集団の招集者が円滑にアナウンスし，焦点を絞った討議を行い，プロセスのリーダーシップを発揮するという形を提示している。しかし発言者はすべて議長とみなされ，他の人は聞くだけで口を挟まない。まだ発言していない人や，しばらく発言していない人で，発言したい人がいれば，その人が議長となる。これは集団のメンバーである個人を尊重するために，個人の名前を用いて行われる。リーダーシップを持ち回りにすることの利点の1つは，全員がリーダーシップの能力や批判的な考察力を身につけられることである。

　マートンがいう第3のアプローチは，役割活動が役割セットのメンバーの目に触れないような隔離された状況である。もし，個人が別の役割で活動していることが役割セットのメンバーに知られなければ，その個人は，あまり競争のプレッシャーにさらされないだろう。母親は，子どもの宿題をみたり週末に家族で教会のボランティアをしたりしていることは職場では話さないかもしれない。集団の場合も，メンバーの役割ツリーにおける他の集団から自分たちの活動を隔離することができるかもしれない。利益相反に関する法則がここで働く。例えば研究者のある集団が，研究から生まれる可能性のある製品に投資する人々を探すなら，研究者の集団と投資者の集団はメンバーが重複せず，別々に機能するのが賢明である。研究者の集団の1人が投資者になりたいと思うなら，職業倫理として，実際にどのような性質の投資かを開示しなければならない。こうすれば，2つの集団の役割が適切に統合されているかどうかを一般の人々が判断できるようになる。また，どちらの方向に対しても不適切な影響力を避けることができる。投資者は研究者に対して，ビジネスに有利な発言をするように圧力をかけることはできない。また研究者も投資者に対して，投資者が倫理に反する行動や非合法的な行動をとるような情報リンクを提供しない。

　第4に，役割セット内のメンバーが要求の葛藤に気づけば，役割統合に役立つ

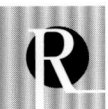

かもしれない。葛藤が明白な場合は，その葛藤を解決することが役割セットのメンバーの課題となる。通常，譲歩によって解決が図られる。集団同士の場合も，これと同じアプローチが使える。簡単な例として，ナースマネジャーが部内の問題解決について話し合う会議を開くようスタッフに要請しているとしよう。しかし同じ時間帯に，管理者の集団が必修の継続教育のプログラムをすでに計画しており，2つの集団のスケジュールが重なったとする。その場合，譲歩によって解決が図られる。第5にマートンは，ある立場の人たちの間で社会的な相互支援があるということを考察している。例えば薬物リハビリテーション・プログラムを受けている10代の少年少女の親など，ある立場の人たちは支援団体をつくっている。これによって，個人は必要な役割を統合するための支援を得る。それと同様に集団も，互いに支援を提供する。平等の権利を求めて，女性団体が同性愛者の団体を支援している。スタッフが慢性的に不足していれば，看護師の集団は社会的な支援を求めたり，患者の集団や他の医療従事者集団の協力を仰いだりするかもしれない。

　最後にマートンは，個人は自分の役割セットから役割を抹消することもあるという。これについては，個人の役割失敗の障害過程を考察したときにすでに述べた。人はうまくいっていない役割を捨てることができる。また，特定の役割関係を絶つこともできる。これによって，残った役割セットの役割期待の間で，より大きな合意ができる可能性がある。集団も同様に，目標のいくつかを削除すると役割と期待をよりよく統合できるという決定を選ぶことができる。例えば，患者の声を代弁していた集団が，より政治的な活動にかかわるようになるかもしれない。役割活動が多様化して増えれば統合の問題が起こる可能性がある。集団は，患者に関する活動も政治活動も，両方とも重要だと決定するかもしれない。しかし2つの集団に分けたほうが，それぞれの目標をより効果的に達成できる。大きな集団ならば，2つの集団に分かれて，協力しあうこともできる。それぞれの機能に沿った関心をもつメンバーは，自分のエネルギーを注ぎたいと思う集団に参加できる。結果として，両方の集団とも，より効果的になり，共通の目標が達成できる。

　このような社会的過程に加えて，統合された役割セットのシステムには，アウトプットのコントロール，つまり統合された行動のためにフィードバックが働いている。人は自分の行動と他者の行動が相互関係にあると認識すると，この認識がフィードバックとして働き，さらに役割行動をコントロールする。これは役割に対する相互作用のアプローチですでに述べたとおりである。ターナー Turner (1962) は，相互作用そのものの内的妥当性に言及している。自分自身の役割を遂行するのに必要な範囲内で他者の行動をうまく予測できたときに，内的妥当性があるとされる。外的妥当性は，一般他者から引き出される。外的妥当性は，正しい判断や正当な判断ができるとされる他者によって行動が役割を構成すると判断されるかどうかの認識にもとづく。役割行動に内的妥当性も外的妥当性もなけれ

ば，役割遂行のアウトプットすなわち行動が修正される。これも集団の役割統合過程の一部である。

　ハンデル Handel（1979）は，構造主義と相互作用論の考えを収束させることで役割統合の問題に答えられるとした。構造主義の考え方によると，社会的安定やパターン行動は，葛藤する期待による悪影響の度合いを緩和する構造によって説明される。しかしハンデルは，個人が葛藤する期待にどのように対処するかを説明する構造主義的な中範囲理論があまり開発されていないという。相互作用論は，役割セット内の葛藤する期待によって生じた問題を実際的に解決する方法として，相互作用の意味交渉を取り上げている。交渉された意味が葛藤する期待にとって代わることはない。交渉された意味と葛藤する期待は，相互作用する個人や集団の間で，ある状況における葛藤を解決する方法についての有効的な合意事項として共存する。構造主義と相互作用論を組み合わせたアプローチをとることで，役割統合の過程を理解するのに役立つ。役割期待，相互役割，役割統合を明確にすることによって，役割機能様式における集団の適応レベルの統合が実現する。

2　関係のある人々（集団）の役割機能様式の代償適応過程

　それぞれの適応様式に，統合過程のほかに代償過程がある。役割機能様式でも，個人だけでなく集団にも，多くの代償過程がある。ここでは集団の適応を取り上げる。集団では役割機能がより複雑になるほど，代償過程になる可能性が大きくなる。集団では役割を明確化するのが複雑であることは，すでに統合過程のところで述べた。ロイ適応モデルでは，集団の代償過程を「統合過程が脅かされることによって安定器と変革器が活性化される適応レベル」と定義する。グード Goode（1960）は，役割システム内で役割緊張が起こると述べている。うまく機能している集団では，役割緊張は緊張緩和を活性化する手段となっている。グードはさらに，2つの基本的技術が使われているという。第1に，個人も集団も，役割の細分化，委譲，役割関係の解消，役割の拡大，侵害に対するバリアなどによって役割セットを管理する。第2に，個人も集団も，役割関係の条件を設定したり実行したりして対応する。条件を設定することで役割が明確になり，集団内の役割遂行の責任意識が高まる。さまざまな代償過程があるが，ここではロールプレイと役割交渉の2つを取り上げる。

a．ロールプレイ

　ロールプレイは革新的な看護教育法であるという見方からも説明されている。この過程が理解できれば，安定器や変革器を活性化する方法の1つとして，多く

の集団で活用できる。安定器は，集団の目的を達成するために，確立された構造や価値，日常活動を通して集団を維持するように働く。変革器はそれを超えて，変化し成長するために構造や過程を活用する。集団はロールプレイによって安定器や変革器を活性化できる。

また，ロールプレイとは「ある状況で，人がどのような行動をとることが期待されているかを示す動きをアドリブで演技するよう集団のメンバーに奨励する技術である」と述べている人もいる（Lowenstein, 2001）。ロールプレイは，参加と即時フィードバックという成人学習理論を用いる一種のシミュレーションである。状況が説明され，登場人物が割り当てられて，主な演技者となる。例えば，基礎看護教育でも継続教育でも，学生の集団に対してある臨床状況を設定できる。「医療の手だては尽きたので，在宅のホスピスケアをお勧めします」と患者と家族が言われた当日に患者のケアを担当するという状況設定では，登場人物として，プライマリケアの看護師，医師，癌看護専門のクリニカルナーススペシャリスト，牧師，患者，患者の夫，患者の娘（成人）などが考えられる。このような状況では，医療従事者と家族の両方の集団が，資源を活用して集団の安定を図り成長を強化することが求められる。

ロールプレイを用いることの大きな利点は，参加者が実際に危険のない環境で行動や判断を試せることである。ロールプレイの状況は一般的に台本がない。登場人物はアドリブでやりとりするため，プレゼンテーションの後，さまざまな役割の人物の行動や反応が分析の材料となる。参加者はある役割のなかで他者と相互作用する機会を得る。彼らは自分の言動に対する他者の反応を経験できる。その過程において参加者はまた，人々がなぜそのような言動をとるのかを考察できる。ロールプレイの分析において，ローウェンスタイン Lowenstein は，筋書きと演技者の行動について話し合うことによって，感情を明らかにし，とりうる行動の根拠を説明し，決定に対する反応を予想できるとともに，観察力が高まり，新しい行動を提案できると指摘している。

ロールプレイの状況設定では，背景情報も含めて課題の状況が説明される。役が決められ，主な登場人物の重要な性格が説明される。役割期待の枠組みを提示して行為や行動を引き出すために，必要な情報が十分に与えられる。クラスのその他のメンバーは，登場人物がどのように相互作用するかを観察し，働いている力学を分析する役割を担う。インストラクターは，より受動的なファシリテーターとしての役割を果たし，討議を明確にしたり導いたりする。ローウェンスタインは，このメソッドの活用を説明するなかで，登場人物の役をとる学生に数分与えてウォーミングアップをさせ，自分が演じる役の気持ちにならせると有効なことが多いと提案している。この練習は，ブリーフィング，ロールプレイ，分析の3つの部分からなる。実際に演じる時間は10分から20分，分析にはその2倍ぐらいが適切とされている。

ロールプレイは，施設認定の現地審査の準備にも使える。ナースマネジャーは，

スタッフに割り当てられた役割を入れ替えることもできる。看護助手は看護師の役を，看護師は受付の役を，看護師の何人かは他のシフトの看護師になってもよい。多職種の訪問チームのさまざまな役割をとることもできる。この代償過程は，現地審査のときにユニットのスタッフが実際に担う役割をきちんと果たすのに役立つと考えられる。この練習は同時に，ユニットのさまざまな職種スタッフのことを，よりよく理解できるという副次的な利点もある。

b．役割交渉

　役割交渉は一般的に，個人レベルの役割を発達させるための社会化と，集団レベルの役割期待の社会化の延長として考えることができる。社会化とは，構造化された立場や役割の相互作用の理解にもとづく役割であり，時間をかけて発達する。フォーマルな社会化やインフォーマルな社会化の過程が起こるのは予想されることであり，一般的にある程度，役割の明確化に寄与する。これによって，役割機能様式において個人や集団は効果的に相互作用できるようになる。しかし時に，役割をさらに明確にする必要性が高まると，役割関係の調整が求められる。例えば集団では，組織や国が新たな指導者を選出したときなどに，役割調整が必要となる可能性がある。また，集団の活動によって役割を明確化しなければならない問題が起きて，役割調整の必要性がより認識されるようになることもある。役割調整に入った過程を役割交渉という。集団の目標は，集団の安定と成長を高めることである。役割交渉とは「役割を明確化する必要性が高まり，役割調整を刺激する代償過程」と説明できる。

　役割交渉とは，相互役割にある参加者の期待や行動に対して，行動がある程度変わるように重要な影響を与えることである（Goshlin, 1969）。それに関する役割取引のアプローチは古典的な社会学で説明されている（Goode, 1960）。役割取引とは複数の個人の役割行動が受け入れられるように交渉する過程である。取引の過程がどれほど明確になるかは，場合によって大きく違う。役割取引はオープンにやりとりされて合意に至ることもあるが，それほど明確な過程でないこともある。その場合は，役割占有者の1人が主な意思決定者となり，相互役割にある人が解決策に対して賛否を表明する。あまり明確でない状況では，取引の結果は，その後の行動でわかる。役割関係は流動的と考えられ，関係者は意識的にせよ無意識にせよ役割取引を行っている。

　さまざまな役割状況が，多少なりとも役割交渉にさらされている。役割のなかには，高度に制度化された期待を伴うため役割交渉の余地がほとんどないものもある。権利や義務が事前に明確に決められているので，新しい契約が許されない。例えば，さまざまなメンバーに対する期待が規定で定められている組織などである。一方，役割期待がより一般的であいまいで，よりオープンな状況や時もある。このような場合は役割交渉が可能となる。交渉可能な機会を正確にとらえること

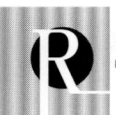

ができる役割参加者は有利である。ハーレイ Hurley（1978）は，役割交渉に関する認識が子どものときにどのように習得されるかについて考察している。権威主義的でない親は，子どもに自分の気持ちを話すように教え，自分の権利を知るように奨励する。その結果，子どもは交渉できることを知る。また子どもは，役割取引の状況において，どのように振る舞ったらよいか具体的なスキルを身につける。しかし取引の自由を経験した子どもは，交渉が不可能な状況では不利かもしれない。フラストレーションがつのり，我慢できないと感じるかもしれない。この2つのタイプの状況を区別できない子どもは，とくにこの傾向が顕著であるとハーレイは述べている。

　役割交渉が可能な状況を適切に判断でき，交渉に必要なスキルをもち，柔軟に対応できる人は，取引が成功する可能性が高い。話し方が上手で，他者の立場に立つことができ，より自意識が高いことが，効果的な役割交渉につながる。役割交渉が可能な状況でも，交渉能力の行使を妨げるような内在的な価値や行動規範によって，役割交渉の自由が制限されることもありうる。さまざまな役割にある人々のリソースは，交換において重要である。リソースとは，それぞれの役割占有者の教育，経験，スキルである。例えば看護研究者がプロジェクトで地域の人々の参加を仰いでいるとしよう。看護師のほうが高い教育を受けているかもしれないが，地域の人々は当然ながら，地域のことを理解し地域の人々と仕事をする経験やスキルが深い。それぞれがその状況にどう貢献できるかを知ることによって，役割交渉が成功する。役割交渉に挑戦することによって，集団の適応レベルを向上できる。

3 関係のある人々（集団）の役割機能様式の障害過程

　集団において代償過程が効果的に発揮されず，役割を明確化したり集団の役割機能を適応レベルにしたりできないこともある。集団の役割機能が働かなくなると，障害適応レベルになる。焦点刺激すなわち問題の直接的原因は，そこにかかわるさまざまな役割や過程によって大きく異なる。集団のメンバーが変動することによって，特定の役割期待に対する社会化が適切でなくなるという問題が起こりうる。また，相互役割が欠如し，役割期待を果たしていないメンバーがいる集団では，集団が効果的に機能できなくなる。集団全員のすべての役割を適切に統合することが困難になる要因は多くある。異なる価値観や目標や力関係によって，集団の役割機能が効果的でなくなる可能性がある。障害適応レベルは，さまざまなパターンの非効果的な適応行動に表れる。ここでは集団の役割機能障害の例として，役割間葛藤と家族介護者役割緊張の2つを紹介する。

a. 役割間葛藤

　個人レベルの役割間葛藤は，個人が自分のなかで両立しない複数の役割期待を抱えているときに生じる役割失敗のことである。集団レベルの役割間葛藤は，集団内の異なる役割期待が複数の人々の間で矛盾しているときに起きる。葛藤があると集団は効果的に目標を達成できない。個人が矛盾する期待を抱えている例として，昇進したばかりの電気技師の女性を前に挙げた。この女性は生後8週間の男児の母親でもあり，2つの重要な役割の間で大きな葛藤を抱えている。彼女は職場での地位と職場集団での新しい役割を守るために仕事をしたいと思うと同時に，子どもと一緒にいて，できるだけ世話をしたいとも思っている。個人の役割機能の問題によって，彼女が属する少なくとも2つの集団に役割機能の問題が起こる。職場では，プロジェクトの目標を達成するために，プロジェクトチームは彼女に相互役割の責任を果たしてもらわなければならない。彼女はチーム初の女性電気技師であるため，同僚からのプレッシャーが大きいかもしれない。一方，家族も大きな影響を受けている。この母親の身近な家族も拡大家族も，彼女に伝統的な母親としての役割を果たしながら，彼女が自分の選択した役割に満足してほしいと思っている。とくに彼女は高等教育を終えてキャリアを確立するまで子どもをもつのをひかえていたため，家族の状況は，より深刻かもしれない。集団の役割機能が効果的になるように，葛藤を認識して対処しなければならない。

　ハーディHardy (1978) が作成した役割葛藤の初期の研究リストには，集団における役割葛藤のさまざまな状況や役割葛藤のタイプが示されている。例えば，看護部長が相矛盾する役割要求に直面したケース，病院の看護師が役割規範と行動の矛盾に気づいたケース，別の研究によると役割要求をめぐって意見が対立したケース，家族のメンバーが態度の違いを経験したケース，家族と地域社会の価値観が合わなかったケース，労働組合の組合員が両立しない役割を要求され労働規範と一致しないと感じたケース，軍人と文民の職員間で役割期待について意見が対立したケース，看護師長と教育者の間で役割期待が一致しなかったケースなどである。また，集団間の関係に関する過去の研究を振り返り，10代の少年グループのサマーキャンプについて研究した古典的な研究について言及した人もいる。2つの少年グループが大きく対立するようになったが，協力して行うプロジェクトを与えたところ，敵対心が弱まり，悪口も減った。相手グループに対する好意的な見方も増えた。集団間の協力はライバル集団のメンバーに対する見方を変え，彼らも自分たちの仲間と思えるようになった (Wedell et al., 2007)。

　チン (Chinn, 2008) は地域社会を構築するための創造的なリーダーシップに関する研究で，葛藤変容について述べている。このプロセスは，多様性，連帯，創造的な責任などの力を引き出す。これらはすべてロイ適応モデルの前提と一致する。葛藤を敵視する定義の限界を認識し，集団は葛藤に対処することを選択でき葛藤を変容する方法を学べることを知るべきだとチンは提言する。集団において

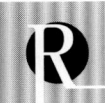

葛藤変容の基礎となりうる重要な習慣として，リーダーをローテーションで交代するという強い意識を育むこと，批判的な省察を行うこと，多様性を尊重するやり方を実行することなどがある。チンは，葛藤は集団全員の責任であると主張する。葛藤を変容させるために，チンが示した「省察の要素」を用いて，集団のだれかが葛藤を要約する。この省察の過程をもとに，集団が完全な理解に至るプロセスについて，集団の各自が意見を言う。責任を具体的に示すこと，各自が自分の気持ちや見方を知ること，集団のメンバーが自分の望むことをいうこと，批判的な省察に前向きに対応することなどが重要なステップである。葛藤が変容すれば，「深いコミットメント，洞察，まとまり方の変化，態度の変化」をもたらすような集団の決定が可能となる（Chinn, 2008, p.125）。

b. 家族介護者の役割緊張

役割緊張とは「役割を担う個人が，役割ストレスに直面したときに経験する苦悩の主観的状態」と説明されている。役割ストレスとは，役割義務があいまい，不愉快，困難，葛藤している，達成不可能などの社会的かつ構造的な条件である（Hardy, 1978）。工学との類推と一般システム理論を用いて，ハーディは「ストレスとは，システム内の安定すなわちシステムが一定している状況を乱す外部の力である」と定義した。その結果生じる混乱を緊張という。緊張とは，ストレスを受けた構造が一次的または永久的に変化した状態とされる。グロス Gross ら（1957）が行った先駆的な研究では，葛藤を解決する前に考えるべき役割緊張を生む要因として，「①期待の相対的な妥当性，②それぞれの期待に沿えないときの制裁，③主体者の道徳傾向」を挙げている。

グレイ（Gray, 2003）は，役割のストレスと緊張は組織のアウトカムに影響を与えると説明した。医療の現場では，役割緊張があると患者ケアの質と患者の満足度が低下する。最大の緊張は，組織の境界にある人々にみられるようである。看護師が現場で目にする状況の一例は，よくある家族介護者の役割緊張の問題である。家族介護者の役割緊張は家族にもっとも大きな影響を与え，適応を促進するための看護の取り組みの重要課題の１つである。多くの文献が「サンドイッチ世代」を取り上げている。中年の人々は，年上の世代と年下の世代の間に挟まれた世代である。彼らの親は長生きし，高齢になるにしたがって複雑な医療のケアが必要になるかもしれない。中年の世代はまた，叔母や叔父，場合によっては祖父母など，親以外にも年上の世代の世話をしているかもしれない。子育ての責任はおおむね減ってはきているが，子どももまだ相当世話がかかるのが普通である。中年の男性より中年の女性のほうが，年上の親族に身近に接している場合が多い。

家族介護者の役割緊張は看護の基礎教科書で取り上げられ，重要な看護研究の主題となっている。集団としての家族の基本的な問題を，ここでいくつか取り上げよう。親の介護がもっとも多いが，障害や慢性疾患をもつ配偶者や子どもを介

護する場合にも同じ問題があてはまる。私たちの社会における家族の主な役割は，結婚の絆のダイナミクスと幼い子どもたちの社会化にかかわるものであると，マレー Murray とゼントナー Zentner（2001）は述べている。家族生活のもっとも重要な要素として，核家族内の各個人の愛情，融和，個人的成長が重視されている。それに加えて，個人的な自立や，中年の家族や成人した若い家族の社会移動が重視され，離れ離れに世代別世帯をもつこともある。家族は時空を越えて，新しい親密さのパターンを生みだす。このような文化的傾向によって，高齢の扶養親族を介護するジレンマが増大する。

　マレーとゼントナーはさらに，役割の逆転が難しいことによる緊張の問題も提起している。家族を守る機能は伝統的に子の責任である。子の責任とは「主として義務と保護，ケア，経済的支援など，親に対して個人的に責任を担う態度」であるとしている（p.693）。しかし，親と成人した子どもたちとの良好な関係は，親が自律しているかどうかによると考える文化的な側面もある。子が親の介護者になることは是認された役割ではない。親も子も，それを嫌うと考えられている。より大きな社会では，世代間にサポートと援助を提供する拡大家族制度の構造を発達させている文化集団もある。マレーとゼントナー（2001）は，中年の人は体力も暇も経済力もあると思われていると指摘した。中年の成人が休暇や継続教育や社会的活動など，自分のための時間が欲しいと思うと，年上の親族はより厳しい要求をすることもある。

　高齢の親を介護する役割は，今ではより一般的になった。これは互いに満足できる関係である場合が多い。しかし，ストレスにもなりうる。ストレスは緊張すなわち苦悩を感じる主観的状態をひき起こす。介護の役割に影響を与える要因すなわち刺激と，家族に表れるさまざまな結果を Box 19-2 に示す。これらの要因やその結果を明らかにすることで，看護研究は介護者のストレスの発生を理解するのに大いに役立つ。集団としての家族が影響を受けることは明らかである。家族のそれぞれが個人的に影響を受けるだけでなく，家族の役割関係も影響を受ける。すでに述べたように，最大の緊張は集団の境界にいる人々にもっとも顕著に表れやすい。家族の範囲の定義は人によって異なることがある。成人の娘は自分の母親を家族と考えるかもしれないが，母親を介護しているこの女性の時間や注意やリソースを自分に向けてほしいと思っている夫や子どもたちは，姑または祖母のことを家族ではないと思っているかもしれない。集団内の役割は相互にかかわりあい，統合されることは，すでに説明した。親の介護をしている人が介護の役割を果たしていない兄弟姉妹に対して腹立たしさを覚える場合も，緊張の一因となる。

　介護者の役割は多くの面で意味深いことなので，成人となった子は，肉体的能力や心理的能力の限界を超えて親の介護をし続ける。マレーとゼントナー（2001）は，介護者に支援が必要となる指標をいくつか挙げている。例えば，努力を続けているにもかかわらず親族の状態が悪化している，自分のしていることが決して十分ではないと感じたり自分ほど辛抱している者はないと感じたりする，自分の

Box 19-2　家族介護者役割と家族

家族介護者役割に影響する因子・刺激
・高齢者の健康状態の深刻さ
・家族介護者とケア受給者の関係と居住調整
・介護経験の期間
・家族介護者の別の役割や責任
・家族介護者の全体的なコーピングの有効性
・家族介護者の年齢と性別
・介護が必要な世代数
・他者からの援助や支援：家族や社会福祉機関
・両親の身体ケアに関する課題を実施するのに必要な情報

家族介護者役割で起こりうる結果
・経済的困窮
・とくに主要な家族介護者の不眠や身体的な健康の衰えなどの身体症状
・家族介護者や他の家族員の挫折や不全感，不安，無力感，うつ状態，自責心，憤慨，意欲の低下，情緒的解離などの情緒の変調と情緒症状
・時間や自由の制限，責任の増加に関連する感情の極度の疲労
・社会活動からの孤立感
・競合する要求による葛藤。他の家族のケアからの移行を伴う。
・優先順位の決定の困難
・家族のプライバシーの低下
・将来計画が立案不能
・人生の出来事に対するコントロール感の消失
・緊急事態や日常的な仕事に対応するのに遅刻や欠席，早退が必要なために起こる仕事上の責務への障害
・ライフスタイルや社会活動，レクリエーション活動の障害

Murray, R. B., & Zentner, J. P. (2001). *Health promotion strategies through the life span*. (7th ed.). Upper Saddle River, NJ: Prentice-Hall. (p.694).　許可を得て掲載

　時間がなく休息がない，介護の負担によって家族関係が崩壊している，介護によって仕事や家族や社会生活などに耐えられないほど支障が出ている，介護者が何をやってもうまくいかず挫折感にさいなまれる，対処機制が破壊的になって過食や拒食，アルコール依存や薬物依存に陥る，親につらく当たるなどである。もっとも重要な危険信号は，介護者の愛情や優しさが疲労と恨みに変わり，介護者が自分自身に嫌悪を抱くことである。
　介護者の役割緊張を抱える家族は，家族システムに対する緊張と影響を理解するのを看護師に助けてもらうことによって状況が改善する。看護師は，葛藤，フラストレーションの感情，罪悪感，役割要求に対する怒り，親や兄弟姉妹とのこれまでの葛藤などを家族が解決するのを援助できる重要な立場にある。介護者に対して介護以外の役割も続けるように励ます必要がある。高齢者のケアを援助する地域社会のリソースを家族が探すのを助けることも重要である。介護者のストレスによる複雑な感情に対応できるよう家族のカウンセリングが必要なこともある。ほかの代償過程や障害過程と同様，このような状況では，集団の役割機能について集団と一緒に注意深く計画を立てる必要がある。

4 関係のある人々（集団）の役割機能様式の看護過程

　集団の役割機能様式では，看護実践は家族や組織，コミュニティ，社会などの人々に関連するシステムに焦点を当てる。集団への看護実践に関するロイ適応モデルの枠組みは，個人への看護援助を示すことと似ている。ここでは，このロイ適応モデルにもとづく看護過程の6つ段階について述べる。ここで取り上げた例は，さまざまな集団を想定している。それぞれの事例は，さまざまな集団に対して長い時間がかかるような看護業務の複雑なプロセスの一部にすぎない。

a. 行動のアセスメント

　集団の役割機能様式の第1段階のアセスメントには，役割期待や相互役割，役割統合など社会生活の適応に関するアセスメント行動が含まれる。この本のなかで説明しているように，アセスメントは直接的な観察と集団のなかの個人の報告によって作成される。看護アセスメントの焦点は行動パターンに焦点がおかれている。アセスメントの範囲は，集団内での役割遂行のパターン，安楽レベルの役割調整，役割間葛藤と役割緊張のための問題解決策などである。
　主なアセスメント方法は，役割行動の直接的観察と，役割の遂行と役割セットの統合がうまくいっているかどうかに対するグループメンバーの認識を聞くことである。看護師は役割遂行がうまくできている場合，すなわち，メンバーが集団の目標を達成する行動を実施している場合の行動パターンをアセスメントする。また，統合や調整の役割に対する満足度に関するパターンもアセスメントする。その集団では相互役割が機能しているか。分業は適切で，メンバーは各自の仕事をしているか。集団が用いている役割統合の方法は満足のいく程度に機能しているか。集団内に多様な役割セットがある場合，メンバーは集団内外の役割に対する期待を適切に統合できているだろうか。集団は，柔軟性をもって，多様な人や多様な集団の期待にこたえているだろうか。集団は，役割期待に何度も応じることを心地良いと感じているだろうか。集団は，役割葛藤や役割緊張が生じたとき，それを明らかにすることができるだろうか。彼らは問題解決策を示して，役割葛藤や役割緊張を緩和できるだろうか。役割の意義や期待の明確化について交渉が必要なとき，それにかかわりのある人が全員，交渉に含まれているか。意義について交渉した結果，より良い役割統合や役割遂行につながっているか。役割に伴う過度のストレスなしに，新しく役割を結合することができるか。集団は，役割の終結を心地良く感じることができるだろうか。
　集団レベルでの役割統合のアセスメントの視点は，役割期待とは一致しないと看護師は認識している。さらに正確にいえば，看護師は，役割統合の成功と満足につながる行動をアセスメントする。成功した役割統合は，役割遂行の有効なパ

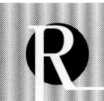

ターンとして観察される。この意義は，役割遂行の方法は何もないが，集団の目的は遂行されたということである。役割統合の満足度は目標達成の喜びと，期待競合の緊張を最小限に抑えることによって表される。

b. 刺激のアセスメント

多くの要因が集団の役割過程に影響を与えている。このことは，その過程の理論的な解釈によって示されている。例えば，状況によっては，役割期待の社会化が適切な役割モデルの存在いかんにかかわることがある。影響をおよぼす可能性のあるすべての要因のなかで，具体的で一般的に起こりうる要因を示し，簡潔に説明することにする。期待や相互利益，統合役割の社会化は，とくに，役割セットの規模や複雑さ，集団の発達段階，集団の安定器と変革器の過程の影響を受ける。集団の役割機能のアセスメントに看護師が利用する方策は，行動のアセスメントに用いるものと似ている。アセスメントは観察とメンバーからの報告によって始まる。さらにより詳細なアプローチも使われる。例えば，特別な状況下での集団の観察や，時には詳細なインタビューが，集団の役割遂行に影響を与える根本的な要因を明らかにするために必要である。看護師は，これらの影響要因を，集団の役割機能モデルの適応を促進するための計画の重大な部分として集団に知ってもらうのに役立てることができる。

役割セットの規模と複雑さ

相互役割過程について述べるにあたって，管理職のポジションを受け入れる看護師を例として考えてみた。表19-1では，3つの相互役割と，管理職というこの1つのポジションの新しい役割セットの複雑さを示した。家族をみてみると，そこでは多くの人が相互役割を担っている。例えば父親は，数人の息子と娘，または継子と関係があるかもしれない。学校でワークグループに参加している教師は，多くの学生を相手にしており，また，教師の役割に関連して多くの集団と関係がある。この集団には，例えば管理職や他の教員，学校目標に責任をもつ職員，そして，父母・教師集団などがある。このような別の集団は，それぞれが広範な関心をもっていることが多い。相互役割の広範な例は，メンバーのいくつかの役割に関するものだけに限ることにする。この役割は実際には，各集団のメンバーの役割セットの全体を示したときには膨大な数になる。

役割の数に加えて，役割セットには複雑さという別の特性もある。マートンMerton (1986) は役割セットのパターンという概念を使って，一見簡単にみえる社会構造でも非常に複雑であるということを説明している。役割セットの複雑さは，特定の役割セットをもつ人は社会構造のなかで別のところに位置する補完的な役割と相互作用するという事実から生じている。別の地位にある人の価値観や道徳的期待は，その役割をもつ人の価値観や道徳的期待とはいくらか異なるかも

しれない。マートンは，その例として，教育委員会の職員は社会的・経済的な地位において公立の学校の教員とはまったく違っていると述べている。国際的企業のセールスマンは，文化の異なる顧客の地位を考慮しながら，非常に複雑な役割セットをもっている。

　社会の急速な変化により，地球上の人々の間にグローバル社会が生まれてきた。それゆえ，役割の数や複雑さは，ほとんど無限である。私たちは，グローバルな相互作用をするコミュニティの一部として自分自身を理解する必要がある。文化的な規範は多様であるが，しかし，個人や世界の集団の善を取り込む規範や価値観を創造する方法の重要性が高まっている。ゾーハー Zohar とマーシャル Marshall (1994) は，個人主義と全体主義はどちらも機械論的な社会モデルであるとしている。彼らは，より高度の共通の価値観を取り入れる社会的ニードに言及している。さらに，コミュニティは，自己中心的な複雑な打算や官僚的な役割セットや役割によっては結びつかないとしている。そうではなく，コミュニティは思考や感情，行動の集合体からなる共通の文化を求めているという。ゾーハーとマーシャルによると，意義のある社会規範を探求するには，自由と多義性の両方を創意工夫して活用する必要があるとしている。マクマホン McMahon (1993) は，人の身体的経験のなかに世界規模のスピリチュアリティとコミュニティの共通の土台を見つけることに触れている。またロイ (1997) は，将来の人の発達には人が変革に参加することが鍵であり，看護師は社会の規範の再定義を行う重要な役割をもっていると述べている。第 18 章の集団のリーダーシップに関連して，PEACE グループについてのチン Chinn (2008) の研究に触れたが，この研究法は，文化的に確立された階層ではなく団結や多様性，かかわり，コンセンサスを基盤にした社会規範を創造する方法となる。世界規模の規範をつくることは難しい課題かもしれないが，地球上に人が生き残るための重要な目標である。

集団の発達段階

　集団の役割機能のアセスメントにおいて考慮すべき影響因子とされているのは，集団の発達段階である。ワーチェル Worchel (1996 年) が開発した集団の発達段階のモデルについては，18 章で説明した。集団の発達段階は集団のアイデンティティにとって重要であるが，集団の役割機能にも影響する。第 1 段階は不満の段階と呼ばれている。集団を形成するとき，その構成に関する問題を調査することになる。集団のメンバーは，集団内での自分の役割や，集団に貢献するにはどうしたらよいかについてよくわからないことがある。メンバーが役割をフォーマルに習得していくと同時に，インフォーマルな役割発達が形づくられる。集団の発達の第 2 段階の引き金となる出来事が起こってくる。前に述べたように，比較的小さな出来事でも第 2 段階の引き金となることがある。集団を去った人の噂は，共通の不満を表面化する可能性がある。その結果，集団の間で意味のある接触が始まることがある。第 3 段階では，メンバーはグループの定義に焦点を当て

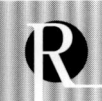

ている。この定義によって，彼らは集団における自分の役割を明らかにすることができる。第4段階では，生産性が増加する。集団は目標を設定し，その目標を達成するための方法を計画する。メンバーで共有する情報は，生産性の問題に集中している。異なる役割を遂行するメンバーの能力はリーダーシップ役割と同様に重要である。

　第5段階は個人の段階とも呼ばれている。前に述べたように，この段階ではメンバーは平等よりも公正さにもとづいて自分の貢献と資力を認めてほしいと思っている。集団は，他の集団へ協調的な形で関与する。メンバーは，他の集団の目標において役割を果たせる機会を切り開くかもしれない。ワーチェルによれば，第6段階は衰退とされている。とくに，個人が他の集団に対して役割葛藤を感じている場合，個人的ニードはより注目を浴びるかもしれない。サブシステムを形成することで，権力争いをひき起こすかもしれない。新しい不満の時期は，新しい第1段階の始まりに続くだろう。集団の発達段階についてはたくさん記述されている。集団の発達段階の記述にかかわりなく，集団の発達段階が集団の役割遂行に影響することは明らかである。

安定器と変革器の過程

　集団の効果的な役割機能に強い影響を与える要因は，安定器と変革器の過程の使用である。安定器は，システムを維持するために働く。集団は既定の構造や価値観，日常生活活動を使って，集団の目的の達成を可能にする。集団によっては，規則について協議し，役割の明確化に到達する集団もある。また，集団の価値観について討議をして，目的に焦点を当てる集団もあるだろう。これは，すべてのメンバーが相互的な役割を果たすための安定化の力として働く。日常生活活動が集団の目標に向かうときは，安定器の強さである。例えば家族には，家事を遂行する際の特別な決まりごとがあるかもしれない。決まりごとは，システムとしての家族の維持に役立つ。集団の役割機能に影響を与える要因をアセスメントする際に，看護師は，集団が既定の構造や価値観，日常生活活動をどのように使うかに注目するだろう。このような安定器の方策は，役割期待や相互役割，役割統合の社会化のために明らかにされた社会過程を用いるときには不可欠である。

　変革器のサブシステムは変化と成長の過程に関係している。変化と成長の過程はメンバーのなかに存在し，集団がメンバーの人間的な潜在能力をどのように刺激していくかにある。認知器の問題解決は，個人が役割に対応する際に非常に重要である。人が集団と相互に作用するときと似ているが，集団の役割機能の有効性は集団の問題解決能力と意思決定能力によって決まる。例えば，より良い医療のためにロビー活動にかかわっている集団が，その問題についての法的な聴聞の通知を受けたときには，新しい課題が明らかにされるかもしれない。その課題に対応するには，現在進行中のプロジェクトに集中する一方で，役割を調整して統合し，新しい任務に適応させる必要がある。任務と役割期待の調整の問題を明確

表 19-2　集団の役割機能様式の看護診断カテゴリー

適応の肯定的指標	一般的な適応上の問題	NANDA-Iの看護診断名
・役割の明確化 ・役割期待の社会化の効果的過程 ・集団の目標達成への期待の形成 ・相互役割の効果的過程 ・労働配分における高度の相互依存 ・役割統合の効果的過程 ・個人の補完的役割と関連役割の責任と期待の調整 ・集団の要求を満たすためにすべての役割を遂行する際の柔軟性 ・役割発達のための十分なメンタリング	・役割混乱 ・役割期待の不適当な社会化 ・集団内の役割不全 ・役割責任の非効果的な交換 ・集団の目標の決定責任の非均一的な配分 ・役割間＋葛藤 ・家族介護者役割緊張またはその他の役割緊張 ・集団の成長ニードを満たすには不適切な役割発達	・家族介護者役割緊張 ・家族コーピング促進準備状態 ・家族コーピング妥協化 ・家族コーピング無力化

にし解決するために，集団はどのように協働したらよいか，また，集団の意思決定をするために，どうしたら迅速かつ効果的に協働できるかは，集団の役割統合に大きな影響をおよぼす。

C．看護診断

　集団の役割機能モデルに看護過程を適用する際には，行動と刺激のアセスメントを慎重に行う必要がある。第1段階のアセスメントと第2段階のアセスメントを十分に行ったうえで，看護診断を定め，目標を設定し，介入を選択し，ケアを評価する。表19-2に，NANDAインターナショナル（NANDA-I）の看護診断名（NANDA International, 2007）と，ロイ適応モデルに沿った集団の役割機能モデルの適応の肯定的な指標とよくある適応上の問題を示した。看護診断の段階の部分では，いくつかの関連した集団のなかで重要な役割を果たしている看護師に焦点を当てて述べる。ジャッキー・トロティアはメイン州の中部でナースプラクティショナーとして5年あまり働いている。彼女は複雑な健康問題を抱えていて，しかもサービスが行き届かない辺地で働くことに喜びを感じている。彼女は集団実践として，家庭医の研修とナースプラクティショナーの学生の実習を担当している。またソーシャルワーカーと心理士と協働して，薬物依存の患者のグループセッションを行っている。さらに，施設のスタッフ全員が協働して，電子カルテを利用して相互のコミュニケーションを強化している。トロティアの家族は何世代にもわたってその地域に住んでおり，このことで彼女の集団が始めようとしているプロジェクトへの支持が得やすい状況にある。彼女は修士課程時代の指導教員と連絡をとり続けており，メンターとしての指導を仰ぐため頻繁に訪ねている。

　集団の役割機能様式の看護診断は，他の適応様式と同じように記述される。行動とそれに影響をおよぼしている刺激を一緒に記すのが，1つの方法である。もう

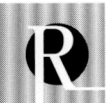

1つの方法は，要約ラベルを活用するものである。看護診断には，適応行動か非効果的行動のどちらかが反映している。トロティアが最近メンターのところを訪ねたとき，メンターは彼女のメンティーとしての役割機能の肯定的な診断をいくつか指摘してくれた。その1つは，次のようなものである。「薬物依存の患者のための特別なプログラムを提供している集団のリーダーとしての役割に満足していると報告する。他の専門職者との協働と相互関係および患者の目標の共有に関連する」もう1つの肯定的な診断は「要約：役割セット統合」である。

しかし，トロティアはメンターとの話し合いのなかで，組織上の変化により大きな職業集団での彼女の役割遂行に影響がおよぶのではないかと話している。彼女はすでに研修医とナースプラクティショナーの学生に対する重い教育責務を抱えているだけでなく，自分自身の臨床での責務も抱えていることに触れている。また，電子カルテ委員会の看護部の代表に指名されることを予測している。彼女はその役割の重要性と，自分が代表に指名されるのは筋が通っていることを認めている。しかし，自分のすべての役割責務に対応するという役割内葛藤について心配している。それに，自分はその領域についての専門家ではないこともわかっている。次のような看護診断が設定できよう。「委員会の仕事という新たな役割期待の追加に関連した役割間葛藤の潜在的状態」

d. 目標の設定

本書全体を通して述べているように，看護過程のそれぞれの段階は行動と，その行動に影響をおよぼしている刺激，あるいはその両方に焦点を当てている。看護診断を記す際には，その記述のなかに行動と刺激の両方を含める必要がある。目標設定の段階では行動に焦点を当てる。目標には，達成すべき行動を明記する。目標には，焦点となる行動と期待する変化，目標達成までの期限を記す。集団の役割機能の問題には短期ものと長期のものの両方がある。したがって目標を設定する際には，短期目標と長期目標の両方に注意を払う必要がある。トロティアの場合，メンターとの話し合いの結果，2つの目標が設定された。すなわち，①今後6か月間，実践集団のリーダーとしての役割に対して満足感を維持する，②今後1か月以内に役割間葛藤の潜在的状態を緩和する，という目標である。

e. 看護介入

ロイ適応モデルによると，看護過程の介入の段階では目標設定の段階で特定した行動に影響をおよぼしている刺激に焦点を当てる。刺激の管理が介入であり，この介入には刺激を修正すること，強めること，弱めること，取り除くこと，維持することが含まれる。トロティアはメンターとの話し合いの結果，役割交渉を使うことで新しい委員会の仕事における役割期待のレベルを管理することを決め

た。彼女はその集団の看護部門の委員になることを申し出て，委員会のメンバーとしての責任をすべて引き受けるのはなく，自分が提供できる専門的な知識・技能を明らかにするだろう。

f．評価

看護過程の最後の段階では，評価を行って看護介入の効果を判定する。看護介入の効果は，適応行動，すなわち目標に記されている行動が達成されたかどうかに関して判定が行われる。効果的な看護介入とは，目標に記されている行動が起こるような看護介入である。目標が達成されていない場合，看護師はその患者あるいは集団と協力して別の介入あるいは方法を探す。これは行動と刺激を再度アセスメントして，看護過程のほかの段階を継続することで行われる。来月までに役割間葛藤の潜在的状態を緩和するというトロティアの2番目の目標に関しては，トロティアが翌月メンターを訪問し，役割間葛藤がなく役割統合が継続していると報告すれば，メンターはうれしく思うだろう。トロティアの役割交渉については，看護部門の代表としての彼女の役割制限を大きな作業集団が喜んで受け入れてくれた。トロティアは大きなサポートシステムを訪問し，電子カルテ委員会のコンピューター言語についての技術的助言をときどき与えてくれる家族の友人を見つけることができたので，さらに受け入れてもらえるようになった。メンターはトロティアのメンティーとしての役割発達や満足な状況の継続について評価するために連絡をとり続けることに同意している。

5 要約

この章では，ロイ適応モデルの集団の役割機能様式に焦点を当てた。役割の明確化に役立つ役割期待と相互役割，役割統合の社会化の過程の概要を述べた。集団の役割機能に関連する代償反応の例を挙げて説明した。障害過程については，役割間葛藤と家族介護者役割緊張を取り上げて強調した。最後に，行動と刺激のアセスメント，看護診断と看護目標，看護介入の考案，看護ケアの評価を通して看護計画の指針を述べた。

（訳＝宮林　郁子）

応用問題

1．あなたが所属する集団を1つ選び，集団の目標を達成するためにメンバーが果たす

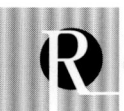

フォーマルな役割とインフォーマルな役割を明らかにしなさい。

2. あなたの目標を達成する能力に支障が生じるような，あなたの集団の変化にはどのようなものがあるか考えなさい。

3. あなたの教育機関あるいは職場の主な目的は何か。

理解度の評価

[問題]

1. 集団の役割が明確化される役割機能の過程を3つ挙げなさい。

2. 集団の役割機能の代償過程を1つ挙げなさい。

3. 集団の役割機能の障害過程を1つ選び，その問題に対処する方法を述べなさい。

4. 集団の役割機能をアセスメントするうえで大切な行動を4つ挙げなさい。

5. 集団の役割機能に影響を与える刺激を3つ挙げなさい。

[状況]

ある総合大学では，数年前から少数民族集団の学生の組織をつくっている。最近その集団のメンバーが，集団の無益さに対して全般的に不満を表出するようになってきた。そして，この集団がどのようにしてつくられたのかの歴史を調べ，自分たちが今日直面している課題に目を向け始めた。その結果，自分たちの目標を見直し，目標達成に役立つ役割の構造に注目することを決めた。

6. 学生の組織について肯定的な看護診断を1つ挙げなさい。

7. 特定した看護診断について目標を1つ挙げなさい。

8. その目標を達成するための介入を1つ挙げなさい。

9. 介入の効果をどのようにして評価するのか説明しなさい。

[解答]

1. 役割期待と相互役割，役割統合の社会化
2. ロールプレイまたは役割交渉
3. 解答はさまざまである。家族介護者役割緊張に対して実行可能なアプローチには次のようなものがある。①家族がその緊張と家族システムへの影響を認識できるよう援助する，②家族メンバーが役割要求や過去の両親や兄弟姉妹との葛藤によって生じた葛

藤や挫折感，自責の念，怒りに対処できるよう援助する，③別の役割を維持するよう家族介護者を激励する，④高齢者のケアの地域の資源を見つけられるよう援助する。
4. 集団内の役割機能様式，役割調整に対する満足度，役割間葛藤と役割緊張の問題解決策
5. 役割セットの規模と複雑さ，集団の発達段階，集団の安定器と変革器の過程
6. 解答はさまざまである。集団の発達段階にもとづいて役割明確化のニードを見極める。
7. 2か月以内に，その集団は目標を記して，目標を達成するための役割構造を述べる。
8. 集団のメンバー全員が目標の見直しに参加する。
9. 2か月以内に，その集団が目標を記して，目標を達成するための役割構造を述べたかどうかを調べる。

● 文献

Chinn, P. L. (2008). *Peace and power: Creative leadership for building community* (7th ed.). Sudbury, MA: Jones and Bartlett.

Conway, M. E. (1978). Theoretical approaches to the study of roles. In M. E. Hardy & M. E. Conway (Eds.), *Role theory: Perspectives for health professionals* (pp.17-28). New York: Appleton-Century-Crofts.

de Carteret, N. M. (1992). The ethic of cooperation: A new approach for the decade. In U. Kirdar (Ed.), *Change: Threat or opportunity for human progress?* New York: United Nations.

Derber, C. (2003). *People before profit: The new globalisation in an age of terror, big money, and economic crisis*. London: Souvenir Press.

Fields, W. L. (1991). Mentoring in nursing: A historical approach. *Nursing Outlook, 39*(6), 257-261.

Gerrish, K. (2000). Still fumbling along? A comparative study of the newly qualified nurse's perception of the transition from student to qualified nurse. *Journal of Advanced Nursing, 32*(2), 473-480.

Global Vision Statement. (2008). Retrieved February, 19, 2008, from http://www.vbwf.org/

Goode, W. J. (1960). A theory of role strain. *American Psychological Review, 25*, 483-496.

Goshlin, D. A. (1969). *Handbook of socialization theory and research*. Chicago: Rand McNally.

Gray, J. J. (2003). Role transition. In P. S. Yoder-Wise (Ed.), *Leading and managing in nursing* (3rd ed.). St. Louis, MO: Mosby.

Gross, N., McEachern, A. W., & Mason, W. S. (1957). *Explorations in role analysis: Studies of the school superintendency role*. New York: John Wiley.

Handel, W. (1979). Normative expectations and the emergence of meaning as solutions to problems: Convergence of structural and interactionist views. *American Journal of Sociology, 84*(4), 855-881.

Hardy, M. E. (1978). Role stress and role strain. In M. E. Hardy & M. E. Conway (Eds.), *Role theory: Perspectives for health professionals* (pp.73-110). New York: Appleton-Century-Crofts.

[*1] Homer. (1999). *The odyssey* (W. H. Rouse, Trans.). New York: Signet Classics.

Hurley, B. A. (1978). Socialization for roles. In M. E. Hardy & M. E. Conway (Eds.), *Role theory: Perspectives for health professionals* (pp.29-72). New York: Appleton-Century-Crofts.

Kramer, M., & Schmalenberg, C. (1988). Learning from success: Autonomy and empowerment. *Nursing Management 24*(5).

Lambert, C. E., & Lambert, V. A. (2001). Preceptorial experience. In A. J. Lowenstein & M. J. Bradshaw (Eds.), *Fuszard's innovative teaching strategies in nursing* (3rd ed.). Gaithersburg, MD: Aspen Publishers, Inc.

Lowenstein, A. J. (2007). Role Play. In M. J. Bradshaw & A. J. Lowenstein (Eds.), *Innovative teaching strategies in nursing and related health professions* (4th ed.). Boston: Jones & Bartlett.

Luft, J. (1984). *Group processes: An introduction to group dynamics* (3rd ed.). Palo Alto, CA: Mayfield.

Markman, K. D., Ratcliff, J. J., Mizoguchi, N., Elizaga, R. A., & McMullen, M. N. (2007). Assimilation and contrast in counterfactual thinking and other mental simulation-based comparison processes. In J. Suls & D. A. Stapel (Eds.), *Assimilation and contrast in social psychology*. New York: Psychology Press.

Marquis, B. L., & Huston, C. J. (2006). *Leadership roles and management functions in nursing: Theory and application* (5th ed.). Philadelphia: Lippincott Williams & Wilkins.

McMahon, E. M. (1993). *Beyond the myth of dominance: An alternative to a violent society*. Kansas City, MO: Sheed & Ward.

*2 Merton, R. K. (1968). *Social theory and social structure*. New York: Free Press.

Murray, R. B., & Zentner, J. P. (2001). *Health promotion strategies through the life span*. (7th ed.). Upper Saddle River, NJ: Prentice-Hall.

*3 NANDA International. (2007). *Nursing diagnoses: Definitions & classification, 2007-2008*. Philadelphia: NANDA-I.

Prestholdt, C. O. (1990). Modern mentoring: Strategies for developing contemporary nursing leadership. *Nursing Administration quarterly, 15*(1), 20-27.

Roy, C. (1997). Knowledge as universal cosmic imperative. In *Proceedings of nursing knowledge impact* conference 1996 (pp.95-118). Chestnut Hill, MA: Boston College Press.

Roy, C., Murphy, M., & Eisenhauer, L. (2003). Mentoring: A project in process. *INDEN Newsletter, 2*(3), 3-7.

Roy, C., & Roberts, S. L. (Eds.). (1981). *Theory construction in nursing: An adaptation model*. Englewood Cliffs, NJ: Prentice Hall.

Shapiro, E., Hazeltine, F., & Rowe, M. (1978). Moving up: Role models, mentors, and the 'patron system'. *Sloan Management Review, 19*(3), 51-58.

Snelson, C. M., Martsolf, D. S., Dieckman, B. C., Anaya, E. R., Cartechine, K. A., Miller, B., Roche, M., & Shaffer, J. (2002). Caring as a theoretical perspective for a nursing faculty mentoring program. *Nurse Education Today*, 22, 654-660.

Turner, R. (1962). Role-taking process versus conformity. In A. Rose (Ed.), *Human behavior and social processes*. Boston: Houghton Mifflin.

United Nations Department of Public Information. (2007). Universal Declaration of Human Rights. Retrieved February 19, 2008, from http://www.unhchr.ch/udhr/index.htm

Vance, C. N. (1982). The mentor connection. *The Journal of Nursing Administration, 12*(4), 7-13.

Wedell, D. H., Hicklin, S. K., & Smarandescu, L. O. (2007). Contrasting models of assimilation and contrast. In J. Suls & D. A. Stapel (Eds.), *Assimilation and contrast in social psychology*. New York: Psychology Press.

Worchel, S. (1996). Emphasizing the social nature of groups in a developmental framework. In J. L. Nye & A. M. Brower (Eds.), *What's social about social cognition? Research on socially shared cognition in small groups* (pp.261-281). Thousand Oaks, CA: Sage Publications.

World Health Organization. (2005). Retrieved February 2, 2008, from http://www.euro.who.int/Document/HSM/healthsys_savelives.pdf

Zohar, D., & Marshall, I. (1994). *The quantum society: Mind, physics, and a new social vision*. New York: Quill/Morrow.

●邦訳のある文献

1) 松平千秋訳：オデュッセイア，上・下，岩波書店，1994．
2) 森　東吾・ほか訳：社会理論と社会構造，みすず書房，1961．
3) 日本看護診断学会監訳：NANDA-I 看護診断―定義と分類 2007-2008，医学書院，2007．

SISTER CALLISTA ROY
THE ROY ADAPTATION MODEL
THIRD EDITION

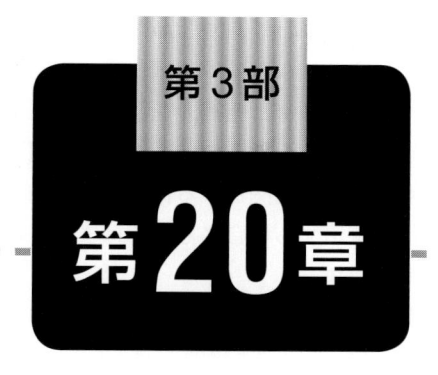

第3部

第20章

関係のある人々（集団）の相互依存様式

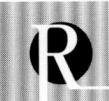

役割機能様式と同様，相互依存関係は個人においても集団においても生じる。この章では，人々のかかわり，すなわち集団という視座から相互依存様式に焦点を当てる。ロイ適応モデルの項で述べた3つの適応様式と同様，最近は家族やコミュニティ，ネットワーク，組織，社会など関係システムに属する人々が看護実践の対象や場となることが増えている。集団の相互依存様式には，その集団のなかの個人の相互依存関係に関係する行動がかかわっている。また，このことは集団がほかの集団と交流する場合にもあてはまる。相互依存様式は，集団の属する社会の状況にも注目する。

　ロイ適応モデルでは，個人や集団の相互依存様式の基本的ニードを関係の充足と規定している。集団の統合と統御（mastery）のニードの3つの要素は，関係の充足と発達の充足，そして資源の充足である。個人と集団とのかかわりの観点からいうと，相互依存様式の要素は，状況と下部構造，そして構成員の能力である。この章では，集団の相互依存様式を概観し，生命・生活過程の3つの統合として関係の充足と発達の充足，そして資源の充足に注目する。次に集団の代償適応過程の例を示し，また汚染や攻撃などの障害過程の例について述べる。最後に，看護ケア計画のガイドラインとして，2つの段階のアセスメント，看護診断，目標設定，介入の選択，そして看護ケアの評価を説明する。

▎学習目標

1) ロイ適応モデルの集団の相互依存様式について述べ，その生命・生活過程の3つの統合について説明することができる。
2) 集団の相互依存様式の代償過程を説明することができる。
3) 集団レベルにおける相互依存関係の障害過程の例を2つ挙げることができる。
4) 集団の相互依存様式の第1段階のアセスメントで重要な行動を挙げることができる。
5) 集団の相互依存様式に影響をおよぼす第2段階のアセスメントの刺激を挙げることができる。
6) 相互依存の関係の状況で看護診断を展開することができる。
7) 集団システムの非効果的な相互依存の状況で目標を設定することができる。
8) 非効果的な相互依存の関係の状況で看護介入を考案することができる。
9) 集団の相互依存の適応のための看護介入の効果を判定する方策を示すことができる。

▎重要概念の定義

下部構造（infrastructure）：集団の相互依存様式の3つの要素のうちの2つめ。集

団システム内に存在する手続きや過程，システムをいい，これを通してシステムの目標が達成される。

関係の充足（relational adequacy）：集団の相互依存様式の関係の統合の基本的ニードと関係がある生命・生活過程の3つの統合のうちの1つ。重要他者やサポートシステムとの相互関係における受容的行動と寄与的行動がある。

関係の相互依存（relational interdependence）：人々のシステムのダイナミックな相互関係。

関係の統合（relational integrity）：相互依存様式の基本的ニード。関係における安全の感情。

構成員の能力（member capability）：集団の相互依存様式の3つの要素のうちの3つめ。集団内の個人の知識や技能，参画の度合いに関する能力をいう。

サポートシステム（support systems）：目標を達成したり，なんらかの目的を達成するために集団が関係する人や集団，組織。

資源の充足（resource adequacy）：集団の相互依存様式の関係の統合の基本的ニードと関係がある生命・生活過程の3つの統合のうちの1つ。物理的空間や資金，物資の備え，コミュニケーション，安全などの資源に対するニード。相互依存の過程を通して達成される。

重要他者（significant others）：集団の場合，最大の意味や重要性が与えられる他の集団をいう。

状況（context）：集団の相互依存様式の3つの要素のうちの1つ。外部状況としては経済的，社会的，政治的，文化的，信念的な体系，そして家族体系がある。内部状況としては関係システムに影響をおよぼす使命やビジョン，価値観，活動の原則，目標，計画がある。刺激ととらえられることもある。

発達の充足（developmental adequacy）：集団の相互依存様式の関係の統合の基本的ニードと関係がある生命・生活過程の3つの統合のうちの1つ。集団の学習と成熟をいう。発達過程を通して達成される。

1 関係のある人々（集団）の相互依存様式の過程

　関係システムについては多くのことが記述されており，適応システムとしての人間の目指す方向は，ある目的に向かって協働しながら前進する。ロイ適応モデルでは，関係の相互依存とは集団員のダイナミックな相互関係と定義されている。関係システムは，関係や発達，そして資源の充足のニーズを満たすことを目的としている。このようなニーズを充足させることにより，関係の統合，すなわち集団の相互依存様式の基本的ニードを充足することができる。関係や発達，資源の充足のプロセスを通して集団は成熟し，社会貢献を継続していく。

関係システム，すなわちなんらかの目的をもって協働する集団はそれ自体が，専門看護の実践場面でケアの中心となることがある。看護師は関係システムとしての家族と向き合うことが多いので，家族について看護の観点から書いた本も多数ある。ハンナHannaとロイRoy（2001）は，ケアのユニットとしての家族についての実践や研究の指針としてロイ適応モデルを使うことを強調している。地域で働く看護師は，地域を関係のシステム，すなわち集団ととらえている。産業看護師（保健師）の場合は，組織に属する構成員が対象システムとなる。専門職としての看護も関係システム，つまり組織集団とみなすことができる。関係システムはヘルスケアシステムを超えて，社会に広がっている。国際ビジネスは，競争相手よりも優位なものとして，自社の製品やノウハウの販売促進をしている。環境活動団体は結束して，政府や企業に説得する努力を続け，汚染物質の排出を減らしたり，動物や植物，人間の健やかな営みを損ねる活動をやめるよう訴えている。集団は1つのユニットとして動き，それぞれの帰属集団の考え方を推進する。彼らはそれぞれの帰属集団の考え方に情熱を注ぎ，人生に対するほかの視座にもまして熱意を込めて傾倒する。ロイ適応モデルにおいて探求されているように，すべてが関係システムすなわち集団である。

今日のコミュニティは，大きなものも小さなものも含めて，人口の高齢化や家庭崩壊，文化融合，そしてコミュニティの推移などいくつもの地理的・社会的な変化に直面している。このような変化は今後，関係システムを通して関係の充足の新たな達成手段が追求されるようになることを示している。関係システムとしての集団が生み出す成果のすべてが，必ずしも人間システムの統合に貢献するわけではない。集団の行動のなかには，ロイ適応モデルが非効果的な関係の相互依存の適応と説明していることを生じさせるものがある。

次の事例について考えてみよう。若い人たち，とくに男子は社会のなかでの自分の居場所を見つけるときに，仲間を形成して関係の充足と安心感を得るための欲求を満たす傾向がある。彼らは家族と距離をおいたり，別の文化の壁をつくって孤立する。そのような仲間は，薬の違法売買や犯罪のような不法なことにかかわることがある。悪名高い非効果的な相互依存の例は，"9.11"と呼ばれている。2001年9月11日，全世界がこの殺戮を目撃した。アルカイダに属する19名のテロリストが，4機の一般航空機をハイジャックしたときである。関係システム側の非効果的適応は，時に個人やコミュニティ，そして社会全体に脅威と崩壊をもたらす。このテロリスト活動の相互依存の結果は，さまざまな形で事実上，人類のすべてに影響をおよぼした。

集団の関係システムは，アンドリュースAndrewsら（1994）の考え方を使うと，相互依存モデルとしてみることができる。このモデルは3つの相互に関連した要素，すなわち状況と下部構造，そして構成員の能力からなっている（図20-1）。この3つの要素は，行動や刺激の看護アセスメントと，ロイ適応モデルの看護過程のほかの段階に重要な情報を提供してくれる。状況には外的刺激と内的刺激があ

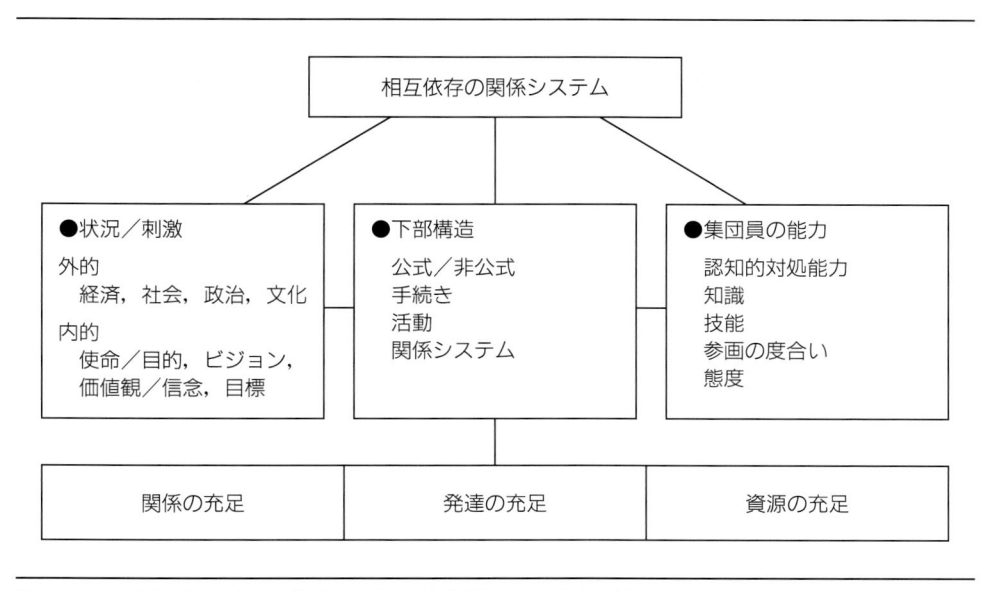

```
                    相互依存の関係システム
                  ┌──────────┼──────────┐
        ●状況／刺激        ●下部構造        ●集団員の能力
        外的              公式／非公式       認知的対処能力
          経済，社会，政治，文化  手続き          知識
        内的              活動            技能
          使命／目的，ビジョン，  関係システム       参画の度合い
          価値観／信念，目標                態度

        ┌──────────┐  ┌──────────┐  ┌──────────┐
        │  関係の充足  │  │  発達の充足  │  │  資源の充足  │
        └──────────┘  └──────────┘  └──────────┘
```

図20-1 関係のある人々（集団）の相互依存様式の理論的基盤

り，関係システムに影響する。これは集団の物理的様式と似ており，相互依存の観点からみると，すべての集団や関係システムは，経済的，社会的，政治的，そして文化的に外部の影響を受ける。これと同様に，内的には，集団の存続のための使命やビジョン（つまり目指している方向），関連する価値観（永続する信念や活動の原則，活動のガイドライン），目標（正式に明示したもの，そうでないもの）も集団の活動と達成に影響する。

下部構造とは適応の過程であり，集団のなかに存在する関係と発達，そして資源の過程である。これらは適応レベルに影響する過程である。これらの過程は，公式な手続きや公式でない手続き，活動，そして相互依存の相互作用の一部であるシステムとかかわる。例えば，資金を提供する機関は関連システムの活動として，困っている子どもたちを収容するホームを見つけるためにいくつもの斡旋機関にコンタクトをとるであろう。斡旋機関は，提供するサービスの質を確保するために一定の基準を設置するであろう。これが手続きである。さらに，斡旋を受けた家族は社会福祉機関に受け入れられる前に評価を受けるが，これも手続きである。

集団や組織は発達段階を踏んで前進する。集団や組織を形成する際には，それぞれの使命やビジョン，価値観，活動の原則，初期計画などを表明する必要がある。組織構成とそれに関連するシステムや過程，手続きなどを作成し，目標達成に見合った人を適材適所に配置する。スミスSmithとバーグBerg（1990）が述べているように，集団は集団生活の歩みのなかで動揺や矛盾，無気力，移動に直面し葛藤することもある。集団の効力と生産性，成否については，多くの文献がある。この過程はすべて，発達の充足に関連するものである。ほかの適応様式で指

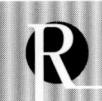

摘したように，集団も重大な変化の影響を受ける。この例として，合併や分離，投資削減，リーダーシップの交代，また一般的な組織の問題などがある。

　構成員の能力とは，集団に属している人とその認知的対処能力，例えば知識レベルや技能，参画の度合い，そして態度をいう。知識や技能，参画の度合い，態度は相互依存関係のすべての説明において，大事な考慮すべき事柄であり，それは重要他者でもサポートシステムでも同様である。途上国でプライマリケアを必要とする人々に支援をする組織の場合を考えてみるとよい。支援を受ける人は，清潔や飲用水についての必要な知識をもっているだろうか。バランスのとれた栄養の必須要素を理解しているだろうか。栄養のある食物を問題なく得ることができるだろうか。支援は喜ばれているのか，または，救援者は疑いの目を向けられているのか。救援者は，その地域のニーズを十分に把握しているのか。このような疑問は，集団の相互依存様式の観点からみると，構成員の能力を意味する。

　集団の目的，最終的には効果的な適応を達成する際のこれらの要素の効果を評価するのにもう1つ考慮すべきことは，3つの相互に関連している要素の一致と同調である。いずれかの要素が別の要素と調和しない場合や補完しない場合は，混乱や分裂が起こる。結果として，非効果的適応をもたらす。例えば，あるヘルスケア提供団体が感染症の発生のために監視の下におかれると，広域のヘルスケアシステムが大混乱しまとまりを欠くことになる。病院管理部（構成員の能力）が設定した課題がその指示（状況，価値，原則など）と異なるとすると，結果は非効果的適応となるであろう。組織の観点から，その原則（状況）がスタッフの権利擁護を支持して，意思決定（下部構造）の中央集中を制限しているのに，管理者が深くかかわらずに支持的態度（構成員の能力）を示さないでいると，葛藤が起こることになる。

　コーピングプロセス（対処過程）は，ロイ適応モデルによると環境の変化に対する，内在する反応や獲得した反応である。コーピングプロセスの統合適応過程と代償適応過程，そして障害適応過程の概念は，個人と同様に集団にも適用できる。前に述べたように，ロイ適応モデルは，個人を集団のなかでとらえ，個人はコーピングプロセスにより適応を維持すると説明している。4つのすべての適応様式のなかで，これらの概念は個人として機能する人間と，また集団として機能する人間に適用できる。集団適応システムへの内的・外的刺激は，集団のコーピングプロセスと安定器，変革器を活性化する。反応は適応的反応か非効果的反応かのいずれかである。適応的反応は集団の統合や全体性を促進し，反対に，非効果的反応は集団の目標達成に寄与しない。ロイ適応モデルのほかの様式の適応レベルと同様，集団の相互依存の観点から，統合，代償，障害という生命・生活過程の3つの適応レベルについて説明する。

2 関係のある人々(集団)の相互依存様式の統合過程

　統合適応レベルにおいては，グループプロセス（集団過程）の構成と機能は全体として働き，システムのニーズを満たし適応を促進する。ロイ適応モデルの相互依存の関係の3つの基本的生命・生活過程は，関係の充足と発達の充足，資源の充足と呼ばれる。

a. 関係の充足

　友人や家族との間にダイナミックな関係があるように，関係ダイナミクスはすべての集団に働いている。集団の関係ダイナミクスはコミュニティや職場，組織，その他の集団にもみられる。広いスケールでいうと，関係ダイナミクスは人類と創造物全体との関係にも存在している。第16章で述べたように，相互依存のニーズはさまざまなレベルの社会交流を通して充足される。個人の観点でいうと，関係は重要他者やサポートシステムと結ばれる。広い視野からみると，例えば拡大家族や同好の仲間，ネットワーク，協会，組織，企業，政治団体も相互依存関係として位置づけることができる。相互依存関係は，集団の視点でいうと，2つの種類に分けられる。集団にも重要他者とサポートシステムがあり，これは個人の相互依存様式と同様である。集団の場合，重要他者とは，もっとも重要で意味をもつほかの集団のことをいう。集団にとっての重要他者には，政府，法律の施行機関，ほかの仲間集団，神のような存在，慈善団体，ヘルスケアシステムなどであろう。これらの重要他者集団に対して集団は敬意を払い大事にし，また一方，重要他者集団はほかのどの関係よりも集団に敬意を払い大事にする。

　重要他者は，もっとも重要なつながりのある集団として認めることができるであろう。ほとんどの関係システムにおいて，重要他者はかなりの期間，比較的安定した関係を保つ。1つの集団は，通常少なくとも1つのほかの集団を重要他者として位置づける。ほかの組織から支援基金を得ている場合，資金提供機関は重要他者に分類することができる。サポートシステムには人々や集団，組織があり，集団は目標やある目的を達成するためにサポートシステムとかかわりをもつ。サポートシステムとの関係の意味づけは，一般に重要他者の場合と同等の重みがあるのではない。例えば，ある専門領域で働いている看護師が，患者集団の感染という問題に直面したとしよう。看護師は感染管理部門や経営部門に支援を求め，問題解決に向けて対応する。問題が解決すると通常はそれぞれの業務に戻るが，その後の双方の関係はサポートシステムとしてのより適切な特色をもつことになる。

　集団の関係ダイナミクスには，受容的行動と寄与的行動がみられる。例えば，スタッフは時間や知識を提供するかわりに，賃金や教育の恩恵，他者との出会い

の機会，そして専門職としての経験を受け取る。看護の観点からみると，看護師幹旋機関はスタッフの増員が必要な場合に，病院の需要に見合った看護師の確保を契約する。一方，看護師幹旋機関には，その見返りとして報酬（受容的行動）が支払われ，看護師幹旋機関は適切な専門看護師を必要な人数送る（寄与的行動）ことになる。集団システムはほかの関係システムとかかわることで，関係の充足と発達の充足，資源の充足の基本的ニーズを満たすのを支援してもらうことがある。この支援は，家族支援システムやソーシャルサービス・システム，資金提供組織であってもよい。途上国での子ども支援のシステムを考えてみよう。慈善団体は積極的に援助金を送ってくれるネットワークをつくり，途上国の子どもたちが学校に行き，毎日必要な栄養を摂取でき，この支援がなければ受けられないようなヘルスケアを受けられるようにしている。状況によっては，組織がほかの組織のサポートシステムになることもある。ある国での組織的な犯罪と合法的なビジネスとの複雑な関係が，これにあてはまる。この場合，合法的なビジネスは犯罪集団に保護してもらう契約を結び，その見返りとして，収益に応じた配当を犯罪集団に支払う。このような取り決めがなかったら，ビジネスがうまくいかないかもしれない。行政は行き詰まっているビジネスやサービス機関に補助金をあてがうが，この場合，行政はほかの組織が事業を継続できるよう基本的ニーズを満たす1つの組織支援であるとみることができる。

b．発達の充足

発達の充足とは，集団の学習と成熟の過程をいう。集団は生涯を通じて依存と自立の発達と移行を体験する。学習と成熟が進むにつれて，この依存と自立のバランスの適切さが，適応と関係の統合を達成する能力に作用する。前の章では，個人の発達の過程と相互依存関係とを結びつけて説明した。集団もまた発達の段階を経て進展していく。これは集団の役割機能に注目し検討したのと同様である。集団の観点から相互依存様式をとらえると，状況と下部構造，そして構成員の能力は重要な要素である。この3つの要素は，集団の適応レベルを明確にする際に必要となる。この要素がどの程度補完的・調和的に発展するかが，集団の目標達成への効果に影響する。集団のなかでは，発達段階は単独のものと，また，より大きな統一体の一部として説明される。タックマン Tuckman とジェンセン Jensen（1977, p.419）の「形成，混乱，統一，機能，散会」(forming, storming, norming, performing, adjourning) という組織進化モデルを多くの人が知っていることと思う。これは生涯にわたる関係システムの段階を表しており，目標の達成と，最終的にはその存在を放棄するときに効力を発揮することになる。集団の発達段階への別のアプローチ（Worchel, 1996）については，第18章と第19章で説明している。

職場における相互関係については，いくつかの発達の観点からとらえられてい

る。クリエイティブ・ナーシングマネジメント Creative Nursing Management (1992) は，従業員の上達進度はエリクソン Erikson (1963) の発達のサイクルに似ていることを指摘している。このことは，依存度の高い初心者から，仕事においてより豊かな経験を重ね，自信をもち，自立していくときに，リーダーシップの方策は従業員のニーズや要求，能力などを補足することができることを示唆している。初心者と達人の看護実践の評価に関する，よく知られているベナー Benner (1984) のアプローチは，看護師のキャリア開発のどの段階においても役に立つ。組織開発やグループダイナミクスについての文献はたくさんあり，またこれは本書の役割の範囲を超えるので，ここでは述べない。看護実践に必要な相互関係や集団システムの関係の成熟をより深く理解したい場合は，組織行動や組織開発，グループダイナミクスについての文献を参照してほしい。

C. 資源の充足

集団の関係の統合の基本的ニードと関連している第3番目の生命・生活過程の統合は，資源の充足である。資源の充足とは，例えば物理的空間や資金，物資の備え，コミュニケーション，安全など関係システムの資源のニードと定義されている。資源の充足は，関係の統合を達成するのに必要である。このような資源は，相互依存の過程で供給される。集団の関係を支援し維持するために，また集団の発展，成熟，使命達成のためには，ある程度の資金が必要である。必要な資源が得られないと，集団は困難に直面する。必要な資源が得られるのは，相互依存の関係を通してであることが多い。第16章の相互依存様式のところで述べたように，マズロー Maslow (1954) は，欲求の階層として身体的欲求，安全欲求，所属と愛情の欲求，自尊感情の欲求を挙げている。これらの欲求は，1つひとつが充足されることを前提として，次の欲求充足の探索へと向かうようになっている。身体的欲求と安全の欲求が満たされないと，個人の注意は他者との関係にかかわる上位の欲求には向かわないということを示す。これを相互依存に置き換えると，集団の相互依存の効果を促す資源の充足の重要さがわかる。つまり，集団の物理的欲求は上位の欲求を要求する前に充足されていなければならない。

集団や大きな組織では，効果的な機能を維持するために欠かせないものとして，これまで物理的施設や組織構造，設備・備品，情報伝達網などに重点がおかれてきた。しかし現代の組織理論は，均衡における効果的関係の重大な側面に気づき，注目している。例えば，質管理や組織変革などの理念に関する方策が，これにあてはまる。人間と環境との相互関係を重視する現代の考え方は，視野を広げてくれる。この複雑な統合と相互依存に着目することで，環境保護と自然への畏敬に関する社会的意識が，社会の重要な関心事になっている。広い意味での環境保護は，最終的には資源の充足を維持・促進し，一方で基本的な生理的欲求と安全の欲求を充足する力を維持・促進する。そうすることで，より高いレベルの欲求へ

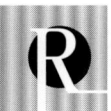

と向かうことができるからである。

　資源の充足に必要な要因として，経済的な資源と支援的関係がある。経済的資源が不足すると，集団は継続する力が障害される。家族の状況の場合，十分な収入がなければ家族を食べさせていくことは難しい。健全な経済基盤がない組織では，雇用者へ給与が支払えず，必要な供給品が補えず，最終的には経営破綻をきたす。集団の物理的様式で説明したように，資本はほとんどの集団の経済基盤確保の重要な側面である。資本資源は，関係システムの統合の継続の支援に必要な，重要であるが頻度の少ない購入品と関連している。家族の場合，家族の一員の大きな医療費の出費や家の購入などが，これにあたる。集団の場合，例えばある野球チームがユニホームを揃えることは重大な投資であり，それがチームの目的達成につながる。組織やコミュニティ，また社会集団は，その継続と秩序ある運営を支えるために資本資源が必要な場合が多い。十分な資金が長きにわたって続かない場合は，組織全体の統合性が障害され，非効果的な行動をきたす。集団の関係とその効果性，組織構造，問題や成功への鍵などに関する文献は山ほどある。さらなる情報については，社会学や心理学，組織に関する文献にあたってほしい。集団の相互依存の統合適応過程が統合を維持し，関係システムのニーズを満たすには不十分な場合，代償適応過程をきたす。

3　関係のある人々（集団）の相互依存様式の代償適応過程

　制御過程が個人の機能にとって肝心であるように，制御過程は集団にとっても欠かせないものである。関係システムに関してロイとアンウェイ Anway (1989) は，個人の調節器サブシステムと認知器サブシステムに相当するものとして，集団については制御メカニズムを安定器サブシステムと変革器サブシステムに分類している。適応の代償レベルでは，安定器と変革器の対処機制が基本的生命・生活過程の統合へのチャレンジによって活性化する。前に述べたように，集団の主な目標は安定に関するものと変革に関するものである。したがって，安定器とはシステムを維持するための構造と過程を意味する。安定器サブシステムは，前の章で説明した関係システムの状況と下部構造と関係する。ロイ適応モデルで説明した最初のサブシステム，すなわち安定器サブシステムは，既存の構造と日々の活動が連動し，それによって，構成員は集団の主要な目的を達成し，社会共通の目的に貢献する。例えば，1つの組織内における質のアセスメント過程は，仕事の達成と生産物の成果が基準に合うようにするために機能する。

　関係システムに関連した2つめの制御過程は，変革器サブシステムである。このサブシステムには，変化と成長のための構造と過程がある。変革器サブシステムは，より高いレベルを目指して変化するために認知活動と情動的活動が必要で

ある。例えば組織の場合，方策についての企画活動やシンクタンク，チーム構築に向けた会議，社会的働きなどが，変革器の方策といえる。集団の相互依存に関連する変革器代償過程には，重要他者とサポートシステムが関係することがある。例えば，カナダでは 2000 年に（Health Canada, 2000, p.7），保健省と州の医療行政部門，そして，ある大都市の社会福祉企画審議会の 3 つの関連組織が一堂に会して，住民の健康のために配分する資源消費の優先順位の設定について協議している。カナダ連邦保健機関（Health Canada）は，ウェルネスに関する議題資料の作成を依頼し，その議論を促した（Andrew, 2000）。この手段は，資源の配分と変革の目標，相互依存による参画についての議論の発端となった。

　関係の統合を達成するための支援という集団のニーズへの応答として，社会福祉プログラムが起こってきた。前に述べたように，関係の統合は，関係の充足と発達の充足，資源の充足からなっている。このようなイニシアチブに加わったり支援をする機関には，財界や労働団体，学区や市民協議会などがある。地域の数多くの企業がレクリエーションセンターに資金を提供し，コミュニティの健康レベル増進を目指している。看護職も 1 つの集団とみれば，変革器活動の重要な例を提供することができる。サトウ Sato とセネサック Senesac (2007) は，2050 年の専門職看護について執筆している。この論文は，ロイ (2000) が看護管理者に対して将来への願望の達成への課題を提出したことに応えたものである。この論文では，変革器活動を活用した代償適応過程の例を示している。相互依存の関係の統合・代償過程が効果的な適応や肯定的な適応を促進するには不十分なとき，適応上の問題が生じる。ロイ適応モデルは，障害適応過程のそのような状態を説明している。

4 関係のある人々（集団）の相互依存様式の障害過程

　適応の障害過程は，生命・生活過程の統合と代償が不十分なことの結果であり，適応上の問題をひき起こす。このような問題は，障害適応レベルにある集団として，看護師の注目の対象となる。統合過程と代償過程が適応促進に失敗すると，集団の関係の問題が生じる。その結果，孤立や不十分な発達，資源の不足に陥る。この章では，起こりうるすべての適応上の問題を深く取り上げているわけではない。相互依存の関係の障害過程の例として，汚染と攻撃を取り上げる。

a. 汚染

　汚染に関する適応上の問題は，社会全体の視座からとらえると，集団の相互依存の障害過程を示している。前に述べたように，環境との関係の統合は資源の充

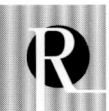

足に欠かせない。とくに，基本的な生理的ニードと安全のニードについては，このことがあてはまる。残念なことに，世界の至る所で環境汚染が資源と健康の重大な関心の的になっている。大規模の原子力発電所の大惨事についての引用を考えてみよう。マッカラム McCullum (1996, p.24) は，「チェリノブイリに加えて［継承者のいうところでは］……ほかにも環境問題がある。工業地帯は高レベルの空気と水の汚染を被っており，健康問題が起こっている。水道システムなどの環境整備は遅れており，1995年6月のハリコフ（ウクライナ東部の都市）における水浄化システムの破損事故では，汚水が市街の水道システムに流れ込み，コレラ発生の原因になった」と報告している。食物の品質に関しても，生産過程や配送，市場販売の状況などの問題がある。豊富な作物が消費者に届かないのは，配送体制が不十分で旧式なためであるとの報告がある。多くの市街の水道水は飲用水として使用できず，水処理システムは当てにならないし，ほとんど整備されていない。空気の質と，ある地域の人々の呼吸器疾患の発症との関係に関しても疑いが向けられている。感染症以外の疾患も，工業災害と汚染によるものと考えられている。

　上に挙げたのは，汚染とその人間集団への悪影響についての相互依存の適応上の問題の例である。この状況は，東ヨーロッパに限ったことではない。汚染は影響を受けた国だけでなく，国境を越えた重大な問題になっている。事実，現代の工業国の多くは，国際的な問題処理に携わっており，汚染の悪影響の一掃に挑みつつ，最善策を模索している。社会的規模の適応上の問題が，ほかの学問分野との協働における看護専門家の議論の的になっている。カナダ看護師協会 (Canadian Nurses Association, 2005) は，汚染の問題と，看護にとってのその問題の重要性を調査した報告書を提示した。それには，この問題を提起している，ほかの19の組織（関係システムあるいは集団）にも言及している。

b. 攻撃：集団

　攻撃とは個人あるいは集団の他者への意思をいい，従順や服従を要求するものとされている (Wheatley & Crinean, 2005)。別の定義では暴力を表し，敵意をもち挑発によらないもの，他者の利権を意図的に傷つける行為，また，破壊的態度や行動をいう。フィットリー Wheatley とクリニーン Crinean (2005) による攻撃的社会についての次の記述について考えてみよう。

　昨今，私たちの感覚は攻撃にさらされている。私たちは常に，終わりのない，エスカレートする戦争や暴力という世界のイメージに直面している。個人の生活では，携帯電話に向かって怒鳴りつける人を見かけるし，テレビのトークショーでは，ゲストや視聴者が互いに言葉で脅迫したり，時には暴力で脅迫する場面がある。公開の会議においても，罵声合戦をもって分裂している。親も，子どものスポーツの試合で，観戦席から「攻撃しろ！」と金切り声で叫んでい

る。従業員は強引なスケジュールや計画を立てると報奨を受けている。辞書の定義では，攻撃的（aggressive）行動には，敵意と同時に，アサーティブ（自己主張のできる），大胆，積極的など肯定的な意味もある。

攻撃は人間関係を崩壊させる。生きていくには，敵対するものと闘わなくてはならないと信じている人々がいる。恐怖と怒りは，健全なコミュニティや職業集団，家族，組織の希望を打ち砕く。人間関係が断裂し，不信がつのり，人々は自己防衛や孤立へと引き込み，パラノイアが当たり前の状況になってくる（p.2）。

最近，集団内の攻撃が増えており，これは社会の傾向を反映していると，多くの著者が指摘している。看護職にはよく知られている例として，水平暴力（horizontal violence）がある。集団の相互依存の障害過程の1つとして攻撃の例を示すために，この概念について簡単に説明しておこう。水平暴力とは，攻撃や抑圧，妨害行為や暴力が同じ関係システム内や集団内のメンバーに向けられることである。ダン Dunn（2003）が述べているように，水平暴力は看護の文献では20年以上前から報告されてきた。水平暴力は，権力と権威をもつ集団が，より弱い立場の集団をコントロールし搾取するときに現れやすい。搾取された集団は勢力集団に正面から向かう力がないと感じるので，その反応は関係システムの集団仲間に内面的に向けられる。

抑圧された集団は自己嫌悪を表出し，仲間を毛嫌いすることがよくある。結果として，抑圧された集団内の自己破壊攻撃となる。攻撃は，集団の観点からみると外面化されることもある。これには，ゴシップ，からかい，罵りなどの弱い攻撃から，暴力的な自警行為，暴動，リンチなどの強烈な攻撃までの範囲にわたる。攻撃の最悪例はテロ活動であり，これは21世紀初頭の世界の至る所に影響を与えている。ここまでロイ適応モデルの集団の相互依存様式をみてきたが，次に集団の相互依存の看護過程についてみていこう。

5 関係のある人々（集団）の相互依存様式の看護過程

第3部の専門看護実践の状況で述べたように，ケアの対象は個から集団へと広がる。家族やコミュニティ，あるいは住民全体の関係システムのような集団もケアの対象となる。ロイ適応モデルは集団の看護ケアにおいて，個人の看護ケアで述べたものと同様の看護実践システムの枠組みを提示している。ロイ適応モデルの看護過程の6つの段階を提示し，さまざまな視点から説明しているが，その1つが住民の健康である。この説明のために，住民の健康に関して，これには「相互に関係した状況と要因があり，住民の一生を通して健康に影響をおよぼす。また，

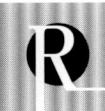

生起のパターンの系統的な違いを確認し，その結果得た知識を利用して，住民の健康とウェルビーングを増進する政策と活動を開発し実行する」(Advisory Committee on Population Health, 1999) と述べている。看護過程を"住民の健康"に適用するに際して4つの適応様式のすべてを考慮に入れるのは有益ではあるが，この章では，集団の状況という観点から相互依存関係に焦点を当てている。取り上げた例は仮のものであり，説明をわかりやすくするために考案したものである。したがって，非常に複雑な関係システムの一部を描いたシンプルな例である。

a. 行動のアセスメント

ロイ適応モデルの行動とは，システムとしての人間が目的達成に向けてどのように対処したり適応しているかの指標である。集団の相互依存様式の看護過程の最初のステップは，関係する集団の行動のデータ収集と現時点での適応レベルの最初の評価である。前に述べたように，インプット，つまり内的刺激と外的刺激は，適応を維持するコーピングプロセス（対処過程）を促進する。その結果，行動の反応として，適応的かあるいは非効果的のいずれかが明らかになる。行動は集団の目的達成を促進することもあれば，混乱をひき起こすこともある。相互依存様式における集団の第1段階のアセスメントでは，最初に注目する行動は相互依存関係の3つの基本的生命・生活過程，すなわち関係，発達状態，資源に関連するものである。

関係

集団の相互依存関係の基礎となるのはほかの集団であり，これが重要他者やサポートシステムの役割をする。第1段階のアセスメントにおいて看護師がまず考慮することは，その集団がより大きな構図（背景）にどのようにうまく収まっているのかである。すなわち，ほかにどのような集団が，今注目している集団の機能に重要なのか。関係する集団は，より大きな集団の一部なのか。相互作用の多くはだれと起こるのか，またどのような相互作用が頻繁に起こるのか。その集団は，特定のインプットを得るためにほかの集団に依存しているのか。ほかの集団は，重要他者としての役割を果たしているのか，またはサポートシステムとしての役割を果たしているのか。このような情報を第2段階のアセスメントで得た情報と組み合わせて，関係システムの適応レベル，すなわち統合レベルなのか代償レベルなのか，または障害レベルなのかを判断する基本とする。住民の健康に関係の行動アセスメントを適用する際には，看護師はこのような質問を頭に置いて考慮する。こうすることで，地方自治体や国の医療機関，WHOなど多くの組織が関心をもち，関与していることがわかるであろう。さらには，住民の健康を維持し，疾病の治療にかかる経費を節減することに関心を寄せている資金団体が明らかになるかもしれない。

集団の行動のアセスメントで考慮すべき2つめのことは，特定の組織や集団の受容的行動と寄与的行動である。すなわち，それぞれの集団から何を得たのか，その見返りに何を提供したのかということである。例えば，ある市街地にホームレスの人々が"テント村"を築いたとする。市街地当局は，それに対して囲いを巡らし，保安職員を派遣してその居住地の安全を確保しようとする。そうすると，ホームレスの人々も市当局の担当者と協働するようになり，より妥当なホームの提供などのホームレスの問題を検討するようになる。

発達の状態

　集団の第1段階のアセスメントで重要なことは，現時点の発達の状態である。家族がどの発達段階にあるのか，すなわち子どもがいないとか，乳幼児を抱えている，十代の子どもがいる，成人した息子や娘がいる，などのことである。コミュニティなどの大きな集団であれば，組織されてどのくらい経つのか。緊密なつながりなのか，緩やかなつながりなのか。移行期が始まっているのか。危機に直面しているのか。関係システムの3つの要素の観点から，内的状況は使命やビジョン，目標を共有しているか。それは公式のものか，あるいは非公式のものか。関係と発達，資源の過程からみて，下部構造は集団の発達段階をサポートしているか。また構成員の能力の観点からみて，集団に関与する人々の知識レベル，技能，参画の度合い，そして態度はどうなのか。住民の健康に関して，その集団は健康の指標を吟味して定めているか。住民の健康が本当に考慮に入れられているか。例えば，「住民健康施策」(Population Health Approach) (Health Canada, 2000)は，「健康の決定要素の概念はいまだに問題をはらんでいる。多くの要素が重なっており，健康の決定因子と健康状態との関係についてのエビデンスの質が非常にまちまちである」(p.111)と述べている。この主張は，住民の健康を考えるときには健康の決定因子について事実を明らかにするような研究が必要なことを示唆している。

資源

　資源の観点からみると，看護師は集団の活動を支援するための資源の入手先を確保する必要がある。その集団は自己資金で運営しているか。国が経済的支援をしているのか。その集団は，ほかの集団に資源を供給する責任を担っているか。関係システムの効果的な運営を支援するだけの十分な資源があるか。住民の健康の観点からみると，資源の分配にかかわっている関係システムの優先順位が反映する。例えば，カナダ政府 (2000) は，ヘルスケア資源に関して，次のような将来展望についての声明を作成している。「カナダ国民は，公的資金によるヘルスサービスを受けられるようになる。これは質の高いヘルスケアを提供し，費用効果が高く公平な形で健康とウェルビーイングを促進するものである」この声明をみると，看護師は国レベルの観点からの声明による優先順位を理解することができる。

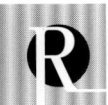

資源の分配実行の責任をもつ機関による資金の分配の仕方は，声明に示された国の優先順位を反映することもあれば，反映しないこともありうる。

コーピングプロセス（対処過程）活動

関係システムの行動のアセスメントでは，さらに安定器活動や変革器活動を示す根拠があるかないかを検討する。集団が維持されていることを示すエビデンスにはどのような活動があるのか。確立された構造や過程とはどのようなものか。集団の構成員はどのような行動によって集団の目標を達成するのか。変革器サブシステムの観点からみて，変化や成長のエビデンスとなるのは何か。住民の健康に関して，ベローナ・イニシアチブ（Verona Initiative）（WHO/EURO, 1999）として知られる広い基盤の方略には，変革器の活動が明らかにみられた。このプロジェクトの目的は，社会のすべてのレベルにおいて健康増進を図るためにはどのように投資したらよいかの理解を得ることにあった。このプロジェクトは，住民の健康についての課題への取り組みにおける相互依存の集団の変革器活動の例として役立つ。行動が明らかになれば，集団の目標の観点から，その行動が適応的なのか非効果的なのかの仮の判断ができる。ロイ適応モデルの第2段階のアセスメントでは，第1段階のアセスメントで観察された行動に影響をおよぼしている因子に焦点を当てる。

b. 刺激のアセスメント

ロイ適応モデルにおける第2段階のアセスメントでは，内的刺激と外的刺激を特定する必要がある。刺激のアセスメントは，第1段階のアセスメントで特定された行動について行う。看護の目標は統合を促進することにあるので，統合の混乱を示す行動，すなわち非効果的反応が第1の関心事となる。適応行動も重要である。というのは，適応行動は維持したり，強化したりする必要があるからである。刺激が明らかになったら，それを焦点刺激，関連刺激，残存刺激に分類する。ほかの適応様式と同様に，ある適応様式における行動が，ほかの様式では刺激として作用する場合もある。ロイ適応モデルによる相互依存関係の定義にもとづけば，集団の相互依存様式には共通の影響刺激がある。関係システムに関する相互依存様式の3つの構成要素は，この共通する影響刺激を特定する枠組みとなる。さらに，集団の相互依存の統合にほかの様式が与える影響を考慮する。

状況

状況という要素において，「外的」刺激は，経済的，社会的，政治的，文化的な影響，例えば関係システムを取り巻いている影響から生じる。関係システムが存在している経済的環境はどのようなものか。集団が存在する目的を支える資源や資金が十分にあるか。例えば，アルツハイマー病患者にサービスを提供するケア

センターに十分な資金がなければ，適切な水準の職員配置を行うことは不可能になる。しかし，社会的観点からみてみると，地域住民がボランティア活動に熱心であれば，職員不足は一時期緩和されるかもしれない。住民の健康の相互依存の観点からみると，経済状態は適応上の難題に対処するために，ある集団がほかの集団とかかわりあえる程度に影響を与える。最低限の資金しかなければ，重要他者やサポートシステムとの長期的問題の対処に向けられる資源は，たとえあったとしてもごく少ない。

　すでに述べたように，「内的」刺激には，集団の使命，ビジョン，価値観，原則，目標，計画が含まれる。アルツハイマー病患者のケアセンターについて再び考えてみよう。おそらく，このセンターの運営のもととなっている原則の1つは家族の関与である。この関与を容易にするための構造と過程が整っているものと，だれもが想像するだろう。もう一度住民の健康に注目してみると，ヘルスケアシステムを構成する，またはそれに寄与する関係システムは，独自の使命やビジョン，価値観，原則，目標，計画をもっているはずである。住民の健康の向上においてイニシアチブが成功するためにもっとも重要な点は，各集団の内的刺激が住民の健康の達成に向けた目標や目的と合致し，それを補完し，それに寄与することである。ヘルスケアシステムのビジョンがヘルスプロモーションに重点を置いているならば，そのイニシアチブが，同じシステムの一部を構成しているほかの関係システムの活動にも反映されるべきである。

下部構造

　先に述べたように，下部構造は公式・非公式の手順，活動，システムで構成されている。例えば，アルツハイマー病患者のケアセンターのスタッフが家族を支えてくれず，励ましてくれなければ，ケアとセンターの支援に家族を関与させる非公式な手順が無になってしまうだろう。住民の健康の例では，相互依存の観点からみると，ヘルスプロモーション活動と，それぞれの組織のイニシアチブにいかにヘルスプロモーションを反映させるかの決定に住民を関与させる活動の伝達を助ける効果的なルートが必要になるだろう。関係システムの発達段階は，関心のある行動であると同時に，刺激としても重要である。その組織は長期にわたって存在しているか。プロセスや手順が確立しているか。あるいは，最近設立されて，構造と過程がまとまり始めたばかりの集団なのか。その集団は，いま転換期にあるのか。

　発達段階は，役割機能にとってそうであるように，相互依存にとっても，いかに集団がその目標を達成し適応を進めるかの有効性に大きな影響をおよぼす。住民の健康のイニシアチブは何十年にもわたってWHOの課題となっているが，一部の国にとっては住民の健康は考慮すべき問題ではない。戦争や内紛によって荒廃した国の場合は，とくにそうである。このような場合，生命を守ることがもっとも重要であり，ヘルスプロモーションはまだ課題にはならない。これが，シス

テムの発達段階が住民の健康にどのように影響をおよぼすかの例である。

　システムと資源，相互作用は，第2段階のアセスメントでさらに検討すべき下部構造である。下部構造のなかには，集団に影響をおよぼす重要な刺激となる資源の過程がある。例えば，財源が目的どおり使われていないことを示す兆候がみられることもある。組織の資源を使える立場にある人物による資金の不正利用問題を経験している組織は多い。このようなことを防ぐために，どのような資源の過程が整えられているか。資源が国や地域の経済と結びついている集団の場合，景気の後退は資金の削減を意味するのが普通である。組織はそのような状況にどう対応するのか。住民の健康の観点からすると，資源の充足はどのような影響を示すのか。一部のヘルスケア組織の場合，住民の健康にかかわるヘルスプロモーション活動は，資源が限られていると最初に縮小されてしまう。これは近視眼的なやり方である。なぜなら，不十分なヘルスプロモーションがヘルスケア経費に徐々におよぼす長期的影響が考慮されていないからである。

構成員の能力

　構成員の能力とは，集団構成員の知識，技能，参画の度合い，態度のことを指す。構成員は内的刺激，すなわち集団の使命，ビジョン，価値観，活動の原則，目標，計画に深くかかわっているか。関係に関する知識については，第16章で個人の観点からみた相互依存様式に関して記した。集団の観点からすると，組織の変遷に関する知識は関係システム内における重要な影響である。グループダイナミクス（集団力学）とそれに影響をおよぼす因子についての構成員の理解が深まれば深まるほど，組織やほかの集団における発達はいっそう効果的かつ効率的なものとなる。住民の健康の観点からすると，構成員の能力は住民の健康に関係するパラメーターについての集団内の人々の知識と理解とみることができる。集団は住民の健康向上に尽くしているか。住民の健康の指標が確認され，理解されているか。優先事項の決定にかかわっているか。住民の健康への貢献にかかわるすべての集団の一致協力がなければ，目標に向けての進展に支障が生じるであろう。

ほかの様式の統合

　個人の相互依存の場合と同様，ほかの様式における統合は集団の相互依存をもたらす刺激となり得る。例えば物理的統合が損なわれると，集団は機能するための施設を利用することができなくなってしまう。そして相互依存様式も崩壊する。集団アイデンティティに問題があれば，今度はこれが関係の統合に問題が生じることがある。例えば，家族は自分たちがどの程度うまくいっているか，あるいは機能不全に陥っているかを認識している。協会の会員は，所属する集団の使命と目的に関して，それが適切であるとか不適切であると感じている。愛校心はそこに集う学生の集団アイデンティティの指標とみなされている。時として，それは学校のドアを入った途端に感じとれるともいわれている。ある病院のスタッフ，

そしておそらくもう少し大きなコミュニティは，特定のヘルスケア機関をその業界を代表するものとしてみている。以上のことはみな集団アイデンティティを物語るものであり，このアイデンティティが関係する集団の発達の充足に影響をおよぼす。住民の健康に関連して，物理的統合が損なわれると，相互依存関係に影響が出る。2005年にハリケーンのカトリーナが合衆国のメキシコ湾岸中北部に壊滅的被害をもたらしたときのことを考えてもらいたい。その後に住民の健康上の懸念が出たため，ほかの集団も介入することになった。相互依存の観点からみると，アメリカ赤十字，カナダ軍，救世軍，ハビタット・フォー・ヒューマニティ，その他多くの慈善団体が関与して住居と食料，水をハリケーン被災者に提供した。

次の第2段階のアセスメントの例を検討してみよう。ニスカ Niska (2001) はロイ適応モデルを使って，メキシコ系アメリカ人家族について家族の存続，連続性，成長に関するエスノグラフィー研究を実施した。この研究では，家族のダイナミクスに表れている交流のプロセスが相互依存の関係と一致していることが明らかにされた。家族の存続にとって必要不可欠であると家族が認めた因子は，"支えてくれる親がいる"，"定職がある"，"市民の調和がある" であったが，これはどれも家族の関係システムにおける適応に影響する相互依存の刺激を示すものとみることができる。

さまざまな刺激が明らかになったら，それを焦点刺激，関連刺激，残存刺激に分類する。例を挙げると，病院が出資機関から予算削減の通告を受けた場合，その情報は行動を要する焦点刺激となる。残存刺激は，過去に予算削減が必要になったときの不愉快な状況を構成員が思い出すことがそうであろう。第2段階のアセスメントが終了し，適応に影響する因子が特定されたら，看護過程の第3段階，すなわち看護診断に進む。

C. 看護診断

ロイ適応モデルに記述されている看護過程の第3段階は，看護診断の作成である。第3章で説明したように，看護診断は個人や集団について解釈した結果の記述である。この解釈は，第1段階のアセスメントで評価した行動と，それに影響をおよぼす第2段階のアセスメントで評価した刺激とあわせて検討することで行える。集団の相互依存に関する看護診断は，ほかの様式と同じ方法で確定される。1つの方法は，行動をそれに影響をおよぼす刺激とともに述べるものである。2番めの方法は，要約ラベルを使用するものである。ほかの各様式と同様に，ロイ適応モデルで，肯定的適応の指標の類型を，繰り返しみられる適応上の問題とともに特定する。

2005年のハリケーン，カトリーナの際に生じた可能性のある架空の状況を考えてみよう。州の避難命令が発令されたとき，あるケア施設は避難しないことを決めた。これによって救助と避難に重点的に取り組んでいた集団にジレンマが生じ

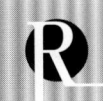

表20-1 相互依存の関係に関する看護診断分類

適応の肯定的指標	一般的な適応上の問題	NANDA-Iの看護診断名
・関係の充足 ・発達の充足 ・資源の充足	・孤立 ・非効果的な発達 ・不十分な資源 ・汚染 ・攻撃	・家族機能障害：アルコール症 ・家族機能破綻 ・地域社会コーピング促進準備状態 ・非効果的地域社会コーピング

た。行動とそれに影響をおよぼす刺激の記述にしたがって下される看護診断の例は，「州が発した全員避難命令に対立して避難しないケア施設の計画」となる。行動はケア施設の姿勢であり，影響をおよぼす刺激は避難命令である。

ロイ適応モデルは，集団の相互依存様式に関して適応の肯定的指標を3つ挙げている。それは先に述べた適応の統合過程，すなわち関係の充足，発達の充足，資源の充足に直接由来している（表20-1）。前に述べた架空のケア施設が，水と食料と完全に寝たきり状態の患者のケアに使用する製品が2週間分あり，職員は施設にとどまる予定であり，患者を移動させないことが最善であることに家族全員が同意した，と説明したとしよう。おそらくこの状況に関する看護診断は，「2週間分の物資の蓄えに関する資源の充足」となるであろう。「資源の充足」という言葉は，食料や水，職員，設備を包含する簡潔な記述である。2週間分の蓄えは，資源の過程に関する下部構造の因子である。集団の相互依存様式に関する「適応上の問題」について，ロイ適応モデルは孤立，非効果的な発達，不十分な資源，汚染，攻撃の5つを挙げている。最初の3つは関係の統合の非効果的な適応を示し，4番目と5番目は相互依存の関係の重大な適応上の問題を表すものである。

再びケア施設とハリケーン，カトリーナの架空の例を考察してみよう。嵐の後，破壊的被害は予想していたよりもはるかに大きいと算定された。物理的施設への被害と公益事業の基盤施設への被害を考慮すると，非常用発電機では不十分かもしれないことが判明した。おそらく5つの適応上の問題すべてが問題の大きさを表す看護診断となるだろう。影響をおよぼす因子は地域の基盤施設への被害，すなわち関連する関係システムの構成要素であろう。表20-1は，相互依存の関係の統合過程と障害過程に関するロイ適応モデルの看護診断分類を，NANDAインターナショナル（NANDA-I）が承認した看護診断名（NANDA International, 2007）と対比させて示している。看護診断が確定すると，看護過程の第4段階，すなわち目標設定に進む。

d. 目標設定

先に述べたように，ロイ適応モデルの看護過程の各段階では，集団の行動，その行動に影響をおよぼす刺激，またはその両方に焦点が当てられる。看護診断で

まとめた記述には，行動と刺激の両方が含まれていた。目標設定の段階においては，行動に焦点が当てられる。それぞれの目標は，取り組むべき行動を特定する。集団のほかの適応様式と同様に，集団の相互依存問題の多くには，慢性的な段階のものもあれば急性的な段階のものもある。したがって，目標設定の過程には長期目標と短期目標の両方が含まれるが，そのどちらの目標にも焦点となる行動，期待される変化，目標達成の期限を記す。ハリケーンのカトリーナ通過後の架空のケア施設の例を考えてみると，前述の状況にかかわる短期目標は，水の供給に焦点を当てて，「1時間以内に，ボトル入り飲料水1日分がケア施設に空輸される」となるかもしれない。焦点となる行動は水の供給，期待される変化は「飲料水1日分」，期限は「1時間以内」である。この状況で，不十分な資源に関する適応上の問題は対処される。長期目標は，「1週間以内に，特定の救援組織がケア施設に物資を提供する」となるだろう。行動は物資の入手可能性，期待される変化は特定の物資供給源，期限は「1週間以内」である。この目標は，「孤立」という適応上の問題に対処するものと位置づける。

　ケアの提供が進むよう効果的に導くためには，関係する集団と協働で目標を設定しなければならない。看護過程の各段階の場合と同じように，システムの構成員は積極的な参加者となり，正確かつ適切な情報が入手され，その情報が正しく解釈されて看護診断に取り入れられ，達成可能かつ適切な目標が設定されるようにしなければならない。これ以外の方法では，関係の統合の達成を助けるような介入を計画することはできない。目標を設定した後，ロイ適応モデルにおける看護過程の次の段階となる看護介入の特定に進む。

e. 介入

　ロイ適応モデルによる看護過程の介入の段階は，目標設定の段階で特定した行動に影響する刺激に焦点を当てる。したがって，介入の段階は刺激の管理であり，これには刺激を修正すること，増大させること，減少させること，除去すること，維持することが必要となる。上記の「1週間以内に，特定の救援組織がケア施設に物資を提供する」という目標では，物資の提供に影響をおよぼす因子は，必要なものの適切な供給源の特定である。介入活動の焦点は，ケア施設に必要な物資を提供する能力のある組織を探し出すこととなる。おそらく，特定の慈善団体との話し合いが必要となるだろう。物資の供給源が見つかったら，その状況を支援するために相互依存の関係が確立される。介入の焦点は，必要な物資の入手可能性を確保することとなる。これは，資源の充足の必要条件を満たすことを目的とする相互依存の関係を簡単に示した例である。

　住民の健康の例に戻って，ある住民に小児肥満症の問題が認められたという状況を検討してみよう。構成員の能力のアセスメントによって，不健全な食生活に関連する健康問題に対する子どもの理解不足が明らかになったと仮定しよう。目

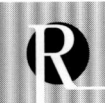

標の焦点を食生活の変化に置くならば，計画される介入は子どもの教育である。おそらく，ヘルスケアシステムと学校システム間の相互依存関係がこの問題の解決に役立つであろう。介入は特定の影響因子，すなわち理解不足に対して行われる。目的達成の手段は，この2つの集団間の相互依存の関係である。上記の介入の焦点は，関係する集団の相互依存の問題の一因となる刺激（資源の供給源，環境の影響，知識レベル）である。ロイ適応モデルの看護過程の次の段階，すなわち評価は，結果として生じる状況において表面化する行動に再び焦点を当てる。

f．評価

評価では，集団の適応行動に関する介入の効果を判断する。つまり，目標で述べた行動が達成されたかどうかを問うのである。行動が目標と合致していれば，介入は効果がある。目標が達成されていなければ，再び行動と刺激のアセスメントを行い，看護過程のほかの段階を踏んで，別の介入やアプローチを特定しなければならない。先に特定された目標で考えてみると，関心のある行動は物資の不足である。介入が実行されると，計画の成功は物資の不足が緩和されたかどうかでわかる。ケア施設には持続的な物資の供給源があるか。新たな不足の発生が予想されるか。住民の健康の例でいうと，選ぶ食べ物の種類や食べる量の点において，子どもたちは以前よりも賢明な選択をしているか。特定の年齢集団の平均体重が減少しているか。看護過程とその6つの段階は継続的で，同時に起こり，一部重複するものであるという点を認識することが重要である。わかりやすくするためにこれらの段階を簡素化し，区別し，あえて直線的なものとして扱ったが，介入は第1段階と第2段階のアセスメントの実施中に起こることが多い。これと同様に，評価も継続的に行われるものであり，看護診断を確定している最中でも，さらにそれによって目標を設定しているときでも意識されている。

6 要約

この章では，ロイ適応モデルを集団の相互依存様式に適用することに焦点を当てた。関係の統合と関連する，関係の充足，発達の充足，資源の充足の3つの過程の概要を述べた。関係の相互依存に関連する代償反応について説明し，汚染と攻撃という2つの代償過程の例を検討した。最後に，第1段階と第2段階のアセスメント，看護診断の確定，目標設定，介入を通して看護ケアを計画するための指針を考察し，看護ケアの評価について説明した。　　　　（訳＝津波古澄子）

応用問題

1. あなたがよく知っている組織に関して，その組織の役割と相互関係に影響している外的因子（状況）を挙げなさい。

2. あなたの教育施設の使命とビジョンは何か。

3. あなたが働いたことのある病棟のことを考えなさい。その病棟の活動に影響をおよぼしている集団の関係システムをできるだけ多く挙げなさい。

理解度の評価

[問題]

1. 関係する人々（集団）の相互依存様式の基本的ニードは＿＿＿＿の＿＿＿＿であり，これは＿＿＿＿と＿＿＿＿，＿＿＿＿の充足からなると考えられている。

2. 関係する人々（集団）の相互依存様式の第1段階のアセスメントで評価する重要な行動は次のうちのどれか。
   (a) 疾病の過程 (d) バイタルサイン
   (b) 重要他者 (e) 発達状態
   (c) コーピングプロセスの行動 (f) サポートシステム

3. 関係する人々（集団）の相互依存様式で関係システムの行動に影響する3つの刺激を挙げなさい。

4. 関係の相互依存の生命・生活過程の3つの統合を挙げ，家族の観点からそれぞれについて説明しなさい。

5. 状況
   ある工場で2日間に，全地形型車両（ATV）の操作に関して5件の労働事故が発生した。この問題への産業看護師の対処の例を示しなさい。これは変革器の代償過程の例のはずである。

6. 関係の相互依存の代償過程を2つ挙げなさい。

[状況]
合衆国のスモールビルで町の水道が大腸菌に汚染し，10人が死亡し数十人が病院に入院している。また，消化器症状を示している人が何百人もいる。スモールビルの住民が水道水を安全に飲めるようになるには，1週間が必要である。水を沸かして飲むよう勧告が出され，学校は少なくとも今週いっぱいは休校になるであろう。

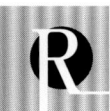

7. 上の状況に対して，この章で述べた2つの方法を使って看護診断を記しなさい。

8. 上の状況に対して短期目標と長期目標を設定しなさい。

9. 介入は刺激に焦点を当てる。上の状況を緩和するのに，どのような介入を利用したらよいか，次の刺激について考えなさい。
   (a) 町の水道水の汚染
   (b) 飲用水の供給
   (c) 汚染源

10. 8であなたが設定した目標の1つについて，その達成度をどのようにして評価するか。

[解答]
1. 関係　統合，関係，発達，資源

2. b, c, e, f

3. 以下のうちの3つ。ほかの様式の状況，下部構造，構成員の能力，統合

4. (a) 関係の充足：家族には重要他者とサポートシステムがある。
   (b) 発達の充足：両親が子どもの年齢に合った知識と行動を示す。
   (c) 資源の充足：家族のニードに供するための資源が家族に十分ある。

5. 産業看護師が職員の集会を召集し，仕事で全地形型車両を使用するときの安全性を高めるためのアイディアを引き出す。

6. 以下のうちの2つ。孤立，非効果的な発達，不十分な資源，攻撃，汚染

7. 看護診断の例：
   (a) 水道水の汚染に関連する大腸菌感染の多数発症（行動とそれに関連する刺激）
   (b) 汚染（要約ラベル）

8. 目標の例：
   (a) 翌日までに，新たな大腸菌感染患者が発生しない（短期目標）。
   (b) 2時間以内に，住民は清浄な水の供給を受ける（短期目標）。
   (c) 1週間以内に，水道水の検査で大腸菌が検出されない（長期目標）。

9. 特定された刺激に関する介入の例：
   (a) 汚染された水道水：水を沸かしてから，水を飲んだり料理に使ったり，洗い物をしたり，入浴するように，住民に警告する。
   (b) 飲用水の供給：ボトル入りの飲用水を住民に供給する。
   (c) 汚染源：問題を解消するため汚染源を特定する。

10. 以下の行動がみられれば，目標は達成されたとみることができる。
   (a) 翌日までに，新たな大腸菌感染患者が発生しない。
   (b) 2時間以内に，ボトル入りの飲用水が住民に供給される。
   (c) 1週間以内に，水道水が安全であることが証明される。

● 文献

Advisory Committee on Population Health. (1999). *Toward a healthy future: Second report on health of Canadians*. Ottawa: Minister of Public Works and Government Services Canada.

Andrews, H. A. (2000). *Wellness: Towards a shared undestanding* (pp.1-43). A discussion paper prepared for the Consultation on Priorities Alberta section of the Population Health Fund. Health Canada Population and Public Health Branch.

Andrews, H. A., Cook, L. M., Davidson, J. M., Schurman, D. P., Taylor, E. W., & Wensel, R. H. (Eds.). (1994). *Organizational transformation in health care: A work in progress*. San Francisco: Jossey-Bass.

[*1] Benner, P. (1984). *From novice to expert: Excellence and power in clinical nursing practice*. Menlo Park, CA: Addison-Wesley.

Canadian Nurses Association. (2005). *The ecosystem, the natural environment, and health and nursing: A summary of the issues* (pp.1-8). CAN Backgrounder. Ottawa: Canadian Nurses Association.

Creative Nursing Management. (1992). *Leaders empower staff*. Minneapolis, MN: Creative Nursing Management.

Dunn, H. (2003). Horizontal violence among nurses in the operating room. *AORN Journal, 78*(6), 977-980, 982, 984-988.

[*2] Erikson, E. H. (1963). *Childhood and society* (2nd ed.). New York: Norton.

Government of Canada. (2000). Communique on Health. Press release. Ottawa: Government of Canada, first Ministers' Meeting, September 11.

Hanna, D., & Roy, C. (2001). Roy Adaptation Model and Perspectives on the Family. *Nursing Science Quarterly, 14*(10), 9-13.

Health Canada. (2000). *Population health in Canada: A working paper. V. Definitional issues in health and social impact assessments for population health*. Health Canada: population health approach.

[*3] Maslow, A. H. (1954). *Motivation and personality*. New York: Harper & Row.

McCullum, R. (1996). Vision of a new health system for Ukraine. *Canada-Ukraine Monitor, 4*(1), 24.

[*4] NANDA International. (2007). *Nursing diagnoses: Definitions and classifications, 2007-2008*. Philadelphia: NANDA-I.

Niska, K. J. (2001). Mexican American family survival, continuity, and growth: The parental perspective. *Nursing Science Quarterly, 14*(4), 322-329.

Roy, C. (2000). A theorist envisions the future and speaks to nursing administrators. *Nursing Administration Quarterly 24*(2), 1-12.

Roy, C., & Anway, J. (1989). Roy's Adaptation Model: Theories and propositions for administration. In B. Henry, C. Arndt, M. DeVincenti, & A. Marriner-Tomey (Eds.), *Dimensions and issues of nursing administration*. St. Louis, MO: Mosby.

Sato, M. K., & Senesac, P. M. (2007). Imagining nursing practice: The Roy Adaptation Model in 2050. *Nursing Science Quarterly, 20*(47), 47-50.

Smith, K. K., & Berg, D. N. (1990). *Paradoxes of group life: Understanding conflict, paralysis, and movement in group dynamics*. San Francisco: Jossey-Bass.

Tuckman, B. W., & Jensen, M. A. (1977). Stages of small group revisited. *Group and Organization Studies, 2*(4), 419-427.

Wheatley, M. J., & Crinean, G. (2005). Transforming aggression into creative problem solving. *Leader to Leader, 36*(Spring), 19-28.

Worchel, S. (1996). Emphasizing the social nature of groups in a developmental framework. In

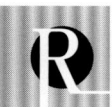

J. L. Nye & A. M. Brower (Eds.), *What's social about social cognitions? Research on socially shared cognition in small groups* (pp.261-281). Thousand Oaks, CA: Sage Publications.

WHO/EURO. (1999). *The Verona Benchmark I: System characteristics for implementation of investment for health approaches*. Copenhagen: World Health Organization Regional Office for Europe.

●邦訳のある文献

1) 井部俊子監訳：ベナー看護論―初心者から達人へ　新訳版，医学書院，2005．
2) 仁科弥生訳：幼児期と社会，1，2，みすず書房，1977，1980．
3) 小口忠彦訳：人間性の心理学―モチベーションとパーソナリティ，改訂新版，産業能率大学出版部，1987．
4) 日本看護診断学会監訳：NANDA-I 看護診断―定義と分類 2007-2008，医学書院，2007．

SISTER CALLISTA ROY
THE ROY ADAPTATION MODEL
THIRD EDITION

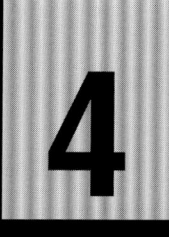

第4部

ロイ適応モデルの適用

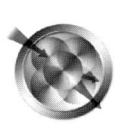

　本書全体を通して，ロイ適応看護モデルを看護実践の体系的枠組みとして述べてきた。ロイ適応看護モデルは，健康を促進することを目的として，人々とその環境を理解するためのアプローチをとることで，看護に関係の深い知識の要点を提供してきた。

　第4部では，3つの重要領域でのモデルの適用に焦点を当てる。第21章は，まず第1節で看護実践への適用を検討することから始める。医療機関において，部署または組織レベルでこのモデルを適用するプロジェクトの種類と範囲について述べる。例として，さまざまな患者や集団の状況での実践への適用を記述した論文を紹介する。ロイ適応看護モデルを看護実践の基礎として採用した，アイダホ州ルイストンのセント・ジョゼフ地域医療センターでの一大プロジェクトの過程と結果について詳しく述べる。

　現代におけるテクノロジーの進歩が，医療の分野に衝撃的な影響を与えていることを踏まえ，第21章の第2節では，テクノロジーの看護実践への重要な適用として，電子カルテに焦点を当てている。看護の用語をめぐる議論とともに，看護の領域におけるコンピューターと情報科学の進展について述べる。さらに，ロイ適応協会日本支部の方々の仕事にもとづいた，ロイ適応看護モデルの電子カルテへの適用の事例を検討することで，読者の理解はより豊かになることだろう。

　第21章の第3節では，ロイ適応看護モデルにもとづく研究を扱っている。そこでは，基礎科学と臨床科学の両方を含む，モデルにもとづく看護研究への視点を提示する。次に，ロイ適応看護モデルにもとづく30年の研究，すなわち，英語で出版された218編の研究論文がどのように使われて，根拠にもとづく実践への動きに貢献したかを述べる。ここでのアプローチは，根拠にもとづく実

践を定義し直し，知識の蓄積のための戦略を練るものであった。このモデルにもとづく，よく知られた提議を，多くの研究に照らして検証する。このアプローチは，実践における知識の使用の助けとなる。また，実践レベルでの知識の実例を示す。最終節では，ロイ適応看護モデルの適用に関する問題点と将来の方向性を考察する。

SISTER CALLISTA ROY
THE ROY ADAPTATION MODEL
THIRD EDITION

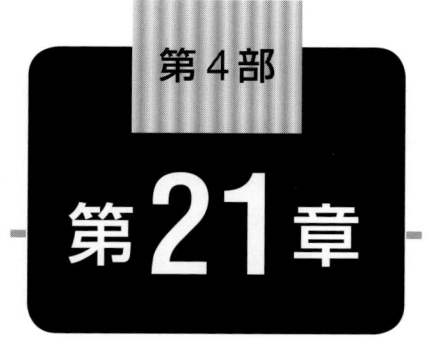

第4部

第21章

ロイ適応モデルの適用

第4部　ロイ適応モデルの適用

　およそどのような看護モデルであれ，その主な目的は看護実践を導くことにある。具体的には，ロイ適応看護モデルを使用する看護師は，モデルの知識を用いて個人や集団，適応行動や非効果的行動，それらの行動に影響をおよぼす刺激，そして適応レベルを評価する。また，看護師は個人や集団と協力して，診断を見極め，目標を設定し，介入を選択し，ケアの有効性を評価する方法を決定する。このモデルを使って看護実践を改善する方法は，ほかにいくつもある。このモデルの1つの利用法として，それを施設における患者ケアサービスの根拠とすることがある。また，電子カルテは実践の環境の一部をなすものであるが，このモデルを用いることで，コンピューターに適合した看護の用語の開発を導くことができる。ロイ適応看護モデルのもう1つの重要な利用法は，研究プログラムにおいて実践の知識を開発することである。研究による知見は，実践の理論にもとづく根拠へと統合することができる。この章では，以上のような適用の具体例をいくつか簡潔に記す。

　現代の医療は，かつてない変化と常に増大する複雑さ，そしてコストの問題を経験している。質が高く，費用が手ごろで，効果的で，かつ緊密な協力のもとに行われるケアやサービスが，患者側と医療従事者の双方から求められていることは明らかである。パーカー Parker (2006) は，一般に看護理論は，実践を導くということのほかに創造的思考を刺激し，意思伝達を容易にし，実践における目的と関係性を明らかにすることができることを指摘している (p.10)。この創造的思考と明確な目的，意思疎通は，ケアの提供というテーマへの学際的アプローチにおいてよりいっそう重要である。ここで紹介した事例は，この理論の明確な概念にもとづく看護が，今日の医療の問題を解決するのにどのように貢献できるかを示している。

学習目標

1) モデルにもとづく看護実践の潜在的利点を述べることができる。
2) 看護実践の場へのロイ適応看護モデルの適用例を1つ挙げることができる。
3) なぜ看護師が電子カルテの開発に参画すべきかを理論的に説明することができる。
4) ロイ適応看護モデルを電子カルテに適用する方法を1つ挙げることができる。
5) 看護における知識拡充のための研究と理論との関係を述べることができる。
6) ロイ適応看護モデルにもとづく研究へのアプローチを分類することができる。
7) ロイ適応看護モデルにもとづく研究の統合と根拠にもとづく実践との関係を述べることができる。

重要概念の定義

委譲の原則（subsidiarity）：意思決定と権威，責任は，その決定の影響ができる限り個々人に感じられるところまで，また個々人が意思決定においてもっとも力を発揮できるところで委譲することを求める。

演繹的（deductive）：ある状況に対して仮説を立てるのに一般理論を用いること。

基礎看護科学（basic nursing science）：健康を促進する基本的生命・生活過程の理解。

帰納的（inductive）：個々人の経験を見極め，それを解釈し，人間一般に通用する経験として普遍化すること。

計画的変革（planned change）：望ましい目標に向けての戦略的行動。

構想，将来の展望（vision）：現在と過去の万華鏡を回して，未来に対する新しい観点を提示すること。

根拠にもとづく実践（evidence-based practice）：看護実践の研究を応用し，患者が可能な限り確かな知識の根拠をもつケアを受けられることを保証しようとする方法。

質的研究（qualitative research）：現実を，絶えず生起する相対的なものとみる。アプローチは帰納的。

情報科学（informatics）：情報の研究。

情報科学の能力（informatics competencies）：患者へのケアを助けるためにコンピューターを使用するアプローチにおける，認知的要素と相互作用的要素を習得すること。次の5つの分野の能力開発が求められる。①基礎概念とその応用，②情報システムへのアクセス，③データと情報システムの活用，④データと情報システムの調整・評価，⑤看護情報科学の統合。

標準看護用語（standardized nursing terminologies）：電子カルテに取り込まれる参照用語，インターフェイス用語，またミニマム・データセット（枠組み）で，臨床ケアの記録を補助する。アメリカ看護師協会（ANA）登録認定用語。

モデルにもとづく看護実践（model-based nursing practice）：看護モデルは，患者ケアについての思考の枠組みを提供し，患者ケア提供の体系的・組織的アプローチを構想する機会を与え，また患者ケア提供の能率や効果を上げる可能性を与える。看護師と患者双方に利益がある。

量的研究（quantitative research）：現実を，発見でき計量できるものとみる。アプローチは演繹的。

臨床看護科学（clinical nursing science）：適応システムとしての人間がどのようにして健康や病気に対処するか，また，適応的な対処を促進するために何ができるかの理解。

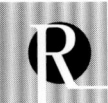

1 実践での適用

　専門職としての看護の伝統の1つとして，人々へのケアの提供は全人的見地から行うべきであるという価値観への傾倒がある。ロイ適応看護モデルを活用する利点の1つは，このモデルが，人間やケアについて全人的に考えるための枠組みを提供してくれるということである。環境の変化の影響を受ける適応システムという概念自体，全人的な見方である。さらにいえば，このモデルは，看護に密接な関係がある事柄を拡大するレンズとなる。このモデルは，個人や集団の看護アセスメントのカテゴリーを提供する。4つの適応様式と3つの適応レベルによって，看護観察の焦点が得られる。適応を促すことの目標は，実践において関心事となっていることを示している。3つの刺激（焦点刺激，関連刺激，残存刺激）の影響を受ける適応過程を理解すれば，全人的・包括的なケアへの道が開かれる。またこのモデルは，看護師の行為を説明する言語を提供してくれる。ロイモデルを使うことで，医療施設側は，医療提供者としての看護師の役割を明確にすることができる。このことによって，医療の組織化と提供における学際的協力と効果が強化される。このモデルを使うことで，統一的人格としての個人1人ひとりに十分なサービスを提供するとともに，複雑な医療システムの要素を統合するのが容易になる。このようにして，ケアの提供に関する成果を高めることができる。

　ワイス Weiss ら（1994）によると，一般に看護モデルは，患者ケアについての思考の枠組みを提供し，患者や家族への包括的で全人的なケアに焦点を当てた看護の仕事を系統立てる方向性を与えてくれる。モデルにもとづく看護実践は，知識の統合への体系的アプローチをもたらし，その結果，看護のアートとサイエンスは，秩序だった論理的なものとなる。モデルの使用は，看護教育や研究の領域を越えて臨床実践の場にまでおよんできている。モデルを臨床へ適用することで看護実践が向上するのは，理論を日常の患者ケアと看護管理の過程へ組み入れることによる（Allison, McLaughlin, & Walker, 1991；Rogers et al., 1991；Weiss, Hastings, Holly, & Craig, 1994）。モデルを実施することにより，患者ケア提供の体系的・組織的アプローチを構想する機会が得られ，またケアの効果と効率の向上の可能性を与えてくれる。看護モデルはまた，看護の役割や目標を定義したり，患者のデータベースに必須の要素を見極めたり，アセスメントのパラメーターを規定したり，看護介入を導いたり，看護実践やその周辺での効果的なコミュニケーションの手段を提供するうえで有用である（Mayberry, 1991）。

　看護師は，モデルにもとづく実践は，看護師と患者の双方を利することに気づいている（Mastal, Hammond, & Roberts, 1982）。ロジャーズ Rogers ら（1991）の経験によって明らかになったことは，モデルの実施過程は複雑で広範囲にわたるが，多くの有益な成果が得られるということである。利益のうち得られる可能性がもっとも高いのは，実践の場で看護の価値と信念，そして人間・健康・環境・

表 21-1　ロイ適応看護モデルを実践に用いた実施プロジェクト

著者と発表年	実践の場	焦点
Nyqvist & Sjoden, 1993	新生児集中治療室	・看護の思想を提供する。
Lewis, 1988	急性期外科病棟	・看護過程にしたがって記録する。
Mastal, Hammond, & Roberts, 1982	リハビリテーション施設のベッド数 18 床の病棟	・患者ケアの専門的基礎を確立する。
Weiss, Hastings, Holly & Craig, 1994	一般病棟の 2 つの病棟	・実践を導き，管理戦略の共有に不可欠のものとする。
Rogers et al., 1991	ベッド数 125 床の整形外科病院	・看護システムの統合を容易にする。
Frederickson, 1991, 1993	神経外科病棟	・学生の訓練のため専門職としての実習環境を確立し，専門職としての自律を高め，新人採用と職員の雇用維持を助ける。
Connerley, Ristau, Lindberg, & McFarland, 1999	ベッド数 145 床の総合病院	・医療提供者の役割を明らかにし，学際的協力と効果を強化する。

Senesac, P. (2003). Implementing the Roy Adaptation Model: From theory to practice. *Roy Adaptation Association Review, 4*(2), p.7 より

看護に関する仮説などを明瞭に表現できることである。

a. 実施計画

　セネサック Senesac は 2003 年，施設内での実践という環境下でロイ適応看護モデルを実施したプロジェクトについての論評を発表した。セネサックはそのなかで，7 つの個別のプロジェクトを検討している。そのプロジェクトの著者，発表年，焦点を表 21-1 に示した。プロジェクトの範囲は，一病棟のものの考え方から病院全体のプロジェクトまでさまざまである。また，マスタル Mastal とハモンド Hammond，ロバーツ Roberts (1982) が報告した初期のプロジェクトの 1 つのように，一病棟での実施から施設全体での実施へと拡大したケースもある。本書の第 1 版には，グレイ Gray (1991) による実施プロジェクトの報告が掲載されている。グレイは 5 つのプロジェクトへの参加について論じたが，病院の経営陣の交代や理念の変化，方針の変更などのため，そのすべてが実施を完了したわけではない。グレイは，ベッド数 132 床の，非営利の小児病院の急性期治療部門で最初の仕事を行った。その他は，ベッド数 100 床の個人経営の病院から，ベッド数 248 床の非営利の地域病院まで，さまざまである。実施プロジェクトの主な目標は，良質の看護ケア計画によって患者ケアを向上させることにあり，またいくつかのケースでは，作業水準を上げることにあった。モレノ=ファーガソン Moreno-

Ferguson (2007) は，コロンビア州での2つの実施プロジェクトについて報告している。実施の場は，1つは外来リハビリテーション（Moreno-Ferguson, 2001）であり，もう1つは心臓病専門施設の小児集中治療病棟である（Monroy et al., 2003）。

ここでセネサックが検討しているプロジェクトの1つは，コナリー Connerley ら（1999）が本書の第2版において報告したものである。コナリーらは，農村部のベッド数145床の，非営利でフルサービスを提供する医療施設でロイ適応看護モデルを看護実践の基礎として実施したプロセスと成果について記している。コナリーらが報告しているように，このプロジェクトは今後さらに詳細に述べられるだろう。サービスの内容としては，伝統的な入院患者用プログラムや一般の診断業務のほか，外傷や癌，在宅ケア，精神の健康，亜急性の症状に対する治療が含まれる。この病院では，個人参加型のリーダーシップと経営方式が採用され，協力と委譲原則，責任，絶え間ない改善への努力などの原則が守られている。コナリーらは，モデル実施のプロセスは，深いかかわりと忍耐を要する，いわば一大事業であると述べている。モデルが十分に浸透するには，数年という期間が必要である。

成功のための必要条件

モデルの実施を成功させるためには，多くのプラスの条件の存在と，変化をサポートするさまざまな方略とプロセスの活用が必要である。そのなかでももっとも重要なものは，組織内で看護の役割を定義することの有用性を認め，サポートすることである。このほかの要因としては，価値の認識，教育，モデルの選択，深いかかわりとサポート，ビジョン，変化のプロセス，環境要因，そしてシステムアプローチなどがある。看護師やその他のケア提供者が役割の解釈や表現，実践へのアプローチを大きく変えるには，周囲に信頼のある環境がなければならない。従来の役割決定の方式を，モデルにもとづく実践への移行の過程で再構築する必要がある。実践のモデルを理解し，その価値を認めるということは，上級の看護実践の概念と向き合ってきた看護師にはよくみられることである。しかし多くの看護師にとって，学術の場を越えたモデルの有用性についての理解は限られたものであることが多い。モデルはじゃまなもの，不必要で，時間を食い，役に立たないものと認識されている可能性がある。このため，看護モデルが導入された場合に否定的な主張が向けられるおそれがある。グレアム Grahame (1987) が観察したように，否定的な反応としては，モデルの実施を拒絶する，従来の実践に戻ってしまう，あるいはモデルをからかう，などが挙げられる。

本格的な実施に先立って，種々の教育活動はきわめて重要であり，それによって，看護師が，モデルとモデルを実践に適用することの利点についての知識を蓄積し，肯定的な姿勢を形成する機会をもつことが保証される。このような教育活動がモデル実施の成功に役立つためには，あらゆる活動について，注意深くタイ

ミングをみて，十分な意思疎通を図る必要がある．また，看護師が適切なモデルの選定に関与することも不可欠である．さらに，どのようなサービスが含まれるか，また，どのような状況に適用できるかという観点からモデルの適合性を考慮する必要がある．もっとも重要なことは，そのモデルが組織の使命や理念，価値観，文化と適合していることである．また，モデルの概念や用語が看護師やその他のケア提供者に受け入れられるように考慮する必要があるだろう．そうすることで，看護師やその他の医療分野の学問においてほとんど意味をなさない特殊な用語を避けることができる．

　メイベリー Mayberry（1991）は，モデル実施の成否は，実施活動の全般にわたって意欲的な参加とサポートが得られるか，また選択したモデルについて明確に誠実に伝えることができるか，ということと密接に関連していると指摘している．医療を取り巻く環境に急速な変化が起きている状況においては，モデルは環境を安定させるものとして役立つという信念を重視することである．この信念が経営陣とケア提供者の中核メンバーに共有されていけば，モデル実施プロジェクトのリーダーは，モデル適用の過程における熱意と参加への意欲，サポートなどの要素を生み出していくことができるだろう．このような実践改革への意欲的な参加を維持するためには，モデルが患者ケア提供アプローチの計画と組織化に有効であることを早い段階で証明する必要がある．

　コナリーら（1999）は，変革はビジョンと先見の明のあるリーダーシップによってなしとげられることが多いことを指摘している．マクファーランド McFarland（1993）は，ビジョンとは，過去と現在の万華鏡を回して，未来に対する新しい視点を提示することだとした．この新しい視点によって，目標を定め，組織の目的を達成するための手段を見極めることができる（Robins & Duncan, 1987）．指導者のビジョンは，モデル実施の成功を含む変革計画の達成に必須である．明確なビジョンをもつリーダーシップにより，資源の配分を含む変革行動計画を自ら推進することによって，そのビジョンの実現に貢献することができる（McFarland, 1993）．またコウジーズ kouzes とポスナー Posner（1993）は，リーダーシップの信頼性と受容の重要性を指摘している．信頼しているからこそスタッフは，より多くの時間と能力，援助を進んで提供するのである．この組織の看護管理チームは，モデルにもとづく実践は看護ケア提供にプラスの影響をおよぼすという見方を共有している．質の高いケアを目指すというこのビジョンは，基盤となる知識を共有するところから生み出されるという考え方は，ロイ適応看護モデルの実施における大切な指針となってきた．

　変化理論の適用はビジョン実現のプロセスを加速させる．変化にもまれ，日々新たな脅威によって安全が脅かされる世界では，保守は変革によってのみ可能になると，ガードナー Gardner（1993）は考えている．革新とは，本質的に変化を求めるものである．このように，看護モデル実施の成功に必要なのは，変化を設計することである．変化の設計には，望まれる目標へ向けての戦略的行動が含まれ

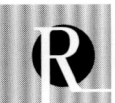

る。タッペンTappen (1995) が指摘したように，変化の方向性を導くものとして，正規のリーダーシップが必要である。設計された変化は，システムの安定を維持するために発生する無計画の変化の無意識性と，著しい対照をなす。変化の設計については，多くの理論やモデルが存在する。看護師や看護のリーダーは，変化のモデルを評価し，望ましい目標の達成に資すると思われるアプローチを選択しなくてはならない。

　モデルを組織全体で実施するのに必要な個人や施設の変化の程度を軽視するわけにはいかない。変化が起こるレベルはいくつかある。すなわち，個人レベルと専門職レベル，そして組織レベルである。変革によって影響を受けるスタッフに求められるのは，変革過程の設計にできる限り早期に関与することである（Marquis & Huston, 1996）。規模の大きな変革の場合，それに対する人々の反応を理解し予測することが成功の前提である。モデルの実施に必要な内部変革として欠かすことができないのは，個人や集団の反応と順応を敏感にキャッチし，広い心で受け入れることである。次に，環境因子について述べる。組織は医療サービスの提供センターとして機能する。組織と変革について考えるための3つの前提がある。すなわち，①組織は常に変化し続ける環境のなかにある，②組織の変革は体系的な方法によらねばならない，③組織は，環境からの力を解釈して新たに優先事項を決定できる定式化された機構を備えなければならない。この前提が存在しないならば，組織は，変革つまり効果的な適応ができず，存続の可能性すら危うくなる。逆にいえば，これらの定式化された仕組みがしっかりと確立されていれば，革新と効果的適応とが絶えまなく起こるのである（Veninga, 1982）。そのような変革器サブシステムは，組織の持続的成長に貢献する。

　この組織の看護管理者は，ロイ適応看護モデルを，外界の変化にうまく対処するためのメカニズムとみなしてきた。いい換えれば，このモデルは，現場スタッフが実践の方針を定め，その手順を工夫する際の基礎となる役目を果たしてきた。このようなアプローチはすべて，外界の要請に対応するため，常に調整を加えられてきた。モデル実施の成功とその継続的適用がもたらしたものは，安定性の増大と，急激に変化する環境に適応するための整然とした方法体系である。一般システム理論は，ロイ適応看護モデルの基礎の確立に貢献すると同時に，モデルにもとづく実践にも影響を与えてきた。モデル実施プロジェクトは，システム理論とその変革過程への応用から，絶えまない影響を受けてきた。インプット，スループット，アウトプット，そしてフィードバックを，変革活動の基礎として明らかにし活用した。インプットには，看護師やその他の医療チームのメンバーから得た目標や情報，意見，また調整事項，必要な資源があった。スループットには，個人参加型アプローチ，実施委員会の設置，役割の明確化，そして教育活動があった。アウトプットには，手順の変更，記録のツール，モデルにもとづくクリニカルラダー，そして，もっとも重要なものとして，ケアを提供する看護師の思考過程の根本的な変革があった。このプロセス全体を通してフィードバックが得られ，

モデルを実施していく際の調整に使われた。

プロジェクトについて

　以下のモデル実施プロセスを記すための枠組みは，6段階からなるロイの看護過程であり，モデルの集団適応システムへの適用を説明するものである。モデル実施の背景について簡単に説明したあと，第1段階と第2段階の看護アセスメントを示し，診断について説明し，目標と介入を記し，評価を検討する。

　ここで述べる看護管理者やリーダーシップチームが共有していたビジョンとは，協力や看護職に対する敬意，変化への適応，そして継続性は，すべての看護師が活用している実践モデルを実施することによって高められるということであった。実施に先立って種々の準備活動が行われた。実践に参加する手はじめとして，公式的な看護理念が明らかにされた。この理念に含まれたのは，それぞれの文化に根ざした看護についての共有された信念であった。参加型アプローチはモデルの選択にも活用された。看護管理者やリーダーシップチームの学歴や教育的背景の程度がさまざまであったため，共通の認識を得るために，理論やモデルの説明が行われた。モデルの選択基準が設定され，ロイ適応看護モデルはその基準を満たしていることが確認された。選択基準には以下のものが含まれていた。

- 医療センターと看護部門の使命と理念が一致していること
- モデルのプロセスと方向性が理解可能であり，またそれが，その他のヘルスケア部門のものと相補性があること
- ヘルスケアの関連機関に適用できること
- 看護（患者）アセスメントや看護過程に関連する規定要件と一貫性があること
- 医療センター内における実践，管理，リーダーシップ，教育的役割に対する枠組みを作成するにあたって，十分な柔軟性があること

　行動と刺激のアセスメント　最初に，この医療センターにおいて関係者間で，看護実践の方法について変革の必要性があることが認められた。変革を十分に実現するためには，外部の専門知識が必要なことは明らかであった。そこで，モデル実施の初期段階において，近隣の大学のある教員に相談をもちかけた。それは，この教員が，看護理論とその適用に特別な関心と専門的知識をもっていたからである。アセスメントの結果，モデル実施の触媒または補強要素として機能する種々の内部の組織力と外部の出来事が明らかになった。

　行動には以下のものがあった。

- 意欲的で聡明な看護スタッフの多くは，看護学の学位をとるために大学に戻っている。
- 多数のアセスメントツールやアセスメントの枠組みを使用している。
- コミュニケーションにおける標準化が不十分である。
- 看護師の役割について折衷的な解釈をしている。
- 看護実践について公式の表現法がない。

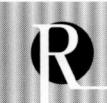

刺激は次のようにアセスメントされた。
- 看護実践の表現を標準化・組織化・統一化する必要性の認識
- 患者ケアの調整役としての役割を果たせる看護師を養成するための目標
- 看護の役割の有効性を適切に解釈し，測定することの必要性
- 学際的なヘルスケアチームの看護師以外のメンバーに対して，看護師の役割を明確に示す必要性
- 看護師の基礎知識の有用性と，施設の内・外を問わずヘルスケアに対する看護師の貢献を明示する必要性
- 州看護業務法に規定されている要件が全人的な看護実践により達成できる環境をつくり出す必要性
- 看護の理念と医療センターの信念である全人的ケアを実施する必要性
- 「ヘルスケア組織認定合同委員会」(Joint Commission on the Accreditation of Healthcare Organizations) による，看護ケアの定義の成文化の要請
- 実践，記録，専門職意識に関する現在の内部状況
- モデルにもとづく実践は看護という専門的職業を強化する，という看護管理者とリーダーシップチームによるビジョンの共有

診断　ロイモデルの看護過程における診断の段階では，観察された行動と，その行動にもっとも強い影響をおよぼす刺激との関連を説明する記述が求められる。例えば，看護師の役割に関する看護診断の一例は，「看護実践の表現方法の標準化・組織化・統一化の不足に関連した看護師の役割の折衷的解釈」と記述される。診断のもう一例は，「記録システムの標準化の不足に関連した独特の形式の用紙と記録システムの蔓延による仕事の重複」というものである。行動と刺激のアセスメントデータの注意深い分析と解釈によって，モデル実施の決意が確固としたものになり，また前進へのはずみがついた。

データ分析の過程で5つの目標が打ち出された。

目標　成果の記述は，非効果的行動とその影響因子について述べ，実施により予測される結果を説明している。成果の表現はまず，プロジェクトの目的を述べるもの（＝目標）として定式化された。この目標とは，ここで述べた実施プロジェクトにおけるロイ適応モデルの病院全体での実施の成果を扱ったものである。ここで焦点となることは，看護師の役割，看護師の知識データベースの適用，看護学以外の分野が看護をどのように認識しているか，記録，看護実践の一貫性などである。その一例が目標2，すなわち，「患者と看護師の適応行動を支援するための知識データベースの活用」というものであり，それは例えば，看護師がケア提供システムの価値の理解を，規定のプロセスに導かれて行うということに示されている。看護師は期待される成果への患者の回復の度合いを日々評価し，患者が回復しているか，または回復が遅れているかによってケア計画を続行または変更する。例えば，偶然耳にしたことだが，ある看護師（RN）が学生に看護師の役割について教えていた。その看護師は，アセスメントや評価を行って患者の回復の程

度について学生に指導した。また，看護師には，患者の個別的配慮を備えた全人的なケアが確実に行われるよう努力する義務があると説明した。このような毎日の観察により明らかであるのは，モデルの適用は枠組みを提供してきただけでなく，同時に，思いやりのある全人的なケアを実現する力を看護師に与えてきたということである。

目標の2番目は，個々のユニット（個人・集団）が幅広い目標群を達成する方法を個別化・具体化するものである。この目標は創造的目標と呼ばれた。実施プロジェクトにおいては，創造的目標により，いくつもの独自の看護実践領域へのモデルの適用が可能になった（Carper, 1978；Chinn & Jacobs, 1987）。例えば，創造的目標1の文言は，「看護と他のヘルスケア職とのコミュニケーションを改善する」であった。創造的目標3は，看護という専門職により大きな誇りをもてるようになることをねらいとしていた。目標3の達成についての詳しい実例が，シスター・カリスタ・ロイをゲスト参加者として迎え，このモデルが実施された後に開催された地域シンポジウムで言及された。それは，その施設のすべての看護師と地域の看護プログラムの学生たちにとって，ロイモデルの実践における解釈と適用を発表する機会であった。モデルにもとづくプロジェクトには，出産前教育プログラム，臨床における実践看護師の地位についての記述とクリニカルラダー，記録システムの統合，そして看護師講習会の枠組みが含まれていた。

介入 介入の段階は，実際のモデル実施の過程である。実施計画は，管理職，中間管理職，教育の各分野から代表を集めた小さなリーダーシップチームの結成によって始められた。リーダーシップチームは，柔軟性と創造性が不可欠であるとの認識のもと，ダイナミックな計画作業を実施した。随所で学習が必要であったため，この段階では実施の正確な青写真を描くことはおろか，時間枠を正確に予想することすらできなかった。実施の成功のための重要要素が検討されたが，その要素とは，マネジメント開発，教育，最低限必要な人数，そして早期の適用であった。これらの要素とその他の要因については，最初の報告のなかで説明されているので，さらに詳しい情報については，最初の報告に目を通してほしい（Connerley, Ristau, Lindberg, & McFarland, 1999）。この仕事の特筆すべき貢献は，4段階からなるクリニカルラダーを発表したことであり，それぞれの段階において，ロイ適応看護モデル使用の下での成長と専門職としての技術の向上を詳述したことである。

評価 モデルの実施は，いったん着手されれば，絶え間のない継続的なプロセスとなる。同時に，この施設では，モデルの効果を評価するために，さまざまな情報源を活用してきた。情報源には，臨床看護師や医師，その他の学際的チームのメンバー，看護ケアに関する患者からのフィードバック，質的成果のデータ，監督者などである。このような情報は，新しい適用法や適応形態，そして初期の実施過程の修正について探求する機会を見極めるのに役立った。評価データにより，知識と実践において，現実にまたは潜在的に足りない点に関する洞察を得る

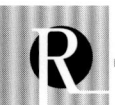

ことができた。これによって、モデルと整合性があり、評価データをもとにしてつくられた教育プログラムを開発する機会が導かれた。ロイの枠組みと整合する教育素材によって、看護師の思考能力、ケア能力、問題解決能力向上のためのアプローチにまでモデルの統合が促進された。

モデルにもとづく看護は、看護師の能力を向上させる一方で、患者ケアと記録システム、そしてコミュニケーションに影響を与えてきた。全人的ケアが患者と家族の参加のもとに行われており、医療センター内での患者のアセスメントには常に一貫して、ロイが述べた4つの様式すべてが含まれている。日々の記録は明瞭かつ簡潔で、しかも患者のアセスメントとケアへの反応を、24時間いつでも閲覧することができる。成果は患者と家族が参加したことの証拠とともに記録されており、目標への進歩状況（あるいは停滞状況）を容易にたどることができる。4つの様式を考慮した患者教育のガイドラインが開発されている。入院部門と外来部門の両方におけるコミュニケーションは、この4つの様式と個々人の適応状態にもとづいている。さらに、全人的ケアが、より首尾一貫した形で実践されていくにつれて、各職種間のコミュニケーションが改善されてきた。看護師は、今では看護実践と、それが患者の成果に与える影響を見極め、表現することができるのである。

技術講習会は看護実践講習会となり、その焦点も、課題・手順から看護過程、すなわちモデルにもとづいて患者ケアをどのように計画・実施するかに変わってきた。看護部のオリエンテーションや看護の継続教育も、このモデルにもとづいている。実施プロセス全体の成果が測定され、その結果にもとづいて変更が加えられた。成果の測定に含まれるものとして、患者ケアと看護実践についての看護師の信念についての調査がある。データは実施プロセスにおける変更の節目ごとに集められ、問題点や懸念、モデル使用者の満足度を検討するのに用いられた。看護プログラムに登録している学生たちは、モデルにもとづく実践の価値と効果についての複数の研究プロジェクトを実施してきた。この学生たちがなしとげた仕事は、臨床の場でのモデル実施の進歩と価値とを外部から客観的に検証したことである。

常に行われる成果の観察は、患者の適応反応に着目しているが、この情報が実践の改善を導いている。実践能力の改善を何によって測るかというと、それは、看護過程や患者教育、痛み、患者の満足度、その他ケアの質を示す重要な指標の継続的観察によってである。ロイ適応看護モデルは、変わりゆく環境への肯定的な適応を促すものであり、絶えざるサービス改善への医療センターの傾倒を補うものである。

モデルの実施は、医療センター全体における看護ケアの提供を統一する変革のプロセスであった。サービスの全人的アプローチへの変革が完全に達成されるためには、参加者の価値観・哲学と選択されたモデルの哲学的基礎・前提とが調和する必要がある。そのときはじめてモデルは、個々人の信念の一部となる。モデ

ルの使用は，臨床実践と管理，そして教育実践を導くことが示された。この論考を通じて検討された成果の多くは肯定的なものであった。さらに，学問間の垣根をとりはらった患者ケアの提供ということにおいて，誇り，継続性の高まり，責任，および一層の調和などの，微妙だが観察可能な利益が多数あった。モデルの実施は旅のようなものである。将来，ロイ適応看護モデルは，学際的患者ケアモデルの開発に重要な影響をおよぼすであろう。このモデルは，カリキュラムの改正に影響を与え，看護理論を研究する学生に学習の機会を提供するであろう。

b. 実施プロジェクトの要約

セネサック（2003）は，臨床の場でのロイ適応看護モデルの実施を容易にするための戦略について，さまざまなプロジェクトから学んだことを要約した。成功のための実施戦略は以下のとおりである。

- ケアを提供する人々に合ったモデルの特定の領域を強調する，特別のアセスメントツールと記録ツールの開発
- モデルの原理の再構成と，特定の学習者のための複数の様式にわたるトレーニングツールの開発。これには，時宜にかなった教育と成人学習の原理の活用が含まれる。
- 権威やリーダーシップの方式，コミュニケーションの問題への取り組み。これには，変革の影響を受けた者の計画への早期参加に取り組む実施委員会の設置が含まれる。
- ロイ適応看護モデル看護ケアカンファレンス，掲示板ケーススタディ，ジャーナルクラブ，自己学習モジュールを通じて，プロジェクトの認知度を高めること

セネサックは実施プロジェクトの要約を続けているが，そのなかで指摘しているのは，モデルを全施設の実践哲学として実施するならば，モデルは施設の使命・構想の表現に反映されるだろうし，職務内容説明や評価ツールに参照事項として載せられるだろうし，また患者アセスメント，ケアプラン，そして関連する記録の枠組みとして使われるだろうということである。

実施プロジェクトにおける共通の努力目標も検討されている（Senesac, 2003）。セネサックは，ある著者の言葉をわかりやすくいいかえている。それは，実施にあたっての1つの問題は，理論と実践の間の溝の深さと，それを飛び越えるのに必要な跳躍の幅に対する認識が不足しているということである。このほか，次のようなアドバイスをしている。

- 個々の実践の場に適した実用的なツールを開発して，理論をいつでも使える状態にすること
- 抽象的な理論を実践に適用するには勤勉と決意が必要なことを認めること
- 看護モデルを採用するためには，周辺の管理・記録システムの変更が必要なこ

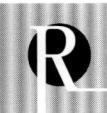

とを考慮に入れること
- 最初のうちは，モデルによる記録は，それ以前のいかなる方法よりも時間がかかることを理解すること
- ヒト，サービス，モノ，予算配分を含む実施のために新たに必要となる資源へのアクセスプランを開発すること
- 段階ごとにさまざまに異なる教育上の要請に対する注意を維持するための計画を立てること

最後になるが，完全な実施と内在化には数年を要し，それは目的地というより旅の過程というのがもっとも正確である。

c. ロイ適応看護モデルに導かれた実践についての報告

フォーセット Fawcett の著書『現代の看護知識』(Contemporary Nursing Knowledge)(2005)には，研究，教育，管理，実践におけるロイ適応モデルの有用性についての考証が詳しく紹介されている。フォーセットはこのレビューのなかで，このモデルの実践への適用について新たな見方を提示している。彼女が最初に検討したのは，1979年から2002年までの，個人へのケアについての，ロイ適応看護モデルに導かれた64件の看護実践の報告である。その報告で扱われている状況は，入院中の小児，喘息の若者，HIVに感染している成人，更年期に伴う異変を経験している女性，手術の麻酔が切れつつある成人のコカイン乱用者，関節リウマチを患う年配の女性，そして地域で自立して生活をしている高齢者である。ロイ適応看護モデルの適用例の2番目は，1980年から2001年までの，家族，集団，地域社会への適用についての13件の報告である。このなかには，知能に遅れのある子どもをもつ家族，終末期にある成員を抱える家族，集団療法を受けている精神病の入院患者，家庭内暴力の被害者のための保護施設が不足している郡などがある。モデルの実践への適用についてもう1つ重要なことは，モデルが電子カルテの発達と使用にいかにして生命を吹き込むことができるかということである。この仕事は現在進行中であり，以下の記述には，いくつかの実例とともに一般的な原理が含まれる。

2 電子カルテ(EHR)

21世紀の医療課題を検討して，ロイRoyとジョーンズJones (2007)が注目したのは，テクノロジーの進歩，とくに，コンピューター化された情報の大量使用の劇的な影響である。看護への概念的アプローチは，それがどのようなものであれ，人々と社会の幸福のための情報技術の使用に貢献することにある。ここでは，

ロイ適応看護モデルと電子カルテの発展と適用の一部について述べる。

a. 看護におけるコンピューターと情報科学の発展

　コンピューターが医療施設に最初に導入されたのは，1960年代と1970年代の間である。当時のコンピューターの主な用途は，事務，財務，保険料請求などの機能である。看護の文献によると，看護師がコンピューターを積極的に使用し始めたのは1980年代であり，これは，さまざまな医療の場におけるコンピューターの新しい応用法が現れた時代である。看護師がコンピューターの技術を身につけ，経験を積んだのは，臨床での仕事や業者によるデモンストレーション，オンザジョブ・トレーニングなどによる。コンピューターに関する能力と教育の問題は，看護においては1982年に初めて取り上げられた。英国ハロゲットでの，『看護におけるコンピューターの衝撃』と題するワークショップにおいて，バリー・バーバー Barry Barber とモーリーン・スクールズ Maureen Schools は，看護の『情報科学』という造語をつくった（Saba & McCormick, 1986）。情報科学の概念はフランス語の《informatique》に由来し，その意味は，情報についての研究である。看護情報科学という専門領域が生まれたのは，このコンピューター・ワークショップ（IFIP & IMIA, 1982），その他のいくつかの医療・看護テクノロジー・カンファレンス（NIH, 1981, 1982；SCAMC, 1981），そして看護におけるコンピューターについてのいくつかの初期の刊行物（ANA, 1987；Grobe, 1984；NLN, 1987；Saba & McCormick, 1986；Zielstorff, 1982）の結果であった。

b. 看護における情報科学能力の考察

　初期の看護情報学能力の枠組みは，ロナルド Ronald とスキーバ Skiba（1987）によって，学習経験の連続体として記述された。ここでの学習には，認知的なものと相互作用的なものの両方の要素が含まれている。認知的要素は，基礎的なコンピューター概念と応用についての内容に関するものである。相互作用的要素は，コンピューターシステムを操作するのに必要な技術に関するものである。彼らがさらに明らかにしたのは，3つのタイプのコンピューター使用の技術である。すなわち，①十分な知識をもっている利用者，②熟練した利用者，③開発者である。
　これと同様の仕事が1988年に，スウェーデン医療サービス給与雇用者連盟（Swedish Federation of Salaried Employees in the Health Services）と国際医療情報科学学会（International Medical Informatics Association：IMIA）の教育に関する第8特別調査委員会タスクフォースによって行われた。彼らは，コンピューター利用者のタイプ別の能力を定義した。すなわち，①利用者，②開発者，修正者，③達人，革新者である。連盟と IMIA タスクフォースはこれをさらに推し進め，現場の看護師，管理者，教育者，研究者それぞれの看護における役割に対応

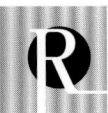

した教育内容を定めた．この仕事はのちに，全国看護連盟 (National League for Nursing：NLN) によって支持された．

　先行する仕事を基礎として，ライリー Riley とサバ Saba は，看護情報学教育モデル (Nursing Informatics Educational Model：NIEM) というモデルを導入した．このモデルは，看護学，情報科学，コンピューター・サイエンスという，カリキュラムの3つの部門に焦点を当てた (Riley, 1996)．彼らが提案したのは，看護情報学能力を向上させる5つの主題領域であり，それは，①基礎概念と応用，②情報システムへのアクセス，③データと情報システムの利用，④データと情報システムの調整と評価，⑤看護情報学の統合である．看護学者は，情報科学を看護学部のカリキュラムに組み入れることを提案している．また，教授陣が以下の学習内容の採用を検討するよう提案している．

- コンピューター・サイエンスの概要：コンピューターのハードウェアとソフトウェア
- 情報科学の概要：データ，情報，知識
- 看護への適用の概要：患者ケア計画
- 患者ケアへの適用の評価の概要：質の向上

c. 看護学による専門性の定義と看護学が裏づける教育

　この初期の仕事の結果として，1986年に看護コンピューター応用審議会 (Council on Computer Applications in Nursing：CCAN) が創設された．1992年1月，看護情報学は，アメリカ看護師協会 (American Nurses Association：ANA) の看護実践会議 (Congress of Nursing Practice) によって新しい看護専門領域として認定された．『看護情報学の実践領域』(*Scope of Practice for Nursing Informatics*) (Graves & Corcoran, 1989) を開発するために特別調査団が結成された．看護師の情報科学能力が定義されたが，それは，初級・有経験看護師レベル (学士号が必要) と，専門家・革新者レベル (修士号が必要) である．

　現在，『看護情報学の範囲と基準』(*Scope and Standards of Nursing Informatics*) (ANA, 2001) は，この専門分野における看護実践の進化を反映させるため，数回にわたって改訂が行われてきた．しかし看護情報学のカリキュラムは，この国のほとんどの看護プログラムでは選択科目にとどまっている．看護師がアメリカ合衆国の医療関係の総労働力の55％ (実数は300万人に近い) を占めている状況で，現在の医療システムを変革するためには，この技術分野での看護教育が変わらなければならないだろう．結果として，看護のリーダー，唱道者の小集団が集まり，21世紀の医療の改善のために看護職の声を強調していくことが決議された．2005年1月，この集団は学会，政府，産業界から看護関係者を招き，ジョンズ・ホプキンズ大学看護学部において戦略会議を開いた．彼らは看護教育と実践の変革の必要性を確認し，情報科学技術による教育改革 (Technology Infor-

> Box 21-1　TIGER 首脳会議から発展した具体的な戦略行動計画
>
> - 国家 HIT 政策・アドボカシー
> - 基準と相互運用性
> - 情報科学の能力
> - 情報科学教育と教員の能力開発
> - 情報科学スタッフの開発と継続教育
> - 臨床適用の計画と有用性
> - 情報科学のリーダーの地位の開発
> - 消費者中心のケアと個人カルテ
> - 仮想の演習センター

matics Guiding Education Reform：TIGER）に焦点を合わせた看護首脳会議を計画することで意見が一致した。

　2006年に招待者が参加して開催された首脳会議，「根拠と情報科学が看護を変える」（Evidence and Informatics Transforming Nursing）は，22の看護情報科学の専門団体を代表する看護情報科学同盟（Alliance for Nursing Informatics：ANI）と，その他のあらゆる看護団体との生産的関係を生み出すことを意図したものであった。この首脳会議の目的は，看護に関するあらゆるものを動員すること，情報学を単に専門家のためのものにとどまらせないことであった。

　首脳会議の参会者が注目した事柄は以下のとおりである。

- 医療情報技術（health information technology：HIT）を用いて，質的な溝に架橋する看護の未来構想を描き出すこと
- 看護師の労働環境を変革・改善すること。実践と教育において情報科学を利用する能力を看護師に身につけさせ，より安全で質の高い患者ケアを提供すること

　70を超える団体，すなわち看護，情報科学，政府機関，そして科学技術企業の多様かつ包括的な代表が参加した。結果として，TIGERの構想と行動計画が肉づけされた。この計画は，保健福祉省（Department of Health and Human Services：DHHS）の国家調整局（Office of the National Coordinator：ONC）が打ち出している国家健康情報科学技術政策の行動計画と軌を一にしていた。

　TIGERチームは，2007年度の医療情報管理システム学会（Healthcare Information and Management Systems Society：HIMSS）の年次会議・展示会において，『根拠と情報科学が看護を変える―10年構想へ向けての3か年行動ステップ』と題する概略報告を発表した。TIGER概略報告（2007）は，首脳会議に参加した看護の利害関係団体それぞれに具体的な行動計画を提供した。首脳会議から生まれた協力チームと，現在進行しつつある具体的な戦略行動計画の一覧がBox 21-1である。

d. 看護の標準言語と電子カルテ

　看護情報学実践の指導者や臨床現場の看護師はともに，電子カルテで使用するための看護の標準用語体系の必要性を認めている。草分けとなる一連の報告が発表されてきた〔『コンピューターにもとづく患者記録』（The Computer-Based

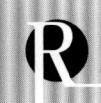

> **Box 21-2　ANAが承認している用語体系**
>
> - NANDA インターナショナル (1992)
> - 看護介入分類 (1992)
> - 在宅ケア分類 (1992)
> - オマハシステム (1992)
> - 看護成果分類 (1992)
> - 看護管理ミニマム・データセット (1997)
> - 患者ケアデータセット (1998)
> - 周手術期ケア・データセット (1999)
> - SNOMED CT (1999)
> - 看護ミニマム・データセット (1999)
> - 国際看護実践分類 (2000)
> - ABC コード (2000)
> - 論理所見の識別子：名称とコード (2002)

Patient Record），1987；『「人は誰でも間違える―より安全な医療システムをめざして』(*To Err is Human*)，2000；『「医療の質―谷間を越えて　21世紀システムへ』(*Crossing the Quality Chasm*)，2001など〕。医学研究所 (Institute of Medicine：IOM) は，情報科学技術が医療実践を変革し基礎的目標を達成することは約束されていると結論した。基礎的目標には，安全，有効性，患者と家族が中心となること，適時性，能率，公正さが含まれる。続いて2004年ブッシュ大統領は，10年以内にすべてのアメリカ国民について，電子カルテを使用することを指示する行政命令を発し，これによってこの運動は連邦政府の後押しを得ることになった。その結果，医療情報科学技術調整委員 (ONC/DHHS) が任命された。調整委員は，「電子カルテの基礎」について討議するための全国会議を召集した。そこには，国の健康情報科学の基盤について論じるため，電子カルテの指導者たちが招請された。ただし，討論に加わった看護師は1名のみであった。情報科学看護師と看護部門の長は，看護職の専門知識をHIT国家政策と電子カルテに確実に反映させる必要性の認識のもと，患者の問題，看護介入，患者の成果を記述・表現するための看護の標準言語を広め，唱導し，その発展に尽くしてきた (Lunney, Delaney, Duffy, Moorhead & Welton, 2005)。

　今までのところ，アメリカ看護師協会 (ANA) は，電子カルテで使用して臨床ケアの記録を支援するための看護の標準言語 (参照用語とインターフェイス用語を含む) とミニマム・データセット (枠組み) を承認している。**Box 21-2** は，ANAが認定している用語体系を年代順に挙げたものである。

　看護の標準言語の承認に加えて，アメリカ看護師協会は，ソフトウェアシステムの設計に看護の用語体系を組み入れる際の企業の指針とするための標準ガイドラインを開発してきた。ANAの「看護情報およびデータセット評価センター」(Nursing Information & Data Set Evaluation Center：NIDSEC) が，これらの標準ガイドラインを開発している団体である。看護師にとって，共通の看護用語体系を開発させていくことは緊急かつ必須の課題であり，それによって診断，手順，介入，成果を検討し，さらには，今日の根拠にもとづく実践を重視する状況のなかで，患者ケアのコストと質とを予測することができるのである。しかし，本当の鍵は，ラニー Lunney ら (2005) が述べているように，患者ケアの多様性を正確に反映して戦略的決定を導き出すために，看護師は患者を中心としたデータを伝

統的な医療・管理データと結びつけて考えなければならないということである。

e. 電子カルテ上に表される看護理論

　看護理論家が長年にわたって，質的にも量的にも発展させ説明してきたのは，看護師が提供する患者ケアの多様性を脱落させることなく，いかにして患者中心のデータを表現するかということである。しかし，この患者データと看護ケアの多様性を正確にとらえ，電子カルテに記録することは可能であろうか。この問題に肯定的に答えるには，多くの仕事が必要とされる。ここでは，ロイ適応看護モデルを使って展開されてきた適用プロジェクトの1つを述べることにする。

ロイ適応看護モデルの電子カルテへの適用：日本のプロジェクト

　日本において，ロイ適応看護モデルが使用されている実践領域をみると，透析，母性，精神，リハビリテーション看護など長期におよぶ障害をもつ患者の看護を実践する領域で活用されやすいようである（Hidaka & Matsuo, 2003）。ロイ適応協会の日本支部と聖マリア学院大学，聖母大学，そして誠愛リハビリテーション病院から集まった日本の学者チーム（Hidaka, Miyabayashi, Tsuhako, Ide, & Kanayama, 2007）が業者と協力し，独自の電子カルテシステム内でのロイ適応看

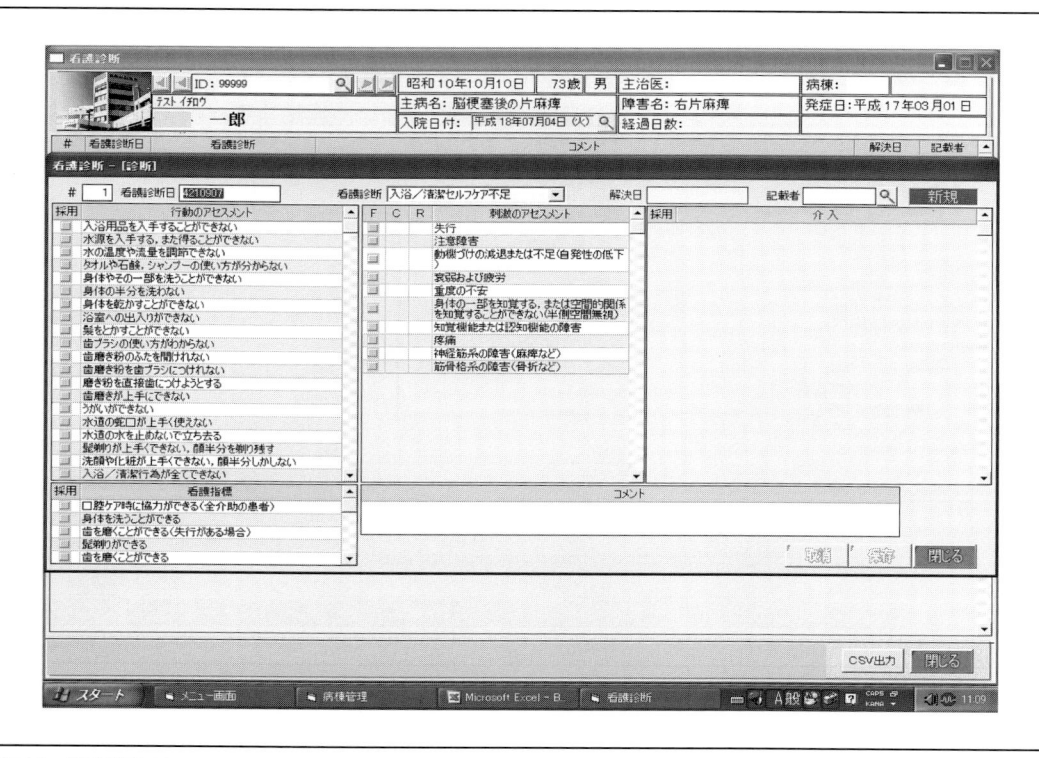

画面1　「看護診断」の画面

護モデルの適用を推進した．看護師たちは業者と協力し，看護診断や患者のための適切な適応目標，行動，刺激，介入を正確に記録することをめざした．[*1]

この先駆けプロジェクトを実際に実施する前に，看護師たちが電子カルテの業者に対して行った助言は，看護診断の画面から，行動のアセスメント，刺激のアセスメント，目標のアセスメントの画面へ自動的にリンクさせるように配置するという手法を用いるということであった（**画面1**）．例えば，「セルフケア不足：入浴・清潔」という看護診断を選択すると，電子カルテによって，「歯を磨くことができる」という目標の選択画面へ自動的にリンクする．そして，看護師は，「歯ブラシの使い方がわからない」という，（改善・適応を要する）行動を選択するよう促される（チェックマークのついた項目を参照）．最後に，不足をひき起こした刺激の表記とタイプ（すなわち，焦点刺激，関連刺激，または残存刺激の3つのタイプ）を選択する．ここでは，「刺激は失行─刺激のタイプは焦点刺激（F）」となる（**画面2**）．この電子アセスメント画面が完了したとき，次に看護師は，このアセスメントを自動的に介入画面へリンクさせるよう電子カルテの業者に助言した．介入画面には，完了したアセスメントにもとづき（選択された刺激に対して），患者が適応目標を達成できるよう助けるために看護師が考慮すべきいくつかの介入が表示される（**画面3**）．この例での介入は，「患者に模倣能力がある場合は，患者が

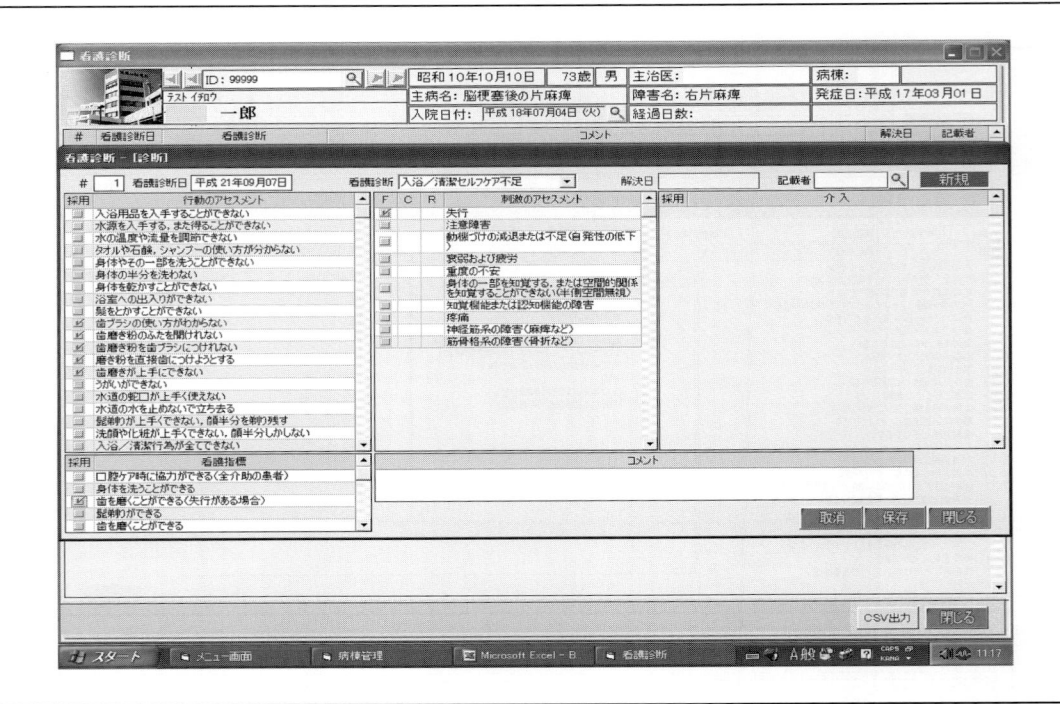

画面2 「刺激」の画面が入った「看護診断」の画面

[*1] 日本のプロジェクトの情報は許可を得て掲載（筆頭著者：日高）．

歯磨きを行う前に看護師が歯磨きのデモンストレーションを行う」または「患者が歯ブラシをスムーズに使えない，上手に歯を磨けない場合は，看護師が手を添えて一緒に行う」となる。選択が終わったら，看護師は評価画面を用いて患者の日々の経過を記録することができる。

　この新しく開発されたロイ適応看護モデルを基盤とした電子カルテの先駆けプロジェクトで看護師たちが調査したかったことは，中枢神経系に障害をもつ人を対象とした日本のリハビリテーション病院でこの電子カルテを使用することによって，ロイ適応看護モデルの有効性を明らかにすることであった。この研究は，ベッド数210床の誠愛リハビリテーション病院において行われた。この病院の看護関係部門のスタッフの総数は123名で，そのうち63名が看護師，16名が准看護師，44名が看護助手であった。セラピストは総数140名で，そのうち53名が理学療法士，62名が作業療法士，25名が言語聴覚士であった。

　この先駆けプロジェクトでは，対象となる入院患者の医学診断は，以下に示す4つに分類された。

・脳血管障害：46％
・骨折：24％
・脳腫瘍：2％
・頭部外傷：2％

　この入院患者集団に対する，電子カルテに記録された看護診断の上位の3つは

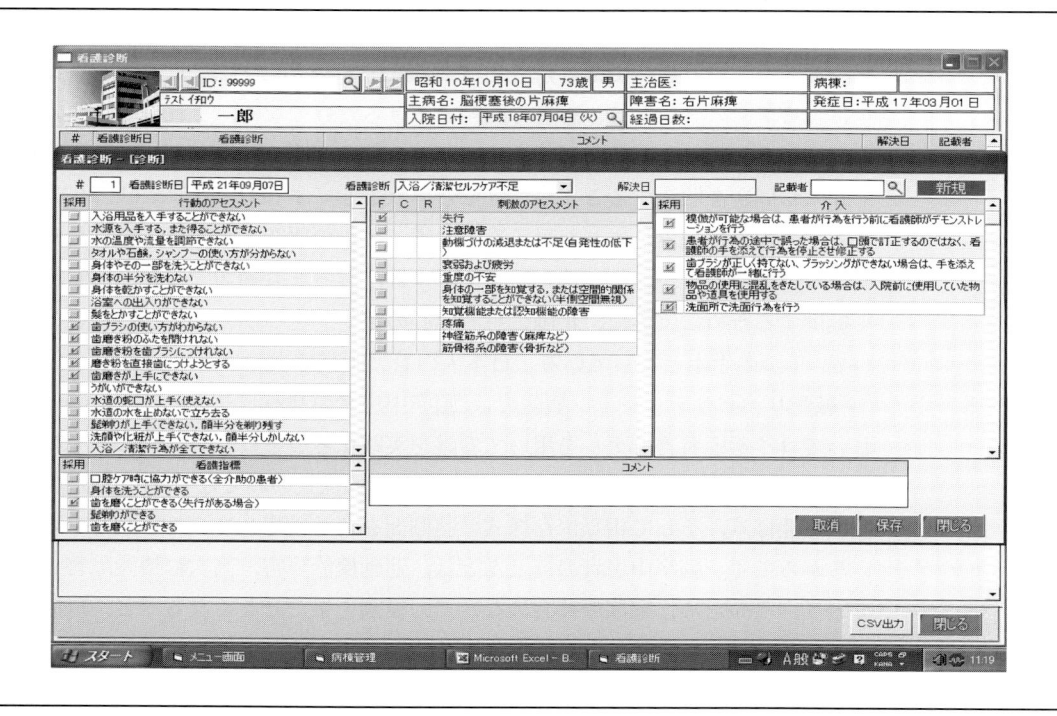

画面3　「刺激」の画面と「介入」の画面が入った「看護診断」の画面

次のとおりであった。
- セルフケア不足
- 身体可動性障害
- 転倒リスク状態

　セルフケア不足は，中枢神経系に障害をもつ入院患者集団に対してもっとも頻繁に認める看護診断である。したがって，看護師たちは，この看護診断について原因をさらに深く調査することを決定した。彼女たちは「刺激のデータベース」を調査して，セルフケア不足の主要な原因／刺激を次のように結論づけた。
- 麻痺：40％
- 高次脳機能障害：24％
- 筋力低下：18％
- 認知機能障害：12％
- 疼痛：4％
- 疲労：2％

　この臨床情報を検討した後，看護師たちは，患者の行動に影響をおよぼした刺激を明らかにし，また患者個々のデータに沿った看護介入を展開することができ，そのことによって適応を促進することができたのである。日本人の看護師長たちは，次のことを強調している。「ロイ適応看護モデルを用いることで，患者たちは，自分がしたいことと，実際にできることの区別がわかるようになったし，また，自分にできることを確かめることができました（これは，看護師が行動のアセスメントを行う過程で患者が看護師との相互作用を通して自分の現在の身体機能を確認できたという意味である）。そして最後に言いたいことは，ロイ適応看護モデルによるアセスメントは，患者の問題を挙げるだけでなく，これらの問題の刺激の発見にも資するということです。これらの刺激が明らかになれば，刺激に対して介入し問題を解決することができるということです」(Hidaka et al., 2007)。

　電子カルテに組み込まれたロイ適応看護モデルの研究・開発は，いまだその初期段階にある。だが，ロイ適応看護モデルは，もっとも適切で質の高い看護ケアを提供するために確実に，正確に患者中心のデータをつかみとるということにおいて，1つの手本となっている。日本人の看護師長は次のように結んだ。

　「誠愛リハビリテーション病院では，脳卒中患者のリハビリテーションの過程においてロイ適応看護モデルを用いて看護を実践することは，非常に効果的でした。なぜなら，ロイ適応看護モデルは，人間を生理的様式のみでなく，自己概念様式，役割機能様式，そして相互依存様式の諸側面を含む適応システムとしてとらえているからです。脳卒中患者のほとんどは，運動機能障害，高次脳機能障害を有しており，そのため，家族や社会のなかでの役割を果たせなくなるなど，以前にはできていたことが突然できなくなるのです。患者を4つの適応様式からとらえることで自立に向けて看護を展開していくことができると思います」(Hidaka et al., 2007)。

この結びのように，この日本の看護師集団は，電子カルテの業者と協力を続け，現在，生理的様式，自己概念様式，役割機能様式，相互依存様式の各様式についてさまざまな患者中心のデータを集めるための記録ツールとデータベースを開発中であり，それによって患者の適応を促進するための知識の拡充を図っている。

3 看護研究におけるロイ適応モデル

ロイ適応モデルを適用できる主な領域の3つめは，看護研究である。職業としての看護も学問としての看護も，ともに根本は看護実践についての知識にある。歴史を通じて，家族の成員は，その文化的伝統や他者理解を用いて，健康を増進し，病気を予防し，回復を助け，苦痛や死を緩和してきた。現代の看護学は，健康を増進する人間の過程の理解を推進する学問として，その存在を明らかにしてきた。一方，専門職としての看護の社会的関心は，環境と調和した人間の生命・生活過程を研究することによって，人々の健康に貢献することである。したがって，看護実践についての知識が目的とするところは，健康を増進させるような人間と環境との相互作用をいかにして促進するかということの理解である。ケアリングと臨床推論が，看護の社会的使命を果たすために看護実践において用いられる技術である。

ロイ適応モデルの看護研究への適用は，看護研究への視点を示すことによって説明することができる。そこで，看護師が何を研究するか，またそれをどのように研究するかを説明することにする。第2に，モデルにもとづく研究の検討をいくつか要約する。これは，ロイ適応モデルにもとづく研究についての初期の30年間の英語による刊行物の分析，批評，統合である。この分析を用いて，根拠にもとづく看護実践を定義し直す。さらに，日本（Hidaka & Matsuo, 2003）とラテンアメリカ（Moreno-Ferguson, 2007）での，ロイモデルにもとづく研究の報告に触れる。

a. 看護研究の視点

看護は科学であり，また同時にアート（芸術）である。科学は，「どのように」「なぜ」を追求する。それは，あるものはどのように機能するのか，あるいは，なぜ機能しないのか，また人はそれが機能するのをどのようにして助けることができるか，などである。芸術は，人生の現実を理解し，それを表現しようとする。子どもが小さな植物をばらばらにした場合，知りうるのは植物を構成する部分だけで，それがどのように機能するかまではわからない。生物学の探求はもっと深くて，植物はどのように成長するか，またなぜ成長できるか，ということまで説明する。

モネのような芸術家が睡蓮を描いた場合，画家と美術鑑賞者の両者とも，生物学的方法では知り得ない植物の姿を知ることができる。人間は科学と芸術によって，自分自身と他者と世界の真の姿を知り，享受することができるのである。

　芸術と科学の基礎知識は，両者とも，存在を深くかつ厳密に観察する。このような知識が目的とするのは，そこにあるものと，それがどのように機能するかということの本質を理解し，表現することである。看護学は他の学問と同様，そのような基礎知識を備えている。看護モデルは，看護の対象を観察するための視点を提供してくれる。ロイ(1988)は，看護知識を求める一般的な視点には，看護の基礎科学が含まれると述べた。この基礎的理解とは，生命・生活のパターンが派生する源である人間の生命・生活過程を看護学によって探求することである。2つめに，この看護知識の視点は，関連する看護の臨床科学を重視する。この関連する臨床科学には，介入の中範囲理論と，肯定的な生命・生活過程とそのパターンを高めるための戦略が含まれる。ロイ適応モデルによると，基礎的知識とは，人生のさまざまな場面での人々の適応の様相の理解である。このモデルを用いて導き出される看護の基礎知識の目指すところは，適応システムとして機能する個人と集団の「どのように」「なぜ」を理解し把握することにある。

　看護学はまた，実践の学問である。したがって，モデルにもとづく看護知識には，臨床の芸術と科学を含む。看護は，ケアリングと，健康や病気のさまざまな状況に対処する個人の能力を高めるという長い伝統をもっている。19世紀，南北戦争のときに看護婦として働いた経験をもつ，ある有名なニューイングランドの作家の手記はこの伝統的価値観を反映している。ルイザ・メイ・オルコット Louisa May Alcott は，その著書『病院スケッチ―ある従軍看護婦の南北戦争中の経験の真実』(*An Army Nurse's True Account of Her Experience during the Civil War*) のなかで，こう記している。

> 数分後，私が新しい巻き包帯を携えて入室したとき，ジョンはだれにも支えられずにまっすぐ座っており，外科医が彼の背中を手当てしていました。そんなひどい傷の手当てを，私は今まで見たことがありませんでした。なぜなら，もっと小さな傷の手当てをしないといけなかったし，この医師の誠実さを知っていたから，ジョンのことはすっかり彼にまかせていたのです。そのほうがいいと思ったし，安全だとも思いました。それに，ジョンを診るには実力と経験がともに必要でした……。ジョンはそのとき，さびしそうで，しおれていたのです。頭をうなだれ，手を膝のところで組んでいましたが，苦しんでいるようには見えませんでした。ところが，もっと近寄ってみると，大粒の涙がぽろぽろと床にこぼれ落ちるのが見えたのです。それは新鮮な光景でした。なぜなら，私は今まで多くの人の苦しみを見てきたし，ある人はののしり，ある人はうめき声を出したりしたけれど，ほとんどの人は黙って苦しみに耐え，泣いた人はだれ1人としていなかったのです。けれどもそれ

は軟弱には見えず，ただただ感動的でした。私の不安はたちどころに消え去り，私の心は大きく開いて彼を受け入れました。そのとき，まるで彼が小さな子どもであるかのようにやすやすと，そのうなだれた頭を腕のなかに抱き入れると，私は言いました。「私がついているからね，ジョン」(1863, pp. 51-52)

　ロイ適応看護モデルによる臨床看護の芸術と科学は，適応を主体とした人間に関する基礎知識を用いて，健康と病気のさまざまな状況における人間を理解しようとするものである。このような理解は，看護師が，適応を促進する方法を発見しようと努めるとき，実際的な臨床知識へと変換される。個人における認知器と調節器の作用，また集団における安定器と変革器の作用を理解することが，ロイ適応看護モデルの基礎知識にあたる。さらに，健康と病気のさまざまな状況にある人間の適応についての知識，そして4つの適応様式のそれぞれにおける行動と刺激の知識が，臨床看護の芸術と科学の基礎である。この知識を基礎として，個人や集団と協力して，彼ら自身の適応を高めるために看護ケアが計画される。
　知識はさまざまな研究方法によって発展する。正規の研究の計画として考えられるのは，現象（「何」）を記述すること，2つまたはそれ以上の現象間の関係（「何」「どのように」）を示すこと，ある現象の他の現象への影響（「どのように」「なぜ」）を実験によって調べることである。このような研究の一般的な形として，研究課題に答えるための研究計画は2つのカテゴリーに大別される。質的アプローチは，現実を絶えず生起する相対的なものとみる。この場合，知識の基本構造は帰納的である。すなわち，個々の経験を検討，解釈して人間経験の一般論を導き出す。量的アプローチは，現実を，発見でき測定できる客観的なものとみる。この場合，知識は演繹的である。すなわち，一般理論を用いることによって，状況に対して仮説が立てられる。看護師は複数の種類の研究計画を用いるようになってきており，また，あるアプローチが別のアプローチをどのように補強するかについての認識も広がってきている。
　ここで述べた看護知識の広範な視点は，看護研究を検討し実施するうえで基本となるものである。ロイ適応モデルは，基礎的・臨床的な看護の芸術と科学を発展させるための明確な視点を備えている。このモデルの研究への着目の詳細は，人間と環境について述べることで示すことにする。

b．根拠にもとづく実践を定義し直すための，モデルにもとづく研究

　ロイ適応協会の中核研究グループは，ロイ適応モデルにもとづく初期の30年間の英語で報告された研究をレビューした。これにはまず，1970年から1995年の間に行われた，選択基準にかなう163件の研究（BBARNS, 1999）が含まれる。次に，1995年から2001年の研究が検討された。この218件の研究は，第2の分析にも用

いられた。この分析のうちのあるものにおいては，モデルの主要概念を検討するために使われた手法について評価が行われ，手法が推薦された（Barone, Roy, & Frederickson, 2008）。これから述べる第2の分析は，モデルにもとづく研究を用いた根拠にもとづく実践の定義の見直しを扱っている（Roy, 2007）。

　看護学者と臨床家は，長年にわたって，看護知識と看護実践との隔たりを埋めようと努力してきた。研究を実践に適用する多くのアプローチが開発されてきた。しかし依然として，看護知識の開発と実践への適用との間には，時間的な隔たりがある。最近では，根拠にもとづく実践（evidence-based practice：EBP）と呼ばれるアプローチが，患者が確固とした知識の裏づけをもつケアを受けられることを保証する新たな方法として用いられ始めている（Melnyk & Fineout-Overholt, 2005）。ただし，この動きを，主に経験的知識によっており，また医学研究を統合するのに用いられるアプローチを模倣しているものとして批判する人たちもいる。

　フォーセット Fawcett とワトソン Watson，ニューマン Neuman，ウォーカー Walker，フィッツパトリック Fitzpatrick（2001）は，根拠にもとづく実践を検討するにあたって次の3つの要点に注目している。すなわち，①経験主義から脱し，知識の多様なパターンに着目することの重要性，②理論に導かれた，根拠にもとづく全人的看護ケアの必要性，③理論と調査と根拠は分かちがたく結びついていること，である。別の著者（Dluhy, 2007）は，根拠にもとづく実践について以下の論点を提起している。

- 根拠に使う基準：医療成果を生み出す医療技術者（medical technician）としての看護師
- すべての患者に同じアプローチを：看護のアートは個人への介入をつくり出す。

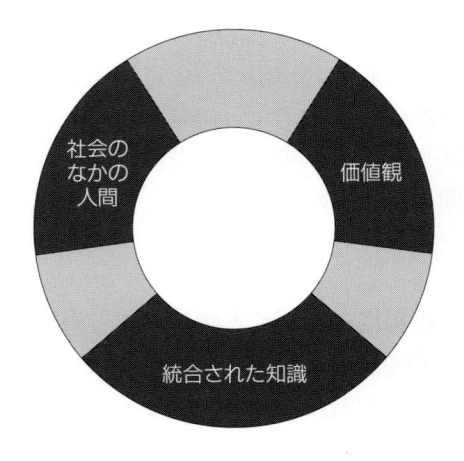

図21-1　ロイ適応看護モデルによる根拠にもとづく実践

- 実践では難しい，状況にもとづく研究の解釈
- 不確かな質的研究の使用
- 確実性が望まれる。しかし看護のデータは不確実で，患者の反応は予想できない。

とくに強調しておきたいのは，これまでのところ根拠にもとづく実践に関する文献のめざましい充実が，期待される質の高い医療ケアという成果に結びついていないということである。

ロイ適応看護モデルを用いて進められた研究は，根拠にもとづく実践の展望を広げ，知識の蓄積のための新たな戦略を練り，また，看護師のもつ伝統と調和したアプローチを使用する，という課題に答えるための試みに活用された。看護モデルにもとづく多数の研究の分析は，これらの課題に解答を出すのに役立つと信じられていた。研究の目的は，具体的な看護モデルを用いた理論にもとづく研究を批判的に検討し，看護実践に対して根拠にもとづく知識を提供できるかどうか，その妥当性を明確に示すことであった。その理論上の基礎は，このテキストを通して述べてきたロイ適応看護モデルであった。このモデルは，適応主体としての人間と3つの適応段階を説明し，あらゆる知の方法で知識を追求する。図 21-1 は，実践のための根拠が，社会のなかの個人のモデルによる見方，モデルにもとづく価値観，そして統合された知識の三者を結びつけるという基礎のうえに，どうしたら築くことができるかを表すことによって，ロイ適応モデルが根拠にもとづく実践とどのように関係しているかを示している。ロイ適応モデルにもとづく前記の30年間の研究は，理論にもとづく研究調査を統合しようという，共通の課題を検討するために用いられた。

用いられた構想は，ロイ適応モデルを用いた二次的な研究分析の統合と研究の統合であり，実践における実施の将来性をもつ根拠を提供するための基準の導出と標準化を含んでいた。研究の質を判断するために，標準化された基準が使われ

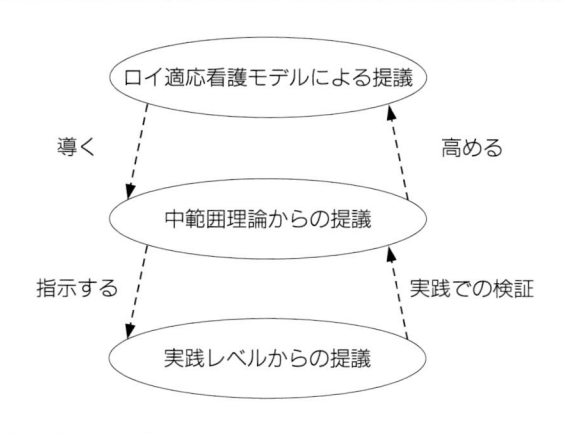

図 21-2　ロイ適応看護モデルから引き出された3段階の提議の関係

表21-2 データ分析：サブサンプルに適用された基準

	1970-1994年	1995-2001年
分析基準を満たした質的研究	n＝34/37 (92%)	n＝10/10 (100%)
分析基準を満たした量的研究	n＝124/138 (90%)	n＝36/38 (95%)

Box 21-3 根拠にもとづく実践の基準の定義の見直し

分類1：実践で適用の可能性が高いもの
・複数の研究で提議が支持されていること
・仮説が無条件で支持されていること
・リスクが低いこと
・臨床におけるニードが高いこと

分類2：実践の前にさらなる臨床評価を必要とするもの
・提議は支持されているが，一般化できるかどうかは明らかではないもの
・リスクが明白でないもの
・臨床におけるニードが高いもの

分類3：実践の前にさらなる検証が必要であるもの
・提議への支持がまちまちであること
・一般化できるかどうか明らかでないもの
・リスクが高いもの

た（BBARNS, 1999）。研究チームが開発したのは，研究と看護モデルのつながりを調べる基準である。ロイとロバーツの初期の仕事（1981）から引き出された提議は，ロイ適応看護モデルから引き出された提議，中範囲レベルの提議，そして実践レベルの提議を見極めるために用いられた。図21-2は，提議の各段階間の関係を示している。次の2つのサンプルが含まれていた。①初期の25年間（1970-1994年）の，総数163件の研究のモデルにもとづく研究（BBARNS, 1999）そして②次の5年間（1995-2001年）の，総数59件の研究のロイ適応看護モデルにもとづく研究調査である（RAA，準備中）。表21-2は，基準をサブサンプルに適用した結果を示している。総数166件の英語文献調査を使って，実践の根拠としての知識の分析が行われた。Box 21-3は，そこで引き出された，根拠にもとづく実践の基準の一覧である。

提議の検討によってチームが発見したのは，提議に対する高い支持である（表21-3）。最初のサンプルでは，275件のうち236件の提議が支持された。このサンプルのうち，60件の研究が，「実践において実施できる可能性が高いもの」という基準を満たした。2番めのサンプルでは，118件のうち95件の提議が支持され，37件の研究が「実践において実施できる可能性が高いもの」と判断された。提議の検討例を以下に挙げる。包括的提議3は次のようなものである。「内的刺激と外

表21-3　ロイ適応看護モデルにもとづく実践のエビデンスとしての統合された知識

	1970-1994年	1995-2001年
支持された提議	(n＝112) n＝236/275 (83%)	(n＝50) n＝95/118 (81%)
実践において実施できる可能性が高いもの	60件の研究 (54%)	37件の研究 (74%)

的刺激の特性は適応反応に影響を与える」。この提議は156回検証され，125回（80%）支持された。看護実践と密接に関連する具体的な知識の例を挙げておく。広範にわたる提議のうち，とくに実践レベルの提議を示す知識の例として，以下のものがある。

- 病気の重さと癌の補助的治療法は，健康面からみた生活の質（HRQOL）の指標ともっとも強い関連性がある。
- 健康面からみた生活の質は情緒状態，身体機能の状態，そして体に現れた症状によって強く規定され，社会的サポートの影響は小さい。
- スタート時点の健康面からみた生活の質によって，3か月後の健康面からみた生活の質ははっきりと予測できる（Nuamah et al. 1999）。
- 糖尿病で，個人的な資源をもたず，適応能力にも乏しい女性は，もっとも代謝調節が苦手な人たちである（Willoughby, 1995）。

　この第2の分析によりたどり着いた結論は，①看護実践の根拠の基準の，さらに有用な可能性のある記述が提起された，②看護知識の蓄積に貢献する，理論にもとづく研究のプロセスが説明された，③用いられたプロセスは，看護学の遺産にもとづく統合された看護知識を提供する。その遺産には，理論にもとづく研究と，人格的，倫理的，芸術的，社会・政治的，経験主義的な知の方法が含まれる。

4 残された問題と将来の方向

　ロイ適応看護モデルの実践，電子カルテ，看護研究への適用のいくつかを検討してみると，その数十年にわたる仕事の幅広さに驚かされる。複数の人々によって認められていることであるが（Fawcett, 2005：Phillips, 2006），ロイ適応看護モデルが看護に対して有用な貢献をしてきたという根拠がある。実践での実施プロジェクトには多大な努力を要し，時には完成まで続けられないこともあるが，それでも多くのプロジェクト参加者が，患者と看護師双方にとって肯定的な成果があったと報告している。多様な臨床場面と文化に身をおく看護師によるモデルの適用の報告の幅広さが示しているのは，このモデルがいかに多彩な場面で実践を

導き得るかということである。日本において電子カルテにモデルを使用した最初の仕事は，適用の可能性のある領域の豊かさについて，励ましを与えてくれる。このモデルにもとづく看護研究の幅広い蓄積は，実践のための統合知の開発の多くの可能性を提供している。

　それでも，問題と課題は残っている。多くの人が認めているのは，看護モデルがケアの基盤として施設全体にいきわたってはじめて，モデルの実施は最善の結果を生み出すということである。依然として，発表されたプロジェクトの多くは，小さな専門病院のユニットを対象としている。看護ケアの哲学とアプローチを確立するために看護モデルを選択するにあたり，アメリカ看護師協会のマグネット・ホスピタルの認定を求める傾向がある。このような大きなプロジェクトにおいても，看護の役割を明確化し，また学際的協力を推進するうえで，小病院同様の効果を再現できるかどうかはまだ明らかではない。

　個人レベルでの患者への適用を考える際，さらなる開発が提案されている領域の1つとして，看護実践で使用する介入の類型をまとめることがある (Phillips, 2006)。この観点から研究レビューの統合を分析することができる。しかし，看護診断と同様，ケアは常に，確立された類型から引き出されると同時に，患者個人の事情に即したものでなければならないという注意が喚起されている。

　今日の情報時代にあって，世界中の看護専門職が唱道し，開発を推進するであろうと思われるのは，あらゆる看護言語を統合する電子的枠組みである。これは「実践のための言語」(parlance for practice) と呼ばれており，看護実践とその社会への質の高いサービスを記述するものである (Padovano & Corliss, 1994)。患者中心のデータ (すなわち，患者の健康状態と，患者の最終的な健康目標・成果) を，あらゆる看護理論，看護診断，介入，成果と結びつける統合の枠組みが重要であり，それによって「社会の活力」(societal vitality) を生み出すために必要な幅と深みをともに備えた質の高い看護ケアを提供することができる (Padovano & Corliss, 1994)。これは遠い目標のようにみえるかもしれない。しかし，過去20～30年の科学技術と看護知識の進歩をみてみると，この目標は達成できると考えることができる。このような進歩が実現するためには，将来の優先事項として，電子的な統合の枠組みに焦点を当てる必要があるだろう。そしてそれには，いわゆる看護理論家と看護情報科学の専門家の間でのさらなる協力が必要だろう。

　研究の問題と方向に関してボストン適応看護研究協会 (BBARNS, 1999) が示唆したのは，将来の理論の開発と研究で重視されると思われるのは，中範囲理論，とくに認知器の過程と調節器の過程，4つの適応様式とそれらの関係に関するものであるということである。この仕事のうちいくつかは，すでに始まっている。個人と集団の4つの適応様式のそれぞれにおける適応プロセスに関する中範囲理論を明らかにすることに，このことがみられる。さらに，ある国際的な学者のネットワークが，とくに認知器と調節器にもとづく「対処と適応プロセス指標」の利用を研究している (Chayput & Roy, 2007；Gonzalez, 2007；Gutierrez, 2007)。前に

例を示して述べたように，このロイモデルを用いて知識を深める仕事のあらゆる段階において，多くの方法が用いられている。学者は，哲学的探求と経験的探求を深めることを奨励されている。多くの知の方法についての学者間の対話は，全員の仕事を豊かにするであろう。

研究ツールの開発に関して具体的な提案がされている（Barone, Roy, & Fredrickson, 2008）。過去30年間に用いられたツールの検討の結果，いくつかの限界が指摘されている。ツール開発の優先度の高い領域は，生理的適応と調節器の作用，ボディイメージ，自己理想，道徳的・倫理的・霊的自己，役割取得の過程と役割移行・社会的統合，愛情の充足と関係性の統合，そして，認知器の効果や，複数の様式にわたる統合すなわち適応の統合についてのさらなる研究などである。バロンBaroneらがもう1つ指摘しているのは，現在までの研究の多くが扱っているのは，個人と家族，またはその両者の関係だということである。そこで，ロイ適応看護モデルを用いた今後の観察・研究は，集団の統合や都市や国家などの大きな集団の関係のような集団の適応にも取り組まなければならないということがわかる。

さらに，このモデルもその他の看護知識理解のアプローチも，全人的医療への信念を公然と表明している。個別的な行動様式に注目する考え方がよく強調されるが，そうすると，共通性の把握ということが難しくなり，したがって，特殊すぎて伝えるのが困難な経験を越えた理解も難しくなる。そこで，臨床の研究者は，無限の多様性を理解する方法，全人的な立場，多様性の統御手段を探し求める。このことがとくにあてはまるのは，成果の測定である。例えば，このモデルにおける健康の定義は，すべての統合された状態とそれに至るプロセス，というものである。そして，その測定に用いられる方法は，すべての統合された状態という経験の表明をくみとるようにデザインされる。長期にわたる研究，研究の洗練と繰り返し，そして研究計画の必要性は，ロイ適応協会の中核研究チームを含む多くの論者によって認識されている。看護研究と，ロイモデルの知識の視点にもとづく研究は，単なる多数の知識の総和以上のものである。意味と理解を探求する機会は与えられている。哲学的・科学的・文化的な仮説と，このモデルの本質的要素，そしてたゆまざる研究努力により，さらなる研究プログラムを導くことができるだろう。将来なされるべき仕事の看護学と看護実践への貢献は，この章で検討した適用例よりも，さらに大きいことだろう。

（訳＝日高　艶子）

応用問題

1. クラスメートか看護師を1人選び，看護モデルを実践の根拠として使用したあなたの

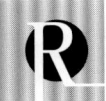

最初の経験（あなたの気持ち，反応，成功した点，難しかった点）をについて話し合いなさい。

2. あなたの知っている施設の電子カルテシステムについて，看護実践上のコミュニケーションにどれほど役立っているか，評価しなさい。

3. あなたなりのロイ適応看護モデルの理解にもとづいて，探求する価値があると思う研究テーマを1つ選びなさい。

理解度の評価

[問題]
1. モデルにもとづく看護実践によって可能となるであろう利点を2つ挙げなさい。

2. 看護実践の場にロイ適応看護モデルを適用する際の重要な条件または戦略を1つ挙げなさい。

3. 看護師が電子カルテの開発に関与すべき理由を1つ挙げなさい。

4. 看護知識を深める研究の指針とする看護モデルの利用法を1つ挙げなさい。

5. 以下の内容を，知識の開発のアプローチの方法によって，質的（QL）または量的（QN）のいずれかに分類しなさい。
   (a) 絶えず生起する相対的な現実
   (b) 演繹的推論
   (c) 個別的経験から一般論を導く。
   (d) 帰納的アプローチ
   (e) 現実の測定
   (f) 仮説を提示する。

6. 看護モデルを用いて根拠にもとづく実践を定義し直すことの利点を1つ挙げなさい。

[解答]
1. 解答はさまざまある。解答例：データ収集の方向を定められる，知識を組織化するための体系的アプローチである，効果的コミュニケーションの手段が得られる，役割定義に役立つ。
2. 解答はさまざまある。解答例：管理面の支援，教育，モデルの選択，支持的コミュニケーション，早期の成功，構想
3. 解答はさまざまある。解答例：コンピューター上の情報が大量に利用されているという現実，現在，また将来において電子カルテを使いこなすため，看護教育と実践を変革する必要がある，医療情報科学を看護師が提供する患者ケアと結びつけることがで

きる。
4. 解答はさまざまある。解答例：研究の視点が得られる，研究の対象となる現象と研究課題の根拠が得られる，教育を導く。
5. (a) QL　　(b) QN　　(c) QL　　(d) QL　　(e) QN　　(f) QN
6. 解答はさまざまある。解答例：経験主義から多様な知のパターンへ移行することの重要性を理解できる，理論が導く，根拠にもとづく全人的看護実践の必要性に目を向けさせる，理論と研究と根拠とを結びつけられる，理論にもとづく研究，個人的，倫理的，芸術的，社会・政治的，経験主義的な知の方法などの看護の伝統にもとづく，統合された看護知識が得られる。

●文献

Alcott, L. M. (1963). *Hospital sketches: An army nurse's true account of her experience during the Civil War*. Concord, MA (Edition Cambridge, MA: Applewood Books, 1986).

Allison, S. E., McLaughlin, K., & Walker, D. (1991). Nursing theory: A tool to put nursing back into nursing administration. *Nursing Administration Quarterly, 15*(3), 72-75.

American Nurses Association. (1987). *Computers in nursing education*. Washington, DC: American Nurses Publishing.

American Nurses Association. (2001). *Scope and standards of nursing informatics practice*. Washington, DC: American Nurses Publishing.

ANA Council on Computer Applications for Nursing. (1992). *Report on the designation of nursing informatics as a nursing specialty*. Washington, DC: CCAN, Congress of Nursing Practice, ANA.

Barone, S., Roy, C., & Frederickson, K. Instruments for RAM research: Critique, examples, and future directions. *Nursing Science Quarterly, 21*(4), 270-276.

Boston Based Adaptation Research in Nursing Society. (1999). *Roy Adaptation Modelbased research: 25 years of contributions on nursing science*. Indianapolis, IN: Sigma Theta Tau International Center Nursing Press.

Carper, B. A. (1978). Fundamental patterns of knowing in nursing. *Advances in Nursing Science, 1*(1), 13-23.

Chayput, P., & Roy, C. (2007). Psychometric testing of the Thai version of coping and adaption processing scale-short form (TCAPS-SF). *Thai Journal of Nursing Council, 22*(3), 29-39.

Chinn, P., & Jacobs, M. (1987). *Theory and nursing* (2nd ed.). St. Louis, MO: Mosby.

[*1] Connerley, K., Ristau, S., Lindberg, C., & McFarland, M. (1999). The Roy model in nursing practice. In C. Roy & H. Andrews (Eds.), *The Roy Adaptation Model* (2nd ed.). Stamford, CT: Appleton & Lange.

Detmer, D. E., Dick, R. S., & Steen, E. B. (Eds.). (1997). CPRI. *The computer-based patient record: An essential technology for health care*. Washington, DC: National Academy Press.

Dluhy, N. (2007). *Uncertainty, transparency, control: The allure of EBP*. Presentation at Theory Research Interest Group Pre Conference Workshop, Eastern Nursing Research Society, Providence, RI.

Fawcett, J. (2005). *Contemporary nursing knowledge analysis and evaluation of nursing models and theories* (2nd ed.). Philadelphia: F. A. Davis Company.

Fawcett, J., Watson, J., Neuman, B., Walker, P., & Fitzpatrick, J. (2001). On nursing theories and evidence. *Journal of Nursing Scholarship, 33*, 115-119.

Gardner, J. (1993). *Self renewal*. New York: Harper & Row.

González, Y. M. (2007). Efficacy of two interventions based on the theory of coping and adaptation processing. *Roy Adaptation Association Review, 11*(1), 4.

Grahame, C. (1987). Frontline revolt. *Nursing Times, 83*(16), 60.

Graves, J. R., & Corcoran, S. (1989). The study of nursing informatics, *Image: Journal of Nursing Scholarship, 21*(4), 227-231.

Gray, J. (1991). The Roy Adaptation Model in nursing practice. In C. Roy & H. A. Andrews (Eds.), *The Roy Adaptation Model: The definitive statement* (pp.429-443). Norwalk, CT: Appleton & Lange.

Grobe, S. J. (1984). *Computer primer and resource guide for nurses*. Philadelphia: Lippincott.

Guitierrez, M. dC. (Ed.). (2007). *Adaptacion y cuidadao en el ser humano: Una vision de enfermeria* (pp.1-12). Bogota: Editorial El Manual Moderno, Universidad de la Sabana.

*2 Hidaka, T., & Matsuo, M. (2003). Trends and perspectives of nursing research based on the Roy Adaptation Model in Japan. *The Japanese Journal of Nursing Research, 36*(1), 31-40.

Hidaka, T., Miyabayashi, I., Tsuhako, S., Ide, N., & Kanayama, M. (2007). *The application of the Roy Adaptation Model in Japanese stroke patients*. Los Angeles: Mount St. Mary's College.

*3 Institute of Medicine. (2000). *To err is human*. Washington, DC: National Academy Press.

*4 Institute of Medicine. (2001). *Crossing the quality chasm: A new health system for the 21st century*. Washington, DC: National Academy Press.

Kouzes, J., & Posner, B. (1993). *Credibility*. San Francisco: Jossey-Bass.

Lunney, M., Delaney, C. W., Duffy, M., Moorhead, S., & Welton, J. (2005). Advocating for standardized nursing languages in electronic health records. *JONA: The Journal of Nursing Administration, 351*, 1-3.

Marquis, B., & Huston, C. (1996). *Leadership roles and management functions in nursing*. Philadelphia: Lippincott.

Mastal, M. F., Hammond, H., & Roberts, M. P. (1982). Theory into hospital practice: A pilot implementation. *The Journal of Nursing Administration*, 12, 9-15.

Mayberry, A. (1991). Merging nursing theories, models and nursing practice: More than an administrative challenge. *Nursing Administration Quarterly, 15*(3), 44-53.

McFarland, M. R. (1993). The process of vision development described by six college and university presidents (Doctoral dissertation, Gonzaga University, 1993). *Dissertation Abstracts International, DAI-A 54/04*, 1256-1386.

Melnyk, B., & Fineout-Overholt, E. (2005). *Evidence-based practice in nursing and health care: A guide to best practice*. Philadelphia: Lippincott Williams & Wilkins.

Moreno-Ferguson, M. E. (2001). Rehabilitation ambulatory service in Clínica Puente del Común-Teletón, Chía, Colombia. From Moreno-Ferguson, M. E. (2007). *Application of the Roy Adaptation Model in Latin America: Literature review*. Roy Adaptation Association Conference 2007, Los Angeles, CA.

Moreno-Ferguson, M. E. (2007). *Application of the Roy Adaptation Model in Latin America: Literature review*. Roy Adaptation Association Conference 2007, Los Angeles, CA.

Monroy, et al. (2003). Pediatric Intensive Care Unit at Fundación Cardio Infantil-Cardiology Institute, Bogotá, Colombia. From Moreno-Ferguson, M. E. (2007). *Application of the Roy Adaptation Model in Latin America: Literature review*. Roy Adaptation Association Conference 2007, Los Angeles, CA.

National League for Nursing. (1987). *A guideline for basic education in nursing*. New York: National League for Nursing.

Nuamah, I. F., Cooley, M. E., Fawcett, J., & McCorkle, R. (1999). Testing a theory for health related quality of life in cancer patients: A structural equation approach. *Research in Nursing and Health, 22*(3), 231-242.

Padovano, C., & Corliss, C. (1994). *Universals of nursing: Consensus and action*. University Microfilms International. Ann Arbor: MI. University of Michigan.

Parker, M. (2006). *Nursing theories and nursing practice* (2nd ed.). Philadelphia: F. A. Davis Company.

Phillips, K. D. (2006). Sister Callista Roy: Adaptation model. In A. M. Tomey & M. R. Alligood (Eds.), *Nursing theorists and their work* (6th ed., pp.355-385). St. Louis, MO: Mosby.

Riley, J. B. (1996). Educational applications. In V. K. Saba & K. A. McCormick (Eds.), *Essentials of computers for nurses* (2nd ed., pp.527-573). New York: JB Lippincott Company.

Robbins, S. R., & Duncan, R. B. (1988). The role of the CEO and top management in the creation and implementation of strategic vision. In D. Hambrick (Ed.), *The executive effect: Concepts and methods for the study of top managers. Greenwich*, CT: JAI Press.

Rogers, M., Paul Jones, L., Clarke, J., Mackay, C., Potter, M., & Ward, W. (1991). The use of the Roy Adaptation Model in nursing administration. *Canadian Journal of Nursing Administration*, June, 21-26.

Ronald, J. S., & Skiba, D. J. (1987). *Guidelines for basic computer education in nursing*. New York: National League for Nursing.

Roy, C. (1988). An explication of the philosophical assumptions of the Roy Adaptation Model. *Nursing Science Quarterly, 1*(1), 26-34.

Roy, C. (2007). *Nursing theory-guided practice: Focusing on evidence-based care*. Poster presented at American Academy of Nursing Annual Conference, Washington, DC, November, 2008.

Roy, C., & Jones, D. (Eds.). (2007). *Nursing knowledge development and clinical practice*. New York: Springer.

Roy, C., & Roberts, S. (Eds.). (1981). *Theory construction in nursing: An adaptation model*. Englewood Cliffs, NJ: Prentice Hall.

Saba, V. K., & McCormick, K. A. (1986). *Essentials of computers for nurses*. Philadelphia: JB Lippincott Company.

Senesac, P. (2003). Implementing the Roy Adaptation Model: From theory to practice. *Roy Adaptation Association Review, 4*(2), 5.

Tappen, R. M. (1995). *Nursing leadership and management* (3rd ed.). Philadelphia: Davis.

The TIGER Initiative (2007). Evidence and informatics transforming nursing: 3-Year action steps toward a 10-year vision. Retrieved from http://www.amia.org/inside/releases/2007/tigerinitiative_report2007_color.pdf

Veninga, R. L. (1982). *The human side of health administration*. Englewood Cliffs, NJ: Prentice Hall.

Weiss, M. E., Hastings, W. J., Holly, D. C., & Craig, D. I. (1994). Using Roy's Adaptation Model in practice: Nursing perspectives. *Nursing Science Quarterly, 7*(2), 80-86.

Willoughby, D. (1995). The influence of psychosocial factors on women's adjustment to diabetes. (Doctoral dissertation, Georgia State University, 1995). *Dissertation Abstracts International*, 56(08B), 4247.

Zielstorff, R. D. (Ed). (1982). *Computers in nursing*. Rockville, MD: Aspen Systems Corp.

●邦訳のある文献

1) 津波古澄子訳：ロイ適応モデルと看護実践，松木光子監訳『ザ・ロイ適応看護モデル』所収，499-518，医学書院，2002．
2) 日高艶子・松尾ミヨ子：日本におけるロイ適応看護モデルを用いた看護研究，看護研究，36(1)，31-40，2003．
3) 医学ジャーナリスト協会訳：人は誰でも間違える―より安全な医療システムを目指して，日本評論社，2000．
4) 医学ジャーナリスト協会訳：医療の質―谷間を越えて 21世紀システムへ，日本評論社，2002．

●関連の学術集会

Fifth Annual Symposium at Computer Applications in Medical Care (SCAMC). (1981).

Healthcare Information and Management Systems Society (HIMSS) Annual Conference and Exhibition. (2007). Evidence and Informatics Transforming Nursing: 3-Year Action Steps Toward a 10-Year Vision, New Orleans, LA.

International Federation for Information Processing (IFIP), and the International Medical Informatics Association (IMIA). (1982). The Impact of Computers in Nursing, Harrogate, England.

National Institutes of Health (NIH). (1981). First National Conference on Computer Technology and Nursing.

National Institutes of Health (NIH). (1982). Second National Conference on Computer Technology and Nursing.

Technology Informatics Guiding Education Reform (TIGER) Summit. (2006). Evidence and

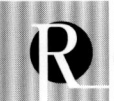

Informatics Transforming Nursing, Bethesda, Maryland.

●看護の標準言語のウェブサイト

NANDA International, http://www.nanda.org/
Nursing Interventions Classifications, www.nursing. uiowa.edu/centers/cncce/
Home Health Care Classification, http://www.health.wa.gov.au/hacc/quality/docs/isd_nsig.pdf
Omaha System, http://www.omahasystem.org/systemo.htm
Nursing Outcomes Classification, www.nursing.uiowa.edu/centers/cncce/
PeriOperative Nursing Data Set, www.aorn.org
SNOMED CT, http://www.snomed.org/
International Classification of Nursing Practice, www.icn.ch/icnp.htm
ABC Codes, www.abccodes.com
Logical Observation Identifiers Names and Codes, www.loinc.org

●関連文献

Institute of Medicine. (2003). *Health professions education*: A bridge to quality. Washington, DC: National Academy Press.

Institute of Medicine. (2004). *Keeping patients safe: Transforming the work environment of nurses*. Washington, DC: National Academy Press.

Peterson, H. E., & Gerdin-Jelger, U. (1988). *Preparing nurses for using information systems: Recommended informatics competencies*. New York: National League for Nursing.

Pravikoff, D., Pierce, S., & Tanner, A. (2003). Are nurses ready for evidence-based practice? *American Journal of Nursing, 103*(5), 95-96.

Pravikoff, D., Pierce, S., & Tanner, A. (2005). Readiness of U.S. nurses for evidence-based practice. *American Journal of Nursing, 105*(9), 40-52.

索引

数字・欧文

1回換気量　136, 143
21世紀に向けてのロイ適応モデルの前提　39
21世紀の看護の特性　6, 7
AIDS（後天性免疫不全症候群）　254
Bertalanffy, L.　35
BMI (Body Mass Index)　159, 163, 164, 167
Chinn, P. L.　544, 545, 551, 552, 558, 560, 561
Crowley, D.　7
Donaldson, S. K.　7
Erikson, E. H.　406, 407
Fitzgerald, F. T.　59
Freud, S.　406, 407
Gordon, M.　10
Helson, H.　20, 35, 39, 43
Illich, I.　59
Johnson, Dorothy E.　32
Kohlberg, L.　408
Leininger, M.　8, 15, 22-24
Luft, J.　116
Mayeroff, M.　24
McFarland, M.　8
Mead, Margaret　22
NANDAインターナショナルの診断分類システム　85, 86
Neugarten, B. L.　406, 408
Newman, Margaret　15, 21, 22
NIC（看護介入分類）　85, 86
Nightingale, Florence　6, 7, 10, 11
NOC（看護成果分類）　85, 86
Orem, Dorothea　14, 16-18
Pender, N.　59
Peplau, Hildegard　13-16
pH　319
Piaget, J.　406, 407
Rogers, Martha　14, 18, 19
Roy, Sister Callista　14, 19-21
Sullivan, Harry Stack　15
Zohar, D.　413, 414

和文

あ, い, う

愛情の充足　482, 488
　──のプロセス　488
アイデンティティ
　──の共有の過程　543-546
　──の統合　106, 541
アウトプット　41, 42
アシドーシス　318
アルカローシス　318
アルツハイマー病　350
アレルギー過敏反応　253-254
安定器サブシステム　33
安定器・変革器による制御プロセス　53, 54
息切れ　136
意識　338, 346-348
　──の過程　346-348
意識レベル　355
　──の低下　351
委譲の原則　637
痛み　276, 284, 288
一次的役割　451, 455
一般システム理論　35
一般的な適応上の問題の類型分類，個人の　90-92
イリッチ, I.　59
医療格差　515, 528-529
インターフェロン　246
インプット　41, 42
ヴェリティヴィティ　33, 35, 37
宇宙の統一性　33, 37
運動感覚　277
運動協調性　224-225
運動におけるフィードバックの使用　213-215

え, お

影響刺激，よくみられる　81-83
栄養　159
　──の看護過程　164-176
　　行動のアセスメント　165-168
　　刺激のアセスメント　168-171
　　看護診断　171-173
　　目標の設定　173-174
　　介入　174-175
　　評価　175-176
　──の基本的生命・生活過程　160-161
　──の障害過程　162-164
　──の代償適応過程　161-162
栄養所要量　169
　──の基準　165-166
液性刺激　379
エビデンス　11, 12
エリクソン, E. H.　406, 407
演繹的　637
炎症反応　246
　──によるバリア　249-250
嘔吐　159, 175
悪心　159, 175
オスモル濃度　319
汚染　515, 617-618
オレム, ドロセア　14, 16-18

か

介入　71
外部社会環境　560-561
外部集団　544
　──のステレオタイプ化　541, 544, 554-556
外分泌腺　379
解剖学的バリア　248-249
化学的消化　159, 160
過活動（活動亢進）　277, 282, 283, 303-304
ガス運搬　136
　──のプロセス　138
ガス交換　136
　──のプロセス　138
家族　515
　──の要求と距離　560
家族介護者の役割緊張　594-596
家族結合　541
　──の過程　546-547
家族の結合力
　──のアセスメント　559
　──の行動　558-559
活動　206

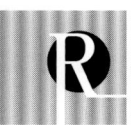

活動亢進（過活動）
　　　　　277, 282-284, 303-304
活動耐性低下　206
活動電位　339
活動と休息
　——の看護過程　221-241
　　可動性にかかわる行動のアセスメント　221-225
　　休息にかかわる行動のアセスメント　225-226
　　活動と休息にかかわる刺激のアセスメント　226-229
　　看護診断　229-231
　　目標の設定　231-232
　　活動と可動性に対する看護介入　232-238
　　休息と睡眠に対する看護介入　238-240
　　評価　240-241
　——の基本的生命・生活過程　207-213
　——の障害過程　217-221
　——の代償適応過程　213-217
可動性　207
　——のプロセス　208-210
下部構造　608, 611, 623-624
感覚　277
　——の看護過程　288-310
　　視覚のプロセスにかかわる行動のアセスメント　289-290
　　聴覚のプロセスにかかわる行動のアセスメント　290-291
　　視覚にかかわる行動のアセスメント　289-290
　　痛みにかかわる行動のアセスメント　292-296
　　感覚にかかわる刺激のアセスメント　296-299
　　看護診断　299-301
　　目標の設定　301-302
　　介入　302-309
　　評価　309-310
　——の基本的生命・生活過程　277-281
　——の障害過程　282-288
　——の代償適応過程　281-282
換気　137, 143
　——のプロセスとアセスメント　137-138
換気パターン　143-144
環境　4, 8, 33, 43, 58
関係
　——の充足　609, 613-614

　——の相互依存　609
　——の統合　609
関係的統合　106, 483
関係のある人々（集団）の集団アイデンティティ様式　542-547
　——の看護過程　556-567
　　行動のアセスメント　556-559
　　刺激のアセスメント　559-562
　　看護診断　562-565
　　目標の設定　565
　　介入　565-566
　　評価　566-567
　——の障害過程　552-556
　——の代償適応過程　548-552
関係のある人々（集団）の相互依存様式
　——の過程　609-612
　——の看護過程　619-628
　　行動のアセスメント　620-622
　　刺激のアセスメント　622-625
　　看護診断　625-626
　　目標の設定　626-627
　　介入　627-628
　　評価　628
　——の障害過程　617-619
　——の代償適応過程　616-617
　——の統合過程　613-616
　——の理論的基盤　611
関係のある人々（集団）の物理的様式
　——の過程　516-520
　——の看護過程　529-535
　　行動のアセスメント　529-530
　　刺激のアセスメント　530-532
　　看護診断　532-534
　　目標の設定　534
　　介入　534
　　評価　534-535
　——の障害過程　526-529
　——の代償適応過程　524-525
　——の統合過程　521-524
関係のある人々（集団）の役割機能様式
　——の過程　576-589
　——の看護過程　597-603
　　行動のアセスメント　597-598
　　刺激のアセスメント　598-601

　　看護診断　601-602
　　目標の設定　602
　　看護介入　602-603
　　評価　603
　——の障害過程　592-596
　——の代償適応過程　589-592
看護　4
　——におけるコンピューターと情報科学の発展　649
　——における情報科学能力の考察　649-650
　——における知識開発　11, 12
　——の概念モデル　4
　——の知識の焦点　7-11
　——の定義　61
　——の特性　5-12
　——の標準言語と電子カルテ　651-653
　——の目標　33, 61-63
看護介入分類（NIC）　85, 86
看護過程　71, 72-73
　第1段階：行動のアセスメント　73-78
　第2段階：刺激のアセスメント　78-83
　第3段階：看護診断　83-89
　第4段階：目標の設定　89-94
　第5段階：看護介入　94-97
　第6段階：評価　97-99
　——の継続性　98-99
看護研究におけるロイ適応モデル　657-663
看護診断　71
　——と臨床分類との関連　85-89
看護成果分類（NOC）　85, 86
看護モデル　12-26
　——の例　13
関節可動域　224
関連刺激　33, 44, 71

き，く，け

記憶障害　339, 349-350
機械的消化　159, 160
危機の超克　550-552
基礎看護科学　637
帰納的　637
規範　72
吸収　159, 160
休息　207
　——の量と質　225
空腹　159
クスマウル呼吸　137, 144
苦痛　277

グラスゴー昏睡スケール　356
クロウリー, D.　7
クローン病の症状　187-188
ケアリング　8, 24-26
計画的変革　637
血中カリウム　319
血中カルシウム　319
血中ナトリウム　319
下痢　182
健康　4, 9, 33, 59-61
検出器　277

こ

口渇　159, 166
抗菌物質　247
攻撃
　　——, 個人の場合　497-498
　　——, 集団の場合　618-619
抗原　247
構成員の能力　609, 612, 624
抗体媒介性免疫　247
肯定的な適応の指標の類型分類
　　——, 個人の　87-88
　　——, 集団の　89-90
後天性免疫不全症候群（AIDS）
　　　　254
後天的リラクセーション反応
　　　　215-217
行動　33, 48-51, 72
　　——に関する仮の判断　76-78
行動科学の知識　106
行動データの収集　74-76
行動変容　174
呼吸音　144
呼吸困難　137
呼吸停止　137, 143
個人的自己
　　　　106, 403, 405, 425-426
個人の一般的な適応上の問題の類
　　型分類　90-91
個人の肯定的な適応の指標の類型
　　分類　87-88
個人の自己概念様式　404-406
　　—— の過程　406-414
　　—— の看護過程　421-440
　　　　自己概念行動のアセスメント
　　　　　　421-426
　　　　刺激のアセスメント
　　　　　　427-436
　　　　看護診断　436-439
　　　　目標の設定　439
　　　　介入　439-440
　　　　評価　440
　　—— の障害過程　419-421

　　—— の代償適応過程　414-419
個人の相互依存様式
　　—— の過程　483-490
　　—— の看護過程　498-506
　　　　行動のアセスメント
　　　　　　498-499
　　　　刺激のアセスメント
　　　　　　499-502
　　　　看護診断　502-503
　　　　目標の設定　503-504
　　　　介入　504-505
　　　　評価　505-506
　　—— の障害過程　491-498
　　—— の代償適応過程　490-491
　　—— の理論的基盤　485
個人の役割機能様式　118-119
　　—— の過程　452-457
　　—— の看護過程　464-476
　　　　行動のアセスメント
　　　　　　464-466
　　　　刺激のアセスメント
　　　　　　466-473
　　　　看護診断　473-475
　　　　目標の設定　475
　　　　介入　475-476
　　　　成果の評価　476
　　—— の障害過程　462-463
　　—— の代償適応過程　458-462
　　—— の理論的基礎　452
孤独　495-496
ゴードン, M.　10
コーピング
　　—— 能力　53
　　—— プロセス（対処過程）
　　　　34, 42, 46, 51-54
　　—— 方略　403, 434-435
コミュニティ（地域社会）
　　　　515, 541
コミュニティ結合　541, 548-550
コールバーグ, L.　408
根拠にもとづく実践　637
昏睡　339

さ

災害への非効果的反応　526-527
再吸収　319
財政的資源　107
　　——, 家族の　517
　　——, 地域社会の　518-520
細胞媒介性免疫　247
サポートシステム
　　　　107, 483-485, 499, 609
サリバン, ハリー・スタック　15
酸・塩基平衡異常　324

参加者　107
　　——, 家族の　516
　　——, 地域社会の　518
三次的役割　451, 455
酸素摂取　136
　　——, 体内への　137
　　—— の看護過程　143-153
　　　　行動のアセスメント
　　　　　　143-147
　　　　刺激のアセスメント
　　　　　　147-149
　　　　看護診断　149-150
　　　　目標の設定　150-151
　　　　介入　151-152
　　　　評価　152-153
　　—— の基本的生命・生活過程
　　　　137-138
　　—— の障害過程　140-143
　　—— の代償適応過程　139-140
酸素濃度　145
残存刺激　33, 45, 46, 72

し

シェーマ（スキーマ）　403, 409
支援者　515
シェーンホファ, サビナ
　　　　15, 24-26
視覚　277
　　—— のプロセス　279
刺激　33, 43-46
　　—— とコーピングプロセスへの
　　　　介入　94-95
資源　515
　　—— の充足　609, 615-616
資源管理　515, 523-524
自己
　　—— を知覚する過程　409-412
　　——, 焦点づけをする
　　　　403, 412-414
　　——, 知覚する　404, 409
　　—— の属性の価値と自己尊重
　　　　433
　　——, 発達する　404
自己概念　107, 403
自己概念-集団アイデンティティ
　　様式　115-118
自己概念様式　115-116
　　—— の理論的基礎　116-117
自己シェーマ　432-433
自己尊重　403, 413, 433
自己理想　403, 405, 406
システム　41
　　——, 単純な　41
システム理論　35, 38

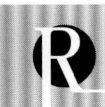

姿勢　207, 223-224
実行可能なアプローチの見極めと
　　分析　95-96
質的研究　637
シナプス　339, 340
使命文書（ミッション・ステート
　　メント）　515
社会化　575
社会的知覚　471-472
社会的統合　107, 451
社会的文化　541
社会的ミリュ（環境）　541, 542
集団
　── の安定器と変革器の過程
　　　　　　　　　　600-601
　── の境界の認知　556-557
　── の肯定的な適応の指標の類
　　型分類　89-90
　── の思考的・感情的な指向性
　　　　　　　　　　　557
　── の発達段階　599-600
　── の目標と価値　557-558
　── の役割機能　575
　── の役割機能様式の理論的基
　　礎　576
　── のリーダシップと責任
　　　　　　　　　　561-562
集団アイデンティティ　541
集団アイデンティティ様式　117
　── の理論的基礎
　　　　　　　　117-118, 542
集団文化　541
重要他者　107, 483, 499, 609
消化　159
　──, 化学的　159, 160
　──, 機械的　159, 160
　── のプロセス　160
障害過程　33, 46
状況　609, 622-623
焦点刺激　33, 34, 43, 44, 72
焦点づけをする自己
　　　　　　　　403, 412-414
情報科学　637
　── の能力　637
食細胞　248
　── バリア　249
食事
　── をとるきっかけ　170
　── に関する条件　169-170
食習慣　165
褥瘡　247, 252-253
食物アレルギー　167
食物摂取の変調　168
食物の入手可能性　169
食欲　159, 166

食欲不振症　164
　──, 神経性　164
徐呼吸　137
触覚　277
　── のプロセス　280-281
ショック　142-143
ジョハリの窓　411, 412
徐脈　137
受容行動と寄与行動　499
ジョンソン，ドロシー　32
自律神経系の機能　342
神経可塑性　339
神経機能
　── の看護過程　352-370
　　行動のアセスメント：認知
　　　　　　　　　　352-355
　　行動のアセスメント：意識
　　　　　　　　　　355-357
　　刺激のアセスメント
　　　　　　　　　　357-362
　　看護診断　362-364
　　目標の設定　364-365
　　看護介入　365-369
　── の障害過程　349-351
　── の代償適応過程　348-349
　── の複合的過程　339-341
神経性刺激　379
神経性食欲不振症　164
人生の終焉　404, 416, 417
身体アラインメント　234
身体感覚　404
身体像（ボディイメージ）
　　　　　　　　　　404, 405
身体的自己　107, 404, 405, 422
身体的発達　427

す, せ, そ

睡眠　207
　── のプロセス　210-213
睡眠時無呼吸　144, 207
睡眠遮断　226
睡眠障害の概念モデル　220
睡眠パターン　226
　── 混乱　207, 218-221
スキーマ（シェーマ）　403, 409
性機能傷害　404, 419-420
成熟危機　428
精神的・霊的統合　107, 404
生態系と健康との関係の例　9
生命・生活過程　42, 48
　── の統合　34
生理学　107
生理的統合　107
生理的バリア　249

生理的-物理的様式　108-115
生理的様式　107-110
　── の理論的基礎　110
摂食行動と文化　170-171
摂取　159, 160
セルフケアエージェンシー　17
セルフケア要件　17
前進　159, 160
選択したアプローチの実施　97
前提　34, 36-40
　──, 科学的　35, 38-40
　──, 哲学的　35
　──, 文化的　39, 40
先天免疫の働き　248
蠕動　182
専門職　4
戦略的計画（長期計画）
　　　　　　　　515, 521-523
相互依存　483
相互依存関係　484, 485
相互依存様式　121-125
　──, 個人の　122
　──, 集団の　122-123
　── の理論的基礎　123-125
相互役割　575-585
　── の基本的過程　582-585
操作的統合　107
喪失に対する悲嘆の段階
　　　　　　　　　　416-417
疎外　483
ゾーハー，D.　413, 414

た, ち

体液　318
体液, 電解質, 酸・塩基平衡
　── の看護過程　325-333
　　行動のアセスメント　325-327
　　刺激のアセスメント　327-329
　　看護診断　329-330
　　目標の設定　330-331
　　看護介入　331-332
　　評価　332-333
　── の障害過程　323-324
　── の代償適応過程　322-323
　── の複合的過程　319-322
体液平衡　320-321
　── 異常　323
代謝のプロセス　161
体重過多　167
代償過程　34
対処過程（コーピングプロセス）
　　　　　　　34, 42, 46, 51-54
大脳辺縁系　207
樽状胸　137

地域社会（コミュニティ） 515
チェーン-ストークス呼吸
　　　　　　　　　　137, 144
知覚　277
知覚する自己　404, 409
知覚的自己意識　434
中枢神経系の主要構成要素　340
中範囲理論　12, 46
腸音　190
聴覚　277
　── のプロセス　280
腸管からの排泄（排便）　182
長期計画（戦略的計画）
　　　　　　　　515, 521-523
調節器サブシステム
　　　　　　20, 34, 42, 52, 53
直観　72
チン，P. L.
　544, 545, 551, 552, 558, 560, 561

て，と

低酸素症　140-141
適応　34, 41
適応行動　72
適応システムとしての人間
　　　　　　　　　40-51, 57
適応反応　34, 49, 50
適応（上の）問題　72
適応様式　55-57
適応レベル　34, 42, 43, 46-48
適応レベル理論　39
哲学的前提　4, 8
電解質　319
電解質平衡　321-322
　── 異常　324
電子カルテ　648-657
　── 上に表される看護理論
　　　　　　　　　653-657
道具的行動　451
統合過程　46
統合体としての人間　18
統合的神経機能　339
道徳的・倫理的・霊的自己
　　　　　　　　　　404, 405
特異的防御（過程）　247, 250-251
ドナルドソン，S. K.　7

な，に，の

ナイチンゲール，フローレンス
　　　　　　　　6, 7, 10, 11
内部集団　544
内分泌機能
　── の看護過程　386-396

行動のアセスメント
　　　　　　　　　386-390
刺激のアセスメント
　　　　　　　　　390-392
看護診断　392-394
目標の設定　394
看護介入　395
評価　395-396
　── の代償適応過程　383-385
　── の障害過程　385-386
　── の複合的過程　379-383
内分泌腺　379, 380-383
ナチュラルキラー細胞　247
二次的役割　451, 455
ニューガーテン，B. L.　406, 408
ニューマン，マーガレット
　　　　　　　　15, 21, 22
ニューロン　339, 340
尿失禁　183
尿の量と性状　191
尿閉　183, 188-189
尿路からの排泄（排尿）　183
人間適応システム　34
人間，適応システムとしての
　　　　　　　　40-51, 57
認知　339, 343
　── と道徳観の発達段階
　　　　　　　　　427-428
　── の過程　341-346
認知器サブシステム
　　　　　　20, 34, 42, 52, 53
認知処理に関する看護モデル
　　　　　　　　　344
認知的不協和　418-419
認知的資源　470-471
膿汁　247
脳神経と脊髄神経の機能　341
脳ヘルニア　351
能力　107

は

排泄
　── と水分摂取　193
　── と家族や文化の見方
　　　　　　　　　194-195
　── と周囲の環境　193
　── と食事　192-193
　── とストレス　194
　── と発達段階　195
　── の看護過程　189-200
　　排便行動のアセスメント
　　　　　　　　　189-190
　　排尿行動のアセスメント
　　　　　　　　　191-192

　　排便・排尿の刺激のアセスメ
　　　ント　192-196
　　看護診断　196-197
　　目標の設定　197-198
　　介入　198-200
　　評価　200
　── の基本的生命・生活過程
　　　　　　　　　183-186
　── の障害過程　187-189
　── の代償適応過程　186-187
排泄時の痛み　193-194
排尿　183
　── のプロセス　185-186
排尿回数と尿意切迫　191
排尿時の痛み　191
排便　159, 182
　── のプロセス　183-185
排便時の痛み　190
排便・排尿習慣　194
発達する自己　404
　── の過程　406-409
発達の充足　483, 609, 614-615
　── のプロセス　488-490
発熱　247
バリア
　──，炎症反応による　249
　──，解剖学的　248
　──，食細胞　249
　──，生理的　249
　──，皮膚の　247

ひ

ピアジェ，J.　406, 407
非効果的行動　72
非効果的反応　34, 50
悲嘆　414-418
　── のプロセス　414
非特異的防御（過程）
　　　　　　　　247, 248-250
皮膚のバリア　247
非辺縁構造　207
肥満　163
ヒューマニスティックナーシング
　　　　　　　　　　24
ヒューマニズム　34-37
評価　72
　── で用いられる技能　98
　──，目標の反映としての
　　　　　　　　　97-98
表出的行動　451, 456
標準看護用語　637
標的器官　379
標的組織　379
頻呼吸　137, 143

ふ，へ

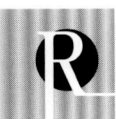

頻脈　137

不安　404, 420-421
フィッツジェラルド，F. T.　59
フィードバック　41, 42
フォロワー　583
不使用性後遺症　207
不使用性シンドローム
　　　207, 217-218
不整脈　137
物質乱用　496-497
物理的資源
　——，家族の　517
　——，地域社会の　518-520
物理的設備　107
物理的様式　107, 111-115
　——の理論的基礎　112-115
負のフィードバックメカニズム
　　　379
プリセプター　579-580
フロイト，S.　406, 407
プロセス（過程）　107
分離不安　492-495
ペプロウ，ヒルデガード　13-16
ヘルシーピープル 2010　60
ヘルソン，H.　20, 35, 39, 43, 47
ベルタランフィ，L.　35
変換器　277
変革器サブシステム　34
便失禁　183
ペンダー，N.　59
便の性状　189-190
便秘　183

ほ

ボイキン，アニー　15, 24-26
防衛
　——の看護過程　255-269
　　先天的免疫についての行動の
　　　アセスメント　255-258
　　適応的免疫システム行動のア
　　　セスメント　259
　　刺激のアセスメント
　　　　　259-262
　　　看護診断　264
　　　目標設定　265-266
　　　介入　266-268
　　　評価　268-269
　——の基本的生命・生活過程
　　　　　248-251

　——の障害過程　252-255
　——の代償適応過程　251-252
乏尿　183
膨満　183
ボウルビー，J.　406
歩行　207, 224
ポストモダニズム　37
補体　247
ボディイメージ（身体像）
　　　404, 405, 423-424
ボディマス指数（BMI）
　　　159, 163, 164, 167
ホメオスタシス　192, 319
ホリスティック（全体的）
　　　4, 5, 8, 40
　——な考え方（ホーリズム）　7
ホルモン　379, 380-383, 386
ホルモン性刺激　379

ま，み，む，め，も

マクファーランド，M.　8
マートン，R. K.　586, 587, 588
マネジャー　583
ミッション・ステートメント（使
　命文書）　515
ミード，マーガレット　22
脈拍のリズム　137
無呼吸　137, 143
無尿　183
メイヤロフ，M.　24
免疫　247
免疫系　247
免疫能　247
免疫不全　254-255
メンター　580-582
目的志向的行動と情動的行動
　　　465-466
目標
　——の設定　72
　——の反映としての評価
　　　　　97-98
モデル　5
　——にもとづく看護実践　637
モラール（士気）の低下
　　　541, 553-554

や，よ

役割　107, 451
　——の明確化　575
役割移行　451, 458-460
役割確認　465

役割葛藤　451, 462-463
役割間葛藤　593-594
役割期待　451, 575, 577
　——の社会化の基本的過程
　　　　　577-582
役割機能様式　118-121
　——，個人の　118-119
　——，集団の　119
　——の理論的基礎　119-121
役割距離　451, 460-462
役割緊張　594
役割交渉　591-592
役割克服　451
役割失敗　451, 463
役割取得　451, 456-457, 575
役割セット　451, 455, 575, 598
　——の規模と複雑さ　598-599
役割統合　575
　——の基本的過程　585-589
　——の明確化　107
役割発達　451, 454-456
役割モデル　469, 578-579
やせ　167
養育の能力　483, 500

り，る，れ，ろ

リーダー　583
リハビリテーション　207
量的研究　637
臨床看護科学　637
ルフト，J.　410
レイニンガー，マデリン
　　　8, 15, 22-24
レクリエーション　207
ロイ，シスター・カリスタ
　　　14, 19-21
ロイ適応モデル
　——，21 世紀に向けての　39
　——による看護研究　659-663
　——の構成要素の発展　36
　——の実践での適用　638-648
　　実施計画　639-647
　　実施プロジェクトの要約
　　　　　647-648
　　ロイ適応モデルに導かれた実
　　　践についての報告　648
　——の前提　35-40
濾過　319
ロジャーズ，マーサ　14, 18, 19
ロールプレイ　589-591